神経心理学検査法

A COMPENDIUM OF NEUROPSYCHOLOGICAL TESTS

A
COMPENDIUM
OF
NEUROPSYCHOLOGICAL TESTS
Administration, Norms, and Commentary
SECOND EDITION

神経心理学検査法
第2版

著
O・スプリーン　E・ストラウス

監修
秋元波留夫

監訳
滝川守国　前田久雄　三山吉夫　藤元登四郎

創造出版

翻訳者一覧

鹿児島大学医学部　神経精神医学教室
　滝川　守国　教授
　濱田　耕一
　福迫　博
　白谷　敏宏
　橋口　知
　松本　聰子
　佐藤　大輔

久留米大学医学部　神経精神医学教室
　前田　久雄　教授
　恵紙　英昭
　福山　裕夫
　石田　重信
　本岡　大道
　高山　克彦
　櫻井　斉司

社団法人八日会　藤元病院
　藤元　登四郎　理事長
　厚地　康彦
　中島　将清
　竹内　康三
　高野　哲也
　内田　恒久
　寿　幸治

宮崎医科大学　精神医学教室
　三山　吉夫　教授
　林　要人
　土井　拓
　植田　聰美

A Compendium of Neuropsychological Tests

Adiministration, Norms, and Commentary
second edition

Copyright ©1998 by Oxford University Press, Inc.New York, N.Y. U.S. A.
This translation of A Compendium of Neuropsychological Tests, Second Edition originally published in English
in 1998 is published by arrangement with
Oxford University Press, Inc.

刊行によせて

秋元波留夫

　畏友藤元登四郎君から本書翻訳の話があったのは本書が出版されてまもない 1998 年 6 月のことである。創造出版ではすでにオックスフォード大学出版会 Oxford University Press から 1995 年に刊行されたムリエル・レザックの著書「神経心理学評価 Neuropsychological Assessment」第 3 版の翻訳を慶応義塾大学の鹿島晴雄教授に委嘱して進めていたが，原著を一読してわたくしは，両者は重複するものでは決してなく，レザックの本は「神経心理学評価」の理論的側面を学ぶ良書であるのに対して，本書はその実践的側面である検査法そのものの具体的記述であり，両者は補完的役割を果たすものであり，この領域の好著の少ないわが国の学界に寄与することを期待して藤元登四郎君の企画に賛意を表したのであった。

　それから 5 年，700 頁を超える大著の翻訳が鹿児島大学，宮崎大学，久留米大学，および社団法人八日会藤元病院の 25 人のスタッフの協力によって進められ，ここに完成，出版の日を迎えたことを何よりも悦びたい。本書の成り立ちや趣旨については本書の著者ヴィクトリア大学名誉教授オトフリード・スプリーン Otfried Spreen，ヴィクトリア大学教授エスサー・ストラウス Esther Strauss の序文に詳しく述べられているように，カナダ，ヴィクトリア大学心理学教室およびその関連施設で長年にわたって用いられ，検討された膨大な資料に基づく主な神経心理学的検査法を集大成したものである。

　第 1 章　既往歴のとり方，第 2 章　検査法の選択，実施ならびにクライエントの準備，第 3 章　検査結果のプロフィールと得点の意味，第 4 章　報告書の作成およびクライエントへの告示の 4 章は本書の総論とでもいうべきで検査の実施に必要な手続きがわかりやすく明快に書かれている。第 5 章から第 17 章が本書の各論で，第 5 章　全般的な知的能力と病前の知能の評価，第 6 章　小児のための認知テスト，第 7 章　アチーブメントテスト，第 8 章　遂行機能テスト，第 9 章　注意テスト，第 10 章　記憶テスト，第 11 章　言語テスト，第 12 章　視覚，視覚運動，および聴覚テスト，第 13 章　触覚，触覚-視覚および触覚運動テスト，第 14 章　運動テスト，第 15 章　適応行動と人格，第 16 章　職業興味と適性，第 17 章　詐病と症状妥当性テストの 13 章にわたって 98 を数える検査法が記載されている。

　それらすべての検査法について，検査名，別の名称，目的，出典，概要，検査内容，検査の実施時間，採点法，考察，標準データ，文献がこと細かに述べられているだけではなく，著者の実

施経験の所感がコメントとして書かれていて興味深く読むことができる。また成人用の検査法だけでなく，小児や高齢者向けの検査法も数多く取り上げられているのも本書の利点であろう。

　この本が臨床心理士の座右の書として役立つばかりでなく，神経学，神経外科学，精神医学はもちろん，リハビリテーション医学専門職のひとびとにひろく読まれることが期待される。この良書の翻訳に尽力された監訳者滝川守国，前田久雄，三山吉夫，藤元登四郎の諸氏ならびに翻訳協力者の諸君，特に社団法人八日会藤元病院の竹内康三（副院長），厚地康彦，大峰美智子（心理士），松川賢一郎，福留輝巳，中倉里香，東口美紀，和美マンダーソンの労を多としたい。

2003年11月1日

序文

訳　滝川守国

　このマニュアルはビクトリア大学心理学教室およびその関連施設で現在用いられている主な神経心理学的検査法を集大成したものである。この種のマニュアルが必要であることは臨床医にとっては明らかなことである。神経心理学的検査法が多くの研究室で開発されてきたが，そのうちの一部しか商業出版により刊行されていない。しかしその数は年々増えつつある。その結果，実施法とノルム（標準）をコピーしたマニュアルが臨床家の間に流通したり，研究所の所内版として地下文学のようにして使われたりしている（例えば，Harley et al.,1980；Trites,1977,1985）。それらのものは比較的短期間しか使えない場合がある。著者が勤務先を転々と移動したり，臨床分野から出たり，また臨床に帰ってきたりするからである。さらに悪いことに，マニュアルや標準データが流通する間に，不正確な内容や意図的な変更がそれらの中に潜り込み，最初の研究者の意図するものとは違ってきたり，標準が意味のないものになってしまうことがある。信頼性や妥当性に関する情報はよく知られているが，あまり見ることのない論文誌や会議の報告（しばしば出版されない）に散在していることもあれば，検査法や標準が主な目的ではない研究の中に隠れている場合もある。

　このようなことの生じていない例外として，多くの公表されているバッテリーと，「確定した」一連の検査法がある。Reitan の一連のバッテリーは Tucson,Arizona から今でも原本の形で入手できる。しかし，このバッテリーにしても，すでに多くの研究室で改訂されており（例えば，Jarvis & Barth,1994），小さな変更が行われたことから，標準には研究室間で異なることがよくある。Christensen-Luria のバッテリーは，北米で使われていることは比較的少なく，Golden が行った北米版（1976,1980）が確定的になったバッテリーの1つの例となっている。同じく市販されているものとしては，失語症の評価を行う小規模の専用のバッテリーがある（Goodglass & Kaplan,1983；Kertesz 1982；Porch, 1967, 1973）。神経心理学的検査に関して「確定」バッテリーに満足している臨床家には不必要であろうが，一部の検査法の標準データについて本書に示してある。

　神経心理学的検査は，(1)臨床神経学検査，(2)実験心理学，(3)神経心理学的研究，ならびに(4)臨床心理学などさまざまなものが元になっている。神経心理学医が最初にデザインした検査法というのは少数にしかすぎない。その結果，本書に示してあるものを含み，多くの検査法についてのオリジナルの文献や記述が様々なところに散在していたり，場合によっては出所が明らかでないものもある。そのような情報を商業的に流通させることはむずかしかった。

　病気の有無ないしは「徴候」の有無のチェックを行うことが大部分である神経学検査とは対照的に，神経心理学的検査では，一般的に，平均以上から平均以下さらには重篤な障害まで漸進的に広く分布している能力を測定し，年齢，教育程度，性別それらの尺度の関係を考慮に入れながら行う。

このため，本書には「右脳損傷の小型検査法 Mini Inventory of Right Brain Injury」(Primental & Kingsburg,1989) のような「徴候」に基づいたものは含めていない。この右脳損傷の小型検査法は27の「徴候」の結果を集めたもので一部にはポイント値を付けて診断的価値の実証性に欠けることの目じるしにしたものもある。さらにそのような「徴候」の多くは，神経心理学的検査でより詳細に調べたほうがいい。

　臨床心理学が一つの分野として発展するにつれて，検査法を集大成したものが必要であるとわれわれは確信している。読者に一般に刊行されている検査法や刊行されていない検査法の迷路のガイドとなり，検査法の妥当性，信頼性，ならびに標準について調べようとする使用者と読者が参考にする共通のベースにしかならないとしてもである。

　それぞれの検査法について，以下のような見出しの順序で示してある：テスト名，他のテスト名，目的，原典，概要，実施，およその実施時間，採点方法，考察，標準データ。ほとんどの神経心理学的データは，主に成人向けに開発されたものであるが，小児や老人集団についての標準も示してあり，特に小児向けに開発した神経心理学的方法もある。

　これらの検査法のそれぞれの経緯により，精神測定的標準を満たさないものもある。実験や日常臨床から発展した手順は完全な精神測定基準に準拠したものとは必ずしも言えないからである。しかし，その検査法を臨床的手段として使い始めると，それに示されている手順に従わなければならない。本書を執筆する時点で，できるだけ多くの説明を加えるように努力した。特定の機能，検査で経験したこと，同様の検査法との比較なども多く記載している。刊行されていない検査法については，検査の詳細な説明と検査材料ならびに実施法，サンプルの得点用紙，標準，および信頼性と妥当性に関するデータを示してある。著作権のある研究を文書の中で使用する場合には，著者ならびに出版者からの許可を得ている。このマニュアルには，市販の検査法も多く含んでいる。それらのものについては，検査と一緒に配布されている実施マニュアルがわれわれの用いているものと著しく異なっていない限りは，簡単な説明に留めている。それらの検査については発注に関する情報が示してあり，その中には，われわれが最近得た最新の価格も含めてある。使用者は，検査セットを出版者もしくは流通業者から入手しなければならない。しかし，出版されている版の検査セットの中に，他の研究から得た標準やデータが含まれていない場合には，それらを含めることにした。クライエントの評価を行うスケジュールを立てるため，通常の条件でのそれぞれの検査のおおよその所要時間を示している。クライエントの理解力に問題があったり，感覚系，運動系の障害がある場合には，所要時間はこれよりも長くなるものと思われる。

　標準を使用するに当っての注意事項は参考程度のものである。一般集団を用いて細心の注意を払って標準データを集めた場合であっても，そのような標準を地域や人種の異なる状況で使用すると間違いを招くおそれがある。特に口頭検査の場合に間違いを招くおそれが大きい。同じように，そのような標準をハンディキャップが存在することが疑われる集団に対して用いると，間違った結論を招く可能性がある。例えば，脳震盪を起こしたボクサーで運動能力や運動速度を調べても，ボクサーと同等の特別な集団すなわち他の競技者集団と比較するのでなければ何の欠陥も見出し得ないだろう。

　ここに示した検査法は，われわれが最も一般的に用いている尺度から成っている。稀にしか用いられない検査法はここには掲載していない。われわれのこのような選択は恣意的なものである。長年にわたって，われわれの研究室では多くの検査法を新たに採用したり削除したりしてきており，現在残っている検査法は，臨床家にとって有用な選択となっているであろうと思われるものである。それぞれのセクションの最初に，われわれが選択したものについての根拠を示しており，またどのような状態でその検査を行うのが適しているのかについての情報を含めることにした。中には，われわれの選択したものに納得いかない方もおられよう。しかし，読者が自分自身のバッテリーの中に，本書の一部を使い選択した検査法の詳細と標

準を補うための作業マニュアルとして使用するにせよ，主な実施マニュアルとして使用するにせよ，本書は神経心理学医にとって有用なマニュアルとなるであろうと期待している。

ここで明確に示しておかなければならないことは，われわれのアプローチでは，ほとんどのクライエントに対してルーチンに使用しているのはほんの一部に過ぎないということである。他の検査法は，特別な問題を調べるためのもので，まれにしか使用していない。ここに示した検査法を，一つの「バッテリー」と捉えてはならない。各患者の評価で生じた問題に対して，検査法の選択を行うべきである。

ほとんどの検査は心理測定士による実施が可能であるが，「ブラインド」な解釈をしてもよいと言っているわけではない。紹介されてきた問題ならびに最初の問診を通じて臨床医が注意深く選択した検査を精神測定士が実施する。特定の被検者についての検査について選択したものを前に行った検査結果に合わせて変更していくことが必要である。一部の検査法は，自己回答式のものであり，それらの一部はコンピュータによってなされる。しかし，同じ様な試験の選択に関する原則がそこでも成り立つ。

この第2版では，検査の選択，実施，ならびにクライエントの準備についての章；報告書作成ならびにクライエントへの情報提供についての章；遂行機能についての章；注意力についての章；職業的関心ならびに適性についての章；ならびに詐病の検出および症状の妥当性検査についての章を新たに加えた。いくつかの検査法を新たに加え，一部を削除したが，すべてのセクションを注意深く改訂した。コンピュータを用いた検査の実施もしくは結果の読み取りが可能なものについては，検査についての注意書きを加えている。しかし，読者は報告書の作成についてのセクションでは，コンピュータの使用に関するわれわれの意見について注意深く考えるべきである。われわれはこのマニュアルを神経心理学的評価についての一般的なマニュアルもしくはハンドブックに拡大したいという誘惑にかられたが，それを避けた。これらの問題については Lezak (1995) ならびに Puente と McCaffrey (1992) が詳しく解説している。本書の第1版が刊行されて以来，多くの標準データや研究が得られるようになってきている。Erickson ら (1994) は高齢者についての認知検査の標準を求める研究についての文献リストを作成しており，Heaton, Grant, および Matthews (1991) が Halstead-Reitan 検査バッテリーのための標準データを集めている。

他の施設の多くの同僚ならびにビクトリア大学の学生であった諸氏には，発表／未発表のデータを提供していただき，有用なコメントをしばしばいただいたことに感謝する。Maxine Stovel と大学院生に対しては，「ビクトリアマニュアル」の第2版の先行版を作成し，検査の実施や標準の使用について多くの点を明らかにしていただいたことに特に感謝する。

Victoria, B.C.　　　　　　　　　　　　　　O. S.
1997年8月　　　　　　　　　　　　　　　　E. S.

文　献

Erickson, R.C., Eimon, P., & Hebben, N. (1994). A listing of references to cognitive test norms for older adults. In M. Storandt & G.R. VandenBos (Eds.), *Neuropsychological Assessment of Dementia and Depression*. Washington, D.C.: American Psychological Association.

Golden, C.J. (1980). *Luria-Nebraska Neuropsychological Battery-Children's Revision*. Los Angeles, CA: Western Psychological Services.

Golden, C.J., Hammeke, T.A., & Purisch, A.D. (1976). *Luria-Nebraska Neuropsychological Battery*. Los Angeles, CA: Western Psychological Services.

Goodglass, H., & Kaplan, E. (1983). *The Assessment of Aphasia and Related Disorders*. (2nd Ed.). Philadelphia: Lea & Febiger.

Harley, J.P., Leuthold, C.A., Matthews, C.G., & Bergs, L.E. (1980). *Wisconsin Neuropsychological Test Battery T-Score Norms for Older Veterans Administration Medical Center Patients*. Mimeo. Madison, WI: Department of Neurology, University of Wisconsin.

Heaton, R.K., Grant, I., & Matthews, C.G.

(1991). *Comprehensive Norms for an Expanded Halstead-Reitan Battery : Demographic Corrections, Research Findings, and Clinical Applications*. Odessa, FL : Psychological Assessment Resources.

Jarvis, P.E., & Barth, J.T. (1994). *The Halstead-Reitan Neuropsychological Battery : A Guide to Interpretation and Clinical Applications*. Odessa, FL : Psychological Assessment Resources.

Kertesz, A. (1982). *Western Aphasia Battery Test.Manual*. New York : Grune & Stratton.

Lezak, M.D. (1995). *Neuropsychological Assessment* (3rd ed). New York : Oxford University Press.

Pimental, P,A., & Kingsburg, N.A. (1989). *Mini Inventory of Right Brain Injury*. Austin, TX : Pro-Ed.

Porch, B. (1967, 1973). *The Porch Index of Communicative Ability, Vol.1,2*. Palo Alto : Consulting Psychologists Press.

Puente , A.E., & McCaffrey, R.J, (Eds.) (1992). *Handbook of Neuropsychological Assessment.* New York : Plenum Press.

Trites, R.L. (1977, 1985). *Neuropsychological Test Manual*. Ottawa, Ont. : Royal Ottawa Hospital.

目　次

　　刊行によせて　秋元波留夫　*3*

　　序　文 ——————————————— *5*

　　略語リスト　*12*

1　既往歴のとり方 ————————————————————— *3*
2　検査法の選択，実施ならびにクライエントの準備 ————————— *11*
3　検査結果のプロフィールと得点の意味 ———————————— *17*
4　報告書の作成およびクライエントへの告知 ——————————— *31*
5　全般的な知的能力と病前の知能の評価 ———————————— *47*
　　　痴呆評価尺度　56
　　　Kaufman 簡易知能テスト　62
　　　Microcog：認知機能評価　65
　　　簡易精神機能検査　69
　　　国民成人読み能力テスト　80
　　　Raven 進行マトリックス　88
　　　Wechsler 知能テスト（Wechsler 成人用知能テスト－改訂版，
　　　　　Wechsler 小児用知能テスト－第3版，Wechsler 幼児用知能テスト－改訂版）　96
　　　WAIS-R NI　136
　　　Wonderlic 人事検査　139
6　小児のための認知テスト ————————————— *143*
　　　Bayley 乳幼児発達尺度　第2版　145
　　　Kaufman 小児評価バッテリー　148
　　　Stanford-Binet 知能尺度－改訂版　155
7　アチーブメントテスト ————————————— *163*
　　　KeyMath 数学診断テスト－改訂版　164
　　　Peabody 個別アチーブメントテスト－改訂版　166
　　　Stanford 読み診断テスト　170
　　　Wechsler 個別アチーブメントテスト　172
　　　広範囲アチーブメントテスト3　175
　　　Woodcock-Johnson 心理教育バッテリー－改訂版：アチーブメントテスト　178
8　遂行機能 ————————— *183*
　　　遂行機能不全システム行動評価テスト　185
　　　カリフォルニア分類テスト　189
　　　カテゴリーテスト　192

認知判断テスト　208
　　　図案流暢性テスト　212
　　　五点テスト　217
　　　自己配列指示テスト　222
　　　Stroop テスト　227
　　　ウィスコンシンカード分類テスト　234

9　注　意 ——————————————— 247
　　　簡易聴覚注意テスト　248
　　　連続遂行テスト　251
　　　d2 テスト：集中持続テスト　256
　　　連続聴き取り加算テスト　259
　　　符号数字モダリティテスト　269
　　　視覚探索注意テスト　274

10　記　憶 ——————————————— 277
　　　聴覚子音トリグラム　280
　　　自伝的記憶面接　284
　　　Benton 視覚記銘テスト-改訂版　287
　　　簡易視空間記憶テスト-改訂版　297
　　　Buschke 選択想起テスト　299
　　　カリフォルニア言語学習テスト　313
　　　コロラド神経心理学テスト　337
　　　再認記憶テスト　341
　　　Rey 聴覚言語学習テスト
　　　Rey-Osterrieth 複雑図形テスト　359
　　　Rivermead 行動記憶テスト　382
　　　文反復テスト　386
　　　Wechsler 記憶尺度　392
　　　Wechsler 記憶尺度—改訂版　411
　　　広範囲記憶学習評価　439

11　言語テスト ——————————————— 443
　　　ボストン重症失語症評価　445
　　　ボストン失語症診断検査　447
　　　ボストン命名テスト　453
　　　基本言語臨床評価-第3版　464
　　　実用コミュニケーション能力検査　467
　　　制限口頭語連想　470
　　　多言語失語症検査　489
　　　Peabody 絵画語彙テスト-改訂版　492
　　　トークンテスト　497

12　視覚，視覚運動，および聴覚テスト ——————————————— 507
　　　時計描画　509
　　　ダイコティック・リスニング：単語　515
　　　ダイコティック・リスニング：音楽　520
　　　視覚運動統合発達テスト　524
　　　埋没図形テスト　528

顔貌再認テスト　　　532
　　　Hooper 視覚構成テスト　　　536
　　　反応時間　　　541
　　　左－右見当識　　　547
　　　音再認　　　552
　　　視覚認知機能検査（TVPS）　　　557
　　　3次元ブロック構成テスト　　　560
　　　線引きテスト　　　563
　　　視覚性無視　　　578

13　触覚，触覚－視覚および触覚運動テスト ───── 585
　　　触覚計　　　586
　　　手指局在　　　589
　　　触覚消去　　　591
　　　触覚形態知覚　　　594
　　　触覚遂行テスト（TPT）　　　595
　　　2点弁別　　　607

14　運動テスト ───── 611
　　　手指タッピングテスト　　　612
　　　握力計　　　619
　　　Purdue 釘さし板　　　624

15　適応行動と人格 ───── 635
　　　Beck うつ病評価　　　638
　　　小児行動チェックリスト　　　644
　　　老年期うつ病評価尺度　　　648
　　　ミネソタ多面人格目録－2およびミネソタ多面人格目録－青年者用　　　652
　　　神経心理学行動感情プロフィール　　　669
　　　神経行動評価尺度　　　671
　　　Penn 外傷後ストレス障害目録　　　675
　　　小児人格目録　　　677
　　　気分状態プロフィール　　　681
　　　ロールシャッハテスト　　　684
　　　主題統覚テスト　　　690
　　　Vineland 適応行動尺度　　　695

16　職業興味と適性 ───── 699
　　　職業評価目録　　　699
　　　一般適性検査　　　701

17　詐病と症状妥当性テスト ───── 707
　　　Rey 15項目記憶テスト（FIT）　　　712
　　　記憶詐病テスト　　　717
　　　21項目テスト　　　720
　　　ビクトリア症状妥当性テスト　　　723

人名索引 ── 729　　　事項索引 ── 756

略語リスト

AAMD	米国精神遅滞学会
ABCD	アリゾナ痴呆コミュニケーション障害バッテリー
ACID	算数 - 符号 - 知識 - 数唱 WISC パターン
ACoA	前交通動脈瘤
AD	アルツハイマー病
ADL	日常生活動作
AL	連合学習
AMI	自伝的記憶面接
AMNART	米国新成人読み能力テスト
APM	上級進行マトリックス
AVLT	聴覚言語学習テスト
BADS	遂行機能不全症状群
BASA	ボストン重症失語症評価
BDAE	ボストン失語症診断検査
BDI	Beck うつ病評価
BNT	ボストン命名テスト
BSID-II	Bayley 乳幼児発達尺度－第2版
BTA	簡易聴覚注意テスト
BVMT-R	簡易視空間記憶テスト　改訂版
BVRT-R	Benton 視覚記銘テスト　改訂版
CADL	実用コミュニケーション能力検査
CAI	職業評価目録
CBCL	小児行動チェックリスト
CCC	聴覚子音トリグラム
CCT	小児版カテゴリーテスト
CDI	小児うつ病目録
CELF-3	基本言語臨床評価　第3版
CET	認知判断テスト
CFT	Rey - Osterrieth 複雑図形テスト
CHI	閉鎖性頭部外傷
CLTR	一貫長期検索
CLTS	一貫長期記憶
CNT	コロラド神経心理学テスト
COWA	制限口頭語連想
CPM	色彩進行マトリックス
CPT	連続遂行テスト
CRS	コナーズ評価尺度
CRVET	包括受容表現語彙テスト
CST	カリフォルニア分類テスト
CTT	色彩線引きテスト
CVA	脳血管障害
CVLT	カリフォルニア言語学習テスト
d2	集中持続テスト
DAT	アルツハイマー型痴呆
DRS	痴呆評価尺度
DSF	数唱の順唱
DSR	数唱の逆唱

DSM IV	診断と統計の手引き　第4版
DSp	数唱
EST	評価
FAS	制限口頭語連想
FIT	Rey15項目記憶テスト
FSIQ	全IQ
FOT	手指振動テスト
FP	形態認識
FTT	手指タッピングテスト
GATB	一般適性検査
GDS	老年期うつ病評価尺度
GNDS	一般神経心理学的欠損尺度
HCT	Halstead カテゴリーテスト
HD	ハンチントン病
H-R	Halstead-Reitan
IBRS	乳幼児行動評価尺度
IMC	知識記憶集中テスト
ITPA	イリノイ言語能力診断テスト
K-ABC	Kaufman 小児評価バッテリー
K-BIT	Kaufman 簡易知能テスト
LAMB	学習と記憶バッテリー
LM	論理記憶
LTR	長期検索
LTS	長期貯蔵
MAE	多言語失語症検査
MC	心的制御
MCDI	ミネソタ小児発達目録
MDI	精神発達指数
MDRS	Mattis 痴呆評価尺度
MMPI-2	ミネソタ多面人格目録2
MMSE	簡易精神機能検査
MOANS	Mayo 高齢者米国標準研究
MPRI	Mayo 保持パーセント指数
MQ	記憶指数
MS	記憶範囲
NAART	北米成人読み能力テスト
NART	国民成人読み能力テスト
NBAP	神経心理学行動感情プロフィール
NCCEA	神経感覚中枢性総合失語症
NIS	神経心理学障害尺度
NRS	神経行動評価尺度
OPIE	オクラホマ病前知能評価
OR	見当識
PAI	人格評価目録
PAL	対連合学習
PASAT	連続聴き取り加算テスト
PCI	個人現在情報
PD	パーキンソン病
PDI	精神運動発達指数
PET	ポジトロン・エミッション・トモグラフィー
PIAT-R	Peabody 個別アチーブメントー改訂版
PIC	小児人格目録

PIQ	動作性 IQ
POMS	気分状態プロフィール
PPVT-R	Peabody 絵画語彙テスト　改訂版
PR	パーセンタイル順位
PTSD	外傷後ストレス障害
RAVLT	Rey 聴覚言語学習テスト
RBMT	Rivermead 行動記憶テスト
RF	Rey 図形テスト
RLTR	無作為長期検索
RMI	総体的熟練指数
RMT	再認記憶テスト
RPM	Raven 進行マトリックス
SAS	標準年齢得点
SBIS	Stanford-Binet 知能尺度
SBIS-R	Stanford-Binet 知能尺度－改訂版
SCT	簡易カテゴリーテスト
SD	標準偏差
SDMT	符号数字モダリティテスト
SDRT	スタンフォード読み診断テスト
SEM	測定の標準誤差
SOMPA	多文化多元評価
SPM	標準進行マトリックス
SRT	Buschke 選択想起テスト
STR	短期再生
TAT	主題統覚テスト
TBI	外傷性脳損傷
TOMM	記憶詐病テスト
3-D	3次元ブロック構成テスト
3-MS	修正小型精神機能検査
TOLD	言語発達テスト
TPT	触覚遂行テスト
TVPS	視覚認知機能検査
VIQ	言語性 IQ
VMI	視覚運動統合発達テスト
VOT	Hooper 視覚構成テスト
VR	視覚再生
VRT	視覚保持テスト
VSAT	視覚探索注意テスト
WAIS-R	Wechsler 成人知能テスト－改訂版
WAIS-R NI	Wechsler 成人知能テスト－改訂版（神経心理学的検査）
WCST	ウィスコンシンカード分類テスト
WHO	世界保健機関
WIAT	Wechsler 個別アチーブメントテスト
WISC-III	Wechsler 小児用知能テスト－第3版
WJ-RACH	Woodcock-Johnson 心理教育バッテリー改訂版，アチーブメントテスト
WMS	Wechsler 記憶尺度
WMS-R	Wechsler 記憶尺度 - 改訂版
WPPSI-III	Wechsler 幼児用知能テスト－改訂版
WPT	Wonderlic 個人テスト
WRAML	広範囲記憶学習評価
WRAT-3	広範囲アチーブメントテスト－第3版

神経心理学検査法

*A COMPENDIUM OF
NEUROPSYCHOLOGICAL
TESTS*

1 既往歴のとり方

History Taking

訳　滝川守国

　問診を通して患者の訴えや患者の行動から認知障害の存在，性質ならびに影響についての豊富な情報が得られる。そのため，詳細な患者記録をとることが神経心理学的評価に不可欠なものであり，しばしば非常に価値の高いものである。正確な診断を行い，日常生活に対する疾病の影響について評価し，リハビリテーションについての判断を行うのに重要なヒントを与えてくれるからである。時には，患者についての説明を他の人からの情報で得る必要がある場合がある。患者が述べたことは，症状の重さ，ならびに疾病の進展の時間的経緯について誤った情報をもたらすおそれがあるからである。例えば，記憶障害のある患者や病識（洞察）のない患者は，情報提供者としては問題がある。

　適切な問診を行うには，神経心理学の広い知識に加えて，問診を行う状況で生じる相互作用を認識していることが必要である。しばしば患者は緊張しており，症状を気にしている。臨床家がやるべきことは，患者の気持を楽にさせ，評価を行うことは，問題が存在するかどうか，存在するとすればどのようなものであるのか，および影響について明らかにする協同的作業であるのだということを伝えることである。患者にはあわてずに問診を受けるように勧める。「どうしましたか？　何かお手伝いできますか？　問題について教えてください」などの導入質問が有用であろう。

　問診は一定の形式に従う必要はない。むしろ，質問の選択や提示順序は患者が答えた内容により導かれるものである。この患者の応答の間に，以下の情報を得なければならない：基本的記述データ（年齢，既婚・未婚など），疾病の記述（発病，罹病期間，身体的，知的，情動的変化），関連する病歴，関連する家族歴，学歴，職歴，日常生活ならびに対人関係に及ぼす影響。加えて，将来の管理やリハビリテーションへ向けての観点から，臨床家は患者が障害に折り合いをつけて，問題を低減あるいは解決するための代償技術についての情報を得なければならない。代償戦略は比較的正常な機能に依存しているので，臨床家は患者の内的な力と強さについての情報を入手しなければならない。問診の終わりに，臨床家は，患者と一緒に問診結果を一覧して，データの詳細が正しいのか，つけ加えるべき情報がないのかについて調べる。格式ばらない質問で，患者のオリエンテーションや最近の事象，TV番組，地方政治や地理についての思い出す能力についてチェックしてもよい。

　われわれは2種類の問診表を用いている。1つは成人患者用であり（図1-1），もう1つ（M. Ehrenbergをもとにしたもの）は小児がクライエントである場合に親に対して用いるものである（図1-2）。これらの問診表はガイドとしてのみ使うべきであって，実際の問診の代わりに用いるべきではない。しかし，一部の症例では，小児へ

4 　既往歴のとり方

患者歴：
氏名＿＿＿＿＿＿＿＿＿＿＿＿＿＿＿＿＿＿＿＿　性別　男性＿＿＿＿　女性＿＿＿＿
住所＿＿＿＿＿＿＿＿＿＿＿＿＿＿＿＿＿＿＿＿＿＿＿＿＿＿＿＿＿＿＿＿＿＿＿＿＿
電話番号＿＿＿＿＿＿＿＿＿＿＿＿＿＿＿＿＿＿＿＿＿＿＿＿＿＿＿＿＿＿＿＿＿＿＿
出生日＿＿＿＿＿＿＿＿＿＿＿＿＿＿＿　年齢＿＿＿＿＿
検査日＿＿＿＿＿＿＿＿＿＿＿＿＿＿＿＿＿＿＿＿＿＿＿＿＿＿＿＿＿＿＿＿＿＿＿
紹介者＿＿＿＿＿＿＿＿＿＿＿＿＿＿＿＿＿＿＿＿＿＿＿＿＿＿＿＿＿＿＿＿＿＿＿
紹介内容＿＿＿＿＿＿＿＿＿＿＿＿＿＿＿＿＿＿＿＿＿＿＿＿＿＿＿＿＿＿＿＿＿＿
紹介理由（患者の報告による）＿＿＿＿＿＿＿＿＿＿＿＿＿＿＿＿＿＿＿＿＿＿＿＿

家庭医＿＿＿＿＿＿＿＿＿＿＿＿＿＿＿＿＿＿＿＿＿＿＿＿＿＿＿＿＿＿＿＿＿＿＿
その他の専門家＿＿＿＿＿＿＿＿＿＿＿＿＿＿＿＿＿＿＿＿＿＿＿＿＿＿＿＿＿＿＿
生誕地＿＿＿＿＿＿＿＿＿＿＿＿＿＿＿＿　第1言語＿＿＿＿＿＿＿＿＿＿＿＿＿＿
利き手＿＿＿＿＿＿＿＿＿＿＿＿＿＿＿＿＿＿＿＿＿＿＿＿＿＿＿＿＿＿＿＿＿＿＿
学歴＿＿＿＿＿＿＿＿＿＿＿＿＿＿＿＿＿＿＿＿＿＿＿＿＿＿＿＿＿＿＿＿＿＿＿＿
専門教育＿＿＿＿＿＿＿＿＿＿＿＿＿＿＿＿＿＿＿＿＿＿＿＿＿＿＿＿＿＿＿＿＿＿
学業の問題点（不合格があれば）＿＿＿＿＿＿＿＿＿＿＿＿＿＿＿＿＿＿＿＿＿＿

職業＿＿＿＿＿＿＿＿＿＿＿＿＿＿＿＿＿＿＿＿＿＿＿＿＿＿＿＿＿＿＿＿＿＿＿＿
現在あるいは最後の職業＿＿＿＿＿＿＿＿＿＿＿＿＿＿＿＿＿＿＿＿＿＿＿＿＿＿＿
職歴＿＿＿＿＿＿＿＿＿＿＿＿＿＿＿＿＿＿＿＿＿＿＿＿＿＿＿＿＿＿＿＿＿＿＿＿
結婚状況　　独身＿＿＿＿　既婚＿＿＿＿　離婚＿＿＿＿　死別＿＿＿＿
患者と同居している子供や親族（氏名，性別，年齢，関係，学歴，職歴，健康状態あるいはその他の問題を記入）
　　　氏名　　　　性別　　　　年齢　　　　関係　　　　学歴　　　　職歴　　　　健康状態　　　その他
　　＿＿＿＿＿＿　＿＿＿＿＿＿　＿＿＿＿＿＿　＿＿＿＿＿＿　＿＿＿＿＿＿　＿＿＿＿＿＿　＿＿＿＿＿＿　＿＿＿＿＿＿
　　＿＿＿＿＿＿　＿＿＿＿＿＿　＿＿＿＿＿＿　＿＿＿＿＿＿　＿＿＿＿＿＿　＿＿＿＿＿＿　＿＿＿＿＿＿　＿＿＿＿＿＿
　　＿＿＿＿＿＿　＿＿＿＿＿＿　＿＿＿＿＿＿　＿＿＿＿＿＿　＿＿＿＿＿＿　＿＿＿＿＿＿　＿＿＿＿＿＿　＿＿＿＿＿＿

同居していない肉親（例，子供）
　　　氏名　　　　性別　　　　年齢　　　　関係　　　　学歴　　　　職歴　　　　健康状態　　　その他
　　＿＿＿＿＿＿　＿＿＿＿＿＿　＿＿＿＿＿＿　＿＿＿＿＿＿　＿＿＿＿＿＿　＿＿＿＿＿＿　＿＿＿＿＿＿　＿＿＿＿＿＿
　　＿＿＿＿＿＿　＿＿＿＿＿＿　＿＿＿＿＿＿　＿＿＿＿＿＿　＿＿＿＿＿＿　＿＿＿＿＿＿　＿＿＿＿＿＿　＿＿＿＿＿＿
　　＿＿＿＿＿＿　＿＿＿＿＿＿　＿＿＿＿＿＿　＿＿＿＿＿＿　＿＿＿＿＿＿　＿＿＿＿＿＿　＿＿＿＿＿＿　＿＿＿＿＿＿

病歴：
入院／手術／事故（概要，年齢，入院日数）＿＿＿＿＿＿＿＿＿＿＿＿＿＿＿＿＿＿

重篤な疾病＿＿＿＿＿＿＿＿＿＿＿＿＿＿＿＿＿＿＿＿＿＿＿＿＿＿＿＿＿＿＿＿＿

情動障害の病歴＿＿＿＿＿＿＿＿＿＿＿＿＿＿＿＿＿＿＿＿＿＿＿＿＿＿＿＿＿＿＿

患者に現在ある医学的問題（説明）＿＿＿＿＿＿＿＿＿＿＿＿＿＿＿＿＿＿＿＿＿＿

重篤な疾病／神経疾患／情動障害の家族歴（説明）＿＿＿＿＿＿＿＿＿＿＿＿＿＿

頭部外傷（意識喪失の時間，逆行性／順行性健忘などについての記述）＿＿＿＿＿

その他の脳損傷（CVA，出血など）説明を示す＿＿＿＿＿＿＿＿＿＿＿＿＿＿＿

薬物処方（タイプと投与量）＿＿＿＿＿＿＿＿＿＿＿＿＿＿＿＿＿＿＿＿＿＿＿＿
薬物処方の最近の変化＿＿＿＿＿＿＿＿＿＿＿＿＿＿＿＿＿＿＿＿＿＿＿＿＿＿＿
アルコール消費量＿＿＿＿＿＿＿＿＿＿＿＿＿＿＿＿＿＿＿＿＿＿＿＿＿＿＿＿＿

（続く）

薬物乱用 _____
食物アレルギー _____
薬物アレルギー _____
患者が受けた検査明細：
検査法　　　　　　　年齢　　　　　　受けた場所　　　　　　日時　　　　　　結果
聴覚 _____
視覚 _____
EEG _____
CTスキャン _____
MRI _____
心理テスト _____
口頭言語と言語 _____
その他 _____
医学的所見と診断： _____

身体症状と変化：
問題症状の記録（ならびに記述）：
脱力感 _____
しびれ感 _____
筋肉のチックもしくは痙縮 _____
不器用 _____
頭痛 _____
痛み _____
眩暈 _____
悪心 _____
視力障害 _____
聴覚障害 _____
幻聴・幻視 _____
味覚の問題 _____
臭覚の問題 _____
排尿／排便コントロール _____
食欲／体重変化 _____
睡眠パターンの変化 _____
発作 _____
失神発作 _____
その他 _____

行動問題：
異常な恐怖	_____	高位活動レベル	_____
反応の遅延	_____	性生活困難	_____
破壊性	_____	攻撃性	_____
過敏性	_____	落ちつきのなさ	_____
過剰な悲嘆	_____	挑戦的態度	_____
自己破壊的	_____	未熟な行動	_____
頑固	_____	摂食の問題	_____
睡眠障害	_____	気分変動	_____
過度な不満	_____	悪夢	_____
自殺観念	_____	挫折しやすい	_____
孤独	_____	引きこもり	_____

動因問題 _____
その他 _____

知的問題：
全般的知的水準 _____
計画／組織化の障害 _____
活動完遂障害 _____
変化への適応障害（頑固） _____
集中不能 _____
注意散漫 _____
衝動的 _____
学習や記憶の障害 _____
理解の障害 _____
表現の障害 _____
物忘れ _____
書字障害 _____
読み障害 _____
計算やお金の取り扱いの障害 _____
混乱／失見当識期間 _____
緩慢な思考過程 _____
その他 _____

(続く)

心理社会的問題：
気分／人格変化 _____

家事や仕事の能力の変化 _____

妻／夫／家族との関係の変化 _____

社会的活動の変化 _____

その他の記述：
症状／訴えに活気がない，または悪化 _____

症状／訴えが生じている理由として患者が信じていること ___
結果：
症状による家庭，職場，社会的関係への影響がどのようにあるか： _____

問題を短時間低減したり，問題が生じるのを低減させるために，患者／介護者が行っていること
_____
_____
_____

図1-1．成人患者についての問診表

この問診表はお子さまについての基本的な情報を入手して，双方が時間を有効に活用するために作成されたものです。お子さまの発達について細かい点まで覚えていらっしゃらないかもしれませんので，一つの質問に答えられないからといって長時間それにかかりきりになる必要はありません。どのような情報でもご提供いただければ有用なものとなります。はっきりしない質問がありましたら，何か印をつけておいて，問診の際に確認してください。

個人歴：
お子さまの名前 _____ 性別 男性 _____ 女性 _____
住所 _____
出生日 _____ 年齢 _____
検査日 _____
電話番号 _____ 母親（日中）_____ 父親（日中）_____
紹介者 _____
家庭医 _____
その他の専門医 _____
お子さまは養子ですか　はい（いつ）_____ いいえ _____

家族構成：
お子さまと同居している他の子供や家族を教えてください。氏名,性別,年齢，関係，学歴，職歴，健康状態あるいはその他の問題を記入してください

氏名	性別	年齢	関係	学歴	職歴	健康状態	その他

同居していない肉親（例，実父母）を示してください

氏名	性別	年齢	関係	学歴	職歴	健康状態	その他

問題の同定：
診察を求めている点についてあなた自身の言葉で説明してください
_____
_____

この問題の原因は何だと思いますか？
_____
_____

（続く）

問題に対してどのような対処をなさいましたか？
_____
_____
問題が家族に対してどのような影響を及ぼしていますか？
_____
問題によっては，この家族の問題を引き起こしたり，それらの問題から生じる場合もあります。この2年間にご家族の経験されたことを示してください。
別離　　　　　　　　_____　　家族の病気　　　　　　　　_____
離婚　　　　　　　　_____　　転居　　　　　　　　　　　_____
転校　　　　　　　　_____　　失職／転職　　　　　　　　_____
家族の増加　　　　　_____　　家計の圧迫　　　　　　　　_____
法的問題　　　　　　_____　　その他のストレス（列記してください）_____
問題を抑えたり，強さ，頻度，期間を低減させるのにどのようなことを行いましたか？　_____
_____
_____

病歴：
妊娠時：
お子さまを妊娠しておられる時に何か問題がありましたか？（例,貧血,高血圧,中毒症,糖尿病,感染症,入院など）
_____
_____
妊娠中に何か薬を服用したりしましたか？　服用した場合には説明してください。
_____
妊娠期間
それまでの妊娠回数：_____　　何か合併症がありましたか？_____
_____

出産時：
分娩時間　_____
分娩時合併症：
陣痛誘発　　　　　_____
帝王切開　　　　　_____
鉗子　　　　　　　_____
胎児仮死　　　　　_____
骨盤位分娩　　　　_____
双子　　　　　　　_____
その他（例，呼吸障害，臍帯巻絡）_____
_____

新生児：
出生時体重　_____
入院期間　　_____
分娩後の状態：
出生時蒼白　　　　_____
酸素が必要　　　　_____
黄疸　　　　　　　_____
光線療法が必要　　_____
けいれん発作　　　_____
その他　　　　　　_____
何か薬を使いましたか？　_____　はい　いいえ　「はい」ならその理由_____

以下の問題がありましたか？
吸引　_____　　疝痛　_____　　号泣　_____　　睡眠　_____
哺乳　_____　　嘔吐　_____　　食物拒絶　_____　無呼吸　_____
体重増　_____　　　　　　　　　　　　　　　　　　　（呼吸停止）

小児時代：
お子さまは以下を経験されましたか？
高熱　　　　　_____　　小児麻痺　_____　　ふらつき　　　_____
はしか　　　　_____　　百日咳　　_____　　頻繁な風邪　　_____
おたふくかぜ　_____　　水痘　　　_____　　猩紅熱　　　　_____
発作　　　　　_____　　喘息　　　_____　　頻繁な耳感染症_____
髄膜炎　　　　_____　　脳症　　　_____　　頭部外傷　　　_____
心疾患　　　　_____　　偏頭痛　　_____　　頭痛　　　　　_____
AIDS　　　　　_____　　視覚障害　_____　　聴覚障害　　　_____
その他　_____

（続く）

8　既往歴のとり方

食物アレルギー _____
薬物アレルギー _____
お子さまに，現在医学的問題がありますか？ありましたら内容を説明してください。
_____
_____
お子さまは現在お薬を飲んでおられますか（説明してください）
病気のために学校を欠席しがちですか？昨年の頻度はどの程度でしたか？
お子さまの入院／事故／手術について教えてください：
内容　　　　　　年齢　　　　　　入院日数
_____
_____
_____

お子さまが受けた検査を列記してください：
検査法　　　　　　年齢　　　　　　受けた場所　　　　　　日時　　　　　　結果
聴覚 _____
視覚 _____
EEG _____
CT スキャン _____
MRI _____
アレルギー _____
心理テスト _____
口頭言語と言語 _____
心理-教育 _____
その他 _____

家族の病歴：
家族にどのような重大な身体的，神経的，心理的障害や事故がありましたか？
名称　　　　　　診断　　　　　　始まった年　　　　　　治療期間　　　　　　現在の状況
_____
_____
_____

現在何かの病気に家族が罹っていますか？（説明してください）
_____
_____

発達について
以下の発達段階を達成した時期について教えてください：
発達段階　　　　　　年齢
1人座り　　　　_____
1人歩き　　　　_____
トイレの訓練　　_____
2，3語を一緒に話す　_____
お子さまの発達について以下の点で早期に問題を感じたことがありますか？　　ある　　ない
運動系（歩行，走り具合，身体活動）　　　　　　　　　　　　　　　____　　____
微細な運動（鉛筆を使う，物体の操作）　　　　　　　　　　　　　____　　____
口頭言語と言語（理解，表現）　　　　　　　　　　　　　　　　　____　　____
認知的発達（知能／計画立案能力）　　　　　　　　　　　　　　　____　　____
社会的発達（遊び，社会的技能，仲間つきあい）　　　　　　　　　____　　____
独立機能（食事，1人で着替える）　　　　　　　　　　　　　　　____　　____
これらの発達問題が現在でも残っていますか？ _____
もしそうであれば説明してください _____

身体問題
現在気にかかっている症状のみを示して説明してください：
脱力感 _____
しびれ感 _____
不器用 _____
頭痛 _____
痛み _____
眩暈 _____
悪心 _____
視力障害 _____
聴覚障害 _____
幻聴・幻視 _____
味覚の問題 _____
嗅覚の問題 _____
排尿／排便コントロール _____
発作 _____

(続く)

失神発作 _____
その他 _____

行動的問題：
現在気にかかっている問題のみを示して説明して下さい：

かんしゃく	_____	指しゃぶり	_____
性的障害	_____	息止め発作	_____
筋肉のチック	_____	別離の恐怖	_____
異常な恐怖	_____	高位活動レベル	_____
破壊性	_____	弄火	_____
攻撃性	_____	虚言	_____
落ちつきのなさ	_____	盗癖	_____
過剰な悲嘆	_____	挑戦的態度	_____
動物／小児への虐待	_____	自己破滅的行動	_____
頑固さ	_____	食事の問題	_____
睡眠障害	_____	気分変動	_____
過度の訴え	_____	悪夢	_____
夜の恐怖	_____	薬物／アルコールの使用	_____
未熟な行動	_____	無断欠席	_____
自殺念慮	_____	挫折しやすい	_____
孤独	_____	引きこもり	_____
緩慢な反応	_____		
その他			

知的問題：
現在気にかかっている問題のみ示して下さい：

全般的知的水準 _____
計画／組織化の障害 _____
活動完遂障害 _____
変化への適応障害（頑固） _____
集中不能 _____
注意散漫 _____
衝動的 _____
学習や記憶の障害 _____
理解の障害 _____
表現の障害 _____
物忘れ _____
混乱／失見当識期間 _____
書字障害 _____
読み障害 _____
計算やお金の取り扱いの障害 _____
その他 _____

お子さまの管理について：
お子さまの日常の管理／しつけは誰が行っていますか？ _____
お子さまの管理／しつけで最も有効だった方法はなんですか？（ごほうびを与える，特権を剥奪する，隔離する，ぶつ，など）
_____
_____
お子さまはしつけに対してどのように反応しますか？
_____

学歴：

学校	場所	学年	落第

以下のようなことを受けたことがありますか？
　　　　　　　　　学年／年齢
学習障害／特殊学級 _____
行動矯正クラス _____
個人教授 _____
サマースクール _____
英才教育 _____
言語集中訓練 _____
その他 _____
現在のお子さまの学校の教育に満足しておられますか？ ____ はい ____ いいえ
　コメント _____

(続く)

10　既往歴のとり方

```
お子さまは：
　学校が好きですか　　　　　　_____　はい　_____　いいえ
　先生が好きですか　　　　　　_____　はい　_____　いいえ
　同級生と仲良くしていますか　_____　はい　_____　いいえ
　学校で何か問題があれば教えて下さい：
　_____

その他のコメント：
　お子さまの長所は何だと思いますか？
　_____
　_____

　何か関係あるとお考えの点があれば教えて下さい。
　_____
　_____

この問診表をお書きになったのは：
　　母親 _____　父親 _____　両方 _____　その他 _____
　署名 _____
　記入日 _____
```

図1−2．小児患者の親に対する問診表

の問診表については，問診を行う前に親が記入しておく場合も考えられる。この場合には，問診では，小児についての主要な問題点について集中でき，親がすでに記入していた些細な点について扱う必要がなくなる。

　問診の間に，診断上有用な情報を (1)全体的な外見（例えば，アイコンタクト，顔，声の変化，衛生感覚，身なり），(2)運動系の活動（例えば，半側麻痺，チック，緊張，運動過剰，運動低下），(3)気分，(4)協力の程度，(5)言語，抑揚，記憶の異常の観察結果から集めることができる。

　頭部外傷患者のスクリーニングを行うためにいくつかの問診表がデザインされている（例えば，フィラデルフィア頭部外傷問診表）。しかし，これらは信頼性と妥当性に関する情報に欠けているので推奨できない（Albanese, 1994; Deardorff, 1994）。

文　献

Albanese, M. (1994). Review of the Philadelphia Head Injury Questionnaire. In J.C. Conoley & J.C. Impara (Eds.), *Supplement to the Eleventh Mental Measurements Yearbook*. Lincoln, Nebraska: Buros Institute, pp. 177-178.

Deardorff, W.W. (1994). Review of the Philadelphia Head Injury Questionnaire. In J.C. Conoley & J.C. Impara (Eds.), *Supplement to the Eleventh Mental Measurements Yearbook*. Lincoln, Nebraska: Buros Institute, pp. 178-179.

2 検査法の選択，実施ならびにクライエントの準備
Test Selection and Administration, and Preparation of the Client

訳　滝川守国

検査法の選択

特定のクライエントの検査法を選択するには，神経心理医が使える検査法とその目的について，詳細に習熟しておく必要がある。McKinlay（1992）は，一般的知能テストと記憶検査にのみ頼っているある熟練した心理医の例を引き合いに出している。そのように選択が限られていることの結果は重大な間違いを生じる。一方，Halstead-Reitan バッテリーのような決まりきった検査バッテリーを使用することは，時間もかかり，特定の障害に対する検査を実施する余地がなくなってしまう。われわれの臨床実践では，あるクライエントに対してどのような検査法を選択するかはしばしばオープンエンドの状態になっている。すなわち，実施する検査を予め決めてはいない。クライエントの問題についてすでに得られている情報を基にして，いくつかの基本的な検査を最初に実施する。これらのものには，通常，クライエントの年齢に見合った知能テストと，障害があると思われる領域に関するいくつかの簡単なスクリーニング検査（すなわち，記憶検査，集中力／注意力検査など）が含まれる。これらの広範囲の初期の検査の結果や，クライエントの訴え，ならびに検査中のクライエントの行動を精査した後にさらに検査を実施する。しばしば，クライエントは疲労しやすく，集中力を要する試験には失敗しやすい。

そのような場合には，追加検査の選択は非常に重要であり，標的となる問題を直接扱うもので，クライエントが検査者と一緒に作業を行える能力を勘案しなければならない。

われわれの恣意的な検査の選択では，固定された検査バッテリーから生じる「障害指数」を用いないようにしている（例えば，一般神経心理学的欠損尺度 Reitan & Wolfson, 1988; Oestreicher & O'Donnell, 1995）。そのような指数は，神経心理学が「器質性と非器質性」の問題から次第に離れるにしたがって，曖昧なものになってきている。「器質性と非器質性」の問題は神経放射線学的手法や電気生理学的手法を用いた方がよりよく答えられるものである。神経心理学は，欠陥の性質や，日常生活への影響，ならびにリハビリテーションについてより詳細に記述する方向に傾いてきている。Sweet ら（1996）は 1984 年に 184 名の神経心理医を調査し，1994 年に 279 名の神経心理医を調査した結果に基づいて，固定したバッテリーの使用率は 18％から 14％まで低下してきており，その他の神経心理医は「柔軟性のあるアプローチ」を選択していると報告している。

最近検査バッテリーに付け加えられたものは，Mayo 認知因子尺度で，高齢患者を対象とし，WAIS-R, Wechsler 記憶力尺度－改訂版，ならびに Rey 聴覚－言語学習テストから 17 の下位検査を経験的に集めたものである（Ivnik et al.,

1994)．検査バッテリーでは言語理解，認識構造化，注意力・集中力，学習および記憶についての十分に安定した因子を対象にしている。Smithら（1994）は因子尺度の混成総計のために基準値と教育による補正値を提供している高齢者，特に痴呆の検出が望まれる患者のスクリーニングに有用であると思われる。

多くの神経心理医は検査を自分で実施することを好むが，十分訓練を積んだ精神測定士によって検査を実施することも広く受け入れられている。Sweetら（1996）による調査では神経心理医の59％ないし69％が精神測定士を使っていた。しかし，問診のほぼすべて（97％）は自らが行っており，78％は患者が検査を受けている間観察を行っていた。ロールシャッハ検査やTATのような投影検査を実施することは，調査の33％では実施されていなかったが，通常臨床医が実施していた。

検査をコンピュータにより実施することが次第に多くなりつつある。コンピュータ検査を始めるにあたっては，患者がコンピュータから出る指示によく従い，妥当な結果を得ることができることを，詳細に調べて確認する必要がある。コンピュータが実施する検査では，検査者自らが同じ検査を実施したものと同じ，あるいは類似した結果が出るとは必ずしも限らないことに注意すべきである（Van Schijndel & Van der Vlugt, 1992）。したがって既存の標準データはそのままでは使えないであろう。BeaumontとFrenchの研究（1987; French & Beaumont, 1987）は被検者367例で8件の検査についての，コンピュータ化された検査法と標準書式のものとを比較した。Raven進行マトリックス，Mill Hill語彙テスト，ならびにEysenck人格問診表などの一部の検査では許容できる信頼性を示したが，その他のもの，特に数唱問題や適性判別テストではきわめて信頼性が低かった。著者は検査の中には自動化になじまないものがあると結論づけている。

神経心理学的評価ならびにクライエント

神経心理学的検査を受ける側にはあまり注意が向けられてこなかった。しかし，クライエントが最大の恩恵を受けるには，オーストラリアの5施設の外来患者129例での郵便による追跡調査から得られた基本的なルールに神経心理医は従わなければならない。これらのルールは他の地域でも同じように適用されるものと思われる（Bennett-Levy et al., 1994）：

1．クライエントは，評価中にどのようなことが行われるのかわかっていない。この研究では60％のクライエントがどのようなことが行われるのか全く知らされていなかったし，検査に3時間もかかるとは予想していなかった。これは紹介先の機関に適切な教育を与え，検査を行う前に検査を説明した手紙を送り，検査を開始する際に，検査の詳細な紹介を行うことで解決できる。

2．クライエントに対しては，検査を行うことについての十分な理由を告げ，検査と日常生活での自分の状況との関連性がわかるようにしなければならない。

3．問題領域にどうたちむかうかの暗示を与えて被検者に能力と問題領域についてフィードバックさせることが重要である。

4．クライエントに近親者と同伴するよう奨めることは，不安を和らげるためにも，問診にも役に立つものと思われる。ほとんどの場合には，同伴者に対しては別に面接を行いクライエントと面接者の混乱を避ける。また，情報提供者とクライエントの示した情報に矛盾があれば，クライエントの病識や症状の認識，ならびに日常生活への影響についてのヒントが得られる。

5．できるだけクライエントの不安を和らげる。検査を受けたという経験は，自尊心に少なからず影響を及ぼすおそれがある。ほとんどのクライエントで，すべての項目をすべて記入できるとは限らないことや，一部の検査（例えば，ロールシャッハ，MMPI-2）などでは「正しい」答などないことを示してクライエントを安心させることをルーチンとして行わなければならない。非常に聡明な被検者用に天井効果（すべて満点をとってしまうこと）を避けるための超難問も入れてあることを一般のクライエントに理解させる。

6．快適な検査環境を提供し，クライエントに

さらに快適にする方法はないかたずねる。Bennett-Levy研究の90％以上のクライエントが，検査環境が暑すぎた，寒すぎた，騒音が気になったと報告している。クライエントの中には背中が痛かったと述べている者もいた。背もたれがあればこのような問題は解決できるものと思われる。小児には適切なサイズの机とイスを用意しなければならない。

7．適切な休息時間を与え，お茶や冷たいものを与える。通常1時間半の検査を行った後に休息する。

8．クライエントに対して，1セッションで検査を行うか，それとも分割して行うか選択させる。Bennett-Levy研究でのクライエントの72％が，3時間の検査では，1回ではなく2回のセッションに分割した方がよいと答えていた。

クライエントが第三者である場合，すなわち，法医学的評価が必要であるような場合，被告人や保険業者のために心理士が働いており，表面上はクライエントに対して「対立」している場合には，クライエントに対しては，検査の目的がクライエントの長所と短所についての妥当な像を得ることが目的であることを納得させるべきである。クライエントには，間違った結果が出ないように協力的な姿勢をとってもらうべきである。神経心理学検査で，障害を誇張して表現しても，それを検出できるのだとクライエントに警告を与えておくと，詐病的行動が低下するという報告がいくつかある（例えば，Johnson & Lesniak-Karpiak, 1997）。

協力を徹底的に拒絶するクライエントにはめったに遭遇しないが，時に，「やろう」と試みる努力をしないクライエントに遭遇することがある。そのような場合には，検査の目的をくり返し説明したり，休息をとることが必要である。クライエントがある検査を受けるのに協力的でない場合には，全く異なる検査を行うことも1つの方法である。非常に稀なことであるが，協力を全般的に拒絶することがあれば，検査者はそれを受け入れ，そのセッションを終わるべきである。その場合には，クライエントの面子を立てて，クライエントの気分がよくなったときにまた検査することを約束すればよい。

小児や青年患者の検査を行う際には，良好な関係を確立することが特に重要である。成人の場合と同様に，クライエントを受け入れ，理解し，尊重する姿勢が，関係を構築し維持するには，何か楽しませるようなトリックを使うよりも重要なことである。年長の小児では，検査を学校の試験のように感じ，試験に不合格になるという心配を招く場合がある。努力の結果を賞賛するよりも，安心させ，努力を奨励することの方がよい結果を招く。ほとんどの検査ではすぐに難問が出てきて，解答するのに失敗することが避けられなくなるからである（Sattler, 1990）。年少の小児ならびに行動に問題がある小児は，検査者に質問し，答えることを拒絶したり，立ち上がったり，休息したいとたびたび主張したりして検査者を操作したり，さらにはあからさまに憎悪の感情を示したり，検査室から出ていったりする。このようなことは，検査材料を換えて，クライエントがより快適に受けることができる検査に換えることで避けることができる。小児の行動は検査者に向けられているのではなく，小児が同じような状況で見せる「対処」の態度を示しているのだということを検査者は常に心に留めておくべきである。小児の扱いに慣れていない検査者であれば，小児を扱いなれている同僚を呼びたくなる場合もあろう。あからさまな対決姿勢（「これをしたいのかい，それとも，お母さん（お父さん）のところに帰そうか？」）をとるのは，場合によっては効果的な場合もあろうが，小児がおそらく検査は無理だという確信が検査者にある場合以外は避けるべきである。これは，顕著な注意力障害や動機障害があったり，精神病に罹患している場合にのみ小児にみられる経過である。

Storandt（1994）が検査の進行と結果に影響を及ぼすおそれのある高齢クライエントの特性について論じている。多弁なクライエントはしばしば，焦点をはずれ，検査している病歴について長い話をしたがる。このタイプのクライエントについては，Storandtは検査者の側に，快適ではあるが事務的な態度をとり，議論をセッションの終わりにのばし，検査中には，項目がたくさんあることを

説明することを推奨している。これとは対照的に，抑うつ状態のクライエントや元気のないクライエントについては，検査者が，大いに激励し，我慢することが必要である（時間もかける）。高齢者の検査を行う際に頻繁に認められるその他の性格としては，「賢人ぶった人」，「家婦長／家長」，ならびに「完璧なおじいちゃん」タイプである。そのような場合には，検査者は逆転移（高齢クライエントを親のようにみる）ではなく，親密な中立的態度をとった方がよい。

検査法の修正ならびに，英語が第二言語である患者での検査

ハンディキャップのある患者では，標準的な検査法を変更して，時間を多くしたり，応答モードを変更させる（例えば，口頭による応答ではなく，答を指し示させる）必要が出てくる。ほとんどの修正では，既存の標準が使えなくなるが，妥当な推論が可能である場合がある。これは，報告書に明示し，結論を出す場合には，適切に限定する必要がある。

英語が第二言語であるクライエントの場合には，特別な配慮が必要である。クライエントの英語が流暢なものであったとしても，数を数えることやスペルについての第一言語のくせがしばしば残っており，これらの結果から，検査結果が無効になる場合がある（例えば，数字のくり返し，アルファベットの暗唱）。英語が得意でなく，文化的経験が異なる場合には，さらに大きな問題となる。これらの状況では，言語的検査だけでなく，複雑な内容の説明を行う必要がある非言語的検査でも検査結果が無効なものとなる場合がある。心理士は，通訳に頼ろうとするであろうが，クライエントを，クライエントの使う言語に精通した同僚に紹介することの方がよい結果が得られることが示唆されている。TPT, Seashore リズムテスト，ならびにカテゴリーテストのような，一見して非言語的な検査でも文化的変容の効果があることが報告されている（Arnold et al., 1994）。英語の検査法を単に翻訳しただけでは，歪んだ結果が出てくることがあることに注意すべきである。特に，言語的検査の場合には，翻訳がより困難なものもあれば非常に簡単なものもあり，それについての標準が無効となる。さらに，項目や構成の偏りも存在している場合がある。Van de Vijver と Hambleton (1996) はこの状況についての多くのガイドラインを開発している。この問題は特に高齢者を検査する場合に顕著となる (Loewenstein et al., 1994)。既存の検査法の外国語版を使用すること（例えば，WAIS-R は言語に合わせた版が存在している）が適切である場合もあるが，このアプローチでも問題をはらんでいる場合がある。スペインやフランスの事情に合わせた検査法は，スペイン語を話すアメリカへの移民やケベック州のフランス語を話す住民に適した項目が含まれているとは限らないし，発表されている標準も有効ではなくなる。幸いなことに，米国のヒスパニック系住民のためのスペイン語版がいくつか開発されている (WAIS-R, PPVT-R)。本書の説明では，外国への適合版についてのリストも示してある。最近の発表 (Ponton et al., 1996) でもヒスパニック系用の神経心理学的スクリーニングバッテリーが示されており，それに，10件の神経心理学的検査のスペイン語に適合させた版が含まれており，著者らから入手できる (Harbor-UCLA Medical Center, Bld. F-9, 1000 W. Carson Street, Torrance, CA 90509)。ヒスパニック系のクライエントの検査についての詳細な検討は，Ardila ら (1994) ならびに Geisinger (1992) を参照のこと。

文 献

Ardila, A., Rosselli, M., & Puente, A.E. (1994). *Neuropsychological Evaluation of the Spanish Speaker.* New York: Plenum.

Arnold, B.R., Montgomery, G.T., Castaneda, I., et al. (1994). Acculturation and performance of Hispanics on selected Halstead-Reitan neuropsychological tests. *Assessment, 1,* 239-248.

Beaumont, J.G. & French, C.C. (1987). A clinical field study of eight automated psychometric procedures: The Leicester/DHS project. *International Journal of Man-*

Machine Studies, 26, 661-682.
Bennett-Levy, J., Klein-Boonschate, M.A., Batchelor, J., McCarter, R., & Walton, N. (1994). Encounters with Anna Thompson: The consumer's experience of neuropsychological assessments. *Clinical Neuropsychologist, 8,* 219-238.
French, C.C. & Beaumont, J.G. (1987). The reaction of psychiatric patients to computerized assessment. *British Journal of Clinical Psychology, 26,* 267-278.
Geisinger, K.F. (Ed.) (1992). *Psychological Testing of Hispanics.* Washington, D.C.: American Psychological Association.
Ivnik, R.J., Smith, G.E., Malec, J.F., Kokmen, E., & Tangalos, E.G. (1994). Mayo Cognitive Factor Scales: Distinguishing normal and clinical samples by profile variability. *Neuropsychology, 8,* 203-209.
Johnson, J.L. & Lesniak-Karpiak, K. (1997). The effect of warning on malingering on memory and motor tasks in college samples. *Archives of Clinical Neuropsychology, 12,* 231-238.
Loewenstein, D.A., Arguelles, T., Arguelles, S., & Lynn-Fuente, P. (1994). Potential cultural bias in the neuropsychological assessment of the older adult. *Journal of Clinical and Experimental Neuropsychology, 16,* 623-629.
McKinlay, W.W. (1992). Assessment of the headinjured for compensation. In J.R. Crawford, D.M. Parker & W.M. McKinlay (Eds.), *A Handbook of Neuropsychological Assessment.* Hillsdale, NJ: Lawrence Erlbaum, pp. 381-392.
Oestreicher, J.M. & O'Donnell, J.P. (1995). Validation of the General Neuropsychological Deficit Scale with nondisabled, learning-disabled, and head-injured young adults. *Archives of Clinical Neuropsychology, 10,* 185-191.
Ponton, M.O., Satz, P., Herpara, L., et al. (1996). Normative data stratified by age and education for the Neuropsychological Screening Battery for Hispanics (NeSBHS). *Journal of the International Neuropsychological Society, 2,* 96-104.
Reitan, R.M., & Wolfson, D. (1988). *Traumatic Brain Injury: Recovery and Rehabilitation.* Tucson, AZ: Neuropsychology Press.
Sattler, J.M. (1990). *Assessment of Children* (3rd ed.). San Diego: J.M. Sattler.
Smith, G.E., Ivnik, R.J., Malec, J.F., Petersen, R.C., Kokmen, E., & Tangalos, E.G. (1994). Mayo Cognitive Factor Scales: Derivation of a short battery and norms for factor scores. *Neuropsychology, 8,* 194-202.
Storandt, M. (1994). General principles of assessment of older adults. In M. Storandt & G.R. VandenBos (Eds.), *Neuropsychological Assessment of Dementia and Depression.* Washington, D.C.: American Psychological Association.
Sweet, J.J., Moberg, P.J., & Westergaard, C.K. (1996). Five year follow-up survey of practices and beliefs of clinical neuropsychologists. *The Clinical Neuropsychologist, 10,* 202-221.
Van de Vijver, F. & Hambleton, R.K. (1996). Translating tests: Some practical guidelines. *European Psychologist, 1,* 89-99.
Van Schijndel, F.A.A. & van der Vlugt, H. (1992). Equivalence between classical neuropsychological tests and their computer version: Four neuropsychological tests put to the test. *Journal of Clinical and Experimental Neuropsychology, 14,* 45 (abstract).

3 検査結果のプロフィールと得点の意味

Profile of Test Results and Meaning of Scores

訳　濱田耕一

　ほとんどの臨床家は，解釈という目的のために，神経心理学的診察の際に得られた種々の検査結果について，要約あるいはプロフィール用紙を準備する。ここで強調しておきたいことは，そのような要約が，患者の問題を解決する方法や実際の解答，一定の検査に対する反応などの注意深い解析にそのまま代って，特定の精神病理の特徴を明らかにするものではないということである。しかしながら，種々の検査結果をまとめたプロフィールは，診断，介入，リハビリテーションを目的とする解釈を行っていく上での出発点となりうるものである。

　利用者の便宜のために，検査の素点を標準化したり，z得点，T得点あるいはパーセンタイル順位に変換したりすることは好ましいことである。著者らの用いているプロフィールは，あくまでも一例として示したものであるが（図3－1，図3－2小児用），パーセンタイル順位や領域による群別化を用いている。本書における検査の記述やオリジナルの検査マニュアルにおいては，しばしば年齢に応じたパーセンタイル順位が供されている。理想的にはパーセンタイル順位は実際の得点分布に基づいていることが望ましい（きわめてゆがんだ分布を示すこともあるが）。これらが供されない場合には，年齢相応の平均値からの偏差（z得点値：$\bar{X}-X/SD$）から表3－1を用いてパーセンタイル順位に変換でき，これは正規曲線の下方の面積から予期できるように（図3－3を参照），標準偏差の部分あるいは倍数に相当するパーセンタイル順位を示している。ここには，定性的な表現の提案も示してある。もし検査マニュアルが得点をT得点（$T=50+10z$）や標準化した得点（$S=100\pm15[\bar{X}-X]/SD$；$z=[\bar{X}-X]/SD$）で記載されているならば，同様に表3－1を用いて変換できる。このような変換は，測定される能力が正常分布しているという仮定の上に基づくものであり，この仮定が成り立たない場合には，その変換は不適当なものになるということは留意しておかなければならない。ほとんどの神経心理学的検査は健常母集団における得点分布についての情報に乏しい。実際のところ，検査の中には，もっぱら欠陥を測定すべく構成されたものがある；これらにおいては，平均的な能力をもつ健常者では上限点に達し，下位ないし最下位の領域に項目が集中するように配置されている。このような得点の分布については，どのような検査の解釈においても考慮されなければならない。人格検査においてはパーセンタイル順位として得点が示されるものはほとんどないし，それ自身の特別なプロフィール用紙が供されているものもあり，これらについては，まとめのプロフィール用紙には照合のチェックや簡単な符号を記せば普通は十分である。

18　検査結果のプロフィールと得点の意味

氏名 ＿＿＿＿＿＿＿＿＿＿＿＿＿＿　生年月日 ＿＿＿＿＿＿＿　年齢 ＿＿＿＿　性別 ＿＿＿＿
教育 ＿＿＿＿＿＿＿＿＿＿＿＿＿＿　利き手 ＿＿＿＿　検査者 ＿＿＿＿＿＿＿＿＿＿＿＿＿
検査日 ＿＿＿＿＿＿＿＿＿＿＿＿＿＿＿＿＿　前回の検査 ＿＿＿＿＿＿＿＿＿＿＿＿＿＿＿＿

CONCEPTUAL 《概念的》

	得点	年齢補正	z	パーセンタイル	z　-2 -1　　　0　　+1 +2 10 20 30 40 50 60 70 80 90
WAIS-R					
知識					
数唱　順＿＿＿　逆＿＿＿					
単語					
算数					
理解					
類似					
絵画完成					
絵画配列					
積木模様					
組合せ					
符号					
迷路					
V.I.Q.					
P.I.Q.					
F.S.I.Q.					
V.I.Q.−P.I.Q.					
V.I.Q.Scatter					
P.I.Q.Scatter					
F.S.I.Q.Scatter					
V.C.					
P.O.					
F.F.D.					
MMSE					
MDRS					
注意					
開始・保続					
解釈					
概念化					
記憶					
総計					
Raven マトリックス (＿＿＿)					
NAART					
V.I.Q.					
P.I.Q.					
F.S.I.Q.					

EXECUTIVE 《遂行的》

	時間	誤答			
WCST					
達成カテゴリー					
保続的誤答					
F.M.S.					
図案流暢性 (＿＿＿)					
総計					
保続					
HCT					
ストループ (form＿＿＿)					
Ⅰ					
Ⅱ					
Ⅲ					
妨害得点					
SOPT					
その他＿＿＿＿＿＿					

(続く)

ATTENTION/CONCENTRATION 《注意・集中》

	得点	誤答	z	パーセンタイル	z -2 -1　　0　　+1 +2 10 20 30 40 50 60 70 80 90
PASAT					
2.4秒	___	___	___	___	
2.0秒	___	___	___	___	
1.6秒	___	___	___	___	
1.2秒	___	___	___	___	
線引き					
A	___	___	___	___	
B	___	___	___	___	
d2消し取りテスト					
全得点	___	___	___	___	
誤答パーセント	___	___	___	___	
符号－数字	___	___	___	___	
CPT	___	___	___	___	
BTA	___	___	___	___	
その他_____	___	___	___	___	

MEMORY 《記 憶》

WMS－R
　一般記憶指数　　　___　　　___
　言語記憶指数　　　___　　　___
　視覚記憶指数　　　___　　　___
　注意力・集中力指標　___　　___
　遅延再生指数　　　___　　　___
　数字順唱　　　　　___　　　___
　数字逆唱　　　　　___　　　___
　視覚順唱　　　　　___　　　___
　視覚逆唱　　　　　___　　　___
　論理記憶Ⅰ　　　　___　　　___
　論理記憶Ⅱ　　　　___　　　___
　％再学習　　　　　___　　　___
　視覚再生Ⅰ　　　　___　　　___
　視覚再生Ⅱ　　　　___　　　___
　％再学習　　　　　___　　　___

B.V.R.T.
　正答　　　　　　　___　　　___
　正答期待値　　　　___　　　___
　誤答期待値　　　　___　　　___
　多肢選択　　　　　___　　　___

CVLT
　表A1－5試験総計　　___　　　___
　表A試験1　　　　　___　　　___
　表A試験5　　　　　___　　　___
　表B　　　　　　　　___　　　___
　表A短期遅延自由再生　___　　___
　表A短期遅延手掛り再生　___　　___
　表A長期遅延自由再生　___　　___
　表A長期遅延手掛り再生　___　　___
　A1－B　　　　　　　___　　　___
　A5－短期遅延　　　　___　　　___
　短期遅延－長期遅延　___　　　___
　再認－A5　　　　　___　　　___
　学習勾配　　　　　___　　　___
　意味クラスター率　___　　　___
　連続クラスター率　___　　　___
　再生の一貫性　　　___　　　___
　初頭％　　　　　　___　　　___
　　　　　　　　　　___　　　___
　　　　　　　　　　___　　　___

(続く)

	得点	誤答	z	パーセンタイル	-2 -1 0 +1 +2 10 20 30 40 50 60 70 80 90
中間%	___	___	___		
新近%	___	___	___		
保続総計	___	___	___		
自由再生の侵入	___	___	___		
再認的中	___	___	___		
擬陽性	___	___	___		
傾き	___	___	___		

複雑図形（Rey/Taylor）
- 模写 ___
- 3分遅延 ___
- 30分遅延 ___
- 再認 ___

簡易視空間記憶テストー改訂版
- T 1 ___
- T 2 ___
- T 3 ___
- T 4 ___
- 全再生 ___
- 学習 ___
- 識別指数 ___
- 保持パーセント ___

その他 ___

MEMORY/MOTIVATION 《記憶・動機づけ》

Rey 15 項目 ___

VSVT
- 矯正容易 ___/24 z = ___ p< ___
- 矯正困難 ___/24 z = ___ p< ___
- 容易 時間 ___ sd = ___
- 困難 時間 ___ sd = ___

その他 ___

LANGUAGE 《言　語》

	得点	年齢相当値	z	パーセンタイル

言語流暢性
- F.A.S. ___
- 動物 ___

トークンテスト ___
ボストン命名（呼称）テスト ___
文反復 ___
ダイコティック・リスニング
- 左耳 ___
- 右耳 ___
- 総計 ___

PPVT－R ___
その他_____ ___
その他_____ ___

AUDITORY 《聴　覚》

反応時間
- 左手 ___
- 右手 ___

（続く）

	VISUAL/VISUOSPATIAL/VISUOMOTOR《視覚・視空間・視覚運動》			
	得点	z	パーセンタイル	z -2 -1 0 +1 +2 10 20 30 40 50 60 70 80 90

反応時間
　左手
　右手

図さがし

左ー右見当識
　正答総計
　逆転得点

Hooper VOT
Beery V.M.I

MOTOR《運　動》

Purdue 釘さし
　左　　　　　　　/25
　右　　　　　　　/25
　両側　　　　　　/25
　組立て　　　　　/100

指タッピング
　左
　右
握力
　左
　右

その他_____
その他_____

SOMESTHESIS《身体感覚》

手指局在
　左　　　　　　　/30
　右　　　　　　　/30

Benton 2-D 実体認知
　左
　右

触覚命名
　左
　右

Von Frey 毛刺激
　左
　右

2-Pt 知覚計
　左
　右

T.P.T.
　左
　右
　両側
　記憶
　位置選定

その他_____
その他_____

(続く)

ACHIEVEMENT《学 力》

	得点	段階	z	パーセンタイル	z -2 -1 0 +1 +2 10 20 30 40 50 60 70 80 90
WRAT-3					
読み					
綴り					
算数					
W-J 学力					
文字／語識別					
節理解					
語発声					
読み語彙					
計算					
応用問題					
質的概念					
書き取り					
書写					
書字流暢性					
綴り					
用法					
筆跡					
句読法・大文字の使用					
Stanford 読み（　　）					
逐語理解					
推定理解					
読み速度					
PIAT-R 読み理解					
その他＿＿＿＿＿					
その他＿＿＿＿＿					

PERSONALITY《人 格》

MMPI-2 ＿＿＿＿＿＿＿＿＿＿＿＿＿＿＿＿＿＿＿＿＿＿＿＿＿＿＿＿＿＿＿＿

M.C.M.I. ＿＿＿＿＿＿＿＿＿＿＿＿＿＿＿＿＿＿＿＿＿＿＿＿＿＿＿＿＿＿＿

Beck ＿＿＿＿＿＿＿＿＿＿＿＿＿＿＿＿＿＿＿＿＿＿＿＿＿＿＿＿＿＿＿＿＿

G.D.I. ＿＿＿＿＿＿＿＿＿＿＿＿＿＿＿＿＿＿＿＿＿＿＿＿＿＿＿＿＿＿＿＿

Penn.目録 ＿＿＿＿＿＿＿＿＿＿＿＿＿＿＿＿＿＿＿＿＿＿＿＿＿＿＿＿＿＿

図3-1．ヴィクトリア大学心理診療室，成人用検査プロフィール用紙

氏名 _____	生年月日 _____	年齢 _____	性別 _____
教育 _____	利き手 _____	検査者 _____	
検査日 _____	前回の検査 _____		

CONCEPTUAL《概念的》

```
                             パーセン    z   -2  -1        0      +1 +2
WISC-III              得点   z  タイル    10 20 30 40 50 60 70 80 90
  知識                 ___  ___  ___
  類似                 ___  ___  ___
  算数                 ___  ___  ___
  単語                 ___  ___  ___
  理解                 ___  ___  ___
  数唱                 ___  ___  ___
  絵画完成             ___  ___  ___
  符号                 ___  ___  ___
  絵画配列             ___  ___  ___
  積木模様             ___  ___  ___
  組合せ               ___  ___  ___
  符号探索             ___  ___  ___
  迷路                 ___  ___  ___
  V.I.Q.               ___  ___  ___
  P.I.Q.               ___  ___  ___
  F.S.I.Q.             ___  ___  ___
  V.I.Q.-P.I.Q.        ___  ___  ___
  V.I.Q.Scatter        ___  ___  ___
  P.I.Q.Scatter        ___  ___  ___
  F.S.I.Q.Scatter      ___  ___  ___
  V.C.                 ___  ___  ___
  P.O.                 ___  ___  ___
  F.F.D.               ___  ___  ___
  P.S.                 ___  ___  ___

Raven マトリックス
  色彩                 ___  ___  ___
  標準                 ___  ___  ___
```

EXECUTIVE《遂行的》

```
WCST
  達成カテゴリー       ___  ___  ___
  保続的誤答           ___  ___  ___
  F.M.S.               ___  ___  ___

HCT（小児/青年）       ___  ___  ___

図案流暢性（_____）
  総計                 ___  ___  ___
  保続                 ___  ___  ___
SPOT _____        ___  ___  ___

その他 _____   ___  ___  ___
```

ATTENTION/CONCENTRATION《注意・集中》

```
線引きテスト－中間
  A                    ___  ___  ___
  B                    ___  ___  ___

d2 消し取りテスト
  全得点               ___  ___  ___
  誤答パーセント       ___  ___  ___

CPT                    ___  ___  ___

符号－数字
  その他 _____   ___  ___  ___
```

（続く）

MEMORY《記憶》

	得点	z	パーセンタイル	-2 -1　　0　　+1 +2 10 20 30 40 50 60 70 80 90
WRAML				
物語記憶	___	___	___	
文記憶	___	___	___	
数字・文字	___	___	___	
絵画記憶	___	___	___	
模様記憶	___	___	___	
手指の窓	___	___	___	
言語学習	___	___	___	
象徴音	___	___	___	
視覚学習	___	___	___	
言語記憶指数	___	___	___	
視覚記憶指数	___	___	___	
学習指数	___	___	___	
一般記憶指数	___	___	___	
複雑図形（Rey/Taylor）				
模写	___	___	___	
再生	___	___	___	
％ 再学習	___	___	___	
B.V.R.T.				
正答	___	___	___	
正答期待値	___	___	___	
誤答期待値	___	___	___	
多肢選択	___	___	___	
RAVLT TOT				
試験 1	___	___	___	
試験 5	___	___	___	
表 B	___	___	___	
A 6	___	___	___	
A 7	___	___	___	
表 A 再認	___	___	___	
表 B 再認	___	___	___	
CVLT—小児用				
表 A 1-5 試験総計	___	___	___	
表 A 試験 1	___	___	___	
表 A 試験 5	___	___	___	
表 B	___	___	___	
表 A 短期遅延自由再生	___	___	___	
表 A 短期遅延手掛り再生	___	___	___	
表 A 長期遅延自由再生	___	___	___	
表 A 長期遅延手掛り再生	___	___	___	
意味クラスター率	___	___	___	
連続クラスター率	___	___	___	
近時再生の一貫性	___	___	___	
保続総計	___	___	___	
侵入総計	___	___	___	
再認的中	___	___	___	
擬陽性	___	___	___	
識別性	___	___	___	
傾き	___	___	___	
その他_____	___	___	___	

LANGUAGE《言語》

	得点	z	パーセンタイル	
言語流暢性				
F.A.S.	___	___	___	
動物	___	___	___	
食物	___	___	___	
Sh	___	___	___	
トークンテスト	___	___	___	

（続く）

	得点	z	パーセンタイル	z -2 -1　　　0　　+1 +2 10 20 30 40 50 60 70 80 90
ボストン命名（呼称）テスト	___	___	___	
文反復	___	___	___	
ダイコティック・リスニング				
左耳	___	___	___	
右耳	___	___	___	
総計	___	___	___	
PPVT-R				
その他_____	___	___	___	
その他_____	___	___	___	

AUDITORY《聴　覚》

反応時間				
左手	___	___	___	
右手	___	___	___	
その他_____	___	___	___	
その他_____	___	___	___	

VISUAL/VISUOMOTOR《視　覚・視覚運動》

反応時間				
左手	___	___	___	
右手	___	___	___	
図さがし	___	___	___	
左－右見当識				
正答総計	___	___	___	
逆転得点	___	___	___	
Hooper VOT	___	___	___	
Beery V.M.I.	___	___	___	
その他_____	___	___	___	
その他_____	___	___	___	

SOMESTHESIS《身体感覚》

手指局在				
左	/30	___	___	
右	/30	___	___	
Benton 2-D 実体認知				
左	___	___	___	
右	___	___	___	
触覚命名				
左	___	___	___	
右	___	___	___	
Von Frey 毛刺激				
左	___	___	___	
右	___	___	___	
2-Pt. 知覚計				
左	___	___	___	
右	___	___	___	

（続く）

	得点	z	パーセンタイル	-2 -1　　　0　　　+1 +2 10 20 30 40 50 60 70 80 90
T.P.T				
左	───	───	───	
右	───	───	───	
両側	───	───	───	
記憶	───	───	───	
位置選定	───	───	───	
その他	───	───	───	
その他	───	───	───	

MOTOR 《運　動》

Purdue 釘さし			
左	/25	───	───
右	/25	───	───
両側	/25	───	───
組立て	/100	───	───
手指タッピング			
左		───	───
右		───	───
握力			
左		───	───
右		───	───
その他_____		───	───
その他_____		───	───
その他_____		───	───

ACHIEVEMENT 《学　力》

	年齢	段階	パーセンタイル
WIAT			
基本的読み	───	───	───
数学推論	───	───	───
綴り	───	───	───
読み理解	───	───	───
演算	───	───	───
聴取理解	───	───	───
口頭表現	───	───	───
書字表現	───	───	───
読み	───	───	───
数学	───	───	───
言語	───	───	───
書き行動	───	───	───
全複合	───	───	───
WRAT－3			
読み	───	───	───
綴り	───	───	───
算数	───	───	───
W−J アチーブメント			
文字／語識別	───	───	───
節理解	───	───	───
語発声	───	───	───
読み語彙	───	───	───
計算	───	───	───
応用問題	───	───	───
質的概念	───	───	───
書き取り	───	───	───
書写	───	───	───
書字流暢性	───	───	───
綴り	───	───	───
用法	───	───	───
筆跡	───	───	───
句読法・大文字の使用	───	───	───

（続く）

```
                                   得点    z   パーセン   z -2 -1        0       +1 +2
                                              タイル        10 20 30 40 50 60 70 80 90
Stanford 読み (____)
  逐語理解                          ___  ___   ___
  推定理解                          ___  ___   ___
  読み速度                          ___  ___   ___

PIAT−R—読み理解                    ___  ___   ___

その他_____                  ___  ___   ___
_____
                          PERSONALITY 《人　格》
MMPI−青年 _____
P.I.C. _____
M.A.P.I. _____
Conner's _____
社会技能評価システム _____
Achenbach C.B.C. _____
```

図3−2．ヴィクトリア大学心理診療室，小児および青年（6〜16歳）用検査　プロフィール用紙

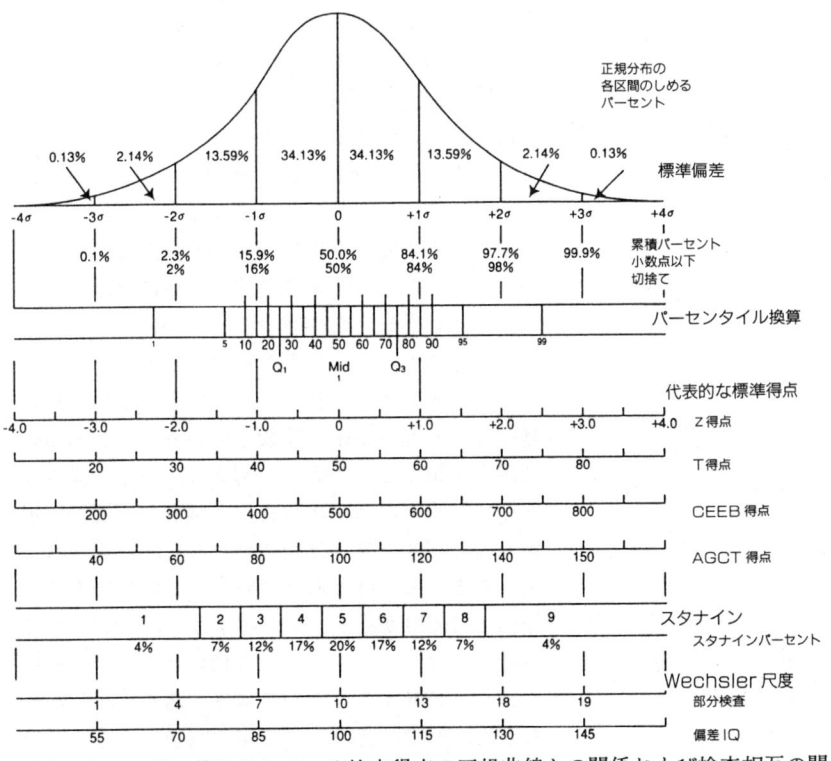

図3−3．一般に使用されている検査得点の正規曲線との関係および検査相互の関係 (Psychological Corporation の *Test Service Bulletin,* No.48, 1955)。この図表は1つの検査で得られた得点を他の検査の得点に対応させたものではないことに注意されたい。例えば CEEB における600点と AGCT における120点とはともにそれぞれの平均から1 SD のところにあるが，それぞれ異なるグループから得られた点数に由来するので，「同等の」位置を示しているわけではない。

表3-1. 標準偏差およびT得点のパーセンタイル順位への変換

パーセンタイル	SD(z-得点)	T-得点 知能偏差値	水準分類
>99.9	4.0	90	最優秀
99.9	3.0	80	
99	2.5	75	優秀
98	2.0	70	
97	1.9	69	
96	1.7	67	
95	1.6	66	
93	1.5	65	
92	1.4	64	
90	1.3	63	普通の上
88	1.2	62	
86	1.1	61	
84	1.0	60	
82	0.9	59	
79	0.8	58	
76	0.7	57	
73	0.6	56	普通
69	0.5	55	
66	0.4	54	
62	0.3	53	
58	0.2	52	
54	0.1	51	
50	0.0	50	
46	-0.1	49	
42	-0.2	48	
38	-0.3	47	
34	-0.4	46	
31	-0.5	45	
27	-0.6	44	
24	-0.7	43	普通の下
21	-0.8	42	
18	-0.9	41	
16	-1.0	40	
14	-1.1	39	
12	-1.2	38	
10	-1.3	37	
8	-1.4	36	境界域
7	-1.5	35	
5	-1.6	34	
4	-1.7	33	
4	-1.8	32	
3	-1.9	31	
2	-2.0	30	劣
2	-2.1	29	
1	-2.2	27	
0.8	-2.3	26	
0.6	-2.5	25	
0.5	-2.6	24	
0.4	-2.7	23	
0.3	-2.8	22	
0.2	-2.9	21	
0.1	-3.0	20	

感度と特異性，検査得点の意義

プロフィール用紙を用いることで，ある得点について標準偏差との関係から，あるいは上述したようにパーセンタイル順位の順位を用いて，「異常」(すなわち検査点数の正常分布の主要な部分より下方にある) と定義することができる。分布の下端部分について考えれば，平均値から1～2SD低い (パーセンタイルで16から3番目の) 得点は境界域，平均値から2～3SD低い (パーセンタイルで2から.01番目) 得点は異常，平均値から3SD以上低い得点は高い信頼度で異常と考えられる。

以上の解釈は正規曲線下での得点分布に基づいたものであるが，実際の健常対象群と異常群 (例えば，脳損傷をもった患者群) で得られた得点の比較に基づいて，他の解釈法も開発されてきている。そのような2群が比較されるときには，ほとんど常に得点に重なりがみられる。そのようなグループ間の分離が最もよくできるのは，両方のグループ，すなわち脳損傷をもつと分類された群 (真の陽性率) と障害がないと分類された群 (真の陰性率) との間の分類の誤りを最小にするという点にかかっている。真の陽性率はまた検査の感度を規定し，真の陰性率は検査の特異性を規定するということもできる。検査の作者の中には，カットオフポイントを，この重なりを最小にする点と規定するものもいる。しかしながらこのようなカットオフポイントは正常集団と脳損傷をもつ不特定集団を100％基準率で比較していることがあるので誤解を招くことがある。例えば，もし一般母集団や病院職員から抽出された正常群が重度の脳損傷をもつグループと比較されたならば，重なりはあったとしてもほとんどないに等しいであろう。Lezak (1995) が指摘しているように，缶切りを使う能力によってでさえも，これら2つのグループを正しく分類することができるであろう。しかしながら，軽度のあるいは特定の脳損傷をもった患者症例群が神経疾患以外の病態で入院している患者と比較され，病前の推定IQで釣り合わされたならば，その重なりは相当なものとなろう。さらに若年成人に適合したカットオフポイントを高齢

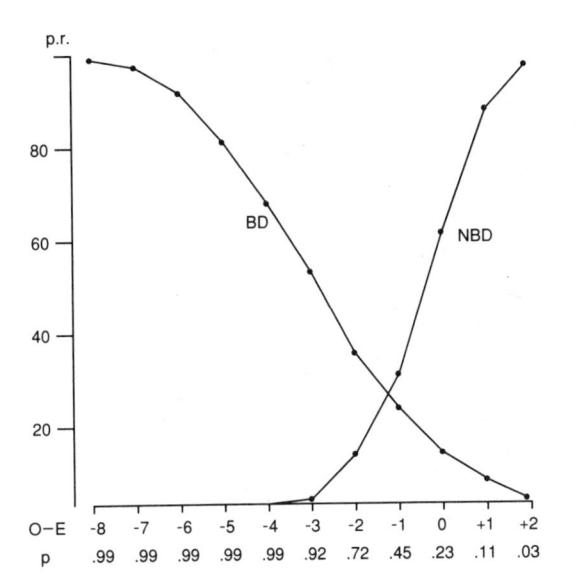

図3-4. 改訂視覚記銘テストにおける標準データ（O-E＝観察された正答数－期待値）。脳損傷群では降順に対照群では昇順に，パーセンタイル順位（p.r.）に変換されている。脳損傷としての分類の信頼性（p）は得点値の下に記してある。
出典：J.Lindeboom（1989）。

の健常対照群に適応すれば，51～100％の分類の誤りを生じうるであろう（Bornstein, Paniak, & O'Brien, 1987）。それゆえ年齢（および教育）による補正は，ほとんどすべての検査で必須のものとなる。

Lindeboom（1989）とElwood（1993）が指摘しているように，Bayesの定理（Ingelfinger et al., 1983）に基づいて得点の各点に確率を付与すると，解釈する上でよりよい指標となり，検査得点の正規分布を仮定することもなくなる。図3-4に示したように，それぞれの得点に応じて正しい分類を導く確率が付与されており，それから群別の判断がどれほどの信頼水準でなされるかを評価することができる。この母集団の脳損傷の基準発生率は50％以下である可能性が注目される。例えば神経心理の診療室を受診した母集団の25％のみが真の脳損傷をもった患者であり，他はその他の神経精神医学的障害を有しているかもしれない。この場合には，脳損傷の事前確率（基準率）（.25）が次の公式に入れられなければならない。

$$p(A) = \frac{p'.LR_x}{1-p' + (p'.LR_x)}$$

ここでp(A)はAという分類の信頼性であり，p′は事前確率あるいは基準率，そしてLRは得点Xの蓋然性である。

報告書作成についての節で指摘するように，おのおのの検査成績は，正しい分類について，それぞれ固有の確率で寄与するにすぎず，他の検査結果と勘案した上でのみ用いられるべきである。もし多様な比較がなされたならば，ただ1つだけかけ離れた得点が出ても，その意義は疑わしいものかもしれない。臨床的な解釈を下す際には，個々の検査成績の蓋然性のみならず，多くの検査結果の組合せや検査施行時における観察，検査者に提起された疑問，そして特定の障害における特徴といったことが考慮されなければならない。

文 献

Bornstein, R.A., Paniak, C., & O'Brien, W. (1987). Preliminary data on classification of normal and brain-damaged elderly subjects. *The Clinical Neuropsychologist, 1,* 315-323.

Elwood, R.A. (1993). Clinical discrimination and neuropsychological tests: An appeal to Bayes' theorem. *The Clinical Neuropsychologist, 7,* 224-233.

Ingelfinger, J.A., Mosteller, F., Thibodeau, L.A., & Ware, J.H. (1983). *Biostatistics in Clinical Medicine.* New York: McMillan.

Lezak, M.D. (1995). *Neuropsychological Assessment* (3rd ed.). New York: Oxford University Press.

Lindeboom, J. (1989). Who needs cutting points? *Journal of Clinical Psychology, 45,* 679-683.

4 報告書の作成およびクライエントへの告知
Report Writing and Informing the Client

訳　濱田耕一

　神経心理学的評価の目的はクライエントをさまざまな方法で援助することにある：すなわち直接的に助言・勧告する，診断の過程について情報を提供する，治療にあたって本質的なデータを収集する，機能の経時的な向上あるいは低下を知ることなどである。このような情報は，司法上の問題の決定に役立てるために集められることもある。どんな場合にも，報告書は検査結果や観察されたこと，その他の関連事象を反映するように準備される。ここに簡潔にリストをあげたが，神経心理学的評価の報告書は，その目的によって，書式や内容，専門用語といった点で，大いに異なることは明らかである。固定した書式ですべての用に供するということはできない。それにもかかわらず，報告書をまとめあげていくステップには共通のものがあるので，この章で概説する（報告書作成についての一般的な手引きとしては，Ownby[1997]およびTallent[1993]を参照されたい）。さらに報告書を作成する上での内容や秘密保持，コンピュータの利用，その他の関連事項にも手短かに触れることとする。

報告書の内容：基本的な骨格

　たいていの神経心理学的評価の報告書には，いくつかの基本的な情報が含まれている。報告書を準備する際には，評価の際に得られた所見を以下のような基本的な「shell《骨格》」に編成し，13のステップにしたがって，まとめあげていくのがよい。：*

1. クライエントのデータ
2. 来所の理由
3. 関連する既往
4. 関連する過去の報告書の要約
5. クライエントの現在の関心事
6. 情報提供者について
7. 病歴聴取中や検査中の観察
8. 検査結果
   　一般的な知能の状態
   　学力
   　遂行機能
   　注意／集中
   　学習／記憶
   　言語
   　視空間機能
   　運動機能
   　感覚機能
   　人格／気分
9. 検査結果と観察の解釈
10. 診断的要約
11. 勧告
12. 職業との関係
13. 付加：実施した検査

＊ いくつかのデータ管理と蓄積,「報告書構成」,と報告書作成のためのコンピュータ・プログラムが入手できる（Psychological Corporation, Psychological Assessment Resources）。これで検査得点の整理や,報告書の概要の提示,さらには報告書の文章化まで,利用可能である。著者らはそのようなプログラムの有用性や品質について調べたことはない。

クライエントのデータ　報告書や関連書類を伝達する際に混乱を避けるために,患者の完全な氏名,生年月日,住所などばかりでなく,検査実施の日付や依頼元を報告書の表紙に記入するべきである。報告書が病院や代理者によって用意された標準的な書式にしたがって作成される場合でも,あるいは書簡の形をとる場合であっても,この情報は報告書の冒頭に別個に記入するのが最善である。報告書作成者の身元は,レターヘッドか署名《サイン》で示される。司法上の目的で作成される報告書については,関与する心理学者の資質（登録や免許,学会の認証,専門分野,経験年数など）が必要とされ,報告書の冒頭で述べられるのが普通である（「筆者は＿＿＿に従事する登録を受けた心理学者である。自分の資格を略述した履歴書を添付した」といった具合に）。検査の使用資格と検査購入資格については十分に注意し文書に残さなければならない（Moreland et al., 1995）。

報告書の受取人によっては,その報告の冒頭に時間的な有効性について,**序文**として断りを入れるべきであり,ことに被検査者が小児の場合にはそうである。小児を対象とした場合,報告書の利用期限を通例1年と示しておく。過去の報告書は比較をする上では役立つ面もあるが,学籍簿の古い記録がすべて何度もくり返し引用されることがある；これはクライエントが問題をとっくに解決した後でも,偏見を抱かせることにつながりかねない。この問題を認識して,教育委員会の中には,評価報告書の引用や報告書そのもの,あるいはクラス担任によって行われた学力検査の結果でさえも,永久的な記録原簿から取り除くところもみられるようになってきた。しかしながら,この種の情報は発病前の能力を決定する上では,貴重なものである。

来所の理由　報告書の論点を絞り,報告書の作成者と受取人との関係を明らかにするために,報告書の目的を最初に手短かに述べることは基本的なことである。来所の理由によって,どのような検査を選択するか絞られてくることがしばしばあるので,それに触れることは,なぜ特定の検査が実施されたかということのみならず,次に進むためにも役立つことである。医師や他の心理学者,法律家によって依頼されたり,あるいは患者自ら訪れることもあるが,求められない一般的な意見を述べるより,むしろ自分がその要請を理解し,その問題に取り組んでいることを確信させる2,3の言葉がよい（「学習および記憶の問題がみられ,知能低下が疑われて紹介されてきた」）。このことは報告書の中で,他の問題に言及することを妨げるわけではない；実際のところ受取人は,報告書の中で自らが気づかなかった他の情報を見いだして,ありがたく思うものである。依頼の中には,はっきりとした目的を特定されないものもある（「神経心理学的評価の依頼」とか「器質的精査」など）；そのような場合には,依頼の理由を明らかにするために,電話をするとかさらに連絡をとる必要がある。可能な場合には,依頼者の「教育」のために,特定の質問を備えた依頼用紙が用いられるべきである。

関連する既往　この項は第1章で概説した病歴の聴取に基づいており,典型的にはクライエントの出生地,関連する既往歴および家族歴,教育歴,職歴,職業上での化学物質との接触,飲酒および薬物の使用,家族ならびに生活状況,そして対人関係といったものを含む。

この項で特に言いたいことは,報告書の目的に関連のある情報についてである。関連問題の理解に役立つ情報のみに限ることにする。例えば認知機能の低下が疑われる場合には,障害の経過と何らかの遺伝的な寄与を詳らかにする（例えば,急激に起こったか,あるいは潜行性か）ことによって,報告書のこの項では障害のタイプを決定することが基本となる。学歴や職歴上で目立ったことの記述からは,病前の機能についてうかがい知ることができる。またこの障害がクライエントの社

会的および職業的境遇に与えた影響についての理解にも役立つ。真実で興味深いことであっても，依頼された問題点と直接関連のない情報は，省略するべきである。他の資料から容易に得られる，重複した情報は避けるべきである。これはただ報告書をかさばらせるだけであり，書き手と読み手の双方にとって時間の無駄である。

報告書全体を通じて，関連の薄い情報を省くことは心理学者APA倫理規定ならびに運営基準(1992)の原則5Aによっても要請されていることである。この原則によれば，心理学者は報告書の中に，評価に密接な関係のないことや不当にプライバシーに立ち入ったことは書くべきではないとされている。この倫理規定の中で神経心理学者に関係の深い事項（例えば，評価結果や能力，複合した関係などの記載）は，BinderとThompson(1995)によって概説されている。

関連する過去の報告書の要約　医療上の記録，学校の記録，以前の心理検査の記録といった，他の資料からの情報を用意することについての項である。神経心理学者の中には，受け取った資料を単に目録にまとめるだけのものもあれば，関連の深い報告については短い要約をつけるものもいる。ここでも他の資料から容易に得られる情報については，重複は避けるべきである。含めるかどうかの判断については，その情報が当面の検査所見や解釈，勧告などをより明らかに理解するのに役立つかどうかといったことが基準になろう。例えば，クライエントが過去に心理学的検査を受けたことがあるならば，その主要な所見を要約しておくことは，報告者が今回と以前の結果を対比させたいときに，役立つであろう。頭部外傷の症例であれば，医療上の記録から，意識障害の持続時間や記憶消失の程度に関する情報は，それが診断と予後に影響してくるので，重要である。同様に，クライエントの薬物治療についての要約は，検査結果の妥当性に関わってくることがあり，有用である。

クライエントの現在の関心事　クライエントの訴えや関心事を記載に含めることは重要である。これらは依頼者（例えば，神経学者，雇用主など）によるものとは全く異なることがあるので留意すべきである。身体的ならびに認知的な関心事に加えて，この項では患者の感情的な状態（例えば，ストレス，不安，抑うつなど）を含めるべきである。検査結果の解釈や勧告に関わりうるので，症状や訴えが日常生活に及ぼす影響についても述べるべきである。それぞれの側面（身体的，認知的，そして感情的）で慎重に取り扱われることをお勧めする（例えば，「身体的な訴えとしては，悪心，めまいなどがある」）。

情報提供者の報告　この項では他の人々（配偶者，親類，教師）からの情報で，クライエントの能力の理解に役立つようなものを記す。そのような情報から，付随した関心事や症状が明らかになったり，症状の重篤度や進展の時間経過などの点で誤解を招くようなクライエントの言葉にまどわされないためにも必要であろう。

病歴聴取中や検査中の観察　検査にはしばしば数時間あるいは数日かかるので，その間の患者の行動は，日々の営み《functioning》に関して，貴重な情報を提供してくれる。能力，個人的な外観，几帳面さ，協力性，検査者とのラポール，新奇なあるいは日常的な作業に対する取り組み方，指示に対する理解力，激励に対する対応，失敗に対する反応，そして努力の程度といったすべてが，経験ある検査者にとっては評価の対象となる。高齢の外来患者では，協力性の評点と検査結果とが.64という高い値で相関していたという。ここでいう協力とは，そうしようという気持だけでなく，協力する能力も関わってくる。検査開始時の行動や終了時の行動，あるいは検査中の休止が次の動機づけに及ぼす影響などから，持続性，疲労，反応の速さ，そして感情面でのコントロールを推しはかることができる；実際，評価の経過中に相当な変化があれば，検査結果の妥当性にも影響しうるので注意深く記載すべきである。個人の能力に関して，評価所見がいささかでも信頼性や妥当性に欠ける懸念があれば，その理由とともに，この項で明確に述べるべきである（「被検者は検査当日，重症の感冒に罹患していたので，検査結果はクラ

イエントの能力を過小評価している可能性がある」）。

この項も，最低限の関連事項に限られるべきである。評価の目的に密接な関係のない一般的な観察によって，報告書をかさばらせる必要はない。

検査結果　報告書のこの項は，第3章で述べたパーセンタイル順位で表されるような（表3-1），作業能力レベルなどに関する記載からなる。著者によっては，T得点を好むものもあろう。まずこの項の冒頭では，報告書の受け手が用いられた方法によく通じていることが期待できない場合は，用いた採点法の説明もすべきである（すなわち，「パーセンタイル順位60とは，標準となるサンプルとの比較に基づいて，クライエントと同年齢の一般集団の中で，評価された能力は60％よりよい部分にあるということを示している」）。

Freides（1993，1995）やTallent（1993）などといった著者らは，今でも素点や尺度化された得点，知能指数などについて報告することを勧めている。NaugleとMcSweeny（1995）は，このようなやり方は心理学者の倫理規定（APA, 1992）の誤解や違反につながるのではないかと指摘している**。他の医療関係者や患者，およびその家族にあてた報告書では，パーセンタイル順位やT得点を用いた方が好ましいという点では，次第に合意が得られつつある：それによって，しばしば知能指数に対する偏見を避けることができるし，読み手にとって種々の検査にわたって単一で理解しやすい採点法を提供することになる。しかしながら，パーセンタイル順位で報告することの欠点は，そのような採点法がいかにも正確であるかのような印象を与えることである。基本的には，パーセンタイル順位は標準偏差で表されるような正規分布曲線上でのヒトの数を示している（図3-3を参照）。平均から1／2 SD離れると，パーセンタイル順位は50〜69（あるいは31）となる。コンピュータ計算によれば，わずかな標準偏差の変動でもパーセンタイル順位に変換され，現実には意味がない（そして有意でない）が，基本的な精神測定に通じていない読者には，何らかの差異を反映していると思わせるようなことにもなりかねない。

さらに検査の得点によっては正規分布していないものもあるし，検査によってはその尺度がきわめて限られた範囲の得点のみをあてているものもある（第3章を参照）；そのような場合には検査結果をパーセンタイル順位ではなく，知能テストで用いられている伝統的な術語にしたがって（この場合は1 SDの範囲を正常範囲，1〜2 SDの範囲を軽度障害あるいはその「疑い」，2〜3 SDの間を中等度障害などとしているが），最優秀，優秀，普通の上，普通，普通の下，軽度障害，中等度障害，あるいは重度障害などと表現した方がよい。

このようなSDの範囲に基づいた指標については，しかしながら，クライエントの発病前の能力が勘案されなければならない。以前には優秀であった人であれば，「平均」とか「正常範囲」の得点は，能力の相当の損失を意味しているかもしれない。他方，病前に境界域の知能をもっていた人であれば，平均の2〜3 SD以下の得点では障害と呼べるであろう。病前に平均的な能力を示さなかった人については，かなりの熟慮と情報が必要である。さらにそれぞれの得点は，関連した他の検査の成績も勘案した上で，解釈しなければならない。単に1つだけ「逸脱した」得点というものは，起こりうる種々の誤りに基づいたものであるかもしれない：指示を誤解していたり，不注意，注意散漫，一時的な努力の中断などから起こりうる。

神経心理学者によっては，検査成績を検査ごとに列挙するものもあるが，よい報告書の書き手は情報をいくつかの領域に構成する（一般的な知能の状態，学力，遂行機能，注意・集中，学習・記憶，言語，視空間機能，運動機能，感覚機能，人格・気分など）。これは評価の目的によっては変化することもあるが。さほど意味をもたない結果は省略するか，手短かな要約にとどめる。著者らの典型的な報告書では，それぞれの領域ごとに（副題をつけて），別々の節をもうけている。書き出しの文章で，その領域におけるクライエントの機能を解釈する上で関連のある，いくつかの検査から得られた情報を統合する。ついで解釈の根拠となったデータについて言及する（すなわち「言語：言語的理解には障害がみられないようである。彼女は複雑な指示によく従うことができる〔トーク

ンテスト—パーセンタイル順位で90〕。これと対照的に，表出機能は劣る。一定の時間内に生じる自発語〔言語流暢性〕は劣り，パーセンタイル順位で10である。また描画された対象の名前を述べる面でも相当な障害があり，その得点はパーセンタイル順位で5未満である〔ボストン命名テスト〕。命名課題において，〔acorn-aircornというような〕錯語〔音の置換〕も明らかに認められる。音素的な手がかりを与えると，命名は容易になった」）。

ほとんどの検査からは，いくつかの異なった領域に関して情報が得られる，ということも心に留めておいてよいことである。例えば，WAIS-Rの下位検査の得点はすべて「知的能力」としてひと括りに言及される必要はない；むしろ数唱は「注意」の項で，語彙は「言語」の項で，積木模様は「構成失行」の項で考えられた方がよいといった具合である。同様に線引きテストは「遂行機能」や「注意」，そして「視運動機能」の項で考えられよう。

＊＊ 最近の「検査結果の開示に関する声明」（アメリカ心理学会，1996）は，著者らの実践と適合しており，開示とクライエントの同意に関する規則については，さらに入念に作られている。
1994年のアイオワ州法では，「心理学的データ」を許可を得た心理学者以外に渡すことを禁じている。

検査結果と観察の解釈 解釈については，決して検査の順序にしたがって列挙してはならない，意味ある所見はすべて論理的でかつ首尾一貫した叙述として示すべきである。脳損傷後の欠損が疑われる症例では，病前の能力についてまず記述し，その後に依頼された問題点に進んでいくのがよい。これらの問題点は，まさに詳細な評価のもとに述べることができるので，単に検査結果の繰り返しであるべきではない（「一般的な知能状態には明らかな低下はみられないが，いくつかの検査とインタビューでのクライエントの相互関係において，反応の方法にいくばくの硬さと保続とが認められた」；「言語素材に対する記憶は平均的であるが，視覚性記憶の検査では有意の欠損を示した」）。

報告書の解釈の項では，クライエントの弱点だけでなく強い領域も記載していくことが重要である。ある認知機能あるいは他の機能での強さは，介入戦略上の主たる基盤を提供するものである。強さと弱点について論ずる際には，機能的な要素について述べるのであって，検査についてではないということを強調しておきたい。

検査結果を論評するときには，プロフィール用紙に示された，最もよい点と悪い点の双方を強調することは有用なことである。これは心理学的な機能の1つあるいは複数の領域からなり，いくつかの心理学的な「症状群」を仮定することとなるかもしれない。そこで神経心理学者は他の情報（すなわち行動上の観察，情報提供者からの報告など）に加えて仮定された「症状群」のそれぞれに類似した機能を測定する他の検査でなければならない。そして報告書を進めるにあたって，これらを検証し，修正，反駁，展開して，神経学的な意義を論じていかなければならない。その解釈は量的および質的情報に基づくものであるが，脳-行動相関に関する知見と反するものであってはならない。すなわち神経学的および神経心理学的観点から意味のあるものでなければならず，また検査の信頼性や妥当性をも考慮に入れたものでなければならない。

LeckliterとMatarazzo（1989）は年齢，教育，IQ，人種，性別などは，補正されていない標準に基づいて行われた場合，脳の機能の適正さに関する推論が，偽陽性となる可能性が十分あり得ると警告している。それらに加え，認知機能の低下について判断を下す際には，生活歴と医学的所見を考慮に入れなければならない（Matarazzo, 1990）。LeckliterとForster（1994）は同様な問題が，年長児用のHalstead-Reitanテストについてもあることを指摘している。

最近ReitanとWolfson（1995）は，年齢と教育についての補正は健常者に関しては適当であるが，脳障害を負った被検者については必要でないことを論じている。この主張は，Halstead-Reitanの欠損尺度の修正版である，一般神経心理学的欠損尺度（GNDS）の研究に基づくものであるが，これはそれぞれ50名の健常および脳損傷被検者において，Halstead-Reitanテストの42の個々の変

数について解析した結果を総括したものである。健常者においては，教育程度の高いものとそうでないもの，若年者と高齢者とで，GNDSには相当な差異がみられたが，脳損傷を有する対象では，同様な方向での差はごくわずかでしかなかった。

　脳損傷の有無を決定するような単一のカットオフポイントを得ようとする，いささか時代錯誤な目的の場合は別として，この研究は未だ納得のいくようなものではない：対象の数が少ないこと，高齢の被検者が含められなかったこと（両方のグループとも 22～50 歳の範囲にあった），脳損傷が軽度な被検者を含めなかったこと，そして実際に得られた差異の傾向といい，すべて著者らの主張に反するものである。さらに，良心的な臨床家ならば，得られた検査成績のそれぞれについて検査ごとに，年齢および教育で補正された標準から期待される得点と比較してみたいと思うであろう。「脳損傷を有する小児の得点を，健常児のための年齢および教育の標準に依拠して修正することに反対する」議論（Reitan & Wolfson, 1995, 1996）は，さらに正当性に欠けるものである。というのは，わずか9歳～14歳の間の健常児35名，脳損傷児35名の比較に基づくもので脳障害児と健常児を 11 歳 5 カ月を境に，2つのグループに分けているにすぎないからである。報告された教育に関する相関係数 −.49 は，実際のところ有意なものであるし，年齢に関する相関 −.13 も，母数が大きくなれば有意となりそうである。

　Bengtson ら（1996）は検査標準の使用について，もう1つの重要な疑問をあげている：平均的な知能指数は 1932 年から 1978 年の間に，約 14 点上昇したということは，しばらくの間受け入れられてきた。そのようなゆるやかな上昇は，知能の進歩というよりも，しばしば教育的および文化的要因に帰せられているが，ここ 20 年間に発表された 69 の研究にみられる Halstead-Reitan テストの標準についてのメタ分析においても認められ，カテゴリー検査については 1.3 SD にも達し，触覚性遂行テストでの位置選定得点については 1.0 SD であった。著者らは臨床上の使用には，時代遅れでない，今日的な標準的基準を用いるべきであると警告する。

　標準データは，しばしば地域社会から抽出された健常志願者のサンプルに基づいている。そのようなサンプルは，合衆国国勢調査を代表するものではあるかもしれないが，患者はしばしば病院のような環境で検査されるのであり，目下の疾病に不安も抱いているし，注意や動機づけも万全とは言い難いことに留意すべきである；病院のタイプによっては，一般母集団を代表しているとは言い難いこともありうる。例えば Lichtenberg ら（1995）および Ross と Lichtenberg（1997）は，非神経学的障害をもつ中心市街地の高齢入院患者では，ボストン命名テストおよび他の検査（Fuld 物体記憶，WMS の論理記憶，視覚形態弁別，Hooper 視覚構成テスト）で，「地域社会から抽出された志願者」に基づいて発表されている標準よりもかなり低いことを見いだし，かつ SD もかなり大きいことを示した。実際「標準」の中には脳損傷を有する対象について勧められているカットオフポイントを超えるものもある。臨床家は，発表されている標準をある患者に適応できるかどうかを決めるために，注意深く詳細に検討しなければならない。

　患者が抑うつの徴候を示しているときには，特別の配慮が必要である。Sweet ら（1992）が指摘しているように，抑うつによって強く影響を受けることが知られている検査（線引きテスト，WAIS-R の符号問題など）では，障害を判定するのに通常のカットオフは使用できない。「その代わりにより厳密な基準，標準の作業能力を離れて，付加的な標準偏差をもつようなカットオフを用いる。抑うつとは関連しないような障害のパターンが存在する場合はさらに問題である。例えば，失語の徴候，3 枚の色文字ページに対する反応速度の低下とはまったく異なる，真の「Stroop」効果，再生および再認のいずれも障害されること，偶発的と意図的とのいずれの学習も障害されること，やさしい対語，難しい対語のいずれについても再生が障害されることは，抑うつ的な患者でふつうにみられる所見ではない」(p.40)。

　検査結果の同一個人内での変動については，認知心理学において稀にしか論じられていないが，「状態」対「特性」についての目録内容の発達に

よって人格評価において注目されてきた。1人の個人の多くの検査に対する得点は，注意や気分，健康状態，そして環境因子といったものによって，1つの検査セッションと他のセッションとで相当変わりうるものである。能力や人格のより永続的な構造的変化が「特性」と記述されるのに対して，前記のような変化は「状態」依存性といわれている。Dixonら（1993）は正常の高齢被検者と1人のアルツハイマー病患者を，90週にわたって毎週，25通りの改訂版のWechsler論理的記憶下位検査を用いて検査した。正常の高齢被検者の中の1人は，短い物語の再生テストにおいて，その時々によって14％〜64％の変動を示した。そのような同一個人における変動は，検査の信頼性を示す他の指標，すなわち折半法とか内部的一貫性などの指標には必ずしも影響しないが，検査-再検査の相関を低下させる傾向がある。あいにくほとんどの検査について，この種の変動性がどの程度のものかといったことについては，ほとんど情報がない。それが1 SDの範囲内にとどまるものであれば，ちょっとした厄介な要因として見逃すこともできようが，その範囲を超えれば，特定の検査結果がとりわけそのような「状態」要因によって影響を受けたのではないかと疑う検査者にとって，何回か検査をくり返してみたり，いくつか異なる方法で機能検査してみるといった方法に頼る以外にないだろう。検査者はまた，同一個人内での変動がどのような検査で大きくなるか，ということにも留意しなければならない。

　検査の得点に加え，検査に対する「過程」（成績とは対照的に）アプローチ，すなわち被検者がどのようにしてその検査得点に達したか，ある課題にどのようにして成功あるいは失敗したかという質的な分析を勧める著者は多い（Goldstein & Scheerer, 1941 ; Kaplan, 1988 ; Lezak, 1995 ; Milberg, et al., 1986）。そのような過程での相違は，ことに高齢者（Albert & Kaplan, 1980 ; Erickson et al., 1992）と小児について指摘されてきた。過程アプローチでは，患者がそれぞれの課題を行っている間注意深く観察し，普通でないやり方をとったり誤りをおかしたときには，質問したり課題を追加したりして，追跡調査することが必要となるが，これにはなぜその患者がこの特定のやり方をとったのか，どのようにして誤りが起きたのかを明らかにするために，検査を変更するようなことも含まれる。Milbergら（1986）の考察には，この過程の実例を多くみることができる。

　このようなボストン過程アプローチにしたがって，いくつかの検査に修正が施されてきたが，本書で別に記載されているWAIS-R-NIもその1つである。CaplanとShechter（1994）は，上肢の障害を有したり，視力，聴力，言語に障害のあるクライエントについては，標準的でない神経心理学的検査が望ましいことを力説している。彼らは多くの検査について手続き上の修正を提示しているが，その中には話し言葉による指示を読みに変えたり，積木模様のような検査を多肢選択式の指示に変えたり，迷路学習やRavenマトリックス，Hooper VOTについて同様の修正を加えたりすることが含まれている。例えば視覚失認による影響を避けるために，Ravenマトリックスにおける6つの選択は，3×2の配列ではなく，垂直に並べ換えられた。すでに標準化された1つの方法として，別の箇所で述べるが，視覚記銘テストの多肢選択版があるが，提示されている修正のほとんどは標準化されたものでなく，これまで発表されている標準にしたがって解釈することはできない。それゆえ実質的な結論を導くことは困難である。そのような修正によって検査の目的も変化しうるということ，すなわち修正した検査では標準的な手法で測定していたのとは別な能力をみることになりうるということにも注意が必要である。さらに修正版を用いることによって，標準的な様式を引き続いて実施する際に，大きく影響することがある。例えばSlickら（1996）は健常対象者で，少数ではあるが，WAIS-NIの多肢選択式項目で，WAIS-Rの標準的な実施方法よりも低い得点を示すものがあることを見いだした。

　診断要約　評価報告書の形式的な部分として，短い要約がある。要点だけの記載でよい。これにはクライエントの病歴を手短かにくり返し（例えば (1) 54歳の心理学者，右利き，神経学的な既往歴はない。(2)彼女は1992年12月12日交通事故に遭い，重症の頭部外傷を負った；2週間昏睡状態

にあった。(3)今回の検査において……といった具合に)，主要な所見とともに，障害の推定原因を含む診断的内容を記す。診断的記述では，所見の心理学的特徴について大げさな表現にならないように注意する（「言語性記憶に欠損がみられることは，左の側頭葉に病巣があることに対応している。」）；特定の障害の，よりはっきりした徴候は，神経学的検査や放射線学的検査その他によって得られるであろう。予後に関する記述もあった方がよい（「言語障害は相当な期間，少なくとも5年間にわたって持続しており，今後著しい改善を示すことは考えにくい」）。

勧告 この何年かの間に，神経心理学的評価の価値は，純粋な診断目的から，改善法や心理学的治療の方向へ向かってきた。そのような勧告は実用的でもあるし，現実的なことでもある。評価報告書を作成する神経心理学者は，改善のための手技や治療法，自分の専門分野における基本的な管理手続きとともに，そのような援助を供給しうる地元の資源についてもよく知っている必要がある。特殊な治療や訓練，支援施設などの名称と電話番号を付け加えるのもよい。

他の勧告としては，日常生活上で特定の問題を処理していくために，患者や介護者に実際的な助言をしたり，教育上また職業上の関連事項，しばしば将来の改善や退行を評価するために，再検査の時期を予定することなどがある。

自動車運転の能力は，しばしば患者，介護者，依頼した心理学者や医師の関心事となる。障害が重度の場合には，運転免許は保留とせざるを得ないことは明らかであるが，神経心理学的検査そのものが安全運転の能力について直接的な情報を与えてくれるものではない。Hartjeら（1991）は，運転能力は検査結果からは確実には判断できないことを見いだした；脳損傷患者で失語があると，ことに高齢の患者では，路上での運転試験でより高率に不合格となった。依頼した医師は，発行機関に免許の保留を勧告することができる。疑いのある場合には，路上での運転試験が勧められる。

付加：実施した検査 神経心理学者の中には評価の過程上で実施した検査をすべて一覧表にするものもいる。そのような一覧表は，神経心理学的評価を熟知している読者にのみ興味を引くものであろう。報告書の一部とはすべきでなく，付加とされるべきであろう。

報告書作成と口頭での報告に必要な諸事項

文体と長さ 報告書執筆の文体については，報告書の受け手が誰であろうと，できるだけ単純明解であるべきである。ことに心理学的なジャーゴンは避けるべきであり，専門用語は，もし必要ならば，説明を加えるべきである。多くの場合，クライエントがその報告書を読むということを考えに入れておく（説明の面接を参照）。心理学的報告書表現のための臨床家のシソーラス（American Psychological Association, 1997；Zuckerman, 1995）などが適切で，正確で，包括的な表現を選ぶのに役立つかもしれない。

多くの雑誌で「《人物に重点をおいた文体》」が原則となってきた，すなわち患者を表現する際に，「a 43-year-old hemiplegic《43歳の片麻痺患者》」ではなく，むしろ「a 43-year-old man with hemiplegia《片麻痺を示す43歳の男性》」と記載し，「a crippled child《足の不自由な小児》」ではなく，「a child who walks with crutches《松葉杖をついて歩く小児》」とする類である。そのような方針は，心理学的報告書の作成についても適用されるべきである。

報告書は患者の積極的な変化に寄与するのに役立つものでなければならない。Appelbaum (1970) は，報告書は「複雑な社会心理学的状況において，政治的，外交的，戦略的な説得」であると論じている (p.349)。これは，ことに神経心理学的報告書の場合，事実を誇張している面があるが，報告書の書き手は，自分が報告書の受け手に，特定の状況におかれた特定の個人の生活にみられる所見の「生態学的」妥当性を納得させているのだということを承知していなければならない；その所見は社会の現在の考え方と並んで，利用できる資源や，個人の私的な背景，習慣，生活の手はず，感情的

状態，個人的な目標や期待などによって，他の人には，あるいは他のときには当てはまらないこともある。HeatonとPendleton (1981) は同様な疑問を，とりわけ神経心理学的検査について唱えており，SbordoneとLong (1995) は神経心理学的検査の生態学的な妥当性について，詳細に論じている。Wilson (1993) は，患者や介護者，リハビリテーションのスタッフに関連する日常行動を測定すべく設計された検査を含めることについて，具体的な提案を行っており（Rivermead行動バッテリーおよび他の検査），最近同様な原則に基づいて遂行機能障害症状群の新しい行動評価法を発表している（Wilson et al., 1996）。多くの神経心理学的検査は，機能的な行動に関しては，十分に予測し得ない。例えばLoewensteinら (1992) は33人のアルツハイマー病患者で，BNT, MMSE, Fuld物品記憶テスト，COWA，およびWAIS-Rの積木模様，組合せ，類似と8種類の機能的課題（時計を読みとる，電話をかける，手紙の投函を準備する，お金を数える，小切手を書く，小切手帳を照合する，書かれたリストで買い物する）とを比較した；MMSEとCOWA，組合せ問題，類似問題，Fuldの検索得点のみが機能的能力を予測する上で，ステップワイズ回帰分析に寄与した。すべての検査を合わせても，明らかな不一致を説明できたのは50％に満たなかった。HeatonとChelune (1988) は，神経心理学的検査の依頼を受けて，Halstead-Reitan (H-R) バッテリー，WAIS, PIATおよびMMPIで検査した，360人の被雇用者と失職者とで，段階的な判別分析を行い，現在の適応能力を示す尺度（H-R, MMPI, WAIS-R）のみがグループの判別に寄与することを見いだした；過去の経験と教育に関する尺度（WAIS-V, PIAT, 教育年数）は，グループの判別には寄与しなかった。Richardsonらの最近の研究 (1995) では日常生活査定のための遂行に基づく能力予測は，高齢者の母集団で，5つの神経心理学的検査の遂行で.43という有意の正の相関を示し，変異の14～32％を説明するにすぎなかった。最も予測に優れていたのは，視空間能力（Hooperの視覚構成テスト）で，記憶検査（Wechsler視覚再生I，Wechsler論理記憶）が

これに次いだ。これに対し，Bauら (1996) は，126名の65～85歳のアルツハイマー病患者で，記憶と心的制御および学習検査と，手に関連した失行，台所仕事，および日常生活動作との間に，.92～.75の相関を見いだした。彼らは，座ったり階段を上ったりというきわめて日常的な活動を除けば，機能的課題でも神経心理学的検査でもアルツハイマー病に特有の同じような全面的低下を評価していると結論している。

報告書の長さは，もちろんその目的と所見の複雑さによって異なる。しかしながら，無関係な情報や冗長な情報は避けるようにして，できるだけ簡潔に保つべきである。すでに指摘したように，報告書は行き当たりばったりではなく問題指向的アプローチをとるべきである；正常の検査結果は一文で扱えるであろう（「他の検査結果はすべて正常範囲であった」；「運動および感覚系検査は平均的な結果で，有意の左右差もみられなかった」）。多くの場合，報告書は1ページで全く十分である。長たらしく口数の多い報告書は，受け手によって全部は読まれない。忙しい医師は，要約の部分しか読まないだろう。

秘密保持　評価報告書の秘密保持という概念は，しばしば誤解されている。秘密保持は，評価する人間とクライエントあるいは患者との間に存するのであって，神経心理学者と依頼した医師（または法律家）との間にあるのではない。たとえ報告書が直接には患者と共有されないものであったとしても，Freedom of Information Act《情報の自由使用権に関する法令》によって，患者は報告書を閲覧する権利を有している。報告書を投函する前に，患者にそれを読むことを許し（説明の面接の項を参照），誰がコピーを受け取るかを明らかにしておくことは，よい習慣である。

秘密保持は，患者が特別に許した場合を除いては，親族や諸機関，研究スタッフといったあらゆる第三者との間にも存する。もし報告書がコンピュータを基盤として保存されるなら，秘密保持の保護ということについて特別な注意が払われるべきであり，データ保存設備の安全は万全でなければならない。著者らが用いている標準的な告知同

意書では，検査結果が匿名で研究目的に使われることがあることをうたっており，報告書のコピーを受ける人々の名前を列挙している。

説明の面接　心理学的評価の結果は，患者にとっては直接的に興味あることであり，彼らは自分の知的あるいは感情的問題に関心があるものである。それゆえクライエントならびに，もし希望があれば配偶者や他の介護者も含めて，評価後の早い時期に，面接で説明する機会をもうけることはよいことである。説明の面接は，普通クライエントによって述べられた評価の目的をかえりみることから始める。ついで依頼機関からもたらされた問題点を取り上げる。検査結果は手短かに要約して，クライエントに適した言葉遣いで説明するべきである。はっきりと例を用いながら説明する：例えば，もし「行動化」がみられるなら，それがどれほど深刻なものか，そしてどのようにすれば止められるかを説明する；もし「保続傾向」がみられるなら，これがクライエントの職場での状態にどのようにどんな影響を及ぼすかを説明する。検査結果がクライエント自身に「秘密」にされているという印象を防ぐために，いくつかの検査結果を直接被検者に示し，なぜ心理学者がある結論に達したかを説明するとよい（「くり返さなければならなかった言葉のリストのことを覚えていますか：あなたは10のうち2つできましたが，同じ位の歳のほとんどの人は，少なくとも6つできます」）。ほとんどのクライエントは，検査結果を完全に理解できるほど訓練も受けていないし，教養もないが，「平均的」とか「年齢の割にかなり低い」とかの用語は，ほとんどの人にとって意味がある。

しかし，説明の面接の最も大事な部分は，どのような結論に達したかということと，勧告とである。患者は自分の問題は深刻なものかどうか，進行性のものかどうか，それに対して何かできることはあるのか知りたがっている。この部分はかなり時間をとって話し合い，必要ならくり返すべきである。ほとんどのクライエントは，説明の面接の際に与えられた情報のうち，ほんのわずかの部分しか記憶にとどめていない。クライエントが勧告を覚えているよう留意し，場合によっては指示を紙に記して渡す（すなわち治療者や訓練グループ，リハビリテーション施設の電話番号と住所）。

面接の終わりにクライエントに評価報告書の草稿を読ませ，もし望まれるならコピーを持ち帰ってもらうのはよいことである。口頭のみでなく，書かれたフィードバックを提供することは，神経心理学的評価の消費者《ユーザー》の研究結果から勧められていることの1つである（Bennett-Levy et al., 1994；Gass & Brown, 1992）；その研究では74％のクライエントが，文書でフィードバックを受け取らなかったことに不満を抱いていた。しかし心理学者は，説明の面接の際に，さらに情報をうることがしばしばある。すなわち時にクライエントが，報告書の中で自分の特徴と見なされた記述に対して異議を唱えることがある。このため報告書の草稿を修正することもある。これについてはクライエントに説明し，報告書のコピーは後日郵送すべきである。

司法に関する評価報告書　司法に関する評価は，それ自体専門分野であるが，臨床家は誰でも，後に訴訟になるような件に関して，法廷で証言するよう召喚されることはありうる。神経心理学者による司法に関する報告書で，しばしば問題となるのは，補償や遺言，遺産，財産や人についての後見，犯罪責任の減免というようなことに関してである。そのような報告書は事件の双方の弁護士のために書かれ，誤解を与えないような明解な表現でなければならない。見込みについて書くのは適当であるが，ある欠損について「possible《ありうる》」とか「likely《たぶん》」とかの表現は適当でない。報告書では，脳損傷の存在，傷害の原因，障害の程度，および予後などの問題に触れなければならない。合衆国の種々の州における，神経心理学者の証言の資格性の問題に関しては，Richardson と Adams(1992) が総括している。もし報告書が法廷で使われれば，報告書の書き手は法廷で宣誓し，それを資料として提出した弁護士の質問に対して答えるという形で証言することになり，相手方の弁護士の反対尋問を受けることになる。

訴訟手続きという敵対的な性質上，証言する神経心理学者は，きわめて批判的な尋問を覚悟しな

ければならない。十分準備した弁護士は，まさにそれを目的として書かれた書物（Doerr & Carlin, 1991；Faust, Ziskin & Hiers, 1991；Hall & Pritchard, 1996；Sbordone, 1995；Melton et al., 1997；Ziskin & Faust, 1988）に基づいて，多くの検査やその弱点についてよく承知している。攻撃はことに，MMPIやRorschachのような人格検査に基づく所見に対して予想される。Brodsky (1991), HallとPritchard (1996), Shapiro (1991), そしてMiltonら（1987）などの著者らが，心理学者に詳細な助言を与えてくれている。Popeら（1993）はその著書で，もっぱらMMPI, MMPI-2, そしてMMPI-Aに焦点をあてている。

司法上の報告書に関して，とりわけ困難な側面は，症状の妥当性の問題にある：患者は十分に協力的であっただろうか？症状のいくつかあるいはすべては確実なものであろうか，あるいは誇張したり，さらには詐病の傾向に影響されていないだろうか？多くの検査では，ことにMMPIや他の人格検査では，詐病を検知することを助ける尺度や指標を発展させてきた。さらに，症状の妥当性を検査する特別の方法も開発されてきた（本書の第17章で述べる）。そのような情報は検査結果を解釈する上で，きわめて重要である。しかしながら問題は複雑である，というのはこれらの検査では，せいぜい動機づけ的なあるいは情動的な因子（例えば抑うつ，不安，努力の欠如など）が課題の遂行に影響を及ぼしているかもしれないということを示しうるにすぎないのが実際のところだからである。金銭的な動機や他の動機が存在し，患者の作業能力が疑われるような場合でも，患者は障害を有し，あるいは意識的な意図なしで行動しているかもしれないのである。正確な診断のためには，患者の既往と，障害の特徴を含む関連の文書をよく吟味するとともに，検査中および検査以外の行動を検討する必要がある。詐病や個々人の動機づけの複雑さを診断する困難さを考えれば，所見を伝えることはきわめて難しいこともありうる。報告書は事実本位の立場で書くべきであり，患者の行動の詳細を記述し，評価に限界があればそれを明らかにすべきである。場合によっては，臨床家は，検査の妥当性が乏しいために，しっかりした診断は不可能であると述べるしかないこともあろう。

もう1つ話を複雑にする要因は，外傷後ストレス症状群（PTSD）の有無である。これは多くの法廷で補償の対象として受け入れられている一般に認められた神経精神医学的症状群である。PTSDを頭部外傷のような他の障害から分離するには，クライエントの行動，人格，作業能力を徹底して検討するしかない。

コンピュータを利用した採点および報告書　コンピュータによる採点プログラムはかなり一般的となっており，解釈を加えるプログラムも時とともに洗練されてきた。Krug (1993) は商業的に利用可能なプログラムのほとんどについて，それぞれの出力例も含めて，評価を加えずに整理，記述して，定期的に最新情報を提供している。しかし，報告書に何を盛り込むかについては責任を負うのは臨床家である。それゆえ，そのようなプログラムで用いられている題材すべてについては，熟知していなければならない。

コンピュータによる採点では時間を節約できるし，計算間違いを防ぐことができる。しかしながら，素点の標準化得点への変換は，どの標準データベースに基づくかを照合し，年齢，教育，および他の要因に応じて適切な補正が加えられるのを保証するために，心理学者自身によって吟味されなければならない。

コンピュータによる解釈は，しばらくの間MMPIや他の検査について提供されてきたし，さらには神経心理学的検査のHalstead-Reitanバッテリー（Adams & Heaton, 1985；Gur et al., 1988；Russell et al., 1970；Russell & Starkey, 1993；Bracy, 1992）や，同様の固定的なあるいはある程度融通のきくバッテリー（Dougherty & Bortnick, 1990；Hammainen, 1994）について，コンピュータによる解釈や脳図式の散布図さえも提供する試みがなされてきた。その中には商業的に利用可能なものもある（Integrated Professional Systems, 5211 Mahoning Ave., Suite 135, Youngstown, OH 44515；Psychological

Assessment Resources, P.O. Box 998, Odessa, FL 33556)。しかしながら、そのようなコンピュータによって生み出される解釈の価値については、異議が唱えられている。Goldsteinら（1996）は「key」アプローチによって、急性の卒中患者の58％に、そして固定した患者の78％に感受性を示したにすぎないことを報告している。アメリカ心理学会（1986）では、それらの利用に関して、厳格な指標を示している：「コンピュータ利用の解釈的報告書は、専門的な判断と合わせた上でのみ利用されるべきである。利用者はおのおのの被検者に応じて、検査の全体的な状況と被検者の成績および特徴に関する、自らの専門知識に基づいて、コンピュータによる検査報告の妥当性を判断すべきである」(p.12)。

そのような警告が発せられる理由の1つは、臨床家がコンピュータを「廉価なコンサルタント」として使う誘惑にかられ、コンピュータによる解釈を当然妥当なものと決め込んでしまいがちなことにある。他の理由としては、コンピュータによる解釈は、まさに本来的な性質として、問題指向的というよりも行き当たりばったりのアプローチをとるものであり、しかも報告書の対象となっている特定の個人についてではなく、ある検査の得点の平均に基づいて仮説的に「典型的」とされている個人について言及するという点にある。「ほとんど例外なく、今日のソフトウェアは、通り一遍の、典型的には非常に長たらしい、臨床的物語を作り出すにすぎない」（Matarazzo, 1986）。Butcher (1987)は、そのような報告書は「ある人物について、検査から言えそうなことをすべて与えてくれる」と論評している。したがって、コンピュータによる報告書は、選択的に、そして依頼された問題点や特定のクライエントの特定の状況に応じて必要な修正を加えた上でのみ、用いられるということになる。

検査の修正と外国語および二カ国語を話すクライエント 身体障害のあるクライエント、および英語を第二言語とするクライエントを検査することに関する問題のために、第2章で論じたように、検査に修正を加えた際には、それについて明確に述べ、すでに発表されている標準を用いる上での制限や、それゆえの解釈の限界について、報告書の中で説明しなければならない。

文献

Adams, K.M., & Heaton, R.K. (1985). Automated interpretation of neuropsychological test data. *Journal of Consulting and Clinical Psychology, 53,* 790-802.

Albert, M.S., & Kaplan, E. (1980). Organic implications of neuropsychological deficits in the elderly. In L.W. Poon, J.L. Fozard & L.S. Cermak (Eds.), *New Directions in Memory and Aging,* pp.403-432. Hillsdale, NY: Erlbaum.

American Psychological Association. (1992). Ethical principles of psychologists and code of conduct. *American Psychologist, 47,* 1597-1611.

American Psychological Association. (1986). *Guidelines for Computer-Based Tests and Interpretations.* Washington, D.C.

American Psychological Association. (1996). Statement on the disclosure of test data. *American Psychologist, 51,* 644-648.

American Psychological Association (1997). Thesaurus of Psychological Index Terms (8th ed.). Washington, D.C.

Appelbaum, S.A. (1970). Science and persuasion in the psychological test report. *Journal of Consulting and Clinical Psychology, 35,* 349-355.

Bau, C., Edwards, D., Yonan, C., & Storandt, M. (1996). The relationship of neuropsychological test performance to performance on functional tasks in dementia of the Alzheimer type. *Archives of Clinical Neuropsychology, 11,* 69-75.

Beaumont, J.G., & French, C.C. (1987). A clinical field study of eight automated psychometric procedures: The Leicester/DHS project. *International Journal of Man-Machine Studies, 26,* 661-682.

Bengtson, M.L., Mittenberg, W., Schneider, B., & Seller, A. (1996). An assessment of Halstead-Reitan test score changes over 20 years. *Archives of Clinical Neuropsychology, 11,* 368 (abstract).

Bennett-Levy, J., Klein-Boonschate, M.A., Batchelor, J. et al. (1994). Encounters with Anna Thompson: The consumer's Experience of neuropsychological assessment. *The Clinical Neuropsychologist, 8,* 219-238.

Binder, L.M., & Thompson, L.L. (1995). The ethics code and neuropsychological assessment practices. *Archives of Clinical Neuropsychology, 10,* 27-46.

Bracy, O.L. (1992). Impairment Scattergram ISGHR (*Halstead - Reitan Version*). Indianapolis, IN: Psychological Software Services.

Brodsky, S.L. (1991). *Testifying in Court: Guidelines and Maxims for the Expert Witness.* Washington, D.C.: American Psychological Association.

Butcher, J.N. (Ed.) (1987). Computerized Psychological Assessment: *A Practitioner's Guide.* New York: Basic Books.

Caplan, B., & Shechter, J. (1994). The role of nonstandard neuropsychological assessment in rehabilitation: History, rationale, and examples. In L.A. Cushman & M.J. Scherer (Eds.), *Psychological Assessment in Medical Rehabilitation.* Boston, MA: Allyn & Bacon.

Dixon, R.A., Hertzog, C., Friesen, I., & Hultsch, D.F. (1993). Assessment of intraindividual change in text recall of elderly adults. In H. H. Brownell & Y. Joanette (Eds.), *Narrative Discourse in Neurologically Impaired and Normal Aging Adults.* San Diego, CA: Singular Publishing Group.

Doerr, H.O., & Carlin, A.S. (Eds.) (1991). *Forensic Neuropsychology: Legal and Scientific Bases.* Odessa, FL: Psychological Assessment Resources.

Dougherty, E., & Bortnick, D.M. (1990). *Report Writer: Adult's Intellectual Achievement, and Neuropsychological Screening Tests.* Toronto, Ont.: Multi-Health Systems.

Erickson, R.C., Eimon, P., & Hebben, N. (1992). A bibliography of normative articles on cognition tests for older adults. *The Clinical Neuropsychologist, 6,* 98-102.

Faust, D., Ziskin, J., & Hiers, J.B. (1991). *Brain Damage Claims: Coping with Neuropsychological Evidence.* 2 Vol. Odessa, FL: Psychological Assessment Resources.

Freides, D. (1993). Proposed standard of professional practice: Neuropsychological reports display all quantitative data. *The Clinical Neuropsychologist, 7,* 234-235.

Freides, D. (1995). Interpretations are more benign than data? *The Clinical Neuropsychologist, 9,* 248.

French, C.C., & Beaumont, J.G. (1987). The reaction of psychiatric patients to computerized assessment. *British Journal of Clinical Psychology, 26,* 267-278.

Gass, C.S., & Brown, M.C. (1992). Neuropsychological test feedback to patients with brain dysfunction. *Psychological Assessment, 4,* 272-277.

Goldstein, G., Shemansky, W.J., Beers, S.R., George, T. & Roberts, K. (1996). A clarification of the Russell, Neuringer, and Goldstein process key: Implications for outcome. *Archives of Clinical Neuropsychology, 11,* 581-587.

Goldstein, K.H., & Scheerer, M. (1941). Abstract and concrete behavior: An experimental study with special tests. *Psychological Monographs, 53,* No.2 (Whole No. 239).

Gur, R.C., Trivedi, S.S., Saykin, A.J., & Gur, R. E. (1988). "Behavioral Imaging"—A procedure for analysis and display of neurobehavioral test scores: . Construction of algorithm and initial clinical evaluation. *Neuropsychiatry, Neuropsychology, and Behavioral Neurology, 1,* 53-60.

Hall, H.V. (1993). *Disorders of Executive Functions: Civil and Criminal Law Applications.* Delray Beach, FL: St. Lucie Press.

Hall, H.V., & Pritchard, D.A. (1996). *Detecting Malingering and Deception. Forensic Decision Analysis.* Delray Beach, FL: St. Lucie Press.

Hammainen, L. (1994). Computerized support for neuropsychological test interpretation in clinical situations. *The Clinical Neuropsychologist, 8,* 167-185.

Hartje, W., Willmes, K., Pach, R., & Hannen, P. (1991). Driving ability of aphasic and non-aphasic brain-damaged patients. *Neuropsychological Rehabilitation, 1,* 161-174.

Heaton, R.K., & Chelune, J.G. (1988). Neuropsychological and personality tests to assess the like-lihood of patient employment. *Journal of Nervous and Mental Disease, 166,* 408-416.

Heaton, R.K., & Pendleton, M.G. (1981). Use of neuropsychological tests to predict adult patients' everyday functioning. *Journal of Consulting and Clinical Psychology, 49,* 807-

810.
Kaplan, E. (1988). A process approach to neuropsychological assessment. In T. Boll & B.K. Bryant (Eds.), *Clinical Neuropsychology and Brain Function: Research, Measurement, and Practice*, pp. 127-167. Washington, D.C.: American Psychological Association.

Krug, S.E. (1993). *Psychware Sourcebook* (4th ed.). Champaign, IL: Metritech.

Leckliter, I.N., & Forster, A.A. (1994). The Halstead-Reitan Neuropsychological Test Battery for older children: A need for a new standardization. *Developmental Neuropsychology, 10,* 455-471.

Leckliter, I.N., & Matarazzo, J.D. (1989). The influence of age, education, IQ, gender, and alcohol abuse on Halstead-Reitan neuropsychological test battery performance. *Journal of Clinical Psychology 45,* 484-512.

Lezak, M.D. (1995). *Neuropsychological Assessment* (3rd ed.). New York: Oxford University Press.

Lichtenberg, P.A., Manning, C.A., Vangel, S.J., & Ross, T.P. (1995). Normative and ecological validity data in older urban medical patients: A program of neuropsychological research. *Advances in Medical Psychotherapy, 8,* 121-136.

Loewenstein, D.A., Rupert, M.P., Berkowitz-Zimmer, N., Guterman. A., Morgan, R., & Hayden, S. (1992). Neuropsychological test performance and prediction of functional capacities in dementia. *Behavior, Health, and Aging, 2,* 149-158.

Matarazzo, J.D. (1986). Computerized psychological test interpretations: Unvalidated plus all mean and no sigma. *American Psychologist, 41,* 14-24.

Matarazzo, J.D. (1990). Psychological assessment versus psychological testing: Validation from Binet to the school, clinic, and courtroom. *American Psychologist, 45,* 999-1017.

Melton, G.B., Petrila, J., Poythress, N.G. & Slobogin, C. (1997). *Psychological Evaluations for the Courts* (2nd ed.). New York: Guilford.

Milberg, W.P., Hebben, N., & Kaplan, E. (1986). The Boston process approach to neuropsychological assessment. In I. Grant & K. M. Adams (Eds.), *Neuropsychological Assessment of Neuropsychiatric Disorders,* pp. 65-86. New York: Oxford University Press.

Milton, G.B., Petrila, J., Poythress, N.G., & Slobogin, C. (1987). *Psychological Evaluations for the Courts.* New York: Guilford.

Moreland, K.L., Eyde, L.D., Robertson, G.J., Primoff, E.S., & Most, R.B. (1995). Assessment of test user qualifications. *American Psychologist, 50,* 14-23.

Naugle, R.I., & McSweeny, A.J. (1995). On the practice of routinely appending neuropsychological data to reports. *The Clinical Neuropsychologist, 9,* 245-247.

Ownby, R.L. (1997). Psychological Reports. 3rd ed. New York: Wiley.

Pope, K.S., Butcher, J.N., & Seelen, J. (1993). The MMPI, MMPI-2, and MMPI-A *in Court: A Practical Guide for Expert Witnesses and Attorneys.* Washington, D.C.: American Psychological Association.

Reitan, R.M., & Wolfson, D. (1995). Influence of age and education on neuropsychological test results. *The Clinical Neuropsychologist, 9,* 151-158.

Reitan, R.M., & Wolfson, D. (1996). The influence of age and education on the neuropsychological test performance of older children. *Child Neuropsychology, 1,* 165-169.

Richardson, E.D., Nadler, J.D., & Malloy, P.F. (1995). Neuropsychologic prediction of daily living skills in geriatric patients. *Neuropsychology, 9,* 565-572.

Richardson, R.E.L., & Adams, R.L. (1992). Neuropsychologists as expert witnesses: Issues of admissability. *The Clinical Neuropsychologist, 6,* 295-308.

Ross, T.P., & Lichtenberg, P.A. (1997). Expanded normative data for the Boston Naming Test in an urban medical sample of elderly adults. Paper presented at the Meeting of the International Neuropsychological Society, Orlando, FL.

Russell, E.W., Neuringer, C., & Goldstein, G. (1970). Assessment of Brain Damage: *A neuropsychological key approach.* New York: Wiley.

Russell, E.W., & Starkey, R.I. (1993). *Halstead Russell Neuropsychological Evaluation System.* Los Angeles: Western Psychological Services.

Sbordone, R.J. (1995). *Neuropsychology for the Attorney.* Delray Beach, FL: St. Lucie Press.

Sbordone, R.J., & Long, C.J. (Eds.) (1995). *Ecological Validity of Neuropsychological Testing.* Delray Beach, FL: St. Lucie Press.

Shapiro, D.L. (1991). *Psychological Evaluation and Expert Testimony*. New York: Van Norstrand Reinhold.

Slick, D., Hopp, G., Strauss, E., Fox, D., Pinch, D., & Stickgold, K. (1996). Effects of prior testing with the WAIS-NI on subsequent retest with the WAIS-R. *The Clinical Neuropsychologist, 11,* 123-130.

Sweet, J.J., Newman, P., & Bell, B. (1992). Significance of depression in clinical neuropsychological assessment. *Clinical Psychology Review, 12,* 21-45.

Tallent, N. (1993). *Psychological Report Writing* (4th Ed.). Englewood Cliffs, NJ: Prentice Hall.

Van Schijndel, F.A.A., & van der Vlugt, H. (1992). Equivalence between classical neuropsychological tests and their computer version : Four neuropsychological tests put to the test. *Journal of Clinical and Experimental Neuropsychology, 14,* 45 (abstract).

Wilson, B.A. (1993). Ecological validity of neuropsychological assessment: Do neuropsychological indexes predict performance in everyday activities? *Applied and Preventive Psychology, 2,* 209-215.

Wilson, B.A., Alderman, N., Burgess, P., Emslie, H., & Evans, J.J. (1996). *Behavioral Assessment of the Dysexecutive Syndrome*. Gaylord, MI: National Rehabilitation Services.

Ziskin, J., & Faust, D. (1988). *Coping with Psychiatric and Psychological Testimony* (4th ed.) Vol.1-3. Marina Del Rey, CA: Law & Psychology Press.

Zuckerman, E.L. (1995). *The Clinician's Thesaurus: A Guidebook for Wording Psychological Reports and other Evaluations* (4th ed.). Toronto, Ont.: Mental Health Systems.

5 全般的な知的能力と病前の知能の評価
General Intellectual Ability and Assessment of Premorbid Intelligence

訳 福迫 博

　心理学者は初期の頃は知能を単一の概念として扱っていたが，その後の研究で，知能はいろいろな能力と考えるのが最もよいことがわかってきたので (Neisser et al., 1996)，多様な方法を用いて評価されている。しかし，現代では知能についての概念とそれをいかにして測定すべきかについては様々な考え方がある (Neisser et al., 1996)。これらは，過程視 (process views) (例えば，Sternberg, 1985 ; Das et al., 1994)，最高水準における全般的な因子 (g) を支持する階層的記述 (例えば，Vernon, 1950 ; Gustafsson, 1984) あるいは2つのタイプの知能 (Horn & Cattell, 1967)，複数の知能の視点 (例えば，Gardner, 1983 ; Guilford, 1988) である。知能を評価するために，非常に多様な技法が使われてきた (最近の総説としては，Neisser et al., 1996)。最も一般的な全般的知能測定法 (Wechsler テストや Stanford-Binet) は言語性と非言語性の多くの異なった項目を含んでいるが，単一の項目のみを使用した測定法 (例えば，Peabody 絵画語彙テスト，Raven 進行マトリックス) もあった。被検者は，言葉に意味を与えたり，一連の絵を完成させたり，積木のパターンを完成させることなどを求められる。これらの成績はいくつかの下位得点と総合得点とに集計される。典型例としては，知能テストの得点は，平均100の標準偏差15という尺度に変換される (得点分布の変化)。95 % の個体が平均 ± 2 SD，つまり70～130 の間に入る。

　広範囲にわたる人間の能力は，標準知能テストの測定ではとらえきれないということを心に留めておくことは重要である (Neisser et al., 1996)。その代表的な例としては，知恵，創造力，実用的知識，社会技能があげられる。標準知能テストは，ある種の達成の形，特に学校の成績については，非常に効果的に予測する。IQ と成績の相関は約 .50 である。この側面においては，知能テストで測られる熟練度は明らかに重要である。しかし，この程度の相関は分散全体の約 25 % を説明するにすぎない。例えば，持続性，興味といった他の特性も同等かそれ以上に重要である。

　私たちは，ここに Wechsler 知能尺度 (Wechsler 1981, 1989, 1991) を提示する。このテストは様々な下位検査から構成され，全般的な知的能力を測定するのに最もよく使用されている。私たちは，評価の早期に Wechsler テストを施行する傾向がある。それは，Wechsler テストは検査者にとって患者が広範囲の課題に対してどのように反応するかを観察するのに都合がよいからである。このようなやり方だと，検査者は後の一連の評価方法でさらに完全に検査されるであろう患者の予備能力と損なわれた能力について，仮説を立てることができる。私たちは最近の WAIS-R における修正，すなわち，WAIS-R の各々の下位検査において，情報処理過程を数量化するために設計され

たWAIS-R NI（Kaplan et al., 1991）についても考察する。成人がもしWechslerテストに慣れてしまったり，制限時間がこのテストの実施を妨げるときには，検査者はWonderlic個人テスト（1972）やK-BIT（Kaufman & Kaufman, 1990）のような測定法を考えることもできる。私たちは，Wechslerテストと結果がよく一致するK-BITを好んで使用する。このテストは，比較的運動機能の影響を受けにくく，15～30分間しか時間を要しないからである。しかし，Wechsler知能尺度短縮版（Wechslerテスト参照）は，WAIS-Rの全IQを予測するのにより優れている。さらに，完全なWechslerプロフィールを必要とするときに，実施されなかった下位検査を後日実施することができるという利点ももっている（Eisenstein & Engelhart, 1997）。

Raven進行マトリックス（Raven, 1938, 1947, 1965）は英語を理解することが困難な患者でも実施可能である。MicroCog（Powell et al., 1993）はコンピュータを使って実施され，コンピュータで得点が計算されるので広く神経心理機能をスクリーニングできる。（成人の測定を下方に伸張しただけのものでなく）小児専用として開発されたバッテリーは次の章で説明する。カテゴリーテストやウィスコンシンカード分類テストは，遂行機能の章で詳述する。

成人でもWechsler成人知能尺度にあまり答えられない場合は，認知機能低下の程度を評価することは困難である。それよりも，認知機能全体を推定するには，Mattis痴呆評価尺度（DRS；Mattis, 1976）もしくは簡易精神機能検査（MMSE；Folstein et al., 1975）がよいかもしれない。私たちは，DRSの方が認知機能の検査としては適用範囲が広く，認知機能低下の進行をより明瞭に判定しやすく，また，痴呆の患者をより識別できるという点で，MMSEよりもDRSを使用する傾向にある。それにもかかわらず，特に5～10分以上の集中が困難な症例に対して，臨床家はMMSEを好んで使用しているようである。

病前のIQがどの程度であったかを知る必要に迫られることは，臨床的にも法医学的にも研究場面でも多数ある。病前の検査データが得られることは稀であるから，個人の病前の機能水準を評価する必要が出てくるのである。病前のIQを測るために4つの一般的なテストがある。

1．最良遂行法は，最高点を同定すること（例えば，WAIS-Rで），もしくは日常の課題の最高レベルを同定すること，そして，そのレベルを「現在の患者の他の全ての面の遂行度を比較する標準として」使用することである（Lezak, 1983）。
2．脳損傷に対する感受性が比較的低いとされているWAIS-Rの下位検査に対する被検者の遂行度（例えば，語彙，知識）。
3．知能と高い相関が認められる読むことなどの学習された技術（例えば，NART, NAART, WRAT 3）。
4．保険統計的方法として，年齢，性別，人種，学歴，職業などの人口統計学的なデータを使って病前IQを推定する（例えば，Barona指数，Barona et al., 1984）。

最良遂行法は，批判され続けている。なぜなら，それはテスト間における正常範囲内のばらつきを考慮していないし，病前IQを実際より高く評価してしまうことがわかったからである。すなわち，知的障害や欠損を実際より大きく評価してしまうことになる（Mortensen et al., 1991）。

多くの研究者が病前の知能を反映する最適のものとしてWechsler尺度の語彙や知識の項の得点を信頼している。語彙の項はWechsler下位検査の中でも最も安定性の高いものの1つであるが，このテストの遂行度は臨床条件の範囲によって著しく損なわれる。したがって，病前の知能を著しく過小評価してしまうようである（Crawford, 1989；Lezak, 1995）。情報伝達の項の得点は，その人物の知識の全体的な蓄積を反映している。しかし，この得点は依頼人の学歴を低く見積もらせる。また，知識の得点は臨床状態によって大きな影響を受ける。

Nelsonら（Nelson, 1982；Nelson & O'Connell, 1978）は，不規則に綴られた単語を読むテストは，脳に障害が起こる以前の読解能力のレベルを表すので病前の能力を評価するのに優れている

と提唱している。彼らはイギリスで考案したテストを国民成人読み能力テスト（NART）と命名した。NART は 50 の不規則な単語（例えば，借金，うぶな）で構成され，WAIS-R の IQ を推定するのに，語彙下位検査の得点よりも優れている（Crawford, 1989）。最近では，WAIS-R よりも NART の方が一般化している（Crawford, 1992；Ryan & Paolo, 1992）。Blair と Spreen（1989）は，北アメリカの住民用として NART を改変した（北米成人読み能力テスト，NAART, NART-R）。最近，類似版として（AMNART）というテストが Grober と Sliwinski（1991）によって開発された。

しかし，NART の遂行低下は，例えば中等度ないし高度の痴呆のような，一部の脳機能障害の患者に起こることに留意しておかねばならない（Patterson et al., 1994；Stebbins et al., 1988, 1990 a）。NART はまた，言語障害を伴う軽度の痴呆患者の IQ を過小評価するようである（Stebbins et al., 1990 b）。したがって，NART は脳機能障害に対する感受性が悪いわけではない。それでもなお，NART は，最低限度の病前 IQ を推定するのには有効であることがわかっている（Stebbins et al., 1990 a, b）。NART は失語や失読の患者には使えず，ましてや発音や視力に重大な障害のある患者には使用できない（Crawford, 1989, 1992）。最後に，NART は IQ の低い人達では FSIQ を過大評価し，また，高い人達では過小評価することを付け加えておく（Ryan & Paolo, 1992；Wiens et al., 1993）。

広範囲アチーブメントテスト（WRAT）の下位検査である読みテストは，病前の知能の指標として使うことを勧める人もいる（Johnstone et al., 1996；Kareken et al., 1995）。NART（NAART）と WRAT-R の得点は高い相関を示し（約．8），どちらも WAIS-R の IQ 得点と中等度の相関を示す（r=．45～．62）（Johnstone et al., 1996；Wiens et al., 1993）。Wiens ら（1993）は，正常人では，IQ が高い場合 NART/NAART 比と比較して WRAT-R は FSIQ を過小評価すると報告している。しかし，正常最低限度の範囲内（80～89）では WRAT-R は NART/NAART 比よりも適切に IQ を評価する。Johnstone ら（1996）は，神経学的障害のある人々では，WRAT-R と NAART はほとんど等しく，平均的な VIQ を正確に推定するが，高い知能レベルでは過小評価してしまい，また低い知能レベルでは両者とも過大評価してしまうが，WRAT-R の方がより正確に評価すると述べている。Johnstone ら（1996）は，WRAT-R を推薦している。なぜなら，WRAT-R は NAART よりも優れた標準データを有しており，範囲がより制限されず（知能指数 46～150），標準偏差が WAIS-R とほぼ同じ（15）になるからである。Kremen ら（1996）は WRAT-R の読みテストと綴りテストの得点は統合失調症の患者でも影響を受けにくく，被検者の両親の学歴から予想されるよりも，正確に能力を推定すると述べている（Kareken et al., 1995 も参照）。言語障害のある患者では，他の認知課題と同じくらいに（例えば，NART）読みテストや綴りテストが病前の能力よりかなり過小評価される傾向にある。

病前の IQ を推定するには人口統計学的な尺度も有望で，学歴，人種，職業が最も強力な予測因子である。病前の IQ を計算するのに，様々な回帰式が考案されている（例えば，Barona et al., 1984；Crawford & Allan, 1997；Reynolds & Gutkin, 1979；Wilson et al., 1978）。Wilson らは，WAIS の IQ を（年齢，性別，人種，学歴，職業）という 5 つの変数で回帰し信頼性のある結果を得た。Barona らは，回帰式の推定標準誤差はかなり大きくなるが（例えば，WAIS-R 全 IQ で 12.14），再度 WAIS-R の公式を更新し，有望な結果を得た。完全な Barona 指数式と人口統計学的な重み変数の占める比重を表 5-1 に示す。ワークシートのサンプル（表 5-2）は予測される IQ を計算するのを容易にする。これらの指標は，病前の機能を正確に表すものではなく，おおまかな評価と見なされるべきであり，それぞれ VIQ の 38％，PIQ の 24％，FSIQ の 36％を表している。Crawford と Allan（1997）は最近イギリスにおいて，WAIS-R IQ を予想するのに人口統計学的手法を用いた。彼らの回帰式は表 5-3 に示すように，FSIQ，VIQ および PIQ の分散の 53％，53％，32％を予測した。健常人の少なくとも 5％

表5-1. Barona 指数式と変数の比重

見積り VIQ＝54.23＋0.49（年齢）＋1.92（性）＋4.24（人種）＋5.25（教育）＋1.89（職業）＋1.24（都市近郊－地方居住）。VIQ の見積り標準誤差＝11.79；$R=.62$

見積り PIQ＝61.58＋0.31（年齢）＋1.09（性）＋4.95（人種）＋3.75（教育）＋1.54（職業）＋.82（地域）。PIQ の見積り標準誤差＝13.23；$R=.49$

見積り FSIQ＝54.96＋0.47（年齢）＋1.76（性）＋4.71（人種）＋5.02（教育）＋1.89（職業）＋.59（地域）。FSIQ の見積り標準誤差＝12.14；$R=.60$

変数は以下のように設定する：

性
女性＝1　　男性＝2

人種
白人＝3　　アフリカ系アメリカ人＝2　　その他＝1

職業
専門／技術＝6
管理／公務員／事務／店員＝5
職人／職長（熟練労働）＝4
肉体労働でない＝3
工員／サービス労働者／農場経営者と農場管理者（準熟練労働）＝2
農夫，農場長，労働者（非熟練労働）＝1

地域（U.S.）
南部＝1　　北中央部＝2
西部＝3　　北東部＝4

居住
地方（＜2,500）＝1　　都市近郊（＞2,500）＝2

年齢
16-17＝1　　25-34＝4　　55-64＝7　　75-79＝10　　90-94＝13
18-19＝2　　35-44＝5　　65-69＝8　　80-84＝11　　95-99＝14
20-24＝3　　45-54＝6　　70-74＝9　　85-89＝12　　＞100＝15

教育（通学年数）
0-7＝1　　8＝2　　9-11＝3
12＝4　　13-15＝5　　16+＝6

注：VIQ＝言語性 IQ；PIQ＝動作性 IQ；FSIQ＝全 IQ
出典：Barona ら（1984）。APA 版権。許可を得て転載。Helmes（1996）は74歳以上の人にも使用できるように年齢符号を拡張した。Swets と Zeitlinger の許可により転載。

が VIQ と FSIQ において17かそれ以上の，また，PIQ において19かそれ以上の相違（予測 IQ－実測 IQ）を示した。一般に，PIQ よりも VIQ, FSIQ の方がより正確に予測される（Perez et al., 1996 も参照）。これらの様々な人口統計学的計算式と関連した誤差の範囲を考慮すべきである。それに加えて，病前の全 IQ が120以上か69以下の場合は，これらの式をそれぞれに使用すると過大評価あるいは過小評価してしまうかもしれない（Barona et al., 1984；Sweet et al., 1990）。人口統計学的指標は，個々の症例によって細心の注意を払って使用することが必要である。そして，天才や知的障害者や，特別にプログラムで教育を受けた者のような例外的な場合はこれらの手法で病前の能力を推定すべきではない（Ryan & Prifitera, 1990）。また，障害側が右か左かの推定に使用されるべきではない（Perez et al., 1996）。最近，Paolo ら（1996）は Wechsler の下位検査得点を予測する人口統計学に基づいた回帰式を考案した。他の人口統計学に基づいた指数のように，この下位検査得点を予測する式は高得点の者では過小評価し，低得点の者では過大評価する傾向がある。入手可

表5－2．Barona指数用のコンピュータ作業用紙

	VIQ	PIQ	FSIQ
年齢			
16-17	.49	.31	.47
18-19	.98	.62	.97
20-24	1.47	.93	1.41
25-34	1.96	1.24	1.88
35-44	2.45	1.55	2.35
45-54	2.94	1.86	2.82
55-64	3.43	2.17	3.29
65-69	3.92	2.48	3.76
70-74	4.41	2.79	4.23
75-79	4.90	3.10	4.70
80-84	5.39	3.41	5.17
85-89	5.88	3.72	5.64
90-94	6.37	4.03	6.11
95-99	6.86	4.34	6.58
＞100	7.35	4.65	7.05
性			
女性	1.92	1.09	1.76
男性	3.84	2.18	3.52
人種			
白人	12.72	14.85	14.13
アフリカ系アメリカ人	8.48	9.90	9.42
その他	4.24	4.95	4.71
教育			
0-7	5.25	3.75	5.02
8	10.50	7.50	10.04
9-11	15.75	11.25	15.06
12	21.00	15.00	20.08
13-15	26.25	18.75	25.10
16+	31.50	22.50	30.12
職業			
専門／技術	11.34	9.24	11.34
管理／公務員／事務／店員	9.45	7.70	9.45
熟練労働	7.56	6.16	7.56
肉体労働でない	5.67	4.62	5.67
準熟練労働	3.78	3.08	3.78
非熟練労働	1.89	1.54	1.89
地域			
都市近郊	2.48	1.64	1.18
地方	1.24	.82	.59
加算数	54.23	61.58	54.96
予測スコア	___	___	___
15%信頼区間			
予測スコア±1（SEE)	11.79	13.23	12.13
	_to_	_to_	_to_
5%信頼区間			
予測スコア±2（SEE)	23.58	26.46	24.28
	_to_	_to_	_to_

表5－3．Crawford 指数式と変数の比重

予測 FSIQ＝87.14－（5.21×職業）＋（1.78×教育）＋（.18×年齢）。
見積り標準誤差＝9.11

予測 VIQ＝87.42－（5.08×職業）＋（1.77×教育）＋（.17×年齢）。
見積り標準誤差＝8.83

予測 PIQ＝90.89－（4.34×職業）＋（1.33×教育）＋（.16×年齢）。
見積り標準誤差＝11.2

出典：Crawford と Allan(1997)。教育年数の記録においては，時間決めの教育を受けている者については，1年につき0.5を賦与する。時間決めの教育は資格を取るための昼間の課程と夕方の課程と定義付けされる。職業は以下のようにコードされる：1＝専門職，2＝中間，3＝熟練，4＝準熟練，5＝非熟練。退職した人，主婦／主夫と書いた人は，現在失職している人と同じく，以前の職業でコードされる。仕事に就いていない者は「非熟練」とコードされる。

能な文献によれば，NART（もしくはNAART）は，人口統計学的指数よりも，もっと強力にIQを（少なくともVIQとFSIQ）予測することを示唆している（Blair & Spreen, 1989；Crawford, 1992）。他方，人口統計学的手法は，（例えば，語彙と知識の下位検査，NART, NAART）様々な患者に広く適用可能である。そして，認知検査の遂行と異なり，それらのテストは臨床的な状態の低下（例えば，痴呆）に関係なく行える。

テストを対にして用いたり（例えば，語彙，知識，絵画完成，NART, NAART, AMNART, MMPI），人口統計学的変数から得られたデータに基づいた他の情報（学業や兵役の記録，家族構成員の機能レベル）も考慮すると，予測をより強力にすると思われる(Crawford, 1992；Grober & Sliwinski, 1991；Krull et al., 1995；Raguet et al., 1996；Sweet et al., 1990；Vanderploeg & Schinka, 1995；Vanderploeg et al., 1996；Willshire, Kinsella, & Prior, 1991；Wrobel & Wrobel, 1996）。このような試みは，個々の方法より優れており，将来有望である。例えば，Raguetら（1996）は，NAARTとBarona評価の単純平均を勧めている。臨床家は，オクラホマ病前知能評価（OPIE）を参考にしてもよいだろう。これは，直線的な予測方式であり，WAIS-Rの標準化サンプルから発展したものであるが，さらに，病前IQを予測するために，人口統計学的な情報(年齢，学歴，人種，職業)と，言語性あるいは非言語性の計測方法（WAIS-Rの語彙，絵画完成）を結合させたものである(Krull, Scott, & Sherer, 1995)。人口統計学的なアルゴリズムだけから導かれたものには広範な制限があるが，OPIEの式はこのような制限もなく妥当性の高いIQを与える（VIQの76％，PIQの63％，FSIQの75％を説明する）。しかし，OPIEにも多少の適用制限があることに注意しなければならない。OPIEの予測式と，人口統計学的変数の比重を表5－4に示す。いくつかの注意点を以下に記述する。はじめに，若年成人にOPIE式を使用すると，学業，職業において達成できる能力を過小評価するので，明らかに正確度に影響する。その代わりに両親の職業の等級づけを使用してもよい。第2に，その信頼性が確立されていないので，予想式は，16歳以下の小児に適用すべきではない。第3に，病前IQを評価する他の方法とOPIEを比較する，さらなる研究が必要である（例えば，人口統計学的データを用いたNART）。第4に，言語性と非言語性の認知機能の大きな不一致や，生物医学的テストの結果から，片側の病変が疑われる症例では，FSIQを計算するのに語彙か絵画完成テストのどちらかを利用した変換式（表5－4参照）を用いることで，より正確に病前IQを評価できるであろう。年齢で修正されない語彙と絵画完成の得点が等しいか，言語性の得点の方が高かったとすれば，語彙

表5－4．OPIE式と変数の比重

見積り　FSIQ＝53.80＋.10（年齢）＋.64（教育）－1.73（人種）－.51（職業）＋.57（語彙素点）＋1.33（絵画完成素点）；見積り標準誤差＝6.41

見積り　FSIQv＝69.43＋.85（教育）－2.68（人種）－.66（職業）＋.76（語彙素点）；見積り標準誤差＝7.10

見積り　FSIQp＝52.76＋.24（年齢）＋3.10（教育）－3.73（人種）－.71（職業）＋2.30（絵画完成素点）；見積り標準誤差＝7.45

見積り　VIQ＝65.87＋.87（教育）－1.53（人種）－.50（職業）＋.79（語彙素点）；見積り標準誤差＝6.29

見積り　PIQ＝52.45＋.23（年齢）＋1.34（教育）－3.14（人種）－.62（職業）＋2.77（絵画完成素点）；見積り標準誤差＝7.41

年齢
年数で計算

人種
1＝コーカシアン
2＝非コーカシアン

教育
1＝0-7年
2＝8年
3＝9-11年
4＝12年
5＝13-15年
6＝16年

職業
1＝専門／技術
2＝管理／公務員／事務／店員
3＝職人／職長（熟練労働）
4＝工員／サービス労働者／家政婦／農場経営者
5＝労働者
6＝失業者

要約作業シート

	模擬	予測	95%信頼区間 予測スコア±2（SEE）	差
FSIQ	___	___	___	___
VIQ	___	___	___	___
PIQ	___	___	___	___

出典：Krullら（1995）。SwetsとZeitlingerの許可を得て転載。

のみを使用して全IQを評価すること。同様に絵画完成の得点の方が高かったとすれば、絵画完成のみを使用してFSIQを評価すること（Scott et al., 1997）。5番目に、Krullら（1995）は、信頼性が高く神経学的損傷の影響を受けにくいので、語彙および絵画完成テストを採用した。Vanderploegと Schinka（1995）は、IQ得点を推定するために人口統計学的変数にWAIS-Rの11の下位検査の1つを結びつけた33の回帰式を考案した。どの尺度を選択するかが前もって決まっていない場合、語彙、知識、絵画完成を使った式を勧めている。それは、実際の能力との相関が高いからである（Vanderploeg et al., 1996）。最後に、認知遂行（例えば、語彙、絵画完成、NART、NAART、WRAT 3）が不適当と思われる患者（例えば、中等度もしくは進行した痴呆や失語症患者）では、人口統計学的因子のみを、病前IQの評価に用いてよいだろう。その代わりに、臨床家

は特別に作った補正因子を用いて，痴呆の重症度に関する情報に応じてテストの反応（例えば，NART）を修正してもよい（Taylor et al., 1996）。

神経学的障害をもった患者の低下した機能の検出に加えて，神経心理学者には，精神障害者の脳機能障害の評価も必要とされる。WrobelとWrobel（1996）は，何ら脳に損傷がないのに最近精神障害による影響が認められた場合の患者のIQを決定するために，人口統計学的な変数（Barona IQ）とMMPIの変数を対にして用いた。その式は，VIQの40％，PIQの26％，FSIQの34％を説明した。著者らは，Barona式のみを使用すると，現在の機能を過大評価してしまう傾向があることに気づいた。また他の研究報告と一致した見解として，MMPIの変数もBarona式へ入れると現在の機能の予測の正確さが増加するとしている。

文　献

Barona, A., Reynolds, C.R., & Chastain, R. (1984). A demographically based index of pre-morbid intelligence for the WAIS-R. *Journal of Consulting and Clinical Psychology, 52,* 885-887.

Blair, J.R., & Spreen, O. (1989). Predicting pre-morbid IQ : A revision of the National Adult Reading Test. *The Clinical Neuropsychologist, 3,* 129-136.

Crawford, J.R. (1989). Estimation of premorbid intelligence : a review of recent developments. In J.R. Crawford & D.M. Parker (Eds.), *Developments in Clinical and Experimental Neuropsychology.* London : Plenum.

Crawford, J.R. (1992). Current and premorbid intelligence measures in neuropsychological assessment. In J.R. Crawford, D.M. Parker, and W.M. McKinlay (Eds.), *A Handbook of Neuropsychological Assessment.* West Sussex : LEA.

Crawford, J.R., & Allan, K.M. (1997). Estimating premorbid WAIS-R IQ with demographic variables : Regression equation derived from a U.K. sample. *The Clinical Neuropsychologist, 11,* 192-197.

Das, J.P., Naglieri, J.A., Kirby, J.R. (1994). *Assessment of Cognitive Processes : The PASS Theory of Intelligence.* Needham, MA : Allyn and Bacon.

Eisenstein, N., & Engelhart, C.I. (1997). Comparison of the K-BIT with short forms of the WAIS-R in a neuropsychological population. *Psychological Assessment, 9,* 57-62.

Folstein, M.F., Folstein, S.E., & McHugh, P.R. (1975). "Mini-Mental State" : A practical method for grading the cognitive state of outpatients for the clinician. *The Journal of Psychiatric Research, 12,* 189-198.

Gardner, H. (1983). *Frames of mind : The theory of multiple intelligences.* New York : Basic Books.

Grober, E., & Sliwinski, M. (1991). Development and validation of a model for estimating premorbid verbal intelligence in the elderly. *Journal of Clinical and Experimental Neuropsychology, 13,* 933-949.

Guilford, J.P. (1988). Some changes in the structure-of-intellect model. *Education and Psychological Measurement, 48,* 1-4.

Gustafsson, J.E. (1984). A unifying model for the structure of intellectual abilities. *Intelligence, 8,* 179-203.

Helmes, E. (1996). Use of the Barona method to predict premorbid intelligence in the elderly. *The Clinical Neuropsychologist, 10,* 255-261.

Horn, J.L., & Cattell, R.B. (1967). Age difference in fluid and crystallized intelligence. *Acta Psychologica, 26,* 107-129.

Johnstone, B., Callahan, C.D., Kapila, C.J., & Bouman, D.E. (1996). The comparability of the WRAT-R reading test and NAART as estimates of premorbid intelligence in neurologically impaired patients. *Archives of Clinical Neuropsychology, 11,* 513-519.

Kaplan, E., Fein, D., Morris, R., & Delis, D.C. (1991). *WAIS-R NI Manual.* San Antonio : Psychological Corporation.

Kareken, D.A., Gur, R.C., & Saykin, A.J. (1995). Reading on the Wide Range Achievement Test—Revised and parental education as predictors of IQ : Comparison with the Barona formula. *Archives of Clinical Neuropsychology, 10,* 147-157.

Kaufman, A.S., & Kaufman, N.L. (1990). *Kaufman Brief Intelligence Test.* Circle Pines, MN : American Guidance Service.

Kremen, W.S., Seidman, I.J., Faraone, S.V., Pepple, J.R., Lyons, M.J., & Tsuang, M.T.

(1996). The "3Rs" and neuropsychological function in schizophrenia : An empirical test of the matching fallacy. *Neuropsychology, 1,* 22-31.

Krull, K.R., Scott, J.G., & Sherer, M. (1995). Estimation of premorbid intelligence from combined performance and demographic variables. *The Clinical Neuropsychologist, 9,* 83-88.

Lezak, M.D. (1983). *Neuropsychological Assessment* (2nd ed.). New York : Oxford University Press.

Lezak, M.D. (1995). *Neuropsychological Assessment* (3nd ed.). New York : Oxford University Press.

Mattis, S. (1976). Mental status examination for organic mental syndrome in the elderly patient. In L. Bellak & T.B. Karasu (Eds.), *Geriatric Psychiatry.* New York : Grune & Stratton.

Mortensen, E.L., Gade, A., & Reinisch, J.M. (1991). A critical note on Lezak's "Best performance method" in clinical neuropsychology. *Journal of Clinical and Experimental Neuropsychology, 13,* 361-371.

Neisser, U., Boodoo, G., Bouchard, T.J., Boykin, A.W., Brody, N., Ceci, S.J., Halpern, D. F., Loehlin, J.C., Perloff, R., Sternberg, R.J., & Urbina, S. (1996). Intelligence : Knowns and unknowns. *American Psychologist, 51,* 77-101.

Nelson, H.E. (1982). *National Adult Reading Test (NART) : Test Manual.* Windsor, England : NFER Nelson.

Nelson, H.E., & O'Connell, A. (1978). Dementia : The estimation of pre-morbid intelligence levels using the new adult reading test. *Cortex, 14,* 234-244.

Paolo, A.M., Ryan, J.J., & Troster, A.I. (1996). Demographically based regression equations to estimate WAIS-R subtest scaled scores. *The Clinical Neuropsychologist, 10,* 130-140.

Patterson, K., Graham, N., & Hodges, J.R. (1994). Reading in dementia of the Alzheimer type : A preserved ability? *Neuropsychology, 8,* 395-407.

Perez, S.A., Schlottmann, R.S., Holloway, J.A. & Ozolins, M.S. (1996). Measurement of premorbid intellectual ability following brain injury. *Archives of Clinical Neuropsychology, 11,* 491-501.

Powell, D.H., Kaplan, E.F., Whitla, D., Weintraub, S., Catlin, R., & Funkenstein, H. H. (1993). *MicroCog Manual : Assessment of Cognitive Functioning.* San Antonio : The Psychological Corporation.

Raguet, M.L., Campbell, D.A., Berry, D.T.R., Schmitt, F.A., & Smith, G.T. (1996). Stability of intelligence and intellectual predictors in older persons. *Psychological Assessment, 8,* 154-160.

Raven, J.C. (1938). *Progressive Matrices : A Perceptual Test of Intelligence.* London : H.K. Lewis.

Raven, J.C. (1947). *Colored Progressive Matrices Sets A, Ab, B.* London : H.K. Lewis.

Raven, J.C. (1965). *Advanced Progressive Matrices Sets I and II.* London : H.K. Lewis.

Reynolds, C.R., & Gutkin, T.B. (1979). Predicting the premorbid intellectual status of children using demographic data. *Clinical Neuropsychology, 1,* 36-38.

Ryan, J.J., & Paolo, A.M. (1992). A screening procedure for estimating premorbid intelligence in the elderly. *The Clinical Neuropsychologist, 6,* 53-62.

Ryan, J.J., & Prifitera, A. (1990). The WAIS-R index for estimating premorbid intelligence : accuracy in predicting short form IQ. *International Journal of Clinical Neuropsychology, 12,* 20-23.

Scott, J.G., Krull, K.R., Williamson, D.J.G., & Adams, R.L. (1997). Oklahoma Premorbid Intelligence Estimation (OPIE) : Utilization in clinical samples. *The Clinical Neuropsychologist, 11,* 146-154.

Stebbins, G.T., Wilson, R.S., Gilley, D.W., Bernard, B.A., & Fox, J.H. (1988). Estimation of premorbid intelligence in dementia. *Journal of Clinical and Experimental Neuropsychology, 10,* 63-64.

Stebbins, G.T., Wilson, R.S., Gilley, D.W., Bernard, B.A., & Fox, J.H. (1990a). Use of the National Adult Reading Test to estimate premorbid IQ in dementia. *The Clinical Neuropsychologist 4,* 18-24.

Stebbins, G.T., Gilley, D.W., Wilson, R.S., Bernard, B.A., & Fox, J.H. (1990b). Effects of language disturbances on premorbid estimates of IQ in mild dementia. *The Clinical Neuropsychologist, 4,* 64-68.

Sternberg, R.J. (1985). *Beyond I.Q. : A Triarchic Theory of Human Intelligence.* New

Sweet, J., Moberg, P., & Tovian, S. (1990). Evaluation of Wechsler Adult Intelligence Scale—Revised premorbid IQ clinical formulas in clinical populations. *Psychological Assessment, 2,* 41-44.

Taylor, K.I., Salmon, D.P., Rice, V.A., Bondi, M.W., Hill, L.R., Ernesto, C.R., & Butters, N. (1996). A longitudinal examination of American National Adult Reading Test (AMNART) performance in dementia of the Alzheimer Type (DAT): Validation and correction based on rate of cognitive decline. *Journal of Clinical and Experimental Neuropsychology, 18,* 883-891.

Vanderploeg, R.D., & Schinka, J.A. (1995). Predicting WAIS-R premorbid ability: Combining subtest performance and demographic variable predictors. *Archives of Clinical Neuropsychology, 10,* 225-239.

Vanderploeg, R.D., Schinka, J.A., & Axelrod, B.N. (1996). Estimation of WAIS-R premorbid intelligence: Current ability and demographic data used in a best-performance fashion. *Psychological Assessment, 8,* 404-411.

Vernon, P.E. (1950). *The Structure of Human Abilities.* New York: Wiley.

Wechsler, D. (1989). *Manual for the WPPSI.* New York: Psychological Corporation.

Wechsler, D. (1991). *Manual for the WISC III.* New York: Psychological Corporation.

Wechsler, D. (1981). *Manual for the WAIS-R.* New York: Psychological Corporation.

Wechsler, D. (1996). *WISC-III Manual Canadian Supplement.* Toronto: The Psychological Corporation.

Wiens, A.N., Bryan, J.E., & Crossen, J.R. (1993). Estimating WAIS-R FSIQ from the National Adult Reading Test—Revised in normal subjects. *The Clinical Neuropsychologist, 8,* 70-84.

Wilson, R.S., Rosenbaum, G., Brown, G., Rourke, D., Whitman, D., & Grisell, J. (1978). An index of premorbid intelligence. *Journal of Consulting and Clinical Psychology, 46,* 1554-1555.

Willshire, D., Kinsella, G., & Prior, M. (1991). Estimating WAIS-R IQ from the National Adult Reading Test: A cross-validation. *Journal of Clinical and Experimental Neuropsychology, 13,* 204-216.

Wrobel, N.H., & Wrobel, T.A. (1996). The problem of assessing brain damage in psychiatric samples: Use of personality variables in prediction of WAIS-R scores. *Archives of Clinical Neuropsychology, 11,* 625-635.

痴呆評価尺度
DEMENTIA RATING SCALE (DRS)

訳 福迫 博

目的

この尺度の目的は，明らかな痴呆またはその疑いのある者の認知機能の指標を提供することである。

原典

このテストは，Psychological Assessment Resources 社，P.O. Box 998, Odessa, Florida に69米ドルの費用で，注文することができる。

概要

例えば，認知機能に重大な障害をもっている高齢の患者では，Wechsler 成人知能尺度－改訂版や Wechsler 記憶尺度－改訂版のような標準的なテストではわずかな反応しか得られず，精神障害の程度を評価するのは困難である。痴呆評価尺度（DRS）は，そのような患者の精神的状態を数量化するために開発された (Coblentz et al., 1973; Mattis, 1976, 1988)。検査項目は，神経学者によってベッドサイドで精神的状態を調べるのに用いられるものと類似している。それらは最初の項目

がうまく遂行されれば，そのセクションの課題はそれ以上続ける必要はなく，その次の課題に進んでもよいというように，階層的に並べられている。痴呆の全体的な度合は，いくつかの特異的な認知能力の下位得点から導き出される。下位検査は，注意力（例えば，数唱），開始と保続（例えば，交互運動），構成（例えば，模様の模写），概念化（例えば，類似性），言語性もしくは非言語性の短期記憶（例えば，復唱，模様の認知）などを含んでいる。

実施方法

原典参照。手短かに言えば，検査者はそれぞれの領域で質問をしたり（例えば，バナナとリンゴはどんなところが似ていますか？同じもの？），指示を与えたりしてその反応を記録する。Colantonioら（1993）は，アルツハイマー病（AD）の患者から集めたデータの因子分析に基づいて，スクリーニングの目的に使用するDRSの短縮版を開発した。優先的に誘発される推論，類似性と相違，一致と不一致，書字運動，構成，交互運動，注意，文章復唱，見当識の得点の合計からなるものである。短縮版の総合最高得点は86点である。

およその実施時間

健常高齢者のテストに必要な実施時間は10〜15分である。痴呆の患者の場合は30〜45分かかるかもしれない。

採点方法

原典参照。正しく解答された場合1問につき1点が与えられる。最高得点は144点である。

考察

Gardnerら（1981）は，神経学的障害をもつ養護施設入所中の患者について総合尺度の折半信頼度は.90であると報告している。Smithら（1994）は，認知機能障害のある274例の高齢患者におけるDRS尺度の信頼性はほどほどであることを見いだした。内部整合性（Crohnbachのアルファ）は構成，概念化，記憶および全得点では.7より大きく，注意では.65以上であったが，開始と保続に関しては.45より大きいにすぎない。したがって，開始と保続の尺度の解釈には注意が必要である。ADの暫定的診断をもつ患者が1週間の間隔で再検査されたとき，DRS全得点に関して.97の相関がみられた。一方，下位尺度では.61〜.94の幅で相関がみられた（Coblentz et al., 1973）。Smithら（1994）は，154名の健常高齢者に約1年の間隔をおいて再検査した。そしてDRS全得点が10点以上下降する健常高齢者は5％に満たないことを見いだした。驚くことではないが，同じ位の間隔をおいて痴呆患者110名に実施したところ，61％の患者でDRS全得点は10点かそれ以上下降した。

妥当性に関しては，DRSは，それぞれ以下のような相関を示す。Wechsler記憶尺度記憶指数（.70），WAIS全IQ（.67），ポジトロン・エミッション・トモグラフィー（PET）によって測定された皮質代謝（.59）（Chase et al., 1984）。Smithら（1994）は，認知機能障害がある高齢者においてはMAYO高齢米国人標準研究において評価したところDRS全得点はFSIQの分散の54％を，また，VIQの57％を共有していた。精神遅滞の場合，Peabody絵画語彙テスト改訂版と同じ要因が負荷される（Das et al., 1995）。さらにDRSは，他の一般的に使われる標準化された精神的状態を試験する簡易精神機能検査（MMSE）や知識－記憶－集中テスト（IMC）とも非常によく相関する（Salmon et al., 1990）。

テストを設計する際に，Mattisはその表面妥当性にしたがって，課題を記憶，構成，開始と保続，概念化および注意という5つの下位グループに分類した。Smithら（1994）は，DRS尺度のいくつかにおいては収束妥当性があることを証明した。認知機能障害のある234名の老年期患者において，Mayo高齢米国人標準研究の査定によれば，記憶，注意，概念化のDRS下位尺度は，WAIS-Rおよび Wechsler記憶尺度－改訂版から得られた因子（それぞれGMI, ACI, そしてVIQ）と非常によ

く相関している。しかし，構成尺度の収束妥当性については問題があった。Smithらは，この尺度がPIQより，VIQおよびACI尺度とよりよく相関することを見いだし，その尺度が，視覚的／視空間構成的な技能*自体*よりも注意や全般的な認知機能のよい指標になることを見いだした。Marsonら(1997)は，50名の軽度から中等度のAD患者において，5つのDRS下位尺度のうち4つが（それぞれ，注意はWMS-R注意，開始-保続はCOWA，概念化はWAISの類似性，記憶はWMS-Rの言語性記憶）最も強く相関することを報告した。構成尺度は，WMS-R注意の積木模様の項目と非常によく相関する。

さらに，因子分析的研究によると，5個のサブセットが彼らが命名した尺度だけを反映するものではないことを示唆している (Colantonio et al., 1993；Kessler et al, 1994；Woodard et al., 1996)。Kesslerら (1994) は，言語性と非言語性の機能に分けて測定した2因子モデルで，約1/3は精神科的診断のついた異質な症例に対して，データが最もよく一致することがわかった。Colantonioら (1993) の研究によれば，おそらくADと思われる患者において，3つの因子が浮かび上がってきた。(1)*概念化／組織化*，これは帰納的推理，類似性，相違性，同一性と奇妙さ，作文からなっている。(2)*視覚空間性*，これは，書字の際の筋肉運動，構成，注意，交互運動，単語と模様の認知記憶からなっている。(3)*記憶*，これは，文章の復唱，見当識からなる。同様の結果は，標準および簡易DRSを用いて，おそらくADと見なされる患者で，Woodardら (1996) によって最近報告された。これらの因子と補助的な神経心理学的尺度との間にも中等度の相関がみられたことは，これらの因子の妥当性を支持している。一方，相反する結果 (Kessler et al., 1994, 対 Colantonio et al., 1993；Woodard et al., 1996) は，このような因子構造になったのは，研究対象の特徴によるものであることを強調している。

最近のデータは，DRSはHIV感染に関連した認知機能障害の決定に有用であることを示唆している (Kovner et al., 1992)。DRSは，健常高齢者を脳に障害を受けた患者から区別することができるし，精神遅滞だけでなく，痴呆の早期にも感受性があり (Vitaliano et al., 1984)，そして脳損傷の程度（重症度）を同定することに役立つ (Shay et al., 1991)。さらに，DRSはADの末期においてでさえも，認知機能障害の進行を正確に追跡できることを示した (Salmon et al., 1990)。DRSは，例えば，知識-記憶-集中テスト (IMC) やMMSEのような他の精神的状態を調べるテストとよく相関するけれども，それらよりもっと簡単な項目が含まれているので，重度の痴呆患者の知能変化に対しても感受性が高い (Salmon et al., 1990)。したがって，重度の痴呆患者の痴呆の進行を追うには，DRSは明らかに選択されるべきテストである。

スクリーニングテストとして開発されたような（例えば，MMSE），他の精神的状態を評価する試験と違って，DRSは痴呆の患者の重症度を評価するために作成されている。最近，DRSをパターン分析すると，ADに関連した痴呆をパーキンソン病 (PD) やハンチントン病 (HD) に関連した痴呆から効果的に識別できることが示された (Salmon et al., 1989；Paolo et al., 1994)。AD型痴呆の患者は，より重度の記憶障害を示す；HDの患者は，運動連鎖のプログラミング（イニシエーション下位検査）を含む項目により重度の障害があり，PDの患者はより重度の構成障害がある。これらの違いは，被検者が認知機能の全体的な障害としては，同じ程度の障害であった場合も同様にみられる。

さらに，DRS得点は，機能的能力（日常生活を行う能力や複雑な余暇活動を行う能力）と適度の相関を示す (Lemsky et al., 1996；Loewenstein et al., 1992；Smith et al., 1994；Vitaliano et al., 1984)。Nadlerら (1993) は開始／保続および記憶の下位検査が，神経心理学的な評価を受けるために紹介された老年期の患者で毎日の機能を最もよく予測できることを発見した。それに加えて，DRSは機能の低下を予測することにも役立ち (Hochberg et al., 1989)，そして生命予後も予測する (Smith et al., 1994)。Smithら (1994) は，認知障害をもつ年齢55歳以上の274名において，年齢情報に加えて，DRSの全得点は，性別や

表5-5. 62~95歳の対象者の痴呆評価尺度の平均得点と標準偏差

| | Vangel と Lichtenberg |||| Montgomery 年齢65-89 ||
| | 年齢62-79 || 年齢80-95 ||| |
	M	SD	M	SD	M	SD
全得点	133.8	6.3	128.2	8.2	137.28	6.94
注意	35.3	1.3	35.1	2.0	35.47	1.59
開始と保続	33.9	3.3	31.7	4.9	35.50	3.02
構成	5.5	1.3	5.1	1.8	5.80	0.61
概念化	35.5	2.8	34.7	2.8	37.25	2.58
記憶	23.4	1.8	20.7	3.5	23.28	2.12

出典：Vangel と Lichtenberg(1995)。若年群の73名の入院患者は平均年齢72.3歳（SD=4.0）で，平均教育年数は10.6年（SD=3.7）。老年群の17名は平均年齢83.5歳（SD=2.9）で平均教育年数は10.3年（SD=3.1）。Swets と Zeitlinger の許可を得て転載。Montgomery(1982)。85名のボランティアに基づくデータ，平均年齢74.04歳，平均教育年数12.4年。著者の許可を得て転載。

表5-6. 教育レベルと年齢によるMattis痴呆評価尺度の得点

| 教育レベル | 年齢の範囲 ||| 総計 |
	50-59	60-69	70-80	
4-9年				
n	119	161	37	317
平均	140.7	140.0	139.0	140.2
SD	4.8	3.8	3.7	4.2
最低五分位数	135	133	130	134
10-13年あるいは高校卒業				
n	245	282	50	577
平均	142.1	141.3	140.7	141.6
SD	2.1	3.0	2.4	2.6
最低五分位数	137	135	135	137
短期大学あるいはそれ以上				
n	33	58	16	107
平均	143.1	142.2	141.3	142.3
SD	1.9	1.7	1.7	1.7
最低五分位数	140	139	138	139
総計				
n	397	501	103	1,001
平均	141.8	141.0	140.1	141.2
SD	3.2	3.2	3.0	3.2
最低五分位数	137	135	134	135

出典：Schmidt ら(1994)。対象者は人口に基づく発作予防研究における無作為に選ばれた健康な老年ボランティア1,001名であった。Little, Brown and Company 株式会社の許可を得て転載。

罹病期間よりも，生命の予後を予測するのに寄与した。DRS全得点が100点以下の場合，生命予後の中央値は3.7年であった。

　要するに，要約得点は収束妥当性および予測妥当性が比較的よいと思われる。DRSが痴呆性疾患の鑑別にも役立つとすれば，特定の認知の次元に焦点を絞らねばならないことを示している。すなわち，概念化および記憶の下位尺度がかなり信頼できそうなこと，また別々の構成要素を反映しそうなことに留意したい。構成，注意，および開始と保続の項目も実施されなければならない（例えば，有効なDRS全得点を引き出すため）が，その解釈には，より問題が多い。このテストは，スクリーニング用に作られたことに注意することも重要であり，臨床家はもっと深く追跡調査すべきである。

標準データ

　Mattis（Montgomery, 1982の中で引用された；Mattis, 1976）は，137点でカットオフすることを勧めている。しかし彼は，極端に少ない（すなわち脳障害者20名と健常者11名）データに基づいて得点をつけているので限定的な価値しかない（Coblentz et al., 1973）。

　Montgomery（1982；表5-5とDRS専門マニュアルを参照）は85名の健常ボランティア（女性60名，男性25名）で，年齢は65～89歳（平均74.04歳），平均教育年数12.4年，WAISの語彙下位検査の平均点が13.5である者のデータを編集した。彼女のデータではカットオフポイントは123点であった（平均±2 SDに基づく）。Montgomeryの採用した症例は，真に老年の人口を代表してはおらず，より高い社会経済状態で，より高度の教育を受けており，そして大部分の老齢者より健康であったと思われる。さらに，すべての年齢群に対する対象者数の中で80歳以上の群は，特に例数が少ない。したがって，高年齢で教育レベルが低く言語能力の低い者では実際より低い得点と解釈してしまうことに用心せねばならない。

　わずかに，異なるカットオフポイントは，Shayら（1991）によって提供された。これらの研究者によると，患者はDRSの全得点によって軽度から中等度の痴呆に分類することができる。すなわち，軽度の痴呆が全得点で103～130点で，中等度から重度の痴呆が全得点103点以下である。しかしながら，対象者数が少なく，また，比較的教育レベルの高い人達を対象としているので，これらの得点の臨床的有用性には限界がある。

　Schmidtら（1994）は，50～80歳で精神神経疾患や重度の内科疾患に罹患していない1,001人のオーストリア人のデータを収集した。そのデータは年齢および教育によって段階化して表5-6に示す。そのデータはパーセンタイル値表示されており，認知機能障害をスクリーニングするのにカットオフポイントとしては最も低い五分位数を参照することを勧めている。

　VangelとLichtenberg（1995）は最近，ミッドウェスタン大学医療センターの患者で認知機能障害のない62～95歳の入院患者90名のデータに基づいて標準値を定めた。対象者の大多数はアフリカ系アメリカ人であった。VangelとLichtenberg（1995）はカットオフポイントを125点にすると認知機能が障害されている者と，そうでない者の87％を区別できると報告した。このデータはMontgomery（1982）やSchmidtら（1994）のデータよりやや低く，また，Marcopulosら（1997）によって報告されたものよりは高かった。このような相違は，おそらく健康状態や文化的要因を反映しているものと思われる。しかし，彼らは，アフリカ系アメリカ人患者を適切に，そしてより広い年齢範囲で選んだ。そのデータは，表5-5に示されている。

　年齢は，遂行に影響を及ぼし，若者は高齢者より高得点をとる（Marcopulos et al., 1997；Schmidt et al., 1994；Smith et al., 1994）。遂行は，年齢だけでなく教育やIQによっても変化するという者もいる。しかし，VangelとLichtenberg（1995）は，年齢による影響を除けば，性別，人種および教育の影響はとるに足りないと述べている。脳血管障害の危険因子（例えば，高血圧，冠動脈疾患，糖尿病，喫煙，肥満，高コレステロール血症の既往）は，遂行に影響を及ぼさないとしている（Schmidt et al., 1994）。

文　献

Chase, T.N., Foster, N.L., Fedio, P., Brooks, R., Mansi, L., & Di Chiro, G. (1984). Regional cortical dysfunction in Alzheimer's disease as determined by positron emission tomography. *Annals of Neurology, 15,* S170-S174.

Coblentz, J.M., Mattis, S., Zingesser, L.H., Kasoff, S.S., Wisniewski, H.M., & Katzman, R. (1973). Presenile dementia. *Archives of Neurology, 29,* 299-308.

Colantonio, A., Becker, J.T., & Huff, F.J. (1993). Factor structure of the Mattis Dementia Rating Scale among patients with probable Alzheimer's Disease. *The Clinical Neuropsychologist, 7,* 313-318.

Das, J.P., Mishra, R.K., Davison, M., & Naglieri, J.A. (1995). Measurement of dementia in individuals with mental retardation : Comparison based on PPVT and Dementia Rating Scale. *The Clinical Neuropsychologist, 9,* 32-37.

Gardner, R., Oliver-Munoz, S., Fisher, L., & Empting, L. (1981). Mattis Dementia Rating Scale : Internal reliability study using a diffusely impaired population. *Journal of Clinical Neuropsychology, 3,* 271-275.

Hochberg, M.G., Russo, J., Vitaliano, P.P., Prinz, P.N., Vitiello, M.V., & Yi, S. (1989). Initiation and perseveration as a subscale of the Dementia Rating Scale. *Clinical Gerontologist, 8,* 27-41.

Kessler, H.R., Roth, D.L., Kaplan, R.F., & Goode, K.T. (1994). Confirmatory factor analysis of the Mattis Dementia Rating Scale. *The Clinical Neuropsychologist, 8,* 451-461.

Kovner, R., Lazar, J.W., Lesser, M., Perecman, E., Kaplan, M.H., Hainline, B., & Napolitano, B. (1992). Use of the Dementia Rating Scale as a test for neuropsychological dysfunction in HIV-positive IV drug abusers. *Journal of Substance Abuse Treatment, 9,* 133-137.

Lemsky, C.M., Smith, G., Malec, J.F., & Ivnik, R.J. (1996). Identifying risk for functional impairment using cognitive measures : An application of CART modeling. *Neuropsychology, 10,* 368-375.

Loewenstein, D.A., Rupert, M.P., Berkowitz-Zimmer, N., Guterman, A., Morgan, R., & Hayden, S. (1992). Neuropsychological test performance and prediction of functional capacities in dementia. *Behavior, Health, and Aging, 2,* 149-158.

Marcopulos, B.A., McLain, C.A., & Giuliano, A.J. (1997). Cognitive impairment or inadequate norms? A study of healthy, rural, older adults with limited education. *The Clinical Neuropsychologist, 11,* 111-131.

Marson, D.C., Dymek, M.P., Duke, L.W., & Harrell, L.E. (1997). Subscale Validity of the Mattis Dementia Rating Scale. *Archives of Clinical Neuropsychology, 12,* 269-275.

Mattis, S. (1976). Mental status examination for organic mental syndrome in the elderly patient. In L. Bellak & T.B. Karasu (Eds.), *Geriatric Psychiatry.* New York : Grune and Stratton.

Mattis, S. (1988). *Dementia Rating Scale : Professional Manual.* Odessa, FL : Psychological Assessment Resources.

Montgomery, K.M. (1982). A normative study of neuropsychological test performance of a normal elderly sample. Unpublished master's thesis. University of Victoria, Victoria, British Columbia.

Nadler, J.D., Richardson, E.D., Malloy, P.F., Marran, M.E., & Hostetler Brinson, M.E. (1993). The ability of the Dementia Rating Scale to predict everyday functioning. *Archives of Clinical Neuropsychology, 8,* 449-460.

Paolo, A.M., Troster, A.I., Glatt, S.L., Hubble, J.P., & Koller, W.C. (1994). Utility of the Dementia Rating Scale to differentiate the dementias of Alzheimer's and Parkinson's Disease. Paper presented to the International Neuropsychological Society, Cincinnati, OH.

Salmon, D.P., Kwo-on-Yuen, P.F., Heindel, W.C., Butters, N., & Thal, L.J. (1989). Differentiation of Alzheimer's disease and Huntington's disease with the Dementia Rating Scale. *Archives of Neurology, 46,* 1204-1208.

Salmon, D.P., Thal, L.J., Butters, N., & Heindel, W.C. (1990). Longitudinal evaluation of dementia of the Alzheimer's type : A comparison of 3 standardized mental status examinations. *Neurology, 40,* 1225-1230.

Schmidt, R., Freidl, W., Fazekas, F., Reinhart, P., Greishofer, P., Koch, M., Eber, B., Schumacher, M., Polmin, K., & Lechner, H. (1994). The Mattis Dementia Rating Scale : Normative data from 1,001 healthy volunteers. *Neurology, 44,* 964-966.

Shay, K.A., Duke, L.W., Conboy, T., Harrell, L. E., Callaway, R., & Folks, D.G. (1991). The clinical validity of the Mattis Dementia Rating Scale in staging Alzheimer's dementia. *Journal of Geriatric Psychiatry and Neurology, 4,* 18-25.

Smith, G.E., Ivnik, R.J., Malec, J.F., Kokmen, E., Tangalos, E., & Petersen, R.C. (1994). Psychometric properties of the Mattis Dementia Rating Scale. *Assessment, 1,* 123-131.

Vangel Jr., S.J., & Lichtenberg, P.A. (1995). Mattis Dementia Rating Scale: Clinical utility and relationship with demographic variables. *The Clinical Neuropsychologist, 9,* 209-213.

Vitaliano, P.P., Breen, A.R., Russo, J., Albert, M., Vitiello, M., & Prinz, P.N. (1984). The clinical utility of the Dementia Rating Scale for assessing Alzheimer's patients. *Journal of Chronic Disabilities, 37* (9/10), 743-753.

Woodard, J.L., Salthouse, T.A., Godsall, R.E., & Green, R.C. (1996). Confirmatory factor analysis of the Mattis Dementia Rating Scale in patients with Alzheimer's disease. *Psychological Assessment, 8,* 85-91.

Kaufman 簡易知能テスト
KAUFMAN BRIEF INTELLIGENCE TEST (K-BIT)

訳　福迫　博

目的

個別に課されるこのテストの目的は，スクリーニングなどのために簡便な知能評価を行うことである。

原典

道具一式（マニュアル，画架，記録用紙を含む）は American Guidance Service, Circle Pines, Minnesota 55014-1796 に 105.95 米ドルで注文できる。

概要

このテスト（Kaufman & Kaufman, 1990）は4～90歳までの人に適しており，言語能力と非言語能力双方の測定を行う。語彙と行列の2つの下位検査で構成されており，それらは画架に提示される。語彙下位検査は言語性 IQ を評価し，行列下位検査は非言語性 IQ を評価するために設計された。それら2つの得点から複合 IQ が算出される。

語彙に関する下位検査1は言語能力を測定するための82項目からなり，そのすべての項目に口頭での返答が要求される。パートAは語彙表現に関する45項目であるが，絵で表現された対象物，例えば，ランプやカレンダーといったものの名前をすべての年齢の被検者に答えさせる。パートBは定義に関する37項目であるが，8歳以上の被検者に2つの手がかり（言葉での解説および単語の綴りの一部）を示し，これに最も適合する単語を答えさせるものである。例えば，「暗い色」および「BR―W―」といったような手がかりである。語彙下位検査での遂行は，単語の知識と言語性の概念形成を検査し，具体化された知能を評価すると考えられる。

行列に関する下位検査2は48項目からなる非言語性検査で，意味があって（人々や対象物）しかも抽象的（デザインや記号）な視覚刺激を含んだいくつかのタイプの項目からなる。すべての項目は刺激同士の関係を理解することを要求し，また，被検者に正しい答を指すか，その項目の位置に該当する文字を言えるかどうかを要求する多肢選択方式である。最も簡単な項目では，被検者は提示された絵（例えば，トラックとともに走る1台の車）と最も適合するものを5つの項目の中か

ら1つ選ぶ。項目の次のセットでは，被検者は6枚か8枚の絵の中から1つを選んで2×2とか3×3の行列を完成させなければならない。抽象的行列は，Raven(1956, 1960)によって普及させられたものであり，より「文化に適った」様式で知能を評価する方法である。視覚的な類似，特に抽象的な刺激に伴う類似を解決する能力は，一般的な知能や柔軟な施行（つまり新たに解決すべき問題のある状況に遭遇したときに柔軟に対応できる能力）のすばらしい尺度であると考えられている。

実施方法

実際の実施法や正しい反応，聞きだすことが必要な典型的な反応の例などが，検査者が向いている画架の上に出ている。時間制限が要求される課題は定義付けだけである。被検者は各項目への返答のために30秒間ずつ与えられている。各課題の開始点は被検者の年齢に応じて変えてある。いくつかの項目でユニットになっており，被検者がある単位内のすべての項目を間違えた場合はそこで課題を中止する。K-BITの課題の順序は固定されてはいるが，それを破ってはならないということはない。K-BITの言語性と非言語性の両方の下位検査を実施するかどうかは，特別の事情がある患者（例えば，失語症で行列下位検査のみ可能）に行う場合には，検査者は柔軟に対応してもよい。

およその実施時間

このテストは被検者の年齢にもよるが，約15～30分で行うことができる。

採点方法

検査者は各課題の点数を記録しK-BITのマニュアルにある表を用いて，独立した下位検査（語彙と行列）と総合尺度（K-BIT複合IQ）用に，素点を標準得点（平均100，SD＝15）に変換する。K-BITのマニュアルにある表を用いて，信頼区間（90％信頼区間が勧められる），パーセンタイル順位，記述カテゴリー（例えば，平均，平均以下など），正規曲線同等物，スタナインを記録するために，記録用紙にはそれ用の場所が設けられている。検査者はマニュアルの表を参照して，K-BITの2つの下位検査での結果の違いが重要で異常なものかどうかを決めるために，それら2つのテストにおける被検者の課題遂行を比べることも可能である。

考察

語彙に対する折半信頼係数は，年齢の範囲によって.89～.98（平均.92）と，すばらしいものである。行列の折半信頼係数は.74～.95（平均.87）である。4～6歳の小児に対する行列の係数は平均.78であり，受容可能ではあるが，もっと年齢が上がってゆくにつれて改善していく。K-BIT複合IQの折半信頼性は.88～.98（平均.93）ですばらしいものである（原典参照）。

1回目の検査と再検査との信頼性については，5～89歳までの232名の健常な小児と成人にK-BITを2回ずつ行うことで評価された。2回のテストは12～145日の間隔（平均21日）をおいて行われた。すべての年齢層で信頼係数は高いものであった。また，短期間で再検査を行うことで，わずかな練習効果がみられることが明らかになった。すなわち，再検査時，K-BIT複合IQでおよそ3標準点数，語彙および行列下位検査で2～4標準点数上昇すると考えられる。これらのわずかな練習効果はすべての年齢層で同じように認められる。

K-BIT複合IQと語彙IQの標準点数は，すべての年齢にわたっておよそ4点の測定標準誤差があり，一方，行列標準点数はおよそ5.5点の標準誤差がある。語彙下位検査と行列下位検査の相関は年齢に依存して.38～.75（平均.59）の範囲にある。そして，相関は年齢に伴って上昇する傾向にある（原典参照）。

予想されたように(Horn, 1985)，語彙表現課題の平均素点は，4～15歳にかけて確実に上昇し，およそ16歳にピークがあり，74歳までは同じような高得点が維持され，それ以上の高年齢層では低下していく。定義課題における平均素点は44歳までは確実に上昇し，それから徐々に低下する。

行列下位検査の平均素点は17歳まで上昇し，17〜19歳にピークがあり，残りの成人年齢層では確実に低下していく（原典参照）。

K-BITのIQ得点は，Wechsler（WISC-R, WISC-III, WAIS-R），Stanford-Binet, Kaufman小児評価バッテリー, Slosson, 非言語知能テスト（原典参照。Eisenstein & Engelhart, 1997；Naugle et al., 1993；Prewett, 1992 a, 1992 b；Prewett & McCaffery, 1993；Prewett, 1995）などの他の知能テストと良好な相関を示す。K-BIT複合IQとWechsler全検査IQとの相関は.61〜.88の間であることが報告されてきた。神経心理学的評価によって異なっていると考えられる被検者群間での，言語性，非言語性そして複合尺度の各々の2つにおける相関は，順に.83，.77，.88であるとNaugleら（1993）は報告した。K-BITの得点はWAIS-RかWISC-IIIの一方よりおよそ5点高い傾向がある（Eisenstein & Engelhart, 1997；Naugle et al., 1993；Prewett, 1995）。一方，K-BIT複合IQ得点はStanford-Binetテストの複合IQより平均しておよそ5点低くなる（Prewett & McCaffery, 1993）。

より項目の多い知能テスト（例えば，Wechslerテスト）と同様にK-BITは言語性および非言語性知能の両方を測定する。この理由からK-BITは，主として1つのタイプの能力を検討するPeabody絵画語彙テスト-III，非言語知能テスト，Raven進行マトリックスなどのスクリーニング検査より利点をもっている（Naugle et al., 1993）。言語性と非言語性とを分ける方法は利用者にその2つを対比するよう促すが，K-BITにおける両者の不一致はWAIS-Rでのそれとわずかながら相関する傾向（.23〜.59）がある（Naugle et al., 1993）。神経学的障害をもつ成人症例でのK-BITとWAIS-Rの構造的誤差分析によって，K-BITの語彙下位検査は有意に視空間的な構成要素をもっているということが示された（Burton et al., 1995）。つまり，K-BITでは，WAIS-Rに比較して言語性と非言語性の知的機能の差異はあまりみられないようである。もし語彙下位検査にかなりの視空間的構成要素があるとすれば，K-BITの言語性IQは，言語性知能を不当に低く評価し，結果的にK-BITの言語性IQと行列IQの不一致を覆い隠してしまうかもしれない（Burton et al., 1995）。

K-BITの得点はWRAT-R, Kaufman教育アチーブメントテストのような学力検査と適度に良好な相関を示している（原典参照。Prewett & McCaffery, 1993）。

簡潔に言うと，被検者の時間的な制約とか機能的能力が原因で，より項目の多い検査を受けることができないときとか，被検者がWechslerのような標準テストを熟知しているようなときには，K-BITは言語性，非言語性，総合知能評価のスクリーニングには有用な検査であると思われる。これは，4〜90歳といった広い年齢をカバーしている。しかし，臨床的な決定をするようなとき，特に言語性IQとか言語性と非言語性能力の差異については慎重に検討されるべきである。検査結果はより総合的な評価によって支持される必要がある。K-BITの結果は，他の標準化されたテストによるIQと高い相関を示すという研究結果にもかかわらず，K-BITの点数は著しく異なる場合もありうる。例えば，Naugleら（1993）の報告によると，K-BIT複合得点はWAIS-R FSIQと比べて12点低く22点高い範囲に入っており，両テスト間の違いの5％は15点または標準偏差（1 SD）を超えている。EisensteinとEngelhart（1997）の報告によると，診療所から紹介された受診者では，Wechsler四-下位検査簡易版はWAIS-R FSIQを予測することにおいてK-BITよりも良好である。K-BITとFSIQの得点の違いは，被検者の95％で16点以下であった。四-下位検査簡易版との得点の違いは，被検者の95％で12点以下であった。その上，K-BITの実施や評点だけを容易にしている限られた反応パターンでは，過程や質的アプローチを必要とされる行動の多様性の評価は不可能である（Naugle et al., 1993）。

標準データ

K-BITは全国的な標準化サンプルすなわち年齢が4〜90歳の2,022名（4〜6歳は327名，7〜19歳は1,195名，20〜44歳は320名，45〜90歳

は180名）で標準化され，最近のアメリカ合衆国における国勢調査のデータから4つの背景因子，すなわち性別，居住地域，社会経済的な地位，人種または民族によって階層化された。

年齢は課題遂行に影響するため，年齢に基づいた標準化表がK-BITのマニュアルに載せられている（原典参照）。臨床的な研究においては，K-BITの得点は教育到達度と適度な相関を示している（r=.44）（Naugle et al., 1993）。

文献

Burton, D.B., Naugle, R.I., & Schuster, J.M. (1995). A structural equation analysis of the Kaufman Brief Intelligence Test and the Wechsler Intelligence Scale-Revised. *Psychological Assessment, 7,* 538-540.

Eisenstein, N., & Engelhart, C.I. (1997). Comparison of the K-BIT with short forms of the WAIS-R in a neuropsychological population. *Psychological Assessment, 9,* 57-62.

Horn, J.L. (1985). Remodeling old models of intelligence. In B.B. Wolman (Ed.), *Handbook of Intelligence.* New York : Wiley.

Kaufman, A.S., & Kaufman, N.L. (1990). Kaufman Brief Intelligence Test Manual. Circle Pines, MN : American Guidance Service.

Naugle, R.I., Chelune, G.J., & Tucker, G.D. (1993). Validity of the Kaufman Brief Intelligence Test. *Psychological Assessment, 5,* 182-186.

Prewett, P.N. (1992a). The relationship between the K-BIT and the Wechsler Intelligence Scale for Children-Revised (WISC-R). *Psychology in the Schools, 29,* 25-27.

Prewett, P.N. (1992b). The relationship between the Kaufman Brief Intelligence Test (K-BIT) and the WISC-R with incarcerated juvenile delinquents. *Educational and Psychological Measurement, 52,* 977-982.

Prewett, P.N., & McCaffery, L.K. (1993). A comparison of the Kaufman Brief Intelligence Test (K-BIT) with the Stanford-Binet, a two subtest short form, and the Kaufman Test of Educational Achievement (K-TEA Brief Form). *Psychology in the Schools, 30,* 299-304.

Prewett, P.N. (1995). A comparison of two screening tests (the Matrix Analogies Test-Short Form and the Kaufman Brief Intelligence Test) with the WISC-III. *Psychological Assessment, 7,* 69-72.

Raven, J.C. (1956). *Guide to Using the Coloured Progressive Matrices* (rev. ed.) London : H.K. Lewis.

Raven, J.C. (1960). *Guide to Using the Standard Progressive Matrices* (rev. ed.) London : H.K. Lewis.

Microcog：認知機能評価
MICROCOG：ASSESSMENT OF COGNITIVE FUNCTIONING

訳　福迫　博

目　的

コンピュータで実施，採点されるこのテストの目的は，成人の精神的障害(Mental Impairment)のふるい分けと，診断である。

原　典

道具一式（利用説明書，技術マニュアル，3.5インチフロッピーディスク，10回分のクレジットを含む）は，Psychological Corporation, 555 Academic Court, San Antonio, TX 78204-2498から150米ドルで購入するか，Psychological Corporation, 55 Horner Ave., Toronto, ON M 8 Z 4 X 6から200カナダドルで購入することができる。追加分のクレジットも同社から購入可能である（例えば，10回分のクレジットが100米ドルか140カナダドルである）。プログラムを動かすに

は，DOSに基づくPCが動いて，CPUが286かそれ以上のコンピュータが必要であることに注意すること。

概要

このテストは18～89歳までの人に適している（Powell et al., 1993）。MicroCogは2つの形が利用可能である。つまり，18個の下位検査からなる標準形およびそれらのうちの（以下で*が印としてつけてある）12個の下位検査からなる簡易版である。下位検査は5つの分野，すなわち，注意／心的制御，記憶，推理／計算，空間的処理，反応時間で構成されている。

注意／心的制御の評価のために4つの下位検査が選ばれた。数字順唱*と数字逆唱は，数字のキーパッドを用いて被検者に一連の数字を再現するよう要求する，視覚的に数字を補う課題である。アルファベット下位検査は，A～Oのアルファベットが提示され，それを無作為な文字列にはめ込んでいくといった連続遂行課題である。被検者は順々に（A，B，Cなど）文字に反応していく。単語リスト下位検査では分類された単語の表が提示されている。単語リスト1*では，5つの分類に関連した項目を含んだ16個の単語が4回提示される。それぞれの回において，被検者は4つのカテゴリーの中の1つに当てはまる単語に反応するよう指示される。5番目のカテゴリーには反応しなくてもよい。単語リスト2*では，単語リスト1の16個を含む36個の単語のリストが提示され，被検者は，偶然に覚えた4個の単語を含めてどの単語が前に提示されたものであるかを答えなければならない。

第2の領域である記憶は5つの下位検査を含み，それらは，名前と住所*の遅延再生と，2つの物語（物語1*と物語2*）の内容の即時および遅延再認を測定する。

第3の領域である推理／計算は3つの下位検査からなる。類似*下位検査では，言語的に類似している一組ずつが提示され，選択肢から選んで返答する。対象マッチでは，被検者は抽象化と概念の柔軟性を検査するために4つの刺激を提示される。例えば，3つの緑色の円と1つの赤色の円があるとする。緑色の円のうち2つは赤色の円と同じ大きさである。そして，被検者は他の3つとはそろっていない図を同定するよう求められる（例えば，図2の大きさは他のものより非常に小さいなど）。それから，被検者はそれとは違う法則で図を分類するよう要求される。計算*下位検査は加減乗除の問題を解く能力を評価する。答は数字のキーボードを用いてなされる。

2つの下位検査が空間的処理の領域を検査するために用いられる。三目並べ1では，3×3列のブロックが提示され，その中には着色された正方形の面をもつ3～5個のブロックが入っている。提示直後に，被検者は数のキーパッドを用いてその模様を再生する。三目並べ2では，テストの後半で，異なった配列の別の映像が提示される。時計*下位検査ではアナログ時計の文字面が表示されており，それらは時刻と関係があったり関係のない時間を示している。被検者は，5つのデジタル表示の選択肢の中から正しい時間を選択する。

第5の領域である反応時間は，タイマー1*とタイマー2の下位検査からなり，これは聴覚と視覚刺激に対する反応時間を単純に評価するものである。タイマー1はMicroCogの最初に行われ，タイマー2はセッションの終わりに行われる。

MicroCogの下位検査の得点は，項目得点の3つのレベルに寄与する。項目得点レベル1は上述した5つの内容領域を表わしている。項目得点レベル2（情報処理の速度と正確度）は，因子分析的研究を基にして，それぞれの速度と正確度の点数からなっており，それらは領域特有のものではない。項目得点レベル3は，全体機能検査を意味している（全般的認知機能と熟達度）。全般的認知機能項目得点は，情報処理速度と正確度指標からなる。全般的認知熟達の項目は個々の下位検査の上達（すなわち，正確度と速度の相互作用）得点からなっている。

実施方法

MicroCogは基本的に被検者が自分自身で行うものであり，各下位検査の指示は画面上に示され

る。検査者の役割は，被検者をコンピュータに向かわせ，キーボード操作か下位検査の指示に関する被検者の質問に答え，被検者を励まし安心させることである。私たちの経験では，検査者は検査中，指示に対する被検者の理解を確実なものにするために，被検者と接した閉じられた部屋に止まるべきである。たいていの下位検査には被検者が必要なときに休めるように休止機能が用意されている。被検者は休んでも不利になることはない。休止機能に加えて，被検者は下位検査を中断したり止めることも可能である。被検者は，テスト全体を再度受けることはできるが，下位検査だけを受け直すことはできない。テストを行う順序は固定されている。

およその実施時間

標準型は60分，短縮型は30分で行うことができる。

採点方法

課題遂行の天井効果をどう評価するかという問題については，作業の正確度と速度の両方を評価することによって解決できる。正確度，反応時間および上達についての素点は，コンピュータで記録および計算される（上達得点＝正確度×速度。ここで正確度は，二者択一で点数をつけられた項目を反映し，速度は，正確な反応速度を指数関数的に重みづけしたものである）。MicroCogのソフトウェアは各下位検査について標準得点を計算する（平均10，SD 3）。項目得点も，関連する下位検査か項目の標準得点を合計することによって計算される（平均100，SD 15）。すべての下位検査と項目得点の測定の標準誤差は自動的に計算され，そして，信頼区間についてもMicroCogの結果報告の中で示される。テスト得点と信頼区間は，得点を4つのカテゴリー：すなわち平均より上，平均，平均より下，平均以下のうちの1つに配置する目盛りの上に示される。加えて，各下位検査において，開始時間，終了時間，その結果としての経過時間が下位検査の報告結果に記録される。データが印刷されたものには，項目ごとに被検者の反応の速度と正確度に関する情報も示されている。

考　察

内的整合性は中等度～高度の評価が報告されている（原典参照）。複合得点の信頼係数は個々の下位検査の得点に対するものより高い（.78またはそれ以上）。これは予測されたパターンであるというのは，複合得点は個々の下位検査よりもさらに広範な行動パターンを評価しているからである。1回目の検査と（およそ7カ月後の）再検査の信頼度は比較的高く，テストの得点はその程度の期間中は比較的一定である。項目得点の分類決定に一致するパーセントは，年齢によって変化はするが，標準型では73～99％の範囲であり，短縮型では73～96％の範囲である。MicroCogの著者らは検査と再検査の間隔がもっと短い場合には，ある程度の学習効果がみられることを警告している。

構成概念妥当性は，下位検査と指標の相関パターンから判明する（原典参照）。標準型と短縮型との関係は，とても強固なものであると報告されている。概略すると，空間処理指標（これの相関は.78）を除いて，相関は.9より高かった。探索的因子分析から，2つの因子が明らかにされた。最初の因子は，情報処理正確度と呼ばれ，下位検査を総合した得点からなっていた。それは認知能力全般を反映していると思われ，WAIS-Rの全IQと中等度の相関（.54）を示している。第二の因子は，情報処理速度と呼ばれ，平均反応時間の得点からなっていた。それは，全IQ（.29）や符号置換課題（.29）と弱い相関を示しているが，手指タッピング試験とは相関がない（.10未満）。

MicroCogのそれぞれの項目における得点は，痴呆評価尺度，WAIS-R，Shipley協会生活尺度，Wechsler記憶尺度－改訂版，線引きテスト，Benton視覚形態弁別テスト，Rey聴覚言語学習テストのようなテストで評価された機能と弱い相関を示す。しかし，MicroCogの記憶検査は，Rey-Osterrieth複雑図形テストの即時および遅延再生条件とは相関していないようである（原典参照）。その上，コンピュテイション下位検査は，算

数の計算技能のテストとしては役に立たない。De Vivoら（1997）は，MicroCogの計算テストで得点が1％以下である3名の被検者にWRAT-3算数を実施した。その結果，後者のテストにおける得点は，MicroCogの計算における結果より良好であった。Powell（1997）は，この下位検査を，学力テストとしてではなく，作業記憶の検査とみている。彼は数学計算は，三目並べと同様に数字順唱，数字逆唱，即時遅延物語再生へとしばしば分けられたと報告している。

著者らは，MicroCogは神経学的障害の存在や軽度痴呆でさえもかなりよく予測を行うと報告している（原典参照）。器質的な原因があるとすでに知られているか予想される群に対する正確な分類の割合は，65％（ループス群）〜92％（痴呆群）の範囲である。分類の感度（正確に同定された臨床群のパーセント）は65〜89％であり，分類の特異性（正確に同定された非臨床群のパーセント）は，65〜94％の範囲である。しかし，このテストは，鑑別に精神科の被検者が含まれている場合には望ましくないかもしれない。MicroCogはうつ病に対しては比較的鋭敏でないことがわかっているので，臨床家にとっては切実な決定（例えば，痴呆とうつ病の鑑別）に対して有用な情報をもたらすかもしれない。しかし，有用性についての独立した研究は未だなされていない。

MicroCogマニュアルの第6章は臨床家にとってテストの輪郭と項目の誤りを解釈する指針となる。この章には，一定の欠陥パターンがどうして起こるのかの原因に関する仮説が豊富である。これらの仮説はかなりの臨床経験やいくつかの研究データに基づいてはいるが，さらなる広範な追加研究が必要であることに留意すべきである。その上，MicroCogと以下のこと，すなわち機能的能力（例えば，料理，お金の管理）の評価，死亡率，組織病理学的な検査結果（例えば，老人斑の数），認知の変化に対する感度，そして，患者群を鑑別するのに有用な情報を与える能力などとの関係については情報が未だに得られていない。

MicroCogは被検者の機能の一部分を反映しているにすぎないことを心に留めておくことも大切である。それは，認知局面（例えば，命名，自発再生，運動機能，注意分割）のすべてを調べているわけではないので，完全な臨床的評価に取って代わることはない。障害の疑われる場合，検査者は徹底的な評価を重ねていかなければならない。MicroCogは鑑別診断の出発点としてはよいかもしれないが，認知障害の存在や性質をMicroCogの点数だけから判断すべきではない。

コンピュータ制御のテストには多くの利点（例えば，標準化された実施，評点の速さ）がある一方で，限界も存在していることを十分にわきまえるべきである。すなわち，選択する項目の型が制限されること，コンピュータに慣れていない人の不安，データの質の低下ないし欠如があげられる。コンピュータ制御によるテストの不利な点は，質問中に項目を追加したり，テスト項目を追加することによって克服できるかもしれない（原典参照）。MicroCogの課題が変わるたびに違うキーを用いることが，被検者を混乱させるかもしれないが，年配の被検者が特にコンピュータ恐怖症というわけではないようである。しかし，運動障害があると，テスト結果を損なうかもしれない。検査者はMicroCogの時間測定法は約10分の1秒までしか正確でないことにも注意すべきである（Kane, 1995）。

標準データ

MicroCogの標準化サンプル（$n=810$）はアメリカ合衆国の18〜89歳の成人の代表として選ばれた。そのサンプルは，年齢（9つのグループ，18〜24歳，25〜34歳，35〜44歳，45〜54歳，55〜64歳，65〜69歳，70〜74歳，75〜79歳，80〜89歳の各90名ずつ），性別（各年齢群は男女は半々），人種／民族（アフリカ系アメリカ人，スペイン系，白人），居住地域，そして教育レベル（高校未満，高校，高校以上）の項目で階層化された。このサンプリングの方法は伝統があり代表的なものであるが，この方法ではサンプル数がばらつき，実際非常に少数となってしまったものもある（Kane, 1995）。例えば，合衆国のサンプルによれば，18〜24歳の人口のうちの13.8％は高校にも行っていない。MicroCogのサンプルでは，これに該当するの

は13名であった(Kane, 1995)。

基準となる点数の2つのセットが，下位検査と項目得点のために導き出された。1つ目のセットは，18～34歳でサンプルの中で最も高い点数を獲得した群からなる。この群を基にして得られた下位検査（平均10, SD 3）と項目（平均100, SD 15）の標準得点は，標準型と短縮型用のMicroCogソフトウェアにより自動的に計算される。検査者が，被検者の課題達成が，最適な成人の課題達成度に比べてどうかという質問に答えなければならないときに，これらの標準を使用すればよい。基準となる点数の2つ目のセットは年齢および教育で補正した下位検査の点数からなるが，このセットもMicroCogのソフトウェアで自動的に計算される。正常な加齢から予測できる認知の変化と比べて認知の欠陥があるかどうかを決定しなければならないときには，年齢および教育レベルで調整すべきである。性別という変数は点数の相違にあまり寄与していないので，考慮しなくてもよいと思われる（原典参照）。

加えて，このソフトウェア（MicroCogのマニュアルの中にある表も参照）によって，検査者は以下のことを決めることができる。すなわち，領域内に有意なばらつきがあるかどうか（報告の要約にはY＝yesかN＝noで示される），特定の下位検査の標準得点間や項目の標準得点間に意味のある差異があるかどうか，また，基準となる比率に照らして，正常な母集団でこれらの不一致が稀なものかどうかについてである。

MicroCogを用いて可能となる多くの比較をすると，疑わしい結果が増えがちになることを心に留めておくべきである。問題は，前もって選んだ下位検査の項目間の比較がなされることと基準となる比率データが検討されて初めてその評価がより正確なものとなることである（原典参照）。

文献

DeVivo, K., Rothland, J., Price, L., & Fein, G. (1997). Computerized assessment of arithmetic computation skills with MicroCog. *Journal of the International Neuropsychological Society, 3,* 199-200.

Kane, R.L. (1995). MicroCog: A review. *NAN Bulletin, 11,* 13-16.

Powell, D.H. (1997). Comment on computerized assessment of arithmetic computational skills with MicroCog. *Journal of the International Neuropsychological Society, 3,* 200.

Powell, D.H., Kaplan, E.F., Whitla, D., Weintraub, S., Catlin, R., & Funkenstein, H.H. (1993). Manual for MicroCog: *Assessment of Cognitive Functioning.* San Antonio: The Psychological Corporation.

簡易精神機能検査
MINI-MENTAL STATE EXAMINATION (MMSE)

訳　白谷敏宏

目　的

このテストは，特に高齢者の知能障害のスクリーニングを目的としている。

原　典

このテストの商業的供給源はない。使用者は自らの用具を作成するために，以下の解説を参照するとよい。

概　要

MMSEは，認知障害のスクリーニングおよび経時的な知的変化の記録や認知機能に有用と考えられる治療薬の効果の評価によく使用される尺度

である。これは，短く，実施および評価が簡単な点で魅力的である。項目の多くは神経科医によって簡便な知的能力のふるい分けに日常的に用いられていたものであり，精神疾患の患者から神経疾患の患者を選別するために Folstein, Folstein と McHugh（1975）によって形式化された。このテストは，時間と場所の見当識，注意／集中力，言語，構成能力，即時および遅延再生を評価する多様な項目から構成されている。それらの項目を図5−1に示した。スペイン語版も入手可能である（Taussig et al., 1996）。

実施方法

検査者は質問し，その反応を記録する。質問はリスト（図5−1参照）の順番で行い，直ちに得点化する。さらに，次の提案がなされている。

1．このテストは少なくとも8年以上の教育歴を有し，英語が流暢に話せる患者でなければ行うべきではない（Tombaugh & McIntyre, 1992）。

2．聴力障害者には記述形式のテストが好ましいであろう（Uhlmann et al., 1989）。

3．7の引き算と WORLD は同等の項目と考えるべきではない。両方の項目を提示し，そのうち高い方を採用する。WORLD を逆に綴る前に，ま

	最高点
1．今年は何年ですか？　今の季節は何ですか？　今日は何曜日ですか？　今日は何月何日ですか？	5
2．ここは何州（国）ですか？　ここは何地方ですか？　ここは何町（市）ですか？　ここは何病院ですか？　ここは何階ですか？	5
3．3つの物品の名前（リンゴ，硬貨，机），1秒に1個ずつ言う。3個の名前を答えさせる。3個すべて答えるまで繰り返す，6回まで。点数は1回目の答えによる。	3
4．100から7を引く。それからまた7を引く。5回まで（93, 86, 79, 72, 65）。点数は正しく答えた数。または WORLD を逆に綴る。点数は正しく置かれた文字の数。dlrow＝5，dlrow＝3	
5．3個の物品名を復唱させる。	3
6．鉛筆と時計を示し，指した方の名前を答えさせる。	2
7．繰り返し言わせる。「No ifs, and or buts」。繰り返しは1回のみ。	1
8．3段階の指示に従わせる。「右手にその紙を持って下さい。それを半分に折りたたんで下さい。床の上に置いて下さい」。1つの正しい遂行につき1点を与える。	3
9．次の文章を読んで指示に従って下さい。「目を閉じなさい　CLOSE YOUR EYES」。（大きな文字で書く）	1
10．なにか文章を書いて下さい。	1
11．次の図形を写して下さい。（重なった五角形）	1

図5−1．簡易精神機能。Tombaugh と McIntyre（1992）より転載。学習と保持のための3つの単語の選択は本来，検査者にまかされる。しかし，多くの研究では，リンゴ，硬貨，机が使われている。Folstein ら（1975）は通常7系列を実施しているが，もし，被検者が7系列が出来ない場合 WORLD の逆綴りを認めている。ある研究者は WORLD を1つの選択肢とし，またある者は7系列のみを使い，またある者は WORLD のみを使用している。またある者は，両方を使い，以下の方法の1つを用いて得点化している。(1)2つのうち高得点を採用する（推奨される方法）(2)2つの得点を組み合わせるか，または(3)各々を別に分析する。カナダ人の患者のために見当識の項目を州と地方を，地方と（カナダの）州に変えてある（Lamarre & Patten, 1991）。Copyright Williams & Wilkins。

ず頭から正しく綴らせる（そして訂正する）べきである（Tombaugh & McIntyre, 1992）。

4．「地方」と「あなたの居る場所」という，場所に関する見当識についての質問は場合によって変化させるべきである。場所の名前は，テストをしている場所よりも被検者の住んでいる地方（州）を質問すべきである。また，テストをしている階よりも，被検者の住んでいる通りの名前を質問すべきである（Tombaugh & McIntyre, 1992）。

5．リンゴ（apple），硬貨（penny），机（table）の単語は記銘とその再生のために用いる。もし必要ならば，正確な記銘を期するために3回まで実施してもよい。しかし，その得点は最初の実施時の得点とする（Tombaugh & McIntyre, 1992）。

およその実施時間

この課題は5～10分で実施可能である。

採点方法

MMSEの得点は正答数の総数で表される。最高得点は30点である。反応できなかったのは誤りと記録すべきである（Fillenbaum et al., 1988）。

考察

内部整合性の評価では一般社会のサンプルの.31からあらゆる患者を含むグループの.96まである（Foreman, 1987；Jorm et al., 1988；Hopp et al., 印刷中；Tombaugh et al., 1996）。いくつかの項目（例えば，重なりあう多角形）の得点は主観的なものであり，どの項目にも時間制限は設けていない。それにもかかわらず，評価者間信頼度は良好であるが（.65以上）（Folstein et al., 1975；Foster et al., 1988），実施法と得点化の基準をより正確にすることにより，さらに向上させることが可能である（Molloy et al., 1991；Olin & Zelinski, 1991）。また，2カ月以内の検査－再検査の信頼性予測値は，通常.80～.95の間となる（Folstein et al., 1975；O'Connor et al., 1989；Tombaugh & McIntyre, 1992, 最新の総説参照）。より長い間隔（例えば1～2年）をおいた再検査で，正常者でもわずかな変化（約2点）がみられ，再検査の相関はより低い（<.80）（Hopp et al., 印刷中；Mitrushina & Satz, 1991；Olin & Zelinski, 1991）。記憶の再生と注意の下位検査は最も信頼性が低い傾向がある（Olin & Zelinski, 1991）。これらの所見は，臨床医が高齢者の変化をモニターする場合，わずかな得点の低下を慎重に解釈すべきであることを意味する。このことについては，多くの研究者が，アルツハイマー型痴呆の可能性の高い患者では，MMSEで年に平均約2～3点の低下があると報告していることに注目すべきである（Becker et al., 1988；Salmon et al., 1990；Small et al., 1997 a）。

多くの研究でMMSEは，痴呆の有無，特に中程度～重度の認知障害を伴うものに鋭敏であると報告している。しかしながら，このテストは，軽度の認知障害がある者を評価するとき，神経学的巣症状が存在するとき，精神科の患者が含まれる場合は，理想的なものではない（Benedict & Brandt, 1992；Feher et al., 1992；Grut et al., 1993；Kupke et al., 1993；O'Connor et al., 1989；Tombaugh & McIntyre, 1992；Shah et al., 1992；Van Der Cammen et al., 1992；Wells et al., 1992；の最近の総説）。この鋭敏度（障害がある者を明らかにする能力）や特異度（障害がないことを明らかにする能力）の低下については多くの説明が可能である。1つの可能性として，MMSEが言語性の項目に偏っており，関連した情報に注意を傾ける能力，抽象的問題を解決する能力，情報を長時間保持する能力，視空間能力，構成能力や気分などの他の機能を適切に評価しないという事実がある。したがって，失語症患者では痴呆が過大に評価されることになる。同時に，右半球の障害や様々な健忘症状群には比較的鋭敏でなくなってしまい，偽陰性が増える結果になってしまう。さらに，言語項目は大変簡単で，軽度の障害者は発見されないことになる。

MMSEはADに進展するかどうかを予測するのに有益である。Smallら（1997 b）は，MMSE低得点者（それでも23点より高い）はADの危険性が増すことを3年の追跡調査により見出している。

表5-7. 年齢と教育レベルによる簡易精神機能の得点、参加者数、平均、SDとパーセンタイル[a]

	年齢群														
	18-24	25-29	30-34	35-39	40-44	45-49	50-54	55-59	60-64	65-69	70-74	75-79	80-84	≥85	総計
教育 0-4 年															
n	17	23	41	33	36	28	34	49	88	126	139	112	105	61	892
平均	22	25	25	23	23	23	23	22	23	22	22	21	20	19	22
SD	2.9	2.0	2.4	2.5	2.6	3.7	2.6	2.7	1.9	1.9	1.7	2.0	2.2	2.9	2.3
下側4分位数	21	23	23	20	20	20	20	20	19	19	19	18	16	15	19
中央値	23	25	26	24	23	23	22	22	22	22	21	21	19	20	22
上側4分位数	25	27	28	27	27	26	25	26	26	25	24	24	23	23	25
教育 5-8 年															
n	94	83	74	101	100	121	154	208	310	633	533	437	241	134	3223
平均	27	27	26	26	27	26	27	26	26	26	26	25	25	23	26
SD	2.7	2.5	1.8	2.8	1.8	2.5	2.4	2.9	2.3	1.7	1.8	2.1	1.9	3.3	2.2
下側4分位数	24	25	24	23	25	24	25	25	24	24	24	22	22	21	23
中央値	28	27	26	27	27	27	27	27	27	27	26	26	25	24	26
上側4分位数	29	29	28	29	29	29	29	29	29	29	28	28	27	27	28
教育 9-12年あるいはハイスクール															
n	1326	958	822	668	489	423	462	525	626	814	550	315	163	99	8240
平均	29	29	29	28	28	28	28	28	28	28	27	27	25	26	28
SD	2.2	1.3	1.3	1.8	1.9	2.4	2.2	2.2	1.7	1.4	1.6	1.5	2.3	2.0	1.9
下側4分位数	28	28	28	28	28	27	27	27	27	27	26	25	23	23	27
中央値	29	29	29	29	29	29	29	29	28	28	28	27	26	26	29
上側4分位数	30	30	30	30	30	30	30	30	30	29	29	29	28	28	30

大学教育あるいは修士以上												
n	783	1012	989	641	354	259	220	231	270	358	255	181	96	52	5701
平均	29	29	29	29	29	29	29	29	29	29	28	28	27	27	29
SD	1.3	0.9	1.0	1.0	1.7	1.6	1.9	1.5	1.3	1.0	1.6	1.6	0.9	1.3	1.3
下側4分位数	29	29	29	29	29	29	28	28	28	28	27	27	26	25	29
中央値	30	30	30	30	30	30	30	29	29	29	29	28	28	28	29
上側4分位数	30	30	30	30	30	30	30	30	30	30	29	29	29	29	30
総計															
n	2220	2076	1926	1443	979	831	870	1013	1294	1931	1477	1045	605	346	18056
平均	29	29	29	29	28	27	28	28	28	27	27	26	25	24	28
SD	2.0	1.3	1.3	1.8	2.0	2.5	2.4	2.5	2.0	1.6	1.8	2.1	2.2	2.9	2.0
下側4分位数	28	28	28	28	27	27	27	26	26	26	24	23	21	21	27
中央値	29	29	29	29	29	29	29	29	28	28	27	26	25	25	29
上側4分位数	30	30	30	30	30	30	30	30	29	29	29	28	28	28	30

[a] データは、ニューヘブン（コネチカット）；ボルティモア（メリーランド）；セントルイス（ミズーリ）；ダラム（ノースカロライナ），ロサンゼルス（カリフォルニア）の1980年と1984年の疫学的地域世帯の調査による。データは1980年のアメリカ人の年齢，性，人種に重点をおいてある。
出典：Crumら（1993）。Copyright, American Medical Association.

また，MMSEは認知能力の衰退に鋭敏であるが，その障害がより高度になれば，その鋭敏さは失われる（Salmon et al., 1990；Tombaugh & McIntyre, 1992)。このようなケースでは，簡単な項目をより多く含むDRSのような他のテストの方がよい。

MMSEは，Blessedテスト，痴呆評価尺度，スペイン語版精神状態調査表，知識－記憶－集中テストと見当識－記憶－集中テストなどの，他の簡便なスクリーニングテストと中等度～高度の相関を示している（例えば，Fillenbaum et al., 1987；Foreman, 1987；Salmon et al., 1990；Taussig et al., 1996)。中等度～高度の相関は，MMSEの全得点と知能，記憶，注意／集中力と実行機能の程度の間にも認められると報告されているが（Axelrod et al., 1992；Feher et al., 1992；Folstein et al., 1975；Giordani et al., 1990；Mitrushina & Satz, 1991；Tombaugh & McIntyre, 1992)，個々のMMSEの項目と認知領域の一致を示す神経心理学テストとの間の一致率はきわめて低い（Benedict & Brandt, 1992；Giordani et al., 1990；Mitrushina & Satz, 1994)。さらに，MMSE得点は，機能的能力の程度（例えば，料理やお金の管理）や死亡率および組織病理学的所見（老人斑の数）とも中等度の相関を示している（Burns et al., 1991；Fillenbaum et al., 1988；Lemsky et al., 1996；Marcopulos et al., 1997；Martin et al., 1987；Taussig et al., 1996)。例えば，Lemskyら(1996)は，MMSE得点が26点以下ならば，機能的障害への懸念が生まれ，MMSE得点が26点より高いが，85歳以下で，かつMattis痴呆評価尺度が20点より低ければ，機能的障害が疑われるべきであると忠告している。MMSE得点はまた，CT上の異常，脳室の大きさ，SPECT上の循環量の減少，事象関連電位の潜時と相関している（Aylward et al., 1996；Colohan et al., 1989；DeKosky et al., 1990；Finley et al., 1985；Pearlson & Tune, 1986；Tsai & Tsuang, 1979)。

MMSEはそれぞれ独立した下位区分（例えば，見当識，記銘，注意と集中，再生，言語，模写）で構成されているため，使用者はこの下位区分の得点や各々の項目を特定の認知障害の指標として用いたくなるであろう。しかし，文献によれば，MMSEの下位区分と各々の項目は特定の認識力の尺度として見ることはできないとされている（Giordani et al., 1990；Mitrushina & Satz, 1994)。MMSEの因子解析研究では，典型的な二因子解析を示すが，各因子に含まれる項目は，研究間で幾分変動する傾向がある（Braekhus et al., 1992；Giordani et al., 1990；Tombaugh & McIntyre, 1992)。これらの因子解析研究から得られた結果は，MMSEに集められた認知領域のセットは，この質問が通常分類される7つの範疇より少ないことを示している（Tombaugh & McIntyre, 1992)。MMSEの各々の下位項目の得点は特異性をもたないため，詳細な診断学的プロフィールが要求される場合は，より包括的な評価の代わりに用いられるべきでない（Giordani et al., 1990)。このことは，MMSEが，痴呆患者を区別するのに有用な情報を提供できないことを意味しているのではない。Brandtら(1988)は，MMSEを用いて，ADとハンチントン病の患者のプロフィールの違いを示している。このグループ間の違いは，記憶と注意／集中の項目の得点が異なることにあった。AD患者では記憶項目に劣化がみられるのに対して，ハンチントン病患者では注意／集中の項目に劣化がみられる。

個々の項目の分析では，場所と言語の見当識に関する質問について，間違いが稀に起こることを明らかにしている。正常者，痴呆患者いずれにおいても，3つの言葉の再生，7の引き算／WORLD，五角形及び時間の見当識にほとんど間違いが起こっている。つまり，これらの項目では，正常な加齢現象と痴呆の過程のいずれにも最も鋭敏である（Tombaugh & McIntyre, 1992；Tombaugh et al., 1996；Wells et al., 1992)。さらに，7の引き算とWORLDの逆綴は別の課題であることは明らかである。WORLDを逆に綴る方が7の引き算より常に高い点数になる（Tombaugh & McIntyre, 1992)。

MMSEの効用を改善するために，診断上あまり役に立たない項目を削除したり，認知障害に鋭敏であることが知られている項目やテストを追加

表5-8. 認知障害のないAsにおける年齢,教育歴による正常値(パーセンタイル得点)

MMSE得点	年齢 65-79		年齢 80-89	
	0-8 教育年数 ($n=58$)	9+ 教育年数 ($n=168$)	0-8 教育年数 ($n=65$)	9+ 教育年数 ($n=115$)
30	98	86	100	93
29	88	62	97	77
28	76	41	89	57
27	98	29	83	37
26	48	21	66	30
25	36	14	58	18
24	26	9	49	11
23	19	6	35	6
22	16	5	23	4
21	10	4	14	3
20	5	4	8	1
19	5	3	5	⟨1
18	4	1	⟨5	
17	4	⟨1		
16	3			
⟨16	⟨3			

注:MMSE=簡易精神機能検査
出典:Tombaughら(1996)。Copyright American Psychological Association。許可にて転載

するなどのいくつかの試みがなされてきた。例えば,Tengら(1987)による修正MMSE(3MS)では4つの項目(生年月日と出生地,語流暢性,類似問題と言葉の遅延再生)が加えられている。最高得点は30点から100点に引き上げられている。しかし,Tombaughら(1996)の最近の研究によれば,MMSEと3MSはADへの鋭敏度で違いはみられなかった。この2つのテストは同等の効果をもつにもかかわらず,言語流暢性の項目を含めると,MMSEの鋭敏度を増すために推奨されている。様々な改訂版は,広く使用されるには至っていない。

MMSEは基本的にスクリーニングテストであり,完全な患者の臨床評価に置き換わるものではないことを心に留めることが大切である。検査者は,より徹底した評価で障害の疑いを追ってゆく必要がある。認知障害の存在やその本質はMMSE得点だけを基にして診断されるべきではない。

標準データ

MMSE得点は病前の知能と学識に関連している。つまり,病前の高い能力と(または)高い教育歴を有する人は,低いIQおよび(または)学歴の低い人より高い得点になる傾向がある(Anthony et al., 1982;Christensen & Jorm, 1992;Crum et al., 1993;Jorm et al., 1988;Marcopulos et al., 1997;O'Connor et al., 1989;Olin & Zelinski, 1991;Starr et al., 1992;Taussig et al., 1996;Tombaugh et al., 1996;Van Der Cammen et al., 1992)。低い教育または知的レベルでは,正常被検者が認知障害として誤って分類される可能性が高まり,一方高い能力および教育レベルでは軽度の障害が隠蔽されてしまう事実がある。教育と病前の能力は,しかしながら,経過中たまたまある種の痴呆(例えば多発梗塞性痴呆)をもたらすような病因的因子(例えば高血圧や肥

表5-9. MMSEの鋭敏度，特異度，陽性予測値および陰性予測値

MMSE Criterion 得点	0-8 教育年数				9+ 教育年数			
	SEN	SPE	PPP	NPP	SEN	SPE	PPP	NPP
年齢 65-69								
27	100	24	29	100	96	59	23	98
26	100	38	33	100	93	71	30	98
25	100	52	39	100	91	79	36	99
24	100	64	46	100	82	86	46	97
23	100	74	55	100	68	91	55	96
22	89	81	59	96	59	94	60	95
21	83	84	63	94	52	95	62	93
20	67	90	67	90	46	96	59	93
19	33	95	67	82	36	96	59	92
18	28	95	63	81	27	98	62	91
17	24	96	60	79	25	99	86	91
年齢 80-89								
27	100	10	41	100	100	43	37	100
26	100	17	43	100	100	63	48	100
25	98	34	48	96	97	70	52	99
24	93	42	49	90	95	82	63	98
23	88	51	52	87	82	89	71	94
22	70	65	55	78	69	94	79	90
21	63	77	63	77	44	96	77	83
20	50	86	69	74	39	97	83	82
19	48	92	79	74	36	98	93	82
18	45	95	86	74	28	98	100	80
17	35	96	82	71	26	100	100	80

注：結果はパーセントで示す。65〜79歳では，教育歴0〜8年の認知障害なし（NCI）の$n=58$，ADの$n=18$，教育歴9年以上のADの$n=22$，NCIの$n=168$。80〜89歳では，教育歴0〜8年のADの$n=40$，NCIの$n=65$，教育歴9年以上のADの$n=39$，NCIの$n=115$。MMSE＝簡易精神機能検査；SENは鋭敏度（全ADの中から得点により正確にADとして分離された数）。SPE＝特異度（全NCIの中から得点によって正確に正常とされた数）；PPP＝陽性予測値（正確にまたは不正確にADとされた総数の中で得点によりADとされた数）；NPP＝陰性予測値（正確にまたは不正確に正常とされた総数の中で得点により正常とされた数）。
出典：Tombaughら（1996）。Copyright American Psychological Association。

満）の影響を受けることも考えられる。つまり，教育は精神測定学的偏りと危険因子ないしそのいずれかを表しているかもしれない（さらなる議論は Crum et al., 1993；Jorm et al., 1988；Tombaugh & McIntyre, 1992 を参照）。

MMSE得点は加齢とともに低下する（Bleecker et al., 1988；Crum et al., 1993；Jorm et al., 1988；O'Connor et al., 1989；Olin & Zelinski, 1991；Starr et al., 1992；Tombaugh & McIntyre, 1992；Tombaugh et al., 1996）。年齢的変化のほとんどは約55〜60歳で始まり，それから75〜80歳で劇的に加速する。被検者を教育レベルで分類しても，これらの年齢効果は厳然として存在する。

MMSE得点は，人種／民族と社会階級によっても影響を受け，性やうつ病の影響はほとんどない（Bleecker et al., 1988；George et al., 1991；O'Connor et al., 1989；Olin & Zelinski, 1991；Taussig et al., 1996；Wells et al., 1992）といういくつかの事実がある。MMSE得点は非白人系民族（Marcopulos et al., 1997 を参照）と低い社会的階層で低くなるという傾向がある。

つまり，MMSEは，たいていの認知能力の尺度と同じように，人口統計学的要因に影響される。

様々な年齢および（または）教育レベルを補正するために，カットオフポイントを変更する試みがなされてきた。しかし，一般にカットオフポイントを変えることはこのテストの鋭敏度や特異度を変えることになり，一方を高くして他方を低くすることになる（Anthony et al., 1982；Bleecker et al., 1988；Galasko et al., 1990；Grut et al., 1993；O'Connor et al., 1989；Tombaugh & McIntyre, 1992；Uhlmann & Larson, 1991）。その解決法はカットオフポイントを変えることではなく，より包括的な評価法を用いることである（Olin & Zelinski, 1991）。

最近では，18,000人以上の地域住民からの確率抽出に基づいた，年齢（18～85歳）と教育（未就学から大学まで）による広範囲な標準が報告されている（Crum et al., 1993）。このサンプルは，身体的，精神的健康状態の如何を問わず，5つの大都市；ニューヘブン，バルチモア，ダーハム，セントルイスそれにロサンゼルスから選ばれている。このデータを表5－7に示す。このMMSE得点は，7の引き算とworldの逆綴りの解答の高い方の点数を採用したものに基づいていることに注意してほしい。また，最も教育レベルの低いグループと最高齢グループで得点分布が広くなっていることも注目される。18～24歳のMMSE得点の中央値は29で，80歳以上のそれは25である。9年以上の教育歴ではMMSE得点の中央値は29であり，5～8年の教育歴で26，0～4年の教育歴で22となる。Tombaughら（1996）は，カナダの5つの地域に住む406人の健常者のサンプルを用いて，MMSEと3MSについて同様のデータを最近報告している。内科的検査，臨床検査および神経心理学的検査により，彼らの認知能力は正常と考えられた。そのパーセンタイル値を表5－8に，鋭敏度と特異度および陽性予測値（PPP）と陰性予測値（NPP）を表5－9に示す。PPPとNPP値は，その病気の基礎的発生率に非常に鋭敏であり，慎重に解釈すべきであることに注意すること（Tombaugh et al., 1996）。例えば，所定の設定（例，一般老人病棟）における全患者のうち30％がADである場合，76％のPPP値は優れているが，しかし，別な設定において（例，ADおよび関連疾患病棟）85％がADである場合には，それは適切とはいえない。それゆえ，PPPとNPP値の臨床的有用性は，臨床的設定と特定疾患の有病率で変動する。同様に，ここに報告された値は，このサンプルにおける様々な年齢と教育歴のグループでの痴呆の有病率を反映している（Tombaugh et al., 1996）。

文献

Anthony, J.C., LeResche, L., Niaz, U., Von Korff, M.R., & Folstein, M.F. (1982). Limits of the 'Mini-Mental State' as a screening test for dementia and delirium among hospital patients. *Psychological Medicine, 12,* 397-408.

Axelrod, B.N., Goldman, R.S., & Henry, R.R. (1992). Sensitivity of the Mini-Mental State Examination to frontal lobe dysfunction in normal aging. *Journal of Clinical Psychology, 48,* 68-71.

Aylward, E.H., Rasmussen, D.X., Brandt, J., Raimundo, L., Folstein, M., and Pearlson, G.D. (1996). CT measurement of supracellar cistern predicts rate of cognitive decline in Alzheimer's disease. *Journal of the International Neuropsychological Society, 2,* 89-95.

Becker, J.T., Huff, F.J., Nebes, R.D., Holland, A., & Boller, F. (1988). Neuropsychological function in Alzheimer's disease: Pattern of impairment and rate of progression. *Archives of Neurology, 45,* 263-268.

Benedict, R.H.B., & Brandt, J. (1992). Limitation of the Mini-Mental State Examination for the detection of amnesia. *Journal of Geriatric Psychiatry and Neurology,* 5233-5237.

Bleecker, M.L., Bolla-Wilson, K., Kawas, C., and Agnew, J. (1988). Age-specific norms for the Mini-Mental State Exam. *Neurology, 33,* 1565-1568.

Braekhus, A., Laake, K., & Engedal, K. (1992). The Mini-Mental State Examination: Identifying the most efficient variables for detecting cognitive impairment in the elderly. *Journal of the American Geriatrics Society, 40,* 1139-1145.

Brandt, J., Folstein, S.E., & Folstein, M.F. (1988). Differential cognitive impairment in Alzheimer's disease and Huntington's dis-

ease. *Annals of Neurology, 23,* 555-561.
Burns, A., Jacoby, R., & Levy, R. (1991). Progression of cognitive impairment in Alzheimer's disease. *Journal of the American Geriatric Society, 39,* 39-45.
Christensen, H., & Jorm, A.F. (1992). Effect of premorbid intelligence on the Mini-Mental State and IQCODE. International *Journal of Geriatric Psychiatry, 7,* 159-160.
Colohan, H., O'Callaghan, E., Larkin, C., Waddington, J.L. (1989). An evaluation of cranial CT scanning in clinical psychiatry, *Irish Journal of Medical Science, 158,* 178-181.
Crum, R.M., Anthony, J.C., Bassett, S.S., & Folstein, M.F. (1993). Population-based norms for the Mini-Mental State Examination by age and educational level. *Journal of the American Medical Association, 269,* 2386-2391.
DeKosky, S.T., Shih, W.J., Schmitt, F.A., Coupal, J., & Kirkpatrick, C. (1990). Assessing utility of single photon emission computed tomography (SPECT) scan in Alzheimer disease : Correlation with cognitive severity. *Alzheimer Disease and Associated Disorders, 4,* 14-23.
Feher, E.P., Mahurin, R. K., Doody, R.S., Cooke, N., Sims, J., & Pirozzolo, F.J. (1992). Establishing the limits of the Mini-Mental State. *Archives of Neurology, 49,* 87-92.
Fillenbaum, G.G., Heyman, A., Wilkinson, W.E., et al. (1987). Comparison of two screening tests in Alzheimer's disease. *Archives of Neurology, 44,* 924-927.
Fillenbaum, G.G., Hughes, D.C., Heyman, A., et al. (1988). Relationship of health and demographic characteristics to Mini-Mental State Examination Scores among community residents. *Psychological Medicine, 18,* 719-726.
Fillenbaum, G.G., George, L.K., & Blazer, D.G. (1988). Scoring nonresponse on the Mini-Mental State Examination, *Psychological Medicine, 18,* 1021-1025.
Finley, W.W., Faux, S.F., Hutcheson, J., & Amstutz, L. (1985). Long-latency event-related potentials in the evaluation of cognitive function in children. *Neurology, 35,* 323-327.
Folstein, M.F., Folstein, S.E., & McHugh, P.R. (1975). 'Mini-mental State'. A practical method for grading the cognitive state of patients for the clinician. *Journal of Psychiatric Research, 12,* 189-198.
Foreman, M.D. (1987). Reliability and validity of mental status questionnaires in elderly hospitalized patients. *Nursing Research, 36,* 216-220.
Foster, J.R., Sclan, S., Welkowitz, J., Boksay, I., & Seeland, I. (1988). Psychiatric assessment in medical long-term care facilities : Reliability of commonly used rating scales. *International Journal of Geriatric Psychiatry, 3,* 229-233.
Galasko, D., Klauber, M.R., Hofstetter, C.R., et al. (1990). The Mini Mental State Examination in the early diagnosis of Alzheimer's dementia. *Archives of Neurology, 47,* 49-52.
George, L.K., Landerman, R., Blazer, D.G. (1991). Cognitive impairment. In L.N. Robbins & D.A. Regier (eds.), *Psychiatric Disorders in America.* New York : Free Press, pp. 291-327.
Giordani, B., Boivin, M.J., Hall, A.L., Foster, N. L., Lehtinen, S.J., Bluemlein, M.S., & Berent, S. (1990). The utility and generality of Mini-Mental State Examination scores in Alzheimer's disease. *Neurology, 40,* 1894-1896.
Grut, M., Fraiglioni, L., Viitanen, M., & Winblad, B. (1993). Accuracy of the Mini-Mental Status Examination as a screening test for dementia in a Swedish elderly population. *Acta Neurologica Scandinavica, 87,* 312-317.
Hopp, G.A., Dixon, R.A., Backman, I., & Grut, M. (in press). Stability of two measures of cognitive functioning in nondemented old-old adults. *Journal of Clinical Psychology.*
Jorm, A.F., Scott, R., Henderson, A.S., et al. (1988). Educational level differences on the Mini-Mental State. *Psychological Medicine, 18,* 727-788.
Kupke, T., Revis, E.S., & Gantner, A.B. (1993). Hemispheric bias of the Mini-Mental State Examination in elderly males. *The Clinical Neuropsychologist, 7,* 210-214.
Lamarre, C.J., & Patten, S.B. (1991). Evaluation of the modified Mini-Mental State Examination in a general psychiatric population. *Canadian Journal of Psychiatry, 36,* 507-511.
Lemsky, C.M., Smith, G., Malec, J.R., & Ivnik, R.J. (1996). Identifying risk for functional impairment using cognitive measures : An application of CART modeling. *Neuropsychology, 10,* 368-375.

Marcopulos, B.A., McLain, C.A., & Giuliano, A. J. (1997). Cognitive impairment or inadequate norms? A study of healthy, rural, older adults with limited education. *The Clinical Neuropsychologist, 11,* 111-131.

Martin, E.M., Wilson, R.S., & Penn, R.D., et al. (1987). Cortical biopsy results in Alzheimer's Disease : Correlation with cognitive deficits. *Neurology, 37,* 1201-1204.

Mitrushina, M., & Satz, P. (1991). Reliability and validity of the Mini-Mental State Exam in neurologically intact elderly. *Journal of Clinical Psychology, 47,* 537-543.

Mitrushina, M., & Satz, P. (1994). Utility of Mini-Mental State Examination in assessing cognition in the elderly. Paper presented to the *International Neuropsychological Society,* Cincinnati, Ohio.

Molloy, D.W., Alemayehu, E., & Roberts, R. (1991). Reliability of a standardized Mini-Mental State Examination compared with the traditional Mini-Mental State Examination. *American Journal of Psychiatry, 148,* 102-105.

O'Connor, D.W., Pollitt, P.A., Treasure, F.P., Brook, C.P.B., & Reiss, B.B. (1989). The influence of education, social class and sex on Mini-Mental State scores. *Psychological Medicine, 19,* 771-776.

Olin, J.T., & Zelinski, E.M. (1991). The 12-month stability of the Mini-Mental State Examination. *Psychological Assessment, 3,* 427-432.

Pearlson, G.D., & Tune, L.E. (1986). Cerebral ventricular size and cerebrospinal fluid acetyl-cholinesterase levels in senile dementia of the Alzheimer type. *Psychiatry Research, 17,* 23-29.

Salmon, D.P., Thal, L.J., Butters, N., & Heindel, W.C. (1990). Longitudinal evaluation of dementia of the Alzheimer type : A comparison of 3 standardized mental status examinations. *Neurology, 40,* 1225-1230.

Shah, A., Phongsathorn, V., George, C., Bielawska, C., & Katona, C. (1992). Psychiatric morbidity among continuing care geriatric inpatients. *International Journal of Geriatric Psychiatry, 7,* 517-525.

Small, B.J., Viitanen, M., Winblad, B., & Bäckman, L. (1997a). Cognitive changes in very old persons with dementia : The influence of demographic, psychometric, and biological variables. *Journal of Clinical and Experimental Neuropsychology, 19,* 245-260.

Small, B.J., Herlitz, A., Fratiglioni, L., Almkvist, O., & Bäckman, L. (1997b). Cognitive predictors of incident Alzheimer's Disease : A prospective longitudinal study. *Neuropsychology, 11,* 413-420.

Starr, J.M., Whalley, L.J., Inch, S., & Shering, P.A. (1992). The quantification of the relative effects of age and NART-predicted IQ on cognitive function in healthy old people. *International Journal of Geriatric Psychiatry, 7,* 153-157.

Taussig, I,M., Mack, W.J., & Henderson, V.W. (1996). Concurrent validity of Spanish-language versions of the Mini-Mental State Examination, Mental Status Questionnaire, Information-Concentration Test, and Orientation-Memory-Concentration Test : Alzheimer's disease patients and non-demented elderly comparison subjects. *Journal of the International Neuropsycholoical Society, 2,* 286-298.

Teng, E.L., Chiu, H.C., Schneider, L.S., and Metzger, L.E. (1987). Alzheimer's dementia : Performance on the Mini-Mental State Examination. *Journal of Consulting and Clinical Psychology, 55,* 96-100.

Tombaugh, T.N., & McIntyre, N.J. (1992). The Mini-Mental State Examination : A comprehensive review. *Journal of American Geriatric Society, 40,* 922-935.

Tombaugh, T.N., McDowell, I., Krisjansson, B., & Hubley, A.M. (1996). Mini-Mental State Examination (MMSE) and the Modified MMSE (3MS) : A psychometric comparison and normative data. *Psychological Assessment, 8,* 48-59.

Tsai, L., & Tsuang, M.T. (1979). The Mini-Mental State Test and computerized tomography. *American Journal of Psychiatry, 136,* 436-439.

Uhlmann, R.F., Teri, L., Rees, T.S., Mozlowski, K.J., & Larson, E.B. (1989). Impact of mild to moderate hearing loss on mental status testing. *Journal of the American Geriatrics Society, 37,* 223-228.

Uhlmann, R.F., & Larson, E.B. (1991). Effect of education on the Mini-Mental State Examination as a screening test for dementia. *Journal of the American Geriatric Society, 39,* 876-880.

Van Der Cammen, T.J.M., Van Harskamp, F., Stronks, D.L., Passchier, J., & Schudel, W.J. (1992). Value of the Mini-Mental State Examination and informants' data for the detection of dementia in geriatric out-patients. *Psychological Reports, 71,* 1003-1009.

Wells, J.C., Keyl, P.M., Aboraya, A., Folstein, M.F., & Anthony, J.C. (1992). Discriminant validity of a reduced set of Mini-Mental State Examination items for dementia and Alzheimer's disease. *Acta Psychiatrica Scandinavica, 86,* 23-31.

国民成人読み能力テスト
NATIONAL ADULT READING TEST (NART)

訳　白谷敏宏

他のテスト名

このテストは合衆国 (Grober & Sliwinski, 1991), 合衆国およびカナダ (Blair & Spreen, 1989) での使用目的で改変されている。オリジナルの第2版 (NART：Nelson, 1982；NART-2：Nelson & Willison, 1991) と, Blair & Spreen (1989) によって考案された北米成人読み能力テスト (NAART または NART-R) をここで紹介する。

目 的

このテストの目的は病前の知的能力の評価を提供することにある。

原 典

NART-2 (単語カードと冊子, 発音ガイドを含むマニュアル (第2版) と得点シート) は NFER-Nelson, Darville House, 2 Oxford Road East, Windsor, Berkshire, SL4 1DF より59.25ポンドで購入可能である。NAART は市販されていない。使用者は次の説明を参照して自分で用具を作成してもよい。

概 要

病前 IQ の情報が不可欠となる状況は, 臨床上, 医療法制上または研究において数多くある。病前のテストデータが得られることは稀であるため, 評価の方法が必要である。不規則な綴りの50単語 (例えば, ache, naive, thyme) の読み方テストである国民成人読み能力テストまたは NART-2 (Nelson, 1982；Nelson & O'Connell, 1978；Nelson & Willison, 1991) は, 病前の知的機能を決定するための評価方法としての裏付けがある (図5-2)。被検者が単語を熟知していると仮定すれば, IQ を予想するのに発音の正確さが利用される。それらの単語が短いために, 被検者は複雑な視覚刺激を解析する必要がなく, 単語が不規則であるため, 知的な当て推量では正しい発音はで

Ache	Procreate	Leviathan
Debt	Quadruped	Aeon
Psalm	Catacomb	Detente
Depot	Superfluous	Gauche
Chord	Radix	Drachm
Bouquet	Assignate	Idyll
Deny	Gist	Beatify
Capon	Hiatus	Banal
Heir	Simile	Sidereal
Aisle	Rarefy	Puerperal
Subtle	Cellist	Topiary
Nausea	Zealot	Demesne
Equivocal	Abstemious	Campanile
Naive	Gouge	Labile
Thyme	Placebo	Syncope
Courteous	Facade	Prelate
Gaoled	Aver	

図5-2. 新成人読み能力テスト。出典：国民成人読み能力テスト. Hazel S.Nelson, 1991。著者の許可にて, NFER-Nelson

きない．それ故に，結果は現在の認知能力よりも以前の知識により左右されるのではないかと議論されてきた（Nelson & O'Connell, 1978）．一般人において読む能力と知能との間に高い相関があること（Crawford et al., 1989 a），単語の読みは障害前のIQをかなり正確に推定するのに役立つ事実（Moss & Dowd, 1991），また，軽度または中程度の痴呆患者では不規則な単語を発音する能力は一般的に保持される（Crawford et al., 1988 a；Fromm et al., 1991；Sharpe & O'Carroll, 1991；Stebbins et al., 1990 a；コメント参照）という事実にこのテストの価値はある．

Nelsonは英国でこのテストをWAISと一緒に使用するように考案した．最近，NelsonとWillison（1991）は，NART-2の得点を直接WAIS-Rの得点に変換することが可能になるように，英国のサンプルを用いて再標準化を行った．RyanとPaolo（1992）もまたアメリカ人の75歳以上のサンプルを用いてNART/NART-2をWAIS-Rに換える標準化を行った．BlairとSpreen（1989）はこのテストを北部アメリカ人用に改変し（NAART），WAIS-Rに対しての妥当性を持たせている．NAARTは，$8\frac{1}{2}''\times 11''$のカードの両面に2列に印刷された61語のリストからなり，被検者に見せて読ませる．検査者は得点シートに誤りを記録する．図5-3に正確な発音と併せて得点シートのサンプルを示した．

```
                    NAART
                    採点紙

Page 1
  DEBT      det                    SUBPOENA    sə·pē'·nə
  DEBRIS    də·brē, dā·brē', dā'·brē   PLACEBO    plə·sē'·bō
  AISLE     īl                     PROCREATE   prō'·krē·āt
  REIGN     rān                    PSALM       säm, sälm*
  DEPOT     dē,·pō, de'·pō         BANAL       bə·nál', bā·nal', bān'·əl
  SIMILE    sim'·ə·lē              RAREFY      rār'·ə·fī
  LINGERIE  lan'·zhə·rē, lon'·zhə·rā'   GIST    jist
  RECIPE    res'·ə·pē              CORPS       kor, korz
  GOUGE     gauj                   HORS D'OEUVRE  òr'·dərv(r)'
  HEIR      ār                     SIEVE       siv
  SUBTLE    sət'·əl                HIATUS      hī·ā·təs
  CATACOMB  kat'·ə·kōm             GAUCHE      gōsh
  BOUQUET   bō·kā', bü·kā'         ZEALOT      zel'·ət
  GAUGE     gāj                    PARADIGM    par'·ə·dīm, par'·ə·dim
  COLONEL   kərn'·əl               FACADE      fə·säd'

Page 2
  CELLIST   chel'·əst              LEVIATHAN   li·vī'·ə·thən
  INDICT    in·dīt'                PRELATE     prel'·ət, prē'·lāt*
  DETENTE   dā·tä(n)t              QUADRUPED   kwäd'·rə·ped
  IMPUGN    im·pyün'               SIDEREAL    sī·dir'·ē·al, sə·dir'·ē·al
  CAPON     kā'·pən, kā'·pon       ABSTEMIOUS  ab·stē'·mē·əs
  RADIX     rād'·iks               BEATIFY     bē·at'·ə·fī
  AEON      ē'·ən, e'·an           GAOLED      jāld
  EPITOME   i·pit'·ə·mē            DEMESNE     di·mān', di·mēn'
  EQUIVOCAL i·kwiv'·ə·kəl          SYNCOPE     sing'·kə·pē, sin'·k'rrn·pē
  REIFY     rā'·ə·fī, rē'·ə·fi     ENNUI       an·wē'
  INDICES   in'·də·sēz             DRACHM      dram
  ASSIGNATE as'·ig·nāt'            CIDEVANT    sēd·ə·vä(n)'
  TOPIARY   tō·pē·er'·ē            EPERGNE     i·pərn', ā·pərn'
  CAVEAT    kav'·ē·at, kāv'·ē·at,  VIVACE      vē·väch'·ā, vē·väch'·ē
            kā·vē·at'**            TALIPES     tal'·ə·pēz
  SUPERFLUOUS  sù·pėr'·flü·əs      SYNECDOCHE  sə·nek'·də·kē
```

図5-3．北アメリカ読み能力テスト採点表．発音記号はウェブスターによる．*は米国のみでの正確な発音を示し，**はカナダでの正確な発音を示す．

実 施

NART-2については，原典を参照。簡単に述べると，患者に単語カードを提示し，各単語を読むように指示する。リスト形式で単語を読むことに混乱をきたす者もあるため，NART-2では，1語々々が別々のカードに大きく印刷されている冊子形式で入手できる。検査者が「次」と合図してから被検者に次の単語を読ませるようにすることで，単語を読むペースは決められる。

テストマニュアルにはオプションとして，NARTの中断の基準（15個の連続する反応のうち14個の間違い）が提供されている。しかし，BeardsallとBrayne (1990)は，高齢の被検者のサンプルでは，この基準に合う者は稀であると報告している。読む能力の劣る被検者で，不安や苦痛を軽くするために，彼らは前半の得点からNARTの後半（26～50項目）の得点を見積もる均分法を考案した（簡易NART）。もし簡易NARTで正答が12点より低い場合，BeardsallとBrayne (1990)が示したように，正答が0～11点の被検者ではテストを後半まで実施しても得点が加算される見込みがないため，これを全正答得点として採用する。12～20点の得点の者では，全誤答得点を予測するために変換表が用いられる。得点が20点より高い被検者では，完全なNARTを実施する。簡易NARTを用いた病前IQの予測精度は，交差妥当試験によって全NARTと実質的に等価であることが見いだされている（Crawford et al., 1991）。

語義的および構文的な手がかり（文脈）が与えられる結果，多くの単語が正しく読まれ，特に痴呆患者と読む能力が平均以下の者では，IQがより高く評価されることになるので，文の中に単語を置くことは（Beardsall & Huppert, 1994）有用な改変である。それ故に，NAARTには次のような説明がつけられている。

「このリストのここ（「debt」を指す）から順にゆっくり読んでください。この列を順に読んで次の列に移ってください。このページの単語を読み終えたらページをめくり，ここから（2ページ目の最初を示す）また始めてください。1つの単語を読み終わっても，私が'次'というまで次の単語を読むのを待ってください。最初に言っておきますが，ここにはあなたがわからない単語が沢山あるかもしれません。実際，ほとんどの人がそれを知りませんから，当ててみてください。いいですか？それでは始めましょう。」

被検者が言い当てられるように支援し，すべての反応を励ますべきである（「よい」「すばらしい」等）。被検者は返答を変えたいときは変えることができる。しかし2つ以上の答が出たら，被検者は最終的な答を決めなければならない。時間制限は設けない。

表5-10. 簡易NART得点からの全NART予測誤答得点への変換表

簡易NART 正答得点	全NARTへの転換 誤答得点
0-11	全NARTとして （50 マイナス正答）
12	38
13	36
14	34
15	33
16	31
17	30
18	28
19	26
20	24
21+	全NARTとして （50 マイナス正答）

出典：BeardsallとBrayne, 1990 (P.89)．簡易NARTの正答数を計算する。正答数0～20では全NARTは実施しない，正答数21～25では続けて全NARTを実施する。
これらの得点で，等価換算術を用いて，IQの予測を行うことができる。
Copyright Swets Zeitlinger。許可にて転載。

およその実施時間

このテストに要する時間は約10分程度である。

採点方法

採点を容易にするためにテープレコーダーの使用が推奨される。誤って発音された単語は間違い

としてカウントする。発音の軽いバリエーションは，その地方のアクセントによるものと考えられる場合には正答とする。間違いの総数を表にする。

NART-2の得点はマニュアルに用意された表を用いてWAIS-RのVIQ，PIQおよびFSIQに変換することができる（Nelson & Willison, 1991）。簡易NARTの得点は全NARTの得点に変換しなければならないことに注意すること。予測値と実際に得られたものの不一致が異常であるかどうかを評価する表が，テストマニュアルに設けられている。あるいは，アメリカ人の被検者では，WAIS-RのIQを予測するためにRyanとPaolo（1992）の等式を用いることができる。

推定 VIQ ＝132.3893 ＋（NART 誤答数）
　　　　　　（－1.164）
推定 PIQ ＝123.0684 ＋（NART 誤答数）
　　　　　　（－0.823）
推定 FSIQ ＝131.3845 ＋（NART 誤答数）
　　　　　　（－1.124）

推定の標準誤差はWAIS-RのVIQ，PIQ，FSIQについて各々7.70，12.08，8.83である。回帰方程式は正常の75歳以上の地域住民のサンプルより得られたものであることに注意すること。この等式は，軽度の認知障害があるものの保護的治療の必要のない高齢者の病前の知能を予測するのに最も有効であろう。等式に教育歴（＋NART誤答数）を含むことで予測が著明に向上することはない。

しかしWillshireら（1991）は人口統計学的変数をNARTに取り入れ，NARTまたは人口統計的情報のみよりも，さらによく病前の認知機能を評価した。その等式（55歳から69歳までの被検者に適している）は以下のとおりである。

推定 IQ＝123.7－0.8（NART 誤答数）
　　　　　＋3.8教育年－7.4性

この等式を使用するには，教育レベルには以下の5つのカテゴリーを含むことに注意すること：(1)初等学校 (2)中学校 (3)中学校プラス職業資格 (4)中学校卒業 (5)初期第三次教育。性は，男＝1女＝2として表されている。

WAIS-RのVIQ，PIQ，FSIQを予測するNAARTの等式は以下のとおりである（Blair and Spreen, 1989）。

推定 VIQ ＝128.7－.89（NAART 誤答数）
推定 PIQ ＝119.4－.42（NAART 誤答数）
推定 FSIQ ＝127.8－.78（NAART 誤答数）

推定の標準誤差はVIQ，PIQ，FSIQの各々で，6.56，10.67，7.63である。

考 察

NART/NART-2は臨床で用いるには最も信頼性のあるテストである。内部整合性を考慮すると，信頼度の推定値は.90以上（Crawford et al., 1988b）であり，検査－再検査間の信頼度は.98と報告されている（Crawford et al., 1989b）。短期間（10日）では訓練効果が出現する。しかし，平均低下値はNARTの1つの誤答より小さく，訓練効果は臨床上ほとんど重要でないことを示唆している。NARTはまた評価者間信頼度が高い（.88以上）（O'Carroll, 1987；Crawford et al., 1989 b；Sharpe & O'Carroll, 1991）。しかし，NARTのいくつかの単語で不釣り合いなほどの高い割合の評価者間の不一致があり（aeon, puerperal, aver, sidereal および prelate），これらの単語を採点するときには特に注意すべきである（Crawford et al., 1989 b）。

BlairとSpreen（1989）は，NAARTの評価者間信頼度は.99（p<.001）と報告している。内部整合性の尺度であるα係数は.94である。Raguetら（1996）は51人の健常成人に対して約1年の間隔を置いて，2回のNAARTを実施し，NAARTの評価は係数が.92で高い信頼度であった。

研究者たちは，NART（またはNAART）の結果と一般的知的能力（Blair & Spreen, 1989；Crawford et al., 1989 b；Johnstone et al., 1996；Nelson & O'Connell, 1978；Raguet et al., 1996；Sharpe & O'Carroll, 1991；Wiens et al., 1993；Willshire et al., 1991）または教育（Maddrey et al., 1996) との間の，中程度〜高度 (.4〜.8) の相関性を報告している。このテストはまた，逆行性に得られた Wechsler IQ の推定値にも良好な精度を保っている (Berry et al., 1994 ; Moss & Dowd, 1991 ; Raguet et al., 1996)。標準化されたサンプルでは，NART は WAIS の全検査，言語性，動作性 IQ の分散の各々 55, 60, 30 ％を予測した (Nelson, 1982)。同様の報告が最近他の研究者からもなされている（例えば，Blair & Spreen, 1989 ; Crawford et al., 1989 b ; Ryan & Paolo, 1992 ; Wiens et al., 1993)。つまり，このテストは VIQ と FSIQ についての予測は良好だが，PIQ については相対的に劣るということである。言語性下位検査の中で，NART (NAART) の誤答は語彙力と情報に最も高く相関する (Wiens et al., 1993)。NART と WAIS との合同因子分析 (Crawford et al., 1989 a) では，NART には全般的な知能 (g) を表していると見なされる最初の操作を受けていない主要な構成員に非常に高い因子負荷 (.85) があることが明らかになっている。NART 得点は健常な地域成人 300 人以上を用いた研究で正常に分散することが見出されている (Brayne & Beardsall, 1990)。

IQ の予測は，少なくとも健常者では，NART（または NAART）を基にした等式によるものの方が，Wechsler 語彙力の下位検査または Barona ら (1984) によって考案された人口統計学的予測によるものより正確である (Blair & Spreen, 1989 ; Crawford et al., 1988 ; Ryan & Paolo, 1992 ; Sharpe & O'Carroll, 1991)。しかし，Barona 指数と NAART の評価を組み合わせる方が，推測精度が上がるようである。Raguet ら (1996) は Barona 指数と NAART の推測値を平均することを推奨している。Willshire ら (1991) は，オーストラリアのメルボルンの居住者を用いたサンプルから，WAIS-R IQ 得点の変数の 56 ％は NART の誤答数，教育，性別を含む公式を基にすれば予測可能であったと報告している。これは教育歴のみを基にして推測するより 24 ％多く，NART 誤答のみを基にしたものより 18 ％多かった（採点方法参照）。

つまり，NART（もしくは NAART）は有用な知能の尺度を提供している。これは WRAT-R の読みの項目とも高い (.82) 相関がある (Johnstone et al., 1996 ; Wiens et al., 1993)。このテストは一般に，うつ病に耐性があり (Crawford et al., 1987)，急性発症の未治療の統合失調症でも病前の能力の適切な推測値を提供する (O'Carroll et al., 1992)。しかし，先に示したように，このテストは脳の損傷に無反応ではなく，脳の機能障害をもつ患者では読みテストの結果の低下が起こる。例えば，中程度〜高度の痴呆患者 (Fromm et al., 1991 ; Stebbins et al., 1988 ; Stebbins et al., 1990 a) や軽度の痴呆に言語障害を伴った患者 (Stebbins et al., 1990 b) や反応行動に移る前に自分の誤答を点検してみることのできない行動障害の患者 (O'Carroll et al., 1992) である。Patterson ら (1994) は AD の重症度の機能として NART の結果が劇的に低下することを発見し，MMSE と NART の相関が .56 であると報告している。彼らは，NART で明らかにされた AD での特異な読みの障害が，AD での語義の記憶の低下および特定の音韻的操作能力の障害によるものであるとしている。Paque と Warrington (1995) は，NART と WAIS-R での 57 人の痴呆患者の結果を比較した。被検者は少なくとも 10 カ月以上の間隔を置いて 2 回の試験を受けた。NART 作業能力は時間とともに下降するため，VIQ と PIQ での劣化はより急速かつ重篤であった。読む力が低下した患者は PIQ より VIQ が低くなる傾向があり，病気のためにすでに言語能力が損なわれているのではないかという懸念が生じる。Taylor ら (1996) は，それぞれ約 1 年の間隔をあけて 3〜4 回のテストを AD 患者に行った。簡易精神機能検査 (MMSE) で測定した痴呆の重症度が増していくにつれて，AMNART の結果は低下した。痴呆の進行を考慮に入れるために，彼らは IQ を予測するための MMSE を基にした修正因子を導き出した。

NART は脳の損傷に対して感度が全くないわけではないが，他の多くの認知機能の尺度に比べて感度が劣るようだという証言も得られている (Berry et al., 1994 ; Christensen et al., 1991 ; Maddrey et al., 1996)。それゆえ，完全とは言い

表5-11. NAARTの年齢群による平均正答数

	年齢群					
	16-29	30-39	40-49	50-59	60-69	70+
n	19	23	30	31	29	31
平均	36.68	40.07	43.13	43.78	43.06	45.81
SD	6.70	9.46	8.79	8.17	10.78	8.43

出典：GrafとUttl (1995)。Swiss Journal of Psychologyの許可にて転載。

がたいが，選択の目安になるかもしれない。しかしながら，このテストは，VIQがPIQに比べて劣る失語症や失読症の患者や，著明な構音や視覚的問題のある患者には使用すべきでない。

回帰手順の使用には，平均値および限られた範囲の得点への回帰を含むという，ある程度の制限があることを心に留めることも重要である。これらの制限は，この等式が痴呆の疑いのある患者に使用されたとき，2つのタイプの誤りが起こり得ることを示している（Boekamp et al., 1995；Ryan & Paolo, 1992；Wiens et al., 1993）。病前能力が優れているケースでは，予測IQは，現在の認知障害の程度を過小評価してしまうかもしれない。しかし，痴呆患者では知的レベルが高い状態にとどまっているときに心理的評価が行われることはまずないので，この天井効果によってテストの臨床的効用が失われることはないはずである（Ryan & Paolo., 1992）。一方，病前の能力が比較的低い患者では，予測IQは，実際には生じていない認知の低下を示すかもしれない。

これらの制限は，NART (NAART)による病前の機能の予測に，臨床的観察と患者の教育的および職業的達成度についての情報を補足することが必要であることを強調している（Ryan & Paolo, 1992）。NARTと人口統計的情報または他の能力を基にしたデータ（例えば，MMSE）を組み合わせることで，予測の正確さが上がるかもしれない（イントロダクション参照）。NARTについての研究の大部分は病前の知能の予測に焦点があてられ，Wechslerの知能尺度を基準変数として使用してきた。しかし，NART等式はまた，FAS言語流暢課題（Crawford et al., 1992）やPASAT（Crawford et al., 印刷中）（この本のCOWAとPASATの項を参照のこと）での病前の能力の予測にも役に立つ。さらに，記憶テストの結果を基にしたNART等式は，NART/WAIS-Rの組合せより早くから痴呆を評価できるかもしれないとする研究者もいる（Schlosser & Ivison, 1989）。

標準データ

NART-2（NAART）の結果は教育年数と社会階層に相関している。広い年齢層（16〜84歳までの，よく教育を受けた健康な者）での研究で，年齢にしたがってNAARTの正答得点が上昇することが明らかになったが（表5-11参照）（Graf & Uttl, 1995；Uttl & Graf, 投稿中）年齢と性は結果にほとんど影響を与えない（Crawford et al., 1988 b；Graf & Uttl, 1995；Ivnik et al., 1996；Nelson, 1982；Nelson & Willison, 1991；Starr et al., 1992；Wiens et al., 1993）。予想されたように，FSIQが上昇すればNART (NAART)誤答は構造的に減少する（Wiens et al., 1993）。

NART-2について，NelsonとWillisonは，NART-2から予測されるIQとWAIS-Rで得られたIQとの不一致が偶然生じる確率を決定する不一致表を提供した。この等式は英国のサンプルを基にしたものである。北米のサンプルについては，RyanとPaolo (1992)がNART誤答数からWAIS-RのIQを予測する回帰方程式を考案したが（採点方法を参照），これに対応する不一致表は作られていない。

Willshireと同僚たち(1991)は，NART誤答数

と人口統計的変数の組合せから，55歳〜69歳までの成人に使用するための，WAIS-RのIQを予測する回帰方程式を考案した。この等式（採点方法参照）はオーストラリアのサンプルに基づいている。しかし予測の標準誤差と不一致表は作られていない。Crawfordら（1989c）も，NART誤答と人口統計変数を組み合わせて病前IQを予測する回帰方程式を考案した。この研究者たち（Crawford et al., 1990）は人口統計変数を基にして，NART誤答数を予測する回帰方程式を考案した。残念ながら，この等式はWAIS-RではなくWAISに基づいている。

NAARTについては，BlairとSpreen（1989）は，PIQに関して，予測されるIQと実際のIQの間で少なくとも21点の正の不一致があれば低下の可能性があると忠告している。VIQとFSIQに関しては，予測されるIQと実際のIQの間での15点以上の不一致は，知的低下もしくは障害の可能性を示している（95％の信頼度での計算を基にしている）。Wiensら（1993）は，健常者の約10％だけが予測－実測のFSIQ値で15点の違いがあると報告した。したがって，この程度の違いで臨床的注意を引くようなことは健常者ではめったに起こらない（Berry et al., 1994参照）。

予測されるWAIS-Rの得点の幅について注意することが大切である。このNAARTによって予測されるIQの範囲は，言語性尺度で129〜74であり，動作性尺度で119〜94，全検査尺度では128〜80である（Wiens et al., 1993）。NARTから予測されるIQの範囲は，言語性尺度で132〜74であり，動作性尺度で123〜82，全検査尺度では131〜75である（Ryan & Paolo, 1992）。それ故に，能力が平均レベル以外の者に対して信頼できない予測値へ導いてしまうため，予測IQの広がりの両端での切り捨てが必要である（Ryan & Paolo, 1992 ; Wiens et al., 1993）。

文献

Barona, A., Reynolds, C.R., & Chastain, R. (1984). A demographically based index of pre-morbid intelligence for the WAIS-R. *Journal of Consulting and Clinical Psychology, 52,* 885-887.

Beardsall, L., & Brayne, C. (1990). Estimation of verbal intelligence in an elderly community : A prediction analysis using a shortened NART. *British Journal of Clinical Psychology, 29,* 83-90.

Beardsall, L., & Huppert, F.A. (1994). Improvement in NART word reading in demented and normal older persons using the Cambridge Contextual Reading Test. *Journal of Clinical and Experimental Neuropsychology, 16,* 232-242.

Berry, D.T.R., Carpenter, G.S., Campbell, D.A., Schmitt, F.A., Helton, K., & Lipke-Molby, T. (1994). The New Adult Reading Test-Revised : Accuracy in estimating WAIS-R IQ scores obtained 3.5 years earlier from normal older persons. *Archives of Clinical Neuropsychology, 9,* 239-250.

Blair, J.R., & Spreen, O. (1989). Predicting premorbid IQ : A revision of the National Adult Reading Test. *The Clinical Neuropsychologist, 3,* 129-136.

Boekamp, J,R., Strauss, M.E., & Adams, N. (1995). Estimating premorbid intelligence in African-American and white elderly veterans using the American version of the National Adult Reading Test. *Journal of Clinical and Experimental Neuropsychology, 17,* 645-653.

Brayne, C., & Beardsall, L. (1990). Estimation of verbal intelligence in an elderly community : An epidemiological study using the NART. *British Journal of Clinical Psychology, 29,* 217-223.

Christensen, H., Hadzi-Pavlovic, D., & Jacomb, P. (1991). The psychometric differentiation of dementia from normal aging : a meta-analysis. *Psychological Assessment, 3,* 147-155.

Crawford, J.R., Besson, J.A.O., Parker, D.M., Sutherland, K.M., & Keen, P.L. (1987). Estimation of premorbid intellectual status in depression. *British Journal of Clinical Psychology, 26,* 313-314.

Crawford, J.R., Parker, D.M., & Besson, J.A.O. (1988a). Estimation of premorbid intelligence in organic conditions. *British Journal of Psychiatry, 153,* 178-181.

Crawford, J.R., Stewart, L.E., Garthwaite, P.H., Parker, D.M., and Besson, J.A.O. (1988b). The relationship between demographic variables and NART performance in normal subjects. *British Journal of Clinical Psychology, 27,* 181-182.

Crawford, J.R., Stewart, L.E., Cochrane, R. H. B., Parker, D.M., & Besson, J.A.O. (1989a). Construct validity of the National Adult Reading Test : A factor analytic study. *Personality and Individual Differences, 10,* 585-587.

Crawford, J.R., Stewart, L.E., Besson, J.A.O., Parker, D.M., & De Lacey, G. (1989b). Prediction of WAIS IQ with the National Adult Reading Test : Cross-validation and extension. *British Journal of Clinical Psychology, 28,* 267-273.

Crawford. J.R., Stewart, L.E., Parker, D.M., Besson, J.A.O., & Cochrane, R.H.B. (1989c). Estimation of premorbid intelligence : Combining psychometric and demographic approaches improves predictive accuracy. *Personality and Individual Differences, 10,* 793-796.

Crawford, J.R., Allan, K.M., Cochrane, R.H.B., & Parker, D.M. (1990). Assessing the validity of NART-estimated premorbid IQs in the individual case. *British Journal of Clinical Psychology, 29,* 435-436.

Crawford, J.R., Parker, D.M., Allan, K.M., Jack, A.M., & Morrison, F.M. (1991). The Short NART : Cross-validation, relationship to IQ and some practical considerations. *British Journal of Clinical Psychology, 30,* 223-229.

Crawford, J.R., Obansawin, M.C., & Allan, K.M. (in press). PASAT and components of WAIS - R performance : convergent and discriminant validity. *Neuropsychological Rehabilitation.*

Fromm, D., Holland, A.L., Nebes, R.D., & Oakley, M.A. (1991). A longitudinal study of word-reading ability in Alzheimer's disease : Evidence from the National Adult Reading Test. *Cortex, 27,* 367-376.

Graf, P., & Uttl, B. (1995). Component processes of memory : Changes across the adult lifespan. *Swiss Journal of Psychology, 54,* 113-130.

Grober, E., & Sliwinski, M. (1991). Development and validation of a model for estimating premorbid verbal intelligence in the elderly. *Journal of Clinical and Experimental Neuropsychology, 13,* 933-949.

Ivnik, R.J., Malec, J.F., Smith, G.E., Tangalos, E.G., & Petersen, R.C. (1996). Neuropsychological tests norms above age 55 : COWAT, BNT, Token, WRAT-R Reading, AMNART, Stroop, TMT, JLO. *The Clinical Neuropsychologist, 10,* 262-278.

Johnstone, B., Callahan, C.D., Kapila, C.J., & Bouman, D.E. (1996). The comparability of the WRAT-R Reading test and NAART as estimates of premorbid intelligence in neurologically impaired patients. *Archives of Clinical Neuropsychology, 11,* 513-519.

Maddrey, A.M., Cullum, C.M., Weiner, M.F., & Filley, C.M. (1996). Premorbid intelligence estimation and level of dementia in Alzheimer's disease. *Journal of the International Neuropsychological Society, 2,* 551-555.

Moss, A.R., & Dowd, T. (1991). Does the NART hold after head injury : A case report. *British Journal of Clinical Psychology, 30,* 179-180.

Nelson, H.E. (1982). *National Adult Reading Test (NART) : Test Manual.* Windsor, UK : NFER Nelson.

Nelson, H.E., & O'Connell, A. (1978). Dementia : The estimation of pre-morbid intelligence levels using the new adult reading test. *Cortex, 14,* 234-244.

Nelson, H.E., & Willison, J. (1991). *National Adult Reading Test (NART) : Test Manual.* Second Edition. Windsor, UK : NFER Nelson.

O'Carroll, R.E. (1987). The inter-rater reliability of the National Adult Reading Test (NART) : A pilot study. *British Journal of Clinical Psychology, 26,* 229-230.

O'Carroll, R.E., Walker, M., Dunan, J., Murray, C., Blackwood, D., Ebmeier, K.P., & Goodwin, G.M. (1992). Selecting controls for Schizophrenia research studies : The use of the national adult reading test (NART) as a measure of pre-morbid ability. *Schizophrenia Research, 8,* 137-141.

O'Carroll, R.E., Moffoot, A., Ebmeier, K.P., & Goodwin, G.M. (1992). Estimating pre-morbid intellectual ability in the Alcoholic Korsakoff Syndrome. *Psychological Medicine, 22,* 903-909.

Paque, L., & Warrington, E.K. (1995). A longitudinal study of reading ability in patients suffering from dementia. *Journal of the International Neuropsychological Society, 1,*

517-524.

Patterson, K., Graham, N., & Hodges, J.R. (1994). Reading in dementia of the Alzheimer type: A preserved ability? *Neuropsychology, 8,* 395-407.

Raguet, M.L., Campbell, D.A., Berry, D.T.R., Schmitt, F.A., & Smith, G.T. (1996). Stability of intelligence and intellectual predictors in older persons. *Psychological Assessment, 8,* 154-160.

Ryan, J.J., & Paolo, A.M. (1992). A screening procedure for estimating premorbid intelligence in the elderly. *The Clinical Neuropsychologist, 6,* 53-62.

Schlosser, D., & Ivison, D. (1989). Assessing memory deterioration with the Wechsler Memory Scale, the National Adult Reading Test, and the Schonell Graded Word Reading Test. *Journal of Clinical and Experimental Neuropsychology, 11,* 785-792.

Sharpe, K., & O'Carroll, R. (1991). Estimating premorbid intellectual level in dementia using the National Adult Reading Test: A Canadian study. *British Journal of Clinical Psychology, 30,* 381-384.

Starr, J.M., Whalley, L.J., Inch, S., & Shering, P.A. (1992). The quantification of the relative effects of age and NART-predicted IQ on cognitive function in healthy old people. *International Journal of Geriatric Psychiatry, 7,* 153-157.

Stebbins, G.T., Wilson, R.S., Gilley, D.W., Bernard, B.A., & Fox, J.H. (1988). Estimation of premorbid intelligence in dementia. *Journal of Clinical and Experimental Neuropsychology, 10,* 63-64.

Stebbins, G.T., Gilley, D.W., Wilson, R.S., Bernard, B.A., & Fox, J.H. (1990a). Effects of language disturbances on premorbid estimates of IQ in mild dementia. *The Clinical Neuropsychologist, 4,* 64-68.

Stebbins, G.T., Wilson, R.S., Gilley, D.W., Bernard, B.A., & Fox, J.H. (1990b). Use of the National Adult Reading Test to estimate premorbid IQ in dementia. *The Clinical Neuropsychologist, 4,* 18-24.

Taylor, K.I., Salmon. D.P., Rice, V.A., Bondi, M.W., Hill, L.R., Ernesto, C.R., & Butters, N. (1996). A longitudinal examination of American National Adult Reading Test (AMNART) performance in dementia of the Alzheimer Type (DAT): Validation and correction based on rate of cognitive decline. *Journal of Clinical and Experimental Neuropsychology, 18,* 883-891.

Uttl, B., & Graf, P. (submitted). Color word Stroop test performance across the life span. *Journal of Clinical and Experimental Neuropsychology.*

Wiens, A.N., Bryan, J.E., & Crossen, J.R. (1993). Estimating WAIS-R FSIQ from the National Adult Reading Test-Revised in normal subjects. *The Clinical Neuropsychologist, 7,* 70-84.

Willshire, D., Kinsella, G., & Prior, M. (1991). Estimating WAIS-R from the National Adult Reading Test: A cross-validation. *Journal of Clinical and Experimental Neuropsychology, 13,* 204-216.

Raven 進行マトリックス
RAVEN'S PROGRESSIVE MATRICES (RPM)

訳　白谷敏宏

目　的

Raven 進行マトリックスの目的は視覚的様相の推理を評価することにある。

原　典

全てのレベルを含むテストは，The Psychological Corporation, P.O.Box 9954, San Antonio, Texas 78204-0954 へ，約 549 米ドルで，または The Psychological Corporation, 55 Horner

Avenue, Tronto, Ontario M 5 Z 4 X 6 へ約733.50カナダドルで注文できる。研究用付録（標準データつき）も The Psychological Corporation で購入可能であり，価格は約53米ドルまたは70カナダドルである。

概　要

Raven 進行マトリックスは，帰納的推理の典型的なテストとして広く受け入れられている（Alderton & Larson, 1990）。このテストでは，被検者は構成要素に関連する法則を推論し，それからその法則を用いて一連の次の項目を作成するか，または提示された要素がその法則に適っていることを認識することを求められる（Alderton & Larson, 1990）。問題は徐々に難しくなり，簡単な項目は後のより難しい項目の学習経験として役立つ。したがって，このテストは知的効率もしくは問題を即座に経験して学習することで，より効率的となる能力を評価するために用いられてきた（Mills et al., 1993）。テストの反応には，言語化能力や訓練された操作能力，または視空間的情報の微妙な区別は要求されないため，このテストは概念能力のポピュラーな尺度である。さらに，言語的指示は最低限に抑えられている（Zaidel et al., 1981）。3つのテスト形式がこれまでに考案されている。

標準進行マトリックス（SPM）（Raven, 1938, 1996）は，60個の項目が5つのセット（A～E）にグループ分けされており，各セットには12個の項目が入っている。各項目には一部分が除かれたパターン問題があり，これはパターンの与えられた6～8個の図のうちの1つが正答のパターンである。各セットのマトリックス変換の法則は異なっており，各セットの中で項目は次第に難しくなっていく。尺度は，小児があるパターンを完成させるために失われた部分を見つけ出す考え方を会得できる時期から始まる知的発達の全範囲をとらえるように企図されている。しかし，幼児，知的遅れのある者やかなりの高齢者では，類推による推論が必要とされない，セットAとBの問題とセットCとDの簡単な問題以上のものを解答させることは期待されていない。

色彩進行マトリックス（CPM）（Raven, 1947, 1995）はより短く，単純な形のテストを提供している。このテストは，12個ずつの3つのセット（A, Ab, B）に分けられた36個の項目からなっている。これは小児（5.5歳以上）と高齢者に使用できるように考案されており，人類学的研究や臨床に用いられる。このテストは，いかなる理由によっても，英語が理解できない者，身体障害者，失語症患者，脳性麻痺または難聴者や，知的に劣る人にも使用可能である。問題は被検者の注意を引くように色のついた地に印刷されている。尺度は，本の中のイラストの形または動く部分のあるボードとして提示できるように用意されている。このテストは通常の11歳以下の小児で可能な認知過程を網羅している。類推による推論ができる知的能力が発達していれば，SPMはより使用に適した尺度である。

上級進行マトリックス（APM）（Raven, 1965, 1994）は，平均以上の知的能力をもった人に用いることができ，より優秀な能力の人を明らかに識別できる知的効率のテストとして作成された。これはSPMでは簡単すぎる人，すなわちSPMで約50点以上の素点を獲得する人に使用される。10歳以上の高い能力をもつ小児では，APMは適切な上限を保証するのに最も適したレベルであろう（Mills et al., 1993）。これは2つのセットから構成される。セットIでは，作業方法を紹介し，SPMで評価される知的過程が網羅されるように作成された12個の問題がある。これは短い10分テスト，またはセットIIを始める前の練習問題として使用できる。セットIIの36項目は，提示や推論方法はセットIでのものと同じである。これらはさらに着実に難しさを増し，相当複雑になっていく。

実　施

原典参照。簡単に述べれば，被検者は，自分が正しいと思うパターンを指さすか，その番号を解答シートに記入する。コンピュータを用いた形式でも，紙と鉛筆で行った場合と同じ結果が得られることが明らかになっている（Raven, 1996）。等しく評価するためには，解答者が選択した答をス

表5-12. 標準進行マトリックス：北アメリカ人の小児の平均正常値，年齢6.5～16.5

パーセンタイル 順位	年齢群									
	6.03- 6.08	6.09- 7.02	7.03- 7.08	7.09- 8.02	8.03- 8.08	8.09- 9.02	9.03- 9.08	9.09- 10.02	10.03- 10.09	10.09- 11.02
95	30	33	36	38	40	42	44	46	47	48
90	27	30	33	36	38	40	42	44	45	46
75	21	25	28	31	34	36	38	40	41	43
50	14	17	20	23	26	29	32	34	36	37
25	12	13	14	16	18	21	24	26	28	30
10	9	10	11	13	14	16	17	19	21	23
5	7	8	9	10	11	12	13	15	17	18

出典：データは J.C.Raven Ltd. の許可で転載，Raven ら (1995a) 提供。北アメリカ人の無作為抽出による学童よりのデータ。

クリーン上に示し，変更できるようにして，ディスプレイを次の項目に移動させるには，解答者が第2の別の答を出さなければならないようにすると，Raven は注意を促している。

およその実施時間

SPM と CPM には時間制限はない。SPM では約40分，CPM では約25分ほど要する。APM のセットIIでは，その人の全推論能力を評価するために時間制限は設けないで使用することができる。この場合，被検者にセットIの問題をそのテストの方針を説明する例として提示するべきである。課題を終えるために約1時間が与えられる。被検者の知的効率を評価するためには，セットIを次の速度問題であるセットIIの短い練習問題とすることができる。最も一般的なセットIIの制限時間は40分である。

採点方法

全正答数を記録する。

考察

幼児（CPMで8歳以下；APMで11歳以下）では Raven テストの信頼性はいくぶん低いとはいえ（原典参照），検査－再検査間信頼性のデータは許容できるものである(.8以上)。検査－再検査間の中間値は約.8であり，1年以上の間隔をあけた再検査ではさらに幾分低い値である。単回の短い練習セッション（検査者が問題の解答戦略を言葉で表す）は RPM の遂行を向上させることに十分役立つ(Denney & Heidrich, 1990)。これらの練習効果という観点に立てば，短い間隔をあけての再検査は避けるべきである。検査間一致度に関しての信頼度評価は許容範囲内にある（.70以上）(Burke, 1985；Powers et al., 1986)。

RPM ではその問題解決に要求されるものは一様ではない。多くの例で，項目はいくつかの違った法則を用いて解答されるかもしれないし，または特有の解答順序がそれぞれ違って組み立てられているかもしれない。しかし，この異質の項目の集合の基礎をなすものは，個人がそれによって動員させうる能力構成－g，または総合的知的機能である (Alderton & Larson, 1990；Arthur & Woehr, 1993)。これは厳密には Spearman の g の純粋な尺度ではないが，RPM は多くの者が可能と考えているものに近づいている (Llabre, 1984)。併存的妥当性研究では，Raven と Wechsler や Stanford-Binet のような伝統的な知能テストとの間に適度の相関 (.7以上) を示しており (Burke, 1985；Jensen et al., 1988；O'Leary et al., 1991；原典参照)，基礎となる過程はこのテストに特有ではなく，むしろ一般的であるかもしれないことを示唆している。Wechsler の下位検査

				年齢群						
11.03- 11.08	11.09- 12.02	12.03- 12.08	12.09- 13.02	13.03- 13.08	13.09- 14.02	14.03- 14.08	14.09- 15.02	15.03- 15.08	15.09- 16.02	16.03- 16.08
49	50	51	52	53	54	55	56	56	57	57
47	48	49	50	51	52	52	53	54	55	56
44	45	46	47	48	49	49	50	51	52	53
38	39	40	41	42	43	44	45	46	47	48
32	33	34	35	36	37	38	39	40	41	42
25	27	28	30	31	32	33	35	35	36	37
19	21	22	24	26	27	28	29	29	30	31

を考えてみると，最も強い関連性が見出されるのは積木模様であり，これは空間視覚能力を含んでおり，流動性知能の良好な指標であると考えられている（Mills et al., 1993）。RPM は IQ 測定に関しては，Wechsler テストよりも文化的に公平であると考えられている（O'Leary et al., 1991）。これは比較的学力テストと低い相関しかなく（Esquivel, 1984；Llabre, 1984），ほとんどの知能テストや特定の能力の尺度よりも公平であるという意見は一貫している（Mills et al., 1993；Raven et al., 1990）。かといって，RPM は文化に対して盲目ではない（Owen, 1992）。

Raven（1995）は，このテストを構成する質的に異なった項目は，通常の連続体の一部を形成し，簡単な項目を解答するのに必要な能力に絶対的に依存していると主張している。

RPM で試される能力の核心には，各問題の規則性を読みとったり，引き出したりする増幅力，反復力のある戦略が含まれており，抽象的な関係を引き出す能力も，記憶を働かせながら問題解決に向けて大きな貯えをうまく動員する能力もこれであると考えられている（Carpenter et al., 1990）。

脳の障害は CPM の全得点を低下させることが多くの実証によって示されている（Raven らの Court と Drebing, 1990, for a recent review of the RPM in various neurological populations 参照）。文献では，右および左半球障害者での平均得点には有意な差は認められないとされている（例えば，Costa et al., 1969；Denes et al., 1978；Villardita, 1985）。このことは，CPM を構成する項目が均質性を欠いていることを反映しているのかもしれない（例えば，Burke, 1958；Costa, 1976）。解答の根底にあると考えられている認知能力を基にして CPM の項目を類別したら，左右半球で相違が現れるといういくつかの証拠がある（Denes et al., 1978；Villardita, 1985；Zaidel et al., 1981）。下位検査 A の結果は右（空間視覚）半球の機能に関係し，下位検査 B は左半球（アナログ的推論）の機能と関連している傾向があることが示唆されている（Costa, 1976；Cronin-Golomb & Braun, 1997；Denes et al., 1978；Zaidel et al., 1981）。

最近, Gainotti ら（1992）は RCM での反応の質的解析が AD の診断精度を上げることができることを発見した。これは，全体像（原型の全体像を完成させる代わりに，小さい縮尺で再生する）と奇妙な（失われた部分や原型の全体像とは全く異なる）反応をする傾向は痴呆のよい指標であり，血管性痴呆より AD を示唆するものである。

RPM はよく非言語的知能の尺度といわれる。ここで言語が課題を達成するための中心的役割を果たしているかどうかという疑問が出てくる。文献では，失語症患者では健常対照者に比べて RPM では劣るとしているが，一方では失語症患者と左半球障害のある非失語症患者を比べると所

見は一貫していない（Raven らの Court と Drebing, 1990）。

失語症患者に関しての所見と異なり，構成失行がある患者での RPM に関する所見はかなり一貫性がある。構成失行では RPM の得点は低くなる（Raven らの Court と Drebing, 1990）。

Costa ら（1969）は，CPM プロトコールから半側空間無視の存在を評価する基準を考案した。ページの右側（3と6のいずれか）の解答数をページの左側（1と4のいずれか）の解答数から差し引く。「位置優先得点（PP）」と呼ばれるこの得点が，7以上または－7以下になる確率は，正常人では.01以下である。7以上のプラス得点は右側失認を，－7以下のマイナス得点は左側失認を示唆している。この測定方法は模写および描画課題よりも，半側の空間無視に対して鋭敏である（Campbell & Oxbury, 1976）。右半球障害の患者の左側選択肢無視の影響を少なくするために，CPM の各項目の選択肢を縦に配列することもできる（Caltagirone et al., 1977；Villardita, 1985）。

つまり，簡易さと RPM の非言語性さらに文化に公平な課題が，一定の患者に対して明らかな長所となっている。しかしながら，これは個人の長所や短所についての情報をほとんど提供しない。故に，RPM は付加的な情報を提供するであろうが，個人の真の能力を描きだすには他の測定法が必要である（Mills et al., 1993）。課題の遂行は，視野欠損や半側失認や失語症などの因子によって影響されることに注意する必要がある。したがって，これらの因子が介在すると解釈が困難なことがある（Raven らの Court と Drebing, 1990）。さらに，脳の後部領域が重要な役割を果たしているといういくつかの証拠があるにもかかわらず，この試験は障害部位の特定に関しては，特に有用なわけではない。脳血流や PET による研究で，RPM の遂行には脳の後部，つまり頭頂，側頭，後頭部の血流増加と糖代謝の亢進が関与していることが示唆されている（Haier et al., 1988；Risberg et al., 1977）。

標準データ

得点はパーセンタイルに変換する。Raven 得点は教育年数と社会経済的地位が上がることで有意に上昇する（Burke, 1985；Marcopulos et al., 1997；O'Leary et al., 1991，原典参照）。さらに，Raven 得点は被検者の年齢と相関している。小児期を通じて能力は上昇し，青年期から成人期にかけて最高になり，それから－たぶん－高齢者では低下していくようである。しかし，かつて年齢の増加に伴い低下すると考えられていたことは，出生年代に伴う上昇のようである（Raven et al., 1995a）。規準データについては多くの文献がある（原典参照）。多くの正常値が 1930～40 年代の研究から導かれている。その時代以来，試験の遂行レベルは向上してきたのは明らかである。そのため，より最近の正常データが望ましい。原典から世界および一地方の正常値が入手できる。加えて，文化的偏りが明らかに存在すれば，地方の正常値を使用することが望ましいであろう。地方の正常値は臨床で使用するには好ましいようであるが，地域集団を越えて比較判断するときに用いると問題が生じる（Mills et al., 1993）。詳細なパーセントを提供している表も入手できる（Peck, 1970；原典も参照）。このパーセントを IQ に変換することも可能であるが（一般的比較のため Wechsler テストの表 47 参照），この実行は反対されている。進行マトリックスの得点は，幅広い領域の能力を集めた他の知能テストから得られた結果と相互に置き換えることはできない。

SPM について，6.5～16.5 歳までの北アメリカ人の正常値の概要が Raven らによって提供されている（1995a）。これらのデータは一連の学童の系統的無作為抽出のサンプルから得られたもので，表 5－12 に示した。18 歳以上のアメリカ人の正常値も Raven ら（1995a）によって作られており，表 5－13 に示した。

CPM について，5.5～11.5 歳までの北アメリカ人の正常値の概要が Raven らによって提供されている（1990）。これらのデータは学童を使った一連の標準化研究から抽出されたもので，表 5－14 に示した。Yeudall ら（1986）は 225 人の 15～40

表5-13. 標準進行マトリックス：アメリカ成人の平均正常値

パーセンタイル順位	年齢群										
	18-22	23-27	28-32	33-37	38-42	43-47	48-52	53-57	58-62	63-67	68+
95	59	59	59	59	59	59	59	58	57	56	55
90	58	58	58	58	58	58	58	57	56	55	53
75	56	56	56	56	56	56	56	55	54	53	51
50	52	52	52	52	52	52	51	50	49	47	45
25	47	47	47	47	47	47	47	45	43	39	35
10	41	41	41	41	41	41	41	39	35	31	27
5	35	35	35	35	35	35	35	31	27	23	18
n	28	54	72	77	121	69	33	36	28	33	55

1993年のアイオワ州デモインのSPMによる。テストは時間制限なしで実施。
出典：データはJ.C.Raven Ltd.の許可で転載，Ravenら(1995a)提供。

表5-14. 色彩進行マトリックス：5.5～11.5歳の北アメリカ人の平均正常値

パーセンタイル順位	年齢群											
	5.03-5.08	5.09-6.03	6.04-6.08	6.09-7.02	7.03-7.08	7.09-8.02	8.03-8.08	8.09-9.02	9.03-9.08	9.09-10.02	10.03-10.08	10.09-11.02	11.03-11.09
95	23	25	28	30	31	32	33	34	35	35	35	35	35
90	21	23	25	27	29	30	31	32	33	33	34	34	35
75	17	19	21	23	25	27	29	30	31	32	32	33	34
50	12	14	16	18	20	22	24	26	27	28	29	30	31
25	11	12	13	14	15	17	19	21	22	23	24	25	26
10	9	10	11	12	13	14	15	16	17	18	19	20	21
5	8	9	9	10	11	12	12	13	14	15	16	17	18

出典：データはJ.C.Raven Ltd.の許可で転載，Ravenら(1990)。無作為抽出による学童よりのデータ。

歳までの健常なカナダ人にCPMを施行した。各々の年齢層（例えば，15～20，21～25など）での相違は少ない。その平均正答数はグループ全体（15～40歳）で34.9(SD=1.25)であった。55～85歳の高齢者の正常値がRavenら(1995 a, b)によって提供されており，それを表5-15に示した。教育はテスト得点の著明な予測因子である。Marcopulosら(1997)は，6.65年(SD=2.14)の平均的教育レベルの110人の地域社会から抽出された高齢者(平均年齢=76.48，SD=7.87)の平均は17.5(SD=6.0)と報告している。

APM（セットII）については，Raven(1994)が，職業的グループ分けから成人の正常値を提供している（表5-16）。この得点は試験時間を40分に制限して実施されたものを基にしている。時間制限をしないときの正常値もRaven(1994)より

表5-15. 色彩進行マトリックス：1994年のオランダの高齢者の正常値

パーセンタイル順位	年齢群		
	55-64 (n=958)	65-74 (n=899)	75-85 (n=964)
95	35	34	33
90	34	33	31
75	33	31	28
50	30	28	23
25	26	23	19
10	21	18	13
5	18	15	12

表CPM 8のセットAとBから算出された正常値, Smits(1994)。
出典：Ravenら(1995b)提供。データはJ.C.Raven Ltd.の許可で転載。

94　全般的な知的能力と病前の知能の評価

表 5–16. 上級進行マトリックスセット II：職業による正常値

パーセンタイル順位	UK* 一般住民 23歳 時間なし ($n=71$)	US** 海軍 25-28歳 40 分 ($n=195$)	UK TA 将校 志願者 40 分 ($n=104$)	UK 小売業 経営者 40 分 ($n=104$)	UK*** 警察幹部 (再構成) ($n=157$)	UK 上級支配人 (ホテル) 40 分 ($n=49$)	UK 会計事務 職員 40 分 ($n=52$)	UK オックスフォード 学部学生 40 分 ($n=104$)	UK 地域当局 下級/中級幹部 40 分 ($n=61$)	UK 研究 科学者 40 分 ($n=34$)
95	33	29	34	30	34	28	32	34	30	33
90	31	27	32	28	32	26	31	32	28	31
75	27	23	29	25	30	22	28	30	25	28
50	22	18	25	22	27	19	25	27	21	24
25	17	13	21	19	25	15	23	25	17	21
10	12	10	18	16	22	12	20	22	13	18
5	9	8	16	14	21	10	19	21	11	16

* UK 一般人のデータ，1992年の SPM と APM による (TABLE APM XIII)。
** US Alderton (Knapp と Court, 1992参照) による海軍のデータ (TABLE APM XVII)。
*** UK Feltham (1988) による警察官のデータ (TABLE APM XXVI)。
その他のデータは Oxford Psychologists Press 収集。J.Raven (1994) の許可で転載。

表 5–17. 上級進行マトリックスセット II（時間制限なし）の USA での正常値

年齢群

パーセンタイル順位	18-22 ($n=28$)	23-27 ($n=53$)	28-32 ($n=72$)	33-37 ($n=77$)	38-42 ($n=121$)	43-47 ($n=69$)	48-52 ($n=33$)	53-57 ($n=36$)	58-62 ($n=27$)	63-67 ($n=33$)	68+ ($n=54$)
95	32	32	32	32	32	32	32	30	29	27	25
90	30	30	30	30	30	30	29	28	27	25	23
75	27	27	27	26	26	26	26	25	24	22	19
50	20	20	20	19	19	19	19	18	16	14	12
25	15	15	15	15	15	14	14	13	12	10	8
10	10	10	10	10	10	10	9	8	7	6	4
5	7	7	7	7	7	7	6	5	4	3	1

1993年のアイオワ州 Des Moines の APM の標準化による。
テストは時間制限なしで実施。J. Raven (1994) の許可で転載。

出されており，表5-17に示した。

文献

Alderton, D.L., & Larson, G.E. (1990). Dimensionality of Raven's Advanced Progressive Matrices items. *Educational and Psychological Measurement, 50,* 887-900.

Arthur, W., & Woehr, D.J. (1993). A confirmatory factor analytic study examining the dimensionality of the Raven's Advanced Progressive Matrices. *Educational and Psychological Measurement, 53,* 471-478.

Burke, H.R. (1958). Raven's Progressive Matrices : Validity, reliability, and norms. *Journal of Psychology, 22,* 252-257.

Burke, H.R. (1985). Raven's Progressive Matrices : More on norms, reliability, and validity. *Journal of Clinical Psychology, 41,* 231-235.

Caltagirone, C., Gainotti, G., & Miceli, G. (1977). A new version of Raven's Colored Matrices designed for patients with focal hemispherical lesion. *Minerva Psichiatrica, 18,* 9-16.

Campbell, D., & Oxbury, J.(1976). Recovery from unilateral visuo-spatial neglect? *Cortex, 12,* 303-312.

Carpenter, P.A., Just, M.A., & Shell, P. (1990). What one intelligence test measures : A theoretical account of the processing in the Raven progressive Matrices Test. *Psychological Review, 97,* 404-431.

Costa, L.D. (1976). Interset variability on the Raven Colored Progressive Matrices as an indicator of specific ability deficit in brain-lesioned patients. *Cortex, 12,* 31-40.

Costa, L.D., Vaughan, H.G., Horwitz, M., & Ritter, W. (1969). Patterns of behavioral deficit t associated with visual spatial neglect. *Cortex, 5,* 242-263.

Cronin-Golomb, A., & Braun, A.E. (1997). Visuospatial dysfunction and problem-solving in Parkinson's Disease. *Neuropsychology, 11,* 44-52.

Court, J.H. (1983). Sex differences on Raven's Progressive Matrices : A review. *The Alberta Journal of Educational Research, 29,* 54-74.

Denes, F., Semenza, C., & Stoppa, E. (1978). Selective improvement by unilateral brain-damaged patients on Raven Coloured matrices. *Neuropsychologia, 16,* 749-752.

Denney, N.W., & Heidrich, S.M. (1990). Training effects on Raven's Progressive Matrices in young, middle-aged, and elderly adults. *Psychology and Aging, 5,* 144-145.

Esquivel, G.B. (1984). Coloured Progressive Matrices. In D.J. Keyser & R.C. Sweetland (Eds.), *Test Critiques,* Vol. 1. Missouri : Test Corporation of America, pp.206-213.

Gainotti, G., Parlato, V., Monteleone, D., & Carlomagno, S. (1992). Neuropsychological markers of dementia on visual-spatial tasks : A comparison between Alzheimer's type and vascular forms of dementia. *Journal of Clinical and Experimental Neuropsychology, 14,* 239-252.

Haier, R., Seigel, B., Nuechterlein, K., et al. (1988). Cortical glucose metabolic rate correlates of abstract reasoning and attention studied with positron emission tomography. *Intelligence, 12,* 199-217.

Jensen, A.R., Saccuzzo, D.P., & Larsen. G.E. (1988). Equating the standard and advanced forms of the Raven Progressive Matrices. *Educational and Psychological Measurement, 48,* 1091-1095.

Llabre, M.M. (1984). Standard Progressive Matrices. In D.J. Keyser & R.C. Sweetland (Eds.), *Test Critiques.* Vol. 1. Missouri : Test Corporation of America, pp.595-602.

Marcopulos, B.A., McLain, C.A., & Giuliano, A.J. (1997). Cognitive impairment or inadequate norms? A study of healthy, rural, older adults with limited education. *The Clinical Neuropsychologist, 11,* 111-131.

Mills, C.J., Ablard, K.E., & Brody, L.E. (1993). The Raven's Progressive Matrices : Its usefulness for identifying gifted/talented students. *Roeper Review, 15,* 183-186.

O'Leary, U-M., Rusch, K.M., & Guastello, S.J. (1991). Estimating age-stratified WAIS-R IQs from scores on the Raven's Standard Progressive Matrices. *Journal of Clinical Psychology, 47,* 277-284.

Owen, K. (1992). The suitability of Raven's Standard Progressive Matrices for various groups in South Africa. *Personality and Individual Differences, 13,* 149-159.

Peck, D. F, (1970). The conversion of Progressive Matrices and Mill Hill Vocabulary raw scores into deviation IQs. *Journal of Clinical*

Psychology, 26, 67-70.
Powers, S., Barkan, J.H., & Jones, P.B. (1986). Reliability of the Standard Progressive Matrices Test for Hispanic and Anglo-American children. *Perceptual and Motor Skills, 62,* 348-350.
Raven, J.C. (1938, 1996). *Progressive Matrices : A Perceptual Test of Intelligence.* Individual Form. Oxford : Oxford Psychologists Press Ltd.
Raven, J.C. (1947, 1995). *Colored Progressive Matrices Sets A, Ab, B.* Oxford : Oxford Psychologists Press Ltd.
Raven, J.C. (1965, 1994). *Advanced Progressive Matrices Sets I and II.* Oxford : Oxford Psychologists Press Ltd.
Raven, J., Summers, B., Birchfield, M., et al. (1990). *Manual for Raven's Progressive Matrices and Vocabulary Scales.* Research Supplement No.3 : A Compendium of North American Normative and Validity Studies. Oxford : Oxford Psychologists Press Ltd.
Raven, J., Raven, J.C., & Court, J.H. (1995a). General Overview (1995 Edition). Oxford : Oxford Psychologists Press Ltd.
Raven, J., Court, J. H., et al. (1995b). Summary of normative, reliability and validity studies. *Raven Manual Research Supplement 4.* Oxford : Oxford Psychologists Press Ltd.
Risberg, J., Maximilian, A., & Prohovnik, I. (1977). Changes of cortical activity patterns during habituation to a reasoning test. *Neuropsychologia, 15,* 793-798.
Villardita, C. (1985). Raven's Colored Progressive Matrices and intellectual impairment in patients with focal brain damage. *Cortex, 21,* 627-634.
Yeudall, L.T., Fromm, D., Reddon, J.R., & Stefanyuk, W.O. (1986), Normative data stratified by age and sex for 12 neuropsychological tests. *Journal of Clinical Psychology, 42,* 920-946.
Zaidel, E., Zaidel, D.W., & Sperry, R.W. (1981). Left and right intelligence : Case studies of Raven's Progressive Matrices following brain bisection and hemidecortication. *Cortex, 17,* 167-186.

Wechsler知能テスト (Wechsler成人用知能テスト－改訂版, Wechsler小児用知能テスト-第3版, Wechsler幼児用知能テスト-改訂版)
WECHSLER INTELLIGENCE TESTS (WAIS-R, WISC-III, WPPSI-III)

訳　橋口　知

他のテスト名

　Wechsler知能テストには，Wechsler成人用知能テスト－改訂版 (WAIS-R)，Wechsler小児用知能テスト－第3版 (WISC-III)，Wechsler幼児用知能テスト－改訂版 (WPPSI-III) の3種類がある。類似の内容の古い版では，Wechsler-Bellevue知能テスト，Wechsler成人用知能テスト，Wechsler小児用知能テスト，Wechsler小児用知能テスト－改訂版，Wechsler幼児用知能テストがあった。最新版Wechsler成人用知能テスト－改訂版 (WAIS-III) は，1997年に発行される予定である（概要を参照）。

目的

　Wechsler知能テストの目的は，全般的な知的機能の測定を提供することである。

原典

　Wechsler知能テストは，The Psychological Corporation (P.O.Box 9954, San Antonio, Texas 78204-0954) から入手することができる。各検査 (WAIS-R, WISC-III, WPPSI-R) の価格は，約500米ドルである。また，The Psychological Corporation (55 Horner Avenue, Toronto, Ontario M 5 Z 4 X 6) にも注文することができ，約800カナダドルである。The Psychological

Corporation は，コンピュータ採点システムも提供しており，これを用いると，WAIS-R の下位検査や指数を年齢別標準化基準点に変換することができる。このプログラムでは，WMS-R（Wechsler 記憶尺度－改訂版）や RAVLT（Rey 聴覚言語学習テスト）も施行した場合には，MAYO 認知因子尺度得点（MCFS）も計算できる。ディスクの価格は，67 米ドルあるいは 75 カナダドルである。

概要

Wechsler 知能テストは，神経心理学的バッテリーの中で，最も頻繁に用いられるものの 1 つである（Lees-Haley et al., 1996）。そして，知能テストの「第一等の基準」であるとも考えられている（Ivnik et al., 1992）。知的機能の全般的なレベルや有意な知的欠陥の有無についての情報を与え，また，それらの機能の変化を知る手がかりを提供する中核的な手段である（Lezak, 1995）。各検査（WAIS-R, WISC-III, WPPSI-R）に使用される道具は，使いやすいようにブリーフケースサイズのケースにまとめられている。その一式には，マニュアル，記録紙の小冊子や下位検査で用いられるカード，パズル，積木が含まれる。

WAIS-R（Wechsler, 1981）は，16～74 歳の年齢範囲を対象としている。そして，6 種類の言語性下位検査と 5 種類の動作性下位検査を合わせた 11 種類の下位検査から構成されている。言語性検査と動作性検査は，単独で，あるいは一緒に実施することによって，それぞれ，言語性 IQ（VIQ），動作性 IQ（PIQ），全 IQ（FSIQ）が得られる。言語性下位検査には，知識，数唱，語彙，算数，理解，類似がある。動作性下位検査には，絵画完成，絵画配列，積木模様，組合せ，符号がある。下位検査の知識の項目では，一般的知識が評価される。数唱には 2 つのパートがあり，順唱は，3～9 桁の数列を復唱し，逆唱は，2～8 桁の数列をその逆の順序で復唱しなければならない。語彙下位検査は，言葉の意味を答えるものである。算数下位検査は，積木を数える単純なものから，口頭で提示される計算問題のように，より複雑な理解までを含んでいる。理解下位検査では，知識，一般的理由，ことわざの意味について評価される。類似下位検査では，どのような点で 2 つのものが似ているのか説明をしなければならない。絵画完成下位検査の項目では，被検者は重要な部分が欠けている絵を見せられ，その欠けた部分を指し示さなければならない。絵画配列は，順不同になった一連の漫画の描かれた数枚の絵からなり，被検者は筋の通った話の順番にそれらを並べることが要求される。積木模様では，赤と白の積木が渡され，検査者が作ってみせるとおりに，あるいはカードに縮小して描かれた模様の複製を作るように要求される。組合せは，断片化された普通の品物の絵からなり，被検者への課題は，それらの断片化された部分を 1 つに組み合わせることである。符号置換課題は，四角い空欄の列からなり，その上にそれぞれ 1～9 までの数字が無作為に記されている。手がかりとしては，各数字に対応したそれぞれ異なった意味のない符号が，これらの列の上部に示されている。被検者の課題は，できるだけ早く，対応する符号で空欄を埋めることである。

WAIS-R の平易版である WISC-III（Wechsler, 1991）は，6～16 歳 11 カ月の年齢範囲の小児に適応される。IQ は，5 種類の言語性と 5 種類の動作性検査に基づいて計算される。検査には，知識，類似，算数，語彙，理解，（数唱），絵画完成，絵画配列，積木模様，組合せ，符号（あるいは符号検査），（迷路）がある。符号 coding（WAIS-R では Digit Symbol と呼ばれる）には，2 種類あり，符号 A は 6～7 歳，符号 B は 8 歳以上の小児に用いる。迷路は，WAIS-R に対応するものはなく，制限時間内に迷路を抜ける軌跡を描かせるものである。符号検査では，2 種類の符号群を見比べて，目標符号が探索群にあるかどうかを指し示すものである。言語性尺度の数唱や動作性尺度の迷路と符号検査は，補足的検査であるが，小児の能力をより豊富に描写する。これらの検査は，時間が許されるときに実施したり，または通例実施される検査が適切に行えなかったり，無効になった場合の代用として使える。ただし，補足的下位検査が標準的な下位検査に加えて実施された場合，これらの点数は全 IQ，言語性 IQ，動作性 IQ の計算には加えない。言語性 IQ，動作性 IQ，全 IQ の

点数に加えて，4種類の因子別指標得点が計算できる。すなわち，言語理解 VC（知識，類似，語彙，理解），知覚構成 PO（絵画完成，絵画配列，積木模様，組合せ），転導性のないこと FD（算数，数唱），処理速度 PS（符号，符号検査）である。したがって，4種類すべての因子別指標得点を算出するためには，数唱と符号検査の補足的下位検査を実施しなければならない。

WPPSI-R (Wechsler, 1989) は，3～7歳3カ月の年齢範囲の幼児に適応される。検査用具，検査項目，指示は，幼児にふさわしいように選択されてはいるが，能力の低い幼児には理解困難な概念もある (Kaufman, 1992)。このような場合は，他のテスト（例えば，Stanford-Binet テストや Kaufman-ABC テスト）がむしろ好ましいかもしれない。言語性尺度は，WISC-R に基づいた下位検査の平易版で構成されている。文章問題は，即時記憶検査としての数唱の代わりとなる補足的課題である。動作性尺度は，組合せ，絵画完成，迷路，積木模様を含む。動物の釘（以前は，動物の家）は，符号あるいは符号検査と同様に自由選択の下位検査である。幼児は，釘差盤の上部に描かれた手本にある動物と色のついた釘の組合せにしたがって，動物の絵の下の穴に，対応する色のついた釘を刺さなければならない。幾何学模様には，2つのパートがあり，パート1は，ずらりと並んだ4種類の模様から目標刺激と同じものを見分けさせ，パート2は模様の模写をさせる。

3種類の全てのテストで，IQ は，個人の結果とその同年齢群の者が獲得した平均得点とで比較される。60歳と20歳から得られた同一の IQ は，その年齢群の中では相対的な位置が同じであることを表している。しかしながら，ある意味では，異なる年齢の IQ 得点は同一ではない。その理由は，典型的には成年初期に最高点に達し，その後，低下していくように，検査得点は年齢によって変わるからである。したがって，20歳よりも60歳では，より低い検査成績で，同じ IQ が得られる。

WAIS-R は，現在，最新版に換えられるところである。WAIS-III（1997年版）は，最新の標準，高齢群（例えば，74～89歳）を含んだ標準サンプルの拡大，年齢と教育レベルを適合させた補足的標準データ，因子別複合得点（例えば，言語理解，知覚構成，注意／作業記憶，情報処理速度），新しい下位検査（例えば，マトリックス推論，文字－数唱，符号検査）を含んでいる。さらに，WAIS-III の標準サンプルは，WMS-R の改訂版である Wechsler 記憶尺度－第3版（WMS-III）とともに標準化したため，臨床家は，知能指数／記憶指数の差の得点や多分野の認知機能をよりよく評価できるようになった。

実　施

原典参照。簡単に述べると，検査者は，検査問題を質問し，絵やパズルを提示し，反応記録紙にその反応を記録する。下位検査の実施には推奨された順序があるが，検査者はその標準的な順序を変えることができる。全下位検査を1回で行うことが望ましいが，必須ではない。検査者は，1つの下位検査の終了時に休憩をとることができる。もし，1つの下位検査が中断した場合，その検査は，通常，中断したところから再開できる。しかし，類似，積木模様，絵画配列では，より難しい項目を成功させるのに必要な練習として，簡単な項目がなされる。これらの3つの下位検査において検査が中断した場合，最初の2～3の項目は次回にもくり返すべきで，その結果，患者はより困難な項目をこなすのに必要な技能を再確立できると，Lezak (1995) は述べている。

WISC-III は，6～7歳3カ月で WPPSI-R と，16～16歳11カ月の年齢で WAIS-R と重複している。Kaufman (1994) は，より信頼性があり，速度をあまり重要視しないことから，WPPSI-R より WISC-III を推奨している。WPPSI-R の下位検査の中には，最高限度が低いために高能力の小児には適合しないものがある。重複した年齢では，WISC-III よりも WPPSI-R が，WAIS-R よりも WISC-III の方が，能力の抽出をより綿密に行えると，Sattler (1992) は指摘している。つまり，16歳8カ月の小児では，同じ測定尺度を得るためには，WAIS-R よりも WISC-III の方でよりうまく行う必要がある。わかりやすく説明すると，知識項目で測定尺度5を得るのに，WISC-III では14

項目	推奨項目	適切な返答
1.	カナダの国旗の色は何ですか？	赤と白
6.	1950年以降のカナダの首相の名前を2人挙げて下さい	St.Laurentから現首相までの2人
8.	Gordon Lightfootはどのような人ですか？	歌手，指揮者，作家
9.	Winnipeg(ウィニペグ)からPanama(パナマ)に行くには，どの方向にすすみますか？	南，南西，南東
13.	カナダの初代首相は誰ですか？	John A.MacDonald，あるいはMacDonald
14.	W.O.MitchellとMargaret Atwoodは何で有名ですか？	有名なカナダの作家あるいは著作家
17.	Louis Rielは誰ですか？	Metis Leader
22.	カナダの議会を2つ挙げて下さい	上院と下院
23.	Montreal(モントリオール)からVancouver(バンクーバー)までどれ位の距離ですか？	2,500-3,500マイルか4,000-5,700km
27.	カナダの人口はどれ位ですか？	28,000,000人（カナダの人口）の±5％以内

図5-4．カナダ版WAIS-Rの知識の下位検査における代換え項目（PughとBoer, 1991）
Canadian Psychological Associationの許可を得て転載。

項目の正答が必要だが，WAIS-Rでは6項目の正答でよい。付け加えると，WAIS-Rでは，言語性IQ，動作性IQの下限が，順に54点，49点であるが，WISC-IIIでは，いずれも46点である。16歳では，WISC-IIIが推奨される，というのも，その年齢群ではWAIS-Rでは特異な標準だからである。WAIS-Rの16～19歳の標準は「やさしすぎる」，というのは，実際の16～19歳よりも準拠集団の結果が悪いと，Kaufman (1990)は述べている。一般的に，WAIS-R IQ得点はWISC-III得点より高くなり，後者はさらにWPPSI-R IQ得点より高くなる傾向がある。分布の両極では差が大きいにもかかわらず，検査間（WISC-IIIとWAIS-RあるいはWPPSI-R）の全IQの平均値の差は，約4点である（Wechsler, 1991）。

Wechsler尺度には知識の下位検査があるが，その項目が米国を基礎とした内容のために，他の英語圏の国では問題を引き起こす。心理測定研究の中には，知識の下位検査にカナダ版を実施しているものもある（Bornstein et al., 1983；Crawford & Boer, 1985；Marx, 1984；Pugh & Boer, 1991；Vernon, 1977；Violato, 1984, 1986）。カナダ人がアメリカの課題で不当な不利益を受けないように，また使用上の妥当性が増すようにいくつかの変更が推奨されている（Violato, 1986；Pugh & Boer, 1991）。WAIS-Rにおいて，代わりとして推奨する項目を図5-4に示す。WAIS-Rでは，8項目がカナダ人には不当に難しいとの注意書きが準備されている。WISC-IIIの知識の項目は，カナダ人にとって不当に難しいということはない（採点方法参照のこと）。

Wechsler尺度の短縮版の作成には，数々の試みがある（Banken & Banken, 1987；Crawford, Allan, & Jack, 1992；Kaufman, 1990；LoBello, 1991；Sattler, 1992；Silverstein, 1990 a；Ward & Ryan, 1996；Ward & Ryan, 1997を総説として参照）。各下位検査の一部分を実施する方法（例えば，Satz & Mogel, 1962）や，特別な下位検査を実施（例えば，短縮版2は語彙と積木模様，短縮版4は語彙，積木模様，算数と絵画配列，短縮版7は知識，数唱，算数，類似，絵画完成，積木模様と符号）し，計算式を使って結果を変換したり，あるいは特別な表を参照してIQ得点を算出する方法（Sattler, 1988参照）がある。下位検査の数よりも下位検査中の項目数を減らす方（例えば，Satz-Mogelの短縮版）が，信頼度の点では極端な犠牲を強いられる（Silverstein, 1990 a）。その上，選択項目によるアプローチは，全項目実施することで詳細な情報が得られる全検査を引き続いて行うことを実質的に不可能にしてしまう（Ehrenreich, 1996）。さらに進めると，標準的な実施法から劇的に逸脱してしまう。半分の項目が省かれるために，各項目の難易度の傾斜は標準の状態より急速に増加し，練習の機会は同程度に急

表5-18. 語彙と積木模様の測定尺度の合計から算出されるWechslerの全IQ換算値

語彙と積木模様の測定尺度	WISC III	WAIS-R（年齢群別）		
		16-17 25-44 65-74	18-24	45-64
1	—	—	—	—
2	48	50	46	48
3	51	52	49	51
4	54	55	52	54
5	56	58	55	57
6	59	61	58	59
7	62	64	61	62
8	65	66	64	65
9	68	69	67	68
10	71	72	70	71
11	74	75	73	74
12	77	78	76	77
13	80	80	79	80
14	83	83	82	83
15	85	86	85	86
16	88	89	88	88
17	91	92	91	91
18	94	94	94	94
19	97	97	97	97
20	100	100	100	100
21	103	103	103	103
22	106	106	106	106
23	109	108	109	109
24	112	111	112	112
25	115	114	115	115
26	117	117	118	117
27	112	120	121	120
28	123	122	124	123
29	126	125	127	126
30	129	128	130	129
31	132	131	133	132
32	135	134	136	135
33	138	136	139	138
34	141	139	142	141
35	144	142	145	144
36	146	145	148	146
37	149	148	151	149
38	152	150	154	152

出典：算出されたWAIS-Rの全IQの換算値は，B.H.BrookerとJ.J.Cyr.(1986)から出版社と著者の許可を得て転載。算出されたWISC-IIIの全IQの換算値は，Sattler (1992)から，J.Sattlerの許可を得て転載。
注：WAIS-Rは年齢補正測定尺度を用いている。

速に減少する（Sattler, 1992）。語彙，積木模様の2つの組合せは一般的な短縮版であり，心理測定にはよい性質を備えている（平均信頼度＝.94，平均妥当性＝.91）。平均実施時間は約20分で，順序だっていない状況をいかに乗りきるかの情報が得られる（Sattler, 1992）。表5-18は，語彙と積木模様の測定尺度の合計から算出されるWechslerの全IQを示している。

全IQの予測に用いる下位検査の数や組合せは，適切な数が組み合わされている限りは，実際上の違いはほとんど引き起こさないことを，Millerら（1996）は報告した。4つ以上では，適度に正確な予測が得られる。4つ未満の下位検査でもある程度の結果は得られるが，予測の正確さはかなり低いので，スクリーニング目的でしか，使用すべきではない（しかし，2つと4つの下位検査の短縮版の間には差がないとするEhrenreich (1996)の報告も参照のこと）。言語性IQ，動作性IQを予測するときにも，同様の状況が起こる。ここでは下位検査の選択はより制限されているが，3つ以上の下位検査の組合せにより，言語性IQ，動作性IQの非常によい評価ができる。

一般に，評価には実施時間の短い下位検査を多く選ぶ方が，時間の長い下位検査を少なく選ぶよりもよい結果が得られる（Ward & Ryan, 1996）。特に有益な組合せは，Wardの7つの下位検査の短縮版で，実施時間は約35分である。それは，知識，数唱，算数，類似，絵画完成，積木模様と符号を含んでいる。Benedictら（1992）の研究では，304名の精神病院入院患者の平均全IQは94.6±15.1であり，7つの下位検査の短縮版と実際の全IQ点数の間のPearsonの相関係数は.98であった。7つの下位検査の短縮版と実際の全IQの点数の間の，絶対値での平均差は2.4±2.1点であり，91％が5点以下の差であった。また，7つの下位検査の短縮版は，高齢者のMAYOの言語性IQ，動作性IQ，全IQを予測にも用いることが可能で，よく一致した妥当性をもたらす（Schretlen & Ivnik, 1996）。Schretlenら（1994）は，独自の標準サンプルで評価したところ，全WAIS-Rと実質的に等しい信頼度と標準誤差の統計値であった。Axelrodら（1996）は，計算の誤りを修正

し，WAIS-Rの完全版と7つの下位検査の短縮版両者における測定情報の，より正確な信頼度と標準誤差を得た。Ryanら（1996）は，局在性あるいはびまん性病変の患者において，標準的なWAIS-Rと短縮版とでは，言語性IQと動作性IQの不一致の相関が.91であったと報告した。75％（$n=95$）は，短縮版においてIQの違いが得られ，WAIS-Rでの差の±5点以内であった。WAIS-Rと短縮版とでは，確実なIQの違い（差は9点以上）を検出する点で相対的によく一致し，また，異常な差（18点以上）の検出でも一致した。Iversonら（1996）の報告では，閉鎖性頭部外傷の患者では，短縮版のIQは言語性IQ，動作性IQ，全IQの1点以内であり，信頼度係数は.90～.95の範囲にあった。痴呆と推定される患者では，短縮版では，平均言語性IQが5点前後，平均全IQが3.5点，低く算出された。妥当性係数は高かった（.90以上）。適切な言語性IQと動作性IQの差の検出としては，比較的一致していた。しかし，頭部外傷あるいは痴呆と推定される患者のかなりの％（10～30％）において，実際のIQとは臨床的に有意差のあるIQ（特に，痴呆と推定される患者の言語性IQ）が算出された（これらのIQは2計測標準誤差より大きく算出され，IQ分類が異なる）。

2つのアルゴリズムが，測定尺度の合計の重みづけ配分に用いられ，その結果，言語性IQ，動作性IQ，全IQがWAIS-Rマニュアルの表20から得られる。言語性得点の合計は，

言語性得点＝［2（知識＋類似）＋（数唱＋算数）］

のアルゴリズムに基づき，動作性測定尺度は，

動作性得点＝［2（絵画完成＋積木模様）＋（符号）］

に基づいている。

WISC-IIIに関しては，8つの下位検査（語彙，類似，積木模様，絵画完成，算数，数唱，符号，符号検査）を使うことを，Donders（1997b）が勧めている。WISC-IIIマニュアルの表A.7は，転導性のないことFDと処理速度PS因子に用いる。Donders（1997b）は，言語理解VC，知覚構成PO，全IQ算出のための，偏位比率を得る表を作っている。これらの偏位の商の信頼性係数と妥当性係数は.85以上であり，測定の標準誤差とSEEの値は，それぞれの全尺度の1標準偏差以内であった。

一般的に，2つあるいは4つの下位検査の短縮版は，IQの概算を得るには最も適している。また，患者の精神状態が全IQ検査の実施が不可能な場合には，これらの短縮版を利用して簡単に再評価したり，スクリーニングに利用したり，あるいは，研究において種々の対象群の知的レベルがどこにあるのかを知りたいとき，個々のIQが予想以下であるときに，これらの短縮版は利用される（Banken & Banken, 1989；Ehrenreich, 1996；Silverstein, 1990b）。7つあるいは8つの下位検査もしくは，さらに長い形式は，知能の完全な評価が要求されたり，知能のレベルによる個々の分類をしたいとき，またはその強弱を臨床的に推測するような状況のときに勧められる。短縮版を使用する場合，7つの下位検査の短縮版であっても，相対的に大きなIQ算出の誤り（例えば，10点以上）の起きる可能性があることを注意しておかなければならない（Ward & Ryan, 1997も参照）。短縮版でIQを算出した場合は，必ず値の次にESTという略号を付け加える（Kaufman, Ishikuma, & Kaufman-Parker, 1991）。

符号Digit Symbol（またはCoding）下位検査は，標準的な検査としてだけではなく，偶発学習の尺度として実施する臨床家もいる。Edith Kaplanの方法（Lezak, 1983参照）では，WAIS-Rの符号検査は，制限時間（90秒）内に終了した四角の数が重要であるが，検査は次の最後の行の終わりまで続けてもよいことになっている。そして，予告をせずに検査表は最後の行だけが見えるように折り曲げられ，被検者はできるだけ多くの符号を思い出すことによって，空欄を満たさなければならない。健常成人での低い平均でも9つの符号から7つの符号は思い出すことができると，Kaplanは報告している。CollaerとEvans（1982）は，WISC-Rの符号Bの方法を多少変えて用いている。符号検査は標準法で実施され，その後，この用紙を見えないように取り除く。符号検査を終えた10～20秒以内に，予告をせずに，別の用紙が渡される。その紙には，1～9までの数字が含

表5-19. 小児における符号偶発再生課題の結果の平均

	男性			女性		
年齢	n	平均	SD	n	平均	SD
8	20	5.3	2.3	30	6.3	1.8
9	45	6.2	1.5	3	6.1	1.8
10	37	6.3	1.6	37	6.2	2.2
11	32	6.5	1.7	35	7.1	1.6
12	18	7.2	1.6	15	7.7	1.1

出典：Collaer と Evans(1982)。標準は，米国の学童人口に基づいている。

まれており，それに対応した符号を記すように指示される。再生は，以下のように採点される：正確かつ関連した符号が記された場合には1点，正しく書き込まれていても，関連のない符号の場合には0.5点となる。8～12歳における符号再生検査の標準値を，表5-19に示す。これらのデータは，米国の305名の小学生から得られたものである。年齢／性のカテゴリーの中には対象数の少ないものがあるため，これらの値を用いる場合には注意を要する。Hultsch, Dixon と Hertzog（私信，1997）も，WAIS-R の変法を用いている。符号検査が標準法で実施された後，検査用紙を見えないように取り除く。下位検査が終了すると，予告をせずに別の用紙が与えられる。それには符号が描かれており，対応する数字を書き入れるように指示される。正しく対応する数字に対してそれぞれ1点が与えられる。55～84歳における符号検査と符号再生検査の標準値を，表5-20に示す。

これらのデータは，カナダのヴィクトリア地域住民の506名の志願者（平均年齢67.84歳，SD＝7.09；平均教育年数14.76年，SD＝3.35）から得られたものである。

およその実施時間

約1～2時間を要する。

採点方法

原典参照。記録用紙には，反応を記録および採点する欄，下位検査の得点のプロフィルを描く欄，検査時の被検者の行動に関する情報をまとめる欄がある。採点や結果の質的な面を検査後にまとめるためには，言語性下位検査の反応はその言葉どおりに，少なくとも，表現された個々の特異な発想は記録すべきである。また，動作性下位検査における非典型的解答も，ありのまま記録すべきである。積木模様と組合せの下位検査における詳細な結果の記録には，補足的な採点表が一般的なものよりも有益である。WISC-IIIの補足的採点指針は，カナダ人特有の反応に用いられる。

符号を除いた時間制限のある検査の全てにおいては，制限時間内の反応の得点と，時間制限なしでの得点の2つが得られる。能力の異なった局面を見いだすために，標準法を変更し，標準的な（時間制限のある）状況下では解くことのできなかった問題に取り組む機会を与えることができる。通

表5-20. 成人における符号検査と符号偶発再生課題の結果の平均（括弧内はSD）

	男性			女性		
年齢	n	符号	再生	n	符号	再生
55-64	59	52.81 (10.11)	7.32 (1.87)	126	56.04 (10.92)	6.98 (2.08)
65-74	80	46.04 (10.47)	5.98 (2.28)	140	50.16 (9.18)	6.56 (2.13)
75-84	24	42.58 (13.38)	4.96 (2.84)	77	42.04 (10.85)	5.84 (2.35)

出典：D.Hultsch, R.Dixon と C.Hertzog の未発表データ(1997)。

常，決められた時間からさらに 1～2 分待つ。そして，制限時間内の得点と時間制限無しの得点の両方を記録して，二段階の採点法を用いるべきである（Edith Kaplan, 私信；Lezak, 1983）。WAIS-R NI (Kaplan et al., 1991) は，次の章で詳細に述べられているのであるが，それには結果の記録方法が示されている。

　Wechsler テストにおいて，学生と専門家の両者が，たくさんの採点の誤りをすることは知っておいた方がよい (Slate & Jones, 1990)。誤りの多くは，言語性下位検査（語彙，理解と類似）でおきやすい。それらの下位検査では，検査者は信用しすぎて，言葉どおりの反応（特に数唱）や不適切な質問（必要なときに質問しなかったり，禁止されているときに質問したりすること）を記録するのを忘れがちである。このような検査者の誤りは，Wechsler の IQ 得点の信頼性と妥当性を低下させる。

考　察

　信頼性。Wechsler テストでは，言語性 IQ，動作性 IQ，全 IQ のいずれにおいても，（速度検査を除くと）折半法による信頼度係数が高い（.88 以上）（原典参照）。組合せと迷路を除外すると，下位検査の折半法および検査－再検査による信頼度係数は，一般的に大変高い。検査－再検査による信頼度係数もまた，言語性 IQ，動作性 IQ，全 IQ のいずれにおいても，他の指標，例えば因子得点と同様に高い（原典参照；Bowden et al., 1995；Ivnik et al., 1995；Lowe et al., 1987；Matarazzo & Herman, 1984；Moore et al., 1990；Snow et al., 1989）。.90 以上の高い相関係数の検査－再検査相関でさえ，個々の得点では時間に応じて大きな変化が隠されていることがあることには注意を要する（Ballard, 1984；Ivnik et al., 1995；Matarazzo & Herman, 1984；Moore et al., 1990）。例えば，学年によって，IQ に 25 点前後の変動が起こる小児がいる（Richards, 1951；Sarazin & Spreen, 1986；Sontag et al., 1958）。55 歳以上の場合，言語的な知的技能は約 1～5 年間ほぼ安定しているが，非言語性の知性，注意，集中は安定していない（Ivnik et al., 1995）。高齢者での散布指標もあまり安定していない。Snow ら (1989) は，1 年の間隔を置いて健常高齢者を評価し，VIQ-PIQ 不一致の安定性係数が .69 であったと報告した。Paolo と Ryan (1996) は，4 カ月の間隔で健常高齢者を調べ，VIQ-PIQ 不一致の検査－再検査安定性係数は .76 であることを見つけた。検査－再検査間で，被検者の約 56％は，有意な VIQ-PIQ 不一致において同様の値と方向性を維持していた。検査－再検査間での下位検査の強弱の分類では，1 回目と 2 回目の評価の平均不一致率が 52％であり，一般的にはうまくいかない。下位検査間の散布も臨床的には安定がみられず，再検査において有意な変化を示す被検者は 25～50％に上る。このような状況では，診断的決定や予測決定を危ういものにするため，認知機能の正常な個人にもかなり大きい変動が存在することに，臨床家は注意しなければならない。長期間の安定性をもった高齢者の基本データが，Ivnik ら (1995)，Paolo と Ryan (1996) によって示されている。Ivnik らのデータを使うためには，WMS-R と RAVLT も同時に実施し，MAYO 認知因子尺度を計算しなければならない（Smith et al., 1994）。

　さらに，相対的に短い間隔（1 年以内）後では，IQ 得点が約 4～10 点増加する程度の学習効果がある（原典参照；Bowden et al., 1995；Moore et al., 1990；Rawlings & Crewe, 1992）。その増加は，言語性尺度よりも動作性尺度で大きくなる傾向にあり（Moore et al., 1990；Rawlings & Crewe, 1992；Sattler, 1982），特に理解，絵画完成の下位検査でみられる（Rawlings & Crewe, 1992）。しかし，中間の年齢での典型的な学習効果（Wechsler, 1981 の報告；VIQ 3 点，PIQ 8 点，FSIQ 6 点）は，75 歳以上の高齢層では約 2 カ月の間隔で行った再検査でも確実に起きるとは限らないこと（Ryan et al., 1992 の報告；VIQ 2 点，PIQ 3 点，FSIQ 2 点）に注意しなければならない。高齢者で学習効果が小さいのは，偶発的学習と流動性知能成分の加齢による能力低下を反映しているかもしれない（Ryan et al., 1992）。この増加または減少の大きさは，知能の初期レベルにも教育レ

ベルにも関係しないようである。Ryanら (1992) は，75歳以上の再検査での減衰は，IQでは7点以上，1つの下位検査では測定尺度で3点以上であったが，付加的なものと考えることを勧めている。

高齢者の学習効果は若年者よりも小さいが，その効果はVIQよりもPIQでより大きい。最初の検査での些細なPIQ＞VIQは，再検査では有意義になるかもしれず，それは，単純にVIQよりもPIQにおける大きな学習効果によるものかもしれない（Kaufman, 1990；Paolo & Ryan, 1996）。同様に，最初の検査での相対的に大きなVIQ＞PIQは，再検査では些細なものになるかもしれない。このように，VIQ－PIQ不一致を反復して評価する場合は，予想しうる学習効果を考慮すべきである。

*妥当性．*妥当性に関して，WechslerテストのIQと他の知能テストや学業成績には，かなりの相関（約.5～.8）がある（例えば，Carvajal et al., 1987, 1993；Faust & Hollingsworth, 1991；Gerken & Hodapp, 1992；Lowe et al., 1987；Matarazzo, 1972；Sattler, 1988；Spruill, 1984；Vernon, 1984）。典型的には，PIQよりもVIQとFSIQがよりよい学業成績の予測となる。予想されるように，WAIS-Rの言語性下位検査は，動作性下位検査よりも基礎的な言語能力とより高い相関がある（Lincoln et al., 1994）。神経学的な機能障害は結果に現れる。例えば，脳卒中患者はWAIS-Rで標準以下の結果であると，Zillmerら (1992) は報告した。さらに，例えばFSIQのような総合尺度は，アルツハイマー病（AD）の可能性のある患者の日常生活能力と関連しているとの知見もある（Baum et al., 1995；Mahurin et al., 1991）。

*因子分析．*Wechsler尺度の因子分析研究がこれまでも行われてきている。2つの因子が明らかにされ，それは，言語理解因子と知覚構成因子である（Kaufman, 1979, 1990, 1992；Little, 1992；Sattler, 1988；Spruill, 1984）。言語理解因子は，言語知識と言語理解，正式な教育から一部得られる知識，そして，新しいものへ応用する言語能力を計測している。一般的には，言語性下位検査（知識，類似，語彙，理解）は，この因子からなる。頭部外傷疑いの260名の患者の最近の研究では，言語機能／記憶（例えば，ボストン命名テスト，Buschkeテスト）や遂行機能（WCST）の神経心理学的測定と言語理解因子が中程度に関連していることをShermanら (1995) は見いだした。知覚構成因子は，知覚と構成の領域を含み，制限時間内に視覚的に知覚したものを解釈し構成する能力を反映し，動作性下位検査（絵画完成，絵画配列，積木模様，組合せ）に共通の変数として測定される。この因子が，視空間機能／記憶（Hooper視覚構成テスト，Rey模写テスト，Rey遅延再生テスト），視覚的な注意（d2テスト，線引きテスト）や遂行能力（WCST）と関連しているとShermanら (1995) は報告した。3つ目の因子を記憶／転導性のないこととする少数意見もある（Blaha & Wallbrown, 1996；Burton et al., 1994；Sherman et al., 1995；Waller & Waldman, 1990）。算数と数唱は，この因子の主要な下位検査である。この因子は注意，集中，記憶と関連した過程を測定している。頭部外傷の成人では，記憶の測定（例えば，Buschkeテスト）が転導因子欠如と関連していないことをShermanら (1995) は見い出した。しかし，この因子が線引きテスト，連続聴き取り加算テストPASATと中程度の相関を反映するのと同様に，注意の測定の因子であることを，この結果は支持している。Wielkiewicz (1990) は，課題遂行の計画，監視，結果の評価を含んだ，遂行と短期記憶の過程をこの因子が反映しているらしいと最近述べているが，Shermanら (1995) はこの見解をほとんど支持していない。ストループテストは中程度の相関 ($r=.29$) を示すが，ウィスコンシンカード分類テストの得点はこの因子と無関係である。この第3の因子は高度の不安状態による逆効果に鋭敏なようである（Reynolds & Ford, 1994）。脳損傷を検出するのにこの因子が有効であるという報告もある（Scott et al., 1995）。因子としては弱いが，4つ目の因子である処理速度（符号，符号検査）が，WISC-Ⅲでは得られる（Blaha & Wallbrown, 1996も参照）。知覚構成因子と処理速度因子が小

児の頭部外傷の重症度と関連があるとDonders (1997a)は，最近報告している。妥当性の研究での不足と同様，文献的に（例えば，Naglieri, 1993；Waller & Waldman, 1990），幾分まとまらない結果なので，これらの後者の2つの因子（転導性のないこと，処理速度）は，注意して解釈すべきである。1人の被検者に2因子以上の解釈が可能なこともあるが，被検者によっては検査結果の説明に2つの因子しか必要としないこともある（Kaufman, 1990）。すなわち，検査者は得られたプロフィールによって2つないし3つの因子（WISC-IIIでは4つ）の解釈を選ぶかもしれない。その決定は，その人について小さな第3（または第4）因子を解釈できるかどうかに基づく（Kaufman, 1990）。ある因子で解釈できるかどうかの決定は，その因子を構成する下位検査の得点がかなり普遍的でなければならない。しかし，指標間の多重比較の場合，偶然による有意差が出る可能性が増加することには留意しなければならない（Naglieri, 1993）。言語理解因子と知覚構成因子からなる2因子による解明は，能力範囲の最低限度（すなわち，FSIQ＜85か教育年数＜12年）でのWAIS-Rの得点を最もよく説明するようである。一方，3因子による解明（言語理解，知覚構成，転導因子欠如）は，能力の平均かそれ以上の能力の人たち（すなわち，＋85のFSIQか12年以上の教育年数）の得点を説明するには最もそぐわないとする報告がある（Paolo & Ryan, 1994）。

因子得点は，個々の強弱に関する最初の仮説を生み出すのに用いることができる（Donders, 1996；Kaufman, 1979, 1990；Sattler, 1988）。WISC-IIIでは，因子別指標得点を得るための表がマニュアルにある（異なった方法としては，Parker & Atkinson, 1994；Reynolds & Ford, 1994参照）。統計的有意差のある得点間の差と一般母集団ではまず起こらない得点差についてのデータもある。WAIS-Rにおける3因子（言語理解，知覚構成，転導因子欠如）の得点を得る方法の1つ（Sattler, 1988）は，順に年齢補正後の下位検査測定尺度を合計して，さらに偏差IQに変換することである（平均＝100, SD＝15）。表5-21には，3因子得点を偏差IQに容易に変換するための9つの年齢群（16～74歳）の平均値を示している。この知覚構成因子の計算では，絵画完成，積木模様，組合せは含むが，絵画配列を含まないことに注意しなければならない。表5-22は，3因子間において，.05と.01レベルで有意となる差を示している。Atkinson (1991)も，WAIS-Rの因子得点の統計的基盤による変換表を作った。Ivnikら（Ivnik et al., 1994, 1995；Smith, Ivnik et al., 1994）は，WAIS-R, WMS-R, RAVLTを組み合わせて行うことで，高齢者のための因子得点を作った。以下の5つの因子がこれらの3つの検査の根拠となることを彼らは報告した。その因子とは，言語理解（語彙，知識），知覚構成（積木模様，絵画完成，絵画配列，Wechsler記憶尺度－改訂版視覚再生），注意／集中（算数，数唱，Wechsler記憶尺度－改訂版心的制御），学習（WMS-R言語対関連I，視覚関連IとII，RAVLT試験学習），保持（RAVLT遅延保持パーセント，WMR-R論理記憶遅延保持パーセント，WMS-R視覚再生遅延保持パーセント）である。

因子得点を調べる別の「おおざっぱ」な方法として，有意差の有無を決めるために，（IQではなく）因子の平均を比較するものがある。経験に基づく方法として，各群の平均が年齢別測定尺度で3点以上異なることをKaufman (1990)はあげている。以下の例で考える（以下はSattler 1982）：年齢別測定尺度は，知識，理解，類似，語彙の下位検査では順に8, 10, 11, 11（平均＝10）点；絵画完成，絵画配列，積木模様，組合わせの下位検査では順に4, 5, 6, 9（平均＝6）点；算数，数唱の年齢尺度では順に6, 8（平均＝7）点。Kaufmanの経験に基づく方法を用いると，「転導因子欠如」と「言語理解」の間（10－7＝3）には有意差があるが，「転導性のないこと」と「知覚構成」の間（7－6＝1）には有意差はない。ある因子を構成する下位検査の得点は，かなり一致していなければならない。得点が不安定な場合は，その因子得点は解釈困難である。

VIQ-PIQ不一致。 Wechslerテストの言語性と動作性尺度に対する下位検査の評価が，言語理解や知覚構成に比重のかかっている各下位検査

表5-21. 言語理解(VC)，知覚構成(PO)，注意散漫のないこと(FD)からのWAIS-Rの偏差IQの算出法－年齢補正得点を用いた9つの年齢群の平均

合計	VC	PO	FD	合計	VC	PO	FD
2	-	-	49	40	100	121	-
3	-	-	51	41	101	123	-
4	-	49	54	42	103	125	-
5	51	51	57	43	104	127	-
6	52	53	60	44	106	129	-
7	54	55	63	45	107	131	-
8	55	57	65	46	108	133	-
9	57	59	68	47	110	135	-
10	58	61	71	48	111	137	-
11	59	63	74	49	113	139	-
12	61	65	77	50	114	141	-
13	62	67	79	51	115	143	-
14	64	69	82	52	117	145	-
15	65	70	85	53	118	147	-
16	66	73	88	54	120	149	-
17	68	75	91	55	121	151	-
18	69	77	93	56	122	153	-
19	71	79	96	57	124	-	-
20	72	81	99	58	125	-	-
21	73	83	102	59	127	-	-
22	75	85	105	60	128	-	-
23	76	87	107	61	129	-	-
24	78	89	110	62	131	-	-
25	79	90	113	63	132	-	-
26	80	93	116	64	134	-	-
27	82	95	119	65	135	-	-
28	83	97	121	66	136	-	-
29	85	99	124	67	138	-	-
30	86	101	127	68	139	-	-
31	87	103	130	69	141	-	-
32	89	105	133	70	142	-	-
33	90	107	135	71	143	-	-
34	92	109	138	72	145	-	-
35	93	110	141	73	146	-	-
36	94	113	144	74	148	-	-
37	96	115	147	75	149	-	-
38	97	117	149	76	150	-	-
39	99	119	-				

出典：Sattler(1988), pp.842-843より許可を得て転載。
言語理解(VC)＝知識，類似，語彙，理解
知覚構成(PO)＝絵画完成，積木模様，組合せ
注意散漫のないこと(FD)＝数唱，算数

表5－22．WAIS-R の因子得点間の有意差（有意水準は.05/.01）

	VCIQ	POIQ
POIQ	11/14	
FDIQ	11/15	13/17

出典：Sattler (1988), p.841。
VCIQ＝言語理解 IQ
POIQ＝知覚構成 IQ
FDIQ＝注意散漫のないことの IQ

の主要因子と完全に一致するわけではないが，その一致は Wechsler テストの言語性 IQ と動作性 IQ に妥当性があると結論づけてよいだろう（Kaufman, 1990）。したがって，この2つの IQ 間の差について調べるのは当然である。VIQ－PIQ 不一致の解釈には，まず，差の有意性の決定が必要である（Wechsler テストのマニュアルを参照）。その差が有意であれば，一般母集団において，どれくらい普通ではないかを決定する必要がある（標準データ参照：表5－41～5－45）。通常ではない大きな差だけが，異常の診断に役立つ。この点から，健常人でも VIQ－PIQ の有意差がごく普通にみられることを知っておくことは重要である（Matarazzo & Herman, 1985）。さらに，大きな VIQ－PIQ 不一致は，低い FSIQ（低い教育レベル）の人よりも，高い FSIQ の人（または教育レベルの高い人）においてよりよくみられる（Kaufman, 1990；Matarazzo & Herman, 1985）。

　神経心理学におけるパターン分析。長い間，臨床家は，特徴的な脳損傷群において，検査成績の典型例パターンの決定を試みてきた。しかし，特徴的なプロフィールを見つけることは困難で，確立したものはない。例えば，損傷の局在性（左あるいは右半球）が VIQ－PIQ の差と関係があるかどうか調べている。一般的に，左半球片側性疾患の患者は PIQ より VIQ の得点が低いが，右半球片側性または両側性疾患の患者では VIQ より PIQ の得点が低い。しかし，これらのパターンが臨床的に信頼性があるかというと，必ずしもそうではない（Bornstein, 1984；Kluger & Goldberg, 1990；Lezak, 1995；Paniak et al., 1992；Ryan et al., 1996 a；Zillmer, et al., 1992）。さらに上述したように，VIQ と PIQ の有意差は正常人でもきわめて普通にみられ，教育の機能や FSIQ によって様々に変化する（Grossman, 1983；Kaufman, 1976 a, 1990；Matarazzo & Herman, 1985；McDermott et al., 1989 a；Reynolds & Gutkin, 1981；Ryan & Paolo, 1992；Sattler, 1988；以下参照）。例えば，5％以下にしか起きない異常な VIQ－PIQ 差は，FSIQ が 80 以下の成人には 14 点位の小さな値だが，それより能力の高い成人では 27 点にもなる。このような基準率データを用いると，異常に大きな VIQ－PIQ 差の頻度が，確実に脳損傷のある患者にも減多に起こらないということがわかる（Ryan et al., 1996 a；Ryan, Paolo, & Van Fleet, 1994；Ryan, Paolo & Smith, 1992 を参照。脳損傷に起因した認知障害の兆候として，下位検査間の散布の信頼度に関する類似の見解を示している）。さらに，(WAIS-R が時間制限無しの条件で実施された場合でさえも起こる) PIQ 減少による VIQ－PIQ 不一致が大うつ病患者に特徴的であることは，銘記しておく価値がある（Sackeim et al., 1992）。

　また，アルツハイマー病に対する WAIS-R の指標を決定することにも興味がもたれている。Fuld (1984) は，以下の式によって決定される特徴を報告している，それは，A＞B＞C≦D, A＞D であり，A は知識と語彙，B は類似と数唱，C は符号と積木模様，D は組合せの下位検査の得点を意味している。全ての下位検査の得点は，年齢補正されている。しかしながら，この特徴の出現はアルツハイマー病に特異的というわけではない（Logsdon et al., 1989；Satz et al., 1987；Yamashita et al., 1997）。

　研究者は，また，様々な Wechsler テストのパターンから，学習障害児を識別できるかどうかを決定しようとしている。その1つが，4つの下位検査で低得点を示すもので，算数，符号，知識，数唱の頭文字から ACID パターンという。これは，学習障害児の一部と関係があると思われるが，大半は関係がないようである。さらに，ACID パター

ンを示した学習障害児でも，類似の情報処理過程の欠陥をもつ同じ型のものばかりではない（Joschko & Rourke, 1985）。同様に，転導性のないことの因子の有意な低値が注意欠陥多動性障害児にみられることがあるが，そのような所見がこの疾患の大半の小児にみられることはない（Anastopoulos et al., 1994）。

簡単に言うと，疾患に特徴的にみられるパターンは2～3あるが確立されたものはないということである。特異なプロフィルと認識させるには，それが一般母集団の標準的な位置にはないことを示さなければならない（標準データ参照）。しかし，パターン分析は，強弱についての糸口を与えるにすぎないことを忘れてはならない。これらのことは，対象の他の情報についても照合すべきであり，神経行動的には何が尤もらしいのかを考慮しなければならない。パターン分析から得られた説明は，初期の仮説として扱うべきで，最終的な結論としてはならない。パターン（およびプロフィル）分析の考察には，Kaufman (1990), Lezak (1995), Sattler (1988), Ryan と Bohac (1994) が参考になる。

詐病。 Wechsler 尺度での努力不足に関連する質的な分析は，散漫（簡単な項目での過剰な間違い）と，不合理な，あるいはひどい非論理的な反応と，いい加減な返答に焦点をあてている（例えば，Rawling & Brooks, 1990）。しかし，このような質的な指標の鋭敏度と信頼度には，いくぶん，失望させられる（Milanovich et al., 1996）。そのような質的な分析は，結果の全体的なレベルを調べるのに比べて，努力不足の検出にはあまり有効ではないとする報告がある（Trueblood, 1994）。少なくとも軽度の外傷性脳損傷の症例では，過度の失敗は詐病を疑わせる。最近，Iversonと Franzen (1996) は，数唱で偽りの低値を示した例を報告している。年齢補正された測定尺度で4点は，詐病の77.5％，記憶障害患者の100％を正確に分類した。Mittenberg ら (1995) は，語彙と比較しての数唱の過剰な低下により，詐病が区別できると報告した。語彙と数唱での9点の差が，詐病の確率が95％であることを示すと彼らは述べている。

要約。 Wechsler テストは評価過程の早期に行うべきである，というのは，一連の課題にどのように取り組むのか観察することができるからである。このようにして，患者の残されたあるいは障害された機能についての仮説を立て始めることができ，その機能については，その後，評価過程を通してもっと完全に調べることができるのである。しかし，言語性と非言語性の知性，注意と集中，学習と記憶の測定結果での相関の評価研究では，認知機能が正常な人でさえも様々な結果を示すことを忘れるべきではない（例えば，Ivnik et al., 1995）。したがって，異なった認知能力をみる検査を通して多様性がみられた場合に，認知障害と推察することは危険である。正確な診断には，多数の資料（例えば，現病歴，臨床検査，画像検査などの）からの根拠を集約するのとともに，基準率情報を参照することが必要である。

標準データ

標準値は Wechsler テストのマニュアルに載せてあり，また，米国の人口を代表するように大きな群に基づいている。全ての指標得点において，米国の小児よりカナダの小児の方がよい結果である（Wechsler, 1996）。最大の違いは動作性尺度でみられ，カナダの小児はアメリカの対象群より得点が約5点高い傾向がある。カナダの小児の結果の高い平均値は，おそらく2つの国の人口統計学的なパターンの違いを反映している。カナダの標準は WISC-III のために最近集められ，The Psychological Corporation を通じて得られる。カナダの標準では IQ は低い傾向にあり，特に最高と最低の両端で IQ が低くなりやすく，その結果，IQ 分類の結論に非常に影響を与える。また，指標や下位検査の得点が異なるので，正確なプロフィール分析に，カナダの標準を参照することは危険である。しかし，検査者が能力－学力の比較にWISC-III/WIAT を使用したい場合，カナダのサンプルを使用した関連研究が出るまではアメリカの標準を使用するべきである。WISC-R と WISC

-IIIの間での再検査時の変化を解釈する場合にも米国の標準の使用が推奨され，この種の比較を容易に行うために標準WISC-IIIマニュアルには表がある。

WPPSI-RやWISC-IIIの下位検査には，その測定尺度が適応される各年齢幅（WPPSI-Rは3ヵ月間隔，WISC-IIIは4ヵ月間隔）での，素点の測定尺度への換算表が検査のマニュアルにある。尺度が適応される全年齢に対する表を用いて，測定尺度の合計は，言語性IQ，動作性IQ，全IQに換算される。WISC-IIIの場合，因子別指標得点（言語理解IQ：VCIQ，知覚構成IQ：POIQ，転導性のないことのIQ：FDIQ）も得られる（別の方法はParker & Atkinson, 1994を参照）。各IQの分布は，平均100, SD 15である。成人におけるWPPSI-RまたはWISC-III得点の解釈には，各下位検査に用意されたマニュアルの表を用いて，検査者はテスト年齢への換算ができる。テスト年齢（「精神年齢 mental age」）は年齢順に示され，検査結果から得られたレベルは母集団での年齢に対応した集団の平均である。

符号検査は動作性IQと全IQの算出に用いられる下位検査ではあるが，動作性IQと全IQの測定には符号Codingよりも符号検査Symbol Searchが適している。符号検査は，動作性IQとより高い相関（全年齢で.58，それに対して符号は.32）があり，知覚構成因子とも高く（.54対.39），gとも高い（.56対.41）。したがって，WISC-IIIで動作性IQと全IQを計算する場合，符号には符号検査を用いることをKaufman（1994）は勧めている。代わりのものを使用した場合の，正確なIQの算出，パーセンタイル順位，信頼区間のための表（表5-23, 5-24）をReynoldsら（1996）は提供している。

WAIS-Rでは，IQ得点を計算する場合に年齢による違いを考慮するが，素点の測定尺度への換算にはその必要はない。検査マニュアルと同様に記録用紙の前面にある測定尺度は，20～34歳の若い成人対象群の結果に基づいている。殆どの検査結果がこの年齢層で最高点に達するので，この特別な年齢層が選ばれた（Wechsler, 1981）。これらの測定尺度により，検査者はあらゆる年齢と就労人口の若い層での結果とを比較でき，能力障害を調べたり，職業や教育指導に利用できる。下位検査の年齢群別測定尺度もWAIS-Rマニュアルにあるが，個々のIQを算出するのには役立たない。これらの年齢群別測定尺度では同年代の結果との関連で，各下位検査単独の得点が解釈できる。一般的に，加齢に伴う付加的な測定尺度は，まずは動作性尺度，特に符号検査に与えられる。これらの付加的な得点は，加齢による機能低下を実際には反映している。この年齢に関連した低下を，一般的な年齢に関連した精神運動機能の緩慢さで完全には説明できない。むしろ，運動の緩慢よりも，認知機能の低下による（Troyer et al., 1994）。20歳以下と35歳以上では，年齢群別測定尺度は下位検査の比較に用いる。というのも，年齢群別得点を計算していなければ，多くの下位検査の解釈やパターン分析・因子分析の施行が困難だからである。被検者個人内同様に被検者間での比較を容易にするために，私たちの標準方法では，測定尺度と年齢補正測定尺度の両方を計算・記録する（Binder, 1987；Lezak, 1995も参照）。

測定尺度を用いる場合，それらのパーセンタイル順位への換算が，しばしば有益である（Sattler, 1988）。表5-25は，各Wechsler測定尺度のパーセンタイル順位への換算を示している。また，測定尺度は質的概要もでき，これらも表5-25に示されている。しかし，IQは，1つの下位検査の得点に基づいて算出してはならない（Sattler, 1988）。

不幸なことに，75歳以上の標準がWAIS-Rには欠けている。最近，Ryanら（1990 a）やIvnikら（1992）は，標準を74歳以上に広げた。Ryanら（1990 a）は，75～96歳の年齢層130人の健康ボランティアのサンプルに基づいた標準を発表した。年齢，教育，人種，性について米国の代表的な高齢者として，被検者は選ばれた。したがって，大半の教育年数は12年以下であり（69.2％），10.8％のアフリカ系アメリカ人を含んでいる。IQと下位検査の年齢補正得点は，WAIS-Rのマニュアルに示されている方法にしたがって作られた。Ivnikら（1992）は，75歳以上の222名の被検者を含む，56～97歳の512人のサンプルに基づいた

表5-23. WISC-III で符号の代わりに符号検査を用いた場合の動作性 IQ 算出のための換算表

測定尺度の合計	IQ	パーセンタイル順位	信頼区間 90%	信頼区間 95%	測定尺度の合計	IQ	パーセンタイル順位	信頼区間 90%	信頼区間 95%
5	44		42-56	41-57	51	102	55	95-109	94-110
6	46	< 0.1	44-58	43-59	52	103	58	95-109	95-111
7	47	< 0.1	45-58	44-60	53	104	61	97-110	96-112
8	48	< 0.1	46-59	45-61	54	105	66	98-111	96-112
9	49	< 0.1	47-60	45-62	55	107	68	100-113	98-114
10	51	0.1	49-62	47-63	56	108	70	101-114	99-115
11	52	0.1	49-63	48-65	57	109	75	101-115	100-116
12	53	0.1	50-64	49-65	58	110	77	102-116	101-117
13	54	0.1	51-65	50-66	59	112	79	104-118	103-119
14	56	0.2	53-67	52-68	60	113	81	105-119	104-120
15	57	0.3	54-68	53-69	61	114	84	106-119	105-121
16	58	0.3	55-68	54-70	62	115	86	107-120	106-122
17	59	0.4	56-69	55-71	63	116	87	108-121	106-122
18	61	1	58-71	56-72	64	118	90	110-123	108-124
19	62	1	59-72	57-73	65	119	91	110-124	109-125
20	63	1	60-73	58-74	66	120	92	111-125	110-126
21	64	1	60-74	59-75	67	121	94	113-127	112-128
22	66	1	62-76	61-77	68	123	95	114-127	112-129
23	67	2	63-77	62-78	69	124	96	115-128	114-130
24	68	2	64-78	63-79	70	125	96	116-129	115-131
25	69	2	65-78	64-80	71	126	97	117-130	115-131
26	71	3	67-80	66-82	72	128	98	119-132	117-132
27	72	3	68-81	66-83	73	129	98	119-133	118-134
28	73	4	69-82	67-83	74	130	98	120-134	119-135
29	74	4	70-83	68-84	75	131	99	121-135	120-136
30	76	5	72-85	70-86	76	133	99	123-137	122-138
31	77	6	72-86	71-87	77	134	99	124-137	123-139
32	78	7	73-87	72-88	78	135	99	125-138	124-140
33	79	8	74-88	73-89	79	136	99.5	126-139	124-141
34	80	9	75-89	74-90	80	138	99.6	128-141	126-142
35	82	10	77-90	76-92	81	139	99.7	129-142	127-143
36	82	12	78-91	77-93	82	140	99.7	129-143	128-144
37	83	13	79-92	78-94	83	141	99.8	130-144	129-145
38	84	14	80-93	78-94	84	143	99.9	132-146	131-147
39	85	18	82-95	80-96	85	144	99.9	133-147	132-148
40	87	19	82-96	81-97	86	145	99.9	134-148	133-149
41	89	23	83-97	82-98	87	146	99.9	135-148	134-150
42	90	25	84-98	83-99	88	147	>99.9	136-149	134-151
43	92	27	86-100	85-101	89	149	>99.9	138-151	136-152
44	93	32	87-100	86-102	90	150	>99.9	139-152	137-153
45	94	34	88-101	87-103	91	151	>99.9	139-153	138-154
46	95	37	89-102	87-103	92	152	>99.9	140-154	139-155
47	97	39	91-104	88-104	93	154	>99.9	142-156	141-157
48	98	45	91-105	90-106	94	155	>99.9	143-157	142-158
49	99	47	92-106	91-107	95	156	>99.9	144-159	143-159
50	100	50	93-107	92-108					

注：WISC-III＝Wechsler 小児用知能テスト－第3版。版権は American Psychological Association。許可を得て転載。

表5-24. WISC-IIIで符号の代わりに符号検査を用いた場合の全IQ算出のための換算表

測定尺度の合計	IQ	パーセンタイル順位	信頼区間 90%	信頼区間 95%	測定尺度の合計	IQ	パーセンタイル順位	信頼区間 90%	信頼区間 95%
10	41	< 0.1	39-48	38-49	55	71	3	67-77	67-78
11	42	< 0.1	40-49	39-50	56	71	3	67-77	66-78
12	42	< 0.1	40-49	39-50	57	72	4	68-78	67-79
13	43	< 0.1	40-50	40-51	58	73	4	69-79	68-80
14	44	< 0.1	41-51	41-52	59	73	4	69-79	68-80
15	44	< 0.1	41-51	41-52	60	74	5	70-80	69-81
16	45	< 0.1	42-52	41-53	61	75	5	71-81	70-82
17	46	< 0.1	43-53	42-54	62	75	5	71-81	70-82
18	46	< 0.1	43-53	42-54	63	76	5	72-82	71-83
19	47	< 0.1	44-54	43-55	64	77	6	73-83	72-84
20	48	< 0.1	45-55	44-56	65	77	6	73-83	72-84
21	48	< 0.1	45-55	44-56	66	78	7	74-84	73-85
22	49	< 0.1	46-56	45-57	67	79	7	75-85	74-86
23	50	< 0.1	47-57	46-58	68	79	8	75-85	74-85
24	50	0.1	47-57	46-58	69	80	9	76-86	75-86
25	51	0.1	48-58	47-59	70	81	10	77-86	76-87
26	52	0.1	49-59	48-60	71	81	10	77-86	76-87
27	52	0.1	49-59	48-60	72	82	12	78-87	77-88
28	53	0.1	50-60	49-60	73	82	13	78-87	77-88
29	54	0.1	51-61	50-61	74	83	13	79-88	78-89
30	54	0.1	51-61	50-61	75	84	14	80-89	79-90
31	55	0.2	52-61	51-62	76	84	14	80-89	79-90
32	56	0.2	53-62	52-63	77	85	16	81-90	80-91
33	56	0.2	53-62	52-63	78	86	18	82-91	81-92
34	57	0.3	54-63	53-64	79	86	18	82-91	81-92
35	58	0.3	55-64	54-65	80	87	19	83-92	82-93
36	58	0.4	55-64	54-65	81	88	19	84-93	83-94
37	59	0.4	56-65	55-66	82	88	21	84-93	83-94
38	59	0.5	56-65	55-66	83	89	23	85-94	84-95
39	60	1	57-66	56-67	84	90	25	86-95	85-96
40	61	1	58-67	57-68	85	90	25	86-95	85-96
41	61	1	58-67	57-68	86	91	27	87-96	86-97
42	62	1	59-68	58-69	87	92	30	88-97	87-98
43	63	1	60-69	59-70	88	92	30	88-97	87-98
44	63	1	60-69	59-70	89	93	32	89-98	88-99
45	64	1	61-70	60-71	90	94	32	90-99	89-100
46	65	1	62-71	61-72	91	94	34	90-99	89-100
47	65	1	62-71	61-72	92	95	37	90-100	90-101
48	66	2	63-72	62-73	93	96	37	91-101	91-102
49	67	2	64-73	63-74	94	96	39	91-101	91-102
50	67	2	64-73	63-74	95	97	42	92-102	91-103
51	68	2	65-74	64-75	96	98	42	93-103	92-104
52	69	2	65-75	65-76	97	98	45	93-103	92-104
53	69	2	65-75	65-76	98	99	47	94-104	93-105
54	70	3	66-76	66-77	99	100	47	95-105	94-106

(続く)

表5-24.（続き）

測定尺度の合計	IQ	パーセンタイル順位	信頼区間 90%	信頼区間 95%	測定尺度の合計	IQ	パーセンタイル順位	信頼区間 90%	信頼区間 95%
100	100	50	95-105	94-106	146	130	98	124-133	123-134
101	101	53	96-106	95-107	147	131	98	125-134	124-135
102	102	53	97-107	96-108	148	132	99	126-135	125-136
103	102	55	97-107	96-108	149	132	99	126-135	125-136
104	103	58	98-108	97-109	150	133	99	127-136	126-137
105	104	61	99-109	98-109	151	134	99	128-137	127-138
106	104	61	99-109	98-109	152	134	99	128-137	127-138
107	105	63	100-110	99-110	153	135	99	129-138	128-139
108	105	66	100-109	99-110	154	136	99	130-139	129-140
109	106	66	101-110	100-111	155	136	99	130-139	129-140
110	107	68	102-111	101-112	156	137	99.5	131-140	130-141
111	107	68	102-111	101-112	157	138	99.6	132-141	131-142
112	108	70	103-112	102-113	158	138	99.6	132-141	131-142
113	109	73	104-113	103-114	159	139	99.7	133-142	132-143
114	109	73	104-113	103-114	160	140	99.7	134-143	133-144
115	110	75	105-114	104-115	161	140	99.7	134-143	133-144
116	111	77	106-115	105-116	162	141	99.8	135-144	134-145
117	111	79	106-115	105-116	163	142	99.8	136-145	135-146
118	112	79	107-116	106-117	164	142	99.8	136-145	135-146
119	113	81	108-117	107-118	165	143	99.9	137-146	136-147
120	113	81	108-117	107-118	166	144	99.9	137-147	137-148
121	114	82	109-118	108-119	167	144	99.9	137-147	137-148
122	115	84	110-119	109-120	168	145	99.9	138-148	138-149
123	115	86	110-119	109-120	169	146	99.9	139-149	138-150
124	116	86	111-120	110-121	170	146	99.9	139-149	138-150
125	117	87	112-121	111-122	171	147	>99.9	140-150	139-151
126	117	88	112-121	111-122	172	148	>99.9	141-151	140-152
127	118	90	113-122	112-123	173	148	>99.9	141-151	140-152
128	119	91	113-123	113-124	174	149	>99.9	142-152	141-153
129	119	92	113-123	113-124	175	150	>99.9	143-153	142-154
130	120	92	114-124	114-125	176	150	>99.9	143-153	142-154
131	121	93	115-125	114-126	177	151	>99.9	144-154	143-155
132	121	93	115-125	114-126	178	152	>99.9	145-155	144-156
133	122	94	116-126	115-127	179	152	>99.9	145-155	144-156
134	123	94	117-127	116-128	180	153	>99.9	146-156	145-156
135	123	95	117-127	116-128	181	153	>99.9	146-156	145-156
136	124	95	118-128	117-129	182	154	>99.9	147-157	146-157
137	125	96	119-129	118-130	183	155	>99.9	148-157	147-158
138	125	96	119-129	118-130	184	155	>99.9	148-157	147-158
139	126	96	120-130	119-131	185	156	>99.9	149-158	148-159
140	127	96	121-131	120-132	186	157	>99.9	150-159	149-160
141	127	97	121-131	120-132	187	157	>99.9	150-159	149-160
142	128	97	122-132	121-132	188	158	>99.9	151-160	150-161
143	129	98	123-133	122-133	189	159	>99.9	152-161	151-162
144	129	98	123-133	122-133	190	159	>99.9	152-161	151-162
145	130	98	124-133	123-134					

注：WISC-III＝Wechsler 小児用知能テスト-第3版。

表5－25．WPPSI-R，WISC-III，WAIS-R の測定尺度のパーセンタイル順位と推定される質的概要

測定尺度	パーセンタイル順位	質的概要	教育概要
19	99	最上	上
18	99	最上	上
17	99	最上	上
16	98	最上	上
15	95	上	上
14	90	上	上
13	84	平均より上	平均より優秀
12	75	平均より上	平均より優秀
11	63	平均／標準	平均
10	50	平均／標準	平均
9	37	平均／標準	平均
8	25	平均より下	平均より劣る
7	16	平均より下	平均より劣る
6	9	境界域	学習の遅れ
5	5	境界域	学習の遅れ
4	2	精神遅滞	教育可能な精神遅滞
3	1	精神遅滞	教育可能な精神遅滞
2	1	精神遅滞	訓練可能な精神遅滞
1	1	精神遅滞	訓練可能な精神遅滞

出典：Sattler (1988)。

WAIS-R の標準の表を作った。このデータは，MAYO高齢米国人標準研究 (MOANS) から得られる。サンプルは，米国の一般大衆よりも高い能力（大半の教育年数12年以上，99.6％が白人）を反映しているので，対応する Wechsler 測定に近似するように回帰方程式を用いて MAYO の IQ 換算は補正されている。74歳以下では，MAYO の IQ と WAIS-R の IQ はともに計算でき，明らかに一致するけれども，低い IQ 値や比例計算に基づく IQ 得点では，その一致率は低下する (Ivnik et al., 1992)。Ivnik らの標準データでは，Ryan のもの (Paolo & Ryan, 1995) と似た得点が得られる。しかし，Ryan や MAYO の表は，相互交換が可能ではなく，個々のケースで比較可能な得点が必ずしも算出されるわけではない (Paolo & Ryan, 1995)。特定の被検者に使用する標準値の選択は，その人が標準集団の人口統計学的な特徴にどれくらいマッチしているかによる。Ivnik らは，因子得点の標準も作っているが，WAIS-R だけではなく，WMS-R や RAVLT も実施した場合であることを，十分に注意しなければならない (Smith et al., 1994)。

Ryan の標準を使用するときは，Wechsler (1981) の 20～34 歳の対象群を用いて，下位検査の素点を測定尺度に変換する。表5－26，5－27，5－28 は，75～79 歳の測定尺度の合計に対応する言語性 IQ，動作性 IQ，全 IQ の値を示す。この群での各 IQ の標準誤差は，VIQ＝2.46, PIQ＝3.85, FSIQ＝2.56 である。80歳以上の測定尺度合計の IQ への換算は，表5－29，5－30，5－31 に示す。この標準誤差は，言語性 IQ，動作性 IQ，全 IQ の順に，3.06, 3.71, 2.53 である。下位検査の年齢補正得点（平均＝10，SD＝3）の換算表は，75～79歳（表5－32）と80歳以上（表5－33）のために作られた。

最近，Ryan ら (1996b) は，数唱の結果を彼らの高齢者の標準サンプルで検討した。75歳以上では，順唱(DF)，逆唱(DB)，順唱－逆唱の平均は，順に 5.79 (SD＝1.21)，4.18 (SD＝1.2)，1.62 (SD＝1.2) であった。学歴は順唱と関連しており，学歴と退職前職業は逆唱と関連があった。教育年数12年以上での順唱の正常達成は5であった。教育年数11年以下では順唱の正常達成は4であった。以前に肉体労働者／工具，職人／家政婦など

表5-26. 75～79歳における WAIS-R 測定尺度合計の言語性 IQ への換算表（$n=60$）

測定尺度の合計	IQ	測定尺度の合計	IQ	測定尺度の合計	IQ	測定尺度の合計	IQ	測定尺度の合計	IQ
114	>150	92	146	70	121	48	101	26	75
113	>150	91	144	69	120	47	100	25	73
112	>150	90	142	68	118	46	99	24	72
111	>150	89	141	67	118	45	98	23	71
110	>150	88	140	66	117	44	96	22	70
109	>150	87	138	65	116	43	95	21	69
108	>150	86	136	64	115	42	94	20	68
107	>150	85	136	63	113	41	93	19	68
106	>150	84	135	62	112	40	91	18	67
105	>150	83	133	61	112	39	89	17	66
104	>150	82	132	60	111	38	87	16	65
103	>150	81	131	59	111	37	85	15	64
102	>150	80	129	58	110	36	84	14	63
101	>150	79	128	57	109	35	84	13	62
100	>150	78	127	56	107	34	83	12	61
99	>150	77	126	55	109	33	83	11	60
98	>150	76	125	54	106	32	82	10	59
97	>150	75	125	53	105	31	80	9	58
96	>150	74	123	52	105	30	79	8	57
95	>150	73	123	51	104	29	78	7	56
94	150	72	122	50	103	28	76	6	55
93	148	71	121	49	102	27	75		

出典：Ryan ら（1990）。版権は American Psychological Association。許可を得て転載。

表5-27. 75～79歳における WAIS-R 測定尺度合計の動作性 IQ への換算表（$n=60$）

測定尺度の合計	IQ	測定尺度の合計	IQ	測定尺度の合計	IQ	測定尺度の合計	IQ	測定尺度の合計	IQ
92	>150	74	>150	56	148	38	121	20	83
91	>150	73	>150	55	146	37	120	19	81
90	>150	72	>150	54	145	36	117	18	79
89	>150	71	>150	53	144	35	114	17	79
88	>150	70	>150	52	142	34	112	16	78
87	>150	69	>150	51	141	33	110	15	77
86	>150	68	>150	50	140	32	108	14	75
85	>150	67	>150	49	139	31	106	13	74
84	>150	66	>150	48	137	30	104	12	73
83	>150	65	>150	47	135	29	102	11	77
82	>150	64	>150	46	134	28	100	10	70
81	>150	63	>150	45	133	27	98	9	68
80	>150	62	>150	44	131	26	96	8	67
79	>150	61	>150	43	128	25	93	7	66
78	>150	60	>150	42	126	24	92	6	65
77	>150	59	>150	41	125	23	91	5	64
76	>150	58	150	40	124	22	89		
75	>150	57	149	39	122	21	86		

出典：Ryan ら（1990）。版権は American Psychological Association。

表5-28. 75～79歳における WAIS-R 測定尺度合計の全 IQ への換算表 (n=60)

測定尺度の合計	IQ	測定尺度の合計	IQ	測定尺度の合計	IQ	測定尺度の合計	IQ	測定尺度の合計	IQ
208	>150	168	>150	128	141	88	110	48	80
207	>150	167	>150	127	140	87	109	47	79
206	>150	166	>150	126	140	86	109	46	78
205	>150	165	>150	125	139	85	108	45	78
204	>150	164	>150	124	138	84	108	44	77
203	>150	163	>150	123	137	83	107	43	76
202	>150	162	>150	122	135	82	107	42	75
201	>150	161	>150	121	133	81	106	41	74
200	>150	160	>150	120	132	80	106	40	74
199	>150	159	>150	119	131	79	105	39	73
198	>150	158	>150	118	130	78	103	38	73
197	>150	157	>150	117	129	77	102	37	72
196	>150	156	>150	116	126	76	101	36	72
195	>150	155	>150	115	126	75	100	35	71
194	>150	154	>150	114	125	74	98	34	71
193	>150	153	>150	113	125	73	96	33	70
192	>150	152	>150	112	124	72	94	32	69
191	>150	151	>150	111	124	71	93	31	69
190	>150	150	>150	110	123	70	93	30	68
189	>150	149	>150	109	123	69	92	29	68
188	>150	148	>150	108	122	68	92	28	67
187	>150	147	>150	107	121	67	91	27	66
186	>150	146	>150	106	121	66	90	26	66
185	>150	145	>150	105	120	65	90	25	65
184	>150	144	>150	104	120	64	89	24	65
183	>150	143	>150	103	119	63	89	23	64
182	>150	142	>150	102	119	62	88	22	63
181	>150	141	>150	101	118	61	87	21	62
180	>150	140	150	100	118	60	87	20	61
179	>150	139	149	99	117	59	86	19	60
178	>150	138	148	98	117	58	85	18	59
177	>150	137	148	97	116	57	85	17	58
176	>150	136	147	96	115	56	84	16	57
175	>150	135	146	95	113	55	83	15	56
174	>150	134	145	94	113	54	83	14	55
173	>150	133	144	93	112	53	82	13	54
172	>150	132	144	92	112	52	82	12	53
171	>150	131	143	91	111	51	81	11	52
170	>150	130	142	90	111	50	81		
169	>150	129	142	89	110	49	80		

出典：Ryan ら (1990)。版権は American Psychological Association。

表5－29. 80歳以上におけるWAIS-R測定尺度合計の言語性IQへの換算表（n=70）

測定尺度の合計	IQ	測定尺度の合計	IQ	測定尺度の合計	IQ	測定尺度の合計	IQ	測定尺度の合計	IQ
114	>150	92	148	70	127	48	104	26	76
113	>150	91	146	69	126	47	103	25	75
112	>150	90	144	68	125	46	102	24	74
111	>150	89	142	67	125	45	100	23	73
110	>150	88	141	66	124	44	99	22	72
109	>150	87	140	65	124	43	97	21	71
108	>150	86	139	64	123	42	95	20	70
107	>150	85	138	63	122	41	94	19	69
106	>150	84	137	62	122	40	92	18	68
105	>150	83	136	61	121	39	91	17	67
104	>150	82	136	60	121	38	91	16	66
103	>150	81	135	59	119	37	89	15	65
102	>150	80	134	58	117	36	87	14	64
101	>150	79	133	57	115	35	85	13	63
100	>150	78	133	56	113	34	84	12	62
99	>150	77	132	55	112	33	84	11	61
98	>150	76	131	54	110	32	83	10	60
97	>150	75	130	53	108	31	81	9	59
96	>150	74	129	52	108	30	80	8	58
95	>150	73	129	51	107	29	79	7	57
94	>150	72	128	50	105	28	78	6	56
93	>150	71	127	49	104	27	77		

出典：Ryanら(1990)。版権はAmerican Psychological Association。

表5－30. 80歳以上におけるWAIS-R測定尺度合計の動作性IQへの換算表（n=70）

測定尺度の合計	IQ	測定尺度の合計	IQ	測定尺度の合計	IQ	測定尺度の合計	IQ	測定尺度の合計	IQ
92	>150	74	>150	56	>150	38	124	20	89
91	>150	73	>150	55	150	37	123	19	87
90	>150	72	>150	54	148	36	120	18	85
89	>150	71	>150	53	147	35	119	17	82
88	>150	70	>150	52	146	34	117	16	80
87	>150	69	>150	51	144	33	116	15	78
86	>150	68	>150	50	143	32	115	14	77
85	>150	67	>150	49	141	31	114	13	76
84	>150	66	>150	48	139	30	111	12	74
83	>150	65	>150	47	138	29	109	11	73
82	>150	64	>150	46	137	28	107	10	71
81	>150	63	>150	45	135	27	105	9	70
80	>150	62	>150	44	133	26	102	8	68
79	>150	61	>150	43	131	25	100	7	67
78	>150	60	>150	42	129	24	98	6	66
77	>150	59	>150	41	127	23	96	5	65
76	>150	58	>150	40	126	22	94		
75	>150	57	>150	39	125	21	92		

出典：Ryanら（1990）。版権はAmerican Psychological Association。

表5-31. 80歳以上におけるWAIS-R測定尺度合計の全IQへの換算表(n=70)

合計	IQ	合計	IQ	合計	IQ	合計	IQ	合計	IQ
208	>150	168	>150	128	144	88	115	48	81
207	>150	167	>150	127	143	87	114	47	80
206	>150	166	>150	126	142	86	113	46	80
205	>150	165	>150	125	140	85	112	45	79
204	>150	164	>150	124	139	84	112	44	78
203	>150	163	>150	123	138	83	111	43	78
202	>150	162	>150	122	137	82	111	42	77
201	>150	161	>150	121	136	81	109	41	76
200	>150	160	>150	120	136	80	108	40	75
199	>150	159	>150	119	135	79	107	39	75
198	>150	158	>150	118	135	78	105	38	74
197	>150	157	>150	117	134	77	105	37	74
196	>150	156	>150	116	133	76	104	36	73
195	>150	155	>150	115	133	75	104	35	72
194	>150	154	>150	114	132	74	103	34	72
193	>150	153	>150	113	131	73	103	33	71
192	>150	152	>150	112	130	72	102	32	70
191	>150	151	>150	111	129	71	102	31	69
190	>150	150	>150	110	129	70	101	30	69
189	>150	149	>150	109	128	69	101	29	68
188	>150	148	>150	108	128	68	99	28	68
187	>150	147	>150	107	127	67	98	27	67
186	>150	146	>150	106	126	66	97	26	66
185	>150	145	>150	105	125	65	96	25	66
184	>150	144	>150	104	125	64	94	24	65
183	>150	143	>150	103	124	63	92	23	64
182	>150	142	>150	102	124	62	92	22	63
181	>150	141	>150	101	123	61	91	21	63
180	>150	140	>150	100	123	60	91	20	62
179	>150	139	>150	99	122	59	89	19	61
178	>150	138	>150	98	122	58	88	18	60
177	>150	137	150	97	121	57	87	17	59
176	>150	136	149	96	121	56	86	16	58
175	>150	135	148	95	120	55	86	15	57
174	>150	134	148	94	120	54	85	14	56
173	>150	133	147	93	119	53	84	13	55
172	>150	132	146	92	118	52	83	12	54
171	>150	131	146	91	118	51	83	11	53
170	>150	130	145	90	117	59	82		
169	>150	129	145	89	116	49	81		

出典：Ryanら (1990)。版権は American Psychological Association。

表5-32. 75～79歳における WAIS-R 下位検査の年齢補正測定尺度

測定尺度	言語性						動作性				
	I	DSp	V	A	C	S	PC	PA	BD	OA	DSy
19	29	24-28	68-70	—	31-32	27-28	20	18-20	41-51	38-41	70-93
18	28	23	67	—	29-30	26	18-19	13-17	38-40	36-37	63-69
17	27	22	66	19	—	25	17	12	35-37	33-35	58-62
16	26	19-21	65	18	28	23-24	16	11	33-34	32	51-57
15	25	18	63-64	17	27	22	—	10	31-32	31	48-50
14	23-24	16-17	56-62	16	25-26	21	15	9	28-30	30	44-47
13	21-22	15	53-55	14-15	23-24	19-20	14	8	24-27	28-29	41-43
12	19-20	14	47-52	12-13	21-22	17-18	12-13	7	21-23	25-27	38-40
11	17-18	13	45-46	10-11	19-20	15-16	11	6	19-20	23-24	34-37
10	14-16	12	39-44	9	17-18	12-14	9-10	4-5	14-18	21-22	29-33
9	12-13	11	32-38	8	15-16	10-11	7-8	3	12-13	19-20	25-28
8	10-11	10	26-31	6-7	13-14	7-9	6	—	9-11	15-18	20-24
7	9	9	19-25	5	10-12	5-6	4-5	2	6-8	11-14	18-19
6	7-8	8	13-18	4	7-9	3-4	3	1	3-5	9-10	12-17
5	5-6	7	10-12	3	5-6	1-2	2	—	1-2	4-8	8-11
4	4	5-6	7-9	2	4	0	1	0	0	2-3	6-7
3	2-3	2-4	5-6	0-1	3	—	0	—	—	1	3-5
2	0-1	1	2-4	—	1-2	—	—	—	—	0	1-2
1	—	0	0-1	—	0	—	—	—	—	—	0

注：WAIS-R＝Wechsler 成人用知能テスト−改訂版（Wechsler, 1981）；I＝知識；DSp＝数唱；V＝語彙；A＝算数；C＝理解；S＝類似；PC＝絵画完成；PA＝絵画配列；BD＝積木模様；OA＝組合せ；DSy＝符号。
出典：Ryan ら（1990）。版権は American Psychological Association。

表5-33. 80歳以上における WAIS-R 下位検査の年齢補正測定尺度

測定尺度	言語性						動作性				
	I	DSp	V	A	C	S	PC	PA	BD	OA	DSy
19	28-29	24-28	67-70	—	30-32	27-28	19-20	17-20	41-51	37-41	69-93
18	27	23	66	19	29	25-26	18	13-16	38-40	33-36	61-68
17	26	22	64-65	18	28	24	17	12	35-37	32	52-60
16	24-25	19-21	61-63	17	26-27	23	16	10-11	33-34	31	49-51
15	22-23	17-18	57-60	15-16	25	22	15	8-9	30-32	30	47-48
14	21	16	51-56	13-14	24	20-21	14	6-7	27-29	29	41-46
13	19-20	15	48-50	12	22-23	18-19	13	5	24-26	25-28	36-40
12	17-18	14	45-47	10-11	20-21	16-17	11-12	4	20-23	22-24	32-35
11	16	13	42-44	9	19	14-15	10	—	17-19	20-21	28-31
10	14-15	11-12	37-41	8	17-18	11-13	8-9	3	13-16	16-19	25-27
9	12-13	10	31-36	7	15-16	9-10	6-7	2	10-12	14-15	20-24
8	10-11	9	25-30	6	13-14	7-8	4-5	—	8-9	12-13	15-19
7	8-9	8	19-24	5	10-12	5-6	3	—	4-7	10-11	13-14
6	6-7	7	12-18	3-4	6-9	3-4	2	1	2-3	8-9	10-12
5	4-5	6	9-11	2	5	1-2	1	0	0-1	4-7	7-9
4	3	4-5	6-8	1	4	0	0	—	—	2-3	4-6
3	1-2	2-3	4-5	0	2-3	—	—	—	—	0-1	2-3
2	0	0-1	2-3	—	1	—	—	—	—	—	0-1
1	—	—	0-1	—	0	—	—	—	—	—	—

注：WAIS-R＝Wechsler 成人知能テスト−改訂版（Wechsler,1981）；I＝知識；DSp＝数唱；V＝語彙；A＝算数；C＝理解；S＝類似；PC＝絵画完成；PA＝絵画配列；BD＝積木模様；OA＝組合せ；DSy＝符号。
出典：Ryan ら（1990）。版権は American Psychological Association。

であって教育年数が 11 年以下の人は 3 つの数字を逆唱した，教育年数 12 年以上の人たちで専門的／経営的な仕事に従事していた人は 4 つの数字を逆唱できた。順唱－逆唱≧4 は，異常である。

　Mayo 標準を用いた場合，WAIS-R の各下位検査の素点はパーセンタイル順位や年齢特異的測定尺度に表 5－34～5－37 で変換される。表 5－38，5－39，5－40 で MOANS の測定尺度の合計は MAYO の IQ に換算される。これらの IQ 得点は，Malec ら（1992）の表を用いると，教育レベルで補正することができる。MAYO の IQ は，ほとんどがコーカシアンで経済的に安定した地域に住んでいる人に基づいているため，他の民族，文化，経済的な背景の違う人たちで計算したMAYO の IQ の妥当性は異なるだろう。

　検査散布の評価。 Wechsler 尺度の検査散布を調べることで，可能な治療のための提案とともに，被検者の認知の強弱に関する価値ある情報が得られる。しかし，個々の下位検査は，完全ではないが十分な検査ー再検査の信頼度や変化量測定の標準誤差と関連していることに，注意することは重要である。下位検査の中で最も信頼できる知識，語彙，積木模様の測定標準誤差は最小であり，組合せ，絵画配列，迷路，符号検査は信頼度が低く，測定標準誤差は最大である。したがって，単一の下位検査に基づいて相対的な認知の強弱を評価するとき，その下位検査が相対的に低い信頼度の場合（例えば，組合せ，絵画配列，迷路，符号検査）には，その結果は偶然によるかもしれないので臨床家は注意すべきである。付け加えるならば，再検査における変化は，神経心理学的状態，学習効果，あるいは不完全な検査の信頼度の変化を反映しているかもしれない。

　さらに，検査内の多様性は，多くの正常な機能を有する人の特徴であり，それゆえ，病的なものとの関連はないかもしれない。頻繁に使用される散布指標は，言語性 IQ と動作性 IQ の不一致である。Wechsler（1974，1981）は，15 点以上の差は重要（統計学的に有意）であり，更なる調査に値すると述べた。しかし，言語性 IQ－動作性 IQ 不一致は，偶然に起こったとは考えられず，正常母集団においてある程度の頻度で起きることは確かである。WAIS-R と WISC-Ⅲにおける VIQ－PIQ 差の得点の頻度を，±にかかわらず，表 5－41 に示す。15 点の言語性 IQ－動作性 IQ 差は，正常母集団の約 20～25％でみられる（Grossman, 1983；Kaufman, 1976 a, 1976 b；Matarazzo & Herman, 1984；Reynolds & Gutkin, 1981；Sattler, 1992；Seashore, 1951）。非言語性よりも言語性機能が統計学的に有意に優れている（あるいはその逆）という所見は，事実上重要であるが，そのパターンは異常の診断を支持するには役立たないかもしれない。不一致が稀な（例えば，母集団の 5％以下で起こる）場合にのみ，異常と考えられる。他の散布指標の分析は，類似の結果を示す。例えば，5～9 点の測定尺度幅（最高－最低の測定尺度）は，WISC-Ⅲと WPPSI のほぼ平均である（Kaufman, 1976 b；Reynolds & Gutkin, 1981；Wechsler, 1991）。最高と最低の測定尺度の同様の差（平均＝7 点）は，成人では標準である（Crawford & Allan, 1996；Matarazzo & Prifitera, 1989；McLean, Kaufman & Reynolds, 1989）。下位検査内での散布（1 点または 2 点の反応が続くときに突然出現する 0 点のクラスター）も，正常母集団でよくみられることである（Mittenberg et al., 1989）。また，下位検査間または下位検査内での差は，知能分布の異なる得点で変化し（Matarazzo & Prifitera 1989；McLean, Kaufman & Reynolds, 1989；Mittenberg et al., 1989；Ryan & Paolo, 1992），一部は散布の潜在的な幅の機能（Schinka et al., 1994；Schinka et al., 1997）だとする報告がある。簡単に言えば，健常人，特に高い IQ の人（一般的により教育を受けている）が，きわめて稀な興味ある散布を示すのが典型的である。頻度データの研究では，散布得点を解釈する場合，一人の患者を評価する場合でも集団のデータを解釈する場合でも正式な手順をとるべきである（Atkinson, 1992；Ivnik et al., 1994；Kaufman, 1990；Matarazzo & Prifitera, 1989；McDermott et al., 1989 a, 1989 b；Mittenberg et al., 1989）。散布を評価する表は WISC-Ⅲのマニュアルにある（Sattler, 1992；Schinka et al., 1997 も参照）。WAIS-R で

表 5−34. MOANS の測定尺度：年齢の中央値＝79（年齢幅＝74～84, n=179）

測定尺度	Info.	D.Span	Vocab.	Arith.	Comp.	Simil.	P.C.	P.A.	B.D.	O.A.	D.Sym	パーセンタイル順位
2	0-6	0-5	0-16	0-3	0	0	0	0	0-4	0-10	0-7	<1
3	7	6	17-18	4	1-3	1	1	—	5	11	8-16	1
4	8	7	19	—	4	2-3	2	—	6	12	17	2
5	9	8	20-23	—	5-6	4	—	1	7	13-14	18-20	3-5
6	10-11	—	24-28	5	7-12	5-8	3-4	—	8-9	15	21-24	6-10
7	12-13	9	29-36	6-7	13-14	9-10	5-6	2	10-11	16-18	25-27	11-18
8	14-15	10	37-40	8	15	11-12	7-8	3	12-14	19-20	28-30	19-28
9	16-17	11	41-45	9	16	13-14	9-10	—	15-18	21-22	31-34	29-40
10	18-20	12-13	46-50	10-11	17-19	15-17	11	4-5	19-22	23-26	35-39	41-59
11	21	14	51-53	12	20	18-19	12-13	6	23	27-28	40-42	60-71
12	22	15	54-56	13	21	20	—	7-8	24-27	—	43-46	72-81
13	23-24	16	57-58	14	22-23	21	14	9-10	28-29	29-30	47-49	82-89
14	—	17	59-60	15	24	22	15	11-12	30-32	—	50-52	90-94
15	25-26	18-19	61-62	16	25	23	16	13-14	33-35	31-32	53-56	95-97
16	27	—	63	17	—	24	—	15	36	33	57-58	98
17	28	20-21	64	18	26-27	25	17	16-17	37-38	34	59-65	99
18	29	22+	65+	19	28+	26+	18+	18+	39+	35+	66+	>99

注：MOANS の測定尺度は年齢の影響は補正されている。MOANS＝Mayo 高齢米国人標準研究、WAIS-R＝Wechsler 成人用知能テスト−改訂版、Info.＝知識、D.Span＝数唱、Vocab.＝語彙、Arith.＝算数、Comp.＝理解、Simil.＝類似、P.C.＝絵画完成、P.A.＝絵画配列、B.D.＝積木模様、O.A.＝組合せ、D.Sym＝符号。
出典：Ivnik ら (1992)。版権：Mayo Clinic。許可を得て転載。

表5-35. MOANSの測定尺度：年齢の中央値＝82（年齢幅＝77～87, n＝149）

測定尺度	Info.	D.Span	Vocab.	Arith.	Comp.	Simil.	P.C.	P.A.	B.D.	O.A.	D.Sym	パーセンタイル順位
2	0-5	0-6	0-17	0-3	0	—	0	0	0-1	0-5	0-7	<1
3	6	7	18	4	1-3	0	—	—	2	6	8-16	1
4	7	—	19-20	—	—	—	1	—	3	7-8	17	2
5	8-9	8	21-24	—	4-6	1	2	—	4-6	9-11	18-19	3-5
6	10-11	—	25-28	5	7-9	2-6	—	1	7	12-13	20	6-10
7	12	9	29-33	6	10-13	7-9	3-4	—	8-10	14-15	21-25	11-18
8	13-14	10	34-38	7-8	14	10-11	5-6	2	11-12	16-18	26-28	19-28
9	15-16	11	39-43	9	15-16	12-13	7-8	3	13-15	19-20	29-31	29-40
10	17-18	12	44-49	10-11	17-18	14-16	9-10	4-5	16-20	21-24	32-36	41-59
11	19-20	13-14	50-52	12	19-20	17-18	11	—	21	25-26	37-40	60-71
12	21-22	—	53-55	13	21	19	12-13	6-7	22-23	27-28	41-44	72-81
13	23	15-16	56-58	14	22-23	20-21	14	8-9	24-27	29	45-46	82-89
14	24	17	59	15	24	22	15	10	28-30	30	47-50	90-94
15	25	—	60-61	16	25	—	—	11-14	31-33	31-32	51-53	95-97
16	26	18	62	—	26	23	16	—	34	33	—	98
17	27	19-21	63-64	17	27	24-25	17	15	35-38	34	54-57	99
18	28+	22+	65+	18+	28+	26+	18+	16+	39+	35+	58+	>99

注：MOANSの測定尺度は年齢の影響は補正されている。MOANS＝Mayo高齢米国人標準研究，WAIS-R＝Wechsler成人用知能テスト検査－改訂版，Info.＝知識，D.Span＝数唱，Vocab.＝語彙，Arith.＝算数，Comp.＝理解，Simil.＝類似，P.C.＝絵画完成，P.A.＝絵画配列，B.D.＝積木模様，O.A.＝組合せ，D.Sym＝符号。
出典：Ivnikら（1992）。

表5-36. MOANS測定尺度：年齢の中央値＝85（年齢幅＝80〜90, $n=113$）

測定尺度	Info.	D.Span	Vocab.	Arith.	Comp.	Simil.	P.C.	P.A.	B.D.	O.A.	D.Sym	パーセンタイル順位
2	—	0-7	0-17	0	0	—	0	0	0	0-3	0-7	<1
3	0-5	—	—	1-3	—	0	—	—	1	4	8-12	1
4	6	—	18	4	1-3	—	1	—	2	5	13-16	2
5	7-9	—	19-23	—	4-6	1	2	—	3-5	6-9	17-18	3-5
6	10	8	24-28	5	7-9	2-5	—	—	6	10	19	6-10
7	11-12	—	29-33	6	10-13	6-8	3	—	7	11-14	20-22	11-18
8	13	9-10	34-37	7-8	14	9-10	4-5	1	8-10	15-17	23-26	19-28
9	14-15	—	38-42	—	15-16	11-12	6	2-3	11-13	18-19	27-29	29-40
10	16-18	11-12	43-48	9-11	17-18	13-16	7-9	—	14-18	20-22	30-34	41-59
11	19-20	13	49-51	12	19	17-18	10	4-5	19-20	23-25	35-37	60-71
12	21	14	52-56	13	20-22	19	11	6	21-22	26	38-42	72-81
13	22	15	57-58	14	23	20	12-13	7	23	27-28	43-45	82-89
14	23	16-17	59	15	24	21	14	8-9	24-27	29	46-47	90-94
15	24-25	18-20	60-62	16	25-26	22	—	10-14	28-32	30	48-51	95-97
16	26	21	63	—	—	—	15	—	—	31-32	52-53	98
17	27	22-23	64-65	17	27	23	16	15	33	33	54-55	99
18	28+	24+	66+	18+	28+	24+	17+	16+	34+	34+	56+	>99

注：MOANSの測定尺度は年齢の影響は補正されている。MOANS＝Mayo高齢米国人標準研究，WAIS-R＝Wechsler成人用知能テスト—改訂版，Info.＝知識，D.Span＝数唱，Vocab.＝語彙，Arith.＝算数，Comp.＝理解，Simil.＝類似，P.C.＝絵画完成，P.A.＝絵画配列，B.D.＝積木模様，O.A.＝組合せ，D.Sym＝符号。
出典：Ivnikら（1992）。

表5-37. MOANSの測定尺度：年齢の中央値=88（年齢幅=83以上，$n=81$）

測定尺度	Info.	D.Span	Vocab.	Arith.	Comp.	Simil.	P.C.	P.A.	B.D.	O.A.	D.Sym	パーセンタイル順位
2	0-5	0	0-13	0-2	0-3	—	0	0	0	0-2	0-6	<1
3	6	—	14	3	4	0	1	—	—	3	7-12	1
4	7	1-6	15-18	—	5	—	—	—	1	4-5	13-16	2
5	8-9	7	19-26	4	6-7	1-3	—	—	2	6-8	17	3-5
6	10-11	8	27-29	5	8-9	4-6	2	—	3-6	9	18-19	6-10
7	12-13	9	30-34	6	10-12	7-9	3	—	7	10-11	20-21	11-18
8	14	10	35-40	7-8	13-15	10-11	4	1	8-9	12-13	22-24	19-28
9	15-16	—	41-44	9	16	12-13	5-8	2-3	10-12	14-17	25-27	29-40
10	17-18	11-12	45-50	10-11	17-18	14-15	9	4-5	13-17	18-21	28-31	41-59
11	19-20	13	51-53	—	19	16-18	10-11	4-5	18-20	22-25	32-35	60-71
12	21	14	54-56	12-13	20-22	19	12-13	6-7	21	26	36-37	72-81
13	22	15	57-58	14	23-24	20-21	14	8	22-23	27-28	38-43	82-89
14	23	16-17	59	15	25	—	15	9	24	—	44	90-94
15	24-25	18-20	60-61	16	26	22	—	10	25-26	29	45-46	95-97
16	26	21	62	17	—	—	16	11-15	27-30	30	47	98
17	27	22	63	—	27	23	17+	16+	31-32	31-32	48-49	99
18	28+	23+	64+	18+	28+	24+			33+	33+	50+	>99

注：MOANSの測定尺度は年齢の影響は補正されている。MOANS=Mayo高齢米国人標準研究，WAIS-R=Wechsler成人用知能テスト−改訂版，Info.=知識，D.Span=数唱，Vocab.=語彙，Arith.=算数，Comp.=理解，Simil.=類似，P.C.=絵画完成，P.A.=絵画配列，B.D.=積木模様，O.A.=組合せ，D.Sym=符号。
出典：Ivnik ら (1992)。

表5-38. MOANSの言語性測定尺度合計からMAYOの言語性IQへの換算表

MOANS[a]の言語性測定尺度の合計	MAYO言語性IQ[b]	MOANSの言語性測定尺度の合計	MAYO言語性IQ	MOANSの言語性測定尺度の合計	MAYO言語性IQ	MOANSの言語性測定尺度の合計	MAYO言語性IQ
≦12	≦64	35	83	58	101	81	120
13	65	36	84	59	102	82	121
14	66	37	84	60	103	83	122
15	67	38	85	61	104	84	122
16	68	39	86	62	105	85	123
17	68	40	87	63	105	86	124
18	69	41	88	64	106	87	125
19	70	42	88	65	107	88	126
20	71	43	89	66	108	89	126
21	72	44	90	67	109	90	127
22	72	45	91	68	109	91	128
23	73	46	92	69	110	92	129
24	74	47	93	70	111	93	130
25	75	48	93	71	112	94	130
26	76	49	94	72	113	95	131
27	76	50	95	73	113	96	132
28	77	51	96	74	114	97	133
29	78	52	97	75	115	98	134
30	79	53	97	76	116	99	134
31	80	54	98	77	117	100	135
32	80	55	99	78	118	≧101	≧136
33	81	56	100	79	118		
34	82	57	101	80	119		

[a]MOANS=Mayo高齢米国人標準研究。
[b]79未満のIQ得点(MOANSの言語性測定尺度合計<31)は,MOANSの標準でこのような低い値をとるものがなかったので推定した。
出典:Ivnikら(1992)。

表5-39. MOANSの動作性測定尺度合計からMAYOの動作性IQへの換算表

MOANS[a]の動作性測定尺度の合計	MAYO動作性IQ[b]	MOANSの動作性測定尺度の合計	MAYO動作性IQ	MOANSの動作性測定尺度の合計	MAYO動作性IQ	MOANSの動作性測定尺度の合計	MAYO動作性IQ
≦16	≦64	32	83	48	102	64	121
17	65	33	84	49	103	65	122
18	66	34	85	50	105	66	124
19	67	35	87	51	106	67	125
20	69	36	88	52	107	68	126
21	70	37	89	53	108	69	127
22	71	38	90	54	109	70	128
23	72	39	91	55	110	71	130
24	73	40	93	56	112	72	131
25	75	41	94	57	113	73	132
26	76	42	95	58	114	74	133
27	77	43	96	59	115	75	134
28	78	44	97	60	116	≧76	≧136
29	79	45	99	61	118		
30	81	46	100	62	119		
31	82	47	101	63	120		

[a]MOANS=Mayo高齢米国人標準研究。
[b]79未満のIQ得点(MOANSの動作性測定尺度合計<29)は,MOANSの標準でこのような低い値をとるものがなかったので推定した。
出典:Ivnikら(1992)。

表5-40. MOANSの全測定尺度合計からMAYOの全IQへの換算表

MOANS[a] 全測定 尺度の合計	MAYO 全IQ[b]	MOANS 全測定 尺度の合計	MAYO 全IQ	MOANS 全測定 尺度の合計	MAYO 全IQ	MOANS 全測定 尺度の合計	MAYO 全IQ
≤36	≤64	70	82	104	100	138	119
37	65	71	83	105	101	139	119
38	65	72	83	106	102	140	120
39	66	73	84	107	102	141	120
40	66	74	84	108	103	142	121
41	67	75	85	109	103	143	121
42	67	76	86	110	104	144	122
43	68	77	86	111	104	145	122
44	68	78	87	112	105	146	123
45	69	79	87	113	105	147	124
46	69	80	88	114	106	148	124
47	70	81	88	115	106	149	125
48	71	82	89	116	107	150	125
49	71	83	89	117	107	151	126
50	72	84	90	118	108	152	126
51	72	85	90	119	109	153	127
52	73	86	91	120	109	154	127
53	73	87	91	121	110	155	128
54	74	88	92	122	110	156	128
55	74	89	92	123	111	157	129
56	75	90	93	124	111	158	129
57	75	91	94	125	112	159	130
58	76	92	94	126	112	160	130
59	76	93	95	127	113	161	131
60	77	94	95	128	113	162	132
61	77	95	96	129	114	163	132
62	78	96	96	130	114	164	133
63	79	97	97	131	115	165	133
64	79	98	97	132	115	166	134
65	80	99	98	133	116	167	134
66	80	100	98	134	117	168	135
67	81	101	99	135	117	169	135
68	81	102	99	136	118	≥170	≥136
69	82	103	100	137	118		

[a]MOANS=Mayo高齢米国人標準研究。
[b]79未満のIQ得点(MOANSの全測定尺度合計<65)は，MOANSの標準でこのような低い値をとるものがなかったので推定した。
出典：Ivnikら(1992)。

表5-41. WAIS-R と WISC-III における言語性IQ-動作性IQ差の標準母集団におけるパーセント（±両方向）

大きな違いがみられる母集団での%	不一致得点 WAIS-R 全サンプル[a]	WISC-III 全サンプル[b]
50	7	9
25	12	15
20	14	17
10	18	22
5	21	25
2	25	30
1	28	32
0.1	36	40

[a] 出典：Grossman (1983)。
[b] 出典：Wechsler (1991)。

は，表5-42に，全IQの5つの異なったカテゴリーで異常と判定するのに必要である評価幅の大きさを示しており，その幅は「79以下」から「120＋」である。二者択一的に，下位検査の測定尺度の最高値に基づいて，下位検査の散布は評価できる (Schinka et al., 1994 参照)。各下位検査と個人の平均下位検査得点との間に異常な差があるかどうかを決定する方法を，Silverstein(1984)は作った。表5-43は，健康な集団の様々な%による年齢別測定尺度の差を示す。例えば，符号検査の得点と平均下位検査の得点の差が4.6の場合，これは健康集団では5%以下にしか起こらないと評価できる。様々な短縮版（Crawfordら印刷中）と同様，完全版 WAIS-R（Crawford & Allan, 1996）においても，英国での使用のために類似のデータが示されている。Crawfordらは（Crawford & Allan, 印刷中；Carwfordら, 印刷中）は，少なくとも1つの異常な偏位は珍しくないと報告してい

る。しかし，2つ以上の異常な偏位が存在することは稀である（彼らの健康サンプルの10%以下にしか起こらない）。言語性尺度と動作性尺度の平均値と，各下位検査の測定尺度との間の差は順に約2.94点から4.96点であるが，これらは，WISC-IIIの標準サンプルの5%にみられると Sattler (1992) は述べている。IQ カテゴリーでの様々な信頼水準で異常だとするのに必要な WAIS-R の VIQ-PIQ 不一致（±は無関係）を表5-44は示す。表5-45には，教育レベルを関数として推定される WAIS-R の VIQ-PIQ 不一致を示す。このデータは，年齢，性，民族によって分けられている。有意な散布は，認知能力が欠如している可能性や神経心理学的／神経学的検査がさらに必要であることを臨床家に警告する。

個人の WAIS-R 下位検査の最高得点を単独で，想像される病前のより高い知能レベルの測定として用いたり，そしてまた，個人の WAIS-R の下位検査の最低得点を，これらの下位検査の低い得点によって反映されると考えられる脳-行動機能の欠陥の指標として解釈したりする臨床家がいる。このような試みは危険であり（Matarazzo & Prifitera, 1989），ほぼ確実に無効であり，正常集団においてみられる下位検査の散布度合を高くし，検査-再検査による信頼度を低下させ，各下位検査の測定標準誤差を大きくする（上述）。

迷路。（WISC-III）の迷路下位検査を計画の測定に用いる神経心理学者がいる。最近，20～79歳の健康成人（男性60名，女性60名）サンプルの標準データを私たちは集めた。この年齢群は，教育達成期間に差はない（平均教育年数14.9年）。

表5-42. 全IQで分けた標準母集団で2つの出現頻度を示す WAIS-R の言語性，動作性，全検査測定尺度の幅[a]

出現頻度	≤79 言語性	動作性	全検査	80-89 言語性	動作性	全検査	90-109 言語性	動作性	全検査	110-119 言語性	動作性	全検査	120+ 言語性	動作性	全検査
<5%	7	7	9	8	8	10	9	9	11	10	10	12	10	10	12
<1%	8	9	10	10	10	12	11	12	13	11	12	14	11	12	14

[a] 上の基礎—比率表を参照する場合，散布計算は年齢補正測定尺度ではなく通常の測定尺度を用いる。
出典：McLean, Kaufman と Reynolds (1989)。

表5-43. 標準サンプルにおける WAIS-R の各下位検査の得点と下位検査の平均得点の間の差の概算

下位検査	言語性平均 5%	言語性平均 1%	動作性平均 5%	動作性平均 1%	全検査平均 5%	全検査平均 1%
知識	3.1	4.0			3.5	4.7
数唱	4.3	5.7			4.5	5.9
語彙	2.7	3.5			3.3	4.3
算数	3.6	4.7			3.8	5.0
理解	3.3	4.3			3.7	4.8
類似	3.4	4.4			3.6	4.7
絵画完成			3.7	4.8	4.1	5.3
絵画配列			4.1	5.4	4.3	5.7
積木模様			3.5	4.5	3.9	5.2
組合せ			3.8	5.0	4.5	6.0
符号			4.3	5.6	4.5	5.9

注:表中の差は年齢別測定尺度を参照しており,IQ 決定に用いる20～34歳の準拠集団に基づく測定尺度によるものではない。
出典:Silverstein(1984)。版権は American Psychological Association。許可を得て転載。

表5-44. 標準母集団における出現頻度別に異常だとするのに必要な IQ カテゴリー毎の WAIR-R の言語性IQ-動作性IQ 差（±は無関係）

出現頻度	≤79	80-89	90-109	110-119	120+
<5%	14	20	24	24	27
<1%	20	24	30+	30+	30+

出典:Kaufman (1990) から了承を得た。

性は無関係だが，年齢は迷路の結果に影響を与え，加齢に伴い得点は低下する。表5-46は，6つの年齢群の平均素点と標準偏差を示している。

　改訂版。Wechsler 尺度の定期的な改訂は，研究者や臨床家に問題を引き起こす，というのは，1932年から現在までの Wechsler の標準サンプルは，1つ前の版よりも，より高い水準を標準にしているからである(Flynn, 1984)。その結果，継時的な個人の平均結果の上昇と競合するために，Wechsler テストの継続が困難となる。これは，検査が古ければ古いほど，被検者の IQ の過大評価は大きくなることを意味している (Parker, 1986)。関連して強調したいことは，以前の検査と最新版での結果は直接比較できないということである (Reitan & Wolfson, 1990)。尺度の連続版 (例えば，WAIS と WAIS-R, WISC-R と WISC-III) での IQ の増加は平均6～8点である(Wechsler, 1974, 1981, 1991 ; Weiss, 1995)。動作性尺

表5-45. 年齢・性・人種別に分類した標準母集団における教育レベルの違いによる WAIS-R の言語性IQ-動作性IQ差

	教育年数 0-8	9-11	12	13+
年齢				
16-19	-4.7	-0.6	+1.7	+3.0
20-34	-4.1	-3.1	-1.1	+1.9
35-44	-3.7	-3.6	-1.2	+2.4
45-54	-0.7	-3.7	-0.2	+5.7
55-64	-0.4	-1.3	-0.9	+4.8
65-74	-3.0	-2.2	+2.9	+7.2
性別				
男性	-2.3	-1.4	+0.4	+3.8
女性	-2.9	-2.0	-0.4	+2.9
人種				
白人	-3.1	-2.1	-0.1	+3.6
黒人	-0.1	+1.4	+1.0	-1.7
合計	-2.6	-1.7	0.0	+3.4

出典:Kaufman(1990), p.339。

表 5-46. 迷路下位検査の年齢別平均値

年齢	n	平均値	SD
20-29	20	21.30	3.83
30-39	20	20.35	4.40
40-49	20	20.50	2.78
50-59	20	18.65	4.93
60-69	20	17.60	8.64
70-79	20	14.05	6.84

出典：Strauss と Spreen の未発表データ (1994)。

度の標準で大きな差があり，言語性尺度の標準ではその変化は小さい (Weiss, 1995)。以前の版 (例えば，WAIS) と最新版 (WAIS-R) での結果を比較する1つの方法は，平均の差を検査間で単純に引くことである (Russell, 1992)。しかし，その検査の以前の版と最新版の差は，被検者の年齢と能力により様々であることを認識しておくことは重要である (Feingold, 1984；Oscar-Berman et al., 1993；Ryan et al., 1987；Wechsler, 1981)。小児の研究ではその変動が考慮に値する。学習障害のある小児のサンプルでは，WISC-R と WISC-III の FSIQ の最小差は，(WISC-III が WISC-R よりも低く) −1.35点であったが，天才児のサンプルでは，最大差は −18.09点であった (Weiss, 1995)。成人においては，高い知能で高い平均の人では WAIS の FSIQ が WAIS-R より約5点高く，平均的な知能の人では約9点高くなる傾向にある。逆に，軽度～中等度の精神遅滞の人では WAIS-R の IQ は対応する WAIS の IQ よりも若干高い (Ryan et al., 1987)。特に50歳以上の高齢者の場合，WAIS-R は WAIS よりも低い得点になることを Oscar-Berman ら (1993) は指摘した。さらに，内容にもかなりの違いが存在し，異なった版ではプロフィール分析でも異なった下位検査のパターンを引き起こす (Wolfson & Reitan, 1990)。結果的に，1つの版の下位検査のパターンの考察からの決定法則を適応するいかなる試みも，異なった版を用いる場合は適応できない (Chelune et al., 1987)。また，WAIS-R の代わりに，他の神経心理学的検査と Wechsler テストの以前の改訂版との間に定まった結果のパターンがあるわけではない (Bornstein, 1987；Paniak et al., 1992)。更なる研究がこの問題の説明には必要である。

IQ データの報告。 私たちは通常，IQ 得点をパーセンタイル順位に変換する。表5-47で変換は容易にできる。しかし，全 IQ と教育到達成度の間には中等度の相関があり，検査者は個々の患者の WAIS-R の得点の解釈には正式の学校教育を受けた年数の考慮が望まれることを心に留めておかなければならない (Marcopulos et al., 1997；Ryan, Paolo, & Findley, 1991)。したがって，全 IQ の90点という得点は，高校中退ではなく4年制大学卒業の場合には別の意味をもつ。4年制大学卒業生が認知機能の低下を仮定するものもいれば，その側面を明らかにするために更なる検査を提案するものもいる。表5-48を参照すると解釈は容易であり，6つの異なった教育レベルでの VIQ, PIQ, FSIQ に対するパーセンタイル順位が示されている (Ryan et al., 1991)。

最後に，全ての検査に多様性があることを強調することは重要で，再検査をした場合に全く同じ得点を獲ることは困難である。むしろ，±2測定標準誤差 (SEM) の範囲内での IQ 得点の低下であれば最良であると考えられる。これは，真の得点はそのときの95％がおさまるという程度の差であることを規定している。68％信頼限界であれば，±1 SEM を単純に用いる。このような情報を心理学的報告の中で討論する方法の1つに，以下のようなものがある。「患者の WAIS-R の全 IQ が約___パーセンタイルに低下している。全ての検査に多様性があり，再検査で完全に同じ得点を得ることは無理であろう。むしろ，IQ 得点は，ある範囲内におさまるものとしてとらえることが最良であろう。___から___パーセンタイルの得点の幅に真の IQ を含む可能性は100分の約95 (あるいは68) である。」Wechsler マニュアルの表には，IQ 得点と測定尺度の測定標準誤差が示されている (WISC-III の各下位検査の解釈については Kramer, 1993，75歳以上については Ryan ら，1990b 参照)。

表5−47. Wechsler IQ 得点のパーセンタイル順位への変換

IQ	パーセンタイル	IQ	パーセンタイル	IQ	パーセンタイル	IQ	パーセンタイル
155	99.9	117	87	101	53	85	16
144	99.8	116	86	100	50	84	14
142	99.7	115	84	99	47	83	13
140	99.6	114	82	98	45	82	12
139	99.5	113	81	97	42	81	10
138	99	112	79	96	39	80	9
132	98	111	77	95	37	79	8
129	97	110	75	94	34	78	7
127	96	109	73	93	32	77	6
125	96	108	70	92	30	76	5
123	94	107	68	91	27	74	4
122	93	106	66	90	25	71	3
121	92	105	61	89	23	70	2
120	91	104	61	88	21	67	1
119	90	103	58	87	19	61	<1
118	88	102	55	86	18		

表5−48. 教育レベル別のパーセンタイル順位

パーセンタイル	教育年数 0-7	8	9-11	12	13-15	16+
VIQ						
95th	105	108	119	120	126	135
75th	91	98	105	108	115	123
50th	82	90	96	100	108	116
25th	73	83	87	92	100	108
5th	60	72	73	80	90	97
PIQ						
95th	109	117	122	122	125	132
75th	95	103	108	109	113	120
50th	84	93	98	100	105	111
25th	74	83	88	91	97	102
5th	60	69	73	78	86	90
FSIQ						
95th	106	111	120	121	126	135
75th	92	99	106	108	115	123
50th	82	91	96	100	107	115
25th	73	83	87	92	100	107
5th	59	71	73	79	89	95

出典：Ryan ら（1991）の了承を得た。版権は American Psychological Association。許可を得て転載。

文献

Anastopoulos, A.D., Spisto, M.A., & Maher, M.C. (1994). The WISC-III freedom from distractibility factor : Its utility in identifying children with attention deficit hyperactivity disorder. *Psychological Assessment, 6,* 368-371.

Atkinson, L. (1991). Some tables for statistically based interpretation of WAIS-R factor scores. *Psychological Assessment, 3,* 288-291.

Atkinson, L. (1991). On WAIS-R difference scores in the standardization sample. *Psychological Assessment, 3,* 292-294.

Atkinson, L. (1992). Mental retardation and WAIS-R scatter analysis. *Journal of Intellectual Disability, 36,* 443-448.

Axelrod, B.N., Woodard, J.L., Schretlen, D., & Benedict, R. H. B. (1996). Corrected estimates of WAIS-R short form reliability and standard error of measurement. *Psychological Assessment, 8,* 222-223.

Ballard, K. (1984). Interpreting Stanford-Binet and WISC-R IQs in New Zealand : The need for more than caution. *New Zealand Journal of Psychology, 13,* 25-31.

Banken, J.A., & Banken, C.H. (1987). Investigation of Wechsler Adult Intelligence Scale-Revised short forms in a sample of vocational rehabilitation applicants. *Journal of Psychoeducational Assessment, 5,* 281-286.

Baum, C., Edwards, D., Yonan, C., & Storandt, M. (1995). The relation of neuropsychological test performance to performance of functional tasks in Dementia of the Alzheimer Type. *Archives of Clinical Neuropsychology, 11,* 69-75.

Benedict, R.H., Schretlen, D., & Bobholz, J.H. (1992). Concurrent validity of three WAIS-R short forms in psychiatric populations. *Psychological Assessment, 4,* 322-328.

Binder, L.M. (1987). Appropriate reporting of Wechsler IQ and subtest scores in assessments for disability. *Journal of Clinical Psychology, 43,* 144-145.

Blaha, J., & Wallbrown, F. H. (1996). Hierarchical factor structure of the Wechsler Intelligence Scale for Children-III. *Psychological Assessment, 8,* 214-218.

Bowden, S.C., Whelan, G., Long, C.M., & Clifford, C.C. (1995). Temporal stability of the WAIS-R and WMS-R in a heterogeneous sample of alcohol dependent clients. *The Clinical Neuropsychologist, 9,* 194-197.

Brooker, B. H., & Cyr, J.J. (1986). Tables for clinicians to use to convert WAIS-R short forms. *Journal of Clinical Psychology, 42,* 982-986.

Bornstein, R.A., McLeod, J., McClung, E., & Hutchison, B. (1983). Item difficulty and content bias on the WAIS-R Information subtest. *Canadian Journal of Behavioral Science, 15,* 27-34.

Bornstein, R.A. (1984). Unilateral lesions and the Wechsler Adult Intelligence Scale-Revised : no sex differences. *Journal of Consulting and Clinical Psychology, 52,* 604-608.

Bornstein, R.A. (1987). The WAIS-R in neuropsychological practice : Boon or bust? *The Clinical Neuropsychologist, 1,* 185-190.

Burton, D.B., Ryan, J.J., Paolo, A.M., & Mittenberg, W. (1994). Structural equation analysis of WAIS-R in a normal elderly sample. *Psychological Assessment, 6,* 380-385.

Carvajal, H., Gerber, J., Hewes, P., & Weaver, K.A. (1987). Correlations between scores on Stanford-Binet IV and Wechsler Adult Intelligence Scale-Revised. *Psychological Reports, 61,* 83-86.

Carvajal, H., Hayes, J.E., Miller, H.R., Wiebe, D.A., & Weaver, K.A. (1993). Comparisons of the vocabulary scores and IQs on the Wechsler Intelligence Scale for Children-III and the Peabody Picture Vocabulary Test-Revised. *Perceptual and Motor Skills, 76,* 28-30.

Chelune, G.J., Eversole, C., Kane, M., & Talbott, R. (1987). WAIS versus WAIS-R subtest patterns : A problem of generalization. *The Clinical Neuropsychologist, 1,* 235-242.

Collaer, M.L., & Evans, J.R. (1982). A measure of short-term visual memory based on the WISC-R Coding subtest. *Journal of Clinical Psychology, 38,* 641-644.

Crawford, J.R., Allan, K.M., McGeorge, P., & Kelly, S.M. (in press). Base rate data on the abnormality of subtest scatter for WAIS-R short-terms. *British Journal of Clinical Psychology.*

Crawford, J.R., & Allan, K.M. (1996). WAIS-R subtest scatter : Base-rate data from a healthy UK sample. *British Journal of Clinical Psychology, 35,* 235-247.

Crawford, J.R., Allan, K.M., & Jack, A.M. (1992). Short-forms of the UK WAIS-R : Regression equations and their predictive validity in a general population sample. *British Journal of Clinical Psychology, 31,* 191-202.

Crawford, M.S., & Boer, D.P. (1985). Content bias in the WAIS-R Information subtest and some Canadian alternatives. *Canadian Journal of Behavioral Science, 17,* 79-86.

Donders, J. (1996). Cluster subtypes in the WISC-III standardization sample : Analysis of factor index scores. *Psychological Assessment, 8,* 312-318.

Donders, J. (1997a). Sensitivity of the WISC-III to injury severity in children with traumatic head injury. *Assessment, 4,* 107-109.

Donders, J. (1997b). A short form of the WISC-III for clinical use. *Psychological Assessment, 9,* 15-20.

Ehrenreich, J.H. (1996). Clinical use of short forms of the WAIS-R. *Assessment, 3,* 193-200.

Faust, D.S., & Hollingsworth, J.O. (1991). Concurrent validation of the Wechsler Preschool and Primary Scale of Intelligence-Revised (WPPSI-R) with two criteria of cognitive abilities. *Journal of Psychoeducational Assessment, 9,* 224-229.

Feingold, A. (1984). The effects of differential age adjustment between the WAIS and WAIS-R on the comparability of the two scales. *Educational and Psychological Measurement, 44,* 569-573.

Flynn, J.R. (1984). The mean IQ of Americans : Massive gains 1932-1978. *Psychological Bulletin, 95,* 29-51.

Fuld, P.A. (1984). Test profile of cholinergic dysfunction and of Alzheimer-type dementia. *Journal of Clinical Neuropsychology, 6,* 380-392.

Gerken, K.C., & Hodapp, A.L. (1992). Assessment of preschoolers at risk with the WPPSI-R and the Stanford-Binet L-M. *Psychological Reports, 71,* 659-664.

Grossman, F.M. (1983). Percentage of WAIS-R standardization sample obtaining verbal-performance discrepancies. *Journal of Consulting and Clinical Psychology, 51,* 641-642.

Iverson, G.L., Myers, B., Bengston, M.L., & Adams, R.L. (1996). Concurrent validity of a WAIS-R seven-subtest short form in patients with brain impairment. *Psychological Assessment, 8,* 319-323.

Iverson, G.L., & Franzen, M.D. (1996). Using multiple object memory procedures to detect simulated malingering. *Journal of Clinical and Experimental Neuropsychology, 18,* 1-14.

Ivnik, R.J., Malec, J.F., Smith, G.E., Tangalos, E.G., Peterson, R.C., Kokmen, E., & Kurland, L.T. (1992). Mayo's Older American Normative Studies : WAIS-R norms for ages 56 to 97. *The Clinical Neuropsychologist, 6,* Supplement, 1-30.

Ivnik, R.J., Smith, G.E., Malec, J.F., Kokmen, E., & Tangalos, E.G. (1994). Mayo cognitive factor scales : Distinguishing normal and clinical samples by profile variability. *Neuropsychology, 8,* 203-209.

Ivnik, R.J., Smith, G.E., Malec, J.F., Petersen, R.C., & Tangalos, E.G. (1995). Long-term stability and intercorrelations of cognitive abilities in older persons. *Psychological Assessment, 7,* 155-161.

Joschko, M., & Rourke, B.P. (1985). Neuropsychological subtypes of learning-disabled children who exhibit the ACID pattern on the WISC. In B.P. Rourke (Ed.), *Neuropsychology of Learning Disabilities.* New York : Guilford Press, pp. 65-88.

Kaplan, E., Fein, D., Morris, R., & Delis, D.C. (1991). *WAIS-R NI Manual.* San Antonio, TX : Psychological Corporation.

Kaufman, A.S. (1976a). Verbal-Performance IQ discrepancies on the WISC-R. *Journal of Consulting and Clinical Psychology, 44,* 739-744.

Kaufman, A.S. (1976b). A new approach to the interpretation of test scatter on the WISC-R. *Journal of Learning Disabilities, 9,* 160-168.

Kaufman, A.S. (1979). *Intelligent Testing with the WISC-R.* New York : John Wiley and Sons.

Kaufman, A.S. (1994). *Intelligent Testing with the WISC-III.* New York : Wiley-Interscience.

Kaufman, A.S. (1990). *Assessing Adolescent and Adult Intelligence.* Boston : Allyn and Bacon.

Kaufman, A.S. (1992). Evaluation of the WISC-III and WPPSI-R for gifted children. *Roeper Review, 14,* 154-158.

Kaufman, A.S., Ishikuma, T., & Kaufman-Parker, J.L. (1991). Amazingly short forms of the WAIS-R. *Journal of Psychoeducational Assessment, 9,* 4-15.

Kaufman, A.S. (1994). *Intelligent Testing with the WISC-III.* New York : Wiley-Interscience.

Kluger, A., & Goldberg, E. (1990). IQ patterns in affective disorder, lateralized and diffuse brain damage. *Journal of Clinical and Experimental Neuropsychology, 12,* 182-194.

Kramer, J.H. (1993). Interpretation of individual subtest scores on the WISC-III. *Psychological Assessment, 5,* 193-196.

Lees-Haley, P.R., Smith, H.H., Williams, C.W., & Dunn, J.T. (1996). Forensic neuropsychological test usage : An empirical survey. *Archives of Clinical Neuropsychology, 11,* 45-51.

Lezak, M.D. (1983). *Neuropsychological Assessment* (2nd ed.). New York : Oxford University Press.

Lezak, M.D. (1995). *Neuropsychological Assessment* (3rd ed.). New York : Oxford University Press.

Lincoln, R.K., Crosson, B., Bauer, R.M., Cooper, P.V., & Velozo, C.A. (1994). Relationship between WAIS-R subtests and language measures after blunt head injury. *The Clinical Neuropsychologist, 8,* 140-152.

Little, S.G. (1992). The WISC-III : Everything old is new again. *School Psychology Quarterly, 7,* 136-142.

LoBello, S.G. (1991). A short form of the Wechsler Preschool and Primary Scale of Intelligence-Revised. *Journal of School Psychology, 29,* 229-236.

Logsdon, R.G., Teri, L., Williams, D.E., Vitiello, M.V., & Prinz, P.N. (1989). The WAIS-R profile : A diagnostic tool for Alzheimer's disease? *Journal of Clinical and Experimental Neuropsychology, 11,* 892-898.

Lowe, J.D., Anderson, H.N., Williams, A., & Currie, B.B. (1987). Long-term predictive validity of the WPPSI and the WISC-R with black school children. *Personality and Individual Differences, 8,* 551-559.

Mahurin, R. K., DeBettignies, B.H., & Pirozzolo, F.J. (1991). Structured assessment of independent living skills : Preliminary report of a performance measure of functional abilities in dementia. *Journal of Gerontology : Psychological Sciences, 46,* 58-66.

Malec, J.F., Ivnik, R.J., Smith, G.E., Tangalos, E.G., Petersen, R.C., Kokmen, E., & Kurland, L.T. (1992). Mayo's Older American Normative Studies : Utility of corrections for age and education for the WAIS-R. *The Clinical Neuropsychologist, 6,* 31-47.

Marcopulos, B.A., McLain, C.A., & Giuliano, A. J. (1997). Cognitive impairment or inadequate norms? A study of healthy, rural, older adults with limited education. *The Clinical Neuropsychologist, 11,* 111-131.

Marx, R.W. (1984). Canadian content and the WISC-R information subtest. *Canadian Journal of Behavioral Science, 16,* 30-35.

Matarazzo, J.D. (1972). *Wechsler's Measurement and Appraisal of Adult Intelligence* (5th ed.). Baltimore : Williams and Wilkins.

Matarazzo, J.D., & Herman, D.O. (1984). Base rate data for the WAIS-R : Test-retest stability and VIQ-PIQ differences. *Journal of Clinical Neuropsychology, 6,* 351-366.

Matarazzo, J.D., & Herman, D.O. (1985). Clinical uses of the WAIS-R : Base rates of differences between VIQ and PIQ in the WAIS-R standardization sample. In B.B. Wolman (Ed.), *Handbook of Intelligence : Theories, Measurements, and Application.* New York : John Wiley and Sons.

Matarazzo, J.D., & Prifitera, A. (1989). Subtest scatter and premorbid intelligence : Lessons from the WAIS-R standardization sample. *Psychological Assessment, 1,* 186-191.

McDermott, P.A., Glutting, J.J., Jones, J.N., & Noonan, J.V. (1989a). Typology and prevailing composition of core profiles in the WAIS-R standardization sample. *Psychological Assessment, 1,* 118-125.

McDermott, P.A., Glutting, J.J., Jones, J.N., & Kush, J. (1989b). Core profile types in the WISC-R national sample : Structure, membership, and applications. *Psychological Assessment, 1,* 292-299.

McLean, J.E., Kaufman, A.S., & Reynolds, C.R. (1989). Base rates of WAIS-R subtest scatter as a guide for clinical and neuropsychological assessment. *Journal of Clinical Psychology, 45,* 919-926.

Milanovich, J.R., Axelrod, B.N., & Millis, S.R. (1996). Validation of the Simulation Index-Revised with a mixed clinical population. *Archives of Clinical Neuropsychology, 11,* 53-59.

Miller, H.R., Streiner, D.L., & Goldberg, J.O.

(1996). Short, shorter, shortest : The efficacy of WAIS-R short forms with mixed psychiatric patients. *Assessment, 3,* 165-169.

Mittenberg, W., Hammeke, T.A., & Rao, S.M. (1989). Intrasubtest scatter on the WAIS-R as a pathognomic sign of brain injury. *Psychological Assessment, 1,* 273-276.

Mittenberg, W., Theroux-Fichera, S., Heilbronner, R.L., & Zielinski, R.E. (1995). Identification of malingered head injury on the Wechsler Adult Intelligence Scale-Revised. *Professional Psychology : Research and Practice, 26,* 491-498.

Moore, A.D., Stambrook, M., Hawryluk, G.A., Peters, L.C., Gill, D.D., & Hymans, M.M. (1990). Test-retest stability of the Wechsler Adult Intelligence Scale-Revised in the assessment of head-injured patients. *Psychological Assessment, 2,* 98-100.

Naglieri, J. (1993). Pairwise and ipsative comparisons of WISC-III IQ and Index scores. *Psychological Assessment, 5,* 113-116.

Oscar-Berman, M., Clancy, J.P., & Altman Weber, D. (1993). Discrepancies between IQ and memory scores in alcoholism and aging. *The Clinical Neuropsychologist, 7,* 281-296.

Paniak, C.E., Silver, K., Finlayson, M.A.J., & Tuff, L.P. (1992). How useful is the WAIS-R in closed head injury assessment? *Journal of Clinical Psychology, 48,* 219-225.

Paolo, A.M., & Ryan, J.J. (1994). Factor structure of the WAIS-R by educational level : An examination of elderly persons. *Archives of Clinical Neuropsychology, 9,* 259-264.

Paolo, A.M., & Ryan, J.J. (1995). Selecting WAIS-R norms for persons 75 years and older. *The Clinical Neuropsychologist, 9,* 44-49.

Paolo, A.M., & Ryan, J.J. (1996). Stability of WAIS-R scatter indices in the elderly. *Archives of Clinical Neuropsychology, 11,* 503-511.

Parker, K.C.H. (1986). Changes with age, year-of-birth cohort, age by year-of-birth cohort interaction, and standardization of the Wechsler Intelligence Tests. *Human Development, 29,* 209-222.

Parker, K.C.H., & Atkinson, L. (1994). Factor space of the Wechsler Intelligence Scale for Children-Third Edition : Critical thoughts and recommendations. *Psychological Assessment, 6,* 201-208.

Pugh, G.M., & Boer, D.P. (1991). Normative data on the validity of Canadian substitute items for the WAIS-R Information subtest. *Canadian Journal of Behavioral Science, 23,* 149-158.

Rawling, P.J., & Brooks, D.N. (1990). Simulation Index : A method for detecting factitious errors on the WAIS-R and WMS. *Neuropsychology, 4,* 223-238.

Rawlings, D.B., & Crewe, N.M. (1992). Test-retest practice effects and test score changes of the WAIS-R in recovering traumatically brain-injured survivors. *The Clinical Neuropsychologist, 6,* 415-430.

Reitan, R.M., & Wolfson, D. (1990). A consideration of the comparability of the WAIS and WAIS-R. *The Clinical Neuropsychologist, 4,* 80-85.

Reynolds, C.R., & Gutkin, T.B. (1981). Test scatter on the WPPSI : Normative analyses of the standardization sample. *Journal of Learning Disabilities, 14,* 460-464.

Reynolds, C.R., & Ford, L. (1994). Comparative three-factor solutions of the WISC-III and WISC-R at 11 age levels between 6 ½ and 16 ½ years. *Archives of Clinical Neuropsychology, 9,* 553-570.

Reynolds, C.R., Sanchez, S., & Willson, V.L. (1996). Normative tables for calculating the WISC-III Performance and Full Scale IQs when Symbol Search is substituted for Coding. *Psychological Assessment, 8,* 378-382.

Richards, T.W. (1951). Mental test performance as a reflection of the child's current life situation—a methodological study. *Child Development, 22,* 221-233.

Russell, E.W. (1992). Comparison of two methods of converting the WAIS to the WAIS-R. *Journal of Clinical Psychology, 48,* 355-359.

Ryan, J.J., Abraham, E., Axelrod, B.N., & Paolo, A.M. (1996a). WAIS-R Verbal-Performance IQ discrepancies in persons with lateralized lesions : Utility of a seven-subtest short form. *Archives of Clinical Neuropsychology, 11,* 207-213.

Ryan, J.J., & Bohac, D.L. (1994). Neurodiagnostic implications of unique profiles of the Wechsler Adult Intelligence Scale-Revised. *Psychological Assessment, 6,* 360-363.

Ryan, J.J., Lopez, S.J., & Paolo, A.M. (1996b). Digit span performance of persons 75-96 years of age : Base rates and associations with selected demographic variables. *Psychological Assessment, 8,* 324-327.

Ryan, J.J., Nowak, T.J., & Geisser, M.E. (1987). On the comparability of the WAIS and WAIS-R : Review of the research and implications for clinical practice. *Journal of Psychoeducational Assessment, 5,* 15-30.

Ryan, J.J., & Paolo, A.M. (1992). Base rates of intersubtest scatter in the old age standardization sample of the WAIS-R. *Archives of Clinical Neuropsychology, 7,* 515-522.

Ryan, J.J., Paolo, A.M., & Brungardt, TM. (1990a). Standardization of the Wechsler Adult Intelligence Scale-Revised for persons 75 years and older. *Psychological Assessment, 2,* 404-411.

Ryan, J.J., Paolo, A.M., & Brungardt, T.M. (1990b). WAIS-R reliability and standard errors for persons 75 to 79, 80 to 84, and 85 and older. *Journal of Psychoeducational Assessment, 8,* 9-14.

Ryan, J.J., Paolo, A.M., & Brungardt, T.M. (1992). WAIS-R test-retest stability in normal persons 75 years and older. *The Clinical Neuropsychologist, 6,* 3-8.

Ryan, J.J., Paolo, A.M., & Findley, G. (1991). Percentile rank conversion tables for WAIS-R IQs at six educational levels. *Journal of Clinical Psychology, 47,* 104-107.

Ryan, J.J., Paolo, A.M., & Smith, A.J. (1992). Wechsler Adult Intelligence Scale-Revised intersubtest scatter in brain-damaged patients : A comparison with the standardization sample. *Psychological Assessment, 4,* 63-66.

Ryan, J.J., Paolo, A.M., & Van Fleet, J.N. (1994). Neurodiagnostic implication of abnormal verbal-performance IQ discrepancies on the WAIS-R : A comparison with the standardization sample. *Archives of Clinical Neuropsychology, 9,* 251-258.

Sackeim, H.A., Freeman, J., McElhiney, M., Coleman, E., Prudic, J., & Devanand, D.P. (1992). Effects of major depression on estimates of intelligence. *Journal of Clinical and Experimental Neuropsychology, 14,* 268-288.

Sarazin, F.A., & Spreen, O. (1986). Fifteen-year stability of some neuropsychological tests in learning-disabled subjects with and without neurological impairment. *Journal of Clinical and Experimental Neuropsychology, 8,* 190-200.

Sattler, J. (1982). Age effects on Wechsler Adult Intelligence Scale-Revised tests. *Journal of Consulting and Clinical Psychology, 50,* 785-786.

Sattler, J. (1982). *Assessment of Children's Intelligence and Special Abilities.* Boston : Allyn and Bacon, Inc.

Sattler, J.M. (1988). *Assessment of Children* (3rd ed.). San Diego, CA : Sattler.

Sattler, J.M. (1992). *Assessment of Children. WISC-III and WPPSI-R supplement.* San Diego : Sattler.

Satz, P., & Mogel, S. (1962). An abbreviation of the WAIS for clinical use. *Journal of Clinical Psychology, 18,* 77-79.

Satz, P., Van Gorp, W.G., Soper, H.V., & Mitrushina, M. (1987). WAIS-R marker for dementia of the Alzheimer type? An empirical and statistical induction test. *Journal of Clinical and Experimental Neuropsychology, 9,* 767-774.

Schinka, J.A., Vanderploeg, R.D., and Curtiss, G. (1997). WISC-III subtest scatter as a function of highest subtest scaled score. *Psychological Assessment, 9,* 83-88.

Schinka, J.A., Vanderploeg, R.D., & Curtiss, G. (1994). Wechsler Adult Intelligence Scale-Revised subtest scatter as a function of maximum subtest scaled score. *Psychological Assessment, 6,* 364-367.

Schretlen, D., Benedict, R.H.B., & Bobholz, H. (1994). Composite reliability and standard errors of measurement for a seven-subtest short form of the Wechsler Adult Intelligence Scale-Revised. *Psychological Assessment, 6,* 188-190.

Schretlen, D., & Ivnik, R.J. (1996). Prorating IQ scores for older adults : Validation of a seven-subtest WAIS-R with the Mayo Older Americans Normative Sample. *Assessment, 3,* 411-416.

Scott, J.C., Sherer, M., & Adams, R.L. (1995). Clinical utility of WAIS-R factor-derived standard scores in assessing brain injury. *The Clinical Neuropsychologist, 9,* 93-97.

Seashore, H.G. (1951). Differences between Verbal and Performance IQs on the Wechsler Intelligence Scale for Children. *Journal of Consulting Psychology, 125,* 62-67.

Sherman, E., Strauss, E., Spellacy, F., & Hunter, M.(1995). Construct validity of

WAIS-R factors : Neuropsychological test correlates in litigating head-injured adults. *Psychological Assessment, 7,* 440-444.

Silverstein, A.B. (1984). Pattern analysis : The question of abnormality. *Journal of Consulting and Clinical Psychology, 52,* 936-939.

Silverstein, A.B. (1990a). Short forms of individual intelligence tests. *Psychological Assessment, 2,* 3-11.

Silverstein, A.B. (1990b). Notes on the reliability of Wechsler short forms. *Journal of Clinical Psychology, 46,* 194-196.

Slate, J.R., & Jones, C.H. (1990). Examiner errors on the WAIS-R : A source of concern. *The Journal of Psychology, 124,* 343-345.

Smith, G,E., Ivnik, R.J., Malec, J.F., Petersen, R.C., Kokmen, E., & Tangalos, E.G. (1994). Mayo cognitive factor scales : Derivation of a short battery and norms for factor scores. *Neuropsychology, 8,* 194-202.

Snow, W.G., Tierney, M.C., Zorzitto, M.L., Fisher, R.H., & Reid, D.W. (1989). WAIS-R test-retest reliability in a normal elderly sample. *Journal of Clinical and Experimental Neuropsychology, 11,* 423-428.

Sontag, L.W., Baker, L.T., & Nelson, V.O. (1958). Mental growth and personality development : A longitudinal study. *Monograph of the Society for Research in Child Development, 23,* No. 2.

Spruill, J. (1984). Wechsler Adult Intelligence Scale-Revised. In D. Keyser & R. Sweetland (Eds.), *Test Critiques.* Kansas City, Missouri : Test Corporation of America.

Troyer, A.K., Cullum, C.M., Smernoff, E.N., & Kozora, E. (1994). Age effects on block design : Qualitative performance features and extended-time effects. *Neuropsychology, 8,* 95-99.

Trueblood, W. (1994). Qualitative and quantitative characteristics of malingered and other invalid WAIS-R and clinical memory data. *Journal of Clinical and Experimental Neuropsychology, 16,* 597-607.

Vernon, P.E. (1977). Final report on modification of WISC-R for Canadian use. *Canadian Psychological Association Bulletin, 5,* 5-7.

Vernon, P.A. (1984). Wechsler Intelligence Scale for Children-Revised. In D. Keyser & R. Sweetland (Eds.), *Test Critiques.* Kansas City, Missouri : Test Corporation of America.

Violato, C. (1984). Effects of Canadianization of American biased items on the WAIS and WAIS-R Information subtests. *Canadian Journal of Behavioral Science, 16,* 36-41.

Violato, C. (1986). Canadian version of the Information subtests of the Wechsler Tests of Intelligence. *Canadian Psychology, 27,* 69-74.

Waller, N.G., & Waldman, I.D. (1990). A reexamination of the WAIS-R factor structure. *Psychological Assessment, 2,* 139-144.

Ward, L.C., & Ryan, J.J. (1996). Validity and time saving in the selection of short forms of the Wechsler Adult Intelligence Scale-Revised. *Psychological Assessment, 8,* 69-72.

Ward, L.C., & Ryan, J.J. (1997). Validity of quick short forms of the Wechsler Adult Intelligence Scale-Revised with brain-damaged patients. *Archives of Clinical Neuropsychology, 12,* 63-69.

Wechsler, D. (1989). *Wechsler Preschool and Primary Scale of Intelligence-Revised.* New York : Psychological Corporation.

Wechsler, D. (1974). *Wechsler Intelligence Scale for Children-Revised.* New York : Psychological Corporation.

Wechsler, D. (1981). *Wechsler Adult Intalligence Scale-Revised.* New York : Psychological Corporation.

Wechsler, D. (1991). *Wechsler Adult Intelligence Scale-III.* New York : Psychological Corporation.

Wechsler, D. (1996). *WISC-III Manual. Canadian Supplement.* Toronto : Psychological Corporation.

Weiss, L.G. (1995). WISC-III IQs : New norms raise queries. *Assessment Focus, 1,* 1-6.

Wielkiewicz, R.M. (1990). Interpreting low scores on the WISC-R third factor : It's more than distractibility. *Psychological Assessment, 2,* 91-97.

Yamashita, H., Hirono, N., Ikeda, M., Ikejiri, Y., Imamura, T., Shimomura, T., & Mori, E. (1997). Examining the diagnostic utility of the Fuld cholinergic deficit profile on the Japanese WAIS-R. *Journal of Clinical and Experimental Neuropsychology, 19,* 300-304.

Zillmer, E.A., Waechtler, C., Harris, B., & Khan, F. (1992). The effects of unilateral and multifocal lesions on the WAIS-R : A factor analystic study of stroke patients. *Archives of Clinical Neuropsychology, 7,* 29-40.

WAIS-R NI

WAIS-R NI

訳　松本聰子

他のテスト名

この測定法は Wechsler 成人用知能テスト−改訂版（WAIS-R）の神経心理学的検査（NI）とも呼ばれている。

目　的

WAIS-R の標準的下位検査のそれぞれに対して追加得点の形で定量的情報を提供する。

原　典

アメリカの問い合わせ先：
Psychological Corporation, 555 Academic Court, San Antonio, TX 78204-2498（331米ドル）

カナダの問い合わせ先：
Psychological Corporation, 55 Horner Avenue, Toronto, Ontario, M 5 Z 4 X 6（525カナダドル）

なお、WAIS-R NI を実施するためには WAIS-R の完全版が必要である。

概　要

WAIS-R NI（Kaplan, Fein, Morris, & Delis, 1991）は、WAIS-R を実施する際の状況（質的データ）を量的データによって記録する方法を提供するものである。この検査を用いることによって臨床的状況をきめ細かく、かつ鋭敏に鑑別することができ、また、より効果的な治療的介入ができるようになると考えられる。問題解決の戦略や特定の認知的欠損を同定するには、WAIS-R の下位検査の標準的な実施方法や採点方法の大部分に変更を加える必要がある。しかしながら、WAIS-R の通例の方法で評価得点が得られるように、標準的な実施方法と採点方法はそのままである。図5−5は WAIS-R の各下位検査に加えた変更点の概要を示している（Kaplan et al., 1991）。全ての変更点を使用する必要はなく、各患者の臨床像、仮説、そして特定のクライエントに関する疑問点によってその下位検査に変更を加えるか否かが決定される。

さらに、新たに3つの下位検査が追加されている。それらは文章組合せ検査、空間距離検査、符号模写検査である。文章組合せの各項目は、一語ずつ書かれた数枚のカードから構成されている。このカードは、予め決められたランダムな順序で提示され、被検者は最もよく意味がとおるようにカードを並び替えるように指示される。空間距離検査（Milner（1971）によって作成された Corsi 積木範囲に類似している検査）ではボードの半面にばらばらに10個の積木が置かれる。被検者は検査者が触ったのと同じ順番で積木を触らなくてはいけない。順序は徐々に長くなるが、順行と逆行の両方から被検者が正しい順番で触れることができなくなるまで検査は続行される。符号模写検査では、被検者はできるだけ速く符号の下の欄に符号を書き写すことが求められる。下位検査で用いられる符号は WAIS-R の符号下位検査と同じものが用いられており、認知速度と書字運動速度を査定する点に特徴がある。

実　施

原典参照。検査者は質問をたずね、絵やパズルをクライエントに提示し、記録用紙にクライエントの反応を記録する。下位検査を実施するにあたって推薦されている実施順序があるが、標準的な

下位検査	変更部分
知識	非連続ルールを用いない。後に多肢選択版が実施される。
絵画完成	時間制限は観察されない。非連続ルールを用いる必要はない。
数唱	非連続ルールを用いない。順序，保続，入れ替え，追加，そして省略が得点化される。
絵画配列	方法1では，時間制限は観察されない。非連続ルールも用いない。方法2では，クライエントは自分の配列した絵についての話を話すよう求められる。順序が得点化される。
語彙	WAIS-R NI 刺激小冊子にある語彙の多肢選択のページが用いられる。非連続ルールを用いられない。後に多肢選択版が実施される。
積木模様	追加の積み木が与えられる。非連続ルールを用いない。クライエントは自分の作った模様が正しいかどうかを判断するように求められる。そしてクライエントにそれぞれ失敗した模様のWIAS-R NI刺激小冊子（グリッド）が示される。組み立てるときの順番が記録される。単一積木と配置の誤りが得点化される。正しいブロックの割合が算出される。
算数	時間制限は観察されない。非連続ルールも用いない。クライエントは失敗項目についてWAIS-R NI 小冊子（印刷されている）が見せられる。失敗した項目については，鉛筆と紙が与えられる。さらに失敗項目は，WAIS NI 応答小冊子にあるコンピュータ処理の形式で示される。
組合せ	3項目が追加される。方法1では時間制限は観察されない。方法2では，時間制限は観察されず，またクライエントは対象が何であるかがわかった時点でできるだけ早く報告するよう求められる。組合せの順序と方法が記録される。
理解	項目12，14〜15は他の理解の項目のできがどうであれ実施される。これらの3項目の多肢選択版が後に実施される。
符号	クライエントはもし時間制限内に完成することができなかった場合には，3列目を行うよう求められる。符号A（偶発学習，対再生，自由再生）が実施される。
類似	非連続ルールが用いられる。多肢選択版が後に実施される。

図5-5．下位検査を実施する際の変更点の概要。Kaplanら（1991, p.5）とD.Slick（私信，1992年4月）から引用。

順序どおりに実施しなくてもよい。また，すべての下位検査を必ずしも1セッションで行わなくてもよい。

採点方法

どのように特定の得点が達成されたかを明らかにするために，被検者の言語反応を一語一句記録する。WAIS-Rの遂行下位検査においては，被検者の反応までの時間や完成までの時間とともに，項目を解決するまでの過程も記録される。クライエントの遂行を記録するために量的記述システムが用いられている。すなわち，順序過程，入れ替え，侵入，保続，超過時間得点，多肢選択問題における遂行の記録が行われる。さらに下位検査相互間のばらつきも同定される。

著者は大部分の下位検査において測定尺度を得ることができると述べている。例えば，連続していくつかの項目で失敗したら，そこで検査を中止するという非連続ルールに従う必要はなく，また，被検者は追加項目に挑戦することが許されている

が，測定尺度を算出する際は，非連続ルールに従ったときのように得点される。同様に時間制限のある検査では，被検者は制限時間を超過しても作業を続けることが許されるが，制限時間の終了時における反応状態が測定尺度に用いられる。Kaplanらは実施方法の変更は得点を無効にするものではないので，言語性IQと動作性IQが必要な場合，変更を加えた下位検査からもそれらを得ることができると述べている。言語性IQは，WAIS-Rの言語性検査の下位検査すべてを用いることで算出することができる。また，動作性IQについては，絵画完成，組合せ（方法1を用いる；図5-5を参照），絵画配列（方法1を用いる；図5-5を参照），符号検査の得点を用いることが推薦されている。

考察

WAIS-R NIの重要な特徴は，クライエントの遂行の観察から得られた直感にしたがって，臨床家が必要に応じて下位検査ごとに実施方法に変更

を加えるかどうかの選択ができることである。マニュアルは詳細に書かれており，指示は明確で簡潔である。マニュアルはまた，疑われている認知的障害の有無，影響を受けている特定の認知的要素，また特定の欠損に関連した可能性のある病因に関する有益な示唆や仮説を提供している。

WAIS-R NI の大きな問題点は，標準データのないことである（Slick et al., 1996）。新しい下位検査の妥当性や信頼性に関するデータが整っていない（例えば，文章組合せ，空間距離，符号模写）。また，実施手続きの変更に関する標準データもない。事実，唯一提供されている標準は下位検査間の分散に関するものだけである。これらは標準的な非連続ルールにのっとって得られたオリジナルの WAIS-R の標準サンプルから得られたものなので，超過時間得点に適用すべきではない。つまり，WAIS-R NI によって臨床家はクライエントの触感的側面を系統的に定量化することはできるが，それらのデータの意味を解釈する基盤はほとんどないままに放置されているのが現状である（Slick et al., 1996）。

標準得点の算出法についても問題がある。例えば，絵画完成においてクライエントに制限時間を超過して実施させると，その後の課題遂行に影響するかもしれない。標準サンプルでは制限時間を超過して実施する手続きから利益を得なかったことから，このような形式によって標準得点を算出することに疑問が残る。

WAIS-R NI を受けた後に WAIS-R を再度実施する場合，新しい手続き（例えば，超過時間，多肢選択）による学習機会が増えるため，学習効果が強化される可能性のあることも問題となる。脳損傷者に対する検査−再検査のデータは現在ない。Slick ら（1996）は，WAIS-R NI を健常対照者に実施し，3〜4週間後に WAIS-R を用いて再検査を行った。その結果，Wechsler の被検者と Slick らの被検者の再検査での測定尺度の増加量の間に有意差は認められず，また，健常対照者の多肢選択項目における成績の方が対応する標準的な項目に対する成績よりも悪かった。このような結果は，多肢選択問題の項目の改訂の必要性，あるいは「標準的な項目よりも多肢選択の方が簡単

表5−49．WAIS-R NI の下位検査における素点（カッコ内は SD）

知識	20.90(4.55)
素点の分散	7.90(4.02)
多肢選択	21.45(4.51)
積木模様	38.35(7.16)
分散	8.79(5.16)
組合せ[a]	32.70(4.84)
新しい項目	18.00(.00)
絵画配列	15.80(2.61)
分散	5.80(3.46)
類似	23.85(1.79)
多肢選択	26.10(1.80)
多肢選択の分散	3.10(2.95)
語彙	56.30(6.94)
分散	14.35(5.57)
多肢選択	51.95(5.52)
多肢選択の分散	20.20(4.43)

出典：Slick ら（1996）より引用。
[a]新しい項目は含まれていない。

である」という見方に注意が必要であることを示唆している。

Kaplan ら（1991）は，符号検査において，30, 60, 90秒で記録すると高齢者は「ウォーミングアップ」パターンを示すという仮説を立てている。しかしながら，Paolo ら（1994）は必ずしもすべての高齢者が「ウォーミングアップ」パターンを示すわけではないことから，それが75歳以上の人たちにおける特徴であるとは考えにくいと報告している。つまり，WAIS-R NI は潜在的には優れた臨床的価値があるが，さらなる検討が必要であり，特に，独自の包括的な標準が求められている。

標準データ

表5−49は標準データをいくつか示したものである（Slick etal., 1996）。これは，大学生（平均教育年数＝15.8年）の小さなサンプル（$n=20$）から得られたものであり，対象者の年齢は20〜44歳（平均年齢＝25.95歳）である。非連続ルールは下位検査では用いられていない。時間制限のある課題については，表5−49に記されている値は標準的な時間制限にしたがって得られた得点である。

文 献

Kaplan, E., Fein, D., Morris, R., & Delis, D.C. (1991). *WAIS-R NI Manual.* SanAntonio, TX : Psychological Corporation.

Milner, B. (1971).Interhemispheric differences in the localization of psychological processes in man. *British Medical Bulletin, 27,* 272-277.

Paolo, A.M., & Ryan, J.J. (1994). WAIS-R Digit Symbol patterns for persons 75 years and older. Paper presented to the International Neuropsychological Society, Cincinnati, Ohio.

Slick, D., Hopp, G., Strauss, E., Fox, D., Pinch, D., & Stickgold, K.(1996).Effects of prior testing with the WAIS-R NI on subsequent retest with the WAIS-R. *Archives of Neurology, 11,* 123-130.

Wonderlic 人事検査
WONDERLIC PERSONNEL TEST

訳　松本聰子

目 的

知的機能を簡潔に測定することを目的とした検査である。

原 典

本検査(マニュアルと25種類の検査項目からなっている)は, Wonderlic Personnel Test Inc. 1509 N. Milwaukee Ave., Libertyville, IL 60048 から65米ドルで入手できる。この検査はすでにフランス語やスペイン語など多くの言語に翻訳されている。視覚障害のある被検者用として, 大きな字で印刷されている版を出版社から入手することができる。点字や聴覚版の検査も用意されている。

概 要

Wonderlic人事検査 (Wonderlic Personnel Test：以下, WPTと略す)は, 主に企業や政府機構で用いられている「問題解決能力」テストである。50項目よりなる紙と鉛筆だけでできる簡潔な検査であり, 就職や職業訓練における就職希望者を評価する際に用いられている (Wonderlic, 1992)。WPTの項目はOtis知能テストの原版を基に作成され, また, その得点は適性や知能の測度と高い相関があるので, 一般的知能を測る測度としてみなされている(考察を参照)。なお, WPTには12の異なる形式がある。

質問には, 単語の比較, 文章の配列, 指示の理解, 数字の比較, 数列, 幾何学図形の分析, そして数学か論理的解決を必要とする文章問題が含まれている。質問は徐々に難しくなるように並べられている。

実 施

本検査は個別でも, 集団形式でも行うことができる。本検査を受けるには6年生ぐらいの読解力が必要である。クライエントは検査の指示を読み, 検査小冊子の表紙にある例題を仕上げるように指示される。クライエントが検査問題の答を記入したり, 下線を引いたり, ○をつけたりするために12分間が与えられる。

本検査は制限時間のある検査として構成されているが, 時間制限なしで行ってもよい。その場合, 検査者は通例どおりに時間制限があるかのように検査を開始する。12分経過したところで, 検査者は鉛筆を回収し, 違う色の新しい鉛筆をクライエントに渡す。この方法をとることによって, 検査者は制限時間のある場合と制限時間のない場合の両方の得点を算出することができる。

およその実施時間

本検査を実施するにあたっては12分間が必要である。

採点方法

12分間の間に正しく回答された質問の合計数がテスト得点となる。採点はテスト用紙の回答と採点用回答用紙の答えとを照らし合わせて行う。そして、得点はWonderlicのマニュアルにある表にしたがって、被検者の年齢に応じて素点（正答数の合計）に点数を加えることで調整される。その年齢補正は年齢差を十分には補正していないという報告もいくつかある（Edinger et al., 1985；Rosenstein & Glickman, 1994）。

考察

内部整合性（奇数－偶数，KR-20）は高い（.87～.94）ことが示されている（McKelvie, 1989；WheelessとSerpento, Wonderlic, 1992より引用）。検査－再検査信頼性は、短期間、長期間共に高いと報告されている（.80以上）（Dodrill, 1983；McKelvie, 1992；Wonderlic, 1992）。形式によって多少難易度が異なるが、難易度を補正すると異なる形式間の信頼性は.72～.95の範囲をとる（Wonderlic, 1992）。

WPTの得点は全般適性テストバッテリー（GATB）の認知的もしくは適性G尺度と適度な相関（.56～.80）が、そして、WAISの全IQ得点との間には高い相関（.75～.96）のあることが示されている（近年の総説としてはWonderlic, 1992を参照）。WPTは少なくとも精神疾患の患者においては、WAISの積木模様と語彙下位検査得点をもとに評価した全IQと同程度に評価することが可能なようである（Hawkins et al., 1990）。外傷的脳傷害の疑われる患者の評価には、積木模様/語彙の短縮版がより適当なようである（Saltzman et al., 投稿中）。WPTとWAIS/WAIS-Rの全IQとの相関が比較的高いとしても、WPTが知能測定に代わる検査であると結論するほどにはその相関は高くないかもしれない。臨床的には、WPTの有用性はWAIS/WAIS-Rの全IQとWPTによって推測されたIQのずれが10点以内である被検者の比率を調べることによって評価されている。Dodrill (1981)は、WPTによって推論されたIQとWAIS/WAIS-Rによって得られた全IQとの間のずれが10点以上あることは重大な誤差であると指摘している。WechslerのFSIQとWPTによるIQの差が10点以内である割合は、サンプルの94%（精神科入院患者；Dodrill & Warner, 1988）から71%（精神科入院患者；Edinger et al., 1985）の範囲にある。CarswellとSnow (1996)は、頭部外傷のある、あるいはその疑いのある80名の被検者を対象に検討したところ、Wonderlic IQ（WAIS-Rに合わせるために得点から7点引いている）はサンプルの78%のWAIS-Rの全IQを10点以内の誤差で予測した。すなわち、20%以上の被検者においては、WPTのIQとWAIS-Rの全IQとの間に最低でも10点以上の開きがあったということである。同様の結果が頭部外傷の疑いのある129名のサンプルにおいても得られている（Saltzman et al., 投稿中）。

人格検査との相関は非常に低いことから、WPTは人格的変数を測定するものではないことが示唆されている。WPTの得点と学業、あるいは職場での成果との間の相関は中程度の大きさであるので、WPTは教室での成果もしくは職業のどちらかに必要な性格を少なくとも限られた範囲では測定していると言えよう。

WPTはWAISに慣れている成人、あるいは時間的制約が考慮される場合にしばしば用いられる。しかし、WPTはおおまかなIQを評価するものであって、臨床場面においてWAIS-Rを十分に代用できるものではない点に留意すべきである。さらに、WPTによって言語的、あるいは視覚的空間能力といった知能、あるいは機能欠損のさまざまなタイプをWPTだけで明らかにすることはできない。この検査のさらに不利な点として、WAIS-Rのように検査中に詳細な観察ができないことがある。もしそういった情報が求められるのならば、他の検査を実施すべきである（Dodrill, 1981；

Hawkins et al., 1990 ; Saltzman et al., 投稿中)。

さらに2, 3付け加えるべき点がある。まず読解力や視覚空間技能の乏しい個人には用いられるべきではない (Hawkins et al., 1990 ; Dodrill, 1981)。第2に，さまざまな神経学的条件のために速度が落ちてしまう傾向のあることから，時間制限のある場合と時間制限のない場合の両方の得点を評価すべきである。第3に，WPTの場合は，Wechslerテストのように検査中に一定の手助けが与えられずに，クライエントが1人で検査をやり遂げなければならないので，その人の普段の動機づけの程度によって影響される (Dodrill, 1981)。言い換えると，WPTは日常生活での雑多な要求に反応する能力を適切に測定するのかもしれない (Hawkins et al., 1990)。また，検査者の存在が顕著な不安を誘発したり，気を散らさせたり，あるいは萎縮させてしまう場合には，WPTはよい選択であろう (Hawkins et al., 1990)。さらに，この検査にはいくつかの代替形式があるので，連続した評価には役に立つことが多い。しかしながら，WPTは簡潔だからといって，特定の欠損や変化の原因を正確に指摘するためには用いられるべきではない (Hawkins et al., 1990)。最後に，この検査は，事例ごとに全IQを正確に評価する能力には限界があるが，研究目的のスクリーニング検査としては妥当であろう。

標準データ

標準データは，就職希望者 ($n=118,549$) の大きな集団から得られている。認知的処理は年齢が進むにつれて低下すると信じられているので，時間制限のある場合の得点は年齢で補正されている。時間制限のない得点においては制限が全くないので，これらの値での年齢補正は行われていない。WPTの得点が30点以下の人たちにおいては，時間制限のない得点は時間制限のある得点よりも約6点高くなる傾向がある (Wonderlic, 1992)。したがって，時間制限のない得点から6点差し引いた値を被検者の認知水準を評価するのに用いることができる。

得点は標準サンプル全体を参照するか，あるいは職業や教育水準別に確立された平均値との比較によって評価される (原典参照)。DodrillのWAIS対Wonderlic変換表 (Dodrill, 1981, Wonderlicのマニュアル参照) を使用して，その値から8点を引くことによってWAIS-Rの年齢の補正された得点を算出することができる (Frisch & Jessop, 1989)。この引き算はWAIS-Rの全IQはWAISの全IQよりも平均して8点低いというWechsler (1981) の知見に基づいている。残念ながら，妥当なWAIS-R対Wonderlic変換表はできていない。WechslerとWonderlicの得点の差は10点以内になる傾向があるとする報告 (Dodrill & Warner, 1988) があるが，一方で誤差を10点とするDodrillの規準を用いると，WPT得点は被検者の約30％を誤って分類してしまうとする報告もある (Edinger et al., 1985 ; Carswell & Snow, 1996 ; Saltzman, 投稿中)。このことはおおまかなIQの評価のみが必要な場合にはあまり問題とならないだろう。

文 献

Carswell, L. M., & Snow, W. G. (1996). An examination of potential alternative measures of WAIS-R FSIQ. Paper presented to the American Psychological Association, Toronto, Canada.

Dodrill, C.B. (1981). An economical method of evaluation of general intelligence. *Journal of Consulting and Clinical Psychology, 49*, 668-673.

Dodrill, C.B. (1983). Long-term reliability of the Wonderlic Personnel Test. *Journal of Consulting and Clinical Psychology, 51*, 316-317.

Dodrill, C.B., & Warner, M.H, (1988). Further studies of the Wonderlic Personnel Test as a brief measure of intelligence. *Journal of Consulting and Clinical Psychology, 56*, 145-147.

Edinger, J.D., Shipley, R.H., Watkins, C.E., & Hammett, E. B. (1985). Validity of the Wonderlic Personnel Test as a brief IQ measure in psychiatric patients. *Journal of Consulting and Clinical Psychology, 53*, 937-939.

Frisch, M.B., & Jessop, N,S. (1989). Improving

WAIS-R estimates with the Shipley-Hartford and Wonderlic Personnel Tests : Need to control for reading ability. *Psychological Reports, 65,* 923-928.

Hawkins, K.A., Faraone, S.V., Pepple, J.R., Seidman, L.J., & Tsuang, M.T. (1990). WAIS-R validation of the Wonderlic Personnel Test as a brief intelligence measure in a psychiatric sample. *Psychological Assessment, 2,* 198-201.

McKelvie, S.J.(1989). The Wonderlic Personnel Test : Reliability and validity in an academic setting. *Psychological Reports, 65,* 161-162.

McKelvie, S.J. (1992). Does memory contaminate test-retest reliability? *Journal of General Psychology, 119,* 59-72.

Rosenstein, R., & Glickman, A.S. (1994). Type size and performance of the elderly on the Wonderlic Personnel Test. *Journal of Applied Gerontology, 13,* 185-192.

Saltzman, J., Strauss, E., Hunter, M., & Spellacy, F, (submitted). Validity of the Wonderlic Personnel Test as a brief measure of intelligence in individuals referred for evaluation of head injury.

Wechsler, D. (1981). *The Wechsler Adult Intelligence Scale-Revised.* New York : The Psychological Corporation.

Wonderlic, E. F. (1992). *Manual of the Wonderlic Personnel Test and Scholastic Level Exam* II : Libertyville, IL : Wonderlic Personnel Test, Inc.

6 小児のための認知テスト
Cognitive Tests for Children

訳 松本聰子

　小児のための神経心理学的検査は近年になってやっと十分に発展してきた（Holmes-Bernstein & Waber, 1990 ; Tramontana & Hooper, 1988）。その大部分は，成人用検査の年齢を引き下げて拡大したものである：例えば，Reitan の 9～14 歳用の中間バッテリーと 5～8 歳用の小児用バッテリー，8～12 歳用の小児用 Luria-Nebraska 神経心理学バッテリー（Christensen & Munksgaard, 1981 ; Golden, 1987 より引用），Wechsler の WISC-III（Wechsler 小児知能テスト第 3 版）と WPPSI-R（Wechsler 幼児知能テスト改訂版），4～90 歳を対象とした Kaufman 簡易知能テストがある。さらに 11～85 歳以上用の Kaufman 青年期・成人用知能テストもある（Kaufman & Kaufman, 1997）。このような各検査の年齢幅の拡張については，本マニュアルに掲載されている場合，各検査の概要部分に記述されている。

　成人用の検査の年齢を引き下げて対象を拡張することは必ずしも適当ではない，なぜならば成人用に立案された項目群が小児には適さないかもしれないし，またその検査が小児と成人で要求するものが異なるかもしれないからである：例えば，小児にとっての認知テストとしては，主に視覚的問題，読解問題，あるいは構成的問題が必要であるかもしれない。このような理由のため，たとえ成人用検査として高度に単純化されていても，類似した機能を測定しているとはかぎらない。したがって，成人用に開発された検査群の機能的意味やそれらの解釈は異なっている可能性があり，年齢ごとに検討する必要がある（Rourke & Adams, 1984）。特別に小児用に検査を構成することが望ましいが，これは 2～3 の検査でしか達成されていない。

　より重大な問題としては，5 歳以下の小児のための神経心理学的検査がないことがあげられる。もちろん小児が幼ければ幼いほど，小児の行動レパートリーは限られており，検査を受ける態度も未熟である。その結果，伝統的な「発達」あるいは知能テストがその年齢でのただ一つ利用できる検査となるが，もしそれらの検査がさらに心理測定的に改善されたならば，検査の一部は特定の認知心理学的機能の検査として役立つだろう（Aylward, 1988）。そのような進歩のためには，Dubowitz（Dubowitz et al.,1970）と Brazelton（1973）の尺度のような新生児評価方法や Bayley, Uzgiris-Hunt（1975 ; Dunst, 1980），Gesell 尺度（Knobloch et al., 1980）といった乳幼児と小児の検査はよい出発点になるかもしれない。

　われわれは小児用に特別にデザインされた検査として，3 つの一般的な発達評価の方法を選んだ：2 カ月から 2 歳までを基本的に対象年齢としている Bayley 尺度（Bayley, 1993），2～5 歳までを対象とする Stanford-Binet 尺度（Thorndike, Hagen & Sattler, 1986) (また,本検査の対象は18歳まで広げることができる),そして2歳6カ月〜12歳6カ月までを対象としたKaufman-ABC (Kaufman & Kaufman, 1983) である.なお,Kaufman-ABCを含めたのは神経心理学的理論モデルに沿って立案された検査であるからである.新顔としてLuriaの臨床研究を基礎として3〜12歳の小児の神経心理学的評価用に特別に作成されたNEPSY (Korkman et al., 1997) があるが,これはフィンランドとスウェーデンで開発されたものである (Korkman, 1988).しかしその英語版は作成されたばかりであり,今のところはまだ論評されていない.

学校問題を抱えている小児に携わっている読者は,2〜90歳を対象としているWoodcock-Johnson認知能力テスト (Woodcock & Mather, 1989) を検討したいと望むかもしれない,しかしながら,これまでこの検査は神経心理学的アプローチがなされないまま就学年齢集団のみに用いられてきており,この巻の別章に述べられているWoodcock-Johnsonアチーブメントテストバッテリーを補足している.

文 献

Aylward, G.P. (1988). Infant and early childhood assessment. In M.G. Tramontana & Hooper (Eds.), *Assessment Issues in Child Neuropsychology*. New York: Plenum, pp. 225-248.

Bayley, N. (1993). *Bayley Scales of Infant Development* (2nd ed.). San Antonio, TX: Psychological Corporation.

Brazelton, T.B. (1973). Neonatal Behavioral Assessment Scale. *Clinics in Developmental Medicine*, #50. Philadelphia: Lippincott.

Christensen, A., & Munksgaard, F. (1981). *Luria's Neuropsychological Investigations*. Copenhagen: Aalborg Stiftsbogtrykkeri.

Dubowitz, L.M.S., Dubowitz, V., & Goldberg, C. (1970). Clinical assessment of gestational age in the newborn infant. *Journal of Pediatrics, 77,* 1.

Dunst, C.J. (1980). *A Clinical and Educational Manual for Use with the Uzgiris and Hunt Scales of Infant Psychological Development*. Baltimore: University Park Press.

Golden, C.J. (1987). *Luria-Nebraska Neuropsychological Battery*: Children's Revision. Los Angeles: Western Psychological Services.

Holmes-Bernstein, J., & Waber, D.P. (1990). Developmental neuropsychological assessment. In A. Boulton, G.B. Baker, & M. Hiscock (Eds.), *Neuromethods, Vol. 17: Neuropsychology*. Clifton, NJ: Humana Press.

Kaufman, A.S. & Kaufman, N.L. (1983). *K-ABC: Kaufman Assessment Battery for Children*. Circle Pines, MN: American Guidance Service.

Kaufman, A.S. & Kaufman, N.L. (1997). *KAIT: Kaufman Adolescent and Adult Intelligence Test*. Circle Pines, MN: American Guidance Service.

Knobloch, H., Stevens, F., & Malone, A.F. (1980). *Manual of Developmental Diagnosis*. New York: Harper & Row.

Korkman, M. (1988). NEPSY-An adaptation of Luria's investigation for young children. *The Clinical Neuropsychologist, 2,* 375-392.

Korkman, M., Kirk, U., & Kamp, S. (1997). *NEPSY*. San Antonio, TX: Psychological Corporation.

Rourke, B.P., & Adams, K.M. (1984). Quantitative approaches to the neuropsychological assessment of children. In R.E. Tarter & G. Goldstein (Eds.), *Advances in Clinical Neuropsychology*, Vol. 2. New York: Plenum.

Thorndike, R.L., Hagen, E.P., & Sattler, J.M. (1986). *Stanford-Binet Intelligence Scale* (4th ed.). Chicago: Riverside Publishing Company.

Tramontana, M.G., & Hooper, S.R. (eds.) (1988). *Assessment Issues in Child Neuropsychology*. New York: Plenum.

Uzgiris, I.C., & Hunt, J.McV. (1975). *Assessment in Infancy: Ordinal Scales of Psychological Development*. Urbana, Ill.: University of Illinois Press.

Woodcock, R.W., & Mather, N. (1989). *Tests of Cognitive Ability: Standard and Supplemental Batteries*. Allen, TX: DLM Teaching Resources.

Bayley 乳幼児発達尺度 第2版
BAYLEY SCALES OF INFANT DEVELOPMENT −SECOND EDITION：BSID-II

訳　松本聰子

目　的

本検査の目的は，生後1カ月〜2歳半までの小児の精神的，運動的，行動的発達を評価することである。

原　典

Bayley 乳幼児発達尺度第2版（Bayley Scales of Infant Development-II：以下，BSID-II と略す）は Psychological Corporation, P.O. Box 9954, San Antonio, TX 78204-0354 に注文できる。マニュアル，記録用紙25枚，運動尺度，行動評価尺度，刺激カードと他の必要な操作用具が含まれた完全版は 760 米ドルで入手できる。カナダでは，55 Horner Ave., Toronto, Ont. M 8 Z 4 X 6 から 1,140 カナダドルで注文することができる。

概　要

本検査（Bayley, 1969；改訂第2版, 1993）は，1933年に開発された Gesell 尺度からわかれてできたものである。Gesell 尺度は数回の改訂を経て，最も有名でよくできたクラス分けのための幼児用検査となっている（Damarin, 1978；Lehr et al., 1987）。BSID-II の年齢範囲は生後1カ月から2歳半まで拡大されている。BSID-II は以下の3つのパートから構成されている。

1．精神発達尺度：感覚−知覚力，弁別と反応能力，対象の恒常性，記憶，学習，問題解決，音声化，早期の言語的コミュニケーション，抽象的思考の初期段階（一般化と分類），慣れ，複雑な言語，そして数学的概念形成を評価する；1カ月あるいは2カ月の年齢水準ごとに 20〜30 項目が与えられている；

2．運動発達尺度：身体コントロールの程度，大きな筋肉の協調，手や指の操作技能，大きな動きと応用，姿勢の模倣，立体感覚を測定する（各年齢水準に 15〜18 項目）。

3．乳幼児行動評価尺度：30項目よりなる行動評価尺度（IBRS）であり，小児の運動特性，注意／覚醒，見当識／取り組み，そして情動規制の行動評価が含まれている。

実　施

詳細はマニュアル参照。両発達尺度の項目は各年齢に期待される基礎水準から限界水準まで難易度にしたがって並べられている。類似する能力が必要とされたり，あるいは，同じ対象を使用するシリーズでの前の項目に検査者が注意するようにコード化されている；例えば，項目7ではガラガラの音に反応して慣れることが小児に求められるが，項目8ではベルとガラガラの音を区別することが求められる。

Binet の方法と同様に，項目は年齢水準に合わせて構成されている。「基礎水準」とは，一定の年齢で5個以上の項目に合格できる水準であり，「限界水準」とは連続して3項目を間違ってしまう水準のことである。そして，これら2つの水準間のすべての項目が検査される。経験のある検査者は観察することで，形式的な検査を用いずに多くの反応を得点化することができる。

テストは最適な状況，すなわち，乳児が十分に覚醒し，母親がそばにおり，常に励まされている状況で行われる（マニュアル参照）。最初の項目セットはベビーベッド，あるいは快適な支えの上に横たわっている小児に実施される。規則として精神発達尺度が最初に実施されることになっている

が，もし小児が興味を失ったならば，検査者は別の新しい項目に替えることができる。

行動評価尺度は検査終了後すぐに記入され，小児の年齢に対応した項目に対して5点満点で評価する。項目には検査セッションと検査の妥当性についての両親の評価から覚醒，感情，持続性，恐怖感，多動の評価までが含まれている。

およその実施時間

検査には平均45分かかる。時間は検査者の経験，適当な基礎水準の選択，そして小児の反応の変わりやすさによってかなり変化する。

採点方法

各尺度の素点は基礎水準と限界水準の間で合格した項目数に，基礎水準以下の項目数を足したものである。この得点はマニュアルにある適切な表を用いて，小児の実際の年齢（必要であれば未熟児用に補正される）をもとにした精神発達指数（MDI）と精神運動発達指数（PDI）に変換される。特殊な群の採点方法（例えば，5クラスター，Kohen-Raz, 1967；7クラスター，Yarrow et al., 1982）は旧版の Bayley 尺度に掲載されているが，Bayley-II 用にはまだ複製されていない。

検査の実施と採点には検査やその年齢の小児に対する十分な経験が要求されるが，精神測定士のスーパービジョンの元であれば施行可能である。

考察

BSID-II は旧版に対する批判に応えるために，上記のように年齢範囲を広げたり，多くの項目を追加したり，いくつかの必要のない項目を削除することによって改善されてきた（LeTendre et al., 1992）。実施と採点のテクニックは旧版にならっている。それらはマニュアルによくまとめられており，新たに1,700名の健常小児を対象に標準化されている。MDI の α 係数は.88, PDI の α 係数は.84 である。両尺度間の相関係数は.44 である（項目を2つの尺度のどちらに配置するかは9名の経験豊富な検査者の判断によって決められているので，驚くにあたらない）。6カ月の間隔をあけた検査-再検査の結果では，精神尺度は.83, 運動尺度は.77 であった：Cook ら（1989）はハイリスク新生児を対象に検討した結果，6カ月目には.71, そして12カ月目には.69 の信頼性係数を得ることができたことを報告している。

MDI と PDI の併存的妥当性，構成概念妥当性，判別妥当性は優れている（部分的に旧版の Bayley 尺度の研究を基にしている）。改訂版と他のさまざまな尺度（例えば，WPPSI-R, McCarthy 小児能力尺度，就学前言語尺度）との併存的妥当性は小さなサンプルにおいて検討されているが，十分であることが明らかにされている（MDI の場合，就学前言語尺度とは.49, McCarthy 尺度とは.79, WPPSI とは.73 の相関がそれぞれ得られている）。改訂版はまた少ない臨床サンプルではあるが，早産の小児，HIV に感染した小児，胎児期に薬物にさらされていた小児や仮死出産の小児，発達遅滞がある小児，慢性中耳炎の小児，自閉症の小児，ダウン症の小児においても研究が行われている：障害が必ずしもあるとは限らない慢性中耳炎（Spreen, Risser & Edgell, 1995）を除いて，MDI と PDI の両方が期待されたとおりの障害を示した（例えば，ダウン症では58.6 と 55.2）。これらのデータは特定の症状群を探求している臨床家には役立つかもしれないが，MDI と PDI の得点の制約された結果は期待されたほど有益ではない。ハイチ，ベトナム，ケベックの乳幼児における3つの年齢集団の違いを検討した新たな研究（Pomerleau et al., 1994）によって，3つの文化グループ間では運動尺度においてたった1つの差異しかないことが明らかにされたが，一方，Kohen-Raz クラスターを用いての採点では男児と女児の間に2つの差異が，そして Yarrow クラスターを用いての採点では3つすべての年齢グループの間に文化的差異のあることが結論づけられている。著者らは Yarrow クラスターによる採点方法の方が Bayley の採点方法よりも敏感であると結論づける。残念ながら，クラスターによる採点方法はまだ Bayley-II にまで拡張されていない。

一般的に，乳幼児検査の後年のIQ に対する予

測的妥当性は乏しいが，年齢が上がるにつれてその予測性が高まってくることが示されている（Bayley, 1970）。Rameyら（1973）は比較的一定した環境にある小児（例えば，同じデイケアセンターに通う）では，MDIは年齢が上がるにつれて予測性が高まることを明らかにしている（例えば，生後6〜8カ月，9〜12カ月，13〜16カ月のMDIはそれぞれ3年後のStanford-Binet IQと.49, .71, .90といった相関を，またイリノイ言語能力診断テスト（ITPA）とはそれぞれ.21, .68, .81といった相関を示した）が，PDIは年齢が上がるにつれて予測力が低下している（.77, .56, .43といった相関を，またITPAとはそれぞれ.73, .74, .48といった相関を示した）。13カ月〜7歳半までの200名の小児をコホート法によって追跡調査した結果，本検査は才能を予測するための鋭敏さや特殊性が乏しいことが示されている（Shapiro et al., 1989）。

一方，検査時の観察にのみ基づくという乳幼児行動評価尺度（IBRS）の有益性はその簡潔さのために限定されている。旧版における因子分析研究によって，行動評価尺度には検査時の情緒，注意，覚醒の因子のあることが明らかにされている（Kaplan et al., 1991）。1993年のマニュアルによれば，他の乳幼児尺度との併存的妥当性は一貫していない。検査セッション中の最適な行動的機能をIBRSは反映しているので，IBRSとMDIの間には有意ではあるが，中程度の相関が報告されている（Braungart et al., 1992）。乳幼児IQに対するIBRSの課題オリエンテーション因子による予測的妥当性には限界のあることが明らかにされている（DiLalla et al., 1990）。ハイリスクの，そして神経学的障害のある乳幼児は一般的にIBRSの得点の低いことが明らかにされている。

MDIとPDIの要約得点のみが検査の結果を解釈する際に用いられるべきであり，「特定の項目群の失敗（例えば，言語）は特殊な能力領域における欠損の計測として用いられるべきではない（p.4）」と著者は強調している。これはBayleyの残念な限界である。しかしBinet方式の検査構成では各年齢水準でみられる類似した項目群，すなわち，特定の強さや弱さを測定するための先行条件は備わっていないのである。

標準データ

1991〜1992年のアメリカ合衆国の国勢調査をもとに地理的，民族的，社会経済的特徴を反映している新たに1,700名の健常小児を対象として得られた詳細な標準データがマニュアルに掲載されている。旧版のBayleyの規準は非常に古いので（Campbell et al., 1986），新しい標準データが望まれている。残念ながら，性別，親の社会経済的水準，そして地理的あるいは民族的起源による分類はされていない。他の検査の改訂版における再標準化と同様，両検査を受けた200名の小児ではBSID-IIの得点は旧版の得点よりも約12点低かった。

Atkinson（1990）はBSID-IIとVineland適応行動尺度との有意差表を提供しており，これら2つの検査の差が偶然によるものか，あるいは真の差によるものかを決定するのに貢献するだろう。

文献

Atkinson, L. (1990). Intellectual and adaptive functioning: Some tables for interpreting the Vineland in combination with intelligence tests. *American Journal of Mental Retardation, 95,* 198-203.

Bayley, N. (1969). *Bayley Scales of Infant Development.* Manual. New York: Psychological Corporation.

Bayley, N. (1970). Development of mental abilities. In P.H. Mussen (Ed.), *Carmichael's Manual of Child Psychology* (3rd ed.). New York: Wiley.

Bayley, N. (1993). *Bayley Scales of Infant Development* (2nd ed.) (Bayley-II). San Antonio, TX: Psychological Corporation.

Braungart, J.M., Plomin, R., DeFries, J.C., & Fulker, D.W. (1992). Genetic influence on testerrated infant temperament as assessed by Bayley's Infant Behavior Record: Nonadoptive and adoptive siblings and twins. *Developmental Psychology, 28,* 40-47.

Campbell, S.K., Siegel, E., & Parr, C.A. (1986). Evidence for the need to renorm the Bayley

Scales of Infant Development based on the performance of a population-based sample of 12-month-old infants. *Topics in Early Childhood Special Education, 6,* 83-96.

Cook, M.J., Holder-Brown, L., Johnson, L.J., & Kilgo, J. L. (1989). An examination of the stability of the Bayley Scales of Infant Development with high-risk infants. *Journal of Early Intervention, 13,* 45-49.

Damarin, F.(1978). Bayley Scales of Infant Development. In O.K. Buros (Ed.), *The Eighth Mental Measurement Yearbook.* Vol. 1, pp. 290-293. Highland Park, NJ: Gryphon.

DiLalla, L.F., Thompson, L.A., Plomin, R., Phillips, K., Fagan, J.F., Haith, M.M., Cyphers, L. H., & Fulker, D.W. (1990). Infant predictors of preschool and adult IQ: A study of infant twins and their parents. *Developmental Psychology, 26,* 759-769.

Kaplan, M.G., Jacobson, S.W., & Jacobson, J.L. (1991). Alternative approaches to clustering and scoring the Bayley Infant Behavior Record at 13 months. Paper presented at the meeting of the Society for Research in Child Development, Seattle, WA.

Kohen-Raz, R. (1967). Scalogram analysis of some developmental sequences of infant behavior as measured by the Bayley infant scales of mental development. *Genetic Psychology Monographs, 76,* 3-21.

Lehr, C.A., Ysseldyke, J.E., & Thurlow, M.L. (1987). Assessment practices in model early childhood special education programs. *Psychology in the Schools, 24,* 390-399.

LeTendre, D., Spiker, D., Scott, D.T., & Constantine, N.A. (1992). Establishing the "ceiling" on the Bayley Scales of Infancy Development at 25 months. *Advances in Infancy Research, 7,* 187-198.

Pomerleau, A., Leahey, L., & Mulcuit, G. (1994). Evaluation du développement de l'enfant au cours de la première année: l'utilisation de regroupements d'items du Bayley. *Canadian Journal of Behavioural Science, 26,* 85-103.

Ramey, C.T., Campbell, F.A., & Nicholson, J.E. (1973). The predictive power of the Bayley Scales of Infant Development and the Stanford-Binet Intelligence Test in a relatively constant environment. *Child Development, 44,* 790-795.

Shapiro, B.K., Palmer, F.B., Antell, S. E., Bilker, S., Ross, A., & Capute, A.J. (1989). Giftedness: Can it be predicted in infancy? *Clinical Pediatrics, 28,* 205-209.

Spreen, O., Risser, A.H., & Edgell, D. (1995). *Developmental Neuropsychology.* New York, NY: Oxford University Press.

Yarrow, L.J., Morgan, G.A., Jennings, K. D.,et al. (1982). Infants' persistence at tasks: Relationship to cognitive functioning and early experience. *Infant Behavior and Development, 5,* 131-141.

Kaufman 小児評価バッテリー
KAUFMAN ASSESSMENT BATTERY FOR CHILDREN (K-ABC)

訳　松本聰子

目的

2歳半～12歳半までの小児を対象とした知能テストである。

原典

K-ABC キット（標準版）は American Guidance Service, Circle Pines, MN 55014 から 395.00 米ドルで，あるいは Psycan Corporation, P.O. Box 290, Station V, Toronto, Ont., M 6 R 3 A 5 から 620 カナダドルで，プラスチックのキャリーケースつきは 745 カナダドルで注文できる。実施についてのビデオテープは 95 米ドル，155 カナダドルである。K-ABC 補助コンピュータ採点マニュアルとソフトウェアは 180 米ドル，295.00 カナダドルで購入できる。

概要

　Kaufman と Kaufman（1983）のテストバッテリーは，2歳6カ月～12歳6カ月を対象年齢としており，Stanford-Binet や Wechsler 尺度と異なる理論モデルに基づいた最近開発された知能テストであり，6つの学力下位検査が組み込まれている。10個の「知的処理」下位検査（バッテリーの核となる）のうち，7つが「同時処理」そして3つが「継次処理」と名付けられている。6つ（1つの継次処理と4つの同時処理下位検査）は「非言語的」であり，したがって，コミュニケーションにハンディキャップのある小児に特に適している。この検査では，精神機能は継次的及び同時的情報処理の2つのタイプに分かれているという Das ら（1979）の概念を元に構成されている。この理論モデルはこれは Luria の理論的枠組みに関連していると言われている。各下位検査についての簡単な説明や，尺度が属しているタイプ，またそれがどの年齢範囲に用いられるのかは以下のとおりである。

　1．魔法の窓（15項目，同時処理）：
　この下位検査は，狭いスリットの向こうで回転する対象物（例えば，車，女の子，へび）が何かを確認し，その名前を言う能力を測る。ここでは絵はいつも部分的にしか現れない。これは本質的には幼児用の語彙検査である（Goldstein et al., 1986）。（年齢範囲：2歳6カ月～4歳11カ月）。
　2．顔再認（15項目，同時処理）：
　顔を短時間見せ，ある一群の写真の中から異なる姿勢をした同じ顔を選択する（年齢範囲：2歳6カ月～4歳11カ月）。
　3．手の動作（21項目，継次処理）：
　検査者がして見せたのと全く同じ順序で，げんこつ，手のひら，あるいは手刀でテーブルを叩く。この検査は Luria（1980）から改変したものである（年齢範囲：全年齢）。
　4．ゲシュタルト閉合（25項目，同時処理）：
　部分的に欠けた絵をみて，絵の名前を言うか，あるいは描写する（Street（1931）のゲシュタルト完成テストに類似している）（年齢範囲：全年齢）。
　5．数字再生（19項目，継次処理）：
　この下位検査は他の数唱課題と同じである（年齢範囲：全年齢）。
　6．三角形（18項目，同時処理）：
　抽象的な模様の絵と同じ模様を作るために，いくつかのゴムでできた同じ形をした三角形（片面が青，もう片面が黄色）を組み合わせる。この検査は Kohs 積木模様に類似している（年齢範囲：4～12歳6カ月）。
　7．単語指示（20項目，継次処理）：
　検査者が物体の名前を言ったとおりの順序で，同じ物体の影絵を指さす。この検査は McCarthy（1972）の系列再生に類似している（年齢範囲：4～12歳6カ月）。
　8．類推マトリックス（20項目，同時処理）：
　2×2の視覚的類推を完成するために，最も当てはまる絵または模様を選択肢の中から選ぶ。この検査は Raven（1938）の進行マトリックスに類似している（年齢範囲：5～12歳6カ月）。
　9．空間記憶（21項目，同時処理）：
　1ページにランダムに並べられた絵の配置を思い出す（年齢範囲：5～12歳6カ月）。
　10．写真配列（17項目，同時処理）：
　時間的順序が正しくなるように一組の写真を並べる。この検査は Wechsler 絵画配列に類似している（年齢範囲：6歳～12歳6カ月）。
　11．表現語彙（24項目，学力）：
　ある物体の写真をみて，その物体の名前を言う。この検査は，Peabody 絵画語彙テストに類似している（年齢範囲：2歳6カ月～4歳11カ月）。
　12．顔と場所（35項目，学力）：
　物語に出てくる人物，有名人やよく知られた場所（例えば，サンタクロース，ピラミッド，自由の鐘，フィデル・カストロ）の名前を言う（年齢範囲：全年齢）。使用者が米国人でない場合，米国で育った小児にとってやさしい項目がいくつかあることに注意すべきである。
　13．算数（38項目，学力）：
　この課題には簡単な計算，形の認識（例えば，三角形），数字，2つの数の比較，文章題（「4頭の象が歩いていってしまったら，何頭残ります

か」）があり，家族が動物園を訪れたことを中心とした時間の概念が含まれている（年齢範囲：3～12歳6カ月）。

14．なぞなぞ（32項目，学力）：

与えられたいくつかの特徴から，具体的もしくは抽象的な概念が何かを推理する（例えば，「毛皮があって，しっぽを振って吠えるものは何ですか」「古代エジプト人によって使われ，石に刻まれ，書かれていたのは何ですか」（年齢範囲：3～12歳6カ月）。

15．読み/解釈（38項目，学力）：

この検査では，文字を同定したり，単語を読んで発音する小児の能力をみる（年齢範囲：5～12歳6カ月）。

16．読み/理解（24項目，学力）：

ボードに印刷された指示を行動に移すことによって，読解力を検査する（年齢範囲：7～12歳6カ月）。

全ての検査が全年齢の小児に提示されるわけではない。2歳6カ月の小児には7つの下位検査のみが，そして7～12歳6カ月までの小児には13種類の下位検査が実施される。年齢が進むにつれて，実施しなくなる検査もあるが，新たに加えられる検査もある。検査用具は丈夫な箱，あるいはキャリーケースに入れる。検査用具はイーゼルの上に載せられ，検査者がページをめくることで被検者に次の項目を見せることができるというページ構成になっている。そして，検査者はそのページの裏側に書いてある指示を読めるようになっている。検査のマニュアルには，英語とスペイン語で書かれた正解が入っている。なお，口頭での説明は英語で提示されている。

実　施

実施および採点マニュアル参照。検査実施に対する十分な訓練を受けていることが求められる。検査バッテリーを実施する際には，12ページからなる「個別検査記録」が実施と採点の両方に役立つ。教育項目が全ての知的処理下位検査に含まれている。各年齢に応じて項目は一まとめにしてある。Stanford-Binetの「基礎水準」と同様に，各下位検査の開始年齢は小児の暦年齢によって決められるが，より簡単な項目に戻ることが必要となるかもしれない。それから検査者は「中止ポイント」（限界水準），あるいは下位検査の最後の項目に達するまで進める。下位検査は予め決められている順序で実施されるが，小児が抵抗を示したり，疲れているようであれば順番を替えてもよい。

およその実施時間

所要時間は2歳6カ月の小児であれば30分，7歳～12歳6カ月の小児の場合は75分と幅がある。

採点方法

Stanford-Binetと同様に，最高到達項目数から間違った項目数を引いた値が素点となる。この点数は認知処理過程下位検査の場合は平均が10，標準偏差（SD）が3の測定尺度に，そして，学力下位検査の場合には平均100，SD 15の標準得点に変換される。継次処理及び同時処理下位検査の尺度得点の合計，この両方の合計（知的処理複合得点），および学力下位検査の標準得点は，表を用いて年齢に対応した標準得点に変換される（6歳11カ月までは2カ月間隔で示される）。このバッテリー固有の特徴は「非言語尺度」（コミュニケーション能力が障害された小児用）の合計を標準得点に変換できる点にある。各下位検査の標準得点と要約得点の信頼水準は，検査記録用紙の得点表に書き込むことができる。国民パーセンタイル順位と「社会文化的パーセンタイル順位」（アフリカ系アメリカ人と白人に分けたもの）も提供されている。最後に，各下位検査の年齢相当の測定尺度はマニュアルにある表から得ることができる。小児の得意不得意を明らかにする下位検査間の有意差は，これも付録の表から直接知ることができる。

考　察

折半信頼度は7歳児におけるゲシュタルト閉合では.62，5歳児における三角形では.92と幅があ

る。内部整合性は.84～.97の値をとる。6カ月の間隔をあけた再検査信頼性は.72～.92である（原典参照）。K-ABC複合得点および下位検査得点の内部整合性は2歳6カ月～12歳6カ月の311名のアフリカ系アメリカ人，および1,450名の白人の小児では同程度であった（Matazow et al., 1991）。Matazowらの研究でも，信頼性係数は.84から.95の間であり，白人とアフリカ系アメリカ人の小児における有意差は認められないと報告されている。

妥当性は解釈マニュアルに引用されている43の研究や多くの追加研究において調査されている（Kamphaus & Reynolds, 1987）。因子分析的妥当性，収束妥当性，弁別妥当性（例えば，Hooper, 1986），そして相関研究によって検討されているが，一般的に肯定的な結果が得られている。Gridleyら（1990）は122名のリスクの高い未就学児童の集団において同時処理と継次処理因子を独立して示すことができなかったが，総合的g因子はその研究で明らかになった。

個々の下位検査とWechsler小児用知能テスト－改訂版（WISC-R）の相関は，.27から.66（習得度下位検査で最も高い相関），そしてStanford-BinetのIQとは.10（ゲシュタルト閉合）から.68（なぞなぞ）であった。3つの総合尺度の得点は，Stanford-Binetと.15（健常未就学児における同時処理尺度）から.79（健常な幼稚園児における学力）の相関を示したが，就学前のハイリスク群と天才児群においてはそれよりもいくらか低い相関を示した。学習障害児において，Stanford-Binet第4版と複合テスト／知的処理は.74，そして複合学力は.85の相関があった（Smith et al., 1989）。多動児の弁別妥当性は－.51であったが，小児の不安尺度では無視できるほど小さかった（Cooley & Ayres, 1985）。

Hooperら（1988）は特別な教育的評価を委託された80名の小児において，算数の学力下位検査とWoodcock-Johnson（W-J）学力クラスターのそれに対応する部分との間にそれほど大きくないが有意な.50の相関のあることを報告した。読み－解釈とW-Jの読み検査の間の相関は.88，読み－理解検査とW-Jの読み検査の間の相関は.80，なぞなぞとW-Jの知識検査との間には.58の相関がみられた。K-ABCの方が有意に難しいことが発見されたにもかかわらず，99名の未就学児童におけるK-ABC学力とメトロポリタン準備性テストの相関は.49であった（Zucker & Riordan, 1990）。同じ研究で，K-ABC ACHは，PPVT, Boehm基礎概念テストおよびその1年後の未就学年齢への延長の得点を有意に予測することが発見された（それぞれr=.55, .64, .61）。認知処理過程尺度とPeabody個別アチーブメントテストの読み認識および理解の収束妥当性はそれぞれ.59と.69であった（Cooley & Ayres, 1985）。

12カ月後の標準的な学校のアチーブメントテストに対する予測妥当性は，知的処理複合得点ではさまざまな群において.21～.70の間であり，学力下位検査では.34～.84であった。WorthingtonとBening（1988）は，知的処理複合得点による学校のアチーブメントテストの得点の予測は男子より女子において劣っていると言及している。Klineら（1992）は下位検査のばらつき（形と変化性）を調査し，学校でのアチーブメントの予測との間に妥当性を示さないことを明らかにした。K-ABCの処理サブタイプは，学習障害児の読み－綴りにおける独特のプロフィールを予測しなかった（Kampa et al., 1988）。

他の知能テストにもあり，多くの心理学者によく知られている下位検査に加えて，新しい下位検査を加えたり（いくつかはDasら（1979）の研究から採用），Dasの定式に沿った新しい理論的方向づけを用いることでK-ABCは新しい領域に踏み込んだ。それによって臨床家は知能の概念と，この新しい知能理論をどのように教育や治療の実践に用いていくかについて再考することが求められている。これは，検査の利点を評価する数多くの研究と同様に，この検査に対する「様々な」批判的反応を起こしている。SalviaとYsseldyke（1985）はその方向性を「非常に革命的である」と評価し，「この検査を支える多くの基礎研究の必要性を求めること」（p.458），そして，忍耐と懐疑性をまだもち続けることを推奨した。一方，Jensen（1984）は，K-ABCはWISC-RやStanford-Binetと異なるものを測ってはいないと主張し

ている。

　本バッテリーは神経心理学的理論に基づいて構成されており（解釈マニュアル，p.21），左半球機能（分析的－継次的）と右半球機能（統合的－全体的－同時的）に分類されると神経心理学者は主張している（Kaufman & Kaufman, 1983, pp.28, 29, 232）。さらに，特定の神経心理学的検査に類似している下位検査がいくつか含まれていることから，神経心理学者は理論的方向づけをより高く評価するかもしれない。しかしながら，継次的－同時的（左－右半球）という神経心理学的示唆を実際に確認する証拠はこれまでほとんどない。例えば，Morris と Bigler (1987) は，神経学的障害のある小児79名から得られた K-ABC の特徴は，神経学的および放射線医学的データよりも右半球対左半球の機能を測定すると考えられている他の神経心理学的検査から推定された障害の局在と相関することを発見したが，このアプローチは堂々めぐりの推論に基づいている。一般的にこの側面の妥当性は因子分析的研究に基づくものであり，他のテストを含む追試研究によってもその妥当性に疑問が投げかけられている（Goetz & Hall, 1984 ; Goldstein et al., 1986 ; Strommen, 1988）。この二分法は，継次的－同時的二分法が脳の前頭－後頭の特徴とも関連しているかもしれないとする Luria の脳機能に関する理論には，ほとんど根拠を置いていない（Luria, 1980）。Sternberg (1984) は Luria の研究を検査の作成者が誤って解釈していると批判している。そして，Donders (1992) は，K-ABC は「g 因子を測定する魅力的な尺度」である一方で，特定の神経心理学的な重要性をこの検査に求める場合には注意が必要であると警告している。彼は，外傷性脳損傷のある43名の小児のサンプルにおいて，この検査で健常者からこれらの小児が WISC-R ほどうまく弁別されなかったと報告している。Sternberg はまた3つの継次処理下位検査全てといくつかの同時処理下位検査は「機械的な学習を強調しすぎて」おり（p.275），それは知能テストでは不適切であると感じ，たいていの他の知能テストではそれは削除されていると言及している。Sternberg は，このバッテリーにおける過度の機械的学習の要素が，マニュアルなどに報告されている民族間に差がなかったことの主要な理由であるとも示唆している（例えば，Whitworth & Chrisman, 1987）。

　Applegate と Kaufman (1989) は，「研究やスクリーニング」目的のための継次及び同時処理の特徴を評価する短縮版尺度を提案している。同時処理の特徴を最もよく予測するのは，ゲシュタルト閉合，三角形，類推マトリックスであり，継次処理の次元を予測するのは数字再生と単語指示である。

　知能テストバッテリーに6つの学力下位検査を加えたことも目新しい。Kaufman と Kaufman は知的処理下位検査は流動性知能を，学力下位検査は具体化知能を測定すると主張している。この主張は検討されていくべきであるが，アチーブメントテストを加えたことは「二重課題」検査を作り出したように見えるが，ある程度は標準アチーブメントテストに取って代わるものである。しかしながら，アチーブメント下位検査では項目数が限られており，また，標準的なアチーブメントテストとの相関があまりないことから，小児の学習アチーブメントレベルの表面的なスクリーニング検査以上のものは期待できないことが示唆されている。Hopkins と Hodge (1984) も，アチーブメントテストは学校のカリキュラムとあまり関連のないことから，他の多くのアチーブメントテストと一致しないと指摘している。

　本検査の構成の肯定的な特徴としては，新しい経験に対処する能力の測定，情報処理パラダイムを元来精神測定的な検査アプローチに統合する試み，少数民族や障害をもつ集団をサンプルに含むことで文化的公正さを実現しようとした試み，例題やはっきりした指示を入れることで被検者の課題の理解に寄与した点があげられる（Sternberg, 1984）。知的処理得点と連続遂行テストの間に .44 の相関がみられるように（継次処理とは .49，同時処理とは .29，アチーブメント標準得点とは .42 の相関），注意水準が本検査の遂行に影響を及ぼす（Gordon et al., 1990）。

　神経心理学的検査として用いる場合は，K-ABC は WPPSI-R, WISC-III あるいは Stanford-Binet 第4版と全く同じではないことを心に留

めておくべきである。事実，いくつかの併存的妥当性の研究で示されたように，結果は全く異なるものになるかもしれない。また，2因子から検査が構成されていることを単純に右－左半球として理解すべきではない。これは特に解釈マニュアル(p.21)でも言及されている。しかしながら，本検査は幼い小児の検査に対して新しいアプローチを提供しており，そのためK-ABCの結果を他の検査結果と比較することによってさらなる洞察が得られるかもしれない。個々の下位検査は他の検査の補足として用いることができるかもしれない。個別事例研究（Barry & Riley, 1987）によって，1つの下位検査（げんこつ－手刀－手のひらテスト，つまり手の動作）が，急性頭部外傷の機能回復期にある成人患者のリハビリテーションとしてどのように用いることができるかが示されている。解釈マニュアル（pp.36-57）には各検査についての慎重な議論，その背景（神経心理学的重要性についての批評も含む），そして各下位検査によって扱われる特有の能力をあげた「心理学的分析」が提供されている。この議論を読むことで，臨床家は各下位検査がクライエントの全体的な臨床的プロフィールにどのように貢献しているかの理解を深められるかもしれない。解釈マニュアルには，学習に問題のある小児の治療教育についての有用なコメントも含まれている。

標準データ

解釈マニュアルと採点マニュアル参照。このバッテリーは，地理的位置，性別，社会経済状態，人種あるいは民族集団，および地域社会規模に関して1980年のアメリカの国勢調査をもとに抽出された1,981人の小児をサンプルに十分に標準化されている。なお，各年齢につき約200人の小児のサンプルを用いている。WISC-Rと比べて，K-ABCはIQ得点を平均的層で約3～5点（Naglieri & Haddad, 1984），推定でWISC-IIIよりも4～13点，ナバホの小児サンプルでは8点（Naglieri, 1984），精神遅滞圏では7点（Naglieri, 1985）高く評価する傾向がある。手の動作下位検査についてのみ，BarryとRiley（1987）によって成人標

表6-1.「手の動作」下位検査における成人用標準

	年齢（10年ごと）				
	20代	30代	40代	50代	総計
女性					
平均	17.7	17.1	15.3	13.4	15.9
SD	1.25	2.81	3.65	4.12	3.47
n	10	10	10	10	40
男性					
平均	15.7	15.8	14.7	13.8	15.0
SD	3.27	2.66	3.13	1.87	2.80
n	10	10	10	10	40

出典：BarryとRiley（1987）。

準が提供されている（表6-1）。年齢と性別の影響は有意であった。若年群において得られた平均得点の17点と15点は，それぞれ12歳児における尺度得点の10点と12点に相当しており，年齢による改善はこの下位検査においては生じないことが示唆されている。

文 献

Applegate, B., & Kaufman, A.S. (1989). Short form estimation of the K-ABC sequential and simultaneous processing for research and screening. *Journal of Clinical Child Psychology, 18*, 305-313.

Barry, P., & Riley, J. M. (1987). Adult norms for the Kaufman Hand Movements Test and a single-subject design for acute brain injury rehabilitation. *Journal of Clinical and Experimental Neuropsychology, 9*, 449-455.

Cooley, E.J., & Ayres, R. (1985). Convergent and discriminant validity of the Mental Processing Scales of the Kaufman Assessment Battery for Children. *Psychology in the Schools, 22*, 373-377.

Das, J.P., Kirby, J.R., & Jarman, R.F. (1979). *Simultaneous and Successive Cognitive Processes*. New York: Academic Press.

Donders, J. (1992). Validity of the Kaufman Assessment Battery for Children when employed with children with traumatic brain injury. *Journal of Clinical Psychology, 48*, 225-230.

Goetz, E.T., & Hall, R.J. (1984). Evaluation of

the Kaufman Assessment Battery for Children from an information-processing perspective. *Journal of Special Education, 18,* 281-296.

Goldstein, D.J., Smith, K.B., & Waldrep, E.E. (1986). Factor analytic study of the Kaufman Assessment Battery for Children. *Journal of Clinical Psychology, 42,* 890-894.

Gordon, M., Thomason, D., & Cooper, S. (1990). To what extent does attention affect K-ABC scores? *Psychology in the Schools, 27,* 144-147.

Gridley, B. E., Miller, G., Barke, C., & Fisher, W. (1990). Construct validity of the K-ABC with an at-risk preschool population. *Journal of School Psychology, 28,* 39-49.

Hooper, S.R. (1986). Performance of normal and dyslexic readers on the K-ABC:a discriminant analysis. *Journal of Learning Disability, 19,* 206-210.

Hooper, S.R., Brown, L.A., & Elia, F.A. (1988). A comparison of the K-ABC with the Woodcock-Johnson Test of Academic Achievement in a referred population. *Journal of Psychoeducational Assessment, 6,* 67-77.

Hopkins, K.D., & Hodge, S.E. (1984). Review of the Kaufman Assessment Battery (K-ABC) for Children. *Journal of Counselling and Development, 63,* 105-107.

Jensen, A.R. (1984). The Black-white difference on the K-ABC: Implications for future testing. *Journal of Special Education, 18,* 255-268.

Kampa, L., Humphries, T., & Kershner, J. (1988). Processing styles of learning-disabled children on the Kaufman Assessment Battery for Children (K-ABC) and their relationship to reading and spelling performance. *Journal of Psychoeducational Assessment, 6,* 242-252.

Kamphaus, R.W., & Reynolds, C.R. (1987). *Clinical and Research Applications of the K-ABC.* Circle Pines, MN: American Guidance Service.

Kaufman, A.S., & Kaufman, N.L, (1983). *K-ABC: Kaufman Assessment Battery for Children.* Circle Pines, MN: American Guidance Service.

Kline, R.B., Snyder, J., Guilmette, S., & Castellanos, M. (1992). Relative usefulness of elevation, variability, and shape information from WISC-R, K-ABC, and Fourth Edition Stanford-Binet profiles in predicting achievement. *Psychological Assessment, 4,* 426-432.

Luria, A. (1980). *Higher Cortical Functions in Man* (2nd ed.). New York: Basic Books.

Matazow, G.S., Kamphaus, R.W., Stanton, H.C., & Reynolds, C.R. (1991). Reliability of the Kaufman Assessment Battery for Children for black and white students. *Journal of School Psychology, 29,* 37-41.

McCarthy, D. (1972). *McCarthy Scales of Children's Abilities.* San Antonio, TX: The Psychological Corporation.

Morris, J. M., & Bigler, E. D. (1987). Hemispheric functioning and the Kaufman Assessment Battery for Children: Results in the neurologically impaired. *Developmental Neuropsychology, 3,* 67-79.

Naglieri, J.A. (1986). Concurrent and predictive validity of the Kaufman Assessment Battery for Children with a Navajo sample. *Journal of School Psychology, 22,* 373-379.

Naglieri, J.A. (1985). Use of the WISC-R and the K-ABC with learning disabled, borderline mentally retarded, and normal children. *Psychology in the Schools, 22,* 133-141.

Naglieri, J.A., & Haddad, F.A. (1984). Learning disabled children's performance on the Kaufman Assessment Battery for Children: A concurrent validation study. *Journal of Psychoeducational Assessment, 2,* 49-56.

Raven, J. C. (1938). *Progressive Matrices: A Perceptual Test of Intelligence.* Individual Form. Oxford: Psychologists Press Ltd.

Salvia, J., & Ysseldyke, J.E. (1985). *Assessment in Special and Remedial Education.* Boston: Houghton Mifflin.

Smith, D.K., St. Martin, M.E., & Lyon, M.A. (1989). A validity study of the Stanford-Binet: Fourth Edition with students with learning disabilities. *Journal of Learning Disabilities. 22,* 260-262.

Sternberg, R.J. (1984). The Kaufman Assessment Battery for Children: An information-processing analysis and critique. *Journal of Special Education, 18,* 269-279.

Street, R.F. (1931). *A Gestalt Completion Test.* Contributions to Education No. 481. New York: Teachers College, Columbia University.

Strommen, E. (1988). Confirmatory factor analysis of the Kaufman Assessment Battery for Children: A reevaluation. *Journal of School Psychology, 26,* 13-23.

Whitworth, R. H., & Chrisman, S.M. (1987).

Validation of the Kaufman Assessment Battery for Children comparing Anglo and Mexican-American preschoolers. *Educational and Psychological Measurement, 47,* 695-702.

Worthington, G. B., & Bening, M.E. (1988). Use of the Kaufman Assessment Battery for Children in predicting achievement in students referred for special education services. *Journal of Learning Disabilities, 21,* 370-374.

Zucker, S., & Rirodan, J. (1990). One-year predictive validity of new and revised conceptual language measurement. *Journal of Psychoeducational Assessment, 8,* 4-8.

Stanford-Binet 知能尺度-改訂版
STANFORD-BINET INTELLIGENCE SCALE-REVISED (SBIS-R)

訳　松本聰子

目　的

SBIS は 2～18 歳の小児を対象とした知能テストである。

原　典

Stanford-Binet 知能尺度(SBIS)第 4 版は, Riverside Publishing Company, 8420 Bryn Mawr Ave., Chicago, IL. 60631 から 420 米ドルで, あるいは Nelson Canada, 1120 Birchmount Rd., Scarborough, Ont. M1K 4G4 から 974.45 カナダドルで入手することができる。

概　要

1905 年にフランスで Binet によって考案され, 1916 年に Terman によって初めて北アメリカ版として開発された検査の最新の改訂版が本尺度である (Thorndike et al., 1986 a)。1937 年に第 2 版, 1960 年に第 3 版とさらに改訂され, 第 3 版用の新しい標準は 1973 年に出版されている (Terman & Merrill, 1973)。現行版では, 項目を言語的推理, 抽象的／視覚的推理, 量的推理, そして短期記憶といった 4 つの広い分野を網羅する 15 種類の下位検査に分け, そして, それぞれに対して新しい標準データが提供されている。これらの検査のうち 9 つは以前の版から発展したものであるが, 6 つは追加されたものである。本検査は 2～18 歳を対象に考案されており, 23 歳までの知的評価が可能である。旧版は基本的にオリジナルの Binet-Simon テストの実用的な姿勢を基礎にしたものであったが, 最新版は g 因子や,「結晶性能力」「流動性分析能力」(Cattell, 1971) および「短期記憶」といった第 2 水準因子の理論的モデルを踏襲している。「結晶性能力」では, 言語的推理（語彙, 理解, 不合理, そして言語的関連を含む）の第 3 水準因子と量的推理（数量, 数列, 数式を含む）が区別されている。「流動性分析能力」は 1 つの第 3 水準因子のみで構成されている（パターン分析, 模写, マトリックス, 折り紙を含む）。「短期記憶」にはビーズ記憶, 文章記憶, 数字記憶, 物体記憶が含まれている。さらに旧版と違う点は, 語彙と生活年齢が検査の「開始水準」を決めるのに用いられている点である。しかしながら, それでも被検者は「基礎水準」を確定するためには, その水準にあるすべての項目を通過しなければならない (Bayley 尺度参照)。本尺度は小さなスーツケースに収められている。用具の多くはイーゼルの上に載せられ, ページをめくると被検者に次の項目が見せられるようになっている。また, ページの裏側には検査者への指示が書いてある。

15 の下位検査についての短い説明は以下のとおりである：

1. 語彙

絵の名称（項目 14 まで）, 語彙の定義（項目 15～46）。

2．理解

「子供が銃を扱ってはいけない理由を2つあげなさい」などの42の質問からなる。

3．不合理

つじつまの合わない内容の32枚の絵（例えば、はさみを使って食事をしている少女の絵を見せながら「この絵のどこがおかしいですか」とたずねる）。

4．単語関連性

18項目ある。3つの単語とそれらと合わない4つ目の単語がカードに書かれており、検査者によって読み上げられる。被検者はどのように最初の3つの単語が似ており、4つ目の単語と異なるかを見つける（例えば、箱、ボール箱、バッグ、リンゴ）。

5．パターン分析

最初の10項目では穴に積木を正しくはめ直すことが求められる（形態盤検査に類似している）。項目11～42は最高9個の積木を用いる積木模様課題である（Wechslerの積木模様に類似している）。

6．模写

最初の12項目では、検査者が4個までの積木を用いてある模様を作り、同じ模様を作るように被検者に指示する。項目13～28では、カードに描かれた簡単な幾何学模様を模写させる。

7．マトリックス

カードに2×2のマトリックスがあり、3つのマスには幾何学模様が描かれている。その下には3つの選択肢があり、被検者は空いたマスに入れるには3つの選択肢のうちどれが一番適切かを示す。3つ目の項目からは3×3にマトリックスが増え、選択肢も最高5つまで増やされる。項目23～26は幾何学模様の代わりに文字パターンが含まれている。

8．折り紙

紙パターンの3つの線画がカードの一番上に示されている。その下には折り目のついたパターンの5つの選択肢がある。被検者はそれを広げたときにどの選択肢のようになるかを選択する。もし被検者が正しく反応しない場合には、課題を説明するために折られたサンプルが用いられる。

9．数え方

この検査には、さまざまな数の点が描かれた積木をトレイの上に正しく並べるもの（12項目）から、簡単な引き算を含んだカードに描かれた子供や鉛筆などの数を数えるもの（項目13, 14）、関連性（「間」項目15）、絵でかかれた算数問題（項目16～23）、文章を含んだ算術（項目24～40）まである。

10．数列

カードに並んでいる数字に続く、次の2つの数字を見つける（26項目）。

11．数式

被検者は正しい式を見つけるために数字や基本的な計算記号を並べ直さなくてはいけない（18項目）。例えば、「1 2 7 3 × + = 」から「(2×3)＋1＝7」という式を見つける。

12．ビーズ記憶

この検査には、(カードに描かれたものと)同じ色と形のビーズを箱の中から探すものから、絵を5秒間見たあとに台座がついた棒にビーズを並べるものまである（42項目）。

13．文記憶

2～22の単語からなる文章を復唱する（42項目）。

14．数字記憶

3～9桁の数字を復唱する(14項目)。数字を逆方向から復唱することも求められる（12項目）。

15．物体記憶

2～8個の物体を順に被検者に見せ、誤った選択肢の含まれた多肢選択のカードの中からそれが正しい順に並んだものを選ぶ。

カナダの小児には、メートル法を使用し、数量下位検査ではカナダの硬貨を代用することが推奨されている（Wersh & Thomas, 1990）。

実　施

マニュアル参照。この検査を実施するには、検査に十分に慣れ、かなりの経験が必要とされる。検査者用のハンドブック（Delaney & Hopkins, 1987）には、多くの実施上の問題点、例えば検査

の始め方，基礎水準を決定する際に新しい項目セットまたは異なる課題に移るときの導入の説明や練習項目の使用などが明確に記述されているので参照すべきである (Wersh & Thomas, 1990)。簡単に言うと，語彙は各検査をどの項目から始めるかを決める「手順検査」として最初に行われる。それから各検査において（連続して 2 項目で正答が得られたところで）「基礎水準」が確定され，そこから限界水準（各検査において 4 項目連続で不正解）に達するまで検査は行われる。

検査項目は標準化された形で提示されるが，いくらかの変更は認められる。例えば，もし被検者が所定の検査に疲労や抵抗を示したら，検査者は別の検査に移ってもよい。曖昧な反応は検査中または引き続き質問を行って明確にされる。

15 種類の検査のうち，パターン分析だけに明確な時間制限があるが，他の全検査においては，もっと時間を与えることで満足のいく反応が引き出せるかどうかを判断するのは検査者に一任されている。

およその実施時間

60～90 分を要する。

採点方法

「正解」「疑い」「不正解」の反応の例を含む詳しい採点ガイドはマニュアルに含まれている。詳細な記録用小冊子（39 pp）には項目の示し方についての検査者への情報や採点に関する有益な指針を提供しているので，マニュアルを常に参照しなくてもよい。各検査の素点はマニュアルにある表を参照して標準年齢得点（SAS）に換算される。4 つの分野それぞれの素点の合計は，マニュアルにある付属の表をもとに分野 SAS に換算される。最後に分野 SAS の合計を算出し，マニュアルより複合 SAS を算出する。いくつかの検査は小児の年齢に適切ではなかったり，あるいは実施された 1 つ，2 つ，3 つ，または 4 つの検査の分野 SAS を提供することにより他の理由のために省略された可能性のあることを変換表は見込んでいる。同様に，複合 SAS は 1，2，3，あるいは 4 つの分野得点を基にしているかもしれない。

考　察

SBIS の下位検査の多くは，他の知能テスト，あるいは Raven テストや触覚遂行テストといった他の検査で用いられているものと類似している，あるいは全く同じに見えるかもしれないが，このような手順を一番初めに考案したのは SBIS であり，WISC や WAIS などの検査は「後になって出てきた」ことを忘れてはいけない。

15 種類の検査を使用することですべての年齢に対して決められた課題セットが提供されているようにみえるが（旧版では重大な問題であった），実際にはそのうち 6 種類だけがすべての年齢水準に用いられており，残りは 7～13 歳の年齢のみに用いられている。したがって，2～6 歳の SAS は 8 つの検査のみを基にしている（4 つの追加検査についての「推定」SAS が得られるかもしれない）。さらに，項目 14 以降において，語彙は絵画命名から語彙の定義へと変わる。パターン分析，模写，そして数量における課題で要求されるものも最初の項目セットのあとから変わってくる。

また，低年齢層における項目数の制限によって床効果が生まれ，2～5 歳における低い水準は評価できなくなることに注意すべきである。2 歳児では軽い精神遅滞のある場合でも評価することはできず（IQ 95 までしか評価できない），3，4，5 歳においては，より重い精神遅滞をも測定することはできない（それぞれ IQ は 73，55，44 が最低である，Wilson, 1992）。Robinson (1992) は同様に天井効果があり，そのために 5～11 歳における天才児の評価は疑問であると指摘している。

旧版の SBIS の標準化については厳しく批判されてきたが (Waddell, 1980)，最新版にはよい技術マニュアル (Thorndike et al., 1986 b) があり，検査の発展，最新版のための実地試験，標準化，および記述統計，尺度化，信頼性，妥当性について書かれている。この版の標準化は，性，人種，地理的分布，親の職業，教育といった面でアメリカの国勢調査を代表する，注意深く選出された

5,000人を超える小児, 青年, 若年成人をサンプルに行われた。平均16週間後の検査-再検査信頼性は, 就学前児童と小学生においてそれぞれ.71と.51（量的推理）, 複合得点では.91と.90であった。下位検査信頼性は.28（数量）から.86（理解）であった。再検査では複合得点が全体的に7～8点増加したことは注目すべきである。Atkinson（1989）は, 複合得点の評価と予測の標準誤差は, 2歳児においてそれぞれ3.49と5.00から, 17～23歳においてそれぞれ1.59と2.26と変化し, もし2, 4, 6種の下位検査評価が用いられるならば, 誤差範囲はさらに高くなると警告している。したがって, この得点の95および99％の信頼水準は, 全ての検査得点での評価や予測の標準誤差の1.96～2.58倍の範囲をとる。これらの値は, SASを解釈するときに「真の得点」が変動する可能性があることを示すために用いられるべきである。

因子分析によって評価されるSBISの構成概念妥当性は, より多くの議論を巻き起こしてきた。技術マニュアルではg因子と, 3つの第2水準因子（言語と量的推論［結晶性能力］, 抽象的／視覚的推論［流動性分析能力］, そして短期記憶）が提案されている。McCallum（1990）は因子分析的構成概念妥当性は確証的, 仮説検証的分析によって確かめられなければならないと主張している。Keithら（1988）はこれらの因子は2～6歳の年齢範囲においては認められておらず, 第2水準因子の特徴としての結晶性知能と流動性知能の区別はこれまでほとんど支持されていないと指摘している。Molfeseら（1992）は因子構造は年齢によって変化することを確認している。3歳の小児では, 言語と非言語因子の2因子構造であることを発見した。言語因子はMcCarthy（1972）尺度の言語得点に部分的に相当する。Thorndike（1990）は幼少児における2因子構造に賛同しているが, 7歳以上では3つの関連した因子（言語, 抽象／空間, 記憶）が認められ, 因子間の内部相関が一般的なg因子の基礎を形成していると主張している。因子構造の妥当性に関するさらなる批判がLaurentら（1992）から上がり, Vernon（1987）は一般的な知能と同じく特異な能力を測定するという主張に疑問を投げかけた。特に幼少年齢層における4分野得点の因子構造の精神測定的限界についても疑問が投げかけられている（Vernon, 1987）。WershとThomas（1990）は, 技術マニュアルに提供されたデータが十分でないための, 項目内容の変化のある下位検査における基礎水準と限界水準の決定および, 量的推論と短期記憶分野の解釈での問題を報告している。

マニュアルによると, 旧版との併存的妥当性は.81, WPPSIとは.80, WISC-Rとは.83, WAIS-Rとは.79～.91, そしてKaufman-ABCとは.89であることが示されている。認知技能検査との相関は.41しかなく（Robinson & Nagle, 1992）, そして未就学児童から小学校2年生までを対象にしたWIPPSI-Rとの相関は.61であったことが報告されている（Carvajal et al., 1991）。天才児, 学習障害児, 精神遅滞児におけるWISC-RおよびWAIS-Rとの相関は.66～.79の範囲であった。(24歳以下)32名と(24歳以上)38名の精神遅滞者におけるSBISの標準年齢得点とWAIS-Rとの相関は有意であるが低く, またSBISはWAIS-Rよりも有意に得点が低くなる（Spruill, 1991）。Sattler(1992)は, 平均範囲内においてはStanford-BinetテストとWechslerで同じ結果を得ることができるが, 天才児や知的障害のある被検者においてはStanford-Binetテストの方がWAIS-RあるいはWISC-Rよりも低い得点（約10点）を示すであろうと結論づけている。JohnsonとMcGowan（1984）はまた, 7～9歳の低所得のメキシコ系アメリカ人の小児においてSBISは学校の成績を有意に予測したことを報告している。Woodcock-Johnson読み検査との相関は.54, Kaufman教育アチーブメントテストの読みの得点との相関は.49, Peabody個別アチーブメントテストの読みの全得点との相関は.46である（Prewett & Giannuli, 1991）。

他の研究者たち（Canter, 1990）は「治療的有用性がない」ため, つまり特定の関心事や教育的介入の影響を扱うことができないことから, 学校での日常的な評価としての本検査の有用性に疑問を投げかけている。それに対して, N. M. Robinson（1992）はSBISを「広い年齢範囲で聡明な小児を

選別する検査(p.33)」と見なしている。BrownとMorgan (1991) はWISC-Rの言語-動作性尺度の差異をもとに80名の学習障害児を聴覚-言語型，視覚空間型，混合型に分けて研究した。SBISの12の下位検査が75％の正答率で患者を弁別することができたが，この群におけるSBISの下位検査とそれに相当するWISC-Rの下位検査の相関は低いか，ないしは中等度であった。Smithら (1989) はSBISとK-ABCを比較し，学習障害児において両検査は言語的および抽象的推論の評価においては強みを発揮するが，習得度や記憶／継次処理においては比較的弱いと結論づけている。

小児の神経心理的評価の分野において，SBISはBayley尺度（2～4歳）の対象としていない年齢層を埋めているが，Kaufman-ABCも同じ年齢範囲をカバーするように作成されている。SBISとK-ABCのどちらを選択するかは，検査者の理論的方向づけによる。WPPSI-Rは3歳児をカバーしているが，床効果を示すので平均以下の知能の小児には好ましくない。実地臨床においては，使用者は成人に対して実地臨床で用いられている神経心理学的検査と内容が類似したいくつかの下位検査を利用したいと思うかもしれない。例えば，文章記憶，マトリックス，模写，パターン分析，不合理の発見，理解などである。このような検査によって欠損分野を明確にしたり，より詳しく検討することが可能になるかもしれない。あるいは，成人用検査を遂行できない障害の重い被検者においては小児用の検査が代用できるかもしれない。

標準データ

前述したように，改訂版の標準化は模範となるものであった。アメリカの国勢調査を可能な限りシミュレートするように加重処置が用いられた。この元々の標準データは，各検査において素点をSAS得点，分野SAS，複合SASへと変換する表を作成するために用いられてきた。もちろん複合SASは類似した検査のIQ得点と同じような機能を果たしている。しかしながら，SBISの標準偏差は16であり（本検査の旧版と同様），他の多くの知能テストの標準偏差は15であることは注意すべきである。したがって，平均から2SD低いことが精神遅滞の範囲の定義として用いられるのならば，68点未満の場合にSBISでは被検者は精神遅滞とされる（他の検査のように70ではない）。

Vincent (1991) は再標準化をしても，小児におけるIQの差は小さくなるが，成人の白人とアフリカ系アメリカ人の間では1SDの差が残ると言及している。

WISC-IIIとWPPSI-Rにあるように「プロフィール解釈」，つまりある個人での下位検査間および分野得点間の差異の解釈に強い興味がもたれてきた。Klineら (1992) はWISC-RやK-ABCと比較したときに，下位検査のプロフィールの形が実質的に妥当性を増すことはないことを発見した。RosenthalとKamphaus (1988) は有意水準を.01と.05に設定して下位検査得点間の差を計算している。表6-2は6～10歳児におけるその値を示したものである。2～5歳と11～14歳の値は似ている。15～23歳ではそれぞれの値は約3点ほど低い。技術マニュアルの表F.1は有意水準が.01と.05で有意となる分野得点間の差を示している。しかし，Spruill (1988) はこの表は単純比較においてのみ適切であり，有意水準.05でいくつかの分野得点の多重比較を行った場合，値は表より約3～4点高くなることを指摘している。わずかな差がさまざまな仮説を生み出すために使われたりするが，これは他の検査結果から確かめることができる。しかしあまり意味のある所見ではない。

文献

Atkinson, L. (1989). Three standard errors of measurement and the Stanford-Binet Intelligence Scale, fourth edition. *Psychological Assessment, 1,* 242-244.

Brown, T.L., & Morgan, S.B. (1991). Concurrent validity of the Stanford-Binet, 4th edition, in classifying learning disabled children. *Psychological Assessment, 3,* 247-253.

Canter, A. (1990). A new Binet, and old premise: A mismatch between technology and evolving practice. *Journal of Psychoeducational Assessment, 8,* 443-450.

Carvajal, H.H., Parks, J.P., Bays, K.J., &

表6-2. 有意水準を.01と.05に設定した際のSBISの下位検査における6〜10歳の得点の差

	Voc	Comp	Abs	PA	Copy	Mat	Quant	NS	B-M	MemS	MemD	MemO
Voc		12	13	11	12	11	12	11	12	12	12	14
Comp	9		13	11	12	11	12	11	12	12	12	14
Abs	10	10		11	12	12	13	12	12	12	13	14
PA	8	8	9		10	9	11	9	10	10	11	12
Copy	9	9	9	7		10	12	10	11	11	11	13
Mat	8	8	9	7	8		11	9	10	10	11	13
Quant	9	9	10	8	9	8		11	12	12	12	14
NS	8	8	9	7	8	7	8		10	10	11	13
B-Mem	9	9	9	8	8	8	9	8		11	12	13
MemS	9	9	9	7	8	8	9	8	8		11	13
MemD	9	9	10	8	9	8	9	8	9	9		14
MemO	11	11	11	9	10	10	11	10	10	10	10	

注：上半分の値は.01水準の場合，下半分の値は.05水準の場合である。Voc＝語彙，Comp＝理解，Abs＝不合理の発見，PA＝パターン分析，Copy＝模写，Mat＝マトリックス，Quant＝数え方，NS＝数列，B-Mem＝ビーズ記憶，MemS＝文記憶，MemD＝数字記憶，MemO＝物体記憶。
出典：RosenthalとKamphaus（1988）。

Logan, R.A. (1991). Relationships between scores on Wechsler Preschool and Primary Scale of Intelligence-Revised and Stanford-Binet IV. *Psychological Reports, 69*, 23-26.

Cattell, R.B. (1971). *Abilities: Their structure, Growth and Action.* New York: Harcourt, Brace & Janovich.

Delaney, E.A., & Hopkins, T.F. (1987). *Examiner's Handbook: The Stanford-Binet Intelligence Scale: Fourth Edition.* Chicago: Riverside Publishing.

Johnson, D. L., & McGowan, R. J. (1984). Comparison of three intelligence tests as predictors of academic achievement and classroom behaviors of Mexican-American children. *Journal of Psychoeducational Assessment, 2*, 345-352.

Keith, T.Z., Cool, V.A., Novak, C.G., White, L. J., & Pottebaum, S.M. (1988). Confirmatory factor analysis of the Stanford-Binet Fourth Edition: Testing the theory-test match. *Journal of School Psychology, 26*, 253-274.

Kline, R.B., Snyder, J., Guilmette, S., & Castellanos, M. (1992). Relative usefulness of elevation, variability, and shape information from WISC-R, K-ABC, and Fourth Edition Stanford-Binet profiles in predicting achievement. *Psychological Assessment, 4*, 426-432.

Laurent, J., Swerdlik, M., & Ryburn, M. (1992). Review of validity research on the Stanford-Binet Intelligence Scale: Fourth Edition. *Psychological Assessment, 4*, 102-112.

McCarthy, D.A. (1972). *Manual for the McCarthy Scales of Children's Abilities.* San Antonio, TX: Psychological Corporation.

McCallum, R.S. (1990). Determining the factor structure of the Stanford-Binet: Fourth edition—the right choice. *Journal of Psychoeducational Assessment, 8*, 436-442.

Molfese, V., Yaple, K., Helwig, S., Harris, L., & Connell, S. (1992). Stanford-Binet Intelligence Scale (Fourth edition): Factor structure and verbal subscale scores for three-year-olds. *Journal of Psychoeducational Assessment, 10*, 47-58.

Prewett, P.N., & Giannuli, M. M. (1991). Correlations of the WISC-R, Stanford-Binet Intelligence Scale: Fourth Edition, and the reading subtests of three popular achievement tests. *Psychological Reports, 69*, 1232-1234.

Robinson, E. L., & Nagle, R.J. (1992). The comparability of the Test of Cognitive Skills with the Wechsler Intelligence Scale for Children-Revised and the Stanford-Binet Fourth Edition with gifted children. *Psychology in the Schools, 29*, 107-112.

Robinson, N.M. (1992). Stanford-Binet, of course! Time marches on! *Roeper Review, 15*, 32-34.

Rosenthal, B.L., & Kamphaus, R.W. (1988).

Interpretive tables for test scatter on the Stanford-Binet Intelligence Scale: Fourth Edition. *Journal of Psychoeducational Assessment, 6,* 359-370.

Sattler, J. (1992). *Assessment of Intelligence* (3rd ed.). San Diego: Sattler Publisher.

Smith, D.K., St. Martin, M.E., & Lyon, M.A. (1989). A validity study of the Stanford-Binet: Fourth Edition with students with learning disabilities. *Journal of Learning Disabilities, 22,* 260-262.

Spruill, J. (1988). Two types of tables for use with the Stanford-Binet Intelligence Scale: Fourth edition. *Journal of Psychoeducational Assessment, 6,* 78-86.

Spruill, J. (1991). A comparison of the Wechsler Adult Intelligence Scale-Revised with the Stanford-Binet Intelligence Scale (4th Edition). *Psychological Assessment, 3,* 133-135.

Terman, L.M., & Merrill, M.A. (1973). *Stanford-Binet Intelligence Test: 1972 Norms Edition.* Boston: Houghton Mifflin.

Thorndike, R.M. (1990). Would the real factors of the Stanford-Binet fourth edition please come forward? *Journal of Psychoeducational Assessment, 8,* 412-435.

Thorndike, R.L., Hagen, E.P., & Sattler, J.M. (1986a). *Stanford-Binet Intelligence Scale* (4th ed.). Chicago: Riverside Publishing.

Thorndike, R.L., Hagen, E.P., & Sattler, J.M. (1986b). *Technical Manual: Stanford-Binet Intelligence Scale: Fourth Edition.* Chicago: River-side Publishing.

Vernon, P.E. (1987). The demise of the Stanford-Binet Scale. *Canadian Psychology, 28,* 251-258.

Vincent, K.R. (1991). Black-white IQ differences: Does age make a difference? *Journal of Clinical Psychology, 47,* 266-270.

Waddell, D.D. (1980). The Stanford-Binet: An evaluation of the technical data available since the 1972 restandardization. *Journal of School Psychology, 18,* 203-209.

Wersh, J., & Thomas, M.R. (1990). The Stanford-Binet Intelligence Scale: Fourth Edition; observations, comments and concerns. *Canadian Psychology, 31,* 190-193.

Wilson, W.M. (1992). The Stanford-Binet: Fourth Edition and Form L-M in assessment of young children with mental retardation. *Mental Retardation, 30,* 81-84.

7 アチーブメントテスト

Achievement Tests

訳　佐藤大輔

　この章では，通常使われる学力達成度測定法の選択について検討する。Peabody 個別アチーブメントテスト（Markwardt, 1989）や広範囲アチーブメントテスト（Wilkinson, 1993），Wechsler 個別アチーブメントテスト（WIAT, 1992），そして Woodcock-Johnson 心理教育バッテリー（Woodcock & Mather, 1989）のようなテストは，神経心理学や教育に関係する多くの能力を検査する。すなわち，即読，読解力，数学，綴字法，書くこと，そして一般的な知識，などの能力である。Woodcock-Johnson は，評価される領域，およびカバーする年齢範囲の両面で，さらに包括的な測定法である。しかし，WIAT は，その標準ベースは WISC-Ⅲのそれと関連があるので，小児の能力と達成度と距たりを調査するのに，特に適している。

　これらのアチーブメントテストは，奥行きの深いこれらの能力を評価しないことを知っておくとよい。これらのテスト（Hessler, 1984）の重要性は，被検者の発達もしくは退行のレベルを，その評価領域の正常群と比較することである。これら一般のスクリーニング法は，検査者が，その人が特別な領域で特別な教育を必要とするのか，また，その資格があるのかどうかを決めるのに役立つ。さらにまた，個人の進歩や，教育的プログラムの有効性を評価できる。これらのテストの結果で，検査者はその人が得意な分野と不得意な分野についての仮説を立てることもできる。しかし，これらの仮説を評価し，教育的なプランを発展させるには，もっと詳細で広範囲にわたる情報が必要とされる。Stanford 読み診断テスト（Karlsen and Gardner, 1995）は，技術的な面でかなり適切で，理解力と速読の尺度を提供するので，よく選択されるのかもしれない。Key-Math テスト（Connolly, 1991）は，数学における能力をより深く評価するために実施される。

　標準データは，通常典型的米国のサンプルに基づいていることを心に留めておいてほしい。地方や地域の標準，少数民族の集団の標準は，テストの解釈で，考慮を要する場合もある。アチーブメントテストの結果は，個人のほんの限られた面しか表わしていない，ということも注意すべきである。学習困難も，直接の観察から得た情報（例えば，先生の報告）や，個人の家族歴および特別な教育的環境（例えば，地方のカリキュラム）をふまえて理解する必要がある。

文　献

Connolly, A.J. (1991). *KeyMath Diagnostic Arithmetic Test−Revised*. Toronto: Psycan.
Hessler, G.L. (1984). *Use and interpretation of the Woodcock-Johnson Psychoeducational Battery*. Allen, TX: DLM Teaching Resources.
Karlsen, B., & Gardner, E.F. (1995). *Stanford*

Diagnostic Reading Test. New York: The Psychological Corporation.
Markwardt, F.C. (1989). *Peabody Individual Achievement Test—Revised*. Circle Pines, Minn: American Guidance Service.
Wechsler Individual Achievement Test (1992). San Antonio, TX: The Psychological Corporation.
Wilkinson, G. (1993). *The Wide Range Achievement Test 3*. Delaware: Wide Range.
Woodcock, R.W., & Mather, N. (1989). *Woodcock-Johnson Psycho-Educational Battery—Revised*. Allen, TX: DLM Teaching Resources.

KeyMath 数学診断テスト―改訂版
KEYMATH DIAGNOSTIC ARITHMETIC TEST―REVISED

訳　佐藤大輔

目　的

KeyMath-Rの目的は，数学のいくつかの分野での得意と不得意を評価することである。

原　典

この検査（対応する2つの形式AとBを含む）は，The American Guidance Service, Publishers' Building, Circle Pines, MN 55014から374.95米ドルで入手できる。また，分冊のカナダ版は，Psycan, P.O. Box 290, Station V, Toronto, Ontario M6R 3A5から500.00カナダドルで入手できる。コンピュータで採点しプロファイルするシステムも，189.95米ドルもしくは250カナダドルで入手できる。

概　要

KeyMath-R (Connolly, 1991) はよく知られた診断方法で，最初は幼稚園～9年生まで，もしくは5歳6カ月～15歳5カ月まで使うように作られた。テストにはAとBの2つの型があり，それらは統計的にも内容的にも，一致している。そのテストは，3つの大きな分野にわたって13の下位検査（「ストランド」と呼ばれている）から構成されている。基礎概念領域は，数学的な知識の基礎を測定することで，それは3つの下位検査から構成される。すなわち，命数法，有理数，幾何学である。操作上の分野は，計算上の過程を強調し，5つの下位検査を含む。すなわち，加法，減法，乗法，除法そして暗算である。適応分野は，日常生活の中での数学の使用に関係する問題を含んでいる。5つの下位検査がある。すなわち，測定，時間と金銭，評価，データの解釈，そして問題解決である。KeyMath-Rの中の各々の下位検査は，6のテスト項目のセットによって表される3つあるいは4つの領域を含む。例えば，命数法は4つの領域から構成される。すなわち，ナンバー0～9，ナンバー0～99，ナンバー0～999，多くの数，そして高等な計算問題である。有理数は3つの領域を含んでいる。すなわち，分数，小数，百分率である。

その用具としては，イーゼルに綴じたテストプレートや，マニュアル，診断記録用紙，両親への報告書が含まれる。イーゼルは被検者に刺激素材を提示すると同時に，検査者には使い方，テスト項目，許容できる答が裏側に提示してある。ほとんどの項目は，検査者が口頭で問う，自由な形式で，答えられる質問には，被検者が口頭で答えることが必要である。しかし，いくつかの質問項目には計算を必要とするものもある。下位検査の中で，その問題は，わかりやすい縦列展示の系統図によって確認される。

診断情報の4つのレベルが利用できる。すなわち，全テスト，領域，下位検査，範囲である。加えて，項目レベルにおける被検者の成績の解析が，各々の項目によって試される技能を記述する表

(KeyMath−R マニュアルの付録 A)の使用を通して可能になった。

実 施

原典参照。簡単に言えば，検査者は被検者にテストプレートを示して，検査の問題をたずね，記録用紙に被検者の答を記録する。命数法下位検査におけるクライエントの成績は，他の全ての下位検査の開始点の選定を可能にする，基礎項目を確立することになる。全ての下位検査は，被検者が限界レベル（3つの連続した誤答）に達するまで，順序正しく実施されなければならない。

およその実施時間

通例，初等教育の小児は，30～40分でテストを終える。年長の生徒は，40～50分が目安となっている。

採点方法

原典参照。簡単に言うと，被検者の素点を計算するために，処理されていようがいまいが，基礎レベル以下の全項目を正しいものと計算する。限界レベルに達するまでの正答項目に対してそれぞれ1点を与え，基礎レベル以下の全項目数を加える。

記録用紙には被検者の反応を記録し採点するための空欄を設けてある。そこに下位検査の概要と分野得点，信頼性の程度，領域遂行度評価，検査中の被検者の態度に関する情報などを記入する。

考 察

折半下位検査の信頼性係数では，ほとんどが分野検査と全テストで.70と.80台に，数値クラスターでは.90台におさまる（原典参照）。他の信頼性評価では項目反応理論やRaschモデルに基づいているものがあるが，高く出ると報告されている（原典参照）。これに代わる形式の信頼性係数としては，下位検査について.50～.70台まで段階付けによる尺度得点で計算するものがあるが，分野検査では.80台と低く，全検査では平均.90となる（原典参照）。最初のテストの2～4週間後，被検者を再検査したとき，学習効果が強く現れた。下位検査で平均して.2～1.3の尺度得点の増加がみられた。分野では，平均して，1～5.9に標準得点が増加し，全テストでは平均して，2.2～5.8の標準得点の増加がみられた。領域や全テスト得点は，形式Bに続いての形式Aよりも，形式Aに続いての形式Bの方が，一貫して強い学習効果を示した。年齢に基づいた尺度得点が考慮されたとき，類似した結果がみられた。

期待されたとおり（原典参照），KeyMath−Rにおける能力の平均は，学年が上がるにつれ増加した。下位検査の内容の妥当性は，下位検査と分野（原典参照）との間の期待された関係を示す相互相関データを通して支持される。KeyMath−Rは，改訂前のKeyMathと関係があり，下位検査レベルの中間の範囲で，相関係数と関係があり，そして，全得点のレベルでは，もっと高い相関関係（.8以上）がある。KeyMath−Rはまた，算数の学力の他の測定法にも関係がある。しかし，相関係数は，有意ではあっても，あまり大きくない傾向にある（Eaves et al., 1990; 原典参照）。

誤答の解釈は，KeyMathマニュアルの付録Aにある行動目標の一覧表や，付録Bにおける範囲の系列化を参照すると，容易になるかもしれない。この資料は，算数の欠陥を矯正する適切な手順を選ぶときに，教える側の役に立つ。

比較的読み書きの必要のない，KeyMath−Rは，読む能力の乏しい者にとって，魅力的である。しかしながら，言語理解や言語表現が不足している人は，KeyMath−Rによって，明確に評価されない恐れがある（Price, 1984）。

標準データ

テストは，アメリカ合衆国（$n=1,798$名の生徒），とカナダ（$n=742$名の生徒）で別々に標準化された。そのいずれでも標準は，学年，性別，地理的な点からみて，その国の典型と考えられる学童の，比較的大きなサンプルに基づいている。米

国での標準化では，種族／民族のグループや，両親の教育のレベルも調節された。カナダや米国の生徒たちの成績は早い学年で，また，学年を通して，実施時に最も類似している。およそ，5年生までに，カナダの生徒たちは，基礎的な概念やテストの全体で，米国の生徒たちをわずかにしのぎ始める。

KeyMath-R では，素点の変換も可能な程度の一連の得点が得られる。すなわち，平均10，標準偏差3の尺度得点（下位検査に対する），平均100，標準偏差15の標準得点（分野および全テストに対する），パーセンタイル順位，および学年そして年齢対等（分野および全テストの遂行に対する）である。マニュアルはまた，検査者が分野間や下位検査の得点間に著しい不一致が存在するかどうかを決める資料を提供する。それに加えて，下位検査の範囲内での成績は，標準化サンプルを参照して分析することができる。

文献

Connolly, A.J. (1991). *KeyMath Revised: A diagnostic inventory of essential mathematics.* Toronto: PsyCan Corporation.

Eaves, R.C., Vance, R.H., Mann, L., & Parker-Bohannon, A. (1990). Cognition and academic achievement: The relationship of the Cognitive Levels Test, the KeyMath Revised, and the Woodcock Reading Mastery Tests- Revised. *Psychology in the Schools*, 27, 311-318.

Price, P.A. (1984). A comparative study of the California Achievement Test (Forms C and D) and the KeyMath Diagnostic Arithmetic Test with secondary DH students. *Journal of Learning Disabilities*, 17, 392-396.

Peabody 個別アチーブメントテスト―改訂版
PEABODY INDIVIDUAL ACHIEVEMENT TEST-REVISED (PIAT-R)

訳　佐藤大輔

目 的

このテストの目的は，数学分野での学力，認識力，読解力，綴字法，一般の知識などの分野における学力の，広い範囲のスクリーニング法を提供することである。

原 典

このテストは，The American Guidance Service, Inc., Publishers' Building, Circle Pines, MN 55014 から 269.95米ドルで，Psycan Corporation, P.O. Box 290, Station V, Toronto, Ontario M 6 R 3 A 5,から 520 カナダドルで入手できる。

概 要

PIAT-R は（Dunn & Markwardt, 1970; Markwardt, 1989），学力の一般的なスクリーニング法であり，12級までの幼稚園児，もしくは，5歳～18歳11ヵ月までの被検者に適している。それは，より詳細な診断テストが必要かどうかを決めるために，しばしば実施される。PIAT-R のテスト用具一式は，テストプレートの4冊を含む。これらは，実演説明や練習訓練，テスト項目，そして6つの下位検査を実施するための指示も含んでいる。書字表現応答の小冊子は，被検者の書字表現下位検査に対する反応のために，被検者によって使われる。テスト記録の小冊子は，他のテストの解答における記録や得点，また，それらを基にしたプロフィールをプロットするための余白がある。

その検査は，6つの下位検査で構成され，2つの問題形式をもつ。すなわち，多肢選択法と自由

解答である。一般知識下位検査は，検査者によって音読される100個の自由な形式で答えられる質問を含み，被検者は口頭で答える。その項目は，科学，社会研究，美術，人間性，娯楽分野での広い一般知識をみる。認識力下位検査は，100項目からなり，1つの単語を読む口頭でのテストである。始めの読みに先立っての項目は，印刷された文字と関連のある音を認識する能力をみる。そして，それに続く項目の中で，被検者が単語を声に出して読む。読解力下位検査は，印刷された単語から意味を引き出す被検者の能力をみる，82項目からなる。各々の項目について，被検者は静かに文を読み，次のページで被検者は，その文を最もよく説明する1つの絵を4つの中から選ぶ。数学の下位検査は，難易度によって，識別し揃える課題から，幾何学や三角法の内容にまで及ぶ，100の多肢選択の項目を含んでいる。検査者は，返答の選択肢を被検者に表示しながら各々の項目を声に出して読む。綴字法の下位検査は，100の多肢選択の項目から構成される。最初のほんのわずかの項目は，彼らの名前もしくは音から文字を認識する被検者の能力をみる。その次の項目では，検査者は単語を声に出して読み，文の中でそれを使う。それから被検者はその単語の正しい綴字法を選ぶ。書字表現下位検査は，2つのレベルで，被検者の書字言語能力を評価する。すなわち，レベルⅠは，書き取りで文字や単語や文を写したり書いたりする，書く前提となる能力をテストする。また，レベルⅡは，絵の刺激に反応して，ストーリーを書くことを要求する。

実　施

PIAT-Rマニュアル参照。簡単に言うと，検査者が被検者にテストプレートを示し，テスト問題をたずね，記録形式に被検者の反応を記録する。下位検査実施の標準的な順序がある。すなわち，一般知識，認識力，読解力，数学，綴字法，書字表現（レベルⅠもしくはレベルⅡ）の順である。

最初の下位検査，一般知識の開始点は，学年のレベルに基づいている。全ての次の下位検査のために，開始点は，先に行われたテストにおける被検者の素点によって決定される。しかしながら，そのようなやり方は，一様でない能力発達を示す小児にとっては問題があるかもしれない（Costenbader & Adams, 1991）。とは言うものの，推薦される水準引き下げ法には，学生が不適切な高いレベルでテストされないように，いくつかの歯止めがかけられている（Allinder & Fuchs, 1992）。

およその実施時間

PIAT-Rは，補足的な書字表現下位検査の例外はあるが，時間に制限されないテストであり，約60分かかる。

採点方法

PIAT-Rマニュアル参照。各々の項目の採点基準は，テストプレートの本の検査者の側に示される，正誤反応標本で明示してある。各々の下位検査についての素点を得るために，最高限度得点項目数から誤答が引かれる。このようにして，下位検査に対する素点は，実際の数で，最高限度項目数に達する正しい反応を仮定していた。基礎水準は，全ての項目が正しいと仮定されるより下に設定される。最大限の項目より上の項目は，正しくないと仮定される。各々の下位検査の素点は，テスト記録に記録される。複合得点は，被検者の学力を手短かに示している。全読書能力得点は，認識力と読解力の素点の合計で，読む能力の総合的尺度である。全検査の複合素点は，一般知識，認識力，読解力，数学，および綴字法の下位検査の素点の合計である。任意の書字言語の複合は，書字表現や綴字法の下位検査により構成されるが，同様に計算される。

検査記録の得点ページは，素点記録用空欄であり，得点を引き出し，そして，最初の5つのPIAT-R下位検査や，2つの複合に対する信頼区間を提供する。書字表現に対する，記録された得点のページ上に，分離した区画がある。

テスト記録は，PIAT-Rの結果の図解表示における2つのプロフィールを含む（書字表現を除いて）。すなわち，発達得点プロフィールは，学年対

応かあるいは，年齢対応を図るのに使われ，標準得点プロフィールは，標準得点をプロットするのに使われる。

考察

Markwardt (1989) は，PIAT-R下位検査と複合は，.90を超える信頼性係数で，高い内部整合性を示すと報告している。少なくとも，約2～4週間の間隔の後では，検査-再検査の信頼性係数もまた，.90を超えて高い。項目反応仮説や，Raschモデルに基づく他の信頼性係数もまた高い。

2つの書字表現下位検査における，各々の信頼性は分けて報告され，中位の範囲にあった。Markwardtは，書字表現下位検査（レベルIIに対しての）は，別の人が採点し，結果は慎重に解釈されるべきだと提案している。これらの下位検査に関連する信頼性が低ければ，質的データ以外の使用は勧められない（Costenbader & Adams, 1991; Luther, 1992）。

予想されたとおり，PIAT-R下位検査と複合素点の平均は，年齢また学年とともに上昇した。各々の特異的な下位検査の内容の妥当性は，Markwardt (1989) が類似した構成概念に基づく下位検査間で期待どおりの関係を示したことによってさらに確かめられた。PIAT-RとPIATの間には，本質的な重複があり，その2つのテストにおける得点間には，.46～.97の範囲で相関関係があった。PIAT-RとPeabody絵画語彙テスト-改訂版の相関関係は，あまり大きくなく，.50～.72の範囲である（Markwardt, 1989）。PIAT-Rの得点は，K-ABC, Woodcock-Johnson心理教育バッテリー—改訂版，WRAT-R，そしてStanford数学診断テスト（Goh & McElheron, 1992; McClosky cited in Costenbader & Adams, 1991; Prewett & Giannuli, 1991）のような他のアチーブメントテストの得点と，高い相関関係（.8を超える）がある。知能テストとの相関関係は，中～高程度である（Goh & McElheron, 1992; McClosky cited in Costenbader & Adams, 1991）。

PIAT-Rの因子分析は，3つの基礎的な因子を示唆する（Markwardt, 1989）。因子Iは，一般知識，読解力，そして数学に高度な負荷のある一般の言語-教育的能力因子を示す。因子IIは，読解力や綴字法における最も高い負荷を有し，文字—声の対応の知識にさらに依存する，より狭い言語因子に限られると思われる。因子IIIは，読解力と書字表現において，最も高い負荷を有し，文法的な，また，文章論的な構造の知識と関係するようである。

PIAT-RとWoodcock-Johnson心理教育バッテリー（WJ-R）の両方とも，教育達成の，幅広い概観を提供する。得点間には，高い相関関係があるが，同じ生徒に同時に実施したとき，2つのテストは必ずしも標準的な得点を示すわけではない。このことは，診断が，アチーブメントテストの実施に依存するかもしれないという懸念を高める。例えば，PrewettとGiannuli (1991) が，PIAT-R読み得点は，WJ-R読み得点より低い傾向があると報告している。2つのテストのうち，WJ-Rはさらに包括的な方法である。しかしながら，PIAT-Rは被検者の言語能力が制限されているとき，もっと適切な方法なのかもしれない。下位検査のいくつか（読解力，数学，綴字法）における多肢選択指示形式は，言語能力が劣っているため，他の方法で検査することが不可能な個人に対して，学力検査を行うことが可能である（Costenbader & Adams, 1991; Sattler, 1982）。しかし，これらの多肢選択テストから得られた知識のタイプは，生徒自身が答えなければならない他のテストから得られた情報と，類似しているかもしれないが同じではない，ということを心に留めておかなければならない。生産反応形式は，生産課題が一般的な教室の中で示される学問的な問題に，もっと感受性が高く，その問題を代表しているのかもしれない（Allinder & Fuchs, 1992; Costenbader & Adams, 1991）。

臨床家はまた，PIAT-Rは基本的には，スクリーニング用だということに注意すべきである。それは，問題分野を見つけるのには役に立つが，診断の道具ではない。また，個人の教育的な学習計画の開発には使われるべきではない。(Allinder & Fuchs, 1992; Costenbader & Adams, 1991)。さらにまた，算数の項目のいくつかは，メートル法

の系で教えられる被検者に対して問題があるであろう。

標準データ

PIAT-Rの標準化サンプルは，地理的範囲，社会経済的状態，人種もしくは民族集団の点から，米国の母集団と類似した比例分布を示す約1,500名の小児（男女半々）からなる。標準は，米国の小児にすべて基づいているので，米国以外の国に住んでいる人々の得点を解釈するときには，注意が払われなければならない。

最初の5つのPIAT-R下位検査（一般知識，認識力，読解力，数学，綴字法），および2つの複合得点（全読書能力，全テスト）については得られた得点が，PIAT-Rマニュアルの中に記載されているように，いくつかのタイプに分かれる。すなわち，学年と年齢の対照，学年もしくは年齢による標準得点，パーセンタイル順位，標準曲線相当，スタナインである。標準得点とパーセンタイル順位は，秋，冬，春の実施で提供される。書字表現下位検査のレベルIとIIに対し，学年をベースにしたスタナインは実施される。レベルIIに対しては，さらに全ての標準化されたサンプルと比較できる発達尺度得点も，提供される。信頼区間は，素点，また引き出された得点で計算される。

PIAT-Rは，大変幼い小児にとって，不適切な最低限度があり，また，一番高い年齢と学年レベルでは，不適切な最高限度がある（Costenbader & Adams, 1991）。例えば，5歳～5歳2カ月のグループで，全テスト素点0が，標準化得点では77になる。また，18歳9カ月～18歳11カ月のグループで，完全な全テスト得点55が，標準化得点では117になる。簡単に言うと，PIATは，年齢と学年が両極のいずれかに片寄って分布している場合には勧められない。

文 献

Allinder, R.M., & Fuchs, L.S. (1992). Screening academic achievement: Review of the Peabody Individual Achievement Test-Revised. *Learning Disabilities Research and Practice, 7,* 45-47.

Costenbader, V.K., & Adams, J.W. (1991). A review of the psychometric and administrative features of the PIAT-R: Implications for the practitioner. *Journal of School Psychology, 29,* 219-228.

Dunn, L.M., & Markwardt, F.C. (1970). *Peabody Individual Achievement Test Manual.* Circle Pines, MN: American Guidance Service.

Goh, D.S., & McElheron, D. (1992). Another look at the aptitude-achievement distinction. *Psychological Reports, 70,* 833-834.

Luther, J.B. (1992). Review of the Peabody Individual Achievement Test-Revised. *Journal of School Psychology*, *30,* 31-39.

Markwardt, F.C. (1989). *Peabody Individual Achievement Test-Revised.* Circle Pines, MN: American Guidance Service.

Prewett, P.N., & Giannuli, M.M. (1991). The relationships among the reading subtests of the WJ-R, PIAT-R, K-TEA, and WRAT-R. *Journal of Psychoeducational Assessment, 9,* 166-174.

Sattler, J.M. (1982). *Assessment of Children's Intelligence and Special Abilities* (2nd ed.). Boston: Allyn and Bacon.

Stanford 読み診断テスト
STANFORD DIAGNOSTIC READING TEST (SDRT)

訳　佐藤大輔

目　的

このテストの目的は，読みの得意分野と不得意分野を評価することである。

原　典

用具としては，テスト小冊子，解答用紙や得点キー，標準小冊子，解釈のためのマニュアルを含む。6つのレベルを，以下の所へ以下の値段で注文できる。Psychological Corporation, P. O. Box 9954, San Antonio, TX 78204, 約150米ドル，もしくは Psychological Corporation, 55 Horner Ave, Toronto, Ontario, M 8 Z　4 X 6, 約200 カナダドル。

概　要

SDRT の第4版 (Karlsen & Gardner, 1995) は，特別に低学力の生徒の読みを評価できるように作られた。それは，6つのレベル（赤，オレンジ，緑，紫，茶，青）からなり，3つの上級レベル（紫，茶，青）のそれぞれについて2つの類似の形式（J と K）を伴う。いくつかの能力は，全てのレベルで測定されるが，それらの方法は，レベルごとに異なる。

赤のレベルは，小学校1学年の終わりから2学年の前半を対象としている。それは，音声解析の能力（「単語の最初あるいは最後の音に当てはまる文字や文字の組合せを選ぶ」）や語彙を聞き分ける能力（「問題になっている単語や文章の意味に最もふさわしい絵や単語を選ぶ」），単語を認識する能力（「問題になっている絵に最も適切な単語を選ぶ」）や読解力（「問題の文章の意味を説明した絵を選び，短い文章を読んだ後，多肢選択形式の問題に答える」）をみるものである。

オレンジのレベルは，小学校2学年後半から3学年前半を対象としたものである。これは，読解以前の音声解析と語彙を聞き分ける能力をみるものであり，それはまた，情報，娯楽性・実用性に富んだ文章問題から，被検者の語彙力および読解力も評価する。

緑のレベルは，小学校3～4学年が対象である。それは，音声解析能力や語彙を読み理解する技能をみる（「短い文を読んだ後，質問に答える」）。

紫のレベルは，小学校4～6学年を対象にしている。それは，異なるタイプの文の語彙を読み，理解する技能をみる。速読下位検査は，被検者は問題文を完全に読まないで，後の質問に当てはまる答を選ばなければならない。

茶色のレベルは，6～8学年が対象である。語彙を読む力，読んで理解する力，そして速読力をみる。

青のレベルは，9～12学年および大学1年を対象とする。このレベルも，また，語彙を読み，逐語的，実用的で反応的題材を理解する技能および速読力を評価する。

実　施

テストは，グループでも個人でも実施できる。全てに下位検査があるわけではない。実施の手順は，SDRT マニュアルに明記されている。簡単に言うと，検査者は，テスト小冊子もしくは解答欄の指示や被検者の反応をみる。

およその実施時間

全ての下位検査を通して，約1時間半～2時間かかる。

採点方法

テスト小冊子や解答欄に書かれた答は，ステンシルキーを使って，筆記で採点できる。あるいは，それらは Psychological Corporation を通じて，機械により処理される。

考察

内部整合性と，二者択一形式の信頼性は，係数は通常.7を超えて，まずまずである(原典参照)。検査－再検査の情報は役に立たない。

そのテストは，先の第3版テストとかなり共通点があるようである(原典参照)。どちらのテストも，2～5，7，10学年のそれぞれ3,000名の小児が受検した。2つのテストの相関は高かった。(全バッテリー得点に対しては.8かそれ以上である)。標準化サンプルとしての生徒たちは，また，第6版のOtis-Lennon学校能力テストも受けた。2つのテストの間には，中～高程度の相関がみられた。さらに，3～5，7，および9学年の約2,500名の生徒は，SDRTにおいて近接した2つのレベル，小学生レベルや1つ下のレベルが与えられた。対応する下位検査と近接するレベルでの総計との相関は中～高程度であった(.6以上)。

テストの1つの利点は，読解を苦手としている者に，最も有用にできていることである。それは，それぞれのレベルで，大変簡単な項目を含むように，特別に開発されているため，非常に低学力の人でも，ある程度正解できるであろう。結果として，SDRTは，平均的またはそれ以上の人の得意分野や不得意分野を調べたり，彼らによって向上したプログラムを参考にするのは，あまり適切でないかもしれない。

このテストのもう1つの利点は，推論による理解も含め，読む事の多くの異なった側面を網羅していることである。多くの脳損傷患者は，抽象的な概念を扱うことが難しいので，高いレベルの概念的な能力の測定法を含んでいることで特に隠された部分が明らかにされるかもしれない。

SDRTのもう1つの特徴は，いくつかの注解を認めていることである。SDRTは米国国民総意のカリキュラムを反映している。それゆえ，SDRTは米国人以外の者には不適切かもしれない。

標準データ

著者らは，このテストは，1～12学年の数多くの生徒(50,000名以上)で標準化されているが，それは米国の典型的な学校の母集団を代表していると考えられる，と述べている。階層化変数は，地理的範囲や社会経済的状態，および都市性や民族性であった。公立か私立かという学校のタイプの違いも，階層化変数である。加えて，2,000名の大学1年生は青レベルとされ，結果として，13学年の標準となった。異なった変換された得点の多様性は，パーセンタイル順位，スタナイン，学年共変，そして尺度得点を含んで得られる。

標準参考得点に加え，テストのマニュアルもまた，進歩指標の表を含んでいる。これらは，SDRTの様々な内容クラスターにおける，個々の成績を記述した，規準参考得点である(例えば，本の種類の理解，すなわち，娯楽的，教科書的，実用的など。また，理解の形態，すなわち，推測する能力，批評的に解析する能力など)。

文献

Karlsen, B., & Gardner, E.F. (1995). *Stanford Diagnostic Reading Test* (4th Ed.). New York: The Psychological Corporation.

Wechsler 個別アチーブメントテスト
WECHSLER INDIVIDUAL ACHIEVEMENT TEST (WIAT)

訳　佐藤大輔

目 的

　この検査の目的は，口頭表現，聴取理解力，読み，綴字法，計算，および書くことについての能力をみることである。

原 典

　マニュアル，問題小冊子，そして25枚の記録用紙，および解答用紙を含むテストは，以下の所に以下の値段で注文できる。Psychological Corporation, P. O. Box 9954, San Antonio, Texas 78204-0954, 約238.50米ドル。もしくは，Psychological Corporation, 55 Horner Avenue, Toronto, ON M 8 Z 4 X 6, 約360.00 カナダドル。

概 要

　Wechsler 個別アチーブメントテスト（WIAT）は，5歳～19歳11カ月の被検者の評価を目的とした，個別に実施される包括的な方法である。この標準サンプルがWISC-IIIのそれと関連があるので，特に6歳～16歳11カ月の小児における，生まれつきの能力と学力の相違を調査するのに適している。

　問題小冊子は，イーゼル形式であり，テストの実施および解答の際に必要な注意事項が記されている。包括バッテリーは8つの下位検査からなる。基礎的読み下位検査は，記号を普通の単語に直したり，単語を正しく音読する能力の評価を目的とした，問題文およびそれに関連のある絵画から構成される。クライエントは，項目に対する答の項目を指し示すか，口頭によって解答する。数学推論下位検査は，問題解決，幾何学，測定，統計学を試験する。項目は，口頭もしくは視覚的に出題され，クライエントは口頭もしくは答を指し示すことによって解答する。綴字法下位検査は，被検者に，聴き取った文字や音声，単語を筆記で解答してもらう。読解力は，文章の一節からその詳細な内容を把握，あるいは推論する能力を診断することを目的とした口頭質問より構成される。被検者は，質問にすべて口頭で答える。演算では，クライエントは全ての基礎的な演算（加法，減法，乗法，除法）を含んだ問題を解く。聴取理解力では，被検者に，口頭で示された単語と内容の一致する絵画を選択，もしくは，口頭で示される問題文に関する質問に解答してもらう。口頭表現下位検査は，言葉の表現力，情景描写，指示，手順説明など口頭表現力に焦点をあてた項目で構成されている。口頭問題には，クライエントは口頭で解答し，項目と関係のある絵画も掲載されている。書字表現下位検査は，3～12学年までを対象とし，観念の発達や構造，適切な大文字使用，また句読法などの技能を評価する。

　下位検査レベルの資料の提供に加え，5つの複合得点は，それぞれ関連のある下位検査の得点合計から計算される。すなわち，読み（基礎的な読みプラス読解力），数学（数学推論プラス演算），話し方および聴取（聴取理解プラス口頭表現力），書字（綴字法プラス書字表現），そしてその全複合（読み，数学，話し方および聴取，書字）である。

　手短かに行える審査で，基礎的な読み，数学の理論，および綴字法の下位検査で構成される。審査複合得点は，これら3つの下位検査の合計から算出される。それから検査者は，時間が許せば，もっと包括的な試験を続けることができる。

実　施

　原典参照。簡単に言うと，検査者は刺激カードを提示し，単語や文を音読し，それに関する質問をたずね反応を記録する。下位検査は，問題小冊子の順番どおりに実施する。実施を容易にするために，開始点，反対の規則，中止の規則，時間の指針は，マニュアルの中だけではなく，問題小冊子や記録用紙の中にも示されている。15分の時間制限がある書字表現を除く他の全ての下位検査に対して，時間の制限がないので，時間の資料は指針としてしか示されていない。一般的な時間の指針を含む目的は，一様な実施ペースを示すことである。多くの下位検査に関して，クライエントが質問するか，誤解していると思われる場合は，項目および説明を繰り返してもよい。

およその実施時間

　その検査は，K-2学年の小児では，約30～50分かかり，書字表現の時間を除けば，3～12学年の小児では，約55～60分かかる。審査の実施には，幼稚園の小児には約10分，1～12学年の小児では約15～18分かかる。

採点方法

　口頭表現や書字表現を除いた全ての下位検査には，問題項目が与えられた際の反応も評価の対象とした，反対および中止の規則がある。基礎的な読み，数学推論，綴字法，および演算の採点手順は，問題小冊子の選択項目の答を，二分法的に採点（1点＝正答，0点＝不正答）していくので，簡単である。読解力，聴取理解，口頭表現，および書字表現の項目の採点規準は，より主観的である。これらの下位検査の採点指針は，WIATマニュアルの中で規定されている。全ての必要な下位検査が行われた後に，素点は記録用紙に記録される。

　得点は，各下位検査および複合の結果から得られ，これらは，記録用紙に記録される。記録用紙には，技能解析の際参考になる欄が設けられている。例えば，数学推論ページでは，クライエントが適切な戦略を使ってはいても，計算上の誤りをおかしていないかどうか，不適切な戦略を使っていないかどうか，推測で解答していないかどうか，あるいは意図的なものがあるのかどうかを確認するためのスペースがある。

考　察

　折半信頼性係数は，各年齢および能力別の各下位検査および複合の標準得点から得られる（原典参照）。係数は，中～高程度で（.69～.98），通常，各々の下位検査得点に対してより，複合に対しての方が高い。WIATにおける得点の安定性は，間隔17日の中間再検査で2回テストされた，367名の小児（1，3，5，8そして10学年）で評価された。検査－再検査の相関は，中～高程度であった（原典参照）。テスト間の相違は少なく，通常標準得点は1～3の間である。例外は口頭表現や言語複合で，両方とも標準得点4～9の範囲内で相違が見受けられる。採点者間の一致は，全ての下位検査に対して高い（.79以上）（原典参照）。

　WIATの構成概念妥当性は，下位検査間の相互相関関係のパターンより実証されている（原典参照）。数学下位検査は，それら同士の方が，読みの下位検査との間よりも高い相関性があり，読みの下位検査は数学下位検査との間よりそれら同士の間の方が高い相関性がある。さらに，各々の年齢や各々の学年における素点の平均は，予想されたグループ間の相違を示す。

　WIATにおける得点は，Wechsler IQ得点と適度な相互関係にある。相互関係のほとんどは，FSIQ得点で，.30～.70の範囲にある（原典参照）。予測どおり，WIATにおける得点と，他に個々に実施された基礎技能個別審査，Kaufman教育アチーブメントテスト，広範囲アチーブメントテスト―改訂版，Woodcock-Johnson心理教育バッテリー―改訂版，および能力差異尺度のようなアチーブメントテスト間には，本質的な相互関係（通常.70以上）がみられる。WIATとグループで実施された，メトロポリタンアチーブメントテストや基礎技能包括テストのようなアチーブメ

ントテストの相関は幾分低く，通常中程度の範囲にある。WIAT得点と，先生が選定する学年の間には，適度の相関（.17～.46）がみられた（原典参照）。特別なグループ（例えば，学習困難，ADHD）のデータはWIATマニュアルで与えられ，そのサンプルは比較的小さいけれども，平均得点の予測パターンや，予測と事実の不一致を示す。

WIATマニュアルは，内容が詳しく書かれていて，特殊な検査項目でわかる技能や，低得点でわかる特異的欠陥に関する有益な資料を含むセクションがある。そのような解析は，後の評価の方向に焦点を合わせるのに役立つ。

WIAT項目の内容は，技能や概念の幅を広範囲まで包含しているが，極端に初歩的あるいは高等なレベルの項目はほとんど含まれていない。それゆえ，5歳と19歳における，学力と，生まれつきの能力の相違は，最低および最高水準の結果を見込んで，慎重に考察されなければならない。補足のテストは，WIATの年齢層において必要である。項目範囲の制限により，そのテストは，優れた才能を見極める方法として適切でない（原典参照）。さらに，WIATは，米国国内各地で見受けられるカリキュラムの複合したものである。したがって，カナダや他の英語圏の国との履修過程と一致していない恐れがある。

大事なのは審査複合や全複合の得点が，広範囲に及ぶ学力のレベルを表わす事を留意しておく点である。これらの得点は，大きく個人差がある中で，個々の学力の多面性を反映している。したがって，これらの通常の得点は，慎重に解釈する必要があり，生まれつきの能力と学力の相違を診断する上では適切でない（原典参照）。

標準データ

WIATは，広範な米国人のサンプル（$n=4,252$）において標準化され，年齢（5～19歳）や住んでいる地域，性別，人種／民族性や両親の学歴に基づいて，各層に分類された。WIAT標準化サンプル（$n=1,284$）のサブセットは，Wechsler知能テストでも実施された。このようにして，生まれつきの能力と学力の相違の統計は算出された。

WIATマニュアルには，年齢と能力別の両方について（秋，冬，春別々の表）標準得点（平均＝100，SD＝15）を含む標準表がある。信頼区間やパーセンタイル順位，スタナイン，年齢や学年対応表，正規曲線対応表。標準化得点の相違（複合の間だけではなく下位検査の間でも）および，生まれつきの能力と学力の相違，そして正規の母集団におけるそれらの重要性や頻度を算出する際に必要な表。生まれつきの能力と学力の相違を算出するために，年齢別の標準得点を使わなければならないことに注意しなければならない。能力の標準得点とWIATの標準得点の関係は，また記録用紙にプロット可能である。

WIAT標準得点は，他の知的能力テストの道具と比較することができる（例えば，Stanford-Binet）。しかし，その実施には注意を要する。検査者は，標準得点の意味が定義通りに，標準化サンプルで個々人の成績をみることに由来することを心にとどめて，各検査の精神測定特性と，各検査が標準化された時点での類似性を評価する必要がある（原典参照）。その得点を，代わりのテストから，平均100，標準偏差15のWIAT標準測定規準に変える必要があるかもしれない。

文　献

Wechsler Individual Achievement Test. (1992). San Antonio. TX: The Psychological Corporation.

広範囲アチーブメントテスト3
WIDE RANGE ACHIEVEMENT TEST 3 (WRAT-3)

訳　佐藤大輔

目　的

この検査の目的は，読み（言葉の再認と発音），綴字法，および計算の能力をみることである。

原　典

2つの同等の交換可能様式とマニュアル，読み／綴字法のカードを含むこの検査は，以下の所へ以下の値段で注文できる。Psychological Corporation, P.O. Box 9954, San Antonio, Texas 78204-0954，約105米ドル。もしくは，Psychological Corporation, 55 Horner Avenue, Toronto, ON M8Z 4X6，約185カナダドル。

概　要

WRATは，短時間で，また簡単に実施できるため，学力の診断に繁用されるものの1つで(Sheehan, 1983)，読み，綴字法，計算の3つの異なる能力の分野を評価できる。その原版は1936年に出版された。改訂版は，1946年，1965年，1976年，1978年，1984年，1993年にそれぞれ出版されている。最新版のWRAT-3（Wilkinson, 1993）は，その前に出たものと，項目内容が若干異なっている。加えて，2つの同等の形式が立案され，新しい記録形式および標準が設けられた。用具一式は，実施および採点マニュアル，テスト用紙，読みと綴字法の言葉の一覧を含むプラスティックカードからなる。

WRATの1993年版は，5～75歳までの被検者に共通の，単一レベル形式に回帰している。2つの交換検査用紙（青と黄褐色）で，読み，綴字法，計算の3つの下位検査を行う。読みの技能では，文字と言葉の再認を評価する。綴字法技能では，記号複写，人の名前の記述，加えて検査者の口述から，1つの単語を書き取る問題等が出題される。計算技能では，計数，数記号を読み，口頭問題および筆記の計算問題等が織り込まれている。要望があれば，検査者は，1つの試験時間で，クライエントに対し両方の形式（統合された形式）でテストを実施することができる。

実　施

原典参照。簡単に言うと，検査者は，テストカードを示し，単語や文を声に出して読み，テスト問題を訊ね，被検者の反応を記録する。3つの下位検査は，どのような順番でも行える。

検査用紙にある「5/10 規則」の表示は，WRAT-3の綴字法と読みの下位検査に関係する。「5」は，もし8歳以上の被検者が，正規の綴字法や読み項目を難なく5問以上正解したら，それに相当する下位検査の予備部分を実施する必要はない，という規則を意味している。7歳以下のクライエント全員には，予備検査を実施しなければならない。逆に，これらの下位検査で，正規の項目の正解が4問以下の者には，それぞれ予備検査の実施を要する。「10」規則は，それぞれの下位検査の中止に関係する。綴字法と読みの下位検査で10問連続して間違ったら，検査者は，下位検査の正規問題の実施を中止する。

およその実施時間

この検査は時間が計られ，約15～30分かかる。WRAT-3の算数の下位検査は，WRAT-Rでかかった10分から15分に延長されていることに注意する。

採点方法

それぞれの検査ごとに，全正答数が記録される。素点は，引き出された得点に変換される。

考察

項目と個人別の指数に基づく信頼性評価は，高いと報告されている(原典参照)。係数のαは，9つのWRAT-3の検査について，.85～.95の範囲にわたる。交互形式に関して，青色と黄褐色のテスト用紙は，大部分，WRATの以前の版に使われた項目から構成されている。しかし，それぞれのテストに，いくつかの新しい項目がつけ加わっている。交互形式の信頼性は高いと報告されている(.8以上)(原典参照)。6～16歳の健常者が，約1カ月後，WRAT-3で再検査されたとき，検査－再検査の相関は，.91～.98の範囲である。

予想どおり(原典参照)，テストの平均得点は，45～54歳までのグループで一様な増加がみられるが，この年齢以降，得点は減少し始める。WRAT-3で評価される様々な技能は，中～高程度の相互相関を示す(.54～.91)。さらに，WRAT-3の得点は，WISC-Ⅲ全IQの得点とかなり相関(.5～.6)がある。そのテストは，動作性尺度よりも言語性尺度と多少高い相関をもつ傾向がある。同様に，WRAT-3の得点は，WRAT-Rと高い相関(.79～.99)があると報告されている。WRAT-3とカリフォルニア基礎技能テスト-第4版，カリフォルニアアチーブメントテスト形式E，およびStanfordアチーブメントテストの様な関連した下位検査の間に，中～高程度の相関がみられる。最後に，WRAT-3はまた，学力の相違にもかなり敏感なようである。そのテストは，学業優秀な生徒や，学習障害のある生徒，教育できる知能の発達が遅れている生徒，また，平均的な学力の生徒ら各グループに実施され，また68％正しいと認識できるレベルで，グループの一人一人を区別することができた。

米国人以外の，カナダおよび他の英語圏の者が被検者であるときの1つの問題点は，学習カリキュラムが一致していないことである。特に算数の下位検査は，国によっては，学校で履修内容が異なる可能性があるので，実施するのは疑問である。カナダはメートル法を採用しており，分数よりも小数を重視している(Sheehan, 1983)。カナダ人のWRAT-3の標準データは参考にならない。

WRAT-3から得られるのは，読み，計算，綴字法に関する限られた情報のみである(Sattler, 1982)。例えば，文字や言葉の再認だけでは読解力は評価されない。そのため，たとえ被検者に読み，計算，綴字法のどんな点に障害があるかを，検査者が決められるほどには診断できない(Sattler, 1982)。これらの問題があるので，そのテストは，学問的困難の診断法として使われるべきではない。しかしながら，そのテストは，おおざっぱではあるが，迅速なスクリーニング法として有用かもしれない。私たち自身の見解としては，より優れたテストがあるにはあるが(例えば，Woodcock-Johnson, WIAT, PIAT-R)，臨床医は，特に幅広く使用可能なWRAT-3に慣れておくべきである。実際に使用するならば，正規の数学の下位検査は，Woodcock-JohnsonもしくはWIATの応用問題下位検査と対比する必要があり，認識力の下位検査は，WIAT, PIAT-R, Woodcock-Johnsonの読解力の，もしくは節理解の下位検査で補う必要がある。

読みの検査は，脳損傷に続いて起こる認知力減退の存在と，その程度を特定するための病前知能の評価に時々使われる(Johnstone et al., 1996; Kareken et al., 1995; Wiens et al., 1993)。WRAT-R得点は，WAIS-R IQ ($r=0.45$～0.62)とかなりの相関を示し，平均的なIQレベルを適切に評価する。しかし，WRAT得点は，より高いIQ範囲においては，過小評価する傾向があり，逆により低いIQ範囲においては，過大評価する傾向がある。JohnstoneとWilhelm (1996)は，最近，神経学的および精神医学的な患者の混合グループに対し，読み(WRAT-R／3)と知能(WAIS-R FSIQ)の縦断的一貫性を評価した。検査－再検査の間の平均期間は約28カ月であった。彼らは，読みの得点は，知能の有意な改善を示すのではなく，知能の低下／安定を示す人の病前知能である程度評価できることに気づいた。加えて，このサ

ンプルの読みで，得点の減少もしくは増進（－8～＋22）に有意な変動がある場合，WRAT-R／WRAT-3の読みの得点からの病前知能を評価するときに，注意が必要であることを示唆している。

標準データ

WRAT-3は，年齢（5歳～74歳11カ月），居住地域，性別，民族性，そして社会経済レベルによって分けられた，米国の多数のサンプル（$n=4,433$）で標準化された。年齢別に分類された標準表は，WRAT-3マニュアルではそれぞれ青，黄褐色，および結合型に分かれている。これらの表は，素点，標準得点（平均100，標準偏差15），絶対得点，階級得点，パーセンタイル，スタナイン，尺度得点，T-得点，そして正規曲線対応表がある。

現在と前の版での検査得点を比べるときには，注意が払われるべきである。WRAT-Rの標準得点は，対応するWRAT（1978）の得点（Spruill & Beck, 1986）よりも，約8～11点低い。WRAT-3の素点は，WRAT-3では問題数がより少ないので，WRAT-Rの素点よりも低い。しかし，標準得点は，WRAT-3とWRAT-Rの間で比較することができる（G. Wilkinson, 私信, December 1994）。

文献

Johnstone, B., & Wilhelm, K.L. (1996). The longitudinal stability of the WRAT-R Reading subtest: Is it an appropriate estimate of premorbid intelligence? *Journal of the International Neuropsychological Society, 2,* 282-285.

Johnstone, B., Callahan, C.D., Kapila, C.J., & Bouman, D.E. (1996). The comparability of the WRAT-R reading test and NAART as estimates of premorbid intelligence in neurologically impaired patients. *Archives of Clinical Neuropsychology, 11,* 513-519.

Kareken, D.A., Gur, R.C., & Saykin, A.J. (1995). Reading on the Wide Range Achievement Test-Revised and parental education as predictors of IQ: Comparison with the Barona formula. *Archives of Clinical Neuropsychology 10,* 147-157.

Sattler, J.M. (1982). *Assessment of Children's Intelligence and Special Abilities* (2nd ed.). Boston: Allyn and Bacon.

Sheehan, T.D. (1983). Re-norming the WRAT: An urban Ontario sample. *Ontario Psychologist, 15,* 16-33.

Spruill, J., & Beck, B. (1986). Relationship between the WRAT and WRAT-R. *Psychology in the Schools, 23,* 357-360.

Wiens, A.N., Bryan, J.E., & Crossen, J.R. (1993). Estimating WAIS-R FSIQ from the National Adult Reading Test-Revised in normal subjects. *The Clinical Neuropsychologist, 7,* 70-84.0

Wilkinson, G.S. (1993). *WRAT3 Administration Manual.* Delaware: Wide Range.

Woodcock-Johnson 心理教育バッテリー
一改訂版：アチーブメントテスト
WOODCOCK-JOHNSON PSYCHOEDUCATIONAL BATTERY-REVISED:TESTS OF ACHIEVEMENT (WJ-R ACH)

訳　佐藤大輔

目　的

これは，読み，数学，書字言語の領域，および科学や社会研究，人間性の知識の領域における学力測定法を含んだ，広範囲の検査である。

原　典

バッテリーの学力の部分は，以下の所へ注文できる。Riverside Publishing Company, 425 Spring Lake Drive, Itasca, Illinois 60143，もしくは，Nelson Canada, 1120 Birchmont Road, Scarborough, Ontario M1K 5G4。交互方式（AとB）があり，各々以下の値段である。323米ドルもしくは，約532.95カナダドル。コンピュータ採点プログラム（コンピュスコア）もまた，220米ドルもしくは385カナダドルを追加すれば入手できる。

概　要

WJ-R（Woodcock & Mather, 1989）は，認識力，学力，進学適性，勉強に対する意欲，勉強以外のものへの関心，独自の能力の包括的かつ個別に実施される測定法として開発された，1977年のWoodcock-Johnsonバッテリーの改訂拡大版である。2～90歳の，ハンディキャップがある集団とない集団，両方を対象としている。ここでは，アチーブメントテスト（WJ-R ACH）について検討しよう。これは2つの形式に分かれており（形式Aと形式B），各々別々に手に入れなければならない。WJ-R ACHは標準バッテリーと補足バッテリーに分かれており，4つのカリキュラム領域，すなわち，読み，数学，書字言語，知識の分析が可能である。その下位検査は，実施中，テーブルの上に立つように設計された，2つのフリップページイーゼルブック（標準バッテリーに対するものと補足バッテリーに対するもの）で示される。それらの本には，各々の下位検査の問題とテスト実施中の注意事項が記載されている。もう1つのマニュアルには，採点およびテスト実施中の留意点，得点解析に必要な表が書かれている。反応小冊子は，テスト成績と記録や要約の解釈に使われる。下位検査のほとんどには，時間制限がなく，それぞれ6問連続の正解，不正解によって決められた最小限または最大限のレベルがある。

WJ-R ACHの標準バッテリーは，9つの下位検査により構成され，おのおの，学力を様々な角度から測定する。

文字と語の識別：文字と語を識別する能力を測定する。

節理解：静かに1節を黙読した後，短い節を完成させるために，適切な言葉を選ぶ被検者の能力を測定する。

計算：単純な加法と減法から，三角法や，対数，幾何学，そして微積分の演算を含む計算まで及ぶ，被検者の計算能力をテストする。計算過程の詳細な記述が求められるが，ここでは応用力は問われない。被検者は，特別な被検者反応小冊子に答案を書く。

応用問題：実用的な問題を解決する被検者の能力を測定する。被検者は，正しい手順で，適切なデータを確認し，比較的単純な計算で答を導かなければならない。問題は視覚的に示されるか，読み能力の影響を最小限にした，被検者に読む形で出題される。メモ用紙の使用は許可される。

口述書き取り：句読点や大文字，綴字法や語法

の正しい知識を問う，様々な問題を通して，被検者の文章能力を診断する（例えば，短縮形，省略形，複数形）。

サンプル書字：様々な課題を通して被検者の文章能力を測定する。被検者は，表現力に重点を置いて文章を書き上げなければならない。綴字法，もしくは句読点のような，基礎的な綴字法における誤りは評価の対象には含まれない。

科学：生物学，および自然科学における被検者の知識をテストする。項目は，検査者によって，口頭で出題される。

社会研究：地理学，政治学，経済学，および他の幅広い社会研究の局面についても，被検者の知識をテストする。項目は，検査者によって口頭で出題される。

人間性：芸術や音楽，そして文学の様々な分野における被検者の知識を測定する。被検者は，検査者によって読まれる質問に，口頭で答える。

標準バッテリーからの6つのテストは，発達早期の測定法として使用するのに適当である。すなわち，文字と語の識別，応用問題，書き取り，科学，社会研究，そして人間性である。就学前児童に加えて，テストのこのセットは，年齢の如何を問わず機能の低い人にも実施できる。

WJ-R ACHの補足バッテリーは，5つのテストで構成され，読みや数学，そして書字言語における被検者の学力を，より包括的に評価する。

語発声：被検者に，意味のない語を読ませ，発音上や構造上の解析技能を評価する。

読み語彙：単語を読む能力や，適切な意味を当てはめる被検者の能力を測定する。パートAの同義語では，被検者は，示された単語と意味が類似した単語を言わなければならない。パートBの反意語では，被検者は，示された単語と意味が反対の単語を言わなければならない。

量に関する概念：被検者の，数学上の概念や語彙の知識を測定する。そのテストは，被検者に計算をすること，もしくは，適用の判定をすることを，全く要求しない。

校正：句読点，大文字，綴字法，もしくは語法など文法上の誤りを1つ以上含む短い節を用いて，被検者の能力をテストする。被検者は，誤りの指摘とその訂正を要求される。

書字流暢性：単純な文章を，素早く，明確に述べて書く被検者の能力を測定する。各々の文章を書く際，問題として与えられた絵と内容を照らし合わせ，かつ，3つの決められた単語を文中で使用しなければならない。このテストには，7分の時間制限がある。

これらの5つの下位検査に加え，文字の名前によって認識された，4つの検査得点が引き出される。句読法や大文字化(P)，綴字法(S)，語法(U)の得点は，標準バッテリーの書き取りテストにおける成績や，補足バッテリーの校正テストにおける成績の解析から決定される。筆跡(H)の得点は，標準バッテリーの中の，サンプル書字テストのときに書かれた，被検者の筆跡の解析から決定される。

下位検査は，このバッテリーの基礎的な構成要素であるが，得点のクラスター（読み，数学，書字言語，知識，技能）は，下位検査のある組合せから引き出される。5つのクラスター得点は，標準バッテリーから計算される。広範読みクラスターは，文字―語識別と節理解のテストの組合せであり，読解力の幅広い測定法である。広範数学クラスターは，計算と応用問題のテストの組合せであり，数学的な学力の幅広い測定法を提供する。広範書字言語クラスターは，書き取りとサンプル書字のテストの組合せであり，ある1つの単語を答えさせる問題や，文脈内にはめ込まれた文章の作成を求める問題の両方を含む，記述言語の学力の幅広い測定法を提供する。広範知識クラスターは，科学と社会研究，および人間性のテストの組合せである。技能クラスターは，文字―語識別，応用問題および書き取りテストの組合せであり，幅広い学力の迅速なスクリーニングを提供する。それは発達早期の測定法として使用される。

標準バッテリーから引き出されたクラスター得点に加えて標準バッテリーと補足バッテリー検査を使って，6つの追加クラスター得点を引き出すことができる。基礎的読み技能クラスターは，文

字—語識別と語発声の組合せで，視覚言語と，発音上，構造上の解析技能を利用する能力の両方を含む，基礎的読み能力の測定法である。読解力クラスターは，節理解と読み語彙の組合せで，1つの単語から読み取れる内容と，文脈全体から読み取れる内容の双方の解釈を含む，読解力の測定法である。基礎数学技能クラスターは，計算と量的概念のテストの組合せで，計算力と数学的概念と語彙の知識を含む，基礎的な数学的技能の測定法である。数学推論クラスターは，応用問題テストのみからなり，実際的な数学の問題を解いたり解析したりする能力の測定法を提供する。基礎書字技能クラスターは，書き取りと校正の組合せであり，単一の単語の反応を書く事と，綴字法や句読法，大文字化，そして単語の使用法において誤りを見つけることの両方を含む，基礎的な書き取り技能を測定する。最後に，書字表現クラスターは，記述サンプルと書字流暢性の組合せであり，書いて表現する技能の測定法を提供する。これには，単純な文を簡単につくること，必要に応じてだんだんと複雑になる文の作成を含む。

実　施

WJ-Rのマニュアル参照。イーゼル形式は実施を容易にする。検査記録に直接最低限度や最高限度の規則を表記することや，また，殆どの下位検査の，最低レベル（6問連続の正解）と最高レベル（6問連続の不正解）の規則の均一さも，実施を容易にさせる一因である。さらに，最低レベル，最高レベルの規則の適用は，下位検査の難易度のレベルを，被検者の能力に応じて調節することを可能にする。全ての下位検査が，実施される必要はなく（選択的テストの原則），下位検査は，いかなる順番で実施されてもよい。

およその実施時間

標準バッテリーの9つのテストには，約50〜60分の実施時間が必要である。サンプル書字テストは，実施に約15分かかり，他の8つのテストには，各々平均5分かかる。補足バッテリーの4つのテストを実施するには，さらに30分必要である。

採点方法

WJ-R ACHのマニュアル参照。項目の採点基準は明確である。正答，また，誤答例は，イーゼルの検査者側と，検査者マニュアルに表記してある。年齢対応，学年対応，相対的熟練指数（RMI），テストもしくはクラスター差異得点，パーセンタイル順位，標準得点，T-得点，スタナイン，および正規曲線対応表などさまざまな得点が得られる。RMIは遂行達成度ないし遂行の値を記したものである。この得点で実施された検査に類似した課題についての被検者の遂行レベルを予測できる。それは，基準グループが，90パーセントの熟練で実行したとき，当該被検者に予測された熟練度パーセントを示している。RMIはまた，「大変進んでいる」〜「深刻な欠陥がある」の範囲の機能レベルによって解釈される。

引き出された得点を得る過程は，幾分長く複雑かつ誤りがちであるが，WJ-Rに対するCompuscoreを使うことによって，簡易化できる。手短かに言えば，各々の下位検査での素点は，W得点（計算完成に必要な中間得点）や，W得点および年齢対応や学年対応測定の標準誤差のある，検査記録の中の表と関連している。検査記録表および裏表紙にある，年齢／学年のプロフィールは，その後に各々の下位検査やクラスターに対するW得点を，表，もしくは裏表紙にある適切な枠へ移すことによって完成する。年齢（表B）や学年（表C）に対して期待される個人やクラスターのW得点（REF W）と，標準得点に関する，測定の標準誤差（SEM）は，その時検査記録に記入する。そして，実際の得点と，期待された得点の相違が計算される。得点の相違が決まった後に，RMI，標準得点（平均100，SD 15），そしてパーセンタイル順位（PR）が，マニュアルの標準表Dから得られる。標準得点やパーセンタイル順位の信頼帯域は，直接に検査記録（標準得点に対して）ないし，マニュアルの表E（PRに対して）から得られる。検査記録でみられる，標準得点／パーセンタイル順

位のプロフィールにおけるバーは，次に完成され，1つの測定標準誤差に基づいている。信頼帯域間の重複の程度は，被検者の長所と短所についての手がかりを得るのに使用される。

一度得点が得られたならば，有意な学力内不一致を示す被検者については，マニュアルの表F〜Hを使って，特異的な学力の欠陥を示すかどうかを評価できる。

考察

WoodcockとMather(1989)は，特筆すべき折半信頼性係数を報告した。信頼性は，各検査に対して通常，高くて.80台，低くて.90台で，クラスターに対して，中間で.90台である。検査ー再検査信頼性についてのデータは，書字流暢性テストについてのみ得られる(.76)。サンプル書字テストに対する採点者間信頼性は高い(.88を超える。Matherら，1991)。

様々なアチーブメントテスト(例えば，K-ABC, PPVT, PIAT, WRAT-R, TOWL)を用い，WJ-R ACHの併存的妥当性は，一般的に.50〜.70の範囲における相関を示し，まずまずである(原典参照，Matherら，1991)。各検査とクラスターがカリキュラム分野別に分類されるとき，同じ領域の中のテストとクラスターは，カリキュラム分野に属するテストとクラスターとよりも，各々同士との方がもっと高い相関がある。最後に，WoodcockとMather (1989)は，そのテストが，異なった集団では予測した得点パターンを生ずる，ということに気がついた。つまり，得点は，知能の発達が遅れている人や学習困難の人から健常な人，才能に恵まれた人まで漸進的な増加を示し，また，様々なタイプのサンプルにおいて，年齢とともに得点が増加することがわかった。

読みクラスターは，最小レベルの読解力検査でも，語認識をおおむね測定できる，ということに注意すべきである。さらに，ここで評価される読解力は，批判的，推論的読みといった高い水準のものではなく，逐語的内容である(Hessler, 1984)。

WJ-R ACHは，技術的にすばらしい道具で，他の個々に実施される検査方法(例えば，PIAT-R, WRAT-3, WIAT)などに比べると，書字言語，数学，内容知識についてのさらに包括的な測定法である。しかし，PIAT-Rは，被検者の口頭技能が限られているときの方が適切かもしれない。WIATは，WISC-IIIとともに標準化されているという利点がある。WJ-R ACHは，基本的にはスクリーニング法で，診断基準ではないということも，心に留めておくべきである。被検者の能力について，詳しい情報を得るには，さらに他の検査法(例えば，KeyMath, Stanford読み診断テスト)を加えることが必要かもしれない。加えて，いくつかの項目は，特に米国的内容を含んでいるので，他の英語圏では問題があるかもしれない。

標準データ

WJ-R ACHのマニュアルに示されたデータは，米国に住む，24カ月から95歳までの年齢範囲の，健常な人々の多くのサンプル($n=6,359$)から得られた。標準は，米国の国勢調査の点から，米国を代表していると考えることができる。標準は，米国のサンプルから直接引き出されただけなので，米国以外の国に住んでいる人の得点を解釈するときには，注意が払われなければならない。

文献

Hessler, G.L. (1984). *Use and interpretation of the Woodcock-Johnson Psycho-Educational Battery*. Allen, TX: DLM Teaching Resources.

Mather, N., Vogel, S.A., Spodak, R.B., & McGrew, K.S. (1991). Use of the Woodcock-Johnson-Revised writing tests with students with learning disabilities. *Journal of Psychoeducational Assessment, 9,* 296-307.

Woodcock, R.W., & Mather, N. (1989). *Woodcock-Johnson Tests of Achievement*. Allen, TX: DLM Teaching Resources.

8 遂行機能

Executive Functions

訳　恵紙英昭

　遂行機能という用語は，発動，計画，仮説設定，認知的柔軟性，意志決定，規制，判断，フィードバックの利用，および効率的で文脈的に適切な行動に必要な自己知覚を含み，相互にゆるやかに関連しあうさまざまな高次認知過程に属する多次元的構成行為を手短かに記述するものとして，つい最近神経心理学的用語に加えられた（Lezak, 1982）。それは，認知操作としての多くの下位成分からなっているが，作動記憶が最も重要なものである（Tranel et al., 1994）。一般的知能の大きな変化を伴うことなく，計画，思考の柔軟性や判断のような遂行機能の障害が起こりうることに注意することが重要である（Kolb & Whishaw, 1995）。さらに，遂行障害は前頭葉前野の損傷の後にしばしば起こるが，他の脳領域の機能障害に関連しても起こりうる（Lezak, 1995; Luria, 1966; Tranel et al., 1994）。

　一部の遂行障害は，患者，家族，あるいは患者と親しい人々との面接によって明らかになる。遂行機能の障害を形式的な検査で調べる際の大きな困難は，概してこのような方式が，患者に自由な行動を許容する余地をほとんどもっていないことである。それゆえ臨床家にとっての挑戦は，構造化されたテスト状況の中で，いかにして発動，計画および判断を検査者の手から患者に移すかである（Lezak, 1995）。いくつかの技法（例えば，計画の遂行を評価するためのWISC-Ⅲ迷路；知覚セットの移動を測定するための線引きテスト；作動記憶のための子音トリグラム）が，この本の他の個所で述べられている。私たちは，ここでは患者に遂行機構のいくつかの構成成分を明示させることができるような他のいくつかの検査について述べる。

　認知的柔軟性とは，特に新しい情況に対処するときに，さまざまな見地から対象／事象をみる能力のことである。それは，反応的および自発的成分に分けられる（Eslinger & Grattan, 1993）。自発的柔軟性，すなわち流暢性は，典型的にはある制限枠の中で，反応やそれに代わるものを内的に生み出していくことを必要とし，言語的（言語テストのセクションの中の制限口語連想語を参照）と非言語的（図案流暢性，五点テスト）流暢さの尺度によって評価される。

　これに対して反応的柔軟性は，変化する事態に対応して行動傾向を再調整する能力を反映する。それは，カテゴリーテスト，ウィスコンシンカード分類テスト，カリフォルニア分類テスト，Stroopテストで評価できる。これらの種々のテストは幾分異なった能力に対応すると思われるので，どのテストをいくつ用いるかは，診断上の疑問点によることを心にとめておくことが重要である。抽象化の尺度であるカテゴリーテストは，たった1つの要約得点しかないという欠点をもっており，したがってなぜ患者の成績が悪いかについてはほ

とんど情報をもたらさない。ウィスコンシンカード分類テストは，問題解決や注意のある側面を含んでいるのでいくつかの異なる行動の尺度を提供する。しかしながら問題解決の全体尺度（達成されたカテゴリー）の成績は，保続反応と高い負の相関を有している。カリフォルニア分類テストは，保続に関するいくつかの異なった尺度だけでなく，概念産生，概念識別，および概念実行についてそれぞれの評価をもたらしてくれる。概念達成の尺度は保続の尺度とは強く相関していないようであり，このことは，保続傾向の増大が単に問題解決の遂行全体が悪いことの結果ではないことを示唆している。この課題の鉛筆と紙を用いる改訂版が，最近 Levine ら（1995）によって記述されている。最後に，Stroop テストでは，新しい反応を選びやすくするために，習慣的な反応を抑制するだけでなく，外部からの要求の変化に応じて知覚セットを動かすことを求められるため，認知的柔軟性が要請される。

遂行機能には，未知な状況に対処するための判断能力も含まれる。認知判断テストは，合理的な評価，モニター，および自己修正する能力を評価する。

目標指向行動を検査するためには，追加の検査も用いられる。自己配列指示テスト（Petrides & Milner, 1982）は，被検者に情報を構成し，記録を保持し，反応をモニターすることを求める。迷路追跡課題は，計画性と予測を含む情報を提供する。臨床家は Porteus 迷路テストにも言及するであろうが，私たちは一般的に WISC-III 迷路（成人のためのいくつかの予備的なデータについては，Wechsler 知能尺度の標準セクションを参照）を使用する。ハノイの塔（ロンドンあるいはトロント）は計画性を測定すると考えられており（Shallice, 1982），患者は，許容動作を定めた簡単な規則にしたがって，提示されたゴール配列に一致するように，高さのさまざまな釘に色つきボールを配列し直すことを要求される。Davis ら（1995）は，これらの課題を含むソフトウェアパッケージであるコロラド神経心理学テストを提供している（記憶のセクションを参照）。ここでは検討されていないよろず玩具テスト（Lezak, 1995）は，それほど構造化されていないセッティングでの目的行動の検査を可能にする。患者には標準的よろず玩具セットから 50 個を与えられ，最低 5 分の時間制限内に，患者が望むものを何でも作るように指示される。

ほとんどの神経心理学的テストは，患者に明確で簡潔な課題を解かせるものである。典型的には課題の開始は検査者によって促され，課題の達成ははっきり定められている。患者は長時間にわたって彼らの行動を統合したり，計画したり，また 2 つ以上の競合する課題に優先順位をつけることが求められることはめったにない。しかしながらそれは，日常活動の大きな構成部分となっているような遂行能力である。私たちは，実行機能障害のある一部の患者には困難な日常的問題の側面をとらえる 6 つのテスト（規則転換カード，行為計画テスト，鍵探しテスト，時間判断テスト，動物園地図，修正 6 要素テスト）を集めた BADS（Wilson et al., 1996）の解説をここに含めている。さらに患者と評価者の両方に与えられる問診表も含まれている。

遂行機能欠損の評価と特徴記述は，神経心理学者の大きな課題として残されている。たくさんの臨床的，実験的技術は開発されているが，遂行機能欠損やそれと関係のある前頭葉機能障害の評価に関して，高い感受性と特異性をもつものはほとんどみられないことに留意することが重要である（Tranel et al., 1994）。臨床家は，精神機能測定上の特性よりも表面的妥当性によって遂行機能テストを選択する傾向があるし，遂行機能を測定するとされるいくつかのテストは適切な標準データを欠いている。最近，Kafer と Hunter（1997）は，計画性／問題解決を測定するとされる 4 つのテストを 130 名の健常成人に施行した。テストは，ロンドン塔，6 要素テスト，20 質問テスト，および Rey 複雑図形（コピー）であった。構造的同等性モデルによる試みは，これらの 4 つのテストが無関係でお互い異なった構成成分を測定することを示唆しており，臨床家が患者集団に対してこれらのテストを実施するときには，何を測定しようとしているのかの見当をつけておくよう求めている。

文献

Davis, H.P., Bajszar, G. M., & Squire, L. R. (1995). *Colorado Neuropsychology Tests*. Colorado Springs, CO: Colorado Neuropsychology Tests Co.

Eslinger, P.J., & Grattan, L.M. (1993). Frontal lobe and frontal striatal substrates for different forms of human cognitive flexibility. *Neuropsychologia, 31,* 17-28.

Kafer, K.L., & Hunter, M. (1997). On testing the face validity of planning/problem-solving tasks in a normal population. *Journal of the International Neuropsychological Society, 3,* 108-119.

Kolb, B., & Whishaw, I. Q. (1995). *Fundamentals of Human Neuropsychology*. New York: Freeman Press.

Levine. B., Stuss, D.T., & Milberg, W.P. (1995). Concept generation: Validation of a test of executive functioning in a normal aging population. *Journal of Clinical and Experimental Neuropsychology, 17,* 740-758.

Lezak, M. D. (1982). The problems of assessing executive functions. *International Journal of Psychology, 17,* 281-297.

Lezak, M. (1995). *Neuropsychological Assessment* (3rd ed.). New York: Oxford University Press.

Luria, A.R. (1966). *Higher Cortical Functions in Man*. New York: Basic Books.

Petrides, M., & Milner, B. (1982). Deficits on subject-ordered tasks after frontal- and temporal-lobe lesions in man. *Neuropsychologia, 20,* 249-262.

Shallice, T. (1982). Specific impairments of planning. *Philosophical Transactions of the Royal Society of London, 298,* 199-209.

Tranel, D., Anderson, S.W., & Benton, A. (1994). Development of the concept of "executive function" and its relationship to the frontal lobes. In *Handbook of Neuropsychology,* F. Boller & J. Grafman, (Eds.). New York: Elsevier, *9,* 125-148.

Wilson, B.A., Alderman, N., Burgess, P.W., Emslie, H., & Evans, J.J. (1996). *Behavioral Assessment of the Dysexecutive Syndrome*. Bury St. Edmunds, England: Thames Valley Test Company.

遂行機能不全システム行動評価テスト
BEHAVIORAL ASSESSMENT OF THE DYSEXECUTIVE SYSTEM (BADS)

訳　恵紙英昭

目的

このバッテリーの目的は，遂行障害から生じる日常的問題を予測するために用いられる。

原典

キットには，マニュアル，テスト用具，そして25枚の採点および評価表が含まれ，398米ドルでNorthern Speech Services, Inc., 117 N. Elm, P. O. Box 1247, Gaylord MI 49735に注文できる。

概要

著者ら (Wilson et al., 1996) は，ほとんどの神経心理学的テストが患者に解きやすい明解な課題を与え，施行時間も短く，課題の開始は検査者によって促され，課題の達成が明瞭に定義されていると記している。次のような遂行能力が日常活動の大きな成分であるという事実にもかかわらず，患者に長時間にわたる行動を組織化あるいは計画したり，2つ以上の競合する課題を前にして優先順位をつけることが求められることは稀である。BADSは，現実の生活活動に類似した6つの新しいテストの集まりであり，遂行機能障害症状群

（DES）のある一部の患者にとっては難しい。さらに，患者と評価者の両者になされる問診表も含まれている。

1．規則転換カードテストは，21枚のらせん状につながった絵のないプレイングカードを用い，規則に正確に反応したり，1つの規則から他の規則に移る被検者の能力を検査する。テストの最初の部分では，被検者は，赤いカードには「はい」と，黒いカードには「いいえ」と答えるように求められる。カードに書かれたこの規則は，記憶にとらわれることのないよう終始よく見える所に置かれている。テストの2番目の部分では，被検者は最初の規則を"忘れ"，新しい規則を適用することに集中しなければならない。被検者は，もし，めくられたカードが前にめくられたカードと同じ色なら「はい」と答え，もし異なった色なら「いいえ」と答えるよう求められる。この新しい，タイプされた規則は，被検者からよく見える所に置かれる。したがって，このテストは，1つの規則から他へ移り，前のカードの色と現在の規則とを保持する能力の尺度である。尺度は要した時間と第2施行での誤答の数である。

2．行動計画テストは最初Klosowaska（1976）によって考案された課題を改訂したものであり，その解決には5つのステップを必要とする。被検者の前には長方形の台があり，中央に小さな穴のある取り外しできる蓋のついた大きな透明のビーカーが，端に取り付けてある。台の別の端には，底に小さなコルクが入った薄い透明の管が取り付けてある。ビーカーには3分の2ほど水がはいっている。台の左側には，コルクに届くほどには長くないL型の針金のフックがあり，その傍らには，小さなネジ栓容器が置いてあるが，その栓は抜かれて横に置いてある。被検者は，台や管あるいはビーカーを持ち上げたり，指で蓋に触ることなく，目の前にある物を使って管からコルクを取り出すよう求められる。問題を解くには，被検者は，問題を解く鍵が長い管の先端までコルクを浮かせるために水を使用することであることを理解し，さらには，水をビーカーから管へ移す方法を考え出さねばならない。これには，針金のフックでビーカーの蓋を外し，小さな容器にネジ蓋を取り付け，その容器でビーカーの水をくみ，くんだ水を管の中に注ぐ。そしてコルクが管の先端まで浮き上がるまで少なくとももう1回はこれをくり返すことが含まれる。時間制限はなく，もし被検者が5ステージのうちどれか1つでも進むことができないようならヒントを与える。プロフィール得点は，自分だけでできたステージの数で採点される。

3．鍵探しテストでは，被検者に，中央に一辺100 mmの正方形とその50 mm下に小さな黒い点が描かれた1枚の紙が示される。被検者は，正方形が彼らの鍵をなくした大きな野原であると想像するように指示される。彼らは黒い点から始まる線を描き，失った鍵を確実に探すにはどのように野原を探し歩けばよいかを示すように指示される。戦略の効率性が評価される。

4．時間判断テストは，数秒（例えば，パーティ風船がどのくらいでふくらむか）から数年（ほとんどの犬はどのくらい生きるか）を要するごく普通の出来事に関する4つの短い質問からなっている。著者は，これらの質問と解答の中には，英国の被検者に文化的に特異的なものがあるため，アメリカのユーザーはこの作業を省略したがることもありうるので，バッテリーの他の5つのテストに振り分けてもよいと述べている。4つの各質問は0か1点に採点される。

5．動物園地図テストは，被検者に，動物園の地図上に指定された一連の場所をどのように訪れるとよいかを示すように求める。入り口から出発し，指定されたピクニックエリアで終わること，そして動物園の中の指定された道は1回しか使えないという規則に必ず従わなければならない。地図と規則は，どの規則にも違反しないでたどるには，4つのルートしかないように作られている。2回試みる。両方の試験で被検者は，可能な12の場所（例えば，カフェ，クマ，ゾウ）のうち6カ所を訪れるように求められる。最初の試験は，被検者の計画する能力を厳密にテストする要求度の高い課題からなっている。誤りを最小にするためには，被検者は，指定された場所を訪れる順番を予め計画しなければならない。もし被検者が単に説明された順番で場所を訪れるなら誤りを招くだ

ろう。高要求度版で実直に指示に従うと，全誤答が最大になるであろう。低要求度版の第2試験では，被検者は，誤りなく遂行するために，単に指示に従うだけでよい。両方の版で，一回規則を壊し，フィードバックに基づいて遂行を修正することで誤答を最小にする能力が評価される。この2つの試験での遂行の比較によって，構造が単純な場合の被検者の自発的計画能力と，これに対して構造が高度な場合の具体的に外部から強いられた作戦に従う能力を定量的に評価しようというものである。プロフィール得点はとられた順序，誤答数，そして課題終了までの時間を反映する。

6．修正6要素テストは，Shallice と Burgess（1991）が開発した課題を修正したものである。被検者は，それぞれがAとBの2つのパートに分かれている3つの課題（書き取り，計算，絵画命名）を解くよう指示される。被検者は，10分以内に，6つの下位課題の少なくともどれかを試みるように要求される。さらに，被検者には破ってはならない規則が1つあることが伝えられる。すなわち，被検者は，同じ課題の2つのパートを連続して行うことは許されない。例えば，もし彼らが1つのセットの絵画命名を行っているなら，もう一方のセットの絵画命名に移ることはできない。彼らは，まず計算か書き取りの下位課題を1つすませてからもう1つの絵のセットに戻らなければならない。被検者が個々の成分をいかにうまく成し遂げるかは重要ではない。むしろ，テストのポイントは，被検者がいかにうまく自分自身を統制できるかである。プロフィール得点は，完了した課題数，規則を破られた課題の数，および各課題に費やされた時間に基づいている。

7．遂行機能不全質問表（DEX）は，変化の起こりそうな4つの幅広い領域について調べる20項目の質問紙である。すなわち，情動あるいは人格の変化，動機づけの変化，行動の変化および認知の変化の4領域である。項目には，「私は考えずに心に浮かぶ最初のことをする」とか，「私は先のことを考えたり将来の計画を立てるのが苦手である」というような文章も含まれる。各項目は，「全くない」から「非常にしばしば」までの5点（0～4）Likert尺度で採点される。質問表は2つの版での答を比較するようになっており，1つは被検者が答えるようになっている質問表，もう1つは被検者と親密な，できれば毎日接している親族か介護者が答える質問表である。

実　施

実施のための指示は，BADSマニュアルに記載されている。いくつかの項目では，時間が決められている。得点用紙は，実施や採点の手順をさまざまな点で検査者を助けてくれる。

およその実施時間

全てのテストは約30分で実施できる。

採点方法

採点の指針は，BADSマニュアルに載っている。さらに，得点用紙は，6つの各テストでの被検者の成績のさまざまな側面を記録できるようにしてある。採点方法は，各テストで，0～4までの「プロフィール」得点が計算できるよう工夫されている。バッテリー全体の総プロフィール得点は，各テストの個々のプロフィール得点を加算することで得られる。しかしながら，DEXは，それがバッテリーのプロフィール得点の計算に使われていないという意味で，正式にはBADSの一部ではない。むしろ，それは，付加的な定性的情報を供給することで，バッテリーで得られた情報を補うために用いられる。その結果，全バッテリーを完了すればどの被検者も，0～24までのBADSプロフィール得点が得られる。全BADSプロフィール得点を得るには，BADSの6テスト全てを実施することが奨励されるが，5つのテストに基づいて比例配分することもできる。

考　察

著者らは，25人の健常者が第2の検査者同席でテストされたことを報告している。評価者間信頼度は高かった（.88以上）。29人の健常者が，6～

12カ月の間隔の後にこのバッテリーとともに，他の3つの遂行課題（修正カード分類テスト，認知判断課題，FAS）も再検査された。BADSテストでの検査一再検査相関は，-.08（規則転換カード）～.71（鍵探し）の範囲にあった。他の遂行課題でも，低～中等度のテスト間相関がみられた。一般的に，テストをくり返すことで改善する傾向が認められた。著者らは，これらのテストが，遂行機能障害症状群の重要な側面である目新しさをもはや評価しないので，検査一再検査相関は高くないことを示唆している。患者集団における信頼性はまだ評価されていない。

Wilsonら（1996）は，総BADSプロフィール得点によってほとんどが閉鎖性頭部外傷である神経疾患患者78名のグループから健常対照者の成績を鑑別できたと報告している。さらに，BADSを構成する6つのテストの全てで，神経疾患患者の成績は対照者より劣っていた。グループとしての患者は，知人の報告よりも，問題が少ないと自己評価した。これは，病識の低下が明らかな頭部外傷後に予想されるパターンである。さらに，他者による評価と6つの個々のテストの成績との間には中等度の負の相関があった。すなわち，各BADSテストでの満足すべき成績は，患者をよく知っている重要な人物による，毎日の遂行障害の存在や重篤さに関しての評価は低いことを示している。WAIS-R FSIQと他者による評価との間にも中等度の相関があるが，この相関の程度（-.42）は，BADS全プロフィール得点のそれ（-.62）よりも低かった。BADSテスト，全プロフィール得点，さらにはFSIQのいずれも，日常での遂行障害の存在認知に関する患者の評価とは相関しなかった。要約すると，BADSの成績は，頭部外傷患者にみられる毎日の遂行障害の客観的評価と関連しているように思われる。WAIS-R IQが，これらの評価と中等度相関しているのに対し，BADSプロフィール得点は客観的評価とより高い相関を示すようにみえる。

DEXに対する他者の評価の予備的な分析は，問診表の尺度が少なくとも行動，認知と情動の成分を表わす3つの分野で変化することを示唆した。各要因を有意に予測できるものはBADSプロフィール得点のみであった。認知判断テスト，WCST（Nelson版），NART全IQ，WAIS-R全IQの成績と年齢との均等化は行われなかった。

要約すると，これらの事実は，BADSが，特に認知的にはよく保たれていて構造化されたセッティングではよく機能しているように見える人々で，計画や組織化の微妙な障害を拾いあげるのに有用な手段であることを示唆している。しかしながら，このバッテリーは比較的新しく，もっと研究される必要がある。6つのテストを選択する理論的根拠が明らかにされる必要がある。将来の研究には，信頼性（例えば，さまざまな課題における内部整合性や患者における検査一再検査信頼性）と妥当性（例えば，異なる課題間の相互関係，他の遂行・非遂行機能課題との関係や知的水準の尺度との関係）がもっと含まれるべきである。いくつかの課題は良好な空間見当識を必要とするので，空間能力のテストとの相関についての研究も望まれる。さらに，健常者やさまざまな患者集団に関するスケールの大きな研究も必要である。現在では，個々の下位検査の成績を評価する方法はない。

標準データ

Wilsonらは，216名の健常者（平均年齢＝46.6歳，SD＝19.8）について，3つの能力グループ（NARTに基づき平均以下，平均，平均以上；平均NART全IQ＝102.7，SD＝16.2，幅，69～129）に分け，さらにそれぞれのグループを4つの年齢グループ（16～31歳，32～47歳，48～63歳そして64歳以上；平均年齢＝58.93，SD＝15.35；平均教育レベルは13.83年，SD＝2.70）ごとに男女ほぼ同数として，標準値を示した。

プロフィール得点は，平均値が100で，標準偏差が15となる標準化得点に変換できる（BADSマニュアルの表5を使用）。この方法でBADSの成績を，障害されている，境界，平均の下，平均，平均の上，あるいは優秀のいずれかに分類できる。年齢は課題に影響を与え，65歳以上の被検者では総得点が低くなる。総プロフィール得点は，3つの年齢グループ（40歳以下，41～65歳，65～87歳）に分けて評価されている。しかしながら，個々の

課題ごとの年齢別データは用意されていない。著者らは，性，教育あるいは知能のもつ影響力の可能性についても報告していない。

文 献

Klosowaska, D. (1976). Relation between ability to program actions and location of brain damage. *Polish Psychological Bulletin, 7,* 245-255.

Shallice, T., & Burgess, P. (1991). Deficits in strategy application following frontal lobe damage in man. *Brain, 114,* 727-741.

Wilson, B.A., Alderman, N., Burgess, P.W., Emslie, H., & Evans, J.J. (1996). *Behavioral Assessment of the Dysexecutive Syndrome.* Bury St. Edmunds, England: Thames Valley Test Company.

カリフォルニア分類テスト
CALIFORNIA SORTING TEST (CST)

訳　恵紙英昭

目 的

このテストの目的は，問題解決の種々の構成成分を識別することである。

原 典

テスト (D. Delis, E. Kaplan, & J. Kramer) は，1998年に Psychological Corporation から出版されるだろう。研究版は，Dean Delis, Ph. D., Psychology Service 116 B, V.A. Medical Center, 3350 La Jolla Village Drive, San Diego, CA 92161 に注文できる。

概 要

このテストは，始め Delis ら (1992) により，概念形成，概念同定，概念実行それぞれの評価と言語的，非言語的保続の尺度として開発された。テストの原版は，3つの条件から構成されている；被検者は，(1)できるだけ多くの異なる規則 (最高=8) にしたがって，6枚のカードを任意に各3枚ずつの2グループに分類し，それぞれの分類の規則を報告する；(2)検査者によって行われた正しい分類の規則を述べる；(3)検査者の示した抽象的な手がかりないし明確な情報にしたがってカードを分類する，ことが求められる。

課題の現行版は，2つの交互形式からなっており，そのいずれもそれぞれ1つの単語 (例えば，蝶) が印刷された6枚の刺激カードを2セットずつ備えている。両セットのカードは，それぞれ8つの異なった分類規則に基づいて，3枚ずつの2グループに分類できる。具体的な規則はセットごとに異なる。各セット内では，3つの規則が単語の言語的特徴を含み，5つの規則はカードの非言語的特徴を含んでいる (例えば，言語領域では，地上の事物対空中の事物；非言語領域では，大きなカード対小さなカード)。さらにまた，被検者は各セットごとに，2つの異なる条件下でテストされる。最初の条件である「自由分類」では，被検者はカードを分類し，各分類の基礎となった規則を述べる。2番目の条件である「構造分類」では，検査者が，各規則にしたがってカードを分類し，被検者は口頭で規則を述べるように求められる。この一連の手続きが2セットの刺激カードごとに行われる。現行版では，手がかりを与えて分類させる条件が省かれていることに注意を要する。

実　施

　原典参照。「自由分類」(FS) 条件では，被検者の前のテーブルにランダムに 6 枚のカードが置かれ，できるだけ多くの異なる方法でカードを分類するよう指示される。そのたびに被検者は，3 枚ずつカードを積み重ねた 2 つの山を作り，各分類の後に分類規則を述べるよう指示される。この段階には 3 分が充てられる。

　第 2 の条件である「構造分類」(SS) では，検査者がそれぞれの規則にしたがってカードを分類し，各分類後に，被検者は口頭で規則を述べるために 60 秒が与えられる。

　CST の原版の広範囲な使用を妨げる 1 つの要因は，テストを完全に実施するのに必要な 45～60 分という時間であった (Beatty et al., 1994)。改訂版はずっと短い。

およその実施時間

　約 25 分が必要である。

採点方法

　CST からは成績について複数の尺度が得られる。自由分類条件では，試みられた分類の総数が発動性の尺度となる。この全得点は，さらに 3 つの尺度に分割される：(1)正しい分類の数，(2)保続的分類の数（すなわち，2 回目 3 回目と同じ規則にしたがってカードを分類する），および(3)他の誤答数（例えば，異なる枚数の山にカードを分類する）。正しく行われた分類の言葉による説明の質は，以下のように採点される：もし被検者が両方の山に当てはまる分類の規則を言語化したら 2 点が割り当てられ（例えば，「カードの色」とか「これは緑で，あれは黄色」）；もし被検者が，1 つの山だけに当てはまる規則を言語化したら 1 点（例えば，「これは緑で，あれはそうでない」）；0 点は，「わからない」という反応か，明らかに正しくない反応に割り当てられる。言語的保続の数（すなわち，前に述べた規則をくり返す）もカウントされる。構造分類条件も，自由分類段階における言語部分と同じように採点される。

考　察

　テストの信頼性についての情報は，現在得られていない。

　CST の原版を用いた健常若年成人の得点の因子分析 (Greve et al., 1995) で 4 つの因子が明らかにされた。「正確さ」と名付けられた因子 1 は，FS での標的でない分類, FS の全分類, FS での不正確な記述，および全保続からなっていた。FS での正しい分類と非言語的記述は，因子 2 で高く負荷しており，「非言語領域因子」と名付けられた。因子 3 は，4 つの構造化され手がかりを与えられた分類での得点を含んでいた。最後に，因子 4 は，FS での正しい分類と言語領域の記述を含んでおり，「言語領域因子」と呼ばれた。

　Greve ら (1995) も，Shipley 尺度, 線引きテスト A と B, カテゴリーテスト，および WCST を含む，一般に使用されているいくつかの遂行機能テストの得点と一緒に，CST から導かれた因子得点を分析した。因子 1 は，全体的に WCST からの得点からなっていた。因子 2 は，CST の誤答がこの因子に軽度 (−.39) 負荷していたものの，Shipley 得点からなっていた。因子 3 は，残りの CST 得点からなり，線引きテスト B (−.31) およびカテゴリーテストの全誤答数 (−.57) に軽度負荷されていた。因子 4 は，線引きテスト A だけでなく WCST の全正答とセットの維持の失敗も含んでいた。その意味するところは，CST が，種々の他の標準的測定法によって評価されるものとは異なる能力をみる概念形成の尺度であることである。

　Delis ら (1992) は，前頭葉に後天的損傷をもつ患者とコルサコフ症状群の患者は，健常対照群より正しい概念を形成，同定し遂行することが少なく，より多くの保続反応を起こすことを報告した。コルサコフでない健忘患者は，ほとんどの尺度で健常被検者と同じような成績を示したが，より細かな分析では，良好な成績が，ある程度記憶機能に依存することも示唆された。

　CST は，パーキンソン病 (Beatty & Monson, 1990; Bondi et al., 1993)，多発性硬化症 (MS)

（Beatty & Monson, 1996），慢性アルコール症（Beatty et al., 1993），および統合失調症または分裂感情病（Beatty et al., 1994）を含む多くの他の疾患における問題解決障害を明らかにするのに用いられ成功している。CSTは，少なくともパーキンソン病患者（PD）（Beatty & Monson, 1990）については，ウィスコンシンカード分類テストより障害を発見できる点で鋭敏なように思われる。さらに，このテストは，WCSTよりも，さまざまな患者集団の異なった問題解決能力を特定できるように思われる。PD，MS，および慢性アルコール症の患者は，WCSTでは定性的に類似した成績パターンを示すのに対して（少ないカテゴリー数と多い保続反応），CSTでは異なる障害プロフィールを示す（Beatty et al., 1994）。例えば，BeattyとMonson（1990）は，PD患者のサブグループ（全般的認知障害を伴っている患者）は，明白な手がかりが用意されるときでさえ概念の同定や形成の障害だけでなく保続的に反応する傾向が増大していることを示した。しかしながら，MS患者の主な障害は概念の同定にある。彼らは概念の形成や同定はわずかしかできないが，検査者によって分類の手がかりが与えられると普通に遂行でき，対照群より多く保続をおかすこともない（Beatty & Monson, 1996）。アルコール症者は，分類遂行の正しい説明（言語的説明）では不釣り合いなほど大きな困難性を示すように思われる（Beatty et al., 1993）。

CSTには，複雑な問題解決能力の他の測定法と比べると多くの利点がある。第一に，言語的と非言語的な概念形成能力を区別できる（Greve et al., 1995）。第二に，臨床家はテストに手を加えることで，患者の問題解決能力の限界をテストすることができる（Delis et al., 1992）。第三に，WCSTは障害を発見するのに適当であるが，CSTは，欠損の背後にある認知過程についてのより多い情報を提供してくれる。第四に，問題解決の全体尺度に関するWCSTの成績（すなわち，達成されたカテゴリー数）が，保続反応と非常に高い負の相関を示すことから，これらの2つの尺度がお互い独立しているのか疑わしい（Beatty & Monson, 1990）。対照的にCSTにおいては，概念達成の尺度（正しい自由分類の数，構造分類で獲得された点数）は，相互に高い正の相関を示すものの保続尺度とは弱い一貫しない関連しかなく，このことは，保続傾向の増大があっても単純に問題解決の全体的成績の悪さによってもたらされたものではないことを示唆している（Beatty & Monson, 1990, 1996; Beatty et al., 1993; Beatty et al., 1994）。最後に，CSTが，負のフィードバックのあまりない分類課題であることである。結果的に，特に小児を評価する際に重要であるが，患者とよい関係を維持するのが容易になる。

標準データ

テストが出版されるときには，8～89歳の被検者用の標準データができるであろう。予備的な標準データは，D.Delisを参照（原典参照）。テストは年齢の影響に敏感である。Beatty（1993）によると，60歳以上の健常人は，抽象的手がかりを与えられても概念の形成，同定が正しくなく，概念の遂行も不正確であったが，3つの尺度のうち1つだけで保続の増加が認められた。性も成績に影響を及ぼす。Greveら（1995）は，自由分類条件の言語領域において，女性が男性より得点が低かったと報告した。教育は成績にほとんど影響を与えないように思われる（Beatty, 1993）。

文献

Beatty, W.W. (1993). Age differences on the California Card Sorting Test: Implications for the assessment of problem solving by the elderly. *Bulletin of the Psychonomic Society, 31,* 511-514.

Beatty, W.W., Jocic, Z., Monson, N., & Katzung, V. M. (1994). Problem solving by schizophrenic and schizoaffective patients on the Wisconsin and California Card Sorting Test. *Neuropsychology, 8,* 49-54.

Beatty, W.W., Katzung, V.M., Nixon, S.J., & Moreland, V.J. (1993). Problem-solving deficits in alcoholics: Evidence from the California Card Sorting Test. *Journal of Studies on Alcohol, 54,* 687-692.

Beatty, W.W., & Monson, N. (1990). Problem

solving in Parkinson's disease: Comparison of performance on the Wisconsin and California Card Sorting Test. *Journal of Geriatric Psychiatry and Neurology, 3,* 163-171.

Beatty, W. W., & Monson, N. (1996). Problem solving by patients with Multiple Sclerosis: Comparison of performance on the Wisconsin and California Card Sorting Test. *International Journal of Clinical Neuropsychology, 2,* 132-140.

Bondi, M.W., Kaszniak, A.W., Bayles, K.A., & Vance, K.T. (1993). Contributions of frontal system dysfunction to memory and perceptual abilities in Parkinson's Disease. *Neuropsychology, 7,* 89-102.

Delis, D.C., Squire, L. R., Bihrle, A., & Massman, P. (1992). Componential analysis of problemsolving ability: Performance of patients with frontal lobe damage and amnesic patients on a new sorting test. *Neuropsychologia, 30,* 683-697.

Greve, K.W., Farrwell, J.F., Besson, P.S., & Crouch, J.A. (1995). A psychometric analysis of the California Card Sorting Test. *Archives of Clinical Neuropsychology, 10,* 265-278.

カテゴリーテスト
CATEGORY TEST (HCT)

訳　恵紙英昭

目 的

このテストは患者の抽象概念あるいは概念形成能力，複雑で新しい問題解決に直面した際の柔軟性，および経験から学ぶ能力を測定する。

原 典

原版。テストのHalstead-Reitan版は，Reitan Neuropsychology Lab, 2920 S 4th Ave., Tucson, AZ 85775から求められる。投射箱，検査者のコントロールパネル，およびプロジェクターの値段は665米ドルで，テストスライド（成人用，9～14歳の小児用，5～8歳の幼児用）の値段は410米ドルである。記録用紙は1パック（100/pkg）20米ドルである。

小冊子版。成人と中間年齢版の小冊子版は持ち運び可能で，Psychological Assessment Resources (PAR), PO Box 998, Odessa, FL 33556から約230米ドルで求められる。簡易版カテゴリーテストの小冊子版は，Western Psychological Services, 12031 Wilshire Blvd., Los Angeles, CA 90025-1251を通して160米ドルで入手できる。5歳～16歳11カ月までの年齢に適当な小児版カテゴリーテストの小冊子版は，249米ドルの値段で, Psychological Corporation, 555 Academic Court, San Antonio, TX 78204-2498から注文できる。

コンピュータ版。多くの異なる版（例えば，標準，Russell簡易版，中間年齢版）が，MHS, 65 Overlea Blvd., Suite 210, Toronto Ontario, M4H 1P1から450カナダドルの値段で入手できる。PARもカテゴリーテストのコンピュータ版を売り出している。コンピュータプログラムは検査者に3つのテスト版のどれでも提供できる：標準208項目版と2つの簡易版。PARからのものの値段は395米ドルである。

概 要

Halstead (1947) によって開発されたカテゴリーテストは，Reitanテストバッテリーの一部でもある (Reitan & Davison, 1974)。原版は，全部で208項目からなる，7組の項目の投影を含んでい

る。各セットは，事物の数，オッド刺激の順位といった異なる原理に基づいて編成されている。被検者は，下位検査の背後にある規則を推察するためには，各下位検査の一連の項目に対する彼らの正しいまたは正しくない推測から得られる背景を利用しなければならない。どのような規則があるかについての手がかりは与えられない。成人版は15歳6カ月以上の年齢層に適用される。中間年齢版（Reed, Reitan, & Klove, 1965）は，9歳～15歳6カ月をカバーし，そして6つの下位検査に分けられた168項目を含む。5つの下位検査に配分された80項目からなる小児版（Reed, Reitan, & Klove, 1965）は，5～8歳までの年齢層あるいは精神遅滞が疑われる人に適用される。

　テストの原スライド版の1つの問題点は，それがこわれやすくベッドサイドでの検査では使いにくい高価な装置を用いていることである。テストの小冊子版（DeFilippis & McCampbell, 1979, 1991）とコンピュータ版が入手可能であり（原典参照），予め検証したところでは，これらの方式が，原版と同等な結果をもたらすことを示唆している（Choca & Morris, 1992; DeFilippis & McCampbell, 1979, 1991; Holz et al., 1996; Mercer et al., 1997）。コンピュータ版の利点は，反応時間と保続数のような付加的なデータの収集だけでなく，間違いのないテストの実施が可能なことである。

　もう1つの問題は，障害のある被検者では，テストを完了するのに長い時間（2時間にも及ぶ）がかかることである。カテゴリーテストの成人版の簡易版が開発されている（例えば，Boyle, 1986; Caslyn et al., 1980; Charter et al., 1997; Gregory et al., 1979; Russell & Levy, 1987; Labreche, 1983; Wetzel & Boll, 1987）。Wetzel と Boll（1987）によって開発された簡易カテゴリーテストの小冊子形式（SCT）は100項目からなっており，引用文献の量が増えているところからすると，心理測定，識別能力および標準的神経心理学テストとしての観点からみてSCT機能がオリジナルなカテゴリーテストと同様であることを示唆していることから，SCTは原版のよい代用になっている（Gelowitz & Paniak, 1992）。最近，似た試みとして青年に対して版が短縮された。小児版カテゴリーテスト（CCT;Boll, 1993）も小冊子形式で利用でき，そして2つのレベルからなっている。レベル2は9～16歳の小児に適用され，原版の168項目に対し83項目からなる。レベル1は5～8歳の小児に適用され，原版と同数の80項目からなる。実施方法は，刺激が小冊子形式で示されるため異なってはいるものの，テストの内的構造は，Bollによって変更されなかった。また，色盲の小児で問題が生じないようにオリジナルの赤と緑の代わりに白と黒が用いられた。Boll（1993）は，原版とCCT版の得点が高い相関（.88）を示すことから，両方の版が同等な形式であると主張している。

　SCT と CCT は，実施時間が短く予測も正確であることから，一般臨床使用にとって魅力的である（Donders, 1996 も参照）。SCT と CCT は，加えて，比較的安く，もち運びしやすい利点もある。

実　施：マニュアル版

　簡単に述べると，被検者にテスト項目を提示する装置は，スライドプロジェクター，スライドを映すスクリーンつきのコンソール，そして検査者の操作盤からなっている。全体としてテストの概念は，提示された4つの刺激から1つを選択することにより，背後にある原理を見出すことである。被検者は，左から右に1, 2, 3, 4（小児用では色つきノブ）と番号をうたれ，スクリーンのすぐ下に置かれた4つのレバーの1つを押して反応する。正解の反応ではチャイムがなり，不正解にはブザーがなる。

　カテゴリーテストを実施する目的は，通常，被検者の抽象化あるいは概念形成能力を測定することである。この目的を達成するためには，検査者は被検者に最善を尽させる必要がある。私たちは，反応する前に各被検者が注意深く各項目を観察することを主張している。一般的に被検者はテストに対し興味をもって反応し，正確に答えようとする明らかな努力を示す。時折患者は明らかに適当に答えるが，そのような場合には，検査者は，患者に真面目に努力させるように試みなければならない（あるいは，もしこれが不可能なら，そのテ

ストの結果は妥当性を欠くと宣言する)。主な目的が，よい成績を得ようとする動機づけというより，患者の概念形成能力を測定することであるので，さまざまな工夫が必要とされる。一部の患者は注意深く項目を観察したり（ある場合には，反応を許す前に図を記述させなければならない），あるいは特定の反応を選択する理由を述べるよう指示しなければならない。単に「ただ推測している」と言う患者には，「ただ推測する」のではなく「原則を見つけてごらんなさい」と励まさねばならない。

一般的規則として，検査者が必要と思うときには，指示のどの部分でもくり返してよい。私たちの目的は，被検者に，彼または彼女が直面している問題やその解決に含まれる規則をはっきり理解させることである。原理そのものは，けっして被検者には教えられないが，概念形成の能力が極端に障害されている被検者にテストするときには，注意深く絵を観察するよう促すことが必要になるだろう。刺激材料の説明を必要とし，その後「何が正しい答か，思い当たりませんか？」というような検査者の質問がなされる。しばしばこれが背後にある原理への手がかりを提供するので，絵がどのように変化したかに注意し記憶するように促す。そして彼らが正しく答えたときにはその理由を考えるようにしむける。被検者はめったに検査者に原理を教えるようには求めないが，先のような会話の中で，検査者が不注意にも患者の仮説に不当にも激励してしまうことがある。検査者が常に心得ておくべきことは，質問と助言は規定の指示目的に合致しているべきであって，テストによって提示された問題の解決と関連した情報を与えるべきではないことを忘れてはならない。唯一の情報は各反応の後のベルかブザーだけである。

ほとんどの被検者は，決められた指示によって与えられる以上の情報や指示がなくても，カテゴリーテストを受けることができる。障害のある被検者は，時にテストを腹立たしく，いらいらさせられると感じる。検査者は，被検者が課題を解き続けるよう励ますあらゆる努力をしなければならない。もし，被検者が下位検査III～VIのいずれかの最初の20項目で進歩する徴候がなく，また課題に極端な欲求不満を示すようなら，テストを完了できないリスクをおかすより，この時点でその下位検査を中断して，誤答得点を比例配分する（線形外挿法）ほうがよい。

全体として，装置は，事実上多肢選択的状況を形作っている。投射キャビネットの前にある被検者のキーボードは，被検者の選択を客観的に示すことができる。検査者の操作盤は「正しい答」にはすべて反応し，連続的に項目が提示されるのをコントロールする。

テスト項目は，スライドプロジェクターで投影される。スライドは，I～IVまで変化する8つのローマ数字の項目で始まる。被検者のボード上のキーには番号がうたれていて，最初の下位検査は，被検者のキーとスクリーン上の項目とを結びつけるのに役立ち，またテストの手続きを被検者に教え，テストの不安を取り除く。各下位検査あるいはグループ間には1つの空白のコマがある。

オン・オフのマスタースイッチは，検査者の操作盤の左側に置かれている。このスイッチが入れられると，スクリーンと検査者の操作盤が使用可能となる。

連続した項目がスクリーン上に現れるようにする手動スイッチは，検査者の操作盤の右側に置かれている。このスイッチが素早く1回押されると，スクリーン上では前の項目から新しい項目に置き換わる。スイッチを押し続けてはいけない。

検査者の操作盤の中央には，被検者の4つの反応キーに対応する4方向コントロールスイッチが置かれている。被検者のボード上のいずれかのキーを正答にセットする（チャイムを鳴らす）ためには，ハンドルを適切な番号がついたスロットにセットする。用意された記録用紙の空白は，検査者に各項目ごとのこのスイッチの適切なセッティングを知らせてくれる。

スライドを変える前には，いつも，解答キーをセットする。さらにいくつかの要点が簡潔に述べられなければならない。

1．スピードは問題とされず被検者に急がせる必要はないが，座ってぼんやりしていたり，不当に反応時間が長くなってはならない。一部の被検者では，ほどほどに機敏な判断をするよう励まさ

れないと，テストの継続性が損なわれ，よい得点を得る見込みも減ることがある。

　2．検査者は，被検者の成績にずっと注目しているだけでなく，スライドの順番が狂ったら素早く解答スイッチを変更する必要があり，常にスクリーン上のスライドに気を配っておかねばならない。

　3．検査室は幾分暗くするべきだが，検査者が誤りを記録できるくらいには十分に明るくなければならない。

　4．被検者はスクリーンの正面に座らなければならない。特に色は角度によっては見づらい。

　成人用マニュアル版―標準版（原版）。成人版は15歳6カ月以上の年齢を適用範囲とする。患者に対し次のように言う。「このスクリーンにさまざまな幾何学模様が見えます。スクリーン上のパターンが，あなたに1～4までの数字のどれかを思い出させるでしょう。あなたの前のキーボードでは（指で示す），キーに1，2，3，4と番号がつけられています。あなたは，スクリーン上のパターンから思い出されるものと同じ数字のキーを押さなければなりません。すなわち，スクリーン上の絵が数字の1を思い出させるなら，1番のキーを押してください。もしスクリーン上の絵が数字の2を思い出させるなら2番のキーを押してください。同じように続けてください。例えば，これはどの数字を思い出させますか？」

　最初のスライドをセットする。もし被検者が「1」と言ったとしたら，被検者はどのキーを押すべきかたずねる。被検者が1番のキーを押した後，「いま聞こえたベルは，あなたが正しく答えたことを示しています。あなたが正答するたびにベルの音が聞こえます」と言う。正しくないキーが押されたときには何が起こるかをみるために，他のキーの1つを押すよう被検者に指示する。そして，「あなたが間違った答をしたときに聞こえるのがブザーです。このようにして，そのたびに，答が正しいか誤りか知らされます。しかし，スクリーンの各絵に対して，1回の選択しかできません。もしあなたが間違えば，すぐ次の絵に進みます」と言う。

　下位検査Ⅰに進む。「さて，この絵に対してどのキーを選びますか？」と言う。下位検査Ⅰの後，「これで最初の下位検査は終わりです。このテストは7つの下位検査に分けられています。各下位検査では，下位検査全体を通して通用する1つの概念あるいは原理があります。もしあなたが，下位検査の概念あるいは原理を見出したら，その概念を用いることでいつも正答が得られるでしょう。今度は，2番目の下位検査を始めます。その中の概念は練習と同じかもしれませんし，違うかもしれません。よく考えてください」と言う。

　下位検査Ⅱに進む。下位検査Ⅱの後に，「これで2番目の下位検査を終わります。たぶんあなたも気づいているように，あなたは必ずしも，提唱されている数字を見つけるために数字を見る必要はありません。四角，円や他の図形が見えたでしょう。あなたが気づいているかどうかわかりませんが，これらの各下位検査では，全体を通して支配する1つの概念あるいは原理があります。一旦あなたがその概念を理解しますと，正答を得るためにそれを応用し続けましょう。さてここで，3番目の下位検査を始めます。概念は最後のものと同じかもしれませんし，違うかもしれません。概念が何であるかを見つけ，正答するためにそれを使ってください。下位検査を通して概念は同じであることを忘れないでください。いつ1つの下位検査が完了し，新しいものが始められるかは，私が教えます」と言う。

　下位検査Ⅲに進む。下位検査Ⅳでは，スライド#6（数字のない最初のスライド）の後に，「これはまだ同じグループですが，数字がありません。原理はまだ同じです」と言う。下位検査Ⅲ，Ⅳ，Ⅴの後に，「これで，その下位検査が終わりました。これからは次の下位検査を始めます。そこでの概念は最後のものと同じものかもしれないし，異なるかもしれません。よく考えてください」と言う。

　下位検査Ⅵの後で，「最後の下位検査は，あなたがすでに前の下位検査で見た項目から構成されていますので，グループを通して支配する1つの概念や原理があるわけではありません。最後にそのパターンを見たときの正答は何であったかを思い出し，再び同じ答をしてください」と言う。

中間年齢用マニュアル版―標準型。この版は，9～15歳の小児用に編集されている。標準版での指示は上述のものと同様である。しかし，課題は6つの下位検査から構成されていることに注意すること。下位検査5に続いて，「5番目の下位検査が終わり，これから最後のテストを始めます。この最後の下位検査は，あなたが以前見た絵で構成されていますので，下位検査を通して支配する1つの概念や原理はありません。あなたがその絵を最初に見たときの正答を思い出し，同じ答をしてください」と言う。

小児用版―標準型。このテストは，5～8歳の小児か精神遅滞が疑われる個人に使用される。テストのこの版では，数字をつけられたキーディスクが，色のついたもので置き換えられている。1，2，3，4の順番が，赤，青，黄，緑に変っている。以下のように言う。「このスクリーン上にさまざまな形や図案の絵が見えます。それぞれの絵からあなたは，赤，青，黄，緑の中のどれか1つの色を思いつくでしょう。あなたの前にあるキーボードの，キーの色が違っていることに気づくでしょう。これは赤で，これは青，これは黄でこれは緑です（指し示す）。あなたが絵を見たときに思いつく色と同じ色のキーを押してください。例えば，これでどの色を思いつきますか」と言う。

最初の絵―赤い円―映し出す。もし被検者が「赤」と言ったら，どのキーを押すかたずねる。被検者がキーを押したら，「あれがあなたの答が正しかったことを意味するベルです。他のキーを押してみて，答が間違っている時何が起こるか確かめてください」と言う。

被検者がこれを行った後，「これはブザーで，答が誤りであることを意味しています。このようにしてあなたは，答が正しいか誤りかをそのたびに知ることができますが，各図案ごとに1つのキーしか押せません。もしあなたが間違ったら私たちはすぐ次へと進みます。いくつか試してみましょう」と言う。

最初の下位検査の後に，「これで最初の絵のグループを終えました。これから，次のグループを始めます。あなたは，どのキーを選ぶか，正しい理由を見つけなければなりません。もしあなたが，答が正しいか誤りかの理由を見出すことができたならば役に立ちます。なぜならその理由はグループを通してずっと同じだからです」と言う。

第2の下位検査に進む。どの時点で，どの内容の指示をくり返してもよいが，被検者に決して原理を話してはならない。検査者は，指示のどの部分をくり返す必要があるかに気づくよう注意していなければならない。小児は，ただあてずっぽうな推測をするのではなく，自分が選択した理由を見つけるよう頻回に思い起こさせる必要がある。被検者がテストで困っているときには，被検者に，反応する前に刺激図について説明すること，以前にどのような項目が示されたかを思い出すこと，前の絵とどう違っているかをみること，そしてどれか1つのシステムが正しい理由をみつけるよう試みることを求める。

次のように言う。「これから3番目のグループを始めます。このグループは，あなたがちょうど終了したものと違うかもしれないし，同じかもしれません。正しい答をみつけられるかやってみましょう」と言う。

第3の下位検査の場合と同じタイプの前置きを用い，第4の下位検査に進む。5番目の下位検査を始める前に，次のように言う。「これから最後のグループを始めます。このグループではあなたが前に見たことのある絵が集められていますので，あなたの記憶をテストすることになります。あなたが最初に絵を見たときの正答を思い出すよう努め，同じ答をもう一度してください」。被検者が正しく答えたときは，テストの間いつでも，好意的にコメントすることを躊躇してはいけない。

小冊子版（小冊子版カテゴリーテスト，簡易版カテゴリーテスト，小児版カテゴリーテスト）。原典参照。要するに，検査者は一連のカードを連続的に提示する。被検者は，反応カードにプリントされた4つの色の1つか（5～8歳の被検者用）または4つの数字の1つ（9歳以上の被検者用）を指示するか言葉で特定することで反応する。検査者は，各反応に続いて「正しい」か「間違い」かを言う。

		サンプル得点記録用紙					
氏名：		Halstead カテゴリーテスト （標準成人版）			日付：		
検査者：					得点：		
	I	II	III	IV	V	VI	VII
1.	1	1	1	1	1	1	1
2.	3	3	3	3	3	3	3
3.	1	1	1	1	1	1	1
4.	4	4	4	4	4	4	4
5.	2	2	2	2	2	2	2
6.	4	4	4	4	4	4	4
7.	1	1	1	1	1	1	1
8.	2	2	2	2	3	2	2
9.	E −	3	3	3	3	3	3
10.		2	2	2	3	2	2
11.		3	3	3	3	3	3
12.		1	1	1	1	1	1
13.		4	4	4	4	4	4
14.		3	3	3	3	3	3
15.		4	4	4	4	4	4
16.		2	2	2	2	2	2
17.		1	1	1	1	1	1
18.		4	4	4	4	4	4
19.		1	1	1	1	1	1
20.		3	3	3	3	3	3
21.		E −	2	2	2	2	本テスト終了
22.			1	1	1	1	
23.			2	2	2	2	余り
24.			4	4	4	4	項目
25.			3	3	3	3	
26.			2	2	2	2	
27.			4	4	4	4	
28.			3	3	3	3	
29.			1	1	1	1	
30.			4	4	4	4	
31.			2	2	2	2	
32.			1	1	1	1	
33.			3	3	3	3	
34.			1	1	1	1	
35.			3	3	3	3	
36.			2	2	2	2	
37.			4	4	4	4	
38.			3	3	3	3	
39.			4	4	4	4	
40.			2	2	2	2	
			E −	E −	E −	E −	

図 8−1　Halsteadカテゴリーテスト（成人版）サンプル得点記録用紙

およその実施時間

標準版は約 40 分必要だが，障害者は 2 時間かかるだろう。簡易版は約 20 分かかる。

採点方法

誤答の総数を記録する。成人，中間年齢，そして小児用の標準版カテゴリーテストのサンプル得点用紙は図 8−1〜8−3 に示されている。

サンプル得点記録用紙
Halstead カテゴリーテスト（中間年齢版）

氏名：＿＿＿＿＿＿＿＿＿＿＿＿＿＿＿＿　　日付：＿＿＿＿＿＿＿＿＿＿＿＿＿
検査者：＿＿＿＿＿＿＿＿＿＿＿＿＿＿　　得点：＿＿＿＿＿＿＿＿＿＿＿＿＿

	I	II	III	IV	V	VI
1.	1	1	1	1	1	1
2.	3	3	3	3	3	3
3.	1	1	1	1	1	1
4.	4	4	4	4	4	4
5.	2	2	2	2	2	2
6.	4	4	4	4	4	4
7.	1	1	1	1	1	1
8.	2	2	2	2	2	2
9.	E =	3	3	3	3	3
10.		2	2	2	2	2
11.		3	3	3	3	3
12.		1	1	1	1	1
13.		4	4	4	4	4
14.		3	3	3	3	3
15.		4	4	4	4	4
16.		2	2	2	2	2
17.		1	1	1	1	1
18.		4	4	4	4	4
19.		1	1	1	1	1
20.		3	3	3	3	3
21.		E =	2	2	2	E =
22.			1	1	1	
23.			2	2	2	
24.			4	4	4	
25.			3	3	3	
26.			2	2	2	
27.			4	4	4	
28.			3	3	3	
29.			1	1	1	
30.			4	4	4	
31.			2	2	2	
32.			1	1	1	
33.			3	3	3	
34.			1	1	1	
35.			3	3	3	
36.			2	2	2	
37.			4	4	4	
38.			3	3	3	
39.			4	4	4	
40.			2	2	2	
			E =	E =	E =	

図8-2　Halsteadカテゴリーテスト（中間年齢版）サンプル得点記録用紙

考　察

　奇数偶数の折半法と係数 α が，標準版カテゴリーテストの内部整合性を計算するために使用される。健常および脳損傷成人のサンプルで高い信頼係数（.95以上）が得られた（Charter et al., 1987；Moses, 1985；Shaw, 1966）。小冊子版のSCTとCCTの折半信頼係数はやや低いが（SCTで.81；CCTのレベル1で.88, レベル2で.86），まだ信頼に足るものである（Boll, 1993；Wetzel & Boll, 1987）。Chocaら（1987）は，下位検査ⅠとⅡの難易度から下位検査Ⅲのそれへは，特に急激な飛躍

図8-3 Halsteadカテゴリーテスト（8歳以下の小児）サンプル得点記録用紙

があると主張している。

　障害されていない人では，検査─再検査信頼性は低い（r＝.60）。重症の神経症患者では，2年の間隔を置いても，カテゴリーテストは.90以上の高い再検査信頼性を示す（Matarazzo et al., 1974；Goldstein & Watson, 1989；Russell, 1992）。小児や統合失調症者のケースでは相互関係はやや低く，.63〜.72の範囲にある（Goldstein & Watson, 1989; Wetzel & Boll, 1987）。この係数のぶれは相当なものであるが，これらは両方のテスト実施において被検査者が，多かれ少なかれ同じ順位にランクされることを意味するにすぎないことに注意しなければならない。これらは，被検者が両方の実施で同じ得点を獲得したという意味ではない。事実，中等度に障害された神経疾患患者でさえ，有意な変化すなわち学習効果が現れる

（Boll, 1993; Dodrill & Troupin, 1975）。したがって改善（学習効果）の欠如は異常の指標になり得る。

　Holzら（1996）は，脳損傷患者と健常対照者の混合グループに対し，小冊子とプロジェクター版の双方を実施した。両方式間の個々の下位検査と全得点の相関は，一般的に脳損傷サンプルでは大きかった（全得点 r＝.88）。しかし，対照者間の相関は低かった（全得点 r＝.42）。プロジェクターと小冊子形式でもたらされた平均誤答得点と分散には有意差はなかった。さらに，2つの方式の平均実施時間は，脳損傷や対照群で違いはなかった。結局これらのデータは，2つの方式がおそらく同様に解釈されうることを示唆している。

　全得点では，Wechsler知能尺度の動作性下位検査（積木模様，組合せ問題）と高い負荷を共有

している (Klonoff, 1971; Lansdell & Donnelly, 1977)。このように，これは，非言語的知能とは異なる能力を区別できないようである (Lansdell & Donnelly, 1977; しかし，外傷性脳損傷の子供でWISC-R PIQ と CCT の間に約 13％というわずかな共分散を報告した Donders, 1996 も参照)。さらに，カテゴリーテストと学習と記憶の神経心理学的尺度との間に軽度な関連性があり (Bertram, Abeles, & Snyder, 1990; Boll, 1993; Fischer & Dean, 1990)，このテストの，学習能力の尺度としての価値にいくらかの根拠を与えている。しかしそれは，純粋な能力構成としての学習を評価するものではない。

カテゴリーテストがいくつかの下位検査から成り立っている事実にも拘わらず，臨床解釈とほとんどの研究は，(おそらく誤りであろうが) 単一の複合得点に依存する傾向がある。カテゴリーテストは，多くの異なる因子に負荷する複合尺度であると一般的に合意されている。最近，Johnstone ら (1997) は，神経心理学的検査を依頼された 308 例の患者の混合サンプルを用いて，7 つの下位検査全てが同じ推理概念を測定するという仮説を調査した。他の神経心理学的尺度 (WAIS-R, WMS-R, 線引きテスト，TPT) とカテゴリー下位検査の因子分析では，カテゴリー下位検査が，知能や他の神経心理学的尺度とは別個の 3 つの因子に負荷していることがわかり，それらは象徴認知/計数 (下位検査 1 と 2)，空間的位置の推理 (下位検査 3，4 と 7)，および比例推理 (下位検査 5 と 6) と命名された。

カテゴリーテストはいろいろな脳障害に鋭敏である (Choca et al., 1997 の最近の論評を参照)。カテゴリーテストは，神経学的損傷の有無を評価するのに，Halstead-Reitan の全バッテリーとほとんど同じくらい感度がよいことに注目すべきである (Adams & Trenton, 1981)。しかし，カテゴリーテストは，本来，前頭葉損傷を見つけるために作られたのであるが (Halstead, 1947)，脳損傷の特別な部位または側方性との一貫した関連性を示すわけではない (Anderson et al., 1995; Bornstein, 1986; Doehring & Reitan, 1962; Klove, 1974; Hom & Reitan, 1990; Lansdell & Donnelly, 1977; Pendleton & Heaton, 1982; Reitan & Wolfson, 1995)。成績の低下は，いかなる明白な神経学的症状もみられない抑うつの患者にも起こる (Savard et al., 1980)。特に非妄想型の統合失調症患者もこのテストで障害を示す (Steindl & Boyle, 1995)。

患者の努力も，カテゴリーテストで評価されうる。Bolter (私信, 1995) は，ほとんどの健常および神経学的障害のある個人が正答する HCT の 14 項目を同定した。これらの項目は Bolter Validity Index (VI) を構成しており，下位検査Vの3項目 (27, 30, 33)，下位検査VIの5項目 (4, 18, 21, 24, 30)，下位検査VIIの3項目 (6, 10, 13) を含んでいる。およそ 98％の健常者が，全てのこれらの項目で正答し，ほんの 2％だけが 1 項目で失敗した。健常者では 1 項目以上失敗した者はいなかった。脳損傷患者の中では，78％が全ての 14 項目で正答し，16％が 1 項目，4％が 2 項目，2％が 4 項目で失敗した。全体で脳損傷サンプルの 98％が，2 未満のVI得点であった。Tenhula と Sweet (1996) は，これらのめったに失敗しない項目は，詐病を教唆された健常者と脳損傷者とを区別するのに有効であることを報告した (86％の的中率)。しかし Trueblood と Schmidt (1993) は，「稀な誤答」の数では，詐病が疑われる人と脳損傷対照者間に有意差は見出せなかった。それは，このような指標はめったに現われないので，その欠如がテストプロトコールの妥当性を実証するわけでもないとすれば，その存在は非妥当性を示唆するということであろう (Trueblood & Schmidt, 1993)。Tenhula と Sweet (1996) は，下位検査 I，IIとVIIの極端に多い誤答数も詐病の疑いを高めることを示唆している。

カテゴリーテストとウィスコンシンカード分類テスト (WCST) の両方が，反応に付随したフィードバックによる分類原理の推測，それが効果的である間の原理の使用，そして，それがもはや有効でなくなったときに原理を放棄する能力を，部分的に必要としている。しかしながら，この 2 つのテストは同一ではない (Adams et al., 1995; Donders & Kirsch, 1991; King & Snow, 1981; O'Donnell et al., 1994; Pendleton & Heaton, 1982;

表8-1. 成人用 Halstead カテゴリーテストの標準方式での重症度の範囲（誤答）

	完全に正常	正常	軽度の障害	重度の障害
HCT	0-25	26-45	46-65	65+

出典：Reitan と Wolfson, 1985。

Bond & Buchtel, 1984; Gelowitz & Paniak, 1992; Perrine, 1993)。Perrine (1993) は，この2つのテストがほんのわずかな共分散しか示さず，概念形成の異なる側面に関係していることを見出した。WCST は，関連する特徴を区別するなどの同定に関わり，CT の方はそれ以上に規則学習に関わっていて分類規則の推理能力を評価する。Bond と Buchtel (1984) は，CT で求められている知覚抽象能力は，WCST によって求められているものより難しいことを指摘した。他方，WCST では，被検者が正しいマッチング原理が予告なしに周期的に変わることを理解する必要がある。CT は，そのような要求はしない。WCST は，CT にはない保続傾向の尺度も提供する。最近，Adams ら(1995)は，アルコール依存症患者では，HCT の下位検査VIIが，前頭葉の帯状回，背外側および眼窩内側領域における糖代謝と相関すると報告した。達成されたカテゴリーの WCST 要約尺度は，帯状回の糖代謝とだけ相関した。他方 Anderson ら(1995)は，68名の外傷性脳損傷患者について MRI 検査を実施したところ，CT と WCST の成績はともに脳損傷によって変化していたが，いずれも限局した前頭葉損傷の大きさ，前頭葉損傷の有無，非特異的構造変化（萎縮）の程度などとは関連がなかったという。

これらのテストの1つあるいは両方を使用するかどうかは診断上の疑問による。例えば，もし検査者が保続傾向を検査したいなら，WCST を選択すべきである。他方，もし検査者が抽象能力のより難しく感度のいい尺度を望むなら，CT が好ましい。実施効果の順番を考えて（Brandon & Chavez, 1985; Franzen et al., 1993），臨床家は，2つの道具のどちらが受診理由に関する最良の情報を提供できるかを考慮し，患者にはそのテストだけを使用するべきである。

標準データ

成人版。カテゴリーテストの208項目版で，Reitan は，成人の誤答得点50〜51をカットオフ誤答得点として奨励している。これはチャンスレベルの成績であることに注目を要する。さまざまな障害の程度を示す得点の幅は，標準方式で定義されている（Reitan & Wolfson, 1985）（表8-1)。

年齢，教育，知能水準，および人種が，カテゴリーテストの成績に影響する（Arnold et al., 1994; Boll, 1993; Dodrill, 1987; Ernst, 1987; Heaton, Grant, & Mathews, 1991; Leckliter & Matarazzo, 1989; Prigatano & Parsons, 1976; Seidenberg et al., 1983)。当然のことであるが，複雑な問題解決能力測定の成績は，加齢，低い学歴，低い知能水準，および生まれ育った国でないことで不利な結果を招く。成人用の表8-1に示された標準は，平均的知的能力をもった比較的若い人のサンプルから導かれていることに注目することが重要である。40歳以上および平均以下の学歴や知的能力をもつ被検者に，これらの得点を適用することは診断上誤った結論をもたらしうる。標準208項目版の，20〜80歳までの成人用標準データは，Heaton, Grant, と Mathews (1991) より入手できる。そのデータは年齢（10レベル），学歴（6レベル）および性によって分割されている。しかしながら，全サンプル量の規模（$n=486$)，その結果として各カテゴリーの被検者数が非常に小さいので妥当性には限界のあることに注意を要する。もし，彼らのマニュアルを使用するとしたら，誤答素点がまず尺度得点へ，さらに T 得点へ変換されなければならない。Alekoumbides ら (1987) は，年齢と学歴で標準版の得点を修正する表を作り，異なる方法を提案した。表8-2には，修正得点を得るために加減する数値が記されている。修正得点は表8-3を用いて，標準得点（平均=100，SD=15）に変換される。修正得点は表のコラム A にリストされ，標準化得点はコラム B にリストされている。

表 8-2. カテゴリーテスト（誤答得点）。年齢および教育年数による修正

教育年数

年齢	0	1	2	3	4	5	6	7	8	9	10	11	12	13	14	15	16
25	-13.	-11.	-8.	-6.	-3.	-1.	2.	4.	6.	9.	11.	14.	16.	18.	21.	23.	26.
26	-14.	-11.	-9.	-6.	-4.	-2.	1.	3.	6.	8.	11.	13.	15.	18.	20.	23.	25.
27	-14.	-12.	-9.	-7.	-5.	-2.	0.	3.	5.	7.	10.	12.	15.	17.	20.	22.	24.
28	-15.	-13.	-10.	-8.	-5.	-3.	-0.	2.	4.	7.	9.	12.	14.	16.	19.	21.	24.
29	-16.	-13.	-11.	-8.	-6.	-4.	-1.	1.	4.	6.	9.	11.	13.	16.	18.	21.	23.
30	-16.	-14.	-12.	-9.	-7.	-4.	-2.	1.	3.	5.	8.	10.	13.	15.	18.	20.	22.
31	-17.	-15.	-12.	-10.	-7.	-5.	-2.	-0.	2.	5.	7.	10.	12.	14.	17.	19.	22.
32	-18.	-15.	-13.	-10.	-8.	-6.	-3.	-1.	2.	4.	7.	9.	11.	14.	16.	19.	21.
33	-18.	-16.	-14.	-11.	-9.	-6.	-4.	-1.	1.	3.	6.	8.	11.	13.	16.	18.	20.
34	-19.	-17.	-14.	-12.	-9.	-7.	-5.	-2.	0.	3.	5.	8.	10.	12.	15.	17.	20.
35	-20.	-17.	-15.	-12.	-10.	-8.	-5.	-3.	-0.	2.	4.	7.	9.	12.	14.	17.	19.
36	-20.	-18.	-16.	-13.	-11.	-8.	-6.	-3.	-1.	1.	4.	6.	9.	11.	14.	16.	18.
37	-21.	-19.	-16.	-14.	-11.	-9.	-7.	-4.	-2.	1.	3.	6.	8.	10.	13.	15.	18.
38	-22.	-19.	-17.	-14.	-12.	-10.	-7.	-5.	-2.	0.	2.	5.	7.	10.	12.	15.	17.
39	-22.	-20.	-18.	-15.	-13.	-10.	-8.	-5.	-3.	-1.	2.	4.	7.	9.	11.	14.	16.
40	-23.	-20.	-18.	-16.	-13.	-11.	-9.	-6.	-4.	-1.	1.	4.	6.	8.	11.	13.	16.
41	-24.	-21.	-19.	-16.	-14.	-12.	-9.	-7.	-4.	-2.	0.	3.	5.	8.	10.	13.	15.
42	-24.	-22.	-19.	-17.	-15.	-12.	-10.	-7.	-5.	-3.	-0.	2.	5.	7.	9.	12.	14.
43	-25.	-22.	-20.	-18.	-15.	-13.	-10.	-8.	-6.	-3.	-1.	2.	4.	6.	9.	11.	14.
44	-26.	-23.	-20.	-18.	-16.	-13.	-11.	-8.	-6.	-4.	-1.	1.	3.	6.	8.	11.	13.
45	-26.	-23.	-21.	-19.	-16.	-14.	-11.	-9.	-7.	-4.	-2.	0.	3.	5.	7.	10.	12.
46	-27.	-24.	-22.	-19.	-17.	-15.	-12.	-10.	-7.	-5.	-2.	-0.	2.	4.	7.	9.	12.
47	-27.	-25.	-22.	-20.	-17.	-15.	-13.	-10.	-8.	-6.	-3.	-1.	1.	4.	6.	9.	11.
48	-28.	-25.	-23.	-20.	-18.	-16.	-13.	-11.	-8.	-6.	-4.	-1.	1.	3.	5.	8.	11.
49	-29.	-26.	-24.	-21.	-19.	-16.	-14.	-11.	-9.	-7.	-4.	-2.	-0.	2.	5.	7.	10.
50	-29.	-27.	-24.	-22.	-19.	-17.	-15.	-12.	-10.	-7.	-5.	-2.	-0.	2.	4.	7.	10.
51	-30.	-27.	-25.	-23.	-20.	-18.	-15.	-12.	-10.	-8.	-6.	-3.	-1.	2.	4.	7.	9.

出典：Alekoumbides ら (1987)。許可を得て転載。

表8−3. カテゴリーテストの修正および標準得点

A	B	A	B	A	B	A	B	A	B
156.	40.	118.	64.	81.	88.	43.	113.	6.	136.
155.	41.	117.	65.	80.	89.	42.	113.	5.	137.
154.	41.	116.	66.	79.	89.	41.	114.	4.	138.
153.	42.	115.	66.	78.	90.	40.	115.	3.	138.
152.	43.	114.	67.	77.	91.	39.	115.	2.	139.
151.	43.	113.	68.	76.	91.	38.	116.	1.	140.
150.	44.	112.	68.	75.	92.	37.	116.	0.	140.
149.	45.	111.	69.	74.	93.	36.	117.	-1.	141.
148.	45.	110.	70.	73.	93.	35.	118.	-2.	141.
147.	46.	109.	70.	72.	94.	34.	118.	-3.	142.
146.	46.	108.	71.	71.	95.	33.	119.	-4.	143.
145.	47.	107.	71.	70.	95.	32.	120.	-5.	143.
144.	48.	106.	72.	69.	96.	31.	120.	-6.	144.
143.	48.	105.	73.	68.	97.	30.	121.	-7.	145.
142.	49.	104.	73.	67.	97.	29.	122.	-8.	145.
141.	50.	103.	74.	66.	98.	28.	122.	-9.	146.
140.	50.	102.	75.	65.	98.	27.	123.	-10.	147.
139.	51.	101.	75.	64.	99.	26.	124.	-11.	147.
138.	52.	100.	76.	63.	100.	25.	124.	-12.	148.
137.	52.	99.	77.	62.	100.	24.	125.	-13.	149.
136.	53.	98.	77.	61.	101.	23.	125.	-14.	149.
135.	54.	97.	78.	60.	102.	22.	126.	-15.	150.
134.	54.	96.	79.	59.	102.	21.	127.	-16.	150.
133.	55.	95.	79.	58.	103.	20.	127.	-17.	151.
132.	55.	94.	80.	57.	104.	19.	128.	-18.	152.
131.	56.	93.	80.	56.	104.	18.	129.	-19.	152.
130.	57.	92.	81.	55.	105.	17.	129.	-20.	153.
129.	57.	91.	82.	54.	106.	16.	130.	-21.	154.
128.	58.	90.	82.	53.	106.	15.	131.	-22.	154.
127.	59.	89.	83.	52.	107.	14.	131.	-23.	155.
126.	59.	88.	84.	51.	107.	13.	132.	-24.	156.
125.	60.	87.	84.	50.	108.	12.	132.	-25.	156.
124.	61.	86.	85.	49.	109.	11.	133.	-26.	157.
123.	61.	85.	86.	48.	109.	10.	134.	-27.	158.
122.	62.	84.	86.	47.	110.	9.	134.	-28.	158.
121.	63.	83.	87.	46.	111.	8.	135.	-29.	159.
120.	63.	82.	88.	45.	111.	7.	136.	-30.	159.
119.	64.			44.	112.			-31.	160.

注：A＝修正；B＝標準。
出典：Alekoumbidesら，1987。

簡易版カテゴリーテスト（Wetzel & Boll, 1987）の標準データは，比較的少数の健常人（$n=120$）に基づいている。マニュアルは，年齢（45歳以下，46歳以上）で分割された表を提供している。誤答素点は正規化されたT得点とパーセンタイル順位当量に変換される。45歳以下の被検者では41のカットオフポイントが推奨されており，46歳以上の被検者では46のカットオフポイントが示唆されている。

中間年齢版。多くの研究者が標準中間年齢版（168項目）の標準データを集めている。Trites（1977）のデータは，神経心理クリニックに評価のため紹介された患者から集められているため，おそらく避けた方がよい。Knights（1966）およびSpreenとGaddes（1969）の両方が，健常学童用

表8−4. 中間年齢版 HCT（168項目）の平均総誤答数

年齢	n	平均	SD	範囲
9	22	59.5	17.7	19-93
10	56	50.0	16.9	15-84
11	50	43.3	18.5	10-79
12	72	36.2	16.5	9-89
13	52	34.6	17.2	7-84
14	43	31.3	11.1	12-53
15	41	30.6	12.3	13-61

出典：Spreen と Gaddes, 1969。標準は正常学童集団に基づいている。

表8−5. 小児用 HCT（80項目）の平均総誤答数

年齢	n	平均	SD
2-5	154	38.66	11.10
6	54	22.76	11.16
7	60	18.94	10.80
8	65	13.09	6.39

出典：Klonoff と Low, 1974。標準は小児科医に紹介された正常な小児集団に基づいている。

の標準中間年齢版のデータを報告している。Knights (1966) の報告では，全ての年齢レベルでのサンプル量が非常に小さい。Spreen と Gaddes (1969) が提供している基準は，サンプル量の点でより適切であり，表8−4に示されている。しかしながらそれらは幾分古い。

CCT，レベル2（100項目；Boll, 1993）のマニュアルは，米国人口を代表すると考えられる比較的大きなサンプルより得られた，9〜16歳の小児用の最近の標準データを載せている。素点は標準得点T得点と等価のパーセンタイル順位に変換されている。

小児版。標準形式で，Knights (1966) は，健常学童集団に基づいて5〜8歳用の標準を提供している。しかしながら，全ての年齢レベルでのサンプル量は非常に小さい。Klonoff と Low (1974) による標準データは，サンプル量がより大きいためすぐれている。これらのデータは表8−5に示されている。

Boll (1993) は，米国を代表する非常に大きなサンプルに基づいて，小児版カテゴリーテスト（CCT），レベル1（5〜8歳11カ月）の小冊子方式による最新の標準を提供している。この新しい標準は，時とともに個人の平均成績が上昇する傾向（Flynn, 1984）に合わせて，Klonoff と Low (1974) によって報告されたものより高い標準を定めている。マニュアル（Boll, 1993）に示されている表を使用することで，誤答素点は T 得点と等価のパーセンタイル順位に変換される。

文 献

Adams, K.M., Gilman, S., Koeppe, R., Klain, K., Junck, L., Lohman, M., Johnson-Greene, D., Berent, S., Dede, D., Kroll, P. (1995). Correlation of neuropsychological function with cerebral metabolic rate in subdivisions of the frontal lobes of older alcoholic patients measured with [^{18}F] Fluorodeoxyglucose and Positron Emission Tomography. *Neuropsychology, 9,* 275-280.

Adams, R.L., & Trenton, S.L. (1981). Development of a paper-and-pen form of the Halstead Category Test. *Journal of Consulting and Clinical Psychology, 49,* 298-299.

Alekoumbides, A., Charter, R.A., Adkins, T. G., & Seacat, G. F. (1987). The diagnosis of brain damage by the WAIS, WMS, and Reitan battery utilizing standardized scores corrected for age and education. *The International Journal of Clinical Neuropsychology, 9,* 11-28.

Anderson, C.V., Bigler, E.D., & Blatter, D.D. (1995). Frontal lobe lesions, diffuse damage, and neuropsychological functioning of traumatic brain-injured patients. *Journal of Clinical and Experimental Neuropsychology, 17,* 900-908.

Arnold, B.R., Montgomery, G.T., Castaneda, I., & Longoria, R. (1994). Acculturation and performance of Hispanics on selected Halstead - Reitan neuropsychological tests. *Assessment, 1,* 239-248.

Bertram, K.W., Abeles, N., & Snyder, P.J. (1990). The role of learning in performance on Halstead's Category Test. *The Clinical Neuropsychologist, 4,* 244-252.

Boll, T. (1993). *Children's Category Test.* San Antonio, TX: The Psychological Corporation.

Bond, J.A., & Buchtel, H.A. (1984). Comparison

of the Wisconsin Card Sorting Test and the Halstead Category Test. *Journal of Clinical Psychology, 40,* 1251-1254.

Bornstein, R.A. (1986). Contribution of various neuropsychological measures to detection of frontal lobe impairment. *International Journal of Clinical Neuropsychology, 8,* 18-22.

Boyle, G. L. (1986). Clinical neuropsychological assessment: Abbreviating the Halstead Category Test of brain dysfunction. *Journal of Clinical Psychology, 42,* 615-625.

Brandon, A. D., & Chavez, E. L. (1985). Order and delay effects on neuropsychological test presentation: The Halstead Category and Wisconsin Card Sorting Tests. *International Journal of Clinical Neuropsychology, 7,* 152-153.

Caslyn, D.A., O'Leary, M.R., & Chaney, E.F. (1980). Shortening the Category Test. *Journal of Consulting and Clinical Psychology, 48,* 788-789.

Charter, R.A., Adkins, T.G., Alekoumbides, A., & Seacat, G.F. (1987). Reliability of the WAIS, WMS, and Reitan Battery: Raw scores and standardization scores corrected for age and education. *The International Journal of Clinical Neuropsychology, 9,* 28-32.

Charter, R.A., Swift, K.M., & Blusewicz, M.J. (1997). Age- and education-corrected, standardized short form of the Category Test. *The Clinical Neuropsychologist, 11,* 142-145.

Choca, J., & Morris, J. (1992). Administering the Category Test by computer: Equivalence of results. *The Clinical Neuropsychologist, 6,* 9-15.

Choca. J. P., Laatsch, L., Wetzel, L., & Agresti, A. (1997). The Halstead Category Test: A fifty year perspective. *Neuropsychology Review, 7,* 61-75.

DeFilippis, N.A., & McCampbell, E. (1979, 1991). *Manual for the Booklet Category Test.* Odessa, FL.: Psychological Assessment Resources.

Dodrill, C.B. (1987). What's normal? Paper presented to the Pacific Northwest Neuropsychological Association, Seattle.

Dodrill, C.B., & Troupin, A.S. (1975). Effects of repeated administrations of a comprehensive neuropsychological battery among chronic epileptics. *Journal of Nervous and Mental Disease, 161,* 185-190.

Doehring, D.G., & Reitan, R. M. (1962). Concept attainment of human adults with lateralized cerebral lesions. *Perceptual and Motor Skills, 14,* 27-33.

Donders, J., & Kirsch, N. (1991). Nature and implications on the Booklet Category Test and Wisconsin Card Sorting Test. *The Clinical Neuropsychologist, 5,* 78-82.

Donders, J. (1996). Validity of short forms of Intermediate Halstead Category Test in children with traumatic brain injury. *Archives of Clinical Neuropsychology, 11,* 131-137.

Ernst, J. (1987). Neuropsychological problem-solving skills in the elderly. *Psychology of Aging, 2,* 363-365.

Fischer, W. E., & Dean, R.S. (1990). Factor structure of the Halstead Category Test by age and gender. *International Journal of Clinical Neuropsychology, 12,* 180-183.

Franzen, M.D., Smith, S.S., Paul, D.S., & MacInnes, W. D. (1993). Order effects in the administration of the Booklet Category Test and Wisconsin Card Sorting Test. *Archives of Clinical Neuropsychology, 8,* 105-110.

Flynn, J.R. (1984). The mean IQ of Americans: Massive gains 1932-1978. *Psychological Bulletin, 95,* 29-51.

Gelowitz, D.L., & Paniak, C.E. (1992). Cross-validation of the Short Category Test-Booklet Format. *Neuropsychology, 6,* 287-292.

Gregory, R.J., Paul, J.J., & Morrison, M.W. (1979). A short form of the Category Test for adults. *Journal of Clinical Psychology, 35,* 795-798.

Goldstein, G., & Watson, J.R. (1989). Test-retest reliability of the Halstead-Reitan battery and the WAIS in a neuropsychiatric population. *The Clinical Neuropsychologist, 3,* 265-273.

Halstead, W.C. (1947). *Brain and Intelligence.* Chicago: University of Chicago Press.

Heaton, R.K., Grant, I., & Mathews, C.G. (1991). *Comprehensive Norms for an Expanded Halstead-Reitan Battery.* Odessa, Florida: Psychological Assessment Resources, Inc.

Holz, J. L., Gearhart, L. P., & Watson, C.G. (1996). Comparability of scores on projector- and booklet-administration of the Category Test in brain-impaired veterans and controls. *Neuropsychology, 10,* 194-196.

Hom, J., & Reitan, R. M. (1990). Generalized cognitive function after stroke. *Journal of Clinical and Experimental Neuropsychology,*

12, 644-654.

Johnstone, B., Holland, D., & Hewett, J. E. (1997). The construct validity of the Category Test: Is it a measure of reasoning or intelligence? *Psychological Assessment, 9,* 28-33.

King, M.C., & Snow W.G. (1981). Problem-solving task performance in brain-damaged subjects. *Journal of Clinical Psychology, 38,* 400-404.

Klonoff, H. (1971). Factor analysis of a neuropsychological battery for children aged 9 to 15. *Perceptual and Motor Skills, 32,* 603-616.

Klonoff, H., & Low, M. (1974). Disordered brain function in young children and early adolescents: Neuropsychological and electroencephalographic correlates. In R. Reitan & L.A. Davidson (Eds.), *Clinical Neuropsychology: Current Status and Applications.* New York: Wiley and Sons.

Klove, H. (1974). Validation studies in adult clinical neuropsychology. In R. Reitan & L. Davison (Eds.), *Clinical Neuropsychology: Current Status and Application.* New York: Wiley and Sons.

Knights, R. M. (1966). Normative data on tests for evaluating brain damage in children from 5 to 14 years of age. *Research Bulletin No. 20,* Department of Psychology, University of Western Ontario, London, Canada.

Labreche, T. M. (1983). *The Victoria Revision of the Halstead Category Test.* Unpublished doctoral dissertation, University of Victoria, Victoria, British Columbia, Canada.

Lansdell, H., & Donnelly, E. F. (1977). Factor analysis of the Wechsler Adult Intelligence Scale and the Halstead-Reitan Category and Tapping tests. *Journal of Consulting and Clinical Psychology, 3,* 412-416.

Leckliter, I.N., & Matarazzo, J. D. (1989). The influence of age, education, IQ, gender, and alcohol abuse on Halstead-Reitan neuropsychological test battery performance. *Journal of Clinical Psychology, 45,* 484-512.

Matarazzo, J. D., Wiens, A. N., Matarazzo, R. G., & Goldstein, S.G. (1974). Psychometric and test-retest reliability of the Halstead impairment index in a sample of healthy, young, normal men. *Journal of Nervous and Mental Disease, 158,* 37-49.

Mercer, W.N., Harrell, E.H., Miller, D.C., Childs, H.W., & Rockers, D.M. (1997). Performance of brain-injured versus healthy adults on three versions of the Category Test. *The Clinical Neuropsychologist, 11,* 174-179.

Moses, J. A. (1985). Internal consistency of standard and short forms of three itemized Halstead-Reitan Neuropsychological Battery Tests. *The International Journal of Clinical Neuropsychology, 3,* 164-166.

O'Donnell, J.P., MacGregor, L.A., Dabrowski, J. J., Oestreicher, J.M., & Romero, J.J. (1994). Construct validity of neuropsychological tests of conceptual and attentional abilities. *Journal of Clinical Psychology, 50,* 596-600.

Pendleton, M.G., & Heaton, R.K. (1982). A comparison of the Wisconsin Card Sorting Test and the Category Test. *Journal of Clinical Psychology, 38,* 392-396.

Perrine, K. (1993). Differential aspects of conceptual processing in the Category Test and Wisconsin Card Sorting Test. *Journal of Clinical and Experimental Neuropsychology, 15,* 461-473.

Prigatano, G.P., & Parsons, O.A. (1976). Relationship of age and education to Halstead test performance in different populations. *Journal of Clinical and Consulting Psychology, 44,* 527-533.

Reed, H.B.C., Reitan, R.M., & Klove, H. (1965). Influence of cerebral lesions on psychological test performances of older children. *Journal of Consulting Psychology, 29,* 247-251.

Reitan, R.M., & Davison, L.A. (1974). *Clinical Neuropsychology: Current status and applications.* Washington: Winston.

Reitan, R. M., & Wolfson, D. (1985). *The Halstead-Reitan Neuropsychologtcal Test Battery: Theory and Clinical Interpretation.* Tucson: Neuropsychology Press.

Reitan, R. M., & Wolfson, D. (1995). Category Test and Trail Making Test as measures of frontal lobe functions. *The Clinical Neuropsychologist, 9,* 50-56.

Russell, E.W., & Levy, M. (1987). Revision of the Halstead Category Test. *Journal of Consulting and Clinical Psychology, 55,* 898-901.

Russell, E.W. (1992). Reliability of the Halstead Impairment Index: A simulation and reanalysis of Matarazzo et al. (1974). *Neuropsychology, 6,* 251-259.

Savard, R.J., Rey, A.C., & Post, R.M. (1980).

Halstead-Reitan Category Test in bipolar and unipolar affective disorders: Relationship to age and phase in illness. *Journal of Nervous and Mental Disease, 168,* 297-304.

Seidenberg, M., Giordani, B., Berent, S., & Boll, T.J. (1983). IQ level and performance on the Halstead-Reitan Neuropsychological Test Battery for older children. *Journal of Consulting and Clinical Psychology, 51,* 406-413.

Shaw, D. J. (1966). The reliability and validity of the Halstead Category Test. *Journal of Clinical Psychology, 37,* 847-848.

Spreen, O., & Gaddes, W. H. (1969). Developmental norms for 15 neuropsychological tests age 6 to 15. *Cortex, 5,* 170-191.

Steindl, S.R., & Boyle, G.J. (1995). Use of the Booklet Category Test to assess abstract concept formation in schizophrenic disorders. *Archives of Clinical Neuropsychology, 10,* 205-210.

Tenhula, W. N., & Sweet, J. J. (1996). Double crossvalidation of the Booklet Category Test in detecting malingered traumatic brain injury. *The Clinical Neuropsychologist, 10,* 104-116.

Trites, R. L. (1977). *Neuropsychological Test Manual,* Ottawa, Ontario: Royal Ottawa Hospital.

Trueblood, W., & Schmidt, M. (1993). Malingering and other validity considerations in the neuropsychological evaluation of mild head injury. *Journal of Clinical and Experimental Neuropsychology, 15,* 578-590.

Wetzel, L., & Boll, T.J. (1987). *Short Category Test, Booklet Format.* Los Angeles: Western Psychological Services.

認知判断テスト
COGNITIVE ESTIMATION TEST (CET)

訳 恵紙英昭

目 的

このテストは効果的な問題解決戦略を生み出す能力を評価するために使用される。

原 典

商品としては入手できない。利用者が，下記のテキストを参考に自分自身の用具を考案するとよい。

概 要

ShalliceとEvans(1978)は，脳損傷患者，特に前頭葉損傷をもつ患者が，適切な認知的判断を行う能力に注目した。彼らは，容易にははっきり答の得られない質問に被検者が答えなければならないテストを考案した。例えば，「人の脊椎の平均的長さはいくらですか」というような質問は，適切な計画を選択し，判断の妥当性をチェックする能力を必要とするが，複雑な計算を遂行することは要求しない。彼らは，25名の英国の神経学的に問題のない個人からなるサンプルをもとに予備的な標準データを提供した。最近AxelrodとMillis (1994) が課題を改訂した。彼らは，北アメリカの集団に使用できるように課題を適合させ，数値的でない反応を必要とする項目を除き，標準化された採点方法を提示して，いくらかの予備的標準データを示した。そのテストは図8-4に示されているように10項目からなっている。

実 施

検査者は，患者にテストの質問が書かれた用紙を与え，用意された空欄に「最良の推測」を書き込み問題を解決するよう求める。時間制限はない。

下の質問の答を用意された空欄に書いて下さい。正確な答はわからないかも知れませんが，最も正しいと思われる値を推測して下さい。確実に全部の項目を完了して下さい。

1．エンパイアステートビルはどのくらいの高さですか？＿＿＿＿＿フィート
2．競走馬のギャロップはどのくらい早いですか？＿＿＿＿＿マイル／時
3．普通のネクタイの長さはどのくらいですか？＿＿＿＿＿フィート＿＿＿＿＿インチ
4．男性の脊椎の平均的長さはいくらですか？＿＿＿＿＿フィート＿＿＿＿＿インチ
5．女性の平均身長はいくつですか？＿＿＿＿＿フィート＿＿＿＿＿インチ
6．完全に成長した象の体重はどのくらいですか？＿＿＿＿＿ポンド
7．1クォートのミルクの重さはどのくらいですか？＿＿＿＿＿ポンド
8．民間ジェット機の速さはどのくらいですか？＿＿＿＿＿マイル／時
9．午後6時から11時の間にTVの1チャンネルで平均いくつの番組がありますか？＿＿＿＿＿
10．アラスカのアンカレッジのクリスマスの平均気温はいくらですか？＿＿＿＿＿華氏度

　　全逸脱得点＝＿＿＿＿＿

図8-4．認知判断テスト（AxelrodとMillis,1994。Psychological Assessment Resourcesより許可を得て転載）。

反応	逸脱	反応	逸脱
エンパイアステートビル（ft）		象の体重（lbs）	
<78	2	<500	2
78-499	1	500-1000	1
500-3555	0	1001-4999	0
3556-66900	1	5000-20880	1
>66900	2	>20880	2
競走馬（mph）		1クォートのミルクの重さ（lbs）	
<5	2	<0.3	2
5-20	1	0.3-0.99	1
21-49	0	1.0-2.2	0
50-100	1	2.3-5.0	1
>100	2	>5.0	2
ネクタイの長さ（インチ）		民間ジェット機の速度（mph）	
<10.5	2	<83	2
10.5-18	1	83-250	1
19-47	0	251-787	0
48-70	1	788-6720	1
>70	2	>6720	2
脊椎の長さ（インチ）		TV番組の数	
<12	2	<1.3	2
12-24	1	1.3-5.0	1
25-42	0	5.1-9.9	0
43-64	1	10-88	1
>64	2	>88	2
女性の身長		アンカレッジの気温（°F）	
<60.5	2	<-37	2
60.5-64.0	1	-37--10	1
64.1-65.9	0	-9-+32	0
66.0-68.0	1	+33-+59	1
>68	2	>59	2

図8-5．認知判断テスト逸脱得点用紙（AxelrodとMillis，1994。Psychological Assessment Resourcesより許可を得て転載）。

およその実施時間

テスト全体で約5分を要する。

採点方法

各反応は、逸脱得点用紙（図8-5）に用意された解答と比較される。各CET項目の逸脱得点は、164名の被雇用成人からなる標準化グループの平均的成績に基づいたパーセンタイルから導かれた。（例えば、16～84番のパーセンタイルにある反応の逸脱得点は0；84～98番までと2～16番までのパーセンタイルの反応の逸脱得点は1；2番未満か、98番より上のパーセンタイルにある反応では逸脱得点は2）。全逸脱得点は、10のCET項目すべての逸脱得点を合計して得られた。このように、高い逸脱得点は、より障害された（偏った）成績を意味している。

考察

CETに表される幅広い内容は多次元的である。AxelrodとMillis（1994）は、CETのアメリカ版での項目―全体相関が、.22～.57の範囲にあることを報告した。O'Carrollら（1994）は、英国版CETの項目間信頼性が、.40（Cronbachのα）と.35（Guttmanの折半信頼度係数）であることを見出した。O'Carrollらは、彼らのCETの因子構成も検討した。因子分析の後バリマックス変換することにより、この10項目尺度から5因子が抽出された。Rossら（1996）は、アメリカの大学生のサンプル（$n=158$）で信頼性を調べ、内部整合性が低い（Cronbachの$\alpha=.37$）ことを報告した。項目間相関は、$r=-.16$～.31の範囲にあった。そのうちの44名は、約37.5日（SD=17.5）の後で再検査された。CETの安定性係数は、中等度（$r=.57$）であった。平均して、最初のテスト（平均=5.3, SD=2.3）より再検査（平均=4.7, SD=2.1）での得点が少しよかったが、これはわずかな学習効果を示唆している。O'Carrollら（1994）は、CETの英国版を施行し、反応の得点が0（よい判断）～3（偏った判断）であった50名の健常被検者のグループで、採点者間信頼係数が高い（$r=.91$）ことを報告した。

CETの成績は、その他の遂行機能テストとは比較的関係がないように思われる。Rossら（1996）は、健常人においてCETが、ハノイの塔（$r=.03$）を例外として、他の遂行機能の尺度と有意に相関することを報告した（COWAT $r=-.22$, 図案流暢性 $r=-.19$, Ruff図形流暢性 $r=-.27$, Porteus迷路 $r=.24$, Stroop $r=.22$, 線引きテストB $r=.27$, WCST $r=.19$）。しかし、関連性の程度は低かった。さらにCETは、NAARTの誤答と中等度関連しており（$r=-.39$）、このことは知的水準がCETの成績に貢献することを示唆している。

ShalliceとEvans（1978）は、限局した脳損傷のある96名の患者に彼らの版のCETを行った。この課題では、後方病変群より前方病変の患者の成績が有意に悪かった（偏った答が有意に多かった）。彼らは、患者によって示された困難が、認知的計画における選択と統制の欠陥を反映することを示唆した。LengとParkin（1988）は、コルサコフ患者はWCSTの成績は悪かったがCETでは正常であり、一方、脳炎後の患者はWCSTの成績は普通でCETは悪いことを報告した。前交通動脈瘤（ACoAA）が破裂した一人の患者の成績は、脳炎後の健忘症患者と同様であった。彼らは、コルサコフ患者では背外側前頭前皮質に損傷があるのに対し、脳炎後（およびおそらくACoAA健忘症患者）では眼窩前頭皮質に損傷があることを示唆した。LengとParkin（1988）の報告を一部支持するものとして、Shoqueiratら（1990）は、コルサコフ患者ではCET、WCSTおよびFAS語流暢性が損なわれていたのに対し、脳炎後の健忘症患者ではWCSTの成績は正常であるにも拘わらず言語流暢性とCETが障害されていたと報告した。ACoAA健忘症患者は、FASとCET両方の成績が悪く、WCSTでは他の健忘症サブグループの中間レベルの得点を示した。さらに、CETの成績は、低いIQ（FSIQ $r=-.62$）をもつ患者で有意に悪く、言語流暢性とは中等度の相関（$r=-.34$）があったが、WCSTのどの尺度とも関係なかった。Kopelman（1991）は、アルツハイ

マーとコルサコフ患者の両方とも，CETの成績が悪いことを見出した。CET得点は，他の前頭葉課題（FAS, Weigl, WCSTのNelson版，絵画配列誤答）の成績とは有意な相関を示さなかった。しかしCETの成績は，発病前知能（NART r=-.40），現在の知能（全IQ r=-.53），CTスキャンの脳室－脳比（r=.36），および逆行性ならびに前向性記憶の尺度（.32～.67）と有意な相関があった。Kopelman（1991）は，CETは意味記憶へのアクセスのある側面を測定しているか，他のテストと比較して，前頭葉の異なる部位の病理（例えば，LengとParkin 1988によって示唆されたような前頭葉眼窩面）に敏感であるかのどちらかであろうと示唆している。しかし，Kopelman（1991）とShoqueiratら（1990）の研究でコルサコフ患者のCET成績が悪かったということは，後者の可能性はさらに十分な裏付けを必要とすることを意味している。最近，TaylorとO'Carroll（1995）も，コルサコフ症状群の患者で，CETが障害されていたと報告した。さらに，明らかな前頭葉病変（CTあるいはMRIで確認）のある患者群が，前頭葉外に限局性病変をもつ患者群と比較された。前方と後方病変群との間にはCETの成績に有意な差は観察されず，前方脳機能障害に対するCETの感受性に疑問が投げかけられた。これらの著者らは，正常および神経疾患集団の両方で，CET得点が，教育，IQ（NART誤答），ならびに社会階層と中等度の関連があることにも気づいた。

AxelrodとMillis（1994）は，重度脳損傷患者が，一般の外来患者と比較して，CETの成績が悪いことを報告した。彼らは，7以上のカットオフが対照群から患者を最もよく鑑別でき，78％の最終的正分類率をもたらすことを示唆した。しかしながら，この研究では，TBIの患者は対照群より有意に教育水準が低く，このテストが脳損傷より教育に敏感なのではないかという関心をひき起こしている。

この事実は，この課題が簡単で実施しやすく，遂行機能の重要な要素を補足しうることを示唆している。しかし，このテストは比較的新しく，さらに洗練されることが必要である。今後の研究に

表8－6．教育年齢グループごとの認知判断遂行の平均逸脱得点間

教育水準	n	平均逸脱得点	SD
≤12	16	5.9	2.3
13-15	32	4.8	2.1
16	32	4.2	2.4
17-18	37	3.8	1.9
≥19	25	4.2	2.0

出典：AxelrodとMillis, 1994。Psychological Assessment Resourcesから許可を得て転載。

は，健常者集団と種々の患者集団の大規模な研究だけでなく，尺度の内部整合性を高めるための追加項目の開発，さらには時間的安定性の調査が含まれるべきである。

標準データ

AxelrodとMillis（1994）は，164名の成人サンプル（平均年齢＝39.0歳，SD＝16.1；平均教育歴＝16.2年，SD＝2.8；女性74％，男性26％；75％がコーカシアン，23％が黒人，その他2％）の平均逸脱得点が4.4（SD＝2.2）であると報告した。事実上，CETの各項目の正反応は，結果として，全逸脱得点3となり，それはサンプル平均の1標準偏差内におさまった。

教育水準が成績に影響した。一般的に，より高い教育を受けた個人では，逸脱得点は低かった（表8－6を参照）。年齢は能力に影響しなかった。

O'Carrollら（1994）は，CETの10項目英国版の標準データを提供している。そのデータは，英国在住で17～91歳までの150名の健常者のサンプルに基づいている。全サンプルの平均CET得点は，5.3（SD＝3.6）であった。CET得点は，一般的知能（NART誤答，r＝.30）および性と中等度関連しており，女性の成績は男性より劣っていた。年齢，教育，および社会階層はCET成績の特異的な予測因子ではなかった。

文 献

Axelrod, B.N., & Millis, S.R. (1994). Prelimi-

nary standardization of the Cognitive Estimation Test. *Assessment. 1,* 269-274.
Kopelman, M. (1991). Frontal dysfunction and memory deficits in the alcoholic Korsakoff syndrome and Alzheimer-type dementia. *Brain, 114,* 117-137.
Leng, N.R.C., & Parkin, A.J. (1988). Double dissociation of frontal dysfunction in organic amnesia. *British Journal of Clinical Psychology, 27,* 359-362.
O'Carroll, R., Egan, V., & Mackenzie, D.M. (1994). Assessing cognitive estimation. *British Journal of Clinical Psychology, 33,* 193-197.
Ross, T.P., Hanks, R.A., Kotasek, R.S., & Whitman, R. D. (1996). The reliability and validity of a modified Cognitive Estimation Test. Paper presented to the International Neuropsychological Society, Chicago.
Shallice, T., & Evans, M.E. (1978). The involvement of the frontal lobes in cognitive estimation. *Cortex, 14,* 292-303.
Shoqueirat, M.A. Mayes, A., MacDonald, C., Meudell, P., & Pickering, A. (1990). Performance on tests sensitive to frontal lobe lesions by patients with organic amnesia: Leng and Parkin revisited. *British Journal of Clinical Psychology, 29,* 401-408.
Taylor, R., & O'Carroll, R. (1995). Cognitive estimation in neurological disorders. *British Journal of Clinical Psychology, 34,* 223-228.

図案流暢性テスト
DESIGN FLUENCY TEST

訳　恵紙英昭

目 的

このテストは，新しい抽象的図案の産生を測定する。

原 典

特別な材料は必要ない。

概 要

図案流暢性（Jones-Gotman & Milner, 1977; Jones-Gotman, 1991）は，言語流暢課題の非言語アナログとして開発された。その課題は，クライエントに対しできるだけたくさんの異なった意味のない図案を生み出すよう求める。このテストは，図案作成上制約がほとんどない自由反応条件下での5分間とクライエントが正確に4つの線か成分を含む図案を作らなければならない，固定反応条件下での4分間からなっている。

実 施

原文で述べられている指示はやや曖昧である。より詳細な指示は以下に用意されている（M. Jones-Gotmanより，私信，1995年4月）。

ストップウォッチを用い，患者に指示を与える前に楽に着座してもらう。もし各条件ごとに1ページ以上が使われるようなら，新しい白紙を用意し，古い用紙は，患者がいつでも描いたものを見られる所に置く。消せないように，いつも，ボールペンを使用させる。指示の際用いられた例には別のページを使い，指示を与えた後そのページを隠すこと。患者に期待するものを図示するために，上から下に例となる図案を描いてみせる。

A．自由条件（5分間）。「何か絵を描いて下さい。このテストは，これまで受けたことのあるものと違っていて，自分の頭の中で絵を考えて下さい。何かを表わしている絵を描いてはいけません。以前見たことがあるものも描いてはいけませ

ん。人に分かる絵を描いてはいけません；名前の呼べるものを描けば，カウントされません。その代わりにあなたの仕事は，自分の頭にない図案を作ることです。例えばこのようなものを描けるでしょう：

何の意味もありません，ただ私が作っただけです。あなたにもこんなものを描けるでしょう：

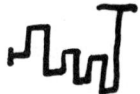

これも意味がありませんし，私が作ったのです。でも，あなたが，例えば，このようなものを描いたとしたら：

私は星と呼んで，カウントしません。もう1つ，なぐり書きも駄目です。あなたがこう描いて，

それからこう描いたとしますと，

どちらも少し違っているかもしれません。でも，あなたは考えていませんし，どちらもよく似かよっていますので，受け入れられませんし，得点にカウントされません。あなたの絵は全部，どれも<u>まったく違っていなければなりません</u>。

何か質問はありませんか？　私が始めと言ったら描き始めてください。5分間でできるだけ<u>多くの違った絵</u>を描いてください。今から始めます，私がしたように縦の列に描いてください。始め」

患者の視野から検査者の絵を取り除くこと。適切な瞬間に警告を与えられるように，患者が描いている間見守ることが重要である。下記のそれぞれに対し，1回の警告だけが与えられる：なぐり書き（「それはなぐり書きです。なぐり書きは許されていないことを思い出してください。」）；名付けることができる絵（「私はその名前を呼べます。それは_____です。何かを表現するものを描いてはいけません。」）；前に描いたものに非常に似ているもの（「それは似すぎています。」…どれであるか指差する…「あなたが描いたものは，全部どれも<u>違っていなければならない</u>ことを忘れないでください。」）；念入りすぎるもの（「できるだけ<u>たくさんの違った絵</u>を描かなければならないことを忘れないでください。」）。最後に，名付けられる絵を探し出すために，少なくとも1つの図案について質問する（「これは何ですか？」）。

B．4本線条件（4分間）。別の用紙をクライエントに渡し，一番上に"4本の線"を書きなさい。例を描くのにはあなたの指示ページを使うこと。この条件で例を描く際には，声を出して線を数えること。

「このテストには第2部があります。もう一度自分で考え出した図案を描いてもらいますので，最初のテストと似ていますが，今回は，それぞれの図案が正確に4本の線で描かれていなければなりません。このテストで'1本の線'とはどういう意味かこれから示します。

明らかに，こんな直線は

1本の線としてカウントされます。こんな，

鋭い角度を描いた場合には，ペンを持ち上げようと持ち上げまいと2本となります。
こんな曲線も描けます。

あるいはこのような。

あるいはこんな二重カーブも描けます。

しかし，このように，カウントしにくい線を描くことは避けてください。

それともこのような。

どうしてかというと，あなたの描いた線をはっきりカウントしなければならないからです。もう1つのもの：

○

円も1本の線としてカウントされます。そこで，ここにあなたが描ける例があります。例えば，こう描くことができるでしょう。

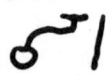

♂

（描いている間に構成する成分をカウントする）。あるいはもう1つの例ですが，こう描くこともできます．：

)X(

このテストの最初の部分と全く同じように，名前が分ったり何かを表すものを描いてはいけません。それぞれ正確に4本の線を使って抽象図案を描いてください。私が始めと言ったら，4分間でできるだけたくさんの違った図案を作ってください。始め。」

前と同じように患者の視野から検査者の絵を取り除くこと。適切な瞬間に警告を与えられるように患者を見守る。下記のそれぞれに対し1つの警告だけが与えられる：以前の絵に似すぎているもの（「それは似すぎています」…どれであるかを指し示す…「絵は全部それぞれまったく違っていなければならないことを忘れないでください」）；名付けることができる絵（この条件ではしばしば文字か正方形）；線の数の間違い（声を出して線をカウントし，正確に4本の線を使うよう患者に思い出させる）。最後に，あなたが気づいていない名付けられる図案を探し出すために，少なくとも1つの絵について質問すること（「これは何ですか？」）。

およその実施時間

テスト全体を実施するのに約15分かかる。時間制限は自由条件で5分間，固定条件で4分間である。

採点方法

各条件で1つの基本得点がある：総産生数から，全ての保続反応，名付けられる絵，そして間違った数の線をもつ絵の合計を引いたものと定められている新産生得点。

図案流暢性テストを採点するためには，最初に保続反応を決めること。これらは，以前の絵の回転あるいは鏡像，同じ主題での変異，以前の絵と些細な所が異なる複雑な絵，およびなぐり書きを含んでいる。保続反応は厳しく採点され，全描画数から引かれなければならない；残りの絵は，お互いに全く異なっていなければならない。時折患者は，検査者が描いた絵を模写するかもしれない。これは保続誤答としてカウントされない。

名付けられる絵については，検査者は各条件の最後で少なくとも1つの絵に対して「これは何ですか？」とたずねる。ほとんどの患者は絵が表現しているものが何であるかを知らないと言うだろうが，しかし，時々手の込んだ具体的な事物や文字の名前などを答える。どれかが明らかに名付けうるときには，検査者は，彼ら自身の判断も用いなければならない。

2つの条件それぞれでの最終的な新産生得点は，保続と規則違反項目（名付けられる，線の数の間違い）を引いた後に残った絵の数である。これが，新しい図案の真の産生を表している。2つの条件は一緒に合算されない。前頭葉機能障害に関しては，2つのうち最初のものがより敏感かもしれないが，Jones-Gotmanは，その2つの条件とも使用することを推奨している。彼女は，固定条件が，主に前頭葉機能障害をもつと想定されているBinswanger病の患者で特に敏感であることを見出した（Jones-Gotman, 1995，私信）。

保続得点も計算できる。総産生数から保続を除いた全ての受け入れられない絵（すなわち，規則違反項目）を引くこと。それから，この小計と比較した保続反応のパーセントを計算する。例えば，もしある者が10個の保続反応と2つの名付けられる項目を含む22個の絵を描いたとしたら，2つの名付けられる項目が最初に22から引かれ，次に10（保続項目）が20で割られる。その保続得点

は，.5あるいは50％となる。

考 察

原文の採点基準（Jones-Gotman & Milner, 1977）を用いると，両方の条件下での採点パラメーターの大部分で，"かなりよい"から"よい"までの評価者間一致度と評価者での一貫性がみられる（Woodward et al., 1992）。しかしながら，それらは臨床使用に耐えうる十分な信頼性はもっていない。Varneyら（1996）は，閉鎖性頭部外傷を受けた86名の患者と87名の健常対照者にテストを行った。自由条件では，2人の独立した評価者が新図案得点に関して90％一致した。最近の大学生のサンプルを用いた研究で，Rossら（1996）は，全反応（r=.98）と新しい反応（約.69）に関しては，"よい"から"かなりよい"までの評価者間信頼度を見出した。保続と他の規則違反では，評価者間の一致度は低かった（.21～.48）。上述した補足的採点基準（採点方法を参照）は，全般的な信頼性を上げるであろう。Jones-Gotman（1991）は，324名の小児と50人の成人の研究で採点の信頼性を評価した。3名の評価者が独立して全てのテストを採点した。相関係数は，.74以上であった。

Rossら（1996）は，1カ月の間隔を置いて大学生に再検査した。時間的安定性は，尺度によって，"かなりよい"から"悪い"までの範囲にあった（.10～.70）。課題を予め経験させておくと，総数の点でも新奇性の点でも図案作成は向上するし，テストの効率も上がり，保続反応の相対的な減少も認められる。

課題にどのような認知的操作が働いているのかは定かでない。新しい図案を作ることは複雑な作業で，すでに作った項目の痕跡を保つための作動記憶だけでなく，認知の柔軟性，創造性さらには構成能力（Bigler et al., 1988）を含むいくつかの認知過程が関与しているようである。FranzenとPetrick（1995）は，健常サンプル群で自由と固定条件間に.55の中等度の相関があると報告した。彼らは図案と言語流暢性（COWAT）の尺度間に弱いが正の相関（r=.12）も見出し，これら2つの尺度が分離されうることを示唆している。固定条件は，線引きテストA（-.39）とStroopの色―単語干渉試験（.36）との軽度な相関を示した。同じような所見は，Varneyら（1996）によって86名の閉鎖性頭部外傷患者のサンプルで報告されている。自由条件での新しい図案能力は，言語流暢性と軽度な相関（r=.34）を示した。図案流暢性では患者の47％が欠陥を示したが，COWATでは13％だけが欠陥を示した。本テストの成績は，WAIS IQ（r=.14）とは関係なく，符号とはわずかな相関（r=.22）を示し，これらのことは，課題の失敗が一般的な知能障害の影響によるものではないし，また，集中力や描画運動速度の障害とはごくわずかしか関係していないことを示唆している。

Jones-GotmanとMilner（1977）およびJones-Gotman（1991）は，右前頭葉あるいは右中心部に損傷のある患者が，図案作成上の困難さには2つの形があることを示した。すなわち単純に新しい図案をあまり作れないか／あるいは多くの保続誤答をおかす傾向を示した（Canavan et al., 1985も参照）。図案流暢性での同様な欠陥は，アルツハイマー型痴呆（AD）と診断された患者でも記録されている（Bigler et al., 1988）。このテストは前頭葉型痴呆の検出にも成功しており（Canavan et al., 1985; Neary et al., 1990; Jones-Gotman，私信），さらに軽い閉鎖性頭部外傷にも鋭敏である。Varneyら（1996）は，閉鎖性頭部外傷の患者は，たとえ軽い程度のものでも，健常対照者より自由条件で新しい図案をあまり作れない傾向を示すことを報告した。

Jones-Gotman（1990）は，他のものと非常によく似た絵を描くことは正常であると述べている。さらに，描かれた絵の総数が多くなるほど，一部がくり返される可能性も高くなる。一個人の描く絵はスタイルの点である程度似ているということもある。しかしこれは，右前頭葉機能障害の患者の作品にしばしばみられる病的な繰り返しや保続とは全く異っている。

表8-7. 図案流暢性テストでの小児による平均描画数－自由条件

年齢	n	平均	SD
5-6	52	3.2	2.0
7-8	68	6.2	3.2
9-10	68	8.0	3.2
11-14	68	9.4	3.9

出典：Jones-Gotman, 1990, および私信, 1995年4月。

標準データ

Jones-Gotman (1990) は5～14歳までの学童324名に自由条件でテストした。各年齢グループで5分間に産生された受け入れうる絵の平均数が表8-7に示されている。Jones-Gotman（私信，1995年3月）は，自由条件（5分）と固定または4本線条件（4分）の両方で，成人用の標準データを集めた。データは表8-8に示されている。

他の研究者は，小児と成人両方のデータを提供している（Daigneault et al., 1992; Franzen & Petrick, 1995; Levin et al., 1991; Varney et al., 1996; Woodward et al., 1992）。報告された評点は一般的にここで報告したものより高く，採点基準が厳密に適用されたことを反映しているようである（Jones-Gotman, 私信）。先に述べたより明確な採点基準が，適切な標準ベースの開発をもたらすことが期待される。

Varneyら（1996）は，自由条件下での新産生得点が正規分布を示し，正解ゼロまでの得点分布を示す「床効果」をかなりの割合の人々がもたないと報告している。彼らは，18～77歳の87名の健常対照者の中で，95％が1個以下の名付けられる図案を描き，3個以下の反復図案を描いたことも示した。

文献は，幼児期における得点の改善と，その後の加齢に伴う成績の低下を示唆している（Jones-Gotman, 1990; Levin et al., 1991; Mittenberg et al., 1989）。しかしながらVarneyら（1996）は，18～77歳の成人で，新しい図案の数と年齢との間に有意な相関を見出さなかった。Daigneault, BraunとWhitaker (1992)は，高齢者（45～65歳）について，正しい図案数の減少は伴わず，保続誤答の発生頻度だけが高いことを見出した。彼らは，流暢性と戦略を練る能力は，加齢によっても障害されることなく残ることを示唆している。むしろ，影響を受けるのは，先行反応に基づいての行動制御である。

成人の場合，新しい図案の平均数に教育と性による影響はみられていない（Varney et al., 1996）。

文献

Bigler, E. D., Schultz, R., Grant, M., Knight, G., Lucas, J., Roman, M., Hall, S., & Sullivan, M. (1988). Design fluency in dementia of the Alzheimer's type: Preliminary findings. *Neuropsychology, 2,* 127-133.

Canavan, S., Janota, I., & Schurr, P.H. (1985). Luria's frontal lobe syndrome: Psychological and anatomical considerations. *Journal of Neurology, Neurosurgery, and Psychiatry, 48,* 1049-1053.

Daigneault, S., Braun, C.M.J., & Whitaker, H. A. (1992). Early effects of normal aging on perseverative and nonperseverative prefrontal measures. *Developmental Neuropsychology, 8,* 99-114.

Franzen, M.D., & Petrick, J.D. (1995). Prelimi-

表8-8. 図案流暢性テストでの成人による受け入れ可能な新産生平均値－自由および固定条件

		自由条件			固定条件		
年齢	n	平均	SD	範囲	平均	SD	範囲
14-55	45	15.5	6.1	9.5-21.7	18.9	5.6	13.3-24.5
58-72	10	11.8	4.4	7.4-16.2	12.6	4.3	8.3-16.9

出典：Jones-Gotman, 私信, 1996年6月。

nary norms for Design Fluency. Paper presented to the 103rd meeting of the American Psychological Association, New York.

Jones-Gotman, M. (1990). Presurgical psychological assessment in children: Special tests. *Journal of Epilepsy, 3,* 93-102.

Jones-Gotman, M. (1991). Localization of lesions by neuropsychological testing. *Epilepsia, 32,* S41-S52.

Jones-Gotman, M., & Milner, B. (1977). Design fluency: The invention of nonsense drawings after focal cortical lesions. *Neuropsychologia, 15,* 653-674.

Levin, H.S., Culhane, K.A., Hartmann, J., Harword, H., Ringholtz, G., Ewing-Cobbs, L., & Fletcher, J.M. (1991). Developmental changes in performance on tests of purported frontal lobe functioning. *Developmental Neuropsychology, 7,* 377-395.

Mittenberg, W., Seidenberg, M., O'Leary, D.S., & DiGiulio, D.V. (1989). Changes in cerebral functioning associated with normal aging. *Journal of Clinical and Experimental Neuropsychology, 11,* 918-932.

Neary, D., Snowden, J.S., Mann, D.M.A., Northen, B., Goulding, P.J., & Macdermott, N. (1990). Frontal lobe dementia and motor neuron disease. *Journal of Neurology, Neurosurgery, and Psychiatry, 53,* 23-32.

Ross, T.P., Axelrod, B.N., Hanks, R.A., Kotasek, R.S., & Whitman, R.D. (1996). The interrater and test-retest reliability of the Design Fluency and Ruff Figural Fluency tests. Paper presented to the 24th meeting of the International Neuropsychological Society, Chicago.

Varney, N.R., Roberts, R.J., Struchen, M.A., Hanson, T.V., Franzen, K. M., & Connell, S. K. (1996). Design fluency among normals and patients with closed head injury. *Archives of Clinical Neuropsychology, 11,* 345-353.

Woodward, J.L., Axelrod, B.N., & Henry, R.R. (1992). Interrater reliability of scoring parameters for the Design Fluency Test. *Neuropsychology, 6,* 173-178.

五点テスト
FIVE-POINT TEST

訳　福山裕夫

目 的

このテストの目的は，制限時間内での新規図形作成を測定することである。

原 典

使用者は以下の記述に従って，独自の刺激を作成するとよい。Ruff が作成したものは，PAR, P. O. Box 998, Odessa, Florida 33556 から 45 米ドルで購入できる。

概 要

図形流暢性テストは，言語流暢性課題に対応する非言語的類似課題として開発された。この前の章に記載されている Jones-Gotman と Milner の図案流暢性課題(1977 年；本章の前の概要参照)は，広く使うには妨げとなるいくつかの問題点がある (Lee et al., 1997)。それらの問題というのは，辛うじて十分な標準データ，異なる検査者間での信頼性の低さ，視覚構成障害あるいは運動障害をもつ患者での成績を解釈することが困難なことである。さらに，認知障害を有する患者ではしばしば，課題要求そのものを理解することが困難である。これらの問題点を克服するために，

名前＿＿＿＿＿＿＿＿＿＿＿＿＿＿　日付＿＿＿＿＿　検査者＿＿＿＿＿＿＿
全図案＿＿＿＿　全独自図案＿＿＿＿＿＿　％正解＿＿＿　反復＿＿＿＿

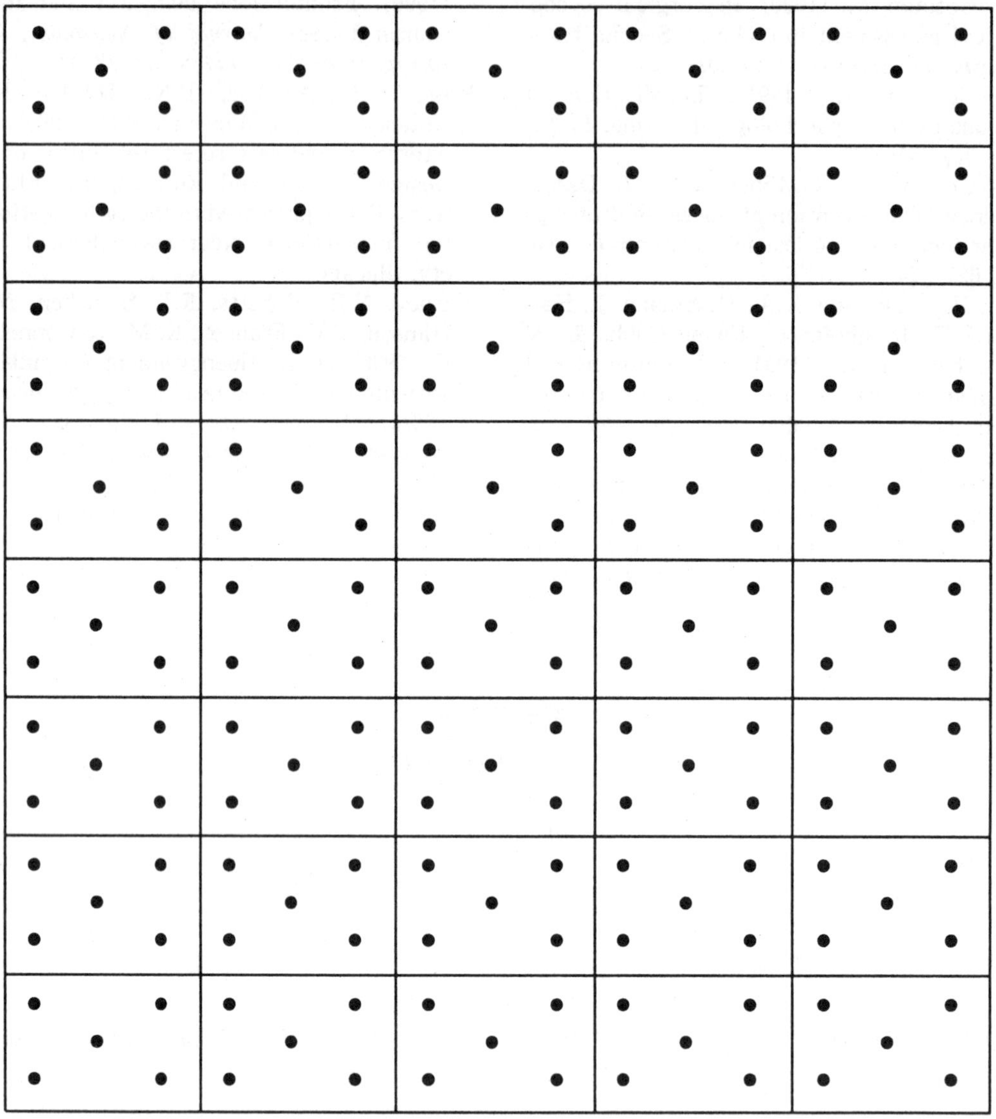

図8−6．五点テスト

　Regardら(1982)は，かわりの図形流暢性課題として，五点テストを作成した。この課題は，8列と5行に配置された40個の点マトリックスからなる1枚の用紙（8½×11インチ）からできている。マトリックスには，『さいころの五の目』と全く同じ点の配列がなされている（図8−6参照）。患者は，それぞれの四角枠内の点を直線で結んで，できるだけ多くの異なる図を作り出すよう指示される。Regardら(1982)は，この課題を5分で遂行することとしている。他の研究者(Lee et al.,1994)らは，制限口頭語連想に使われる制限時間に合わせるために，3分版を提唱している。著者らも3分を制限時間としている。

　五点テストには，いくつかの改訂版がある（例

えば, Glosser and Goodglass, 1990; Ruff et al., 1987, Ruff, 1988)。Ruff, Light と Evan の改訂版（1987）は, それぞれ5つの点で構成されるものの異なる紛らわしい様々な点マトリックスを含んだ5つの異なる刺激から構成され, 患者は5回のそれぞれ60秒以内に, できるだけ多くの模様構成を行うことを指示される。Glosser と Goodglass（1990）の改訂版は4種類の異なる5点マトリックスで構成され, 患者は4本の線を使って, 各マトリックス内の点を結んで異なるパターンを描くことを要求される。この改訂版では時間制限はない。本書では Regard ら（1982）が用いた, 制限時間3分版について解説する。

実　施

患者の前に記録用紙を置き, このテストの目的はそれぞれの四角内の各点を結んで, 3分間になるべく多くの異なった図形か模様を作ることであると説明する。また, 患者に直線だけ使用すること, 全ての線が点を結ぶものであること, 同じ図形をくり返さないこと, 一本線だけ用いることを説明する。それぞれの規則違反の初回に限り1つ警告を与えることが許される。規則の説明はその後のいかなる違反行為に対してもくり返してはいけない。

まず最初に, 検査者は2つのサンプルを描いてみせる。われわれはたいていの場合, 始めに示す例にはすべての点を使ったサンプル模様を描き, 次に2つの点だけを結んだ線を描く。その理由は患者がいくつかあるいは5つのすべての点を用いて, 単純なものや複雑な模様を作れることを示すためである。患者は, 検査者によって描かれた図をまねてもよい。多くの患者は, 2枚以上のテスト用紙は使わない。1枚目の用紙が終了した場合, その用紙を患者の目のとどく場所に移し替えながら, 検査者は円滑に素早く2枚目の用紙を患者に与える。

よくあることだが, 患者は一見些細な模様の変化が新規なものであるかたずねてくる。その二番目の模様がカウントされることで患者を安心させる。また, よくある質問に, すべての点を使用すべきかというのがある。すべての点を使用する必要がないことを患者にくり返し説明するべきである。

およその実施時間

このテストを全部行うと5〜7分かかるが, テストそれ自体の制限時間は3分である。

採点方法

新規の模様の総数と, くり返された模様（保続）の数を含む点数が計算される。患者によって描かれた新規の模様の数は保続の誤答数に影響を及ぼすので, 保続の誤答パーセント[(保続の誤答数／新規模様の総数)×100]も計算する。より多く新規の模様を作りだす患者ほど, 保続の誤答を引き起こす機会もより多くなるので, これらの採点された変数は独立したものではない。

考　察

信頼性に関する資料は少ない。大学生のサンプルで, Ross ら（1996）は, Ruff 図形流暢性テストの採点パラメータで, とても高い評価者間信頼度（r=.80〜.98）を見出した。Ruff（1988）は, 6カ月の期間を置いて再検査を行い, 自分の五点テスト変法の検査―再検査信頼性を調べた。全得点では高い相関 .76 を認めた。保続得点の相関は .36と低かった。彼は, 再検査の際, 健常被検者が新規模様の数を増やす傾向にあるが, 一方保続に関してはそれに見合った増加がなかったことを指摘している。同様の所見は, Ross ら（1996）によって約1ヵ月の再検査間隔で報告されている。

Ruff ら（1994）は, これらの課題が流動的で柔軟な思考と反復することなく新規な反応を生み出す能力を測定すると示唆している。このテストは言語流暢性とある程度相関しており, このことは言語と非言語の流暢性尺度が同一ではないものの, 似かよった機能を測定していることを示唆している（Regard et al., 1982; Risser & Andrikopoulos, 1996; Ruff et al., 1987 も参照）。五点テストとそ

のいくつかの変法も，視空間機能や視覚構成尺度（例えば，絵画完成，積木模様）や課題遂行制御尺度(例えば，ウィスコンシンカード分類テスト）と中等度の相関があるが，運動速度，短期記憶，あるいは失語の検査とは相関しない（Glosser & Goodglass, 1990; Regard et al., 1982; Ruff, 1988)。時間的順序記憶も図案流暢性の成績と中等度関連しているように思われる(Parkin et al., 1995)。

五点テストは，特異的に前頭葉病変を有する患者もしくは脳全体に損傷を受けた患者に感度が高いとするいくつかの証拠がある。Leeら（1997）は，196名の確定された神経障害を有する患者（多くは難治性の複雑部分発作を有する患者）と62名の精神障害を有する患者にこのテストを施行した。精神障害を有する患者は，神経障害を有する患者より有意に多くの新規の模様を産出し，保続の誤答パーセントが有意に低かった。脳損傷をもつ患者群において前頭葉に病変がある患者とない患者では，両方とも対照者より新規模様の数は少なかったが，両患者群間には有意差がなかった。しかしながら，前頭葉に病変のある患者は保続の誤答パーセントが有意に高く，前頭葉病変のない神経障害の患者や対照者と区別された。左右の前頭葉障害の患者群間では有意な差はなかったが，左側障害の患者より右側障害の患者で成績が悪い傾向が認められた。GlosserとGoodglass (1990)とRuffら (1994) も，五点テストの変法での成績不良が右半球損傷と関連していると報告している。Ruffら（1994）も，彼らの変法が右半球前部の障害に感度が高いことを示すデータを報告している。図形流暢性は言語流暢性より，前頭葉疾患の検出に優れていることを示すいくつかの証拠もある（Lee et al., 1996)。

Regardら(1982) は，独自に5分の制限時間を使用した。しかしながら，3分版は5分の制限時間版と同様の弁別結果をもたらし，その簡潔さと5分の制限時間版との高い相関から，より魅力的であるようにみえる (Lee et al., 1997; Risser & Andrikopoulos, 1996)。Ruff図形流暢性テストの刺激は，難易度を変えられるように設計されている（例えば，干渉を用いることにより）。しかし，

(Ruff,1988)らの報告では，そのテストの5つの部分での違いは認められず，そのマニュアルの中では全得点が示されているだけである。このように，Ruff図形流暢性テストにおける多種類試験の使用は，余分であり不必要であろう (Lee et al., 1997)。最後に，時間制限が不当に患者を不利にする場合（例えば，脳血管障害やパーキンソン病の患者）には，GlosserとGoodglassの五点テストの時間無制限版の使用が，最もふさわしいであろう。

標準データ

Leeら（1997）は，精神障害を有する62人の成人（平均年齢＝35.4, SD＝10.3; 平均教育年数＝13.4年, SD＝3.4; 平均全IQ＝109.1, SD＝11.9）が3分の制限時間に，およそ31.95の適切な模様（SD＝8.4）を作ったと報告した。保続はわずかであった（平均＝1.39, SD＝1.8）。保続パーセント得点も同様であった（平均＝4.82, SD＝6.6）。これらの個々によってもたらされた保続の誤答パーセントの分布は（パーセンタイル順位とともに），表8-9に示してある。

表8-9．五点テスト：神経学的損傷のない成人の保続誤答のパーセントと連合するパーセンタイル順位

保続パーセント	累積パーセンタイル
0	100
1	56
2	56
3	48
4	39
5	32
6	31
7	27
8	27
9	21
10	21
11	16
12	15
13	11
14	6
15（カットオフ得点）	6
16	5
17	0

出典：Leeら，1997.

成人においては，IQと新規模様の生産数は相関している(.64) (Lee et al., 1997; Ruff et al., 1987; Ruff, 1988, しかしこれは健常者だけに当てはまり，頭部外傷患者には当てはまらない)。しかし，Parkinら (1995) は，高齢者ではNART IQがRuffの改訂版での成績と無関係であったと報告している。Leeら(1997)は，年齢，教育歴，性別は採点範囲のどこにも影響しなかったと報告している（年齢については，GlosserとGoodglass (1990)の報告も参照せよ)。しかしながら，Ruffら (1987) は，彼らの改訂版において，年齢と教育歴の双方が遂行には影響を与えたとしている。同様に，Parkinら(1995)は，高齢者(74〜95歳)では，若年成人 (18〜25歳) よりも全反応数に対する保続の誤答が多かったとしている。

Regardら (1982) は，制限時間5分の版についてのデータを示している（図形の総数，回転図形の数，自己修正の回数)。彼等のサンプルは，6〜13歳の健常小児からなっていた。RisserとAndrikopoulos (1996) は，原法の制限時間5分および改訂した制限時間3分の課題とを，年齢が11歳9カ月〜14歳8カ月の30人の健常な小児に施行した(平均年齢＝13.0歳)。双方の版での得点は高い相関をもっており，青年の成績は成人の成績に類似していた（Regard et al., 1982も参照)。3分版では，青年は平均29.5の新規模様(SD＝7.77)を作成し，保続の誤答はわずかであった（平均＝1.27, SD＝1.76)。制限時間5分版では，彼らは平均42.6の新規模様 (SD＝11.45) を作り，保続の誤答はわずかであった（平均＝2.57, SD＝2.97)。規則違反の誤答はいずれの版でも確認されなかった。

Regardら (1982) は，小児においてはこれらの課題は年齢に依存していたが，性差はなかったと報告している。しかしながら，RisserとAndrikopoulosの青年の小サンプルにおける研究では，年齢と性別はこのテストの遂行に影響しなかったと報告している。

文 献

Glosser, G., & Goodglass, H. (1990). Disorders in executive control functions among aphasic and other brain-damaged patients. *Journal of Clinical and Experimental Neuropsychology, 12,* 485-501.

Jones-Gotman, M., & Milner. B. (1977). Design fluency: The invention of nonsense drawings after focal cortical lesions. *Neuropsychologia, 15,* 653-674.

Lee, G. P., Strauss, E., Loring, D.W., McCloskey, L., & Haworth, J.M. (1997). Sensitivity of figural fluency on the Five-Point Test to focal neurological disease. *The Clinical Neuropsychologist, 11,* 59- 68.

Lee, G. P., Loring D.W., Newell, J., & McCloskey, L. (1994). Figural fluency on the Five-Point Test: Preliminary normative and validity data. *International Neuropsychological Society Program and Abstracts, 1,* 51.

Lee, G., Strauss, E., McCloskey, L., Loring, D., & Drane, D. (1996). Localization of frontal lobe lesions using verbal and nonverbal fluency measures. Paper presented to the International Neuropsychological Society, Chicago.

Parkin, A.J., Walter, B.M., & Hunkin, N.M. (1995). Relationship between normal aging, frontal lobe function, and memory for temporal and spatial information. *Neuropsychology, 9,* 304-312.

Regard, M., Strauss, E., & Knapp, P. (1982). Children's production of verbal and nonverbal fluency tasks. *Perceptual and Motor Skills, 55,* 839-844.

Risser, A. H., & Andrikopoulos, J. (1996). Regard's Five-Point Test: Adolescent Cohort Stability. Paper presented to the International Neuropsychological Society, Chicago.

Ross, T.P., Axelrod, B.N., Hanks, R.A., Kotasek, R.S., & Whitman, R.D. (1996). The interrater and test-retest reliability of the Design Fluency and Ruff Figural Fluency tests. Paper presented to the International Neuropsychological Society, Chicago.

Ruff, R. (1988). *Ruff Figural Fluency Test.* San Diego: Neuropsychological Resources.

Ruff,R.M., Allen, C.C., Farrow, C. E., Niemann, H., & Wylie, T. (1994). Differential impairment in patients with left versus right frontal

lobe lesions. *Archives of Clinical Neuropsychology, 9,* 41-55.
Ruff, R.M., Light, R., & Evans, R. (1987). The Ruff Figural Fluency Test: A normative study with adults. *Developmental Neuropsychology, 3,* 37-51.

自己配列指示テスト
SELF-ORDERED POINTING TEST (SOPT)

訳　福山裕夫

目　的

このテストは，作業記憶，戦略記憶を調べる。

原　典

このテストは市販化されていない。以下の文章と図形を参考，引用して，各自が自ら用具を作ることになる。あるいは，Michael Petrides, Ph. D., Montreal Neurological Institute, Department of Psychology, 3801 University Street, Montreal, Quebec H 3 A　2 B 4 に連絡をとってもよい。

概　要

自己配列指示テスト（Petrides & Milner, 1982）では，同じ一組の刺激項目が，異なったページでは異なる配置で並べられており，被検者は各ページで異なる項目を指摘することを要求される。うまく遂行するには作業記憶が必要で，被検者は刺激情報を構成し，記録を保持し，反応を監視しなければならない。

Petrides と Milner (1982) は，刺激用具のタイプが異なる4つの課題を使用した：抽象図案，具象図画，イメージを強く喚起する言葉と喚起しない言葉。しかし，通常はそれらのうちの1つの課題だけが課せられる。Petrides と Milner が使用した抽象図案課題の最も長いリスト（12項目）で用いられた刺激を図8-7に示す。具象図画課題での最も短いリスト（6項目）で用いられた刺激を図8-8に示す（M. Kates, M. L. Smith, & E. Vriesen の好意による）。被検者は用紙（8½×11インチ）を閉じたバインダーを提示され，各々の用紙には，すべての刺激セット（例えば，具象図画）が描かれている。各々の課題は4つのセクションに分かれており，それぞれ6, 8, 10, 12枚の刺激用紙で構成されている。各セクションともに3回連続して実施されるが，常に，6項目のセクションを最初に実施して，続いて8, 10と12項目のセクションが，それぞれ行われる。それぞれ4つのセクションでは，異なる刺激セットが用いられる。各セクション内では同じ刺激が使用されるが，それぞれの用紙で異なっている。刺激の位置は各々の用紙でランダムに決められているが，配列は一定である（すなわち，6項目であれば2×3，8項目であれば2×4）。例えば，6項目のセクションでは6枚の同じ図画が描かれている6枚の用紙で構成され，各用紙ごとに6枚の図画がランダムに配置されている。8項目のセクションであれば，8枚の用紙各々に8枚の図画からなる新しい組みあわせが示されているといった具合である。最初の6枚の用紙が終了すると，最初のブロックの終了を示すため1枚の白紙が挿入してある。同様に，8枚目，10枚目，12枚目の用紙の後の1枚の白紙は，第2，第3および第4セクションの終了をそれぞれ示している。被検者は各試験ごとに異なる図画を1個ずつ指し示すよう求められる。作業記憶の要求量は，次のセクションへ進む前に被検者に各セクションごとに3回の施行をしてもらうことで増大する。

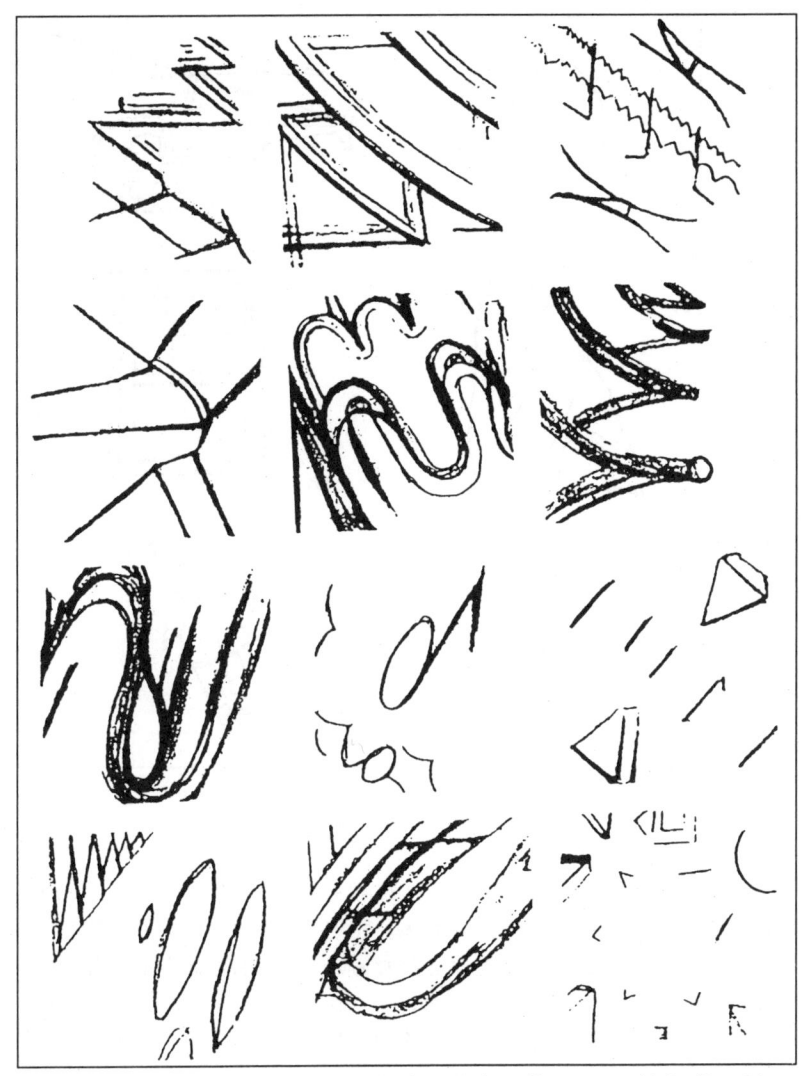

図8-7. 抽象図案課題の最長一覧表（12項目）で使用される刺激（Petrides と Milner, 1982）

実 施

次のように患者に指示する。「見てください，ここに6個の絵があります。ここにもっているページには，それぞれ同じ絵が描いてありますが，一枚一枚で場所が違っています。見てください，みかんは上の方にあります（初めのページを見せながら，みかんを指す），しかし，ここでは下の方にあります（2枚目のページのみかんを指す）。

それぞれのページで，1つの絵を指し示してください。毎回，違った絵を指し示してください。1回，あなたが指し示した絵は，再び選んではいけません。わかりましたか？このページの1つの絵を示してください。」

検査者は程よいペースでページをめくる。検査は，患者が課題を理解したことが明らかになってから開始する。患者が最初の白紙（この試験の完了を示す）の所まできたら，患者はこれまでのことをくり返すよう指示する。「さあ，最後のものとは違う絵からもう一回始めましょう」と言う。ど

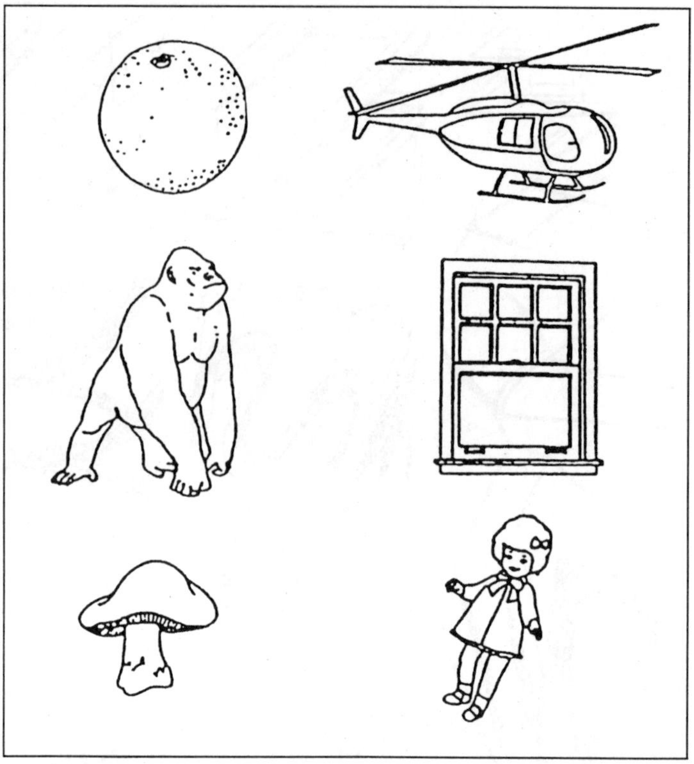

図8−8．具象図画課題の最短一覧表（6項目）で使用される刺激。出典：（M.Kates, M.L.Smith と E.Vriesen, April 1997）。

の絵も二度は触れてはいけないが，刺激にはどの順で触れてもよいことを再び強調する。

患者は，どの試験においても同じ場所に一貫して反応することは許されない。なぜならば，このような戦略をとることによって患者は一連の反応を計画するというより，その場所での項目のくり返しを認識するにすぎなくなるからである。患者は，指し示す際には項目を言葉で表すことは許されない。時間制限はない。

およその実施時間

6, 8, 10, 12項目のセクションから構成される具象図画課題には約20分が必要である。

採点方法

検査者は，刺激が取り入れられた順番を数字で記録用紙（図8−9参照）に記入する。被検者が同じ試験ですでに選んだ絵を選択するごとに，誤答が記録される。特定の項目に2個以上の数字が記されることになるので，誤答数は容易に明らかとなる。4つのセクション（6〜12項目のセット）で合計した全誤答数を記録する。

考　察

現在のところ，このテストの信頼性に関する情報はない。妥当性に関しては，Daigneault ら（1992）が，健常被検者において SOPT（抽象図案の条件）が，WCST（r=.33），Porteus 迷路（r=.38），Stroop テスト（r=.36）と相関することを報告している。

SOPT が，Wechsler 記憶尺度—改訂版 の視覚記憶範囲下位検査のように検査者が指示した順序に従うのではなく，患者自身が計画し，配列し，開始し，さらに自らの選択反応を監視することを要請するという点で，他の課題とは区別されるで

```
6項目セット
人形          _____      _____      _____
ゴリラ         _____      _____      _____
ヘリコプター    _____      _____      _____
キノコ         _____      _____      _____
オレンジ       _____      _____      _____
窓            _____      _____      _____         誤答 _____

8項目セット
ボール        _____      _____      _____
かご          _____      _____      _____
ベルト        _____      _____      _____
おわん        _____      _____      _____
旗            _____      _____      _____
やかん        _____      _____      _____
トラ          _____      _____      _____
ワゴン        _____      _____      _____         誤答 _____

10項目セット
バナナ        _____      _____      _____
長いす        _____      _____      _____
耳            _____      _____      _____
封筒          _____      _____      _____
キリン        _____      _____      _____
ギター        _____      _____      _____
オートバイ    _____      _____      _____
山            _____      _____      _____
ポット        _____      _____      _____
サンドイッチ  _____      _____      _____         誤答 _____

12項目セット
びん          _____      _____      _____
弓            _____      _____      _____
ブラシ        _____      _____      _____
ろうそく      _____      _____      _____
棚            _____      _____      _____
指            _____      _____      _____
ハンガー      _____      _____      _____
月            _____      _____      _____
財布          _____      _____      _____
リス          _____      _____      _____
イチゴ        _____      _____      _____
トースター    _____      _____      _____         誤答 _____
                                                    全誤答 _____
```

図8－9．SOPTのサンプル得点記録用紙（出典：Mary Lou Smith, April 1997）

あろう（Rich et al., 1996）。前頭葉に病変がある患者では，この課題が障害されているが，一方，海馬足を越えて拡大していない側頭葉病変（例えば，側頭葉新皮質前部，扁桃体，あるいは海馬足だけ）の患者では正常に遂行する（Petrides & Milner, 1982）。しかし，広範な側頭葉切除術（根治的海馬摘出術）を受けた患者は，病変側に対応した身体特異的な障害をSOPTで示す。このように，SOPTの全体的な課題遂行能力は，正常な前頭葉機能を必要とするが，一方身体特異的な

SOPT課題では，言語的あるいは非言語的材料に対応するそれぞれ左あるいは右の海馬機能が正常であることを必要とする。Petridesら（1993 a, 1993 b）は，健常被検者が作動記憶内で一連の反応を監視しなければならない場合，中背外側前頭皮質のポジトロン・エミッション・トモグラフィーでの脳血流量が活性化されることを観察した。このことは，人以外の霊長類においても中背外側前頭皮質（46野と9野）に限局した損傷が，これらのテストと類似した課題で，著しい障害を生じた

というデータと一致する(Petrides, 1991, 1995)。

前頭葉の加齢に関連する変化の所見と一致して，ShimamuraとJurica(1994)とDaigneaultら(1992, 1993)は，45歳以上の成人では，SOPT版での成績が誤答と保続の増加という形で障害されていることを報告している。DaigneaultとBraun(1992)は，加齢によって上下にクラスター化する戦略をうまく使う力が有意に低下していることを示唆している。すなわち，若年成人はこの戦略を用いることにより恩恵を得ていると思われるが，高齢者ではそうではない。

ある研究者たちは，注意欠陥多動性障害(ADHD)の概念モデルとして前頭葉機能障害が役立つと提唱している。その仮説を支持するものとして，ShueとDouglas(1992)は，ADHDの小児が，WCSTとSOPTのような尺度では，健常対照者と有意に異なるが，側頭葉機能のテスト(例えば，Wechsler記憶尺度)ではそうではないことを報告している。

前頭前野と線条体との間に不可欠な連絡繊維があることを考慮すると，基底核に初期病変を有する患者の機能も障害されていることが予想される。Gabrieliら(1996)は，未治療のパーキンソン病(PD)の患者と健常対照者にSOPT版(10, 12および14単語テスト)を実施した。PDの患者では，対照者より明らかに自己配列，時間配列，自由再生といった戦略的テストでの誤答が多かったが，認知記憶と意味記憶のテストでは障害されていなかった。Richら(1996)は，ハンチントン病(HD)の患者は対照者より多くのSOPTでの誤りをおかしたと報告した。さらに，課題の遂行は，日常生活動作と中等度相関していた。日常生活に大きな障害をもつ患者では，比例して誤答が多かった。

これまでの評価では，この課題が実行機能の重要な構成要素をとらえていることを示唆している。しかしながら，このテストは比較的新しく，更なる洗練(時間的安定性や妥当性の検討など)を必要とする。さらに，SOPTの変法が同じような認知過程を計測しているのかどうかの研究が必要である。最後に，このテストは実施するにはやや長すぎ，簡易版に変える研究が有用であろう。

標準データ

具象図画課題において，Archibald(1997)が6～12歳の89人の健常小児は約14.09(SD=5.29)が誤答だったと報告した。年齢は遂行に明らかに影響した(年齢6～8歳：$n=27$，平均誤答数=17.33，SD=6.57；年齢9～10歳；$n=38$，平均誤答数=13.13，SD=4.15；年齢11～12歳：$n=24$，平均誤答数=11.96，SD=3.46)。IQも成績に影響したが，性別は影響しなかった。ShueとDouglas(1992)は，いくらかもっとよい遂行を報告したが，そのサンプルは小さかった。ShueとDouglas(1992)は，24人の健常小児(平均年齢=10.3歳，SD=1.54，平均Wechsler IQ=96.88，SD=11.57)では，平均9.31(SD=4.55)が誤答だったと報告した。彼らは，刺激として抽象図案を用いると平均24.15(SD=25.15)が誤答だった。

平均的IQ(平均=102)を示す19～35歳(平均=24.1)の22人の成人は，具象図画課題で平均4.68(SD=2.53)が誤答だった(Smith et al., 1996)。抽象図案条件での標準データはDaigneaultら(1992)によって作成された。70人の20～35歳の健常若年成人群(平均教育年数=12.36年，SD=2.09)の誤答は平均15.2(SD=6.22)であった。58人の45～65歳までのより健常高齢者群の誤答は平均21.67(SD=5.58)であった。

成人では，遂行は加齢とともに低下する(Daigneault et al., 1992; Daigneault & Braun, 1993; Shimamura & Jurica, 1994)。DaigneaultとBraun(1993)は，成人サンプルでのSOPTの遂行は，性に影響されないことを報告している。

文献

Archibald, S. (1997). Personal communication.
Daigneault, S., Braun, C.M., & Whitaker, H.A. (1992). Early effects of normal aging on perseverative and non-perseverative prefrontal measures. *Developmental Neuropsychology, 8,* 99-114.

Daigneault, S., & Braun, C.M. (1993). Working memory and the Self-Ordered Pointing Task: Further evidence of early prefrontal decline in normal aging. *Journal of Clinical and Experimental Neuropsychology, 15,* 881-895.

Gabrieli, J.D.E., Singh, J., Stebbins, G.T., & Goetz, C.G. (1996). Reduced working memory span in Parkinson's disease: Evidence for the role of a frontostriatal system in working and strategic memory. *Neuropsychology, 10,* 322-332.

Petrides, M. (1991). Monitoring of selections of visual stimuli and the primate frontal cortex. *Proceedings of the Royal Society of London* (Biol) *246,* 293-298.

Petrides, M. (1995). Impairments on nonspatial self-ordered and externally ordered working memory tasks after lesions of the mid-dorsal part of the lateral frontal cortex in the monkey. *Journal of Neuroscience, 15,* 359-375.

Petrides, M., Alivisatos, B., Meyer, E., & Evans, A. (1993a). Functional activation of the human frontal cortex during the performance of verbal working memory tasks. *Neurobiology, 90,* 878-882.

Petrides, M., Alivisatos, B., Evans, A., & Meyer, E. (1993b). Dissociation of human mid-dorsolateral from posterior dorsolateral frontal cortex in memory processing. *Society for Neuroscience Abstracts, 90,* 873-877.

Petrides, M., & Milner, B. (1982). Deficits on subject-ordered tasks after frontal- and temporal-lobe lesions in man. *Neuropsychologia 20,* 249-262.

Rich, J. B., Blysma, F.W., & Brandt, J. (1996). Self-ordered pointing performance in Huntington's disease patients. *Neuropsychiatry, Neuropsychology and Behavioral Neurology, 9,* 99-106.

Shimamura, A.P., & Jurica, P.J. (1994). Memory interference effects and aging: Findings from a test of frontal lobe function. *Neuropsychology, 8,* 408-412.

Shue, K. L., & Douglas, V. I. (1992). Attention deficit hyperactivity disorders and the frontal lobe syndrome. *Brain and Cognition, 20,* 104-124.

Smith, M. L., Klim, P., Mallozzi, E., & Hanley, W.(1996). A test of the frontal specificity hypothesis in the cognitive performance of young adults with phenylketonuria. *Developmental Neuropsychology, 12,* 327-341.

Stroopテスト
STROOP TEST

訳　福山裕夫

目　的

このテストは，要求の変化に順応して自分の知覚方式を変化させ，例外的な反応に合わせて習慣的反応をいかに容易に抑制できるかを測定する。

原　典

Stroopテストには多くの版がある。Golden (1978)によって考案された版は, Stoelting Company, 620 Wheat Lane, Wood Dale, Illinois, 60191より75米ドルで購入できる。この会社からはスペイン語版も入手できる。Sachsら (1991)は, Dodrill版と同等な5つの形式を考案した。この代替形式は50個入のパックで, Dr.T.L. Sacks, Hillcrest Hospital, P.O.Box 233, Greenacres SA 5087 Australiaから入手できる。Trenerry, Crosson, DeBoeとLeber (1989)による別な版は，62米ドルでPsychological Assessment Resources,Inc., P.O.Box 998, Odessa, Florida 33556より入手できる。Victoria版は，約40米ドルで, Neuropsychology Laboratory, University of Victoria, P.O.Box 1700, Victoria, B.C.に注文できる。あるいは，使用者は以下の説明に従って，自分でカードを作ることもできる。

概　要

　選択的注意と認知的柔軟性を測るこの尺度は，Stroop (1935) によって最初に開発された。彼の版は，5項目からなる10列をそれぞれ含む3枚の白いカードで構成されている。このテストには，4つのパートがある。パート1では，被検者は黒で印刷されたランダムな色の名前（青，緑，赤，茶，紫）を読む。パート2では，被検者は，カラーインク（青，緑，赤，黄）で印刷された色の名前（青，緑，赤，茶，紫）を読み，印刷の色は無視する（印刷の色は決して色の名前と一致していない）。パート3では，被検者は四角形の色の名前（青，緑，赤，茶，紫）を言わなければならない。パート4では，パート2で用いたカードを与えられるが，今度は，被検者は，文字の意味は無視して，色の名前が印刷されている色を言わなくてはならない。合致しない色のインクで印刷された単語を示されたときの被検者の行動が重要である。Stroopは，健常者は，単語が黒インクで印刷されているときと同じ速さで，色インクで印刷された色の名前を読むことができると報告した（パート2対パート1）。しかし，被検者が単語を読むのではなく，インクの色を言うように指示されると，課題を遂行する時間が有意に延長する（パート4対パート3）。この色の名前をあげる速度の減少は，「色－単語干渉効果」と呼ばれている。

　Stroopテストは多くの版が考案されてきた（例えば，Dodrill,1978; Golden, 1976,1978; Graf, Uttl,& Tuokko,1995; Trenerry et al.,1989）。これらは，使用するカードの枚数が異なる。例えば，時には色の単語が黒で印刷されたカードが省略されていたり（例えば，Trenerry et al.,1989），時には色単語がそれと一致する色のインクで印刷されているカードが含まれることもある（例えば，Graf et al.,1995）。また，色のついたドットポイントの使用や（例えば，Victoria版）や，色つきのXXXの使用（Golden,1976; Graf et al.,1995），各テストカード上の項目数（例えば，Victoria版は24項目に対して，Golden版の100項目），そして色の数（例えば，Grafらの版では3種類，Victoria版とGolden版では4種類，Stroopの原版が5種類）の点でも違いがある。

　Victoria版（Regard, 1981）は，Perret (1974) によって考案されたものに似ている。私たちは，実施時間の短さと前頭葉障害への感度が高いことなどからこの版を使用している。さらに，一般的な遂行能力（例えば，全般的な緩慢さ）と干渉効果を鑑別するために，基準（中立）条件も含まれている。このテストでは3枚の21.5cm×14cmのカードが用いられ，1枚には4項目ずつ6列がある（Helvetica, 28点）。列の間隔は1cmである。パートDでは，被検者は，青，緑，赤または黄で印刷された24個のドットの色の名前をできるだけ速く言わなくてはならない。各色は6回ずつ使用され，4種類の色が配列の中で擬似ランダムに見えるように配置されており，それぞれの色が各列に1回出てくる。原本のStroopテストとは異なり，ドットが，小文字で印刷された普通の単語（when,hardおよびover）によって置き換えられていることを除き，パートWはパートDに類似している。被検者は，刺激が印刷されている色の名前を言い，それらの言葉の意味は無視しなければならない。パートCは，パートDとWに似ている。しかし，ここでは色刺激は小文字で印刷された色の名前「青，緑，赤，および黄」であり，印刷の色は決して色の名前と一致しない。

実　施

　Victoria版では，3枚のカードは，常に同じ順序（D, W, C）で提示される。被検者は，できるだけ速く色の名前を読みあげるように指示される。指示を与えたら，すぐにタイマーをスタートする。以下のように指示する。

　Part D。「ドットの色をできるだけ速く言ってください。ここから*始めて*，列を左から右に進めてください」。患者の視線が列を左から右に移動するように指示する。

```
                    サンプル得点記録用紙
                       Stroop テスト
    名前_____        日付_____
    年齢_____
    点:    G B Y R              単語:    G B Y R
           Y R G B                       Y R G B
           B G Y R                       B G Y R
           B Y R G                       B Y R G
           R G B Y                       R G B Y
           Y G B R                       Y G B R

    色:    G B Y R
           Y R G B          ┌─────┬────────┬────────┐
           B G Y R          │     │  時間  │  誤答  │
           B Y R G          ├─────┼────────┼────────┤
           R G B Y          │  I  │        │        │
           Y G B R          │ II  │        │        │
                            │ III │        │        │
                            └─────┴────────┴────────┘
```

図 8-10. Stroop テストサンプル得点記録用紙

Part W。「今度は、単語の色の名前をできるだけ速く言ってください。ここから始めて、列を左から右に進めてください」。必要なら、「単語が印刷されている色の名前を言ってください」とわかりやすいように説明する。

Part C。「もう一回、できるだけ速く単語が印刷されている色の名前を言ってください」。必要なら「単語は読まないで、単語が印刷されている色の名前を言ってください」と説明する。

被検者が誤答を自発的に訂正しない場合には、すぐに各パートごとに色の名前の誤答を訂正する。それから、被検者にできるだけ速く作業を続けるように指示する。

およその実施時間

およその所要時間は5分間である。

採点方法

各パートで、完了までの時間と誤答数を記録する。自発的に訂正があったものは、得点とする。サンプル得点用紙、図8-10 に示す。研究者たちは、典型的には干渉カード(例えば、パートC)と色カード(例えば、パートD)に要した時間の差として定義される差異得点を信頼してきた(MacLeod,1991)。Graf ら(1995)は、差異得点は加齢と関係する緩慢さに反応しないと主張し、干渉比例指数(例えば、カードC／パートD)を使用することを推奨している。

考 察

Uttl と Graf (印刷中) は、健常被検者に各条件下で3回の試験を行う Stroop テストを施行した。試験間信頼度および3試験の平均の推計信頼度はいずれも.75 以上でかなり高かった。私たちも、テスト施行間に1カ月の間隔を置いた検査—再検査信頼度を調べた。テストの3つのパートの信頼係数は、.90, .83 および.91 であった。しかし、テストの経験は遂行に影響を及ぼす。健常大学生では有意な学習効果を示した (p<.001)。2回目の実施では、パートDとWで約2秒、パートCで約5秒改善した。同様な結果が他の版でも報告されている (Connor, Franzen, & Sharp,1988; Feinstein et al.,1994; Graf et al.,1995; Sachs et al., 1991; Stroop,1935; Trenerry et al.,1989)。このような上昇は、全得点が一致して上昇しているので、解釈が水準ではなくパターンに基づいて行われれば、結果の解釈に影響を与えることはないだろう (Connor et al.,1988;Feinstein et al.,1994 も参照。

色の命名と干渉試験では著明な学習効果を認めたが，色読み上げ試験ではみられないと報告した）。遂行の改善の理由は確定していないが，注意散漫や競合反応の慣れを抑制する積極的学習過程を反映しているのであろう（Reisberg et al.,1980）。

Stroop（1935）は逆の順序にカードを印刷することで同等のテストを作成したが，多くの検査者は一般的に同じカードのセットで再検査した。Sachsら（1991）は，Dodrill版から5種類の等価型を開発した（原典参照）。著明な学習効果が存在するため，同じもしくは代替形式での反復測定による変化を実証することに関心をもっている検査者は，患者に少なくとも1回以上の十分な練習試験を確実に行わせるようにするべきである（Franzen et al.,1987; Sachs et al.,1991）。

因子分析研究（Graf et al.,1995）によると，処理速度と概念化能力（積木模様，符号，類似，数唱）が，色の命名を含むStroop課題の遂行に寄与することが示唆されている。同様に，Shermanら（1995）は，Stroopの干渉試験における敏速な反応が，WAIS-Rの知覚構成（r=.37）および転導因子欠如（r=.29）因子と中等度の相関を示すことを見出した。言語理解因子（r=.17）とは相関しなかった。Shumらは（1990）は，Stroopテスト（干渉得点）が連続引き算課題（連続して7および13を引く課題を終えるまでの時間）と同じ因子に負荷されており，知的処理を維持し適切な特徴を選択する能力を反映することを報告した。MacLeodとPrior（1996）は，ADHDの有無にかかわらず青年では，干渉得点がSlosson IQとは相関しないものの，迅速な処理と注意の分割能力を要すると考えられている課題であるPASATと中等度の相関を示したことを報告した。この課題が行動の計画と構成に含まれるいくつかの局面を測定するとの見解と一致して，Hanesら（1996）はStroop（干渉得点）が，意味（カテゴリー）流暢性課題（r=.58）およびロンドン塔（r=.65）のバージョンの遂行と強い相関を示すが，Rey図形の遅延再生（r=.31）とPurdue釘刺し板の釘配置（r=.12）のような他の課題とはわずかか，あるいはほとんど相関しないことを見出した。

Stroopテストは精神疾患および脳損傷患者で検討されてきた。このテストは，健常対照者と脳損傷患者，および精神疾患患者と脳損傷患者を区別するのにかなり有効であった（Golden,1976; Hanes et al.,1996; Trenerry et al.,1989）。例えば，Hanesら（1996）は統合失調症，パーキンソン病およびハンチントン病の患者でStroopの遂行（単語を読む時間から，色の名前をあげる時間を引いた値の増加として反映される）が障害されることを見出した。頭部外傷患者では，干渉条件で一貫して不釣り合いな困難を示すわけではないが，典型的にはすべての下位課題で反応するのがより遅い（Batchelor et al.,1995; McLean et al.,1983; Ponsford & Kinsella,1992）。軽度の頭部外傷患者では，干渉効果は，より能力を試すような版のStroopテストでよりたやすく顕在化させることができる（Batchelor et al.,1995; Bohnen et al.,1992）。その改訂版（Bohnen et al.,1992）は，色―単語下位検査を構成する項目からランダムに1/5を選び，その周りを長方形の線で囲むことからなっている。囲まれた項目については，被検者は印刷の色の名前を言うのではなく，単語を読むよう求められる。このように，異なる項目の色の命名と単語の読みに注意を向けるという柔軟さが要求される分だけ，課題の複雑さが増している。しかし，Aloiaら（1997）は干渉を顕在化させるためには，もっと思いきった改訂が必要かもしれないと示唆している。

Stroopテストは，痴呆の重症度にも鋭敏なようである（Koss et al.,1984）。Stroopのわれわれの版での障害が，大脳病巣の部位と関連しているという証拠がある。Perret（1974）とRegard（1981）の二人は，他の患者や対照群よりも左前頭葉損傷のある患者で，（パートWに比べて）パートCでの干渉効果がより大きいと報告した。

抑うつ（Raskin et al.,1982）や不安患者（Batchelor et al.,1995；しかし，Vingerhoets et al.,1995も参照。開心手術の前後で患者の心理的苦痛と認知遂行との間に関連がないことを見出した）でも，Stroopテストの遂行が悪いことが示されてきた。このことは，この課題での遂行のまずさが神経学的機能障害を示していると，臨床家が必ずしも結論づけるべきでないことを意味している。

表8-10. 修正Stroopテスト：24項目／カード方式の平均読み時間（秒）と誤答

	年齢（歳）						
	17-29 ($n=40$)	30-39 ($n=26$)	40-49 ($n=18$)	50-59 ($n=36$)	60-69 ($n=26$)	70-79 ($n=24$)	80+ ($n=13$)
点「D」の色名							
秒	11.79	11.14	12.16	12.84	12.56	14.98	19.31
SD	2.79	1.68	1.96	2.43	1.89	5.10	4.91
誤答	.19	.12	.06	.00	.00	.08	.15
SD	.40	.33	.24	.00	.00	.28	.55
非色単語「W」の色プリント名							
秒	13.46	13.81	14.82	15.96	16.16	19.11	23.91
SD	3.11	2.66	2.46	2.93	3.46	5.13	5.30
誤答	.09	.08	.06	.00	.00	.00	.15
SD	.29	.27	.24	.00	.00	.00	.38
色単語「C」の色プリント名							
秒	21.28	25.08	27.20	28.48	31.32	39.56	56.98
SD	5.37	9.52	8.15	8.07	8.22	13.26	23.70
誤答	.68	.80	.78	.64	.31	.75	2.54
SD	.96	1.04	.88	.96	.62	1.15	2.03
C/D	1.85	2.25	2.28	2.28	2.55	2.81	2.95
SD	.44	.75	.73	.70	.75	1.12	.93

出典：Bullock, Brulotと Strauss (1996)。未発表データ。

干渉を測定するために，Stroop (1935) が中立で一致しない条件を採用したことに注目することは大切である。もし基準（中立）条件が採用されていなければ，干渉を測定するときのデータの議論は何ら確証されないことになる (Henik, 1996)。不一致条件は一般的遂行(例えば，全般的緩徐さ）と，干渉も測定する。もし1つの条件だけが与えられたら，これらを引き出すことは不可能である。時には，患者は不一致条件のために用いられるカードを与えられ，一度は単語を読み色を無視するように求められ，2番目の条件として色の名前を言い単語は無視するよう求められる（例えば，Dodrill,1978; Trenerry et al.,1989）。この比較もまた，課題と干渉の違いを混同させるため，問題を含んでいる (Henik,1996)。例えば，色の命名と単語読みとの間のこの相違は，単語の上の色，あるいは色の上の単語の干渉を反映しうるであろう。

Lezak (1995) が指摘するように，視覚能力も重要である。色盲ではこのテストを使用することができない。同様に，視力障害のある患者は単語がぼんやりと見え，その結果干渉が弱まることにより色－単語干渉試験では有利となるかもしれない。干渉の強さは，刺激に対する被検者の慣れや用具の語義的関連（例えば，絵対単語）に左右される (Graf et al.,1995)。読むという反応の自動性の程度も重大な要因である。Coxら (1997) は，反応抑制の尺度として干渉得点を解釈することを，個々の単語の読み方が少なくとも全IQと同等である者に限定することを推奨している。

標準データ

Bullock, Brulotと Strauss (未発表データ) は，Victoria版の標準データを集めた（表8-10参照）。数値は，平均以上の教育歴をもつ188名の健常成人のサンプルから得られた（平均=14.28歳, SD=2.29）。

年齢および知的水準の両方から，Stroopテストの遂行を予測しうる (Bullock et al.,1996; Comalli, 1965; Comalli et al., 1962; Das, 1970; Ivnik et al., 1996; Klein et al., 1997; Regard, 1981; Sherman et al., 1995; Trenerry et al., 1989)。成人では，加齢が，色の命名の遅さと，差(例えば，C-D)，比率(例えば，C／D)あるいは誤答得点として表わされる Stroop 干渉効果の増大と関連しているように見える。Graf ら (1995) は，65 歳以上の高齢者では，干渉の比率指数に対する年齢の影響を見出さなかったが，高齢者だけを検査していた。Uttl と Graf (印刷中) は，年齢が 12～83 歳の幅広いサンプルを用いて，不一致条件で年齢による小さな影響を見出した。彼らは，Stroop 干渉における年齢効果を，加齢による処理速度（色の命名および単語読みによっても示される）の低下によると解釈しており，認知的柔軟性や制御のような特定の認知機能が，年齢と関連して選択的に低下したことによるわけではないとしている。しかし，Klein ら (1997) は，テストの継続時間が，若年および高齢被検者で遂行に特異的に影響すると報告した。若年者 (25～35 歳) は，干渉テストの第 1 のパートでは比較的速かったが，第 2 のパートでは遅かった。高齢被検者 (70～80 歳) は最初のパートでは比較的遅かったが，第 2 のパートでは速度が速くなった。彼らは，スタートが遅い現象を，高齢被検者が新しい自動的な手順を開発したり，既存の処理過程に適応させるのがうまくないためだとした。

　女性は色の命名能力が優れている傾向にあるが (Stroop, 1935)，色－単語干渉カードでの性差は常に存在するわけではない (Bullock et al., 1996; Golden, 1978; Ivnik et al., 1996)。教育は Stroop 干渉得点との関連は小さい (Bullock et al., 1996; Ivnik et al., 1996)。

文　献

Aloia, M. S., Weed, N.C., & Marx, B. (1997). Some construct network effects of modifying the Stroop Color and Word Test. *The Clinical Neuropsychologist, 11,* 54-58.

Batchelor, J., Harvery, A.G., & Bryant, R.A. (1995). Stroop Color Word Test as a measure of attentional deficit following mild head injury. *The Clinical Neuropsychologist, 9,* 180-186.

Bohnen, N., Jolles, J., & Twijnstra, A. (1992). Modification of the Stroop Color Word Test improves differentiation between patients with mild head injury and matched controls. *The Clinical Neuropsychologist, 6,* 178-188.

Bullock, L., Brulot, M., & Strauss, E. (1996). Unpublished data.

Comalli, P.E. (1965). Cognitive functioning in a group of 80-90 year-old men. *Journal of Gerontology, 20,* 14-17.

Comalli, P.E., Jr., Wapner, S., & Werner, H. (1962). Interference effects of Stroop color-word test in childhood, adulthood and aging. *Journal of Genetic Psychology, 100,* 47-53.

Connor, A., Franzen, M., & Sharp, B. (1988). Effects of practice and differential instructions on Stroop performance. *International Journal of Clinical Neuropsychology, 10,* 1-4.

Cox, C.S., Chee, E., Chase, G.A., Baumgardner, T.L., Schuerholz, L.J., Reader, M.J., Mohr, J., & Denkla, M.B. (1997). Reading proficiency affects the construct validity of the Stroop Test Interference Score. *The Clinical Neuropsychologist. 11,* 105-110.

Das, J. P. (1970). Changes in Stroop-test responses as a function of mental age. British *Journal of Clinical and Social Psychology, 9,* 68-73.

Dodrill, C. B. (1978). A neuropsychological battery for epilepsy. *Epilepsia, 19,* 611-623.

Feinstein, A., Brown, R., & Ron, M. (1994). Effects of practice on serial tests of attention in healthy subjects. *Journal of Clinical and Experimental Neuropsychology, 16,* 436-447.

Franzen, M. D., Tishelman, A.C., Sharp, B. H., & Friedman, A.G. (1987). An investigation of the test-retest reliability of the Stroop Color-Word Test across two intervals. *Archives of Clinical Neuropsychology, 2,* 265-272.

Golden, J.C. (1976). Identification of brain disorders by the Stroop color and word test. *Journal of Clinical Psychology, 32,* 654-658.

Golden, J.C. (1978). *Stroop Color and Word Test.* Stoelting Co., Chicago, IL.

Graf, P., Uttl, B., & Tuokko, H, (1995). Color- and picture-word Stroop tests: Performance changes in old age. *Journal of Clinical and Experimental Neuropsychology, 17,* 390-415.

Hanes, K.R., Andrewes, D.G., Smith, D.J., & Pantelis. C. (1996). A brief assessment of executive control dysfunction: Discriminant validity and homogeneity of planning, set shift, and fluency measures. *Archives of Clinical Neuropsychology, 11,* 185-191.

Henik, A. (1996). Paying attention to the Stroop effect. *Journal of the International Neuropsychological Society, 2,* 467-470.

Ivnik, R.J., Malec, J.F., Smith, G.E., & Tangalos, E. G. (1996). Neuropsychological test norms above age 55: COWAT, BNT, MAE Token, WRAT-R Reading, AMNART, Stroop, TMT, and JLO. *The Clinical Neuropsychologist, 10,* 262-278.

Klein, M., Ponds, R.W. H. M., Houx, P. J., & Jolles, J. (1997). Effect of test duration on age-related differences in Stroop interference. *Journal of Clinical and Experimental Neuropsychology, 19,* 77-82.

Koss, E., Ober, B.A., Delis, D.C., & Friedland, R. P. (1984). The Stroop Color-Word Test: Indicator of dementia severity. *International Journal of Neuroscience, 24,* 53-61.

Lezak, M.D. (1995). *Neuropsychological Assessment* (3rd ed.). New York: Oxford University Press.

MacLeod, C. M. (1991). Half a century of research on the Stroop effect: An integrative review. *Psychological Bulletin, 109,* 163-203.

MacLeod, D., & Prior, M. (1996). Attention deficits in adolescents with ADHD and other clinical groups. *Child Neuropsychiatry, 2,* 1-10.

McLean, A., Temkin, N. R., Dikmen, S., & Wyler, A.R.(1983). The behavioral sequelae of head injury. *Journal of Clinical Neuropsychology, 5,* 361-376.

Perret, E. (1974). The left frontal lobe of man and the suppression of habitual responses in verbal categorical behavior. *Neuropsychologia, 12,* 323-330.

Ponsford, J., & Kinsella, G. (1992). Attentional deficits following closed head injury. *Journal of Clinical and Experimental Neuropsychology, 14,* 822-828.

Raskin, A., Friedman, A.S., & DiMascio, A. (1982). Cognitive and performance deficits in depression. *Psychopharmacology Bulletin, 18,* l96-202.

Regard, M. (1981). *Cognitive rigidity and flexibility; A neuropsychological study*. Un-published Ph.D. dissertation, University of Victoria.

Reisberg, D., Baron, J., & Kemler, D.G. (1980). Overcoming Stroop interference: Effects of practice on distractor potency. *Journal of Experimental Psychology: Human Perception and Performance, 6,* 14-150.

Sachs, T.L., Clark, C.R., Pols, R.G., & Geffen, L. B. (1991). Comparability and stability of performance of six alternate forms of the Dodrill-Stroop Color-Word Test. *The Clinical Neuropsychologist, 5,* 220-225.

Sherman, E.M.S., Strauss, E., Spellacy, F., & Hunter, M. (1995). Construct validity of WAIS-R factors: Neuropsychological test correlates in adults referred for possible head injury. *Psychological Assessment, 7,* 440-444.

Shum, D.H.K., McFarland, K.A., & Bain, J.D. (1990). Construct validity of eight tests of attention: Comparison of normal and closed head injured samples. *The Clinical Neuropsychologist, 4,* 141-162.

Stroop, J. R. (1935). Studies of interference in serial verbal reaction. *Journal of Experimental Psychology, 18,* 643-662.

Trenerry, M.R., Crosson, B., DeBoe, J., and Leber, W.R. (1989). *Stroop Neurological Screening Test*. Florida: Psychological Assessment Resources.

Vingerhoets, G., De Soete, G., and Jannes. C. (1995). Relationship between emotional variables and cognitive test performance before and after open-heart surgery. *The Clinical Neuropsychologist, 9,* 198-202.

Uttl, B., & Graf, P. (in press). Color Word Stroop Test performance across the adult life span. *Journal of Clinical and Experimental Neuropsychology*.

ウィスコンシンカード分類テスト
WISCONSIN CARD SORTING TEST (WCST)

訳 福山裕夫

目 的

このテストの目的は,抽象的概念の形成,認知セットの移動と維持,およびフィードバックを利用する能力を測定することである。

原 典

Heaton, Chelune, Talley, Kay と Curtis (1993) らによって改訂され発展させられた WCST マニュアルとテストは Psychological Assessment Resources,Inc., P.O.Box 98, Odessa FL, 33556-0998,より 185 米ドルで,あるいは Institute of Psychological Research, Inc.,34 Fleury St.W.,Montreal PQ, H 3 L 1 S 9 より,およそ 245 カナダドルで入手できる。コンピュータ版(研究用第 2 版)(545 米ドルあるいは 665 カナダドル)だけでなく,採点プログラム 299 米ドルもこれらの会社から入手できる。

概 要

このテストは,Berg と Grant によって,抽象能力および思わぬ環境変化に対応して認知戦略を変化させる能力を評価するために開発された(Berg, 1948; Grant & Berg, 1948)。このテストは,戦略的計画,系統立てて探すこと,認知セットを移動させるために環境的フィードバックを働かせる能力,目的指向的行動,および衝動的反応を調節する能力が要求されるという点で,実行機能の尺度(Heaton et al., 1993)であると考えられている。Heaton ら(1981, 1993)は,課題の成功や失敗といった基本的な指標を超えた問題解決行動の様々な側面についての情報を提供してくれることで,このテストへの関心がだんだん増してきていることを指摘している。このような指標の例には,保続的誤答の数,認知セット維持の失敗,および達成されたカテゴリーの数などが含まれる。Heaton (1981) は検査の方法と採点の手順を標準化し,臨床的道具として公式に出版した。改訂版マニュアル(Heaton et al., 1993)では,採点方法が洗練され,記録用紙も改訂され,6 歳 5 カ月〜89 歳までの人々の標準データも提供された。

このテストは 4 枚の刺激カードからなっており,1 枚目には 1 個の赤い三角,2 枚目には 2 個の緑の星印,3 枚目には 3 個の黄色の十字,4 枚目には 4 個の青い円形が描かれた 4 枚の刺激カードが被検者の前に並べられる。それから被検者にはそれぞれ 64 枚の応答カードが入ったパックを 2 組与えられる。これは模様は刺激カードと似ているが,色,幾何学的図形,および数が異なっている。被検者は,パックの各カードを 4 枚の手がかりカードの中の 1 つに合わせるよう指示され,カードを置くごとに,それが正しいかどうかフィードバックを受ける。このテストには時間制限はない。

Modified Card Sorting Test (Nelson,1976) や Milwaukee Card Sorting Test (Osmon and Suchy,1996) などの他の版もあるが,われわれは Heaton の手順を用いている。Nelson (1976) は,刺激カードと 1 つ以上の特徴を併せもつ応答カードを取り除き,曖昧さを排除した。さらに,目標カテゴリーが変えられたときには,それが被検者に告げられた。しかし,Nelson の版は,テストの本質を変えてしまっている。文献では,Modified Card Sorting Test は WCST と同じ意味をもったものではなく,別のテストと見なされるべきだと提唱している(de Zubicaray and Ashton, 1996)。Milwaukee Card Sorting Test (Osmon

& Suchy, 1996) では，患者はカードを分類する前に言葉に出すことが要求され，精神傾向を形成したり維持したり切替えたりすることが困難な人の特徴である付加的得点を提供している。しかし，この版の信頼性および妥当性を評価するには，さらなる研究が必要とされる。標準データもまた必要である。64枚のカードの最初のパックだけを用いる簡略化されたWCSTも提唱されている（Axelrod et al.,1992b）。簡易版の使用は，信頼性は落ちるものの，長い形式と高い相関を示す。この版でのいくつかの標準データも入手できる（Axelrod et al., 1993）。WCSTマニュアルのカード128枚用の標準を，そのままWCST-64の標準データの評価に用いるのは，両者間に一貫性が乏しいことから推奨されない（Axelrod et al., 1997）。前頭葉障害や実行機能が障害された他の疾患をもつ患者のWCST-64の遂行も，研究される必要がある。この簡易版が，パーキンソン病やアルツハイマー病でみられる障害に鋭敏であるとする最近のいくつかの事実もある（Paolo et al.,1996b）。

実　施

　原典参照。クライエントは，テストの指示を正しく理解し，色，形，数といった刺激パラメーターを視覚的に識別できる十分な裸眼もしくは矯正視力と聴力を有していなければならない。2パックのカードを，被検者の前に置く。検査者は，4枚の刺激（手がかり）カードのうち，被検者が適当と思った1枚の下方に，各応答カードを重ねて置くように指示する。そして検査者は，選択が「正しい」か「誤り」かを被検者に告げることも伝える。被検者はこの情報を利用し，できるだけ「正しく」カードを置くよう指示される。4枚の刺激（手がかり）カードの意味と反応の仕方をクライエントに明らかにするのは差し支えないが，検査者は分類の法則やあるカテゴリーから次へ移る意味などを暗に示して，WCSTの完成度をおかしてはならない。

　被検者は，最初は色で分類することを要求される。他のすべての反応は「誤り」とされる。10個正答が続くと，求められる分類規則は通告されずに形へと移る。色への反応はもう「誤り」である。形で10個正答が続くと，法則は数字に移り，そして再び色に戻る。この手順が，被検者が6つの分類カテゴリー（色，形，数，色，形，数）に成功するか，128枚のカードを全部使用するまで続けられる。

　WCSTのコンピュータによる実施も可能である（原典参照）。FortunyとHeaton (1996) は，コンピュータ化されたもの（PAR）と標準版とは，健常被検者でかなり似かよった結果をもたらしたと報告している。Hellmanら（1992）は，少数および異種の精神疾患の患者において，コンピュータ版（Loong, 1990）と標準版との間に有意差を見出せなかった。しかし，コンピュータ版と標準版とがすべての臨床的個体群において等価ではないであろう。Ozonoff (1995) は，自閉症児ではコンピュータ版（Loong, 1990）での誤答が少なかったと報告した。したがって，標準的実施条件下で集められた標準と障害閾値をすべての患者母集団に適用することはできないであろう。

およその実施時間

　必要な時間は15〜30分である。

採点方法

　WCSTの記録小冊子は，クライエントに関する情報記録，WCST項目への反応の記録，WCST得点の集計と記録をするための4ページからなっている。

　Heaton (1981) によって最初に決められたWCSTの採点の規則は，いくつかの混乱をもたらした（Flashman, Horner, & Freides,1991）。改訂マニュアル（Heaton et al., 1993）は，詳細な採点基準を提供しており，問題の生じやすい原因を明らかにしている。遂行は多くの異なる方法で採点される。完成されたカテゴリーは，テストの時間内に完成されたカテゴリーの数（すなわち，連続10回の正答でカテゴリー分類基準に合致する）である。得点は，被検者が全くテストを理解

できなかったときの0点から，6点までの範囲であり，6点になった時点で通常テストは中断される。最初のカテゴリーを完成するのに要した総施行数は，セットの移行を要求される前の，最初の概念化の指標を与えてくれる。クライエントが，正しくない刺激特徴に反応し続けた場合，反応は法則への保続に合致するとされ，保続的「p」と記録される。保続誤答パーセントは，テスト遂行全体との比較でみた保続誤答の集中を反映している。Heatonら(1993)は，原則保持と判定できる状況について述べており，読者は最新のマニュアルを参照した方がよい。Berry(1996)は，保続の採点に関連した規則を，採点の助けにもなる図表形式で要約している。保続反応は，古いカテゴリーを放棄して新しいものへ移行できないこと，あるいは新しい可能性を見出せないことを表わしている。

本テストから導き出される他の尺度も多数ある。認知セットの維持の失敗の得点は，被検者が5回以上連続して正答を続けるが，カテゴリー達成に成功する前に間違ってしまう回数である。これは，それまで成功していた戦略をとり続けることができないことを示している。概念レベル反応パーセントは，3回以上続いて現われる連続する正反応と定義される。これは，正しい分類規則へのいくらかの洞察を反映していると考えられる。最後の得点である学習のための学習は，WCSTの連続的な(カテゴリー)の交替を通してみられる被検者の概念構成効率の平均的変化を反映している。

誤答パーセント，保続反応パーセントおよび非保続誤答パーセントも研究調査を補助するために算出できる。臨床的解釈にこれらの得点を用いることは推奨できない。理由の1つとして，これら「パーセント」得点の信頼性が，それらの基本となる得点より低いからである。

遂行を記録するのは，特に患者が素早く作業すれば，難しいだろう。簡単に述べると，記録用紙には"CFNO"(C＝色，F＝形，N＝数，O＝その他)の反応項目が128個ある。検査者は，反応と刺激カードに共通した特徴に斜線を引くことで患者の反応を記録する。後で採点しやすいように，検査者は記録小冊子の各項目の左に設けられた空白に，連続した正答を順番に10まで番号をつける。クライエントが間違って正反応の連続が断たれたら，検査者は次の連続を再び1から番号をつけていく。さらに，10連続正反応という基準が達成されたときには最後の項目の下に線を1本引き，その線の下から新しく正確な分類カテゴリーとなることを示しておく。

採点間違いは，熟練した臨床家であってもよく起こる(Greve,1993; Paolo et al.,1994)。2つの属性で反応カードと刺激カードが一致したときに間違いが起こりやすい(Paolo et al.,1994)。記録および採点の間違いをなくすために，臨床家はコンピュータ採点ソフトの購入を考慮してもよい。

考　察

カリフォルニア分類テストとカテゴリーテストの課題との類似点および相違点については，それらの論評の項を参照せよ。評価者間および評価者内信頼度は，優れている研究もあるが(クラス間相関係数が.83以上)(Axelrod et al.,1992 a; Greve,1993)，保続指標の評価者間信頼度はきわめて低いとする研究(Flashman et al.,1991)もあった(相関係数は報告されていない)。新しく改訂されたマニュアル(Heaton et al., 1993)では詳細な基準とコンピュータソフトを使用することで信頼性は増すであろう。

46人の健常小児と青年に，WCSTが約1カ月の期間を置いて2回施行された(Heaton et al., 1993)。彼らは，普遍化係数(つまり，WCSTがどれぐらい被検者の本当の得点を測定しているか)を報告しているが，その結果は.37(保続誤答パーセント)～.72(非保続誤答)までの範囲にわたり，値としては中等度でしかないようである。健常小児でのWCST標準得点の測定の標準誤差がきわめて大きいことに注目することも重要である(例えば，保続反応で10.28。原典参照)。このように，再検査が異なった結果をもたらすことがあり，WCST得点は十分注意深く解釈されなければならない。Paoloら(1996 a)の最近の所見もこの意見を支持している。彼らは，およそ1年の間隔をあけて，87人の健常高齢者にWCSTを再検査した。両方の評価試験において被検者が正常な認

表8-11. 再検査で変化を検出するための90％レベル異常のカットオフ得点

尺度	異常カットオフ 低下	増加
誤答数総計	18	35
保続的応答	12	20
保続的誤答	15	35
非保続的誤答	29	40
概念レベル応答のパーセント	24	35

出典：Paoloら，1996. Psychological Assessment Resourcesの許可により転載

知機能を示すことを確かめるために，最初のDRS得点が130点以上を示し，その後有意な低下（すなわち，10点以上の低下）を示さないことが必要とされた。安定係数は，学習の学習尺度の.12から誤答総数尺度の.66の間にあった。健常被検者の大部分では，再検査でWCSTの5つの得点の標準値が有意に平均5～7点増加した。彼らは，再検査におけるWCST得点の意味ある変化を見出す手助けとして，予測性の標準誤差，差異の標準誤差および異常な検査―再検査解離得点を計算した。表8-11は，被検者の5％が正方向に（上昇），5％が負方向に（低下）カットされるWCST標準得点の90％カットオフポイントを示している。このカットオフポイントを使用するためには，WCSTのマニュアル（Heaton et al., 1993）に基づいて，まず，素点を年齢，教育歴で補正した標準得点に変換する。次に，再検査の得点から初回の得点を引く。この差が負の値なら，それは再検査での低下を表し，得点が正の値であれば，再検査で上昇したことを示している。次に，得点差を表8-11に示されたカットオフ値と比較する。得点差が表の値以上であれば，その検査―再検査変化は，標準サンプルでは5％以下でしか生じないので異常と判定される。再検査で異常な変化とされる差の程度は非常に大きく，典型的には1標準偏差以上であることに注意を要する。

正常な記憶の持ち主が，一旦カテゴリー分類と移行原則を見出すと，WCSTはもはや問題解決能力を測定できない（Lezak, 1995）ことが論議されてきた。このことは，健常者でのWCSTの安定性の低さは，再検査ではもはや，問題解決能力を同じように測定しないことを反映しているかもしれないと示唆している（Paolo et al., 1996 a）。しかしながら，臨床サンプルでは信頼性評価はかなり高いかもしれない。この考えの流れとして，Ozonoff（1995）は，自閉，学習障害の小児に2年半の間隔を置いて再検査し，検査―再検査普遍化係数が.90より大きかったと報告した。

WCSTにおける概念達成と保続の測定は，独立してはいない（Beatty & Monson, 1996）。しかし，WCSTは多元的であり，いくつかのWCST得点は，個人の問題解決能力に関する独特の情報をもたらしうることを示す証拠もある。Goldmanら（1996）は，WCSTの標準化サンプルを用いて，健常被検者では，WCSTが単一の因子によって最もよく説明できることを見出した。対照的に，局在性あるいは全般性障害をもつ神経疾患の患者においては，遂行は主として「問題解決／保続」と「認知セットの喪失」の2因子に基づいて説明される。非保続誤答が第2因子に含まれるのは，局在性病変をもつ神経疾患患者でより明らかであった。Paoloら（1995）は，健常高齢被検者とパーキンソン病（PD）患者において，WCSTの因子分析を行った。標準サンプルでは3つの因子が抽出された。「全般的概念化／問題解決」を反映する第1因子は，完成されたカテゴリー数，誤答数，保続反応と誤答，非保続誤答，および概念水準反応から構成されていた。第2因子は，「認知セット持続の失敗」得点からのみなっている。第3因子は，「学習」と名付けられ，最初のカテゴリーを完成するまでの試験数と学習の学習を含んでいた。PD群での因子構成は類似していたが，完全に同一ではなかった（例えば，健常被検者では保続及び非保続誤答間に相関がみられるのに対し，PD群では認められなかった）。このことは，WCSTの因子構成と，得点が表すものが，用いたサンプルや神経障害のタイプによって変わりうることを再び示唆している。

他の研究者（Greve et al., 1993; Salthouse et al., 1996; Sullivan et al., 1993）は，様々な集団（例えば，精神疾患または神経疾患患者と健常被検者；健常高齢被検者の混合）を調べて，3因子または

2因子解を支持する結果を見いだした。第1因子は，問題解決能力（保続尺度の負荷が高い）を反映しているようであり，第2因子は（認知セット維持の失敗に反映される）注意の課程のいくつかの様相を測定する。第2因子が，注意の機能障害を反映するとする示唆を支持するものが，視覚的注意を操作するために色の上塗り（青対赤）が用いられたWCST遂行の研究から得られた（Greve et al.,1996; Williams et al.,1994）。その背景となっている理論は，刺激の波長（色）が，基本的な注意操作に介在していると考えられている背側神経伝達での処理に影響を及ぼすことである。

因子分析研究の結果の多様性は，因子分析における変数の重複（例えば，保続誤答と保続反応）と同様に，幾分かは異なる集団を用いたことによるものである（Goldman et al.,1996）。入手可能なデータによると，個々の得点を破棄して因子得点を導き出すのは，早計である。むしろ，問題解決（カテゴリー数，全誤答，あるいは保続反応として反映される）と認知セットの維持の失敗は，WCSTの遂行に特有な認知過程を引き出すかもしれない尺度と見なされよう。

DehaeneとChangeux（1991）によるコンピュータ解析では，この課題が被検者に，負の報酬に続いて，敏速に現在の法則を変える能力（法則選択），以前にテストされた法則を記憶して，それらを2回テストすることを避ける能力（エピソード記憶），そして，ある法則を用いた場合の起こりうる結果を推理することにより，いくつかの法則を演繹的に排除する能力（推理）が要求されることが示唆された。閉鎖性頭部外傷患者を調べた報告（Sherman et al.,1995）によると，達成されたカテゴリー数と保続反応の数が，両方とも，WAIS-Rの言語理解および，知覚構成因子と関連した（$r=-.28 \sim .32$）。WCSTの尺度は両方とも，転導因子欠如とは関連がなかった。Paoloら（1995）は，注意と記憶の尺度と一緒に，WCST得点を因子分析した。その結果，パーキンソン病患者と健常高齢被検者のいずれにおいても，WCST得点は記憶や注意尺度に負荷を与えなかった。これらの研究の結果から，WCSTは，記憶や注意からはある程度独立した，何らかの一般的な推理能力を計測することが示唆される。一方で，WCSTでの保続反応又は誤答の数は，線引きテストBや，CVLTの様々な尺度と中等度の相関（.28〜.38）を示すと報告した研究者もいる（例えば，O'Donnell et al.,1994; Vanderploeg et al.,1994）。さらに，前述のように，反応維持（FMS形式）は，注意と関連した神経系に影響する実験的操作（例えば，色の上塗り）によって影響を受けるという証拠（上記参照）もある（Greve et al.,1996）。Fristoeら（1997）は，WCST若年成人，高齢者の両方の作動記憶と処理速度を測定するという。彼らの研究は，WCSTの遂行が作動記憶とフィードバック情報の効率的処理の双方に関係しており，これら双方の要素が処理速度尺度によって仲介されていることを示唆した。

WCSTは，カテゴリーテストと同一ではないが，類似した概念処理の面を測定しているように思われる（例えば，Pendleton & Heaton,1982; Perrine,1993; O'Donnell et al.,1994）。ShuteとHuertas（1990）は，保続誤答得点が，ピアジェの形式的操作の尺度によって定義される因子に負荷をかけていることを見出した。Perrine（1993）は，WCSTが，関連した特徴の弁別を必要とする属性の同定と関係があることを報告した。Welshら（1991）は，8歳以上の健常者において，衝動コントロールを測定すると考えられている課題である熟知形態マッチングテストにおける誤答数と，保続反応数とが同じ因子に負荷のあることを報告した。速い反応（例えば，言語流暢性，視覚探索）や計画（ハノイの塔）を反映する尺度は，別の因子に負荷があった。最後に，Ozonoff（1995）は，WCSTの適切な遂行には，言語的フィードバックができる一定水準の社会的意識とモチベーションが必要とされることも示唆している。

Milner（1963）は，WCSTを用いた古典的研究で，前頭葉側背部を切除された患者と，前頭葉眼窩面および後方を切除した患者との間には明らかな違いを見いだした。前頭葉側背部に病変をもつ患者は，「明らかに先の反応様式からの保続的干渉により，ある分類法則から他に移行すること」の障害がある（p.99）。機能画像（PETあるいはSPECT）とMRI画像を用いたその後の研究で

も，WCSTが前頭葉機能に感受性が高いという考えを支持している（Arnett et al.,1994; Heaton et al.,1993; Rezai et al.,1993; Weinberger et al.,1988）。一方，この測定法で，前頭葉障害の患者が対照被検者と何ら違いがなかったという報告もあった（Cantor-Graae et al.,1993; Stuss et al.,1983）。ここで注目すべき点は，広範な大脳病変や前頭葉以外の部位が障害された患者でも，前頭葉が局在性に障害された患者とWCSTで同じような成績を示しうることである（Anderson et al.,1991; Axelrod et al.,1996; Grafman et al.,1990; Heaton et al.,1993; Hermann et al.,1988; Huber et al.,1992; Robinson et al.,1980; Strauss et al.,1993）。例えば，Axelrodら（1996）は，標準化サンプルから4つの神経疾患グループ（局在性前頭葉病変，前頭葉とその他の領域の双方に局在性病変，前頭葉以外の病変，脳全体の広い病変）と健常者を用いて検討した。WCST指数は，用いたWCST変数のいかんにかかわらず，約71％の精度の識別率で，健常者を患者から区別することができた。しかし，患者群を相互に区別することはできなかった。S.W.Andersonら（1991）は，脳の局在性病変（例えば，脳血管障害，腫瘍，発作）をもつ患者91名のCT／MRIを実施し，前頭葉とそれ以外に障害のある被検者との間でWCSTの遂行に明らかな差を認めなかった。同様に，C.V.Andersonら（1995）は，68人の外傷性脳損傷患者のMRIを実施し，WCSTの遂行は脳損傷によって障害されるが，それは局在性前頭葉損傷の程度，前頭葉損傷の有無，または非特異的な構造変化（萎縮など）の程度とも関係がなかったことを見いだした。この所見に基づいて，彼らは，外傷性脳損傷患者のWCST遂行での重要な変数は，構造的損傷の部位や程度に関係なく，損傷そのものであることを示唆した。WCSTは，外傷性脳損傷患者における前頭葉の元の状態について特有な所見は何も提供しなかった。HermannとSeidenberg（1995）は，側頭葉てんかんで起こるWCSTの異常は，直接的に側頭葉／海馬の障害に帰することはできず，むしろ，障害をもった皮質が，側頭葉以外の神経系へ与える影響によるところが大きいとしている。その側頭葉以外への介在因子として前頭葉に焦点をあてることもできるが，この考えを支持する実証データはない。実際，Hornerら（1996）は，側頭葉に病変をもつ患者の遂行の方が，前頭葉病変の患者より障害が大きいと報告している。これらを総合すると，WCSTを単独で局在性の前頭葉病変を予測するために用いることはできない（Anderson et al.,1995; Heaton et al.,1993; Mountain & Snow,1993）。むしろ，単一の神経解剖学的部位ではなく，前頭葉が重要な構成要素となっている統合される多数の脳領域が関与している実行機能の複雑な測定法として，WCSTを考える方が正しいであろう（Axelrod et al.,1996）。

また，機能障害の左右差についても，文献上ほとんど一貫性はないようである。Milner（1963）とTaylor（1979）は，本検査が両側前頭葉側背部領域の機能に感受性があるが，右側より左側により鋭敏であることを示唆した。しかし，左側に比べ右側に障害をもつ患者で，障害（典型的には保続がより強い）が顕著であったといういくつかの報告もある（Bornstein,1986; Drewe,1974; Hermann et al.,1988; Robinson et al.,1980）。Hornerら（1996）は，側頭葉病変が言語優位側か劣位側にあるかでは，WCSTの遂行に違いはなかったと報告している。左右の不一致の根拠は，障害を受けたときの細胞グループの発達段階に関係しているかもしれない。Strauss，HunterとWada（1993）は，発達のかなり早い段階で障害が起こった場合だけに，過度の保続が左側頭葉障害で起こる傾向にあることを見出した。1歳以降に生じた左側頭葉の機能異常は，分類行動に比較的影響を及ぼさない。保続は，損傷を受けた年齢に関係なく，右側頭葉の機能障害によっても起こりうるが，その障害はそれほど顕著でない傾向にある。

WCSTの遂行障害は，アルコール依存，自閉症，多発性硬化症，パーキンソン病，コルサコフ症状群，コカインや様々な薬剤の慢性的使用など，多くの神経学的状況で報告されている（近年の検討としては以下を参照；Adams et al.,1995; Arnett et al.,1994; Beatty & Monson,1996; Heaton et al.,1993; Lezak,1995; Ozonoff,1995; Paolo et al.,1995; Rosselli & Ardila,1996; Van Spaendon-

表8-12. 小児のWCSTテスト得点

	年齢, 歳					
	9 ($n=80$)	10 ($n=140$)	11 ($n=131$)	12 ($n=123$)	13 ($n=96$)	14 ($n=115$)
ERR						
平均	43.79	41.44	38.25	30.12	27.95	24.13
Mdn	42	42	34	24	23	18
SD	18.4	19.25	19.53	17.50	15.96	15.41
PERRES						
平均	26.76	24.66	20.64	17.61	15.70	12.89
Mdn	23	22	17	13	11	9
SD	16.25	14.64	12.39	12.69	10.66	8.96
NONPER						
平均	20.34	19.31	19.15	14.30	13.66	12.33
Mdn	17	18	15	11	11	9
SD	10.92	10.55	12.41	9.37	8.45	9.40
PERERR						
平均	23.45	21.94	18.78	15.81	14.29	11.80
Mdn	21	20	16	12	10	9
SD	13.08	11.90	10.49	10.52	9.15	7.41

注記：ERR＝誤答，PERRES＝保続的応答，NONPER＝非保続的誤答，PERERR＝保続的誤答。
出典：Paniakら，1996。転載許可。

ck et al.,1995)。外傷性脳損傷患者では，グラスゴー昏睡尺度による頭部損傷の重症度が，保続誤答（r=.49）とカテゴリー数（r=.33）に中等度の相関があることが見いだされている（Anderson et al.,1995）。統合失調症の患者においても，WCSTの遂行障害が存在するという報告がある（近年の論評としては以下を参照;Beatty et al.,1994; Van der Does & Van den Bosch,1992）。さらに，文献ではうつ病もWCSTの遂行に影響を与え，特に保続の増加，認知セット維持の失敗，および概念水準反応パーセントの低下として反映される（Heinrichs,1990 ; Martin, Oren & Boone, 1991）。うつ病は，問題解決能力の低下と関係しており，遂行は重症度が増すにしたがって悪化する。神経心理学的テストバッテリーには，うつ病の評価が含まれるべきであることは，明らかである。もし，うつ症状がみられる場合，明らかな神経学的疾患がなくても，WCST遂行不良は，抑うつによる認知機能障害に特徴的であるようなので，臨床家は異常なWCST所見が器質的機能障害を示すと結論づけてはならない。WCSTは，病院外での自己管理能力を予想する手段としての価値があるかもしれないとも報告されている（Heinrichs, 1990）。

WCSTの遂行は，詐病の検出にも有用であるかもしれない。Bernardら（1996）は，詐病を装う人は，本当に脳に損傷を受けた人よりも，微妙な課題より明白な課題で，より悪い成績を示すことを報告した。したがって，彼らは保続誤答（より微妙な尺度）と比較して，カテゴリー（明白な尺度での抑制）において遂行の低下を示す。軽度から中等度の閉鎖性頭部外傷の患者と比較して，詐病を装うよう指示された者は，保続誤答数はわずか2倍であったが，明白な課題では，閉鎖性頭部外傷患者群の1／7のカテゴリーしか完成させなかった。すなわち，もしある人が低いカテゴリー得点であった場合，詐病者でないと見なされるためには，高い保続誤答得点もあげなければならな

い。Bernardらは，WCSTで詐病を検出するための識別機能係数を規定している。しかし，これらの所見は詐病を装った被検者に基づいており，本当の詐病者のものでないことに注意すること。弁別機能は，詐病を認識する上での補助と考えられるべきであって，その鑑別の唯一の根拠として用いられるべきではない。

最後になるが，WCSTについてのほとんどの研究は成人集団についてなされてきた。このテストが，さまざまな小児，青年の疾患グループ（例えば，外傷性脳損傷，けいれん性疾患，注意欠陥障害）でも，発達上の技能獲得の違いを明らかにするのに有用であり得るとするいくつかの根拠がある（Chelune & Thompson,1987; Heaton et al., 1993; Levin et al.,1991）。構造的大脳病変のある小児や青年での初期の所見（Heaton et al.,1993）は，このテストがこの年齢層でも前頭葉機能障害に対して（必ずしも特異的ではないが）鋭敏であることを示唆している。

標準データ

標準版では，Heatonら（1993）が，6歳5カ月～89歳までの標準を提供している。データは，6つのサンプルから集められた899人の健常被検者集団から得られた。成人サンプルの教育水準は，1987年の米国の一般人口よりやや高い。表は，クライエントの年齢，または年齢と教育歴の組合せ（20歳以上の成人では）に基づいて示してある（原典参照）。素点はパーセンタイル得点に変換されている。いくつかの得点では，相当する標準得点（平均＝100，SD＝15）とT得点（平均＝50，SD＝10）も記録することができる。年齢と教育の両方が遂行に影響を与えるため，特に診断目的では，人口統計学的に補正された標準データが望ましい（原典の付属D参照）。クライエントの日常機能能力の適性（例えば，職務斡旋）について判定をする場合には，米国国勢調査に基づくデータが好ましいかもしれない（原典の付属C）。WCST遂行の解釈を補助するために，「基準率」も，成人，青年，小児にそれぞれ分けて提供されている（原典の付属E）。

表8-13. 歪変数のテスト得点

	パーセンタイル	CATS	TTF	FMS
		\multicolumn{3}{c}{WCST変数}	
9歳	>16	4-6	10-17	0-2
	11-16	2-3	18-22	3
	6-10	2	23-25	3-4
	2-5	1-2	26-78	4-5
	<1	0-1	79-128	6-21
10歳	>16	4-6	10-17	0-2
	11-16	2-3	18-21	2-3
	6-10	2	22-37	3
	2-5	2	38-51	4
	<1	0-1	52-128	5-21
11歳	>16	4-6	10-14	0-1
	11-16	3	15-19	2-3
	6-10	2-3	20-25	3
	2-5	1-2	32-63	3-4
	<1	0-1	64-128	5-21
12歳	>16	5-6	10-12	0-1
	11-16	4	13-16	2
	6-10	2-4	17-19	2-3
	2-5	2	20-38	3
	<1	0-1	39-128	4-21
13歳	>16	5-6	10-12	0-1
	11-16	4	13-15	2-3
	6-10	4	16-22	3
	2-5	3-4	23-31	3-5
	<1	0-2	32-128	6-21
14歳	>16	6	10-15	0-1
	11-16	4-5	16-18	1-2
	6-10	4	19-21	2
	2-5	3-4	22-39	3-4
	<1	0-3	40-128	4-21

注記：CATS＝達成カテゴリー，TTF＝第1カテゴリーの完成試験，FMS＝維持セットの失敗。
出典：Paniakら（1996）。転載許可。

WCSTのマニュアルには，9〜14歳までの250人の健常小児の標準が記載されている。Paniakら（1996）は，最近，この年齢域でのカナダの健常小児685人のデータを示した。WISC-IIIの語彙尺度得点は平均10.3（SD＝2.69）であった。小児は，年齢の増加に伴って全般的な改善を示したが，成人の遂行レベルには達しなかった。Paniakら

表8-14. 年齢と社会経済的水準で分類した5〜8歳の小児のWCST得点。

| | 年齢5〜6歳(n=49) | | | | 年齢7〜8歳(n=63) | | | |
| | 高社会経済的水準 | | 低社会経済的水準 | | 高社会経済的水準 | | 低社会経済的水準 | |
変数	得点	SD	得点	SD	得点	SD	得点	SD
達成カテゴリー	4.2	1.8	4.2	2.2	4.9	1.7	4.4	1.9
正しい応答	66.9	15.1	67.0	17.8	67.8	11.6	70.5	14.4
誤答	46.1	23.0	51.6	24.7	48.4	20.9	48.4	23.0
保続的応答	21.7	11.3	29.5	21.7	19.1	8.7	24.4	18.2
保続的誤答	21.3	15.7	25.3	10.6	17.9	8.1	20.9	10.5
非保続的誤答	24.6	17.6	25.9	12.0	30.5	16.3	27.2	17.1
維持セットの失敗	0.8	0.6	0.0	0.0	0.8	0.7	0.4	0.6

出典：RosselliとArdila, 1993。SwetsとZeitlingerの許可により転載。

(1996)によって示されたデータは、サンプルがより大きくて、言語性知能の点で北米の一般人口を代表しているように思われるので、Heatonら(1993)、CheluneとBaer (1986) ($n=105$)やRosselliとArdila (1993) ($n=233$)のものより好ましい。このデータは、表8-12, 8-13に示されている。

5〜8歳の小児では、RosselliとArdila(1993)によって、コロンビアのボゴタで集められたデータを表8-14にあげた。社会経済的集団の間での違いは認められなかった。この標準得点は、CheluneとBaer (1986)によって、アメリカの小さなサンプルで報告されたものより若干高い。完成されたカテゴリー数は、CheluneとBaerが、6歳児($n=11$)で平均2.73 (SD=2.10)、7歳児($n=14$)で4.07 (SD=1.94)、8歳児($n=22$)で4.05 (SD=2.01)であったと報告した。同じ理由で、保続誤答も彼らのサンプルではより高い(6歳児：平均=40.64, SD=28.03; 7歳児：平均=25.07, SD=18.43; 8歳児：平均=23.18, SD=13.23)。

年齢は、WCSTの遂行と最も強く関係している(Heaton et al., 1993)。遂行は、5〜19歳まで増加して、20〜50歳の間ではほぼ変化はない。60歳をすぎると、遂行のいろいろな面での低下が明らかになってくる。同様な所見は、他の研究者によっても報告されている (Axelrod & Henry, 1992; Axelrod et al., 1993; Beatty, 1993; Boone et al., 1993; Chelune & Baer, 1986; Daigneault et al., 1992; Haaland et al., 1987; Heaton, 1981; Heaton et al., 1993; Heinrichs, 1990; Levin et al., 1991; Levine et al., 1995; Parkin et al., 1995; Rosselli & Ardila, 1993; Welsh et al., 1988, 1991)。Fristoeら(1997)は、フィードバック情報と作動記憶の使用が、WCSTの年齢に関連した違いの重要な決定要素であるけれども、これらの年齢に関連した違いは、より基本的な処理速度因子からほぼ予測できると提唱している。

教育水準は、WCSTのいくつかの得点と中程度に相関する (Boone et al., 1993; Heaton et al., 1993; Heinrichs, 1990)。成人では、教育水準が高くなるにつれて、WCST遂行が徐々にうまくなってゆく。

性別による影響については議論のあるところである。Heatonら(1993)、Paniakら(1996)、RosselliとArdila(1993)は、性はWCSTの遂行と有意には相関しないと報告している。対照的に、Booneら(1993)は、WCSTで女性が男性より成績が勝る傾向があることを見いだした。

IQはWCSTの遂行と関係があるように思われる。CheluneとBaer (1986)、Heaton (1981)、Heinrichs (1990)、Paniakら(1996)、Parkinら(1995)は、IQとWCST得点には中程度の相関があると報告したが、Booneら(1993)は、

IQはWCSTの遂行に影響しなかったと報告した。

文 献

Adams, K.M., Gilman, S., Koeppe, R., Klain, K., Junck, L., Lohman, M., Johnson-Greene, D., Berent, S., Dede, D., Kroll, P. (1995). Correlation of neuropsychological function with cerebral metabolic rate in subdivisions of the frontal lobes of older alcoholic patients measured with [^{18}F] Fluorodeoxyglucose and Positron Emission Tomography. *Neuropsychology, 9,* 275-280.

Anderson, C.V., Bigler, E.D., & Blatter, D.D. (1995). Frontal lobe lesions, diffuse damage, and neuropsychological functioning in traumatic brain-injured patients. *Journal of Clinical and Experimental Neuropsychology, 17,* 900-908.

Anderson, S.W., Damasio, H., Jones, R.D., & Tranel, D. (1991). Wisconsin Card Sorting Test performance as a measure of frontal lobe damage. *Journal of Clinical and Experimental Neuropsychology, 13,* 909-922.

Arnett, P.A., Rao, S.M., Bernardin, L., Grafman, J., Yetkin, F.Z., & Lobeck, L. (1994). Relationship between frontal lobe lesions and Wisconsin Card Sorting Test performance in patients with multiple sclerosis. *Neurology, 44,* 420-425.

Axelrod, B. N., & Henry, R. R. (1992). Age-related performance on the Wisconsin Card Sorting, Similarities, and Controlled Oral Word Association Tests. *The Clinical Neuropsychologist, 6,* 16-26.

Axelrod, B.N., Goldman, R.S., & Woodard, J.L. (1992a). Interrater reliability in scoring the Wisconsin Card Sorting Test. *The Clinical Neuropsychologist, 6,* 143-155.

Axelrod, B.N., Woodard, J.L., & Henry, R.R. (1992b). Analysis of an abbreviated form of the Wisconsin Card Sorting Test. *The Clinical Neuropsychologist, 6,* 27-31.

Axelrod, B.N., Jiron, C.C., & Henry, R.R. (1993). Performance of adults ages 20 to 90 on the abbreviated Wisconsin Card Sorting Test. *The Clinical Neuropsychologist, 7,* 205-209.

Axelrod, B.N., Goldman, R.S., Heaton, R.K., Lawless, G., Thompson, L.L., Chelune, G.J., Kay, G.G. (1996). Discriminability of the Wisconsin Card Sorting Test using the standardization sample. *Journal of Clinical and Experimental Neuropsychology, 18,* 338-342.

Axelrod, B.N., Paolo, A.M., & Abraham, E. (1997). Do normative data from the full WCST extend to the abbreviated WCST? *Assessment, 4,* 41-46.

Beatty, W.W. (1993). Age differences on the California Card Sorting Test: Implications for the assessment of problem solving by the elderly. *Bulletin of the Psychonomic Society, 31,* 511-514.

Beatty, W. B., Jocic, Z., Monson, N., & Katzung, V. M. (1994). Problem solving by schizophrenic and schizoaffective patients on the Wisconsin and California Card Sorting Tests. *Neuropsychology, 8,* 49-54.

Beatty, W.W., & Monson, N. (1996). Problem solving by patients with multiple sclerosis: Comparison of performance on the Wisconsin and California Card Sorting Tests. *Journal of the International Neuropsychological Society, 2,* 134-140.

Berg, E.A. (1948). A simple objective technique for measuring flexibility in thinking. *Journal of General Psychology, 39,* 15-22.

Bernard, L.C., McGrath, M.J., & Houston, W. (1996). The differential effects of simulating malingering, closed head injury, and other CNS pathology on the Wisconsin Card Sorting Test: Support for the "pattern of performance" hypothesis. *Archives of Clinical Neuropsychology, 11,* 231-245.

Berry, S. (1996). Diagrammatic procedure for scoring the Wisconsin Card Sorting Test. *The Clinical Neuropsychologist, 10,* 117-121.

Boone, K.B., Gharffarian, S., Lesser, I.M., Hill-Gutierrez, E., & Berman, N.G. (1993). Wisconsin Card Sorting Test performance in healthy, older adults: Relationship to age, sex, education, and IQ. *Journal of Clinical Psychology, 49,* 54-60.

Bornstein, R.A. (1986). Contribution of various neuropsychological measures to detection of frontal lobe impairment. *International Journal of Clinical Neuropsychology, 8,* 18-22.

Cantor-Graae, E., Warkentin, S., Franzen, G., & Risberg, J. (1993). Frontal lobe challenge: A comparison of activation procedures during rCBF measurements in normal subjects. *Neuropsychiatry, Neuropsychology, and Be-*

havioral Neurology, 6, 83-92.

Chelune, G.J., & Baer, R.A. (1986). Developmental norms for the Wisconsin Card Sorting Test. *Journal of Clinical and Experimental Neuropsychology, 8,* 219-228.

Chelune, G.J., & Thompson, L.T. (1987). Evaluation of the general sensitivity of the Wisconsin Card Sorting Test among younger and older children. *Developmental Neuropsychology, 3,* 81-89.

Daigneault, S., Braun, C.M.J., & Whitaker, H. A. (1992). Early effects of normal aging on perseverative and non-perseverative prefrontal measures. *Developmental Neuropsychology, 8,* 99-114.

Dehaene, S., & Changeux, J.P. (1991). The Wisconsin Card Sorting Test: Theoretical analysis and modeling in a neuronal network. *Cerebral Cortex, 1,* 62-79.

de Zubicaray, G., & Ashton, R. (1996). Nelson's Modified Card Sorting Test: A review. *The Clinical Neuropsychologist, 10,* 245-254.

Drewe, E.A. (1974). The effect of type and area of brain lesion on Wisconsin Card Sorting Test performance. *Cortex, 10,* 159-170.

Flashman, L.A., Horner, M.D., & Freides, D. (1991). Note on scoring perseveration on the Wisconsin Card Sorting Test. *The Clinical Neuropsychologist, 5,* 190-194.

Fortuny, L.A., & Heaton, R.K. (1996). Standard versus computerized administration of the Wisconsin Card Sorting Test. *The Clinical Neuropsychologist, 10,* 419-424.

Fristoe, N.M., Salthouse, T.A., & Woodard, J.L. (1997). Examination of age-related deficits on the Wisconsin Card Sorting Test. *Neuropsychology, 11,* 428-436.

Goldman, R.S., Axelrod, B.N., Heaton, R.K., Chelune, G.J., Curtiss, G., Kay, G.G., & Thompson, L. L. (1996). Latent structure of the WCST with the standardization samples. *Assessment, 3,* 73-78.

Grafman, J., Jones, B., & Salazar, A. (1990). Wisconsin Card Sorting Test performance based on location and size of neuroanatomical lesion in Vietnam veterans with penetrating head injury. *Perceptual and Motor Skills, 71,* 1120-1122.

Grant, D.A., & Berg, E.A. (1948). A behavioral analysis of degree of impairment and ease of shifting to new responses in a Weigl-type card sorting problem. *Journal of Experimental Psychology, 39,* 404-411.

Greve, K.W. (1993). Can perseverative responses on the Wisconsin Card Sorting Test be scored accurately? *Archives of Clinical Neuropsychology, 8,* 511-517.

Greve, K.W., Brooks, J., Crouch, J., Rice, W.J., Cicerone, K., & Rowland, L. (1993). Factorial structure of the Wisconsin Card Sorting Test. *The Clinical Neuropsychologist, 7,* 350-351.

Greve, K.W., Williams, M.C., Haas, W.G., Lettell, R.R., & Reinoso, C. (1996). The role of attention in Wisconsin Card Sorting Test performance. *Archives of Clinical Neuropsychology, 11,* 215-222.

Haaland, K., Vranes, L.F., Goodwin, J.S., & Garry, J.P. (1987). Wisconsin Card Sorting Test performance in a healthy elderly population. *Journal of Gerontology, 42,* 345-346.

Heaton, R. K. (1981). *Wisconsin Card Sorting Test Manual.* Odessa, Fl: Psychological Assessment Resources, Inc.

Heaton, R.K., Chelune, G.J., Talley, J.L., Kay, G.G., & Curtis, G. (1993). *Wisconsin Card Sorting Test (WCST) Manual Revised and Expanded.* Odessa, Fl: Psychological Assessment Resources.

Heinrichs, R.W. (1990). Variables associated with Wisconsin Card Sorting Test performance in neuropsychiatric patients referred for assessment. *Neuropsychiatry, Neuropsychology and Behavioral Neurology, 3,* 107-112

Hellman, S.G., Green, M.F., Kern, R.S., & Christenson, C.D. (1992). Comparison of card and computer versions of the Wisconsin Card Sorting Test for psychotic patients. *International Journal of Methods in Psychiatric Research, 2,* 151-155.

Hermann, B.P., Wyler, A.R., & Richey, E.T. (1988). Wisconsin Card Sorting Test performance in patients with complex partial seizure of temporal lobe origin. *Journal of Clinical and Experimental Psychology, 10,* 467-476.

Hermann, B., & Seidenberg, M. (1995). Executive system dysfunction in temporal lobe epilepsy: Effects of nociferous cortex versus hippocampal pathology. *Journal of Clinical and Experimental Neuropsychology, 17,* 809-819.

Horner, M. D., Flashman, L.A., Freides, D., Epstein, C. M., & Bakay, R.A.E. (1996). Temporal lobe epilepsy and performance on the Wisconsin Card Sorting Test. *Journal of Clinical and Experimental Neuropsychology, 18,* 310-313.

Huber, S.J., Bornstein, R.A., Rammohan, K. W. et al. (1992). Magnetic resonance imaging correlates of executive function impairments in multiple sclerosis. *Neuropsychiatry, Neuropsychology, and Behavioral Neurology, 5,* 33-36.

Levin, H.S., Culhane, K.A., Hartmann, J., Evankovitch, K., Mattson, A.J., Harward, H.,Ringholz, G., Ewing-Cobbs, L., & Fletcher, J.M. (1991). Developmental changes in performance on tests of purported frontal lobe functioning. *Developmental Neuropsychology, 7,* 377-395.

Levine, B., Stuss, D.T., & Milberg, W.P. (1995). Concept generation: Validation of a test of executive functioning in a normal aging population. *Journal of Clinical and Experimental Neuropsychology, 17,* 740-758.

Lezak, M.D. (1995). *Neuropsychological Assessment* (3rd ed.). New York: Oxford University Press.

Loong, J. W. K. (1990). *The Wisconsin Card Sorting Test* (IBM version). San Luis Obispo, CA: Wang Neuropsychological Laboratory.

Martin, D.J., Oren, Z., & Boone, K. (1991). Major depressives' and dysthymics' performance on the Wisconsin Card Sorting Test. *Journal of Clinical Psychology, 47,* 685-690.

Milner, B. (1963). Effects of different brain lesions on card sorting. *Archives of Neurology, 9,* 90-100.

Mountain, M.A., & Snow, G. (1993). Wisconsin Card Sorting Test as a measure of frontal pathology: A review. *The Clinical Neuropsychologist, 7,* 108-118.

Nelson, H.E. (1976). A modified card sorting test sensitive to frontal lobe defects. *Cortex, 12,* 313-324.

O'Donnell, J. P., MacGregor, L.A., Dabrowski, J.J., Oestreicher, J.M., & Romero, J.J. (1994). Construct validity of neuropsychological tests of conceptual and attentional abilities. *Journal of Clinical Psychology, 50,* 596-600.

Osmon, D.C., & Suchy, Y.(1996). Fractionating frontal lobe functions: Factors of the Milwaukee Card Sorting Test. *Archives of Clinical Neuropsychology, 11,* 451-552.

Ozonoff, S. (1995). Reliability and validity of the Wisconsin Card Sorting Test in studies of autism. *Neuropsychology, 9,* 491-500.

Paniak, C., Miller, H.B., Murphy, D., Patterson, L., & Keizer, J. (1996). Canadian developmental norms for 9- to 14-year-olds on the Wisconsin Card Sorting Test. *Canadian Journal of Rehabilitation, 9,* 233-237.

Paolo, A.M., Axelrod, B.N., Ryan, J.J., & Goldman, R. S.(1994). Administration accuracy of the Wisconsin Card Sorting Test. *The Clinical Nreuropsychologist, 8,* 112-116.

Paolo, A.M., Troster, A.I., Axelrod, B.N., & Koller, W.C. (1995). Construct validity of the WCST in normal elderly and persons with Parkinson's disease. *Archives of Clinical Neuropsychology, 10,* 463-473.

Paolo, A.M., Axelrod, B.N., & Troster, A.I. (1996a). Test-retest stability of the Wisconsin Card Sorting Test. *Assessment, 3,* 137-143.

Paolo, A.M., Axelrod, B.N., Troster, A.I.,Blackwell, K.T., & Koller, W.C. (1996b). Utility of a Wisconsin Card Sorting Test short form in persons with Alzheimer's and Parkinson's Disease. *Journal of Clinical and Experimental Neuropsychology, 18,* 892-897.

Parkin, A.J., Walter, B.M., & Hunkin, N.M. (1995). Relationships between nomal aging, frontal lobe function, and memory for temporal and spatial information. *Neuropsychology, 9,* 304-312.

Pendleton, M.G., & Heaton, R.K. (1982). A comparison of the Wisconsin Card Sorting Test and the Category Test. *Journal of Clinical Psychology, 38,* 392-396.

Perrine, K. (1993). Differential aspects of conceptual processing in the Category Test and Wisconsin Card Sorting Test. *Journal of Clinical and Experimental Neuropsychology, 15,* 461-473.

Rezai, K., Andreasen, N.C., Alliger, R., Cohen, G., Swayze II, V., & O'Leary, D.S. (1993). The neuropsychology of the prefrontal cortex. *Archives of Neurology, 59,* 636-642.

Robinson, A. L., Heaton, R.K., Lehman, R.A.W., & Stilson, D.W. (1980). The utility of the Wisconsin Card Sorting Test in detecting and localizing frontal lobe lesions. *Journal of Consulting and Clinical Psychology, 48,* 605-614.

Rosselli, M., & Ardila, A. (1993). Developmental norms for the Wisconsin Card Sorting Test in 5-to 12-year-old children. *The Clinical Neuropsychologist, 7,* 145-154.

Rosselli, M., & Ardila, A. (1996). Cognitive effects of cocaine and polydrug abuse. *Journal of Clinical and Experimental Neuropsychology, 18,* 122-135.

Salthouse, T.A., Fristoe, N., & Rhee, S. H. (1996). How localized are age-related effects on neuropsychological measures? *Neuropsychology, 10,* 272-285.

Sherman, E. M., Strauss, E., Spellacy, F., & Hunter, M. (1995). Construct validity of WAIS-R factors: Neuropsychological correlates in adults referred for possible head injury. *Psychological Assessment, 7,* 440-444.

Shute, G. E., & Huertas, V. (1990). Developmental variability in frontal lobe function. *Developmental Neuropsychology, 6,* 1-11.

Strauss, E., Hunter, M., & Wada, J. (1993). Wisconsin Card Sort performance: Effects of age of onset and laterality of dysfunction. *Journal of Clinical and Experimental Neuropsychology, 15,* 896-902.

Stuss, D.T., Benson, D.F., Kaplan, E.F., et al. (1983). The involvement of orbitofrontal cerebrum in cognitive tasks. *Neuropsychologia, 21,* 235-248.

Sullivan, E.V., Mathalon, D.H., Zipursky, R.B., Kersteen-Tucker, Z., Knight, R.T., & Pfefferbaum, A. (1993). Factors of the Wisconsin Card Sorting Test as measures of frontal-lobe function in schizophrenia and in chronic alcoholism. *Psychiatry Research, 46,* 175-199.

Taylor, L.B. (1979). Psychological assessment of neurological patients. In T. Rasmussen and R. Marino (Eds.), *Functional Neurosurgery.* New York: Raven Press.

Van der Does, A.J.W., & Van den Bosch, R.J. (1992). What determines Wisconsin Card Sorting performance in schizophrenia? *Clinical Psychology Review, 12,* 567-583.

Vanderploeg, R.D., Schinka, J.A., & Retzlaff, P. (1994). Relationships between measures of auditory verbal learning and executive functioning. *Journal of Clinical and Experimental Neuropsychology, 16,* 243-252.

Van Spaendonck, K. P. M., Berger, H . J. C., Horstink, M.W.I.M., Borm, G.F., & Cools, A. R. (1995). Card sorting performance in Parkinson's Disease: A comparison between acquisition and shifting performance. *Journal of Clinical and Experimental Neuropsychology, 17,* 918-925.

Weinberger, D.R., Berman, K.F., & Zec, R.F. (1988). Physiological dysfunction of dorsolateral prefrontal cortex in schizophrenia; I : Regional cerebral blood flow (rCBF) evidence. *Archives of General Psychiatry, 45,* 609-615.

Welsh, M.C., Groisser, D., & Pennington, B.F. (1988). A normative-developmental study of performance on measures hypothesized to tap prefrontal functions. Paper presented to the International Neuropsychological Society, New Orleans.

Welsh, M.C., Pennington, B.F., & Grossier, D.B. (1991). A normative-developmental study of executive function: A window on prefrontal function in children. *Developmental Neuropsychology, 7,* 131-149.

Williams, M.C., Littell, R.R., Reinoso, C., & Greve, K.W. (1994). The effect of wavelength on the performance of attention-disordered and normal children on the Wisconsin Card Sorting Test. *Neuropsychology, 8,* 187-193.

9 注 意
Attention

訳　前田久雄

　注意過程は，神経心理学的疾患に罹っている患者の毎日の行動において，大きな役割を果たしている。それは，認知の他の側面だけでなく，学習や記憶にも影響するであろう。注意に関してはいくつかのモデルも提唱されている（例えば，Mirsky, 1987；Posner & Peterson, 1990；Shum et al., 1990；Schmidt et al., 1994；Sohlberg & Mateer, 1989）。いろいろなモデルを統合する試みとして，MateerとMapou（1996）は注意を2つの主領域，すなわち配分とコード化に分ける評価モデルを提唱した。配分とは，個人がいかによく注意資源を動員し焦点づけられるかということであり，覚醒，注意の集中および維持を含んでいる。覚醒は，通常，直接的観察によって評価される。注意の集中は，個人が関連した入力に注意を向けている際に，無関係な情報を排除することを要求する。それは，符号（Wechsler知能テスト），符号数字モダリティー，線引き，Stroop，d2テストおよび視覚探索注意テストといった，目標のすばやい走査と同定とを要する課題によって評価できる。注意の維持は連続遂行テストによって評価できる。第2の領域である容量／コード化は，たとえ注意を散乱させられたり，複数の課題に注意を分割する（注意資源を分配する）ことを求められたとしても，個人が，いかによく情報を保持し処理してゆくかということに関わっている。それは，注意の持続（例えば，数字順唱，カリフォルニア言語学習テストあるいはRey聴覚言語学習テストの試験1，文反復，順向視覚距離），干渉への抵抗性（例えば，子音トリグラム，CVLTあるいはRAVLTのリストAとリストBの比較），さらに知的操作（数字逆唱，算数，連続聴き取り加算テスト（PASAT），簡易聴覚注意テスト）を含んでいる。しかしながら，ほとんどの注意についての尺度は多面的であり，安易に特定のテストに当てはめることはできないことを心に留めておくことが重要である。多くは作動記憶の尺度でもあると考えられている。

　注意欠損は，反応時間の尺度（視覚，視覚運動および聴覚テストの章の反応時間の項を参照；一般的知的能力の中のMicroCog）および情報処理速度（例えば，一般的知的能力の中のMicroCog）の尺度によって測定される処理速度の遅さと関連している。

　臨床家は最近出版された日常注意テスト（TEA, Northern Speech Services, 117 N.Elm, P.O.Box 1247, Gaylord, MI 49735 あるいはThames Valley Test Company, 7-9 The Green, Flempton, Bury St. Edmunds, Suffolk IP 286 EI, UKから販売）にもふれるかもしれないが，われわれにはまだ手に入らない。Robertsonら（1996）によると，日常注意テストは注意についての一連

の8つの検査からなっており，それらは，地図を探す，電話帳から見つけ出す，あるいは宝くじの当選番号放送を聴くといった生活に根ざした活動に基づいている。TEA は3つの平行した形式をもち，検査—再検査信頼度も高く，既存の注意尺度（例えば，d2，PASAT，線引きテストB）ともよく相関するように思われる。Robertson らは，TEA が広い範囲の臨床条件にも適応可能であり，機能状態と相関することを報告している。さらに，この課題は，国民成人読書能力テストで測定した言語性知能とはほとんど関連しない。年齢，性，IQ を階層化した154名の健常被検者のサンプルに対して，多くの他の注意尺度とともに，これらの課題が課せられた。これらのデータ総体の因子構造としては，注意の持続，選択的注意，注意の転導，および聴覚—言語性作動記憶の因子が含まれていた。TEA の小児版も現在開発されつつある。

文 献

Mateer, C.A., & Mapou, R. (1996). Understanding, evaluating and managing attention disorders following traumatic brain injury. *Journal of Head Trauma Rehabilitation, 11,* 1-16.

Mirsky, A.F. (1987). Behavioral and psychophysiological markers of disordered attention. *Environmental Health Perspectives, 74,* 191-199.

Posner, M.I., & Peterson, S.E. (1990). The attention system of the human brain. *Annual Review of Neuroscience, 13,* 25-42.

Robertson, I.H., Ward, T., Ridgeway, V., & Nimmo-Smith, I. (1996). The structure of normal human attention : The Test of Everyday Attention. *Journal of the International Neuropsychological Society, 2,* 525-534.

Schmidt, M., Trueblood, W., & Merwin, M. (1994). How much do "Attention" tests tell us? *Archives of Clinical Neuropsychology, 9,* 383-394.

Shum, D.H.K., McFarland, K.A., & Bain, J.D. (1990). Construct validity of eight tests of attention: Comparison of normal and closed head injured subjects. *Clinical Neuropsychologist, 4,* 151-162.

Sohlberg, M. M., & Mateer, C.A. (1989). *Introduction to Cognitive Rehabilitation : Theory and Practice.* New York : Guilford Press.

簡易聴覚注意テスト（BTA）
BRIEF TEST OF ATTENTION (BTA)

訳　前田久雄

目 的

この検査は聴覚性注意を分割する能力を評価するために用いられる。

原 典

テープ（使用説明書とサンプル採点用紙を含む）は，David Schretlen, Johns Hopkins Hospital, 600 N. Wolfe St., Meyer 218, Baltimore, MD 21287-7218 に注文できる。

概 要

この検査は，Schretlen らによって考案されたもので（Schretlen, Bobholz & Brandt, 1996 a ; Schretlen, Brandt & Bobholz, 1996 b），オーディオカセットによって提示される平行した2つの方式からなっている。被検者には両方の方式とも実施される；各々の実施および採点には4分を要する。方式 N は，長さが4項目から18項目に及ぶ10個の文字と数字（例えば，"M-6-3-R-2"）のリストからなっている。被検者への課題は，文字を

無視し，読み上げられた数字の数を数えることである。各リストに続いて5秒間の沈黙があり，その間に被検者は何個の数字が読み上げられたかを報告する。同じ10個のリストが方式Lとして提示され，今度は，被検者は数字を無視し，何個の文字が読み上げられたかを数えることを課せられる。数唱テストとは異なり，このテストは，被検者にどの数字（あるいは文字）が提示されたかを再生することは求めない。

実　施

検査者は方式NあるいはLのいずれから始めてもよいが，両方の方式とも実施されなければならない。もし，ある被検者がこの検査に特別な不満を示したときには，一方の方式を完全に中止してしまうより，2つの方式の間に何か別の課題を入れたほうがよい。これは，両方を実施した場合より，片方だけの場合の信頼性が著しく低くなるからである。

簡易聴覚注意テストを実施するための説明は，各解答用紙の上段に示されている。検査の説明は，被検者に対して読み上げられなければならない。方式Nのための説明は次のとおりである。

「これは，*注意についての短い検査です。テープレコーダーに録音された声が文字と数字からなるリストを読み上げます。あなたは，何個の数字を聞いたかだけを心に留めておいてください。それから，何個の数字がリストにあったかを答えてください。リストが読み上げられている間は，どうぞ両手は拳をつくりテーブルの上に置いてください。あなたが理解されたかどうかを確かめるために，2つの例題から始めましょう。何個の数字が各リストにあったかを覚えておいて，私に教えてください*」

被検者は，テスト刺激を指で数えられないようにするために，両手とも拳をつくりテーブルに置くよう指示される。それから検査者は，解答用紙にある最初の2つの例題を読み上げる。それぞれの例題を読んだ後，検査者が，「*何個の数字がリストにありましたか*」と質問する。各例題項目について，さらに2回までの試験を試みる。もし，被検者が，両方の例題について3回の試験すべてに失敗したら，検査を中止する。そうでなければ，検査者は解答用紙にある指示を読み続け，テープレコーダーをスタートさせる。

「今からテープをスタートさせます。それぞれの試験の後で，何個の数字を聞いたかを私に教えてください。もし，*確信がもてないときには，推測してください*。」

音量が高すぎるか低すぎるかというように，被検者に促さねばならない。さらに，もし被検者が正解に確信がもてなくても，推測することが大切であることを検査者は強調しなければならない。しかし，テープは，試験の間で止めてはならない。

テープは，次のような導入部で始まる，「*注意の簡易検査─パートA*」。検査者が最初にどちらの方式でも選択できるように，このように導入される。各試験は数字によってアナウンスされ（例えば，*試験1…準備はいいですか*），被検者が解答するための5秒間の休止が続く。「*何個の数字がリストにありましたか*」というような質問によって，被検者に促してもよい。各試験の後，検査者は解答用紙にもうけられた空欄での被検者の反応にも注意をはらう。試験10が終了した後で検査者はテープを止める。それから，検査者は，もう一方の方式の検査のため，適切な解答用紙を用いて先に概略を述べた説明と手続きをくり返す。テープが再スタートすると，もう一方の方式が，録音された次の導入部の後始まる，「*注意の簡易検査─パートB*」。BTA全体（パートAとB）はテープの両面に録音されているので，それぞれの使用にあたって巻き戻す必要はない。どの面を使用していても単純にその終わりまで早送りし，次の検査のためにはテープを反転する。2番目のパートのための説明をくり返す。

およその実施時間

検査全体で約10分を要する。

採点方法

各反応は正答（解答用紙に用意されている）と比

表9-1. 年齢別健常被検者BTA得点の累積頻度パーセント

得点	年齢6-8 (n=24)	年齢9-11 (n=25)	年齢12-14 (n=25)	年齢17-19 (n=24)	年齢20-39 (n=89)	年齢40-59 (n=54)	年齢60-69 (n=68)	年齢70-81 (n=40)
20			100	100	100	100	100	100
19			96	67	75	82	82	93
18		100	84	50	55	67	68	78
17		96	84	46	40	44	60	65
16		88	72	29	23	35	47	55
15		76	68	17	15	26	38	40
14	100	72	36	4	9	17	24	35
13	96	52	24		3	13	16	30
12	88	44	20			9	9	23
11	75	36	12			4	4	15
10	63	28	8			2	3	15
9	58	12	8				3	10
8	50	8	4				2	5
7	33	8						3
6	21							
5	13							
4	8							
3	4							
2	4							
1	4							
0	4							

出典：Schretlenら1996a。許可を得て転載。

較され，正しく聞き取られたリストの総数が記録される。このようにすると，それぞれの方式で得点は0〜10まで，全得点は0〜20までに分布する。

考 察

Schretlenら（1996a）は，健常成人や小児，およびさまざまな臨床サンプルの両方で，内部整合性が高い（.8以上）ことを報告している。健常者では，方式Nと方式Lとの間のPearson相関は0.69であったが，正常と臨床サンプルとを合わせると（n=926）.81にまで上昇する。最初に実施された方式から2番目の方式の遂行への，学習効果あるいは干渉効果の影響はみられなかった。健常被検者の97％以上，および患者の93％は，方式LとNの間で3点以下の得点の違いしか示さなかった。

検査―再検査のデータに関しては，Schretlenらが，軽度高血圧の行動／食事によるコントロール研究の一部として，約8.7カ月（範囲：6.7〜12.6）の間隔を置いて検査を2回受けた60名の成人（範囲：30〜78歳，平均=66.2，SD=4.8）についてデータを集めた（私信，1995年9月）。彼らの初回得点を追跡時得点から引くと，その差の平均値は0.6点であった（SD=2.5，範囲：-3〜+8）。追跡検査では，被検者の60名中56名（93％）が，彼らの初回得点の-3〜+4点の間の得点であった。BTA全得点の検査―再検査相関（Pearson r）は.70であった。

相関分析と主成分分析（Schretlen et al., 1996a, b）は，BTAが，単純な注意の検査（例えば，線引きテストA，数字順唱）よりも複雑なもの（例えば，線引きテストB，数字逆唱，Stroop）とより強い相関を示し，他の認知課題（例えば，Rey-Osterrieth，ボストン命名テスト，WMS-R論理記憶，一般記憶，および遅延記憶指数）よりも注意の尺度とより強く相関することを示した。しかしながら，ほとんどの神経心理検査と同様に，BTAは一般的知能とも中等度の相関を示した。TagamiとStrauss（1996）は，年齢が18〜44歳

（平均＝22.12，SD＝6.33）の33名の大学生のサンプルを用いて，BTAの得点が連続聴き取り加算テストの初試験での得点と有意に相関（r＝.55）することを見いだした。PASATはWonderlicの遂行と中等度の相関（r＝.33）を示したが，BTAは，この知的機能の簡易尺度とは相関しなかった（r＝.05）。

Schretlenらは（1996b），注意を障害された患者（すなわち，痴呆化していないハンチントン病患者）でBTAの成績が悪いことを報告した。しかし，健忘患者は障害を示さないことから，BTAの正しい遂行には記憶が完全である必要はないことが示唆された。神経疾患をもつ患者についての他の研究は，まだ，入手できていない。

標準データ

Schretlenら（1996a）は，健常小児では，BTA得点が年齢と性によって影響され，女子よりも男子で得点が有意に低いことを報告している。健常成人では，年齢だけがBTAの成績に有意な相違をもたらした。約60歳以降では，加齢とともに成績が低下する傾向が認められる。成人では，性，人種や教育は特に影響しなかった。しかし，雑多な臨床サンプルでは人種の効果が有意であり，高学歴下位群で白人よりアフリカ系アメリカ人の患者のほうが1.5〜2.0点だけ低かった。教育歴が9年以下の患者では，人種による差異はみられなかった。

表9-1には，BTAの累積頻度のデータが示されている。著者らは，成人患者で，最初に実施された方式での得点が＜4/10あるいは＞7/10である場合には，注意障害の有無についての臨床判断の信頼性をそこなうことなく，2番目の方式は省略できるであろうと報告している。

文 献

Schretlen, D., Bobholz, J. H., & Brandt, J. (1996a). Development and psychometric properties of the Brief Test of Attention. *The Clinical Neuropsychologist, 10,* 80-89.

Schretlen, D., Brandt, J., & Bobholz, J. H. (1996b). Validation of the Brief Test of Attention in patients with Huntington's Disease and amnesia. *The Clinical Neuropsychologist, 10,* 90-95.

Tagami, Y., & Strauss, E. (1996). The Brief Test of Attention : Relationship to the PASAT and to IQ. B.A. Honors Thesis. University of Victoria.

連続遂行テスト（CPT）
CONTINUOUS PERFORMANCE TEST (CPT)

訳　前田久雄

目 的

この検査は，注意あるいは覚醒度および衝動性の推移を評価するために用いられる。

原 典

Connersの連続遂行テスト（制約なしに使用できるマニュアルおよびコンピュータディスクを含む）が，Multi-Health Systems, Inc.(MHS), 65 Overlea Blvd., Suite 210, Toronto, Ontario, M4H 1P1から，495カナダドルで注文できる。

概 要

連続遂行テスト（CPT）は，最初は，てんかん

小発作をもつ患者の注意の推移を検出するために，Rosvoldら（1956）によって導入された。彼らの版では，標的文字（例えば，X）が現れたときや，標的文字が他の文字によって先行されたときに（例えば，A～X），被検者はキーを押した。その後のCPTは，感覚の種類（例えば，視覚または聴覚），刺激の種類（例えば，文字，数字，色，あるいは幾何学図形），課題の性質（例えば，Xのような単一刺激に反応する；Aに続くXのように，指定された刺激の配列に反応する；指定されたもの以外のあらゆる刺激に反応する），および評価されるデータのタイプ（脱落；打ち誤り；刺激間隔；感度の尺度—d'，および反応基準—β）などに関してはさまざまだが，Rosvoldらの課題にならって作成された。これらのさまざまな課題やアプローチは多様な意味をもつデータをもたらす可能性が高い（Halperin, 1991；Seidel & Joshko, 1990）。

いくつかのCPT版が商業的に入手可能である（例えば，Gordon, 1983）。われわれは，評価できる被検者—反応パラメータが広範囲であり，プログラムも柔軟であることからConnersのCPT（1995）を用いている。Connersのプログラムにある標準CPT（1995）は，被検者が，文字X以外のいかなる文字に対しても適切なキーを押すことを求めている。ブロックは6つあって，それぞれ20の試験からなる3つの下位ブロックからなっている（標的であるなしに関わらず，文字が提示される）。各ブロックごとに，下位ブロックは異なる刺激間間隔（ISIs）をもっている：1，2，あるいは4秒。ISIsの順序はブロックによって異なる。各文字は250ミリ秒提示される。ConnersのCPTコンピュータプログラムは，検査者になじんだ枠組みを作らせ（XおよびA-Xパラダイムを含む），試験（あるいはブロック）の数を選択し，他のパラメータのほとんど（例えば，ISI，提示時間）を選べるようにしてあるものの，このパラダイムは欠陥プログラムである。検査セッションの後，このプログラムは，刺激総数，正答数，脱落誤答，加算誤答，および種々の反応時間を含んだ報告書をもたらしてくれる。

実　施

検査の表示は，コンピュータプログラムによってコントロールされている。プログラムは，検査者が患者に1回以上の練習用検査を実施できるようになっている。

およその実施時間

標準的な方式では約14分を要する。

採点方法

採点情報はいくつかの形で表示される：素点，T得点（平均=50，SD=10），パーセンタイル，および同じ年齢や性からなるグループとの比較に基づいたガイドライン（例えば，平均範囲内，軽度あるいは顕著に非典型的）。プログラムはデータの総括的要約と解釈（口述）の手引きも提供してくれる。例えば，要約は，被検者が検査の初めより終わりのほうで反応が遅かったが，これは注意を保持する能力の障害を示しているというようになされる。

高いT得点（60以上）とパーセンタイルは，高および低T得点あるいはパーセンタイルの双方が打鍵反応時間およびβでの注意障害と関連している可能性はあるものの，全ての尺度に問題があることを示している。患者の成績は，いくつかのカテゴリーに分けられる。

打鍵数：被検者が正しく反応した標的刺激の数（および標的刺激の総数中の正反応パーセント）。

脱落数：被検者が反応しなかった標的刺激の数（および標的刺激の総数中の脱落数のパーセント）。

打ち誤り：被検者が非標的刺激（"X"）に反応した回数。パーセントは，提示された全ての非標的刺激の中の打ち誤りの数である。

打鍵反応時間：平均反応時間（ミリ秒）。

打鍵反応時間標準誤差：標的刺激への反応時間の一貫性。

標準誤差の変動性：反応一貫性を算出する他の方法；各下位ブロックごとに，18の標準誤差値の標準偏差が計算される。

注意深さ（d'）：どの程度，個人が標的刺激と非標的刺激とを弁別できるかを示す尺度。

リスクのおかしやすさ（β）：個人の反応傾向。慎重でそれほど頻回に反応しない人は，高いβT得点となる。リスクをおかしやすいか衝動的な人，および頻回に反応する人は低いβT得点となる。

打鍵反応時間ブロック変化：6個のブロックを通した反応時間の変化勾配。正の勾配は反応時間の遅滞を示し，負の勾配は検査の進行に伴い反応時間が速くなることを示す。

打鍵 SE ブロック変化：6個のブロックを通した反応時間の標準誤差の変化勾配。正の勾配は，検査が進行するに従い反応時間が一貫しなくなることを示す。負の勾配は，検査の進行に伴い，反応時間がより一貫したものになることを意味する。

打鍵反応時間 ISI 変化：3つのISIs（1，2および4秒）を通した反応時間の変化勾配。正の勾配は，標的刺激間の時間が長くなるに従い反応時間が遅くなることを示し，負の勾配は，標的刺激間の時間が長くなるに従い反応時間が速くなることを示す。

打鍵 SE ISI 変化：3つのISIsを通した反応時間の標準誤差の変化勾配。正の勾配は，標的刺激間の時間が延びるに従い，個人の反応時間が不規則となることを意味している。負の勾配は，標的刺激間の時間が延びるに従い，一貫性が増すことを示している。

総合指数：これらの尺度の重みづけされた合計。

考　察

Connersらは(1995)，ほとんど学習効果がないことを報告した。むしろ，本質的に反復的で退屈な課題であるために，わずかながら負の学習効果が起こる。したがって，彼らは，反復検査で改善がみられたとすれば，単なる課題慣れではなく，真の変化を反映していることを示唆した。不幸にも，このような主張を支持するデータはマニュアルには載せられていない。CPTのAX版から導き出される不注意と衝動性の尺度は，適切な折半信頼度，検査―再検査信頼性，および時間経過に伴う安定性を備えているように思われる（Gordon, 1983；Halperin et al., 1991 b；Rosvold et al., 1956；Seidel & Joschko, 1991）。

CPTによって評価される認知過程は不明である。ほとんどの研究者は，脱落が注意の維持や覚醒度の障害を反映していることに賛成している（Halperin et al., 1991 a）。打ち誤りは，衝動性や不注意／記憶障害を含む，いくつかの異なる背景過程が混合されたものを反映していると思われる（Halperin et al., 1991 a）。

連続遂行テストのさまざまな版と，行動評価／チェックリスト，Wechslerの転導因子欠如（FFD），Stroop，PASAT，および消去テストのような注意の尺度との間には，低～中等度の相関が報告されている（Burg et al., 1995；Campbell et al., 1991；DuPaul et al., 1992；Halperin, 1991；Halperin et al., 1991 a；Halperin et al., 1991 b；Lassiter et al., 1994；Newcorn et al., 1989；Rasile et al., 1995；Seidel & Joschko, 1991；Thompson & Nichols, 1992）。評価尺度，FFDといった注意のさまざまな測定法により得られた得点とCPTsとの間の相関がそれほど強くないことには，いくつかの理由がある（Halperin, 1991；Halperin et al., 1991 b；Thompson & Nichols, 1992）。1つの可能性は，注意問題の多次元的性質とそれらの尺度が注意の異なる面をみているという事実に関連している。もう1つの可能性は，注意の測定に加えて，各測定法は広い範囲の他の認知機能も評価しており，それが他の測定法との違いをもたらすということである。したがって，注意によって説明されうる共通の変動は，これらの尺度にみられる変動全体の，ほんの一部に相当することになる。最後の可能性は，課題および情況により要請されるものの相違に関係している。例えば，評価尺度が典型的には長時間（例えば，数週間）におよぶ観察に基づいているのに対して，CPTsは，通常，15分以内に終了する。このように，くり返される検査手順では，他の評価尺度のそれと同等の行動サンプルを得ることが

必要であろう。

　覚醒度の成績に影響する要因には，課題自体に特異的なパラメータ（例えば，被検者の期待，感覚，刺激間間隔，信号／雑音比），課題遂行の際の環境あるいは情況条件（例えば，雑音，観察者の存在）および被検者の特性（Ballard, 1997 a, 1997 b）が含まれる。

　以前の研究は，覚醒度課題の成績は IQ とは関連しないことを示唆した。Rosvold ら（1956）は，精神発達が遅滞しているにしろ比較的正常 IQ を有しているにしろ脳損傷患者が，精神発達が遅滞したり正常 IQ をもつ脳損傷のない個人よりも成績が劣っていたことを報告し，CPT が低い IQ よりも神経学的障害とより直接に関連していることを示唆した。最近の研究は，良好な CPT の成績と高い IQ 得点との間に一貫した関係があることを示唆しており（Ballard, 1997 a を参照），CPT が単に認知能力の粗大な尺度であるとする考えをもたらした。CPT 得点は学校の成績とも結びついている（Ballard, 1997 a の総説参照）。不安も CPT 得点，特に脱落に影響する（Ballard, 1997 b）。

　CPT のさまざまな版が，健常対照者と，頭部外傷をもつ成人（Burg et al., 1995），注意欠陥障害，行為障害や学習障害をもつ小児，および統合失調症の高リスク児を含む一定の患者群とを識別することが示されている（Ballard, 1997 a ; Cornblatt and Keilp, 1994 ; Halperin et al., 1991 a ; Seidel & Joshko, 1990 の総説参照）。重傷の閉鎖性頭部外傷をもつ小児も，受傷後 6 カ月の時点で，軽度ないしは中等度の外傷を負った小児よりも CPT 得点が有意に劣っていることが示された（Kaufmann et al., 1993）。この研究では，WISC-R の数唱下位検査で認められなかった注意障害を CPT が明らかにした。Conners の CPT は注意欠陥障害（ADD）／注意欠陥多動性障害（ADHD）と診断された 670 名の臨床例（小児と成人），合併症例（診断の 1 つとして ADD/ADHD を含む），および他の診断例（例えば，反抗挑戦性障害，不安障害）に施行されてきた（Conners et al., 1995）。ADD/ADHD 群の得点が最も低く，合併群がそれに次ぎ，その他の群の成績が最高であった。しかしながら，ADD/ADHD 群は，ある 1 つの得点で合併群と有意に異なっていた。CPT 尺度から得られた総括指数では，200 の臨床例中の 18 名（9 ％の偽陰性率）を，また一般人口 452 名中の 35 名（7.7 ％の偽陽性）を誤って分類した。6 歳以上の臨床例および一般人口の総計 720 名のうち 68 名（9.4 ％）が不確定例とされ，さらなる検査が必要とされた。異なる臨床データを用いたクロス確認は，それぞれおよそ 29 ％の偽陽性および偽陰性率をもたらした。

　この課題が，多動を伴う注意欠陥に対する投薬（リタリン治療）の効果に敏感であるとするいくつかの証拠がある。Kirby, Vandenberg と Sullins（1993, Conners et al., 1995 に引用）は，ADHD と診断された小児で反応時間が投薬により速くなったことを見いだした；標準誤差は有意に小さく，打鍵％は有意に高かった。

　Rezai ら（1993）は，キセノン吸入法による SPECT を用いて，CPT（AX パラダイム）を含む 4 つの検査を遂行中の前頭葉領域の rCBF の活性化を比較した。健常者では，CPT は，いくらか左側に強い両側前頭葉内側部の活性化をもたらした。

　Conners の CPT は多くの利点をもっている。まず第一に，多くの重要な尺度に相当量のデータを集めることができる。第二に，種々の尺度の詳細な分析が，欠陥の性質の記述や異なる障害の識別に有用である。第三には，課題がコンピュータ化されていることが，一部の患者，なかでも小児の興味をひくであろう。他方，この版の信頼性や妥当性についての研究はやや少ない。さらに，Conners の CPT や一般の CPTs が，患者群を首尾一貫して識別しうることは示されておらず，CPT の成績が一様に低い診断群があることも示されていない（DuPaul et al., 1992 ; Halperin et al., 1991 b ; Trommer et al., 1988）。したがって，CPT で得られたデータを考慮することは重要な要素であるものの，診断（例えば，多動の）を唯一この検査に頼るべきではない。

標準データ

ConnersのCPTに関するデータは，4～70歳の520名の健常者，および4～61歳で，さまざまな注意障害をもつ670名の患者に基づいている。しかし，これらのサンプルについての人口統計学的なデータは乏しい。Connersら（1995）は，一般人口の51.2％が男性であったと報告している。18歳以上ではたった74名の被検者が検査されており，成人サンプルの高い割合（74中61, 82.4％）が18～34歳の間であったことに注目しなければならない。より高齢の成人についてのデータが手にはいるまでは，CPTは，6～30歳までの個人に最も有用であろう。臨床サンプルでは，75.4％が男性であった。患者サンプルの平均年齢は報告されていない。

Connersら（1995）は，年齢と性の両方が多くのCPT尺度に影響したことを報告した。例えば，年齢が増すにしたがい反応時間は速くなり，反応の一貫性は増し（標準誤差が小さくなる），打ち誤りおよび脱落誤答は減る。したがって，CPT得点は，一般住民中の同性，同年齢者から得られた得点と比較して評価されなければならない。ADHD群に基づいたデータも提供されているが，CPTの結果の解釈の基準としては，一般住民中の標準が用いられることが推奨されている（Conners et al., 1995）。

Connersら（1995）によると，高い脱落誤答率は，個人が刺激に対して注意を向けていないか，または反応していないか，あるいは被検者が非常に遅い反応をすることを意味している。900ミリ秒以上の平均反応時間は鈍い反応と見なされる。健康な成人や小児は，彼らの誤りのほとんどを開始早期におかし，検査が続行されるにつれて適切に抑制することを学習する傾向がある。さらに，検査の終わりまでには，彼らは，反応するために与えられている時間（すなわち，1，2，および4秒）に合わせるように，彼らの反応テンポを調整する傾向もみられる。このことは，6個のブロックを通した平均反応時間および標準誤差を調べることにより決めることができる。小さな標準誤差は個人が自分のテンポを調整していることを示している。このように反応を調整できないこと，時間とともに反応潜時が遅くなること，あるいは高い誤答率を伴った非常に速い反応は，衝動的あるいは不注意な行動を示していよう。

文 献

Ballard, J.C. (1997a). Computerized assessment of sustained attention : A review of factors affecting vigilance performance. *Journal of Clinical and Experimental Neuropsychology, 18,* 843-863.

Ballard, J.C. (1997b). Computerized assessment of sustained attention : Interactive effects of task demand, noise, and anxiety. *Journal of Clinical and Experimental Neuropsychology, 18,* 864-882.

Burg, J.S., Burright, R.G., & Donovick, P.J. (1995).Performance data for traumatic brain-injured subjects on the Gordon Diagnostic System (GDS) tests of attention. *Brain Injury, 9,* 395-403.

Campbell, J., D'Amato, R.C., Raggio, D.J., & Stephens, K.D. (1991). Construct validity of the computerized continuous performance test with measures of intelligence, achievement, and behavior. *Journal of School Psychology, 29,* 143-150.

Conners, C.K., & Multi-Health Systems Staff. (1995). *Conners' Continuous Performance Test.* Toronto : MHS.

Cornblatt, B.A., & Keilp, J.G. (1994). Impaired attention, genetics, and the pathophysiology of schizophrenia. *Schizophrenia Bulletin, 20,* 31-46.

DuPaul, G.J., Anastopoulos, A. D., Shelton, T. L., Guevremont, D.C., & Metvia, L. (1992). Multimethod assessment of attention-deficit hyperactivity disorder: The utility of clinic-based tests. *Journal of Clinical Child Psychology, 21,* 394-402.

Gordon, M. (1983). *The Gordon Diagnostic System.* DeWitt, NY : Gordon Systems.

Halperin, J.M. (1991). The clinical assessment of attention. *International Journal of Neuroscience, 58,* 171-182.

Halperin, J.M., Wolf, I., Greenblatt, E.R., & Young, G. (1991a). Subtype analysis of commission errors on the continuous performance test in children. *Developmental Neu-*

ropsychology, 7, 207-212.
Halperin, J.M., Sharma, V., Greenblatt, E., & Schwartz, S.T. (1991b). Assessment of the Continuous Performance Test : Reliability and validity in a nonreferred sample. *Psychological Assessment, 3,* 603-608.
Kaufmann, P.M., Fletcher, J.M., Levin, H.S., Miner. M.E., et al. (1993). Attentional disturbance after pediatric closed head injury. *Journal of Child Neurology, 8,* 348-353.
Lassiter, K.S., D'Amato, R.C., Raggio, J., Whitten, J.C., et al. (1994). The construct specificity of the Continuous Performance Test : Does inattention relate to behavior and achievement? *Development Neuropsychology, 10,* 179-188.
Newcorn, J.H., Halperin, J. M., Healey, J.M., et al. (1989).Are ADDH and ADHD the same or different? *Journal of the Academy of Child and Adolescence Psychiatry, 285,* 734-738.
Rasile,D.A.,Burg,J.S.,Burright,R.G.,& Donovick, R.J.(1995).The relationship between performance on the Gordon Diagnostic System and other measures of attention. *International Journal of Psychology,30,* 35-45.
Rezai, K., Andreasen, N.C., Alliger, R., Cohen, G., Swayze, V., & O'Leary, S. (1993). The neuropsychology of the prefrontal cortex. *Archives of Neurology, 50,* 636-642.
Rosvold, H.E., Mirsky, A.F., Sarason, I., Bransome, E. D. Jr., & Beck, L. H. (1956). A continuous performance test of brain damage. *Journal of Consulting Psychology, 20,* 343-350.
Seidel, W.T., & Joshko, M. (1990). Evidence of difficulties in sustained attention in children with ADDH. *Journal of Abnormal Child Psychology, 18,* 217-229.
Seidel, W.T., & Joschko, M. (1991). Assessment of attention in children. *The Clinical Neuropsychologist, 5,* 53-66.
Thompson, R.W., & Nichols, G.T. (1992). Correlations between scores on a continuous performance test and parents' ratings of attention problems and impulsivity in children. *Psychological Reports, 70,* 739-742.
Trommer,B.A., Hoeppner,J.B., Lorber,R., & Armstrong, K.(1988). Pitfalls in the use of a continuous performance test as a diagnostic tool in attention deficit disorder. *Developmental and Behavioral Pediatrics, 9,* 339-345.

d2テスト：集中持続テスト
d2 TEST : CONCENTRATION ENDURANCE TEST

訳　前田久雄

目　的

この検査の目的は，注意の持続と視覚走査能力を評価することである。

原　典

マニュアル(第7版，ドイツ語)，記録用紙，および採点用のかぎは，Hogrefe & Huber Publishers, P.O.Box 2487, Kirkland, WA 98083-2487, あるいは 12-14 Bruce‐park Avenue, Toronto, Ontario M4P 2S3から28米ドル，あるいは35カナダドルの値段で注文できる。

概　要

この筆記による検査は Brickenkamp (1981) によって開発され，他の消去課題がモデルとされた (Bourdon, Brickenkamp, 1981に引用)。これは，個人にも，あるいはグループ測定としても使用できる。この検査は，それぞれ47文字からなる14行から構成されている（図9－1を参照）。標的は，上か下に2個の引用符号("）がついているか，1個の符号(')が上，もう1個が下にと別れて付いている文字"d"である。撹乱表記は，1～4個の符号が付いた文字"p"と，1，3，または4個の符号が付いた文字"d"である。被検者の課題は，行あ

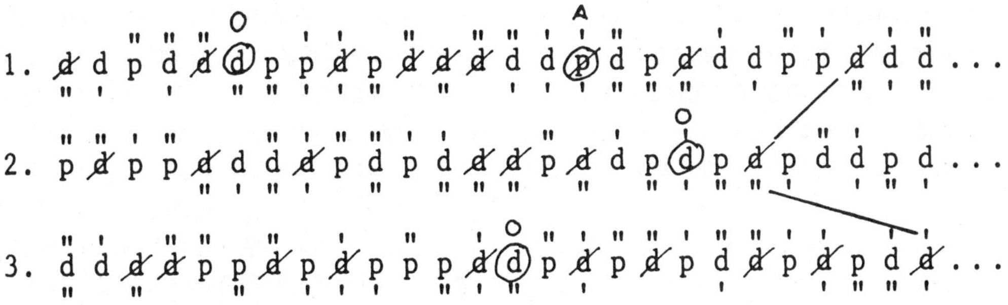

図9-1. d2テストの見本

たりの標的をできるだけ多くマークすることである。制限時間は行あたり20秒である。

実施

説明（H. Niemannによる翻訳）は次のとおりである：被検者の前に表紙を置く。「これから私は，あなたがどれ位，課題に集中できるかをみたいと思います。ここを見てください（3つの"d"を指し示す）。"dash"という言葉の中にあるような，"d"が3つ見えます。それぞれが2個の点をもっています。最初の文字は上に2個の点をもち，2番目は下に2個の点を，最後の文字は上に1個の点を，下に1個の点をもち，この文字も2個の点をもっていることになります。2個の点をもっているすべての"d"を斜線で消してください。ここで，例題中の3つの"d"を斜線で消してください。その後，下の練習用の行に移り，2個の点をもつすべての"d"を斜線で消してください。2個より少ないか2個より多い点をもつ"d"を消してはいけませんし，点の数に関わらず，"Paul"の中にあるような"p"も消してはなりません。正しい文字を消すのには1本の斜線を使ってください。もし，あなたが違う文字を消したことに気付いたときには，それにもう1本の斜線を引いてください」。練習テストの最初の4文字で例を示す。

「さて，この練習テストで，どれ位よくできたか見てみましょう」。検査を続行する前に，被検者が説明を理解していることを確かめる。ページをめくる前に言う：

「裏のページには，練習用の行と同じような14の行があります。すべての行で，2個の点をもつ"d"をすべて消しながら左から右へと進んでください。20秒後には，私が「次の行」と言います。そうしたら，あなたは，その行での作業をやめ，直ちに次の行の最初から始めてください。できるだけ早く作業してください。しかし，できるだけ正確を期してください。間違わないでください」。ページをめくり，最初の行の始まりを示し，言う：

「*準備はいいですか，始め！*」

およその実施時間

要する時間は，約10分である。

略語

マニュアルで用いられている略語は以下のとおりである。PR＝パーセンタイル順位；SW＝標準得点；GZ＝全得点；GZ－F＝全得点－誤答；F％＝誤答パーセント；SB＝動揺；Erw＝成人；Vo＝小学校；Be＝職業学校；Ob＝高等学校

採点方法

患者の速度，正確さ，持続性，および学習を評価するために，いくつかの得点が計算される（原典参照）。つまり，採点は次のとおりである。

全素点（マニュアルではTSあるいはGZ）は，誤答のいかんに関わらず，被検者が斜線で消した文字の数のことである。全素点を得るには，行あ

たりの文字数が合計されなければならない。オーバーレイを使うとカウントが容易になる。

誤答：2つのタイプの誤答が記録される。

　1．見落しは，作業の終わったすべての行の最後の文字までに，見落とされた2個の点をもつ"d"の数のことである。

　2．消し誤りは，斜線で消された，2個より少ないか2個より多い点をもつすべての"d"および，すべての"p"のことである。見落しと消し誤りの合計は，すべての行を通した誤答（F）の総数と等しくなる。

誤答のパーセント（マニュアルのF％）は，公式 F％＝100×F/TS から得られる。

誤答の分布：

　1．最初の4行の誤答数の合計。
　2．最後の4行の誤答数の合計。

最初と最後の4行の間の大きな相違は，検査を受ける態度の変化，学習効果，あるいは疲労によるものであろう。

全得点－誤答（TS-F）：この得点は全得点（TS）から誤答総数（F）を引くことで得られ，すべての行を通し正しく消された文字の数を表す。

動揺（FL）は，マニュアルの動揺幅（SB）のことである。この尺度は，最も高率に反応（TS）がみられた行から，最も低い行の得点を引くことで得られる。

考　察

内部整合性は高く，.8以上が報告されている（原典参照）。検査－再検査信頼性も高く，5時間の間隔を置いた後の全得点では.89～.92の範囲にあり，12カ月の間隔の後の全得点－誤答では.92である（Brickenkamp, 1981）。健常者では，再検査により約25％の学習効果が期待できる。しかしながら，Sturmら（1983）は，脳損傷被検者群では，4週間後の再検査で学習効果をまったく見いだせなかった。

Brickenkamp（1981）は，WAISの符号下位検査だけが，d2テストと有意に相関する（r=.45）唯一の下位検査であることを報告し，標準化された知能テストで評価される要因とは比較的独立していることを示唆している。WieseとKroj（1972）は若年成人（18～48歳）でドイツ版WAISとの高い相関を報告しており，Jager（1973）によっても確認されている。注意および注意集中を調べる他の検査との相関は.31～.72の範囲にあり，それはサンプル，比較測定，および統計分析に用いられた得点に依存した（Niemann, 1989）。健常者での因子分析研究は一貫して注意因子への高い因子負荷を報告しているが，運動速度，協調運動，あるいは視覚弁別の因子への負荷は高くなかった（Brickenkamp, 1981）。Shermanら（1995）は，頭部外傷を受けた成人のWAIS-R因子得点とさまざまな神経心理学テストとを比較した。予想に反して，d2全得点は転導因子欠如とほとんど関連しなかった（r=.14）。それは，WAIS-Rの知覚構成因子と中等度の関連を示した（r=.32）。

消去課題は注意維持能力だけにとどまらず多くの機能を評価する（Lezak, 1983）。加えて，正確な視覚走査および迅速な反応の活性化と抑制とが要求される。消去課題での低い得点は，不注意，全般的な反応の遅さ，反応を変換することの困難さ，あるいは半側空間無視を反映するであろう。

標準データ

検査マニュアルに掲載されている標準データは，年齢が9～60歳の，健常な学生および成人からなる比較的大きいサンプル（n=3,132）に由来している。得点をパーセンタイル，標準得点，スタナイン，および尺度得点へ変換する表も用意されている。ドイツの学校制度では，小児は，11歳の時，平均的能力をもつグループと高い学問的潜在力をもつグループとに分けられる。それらの表では，"Vo"はミドルスクールおよび中学に相当する。"Be"グループは職業訓練を受けるものであり，"Ob"グループは大学進学の準備をしている学生からなっている。したがって，これらの表が北アメリカの学生に用いられる場合には，双方の学校の種類における適切な年齢の標準をチェックしなければならない。

我々は，年齢が50～85歳の，健常でよく教育された（約13年）成人の小グループから標準データ

表9-2. 年齢50〜85歳成人の全素点および誤答

年齢	性	n	全素点 M	SD	誤答 M	SD
50-59	M	5	470.8	79.4	26.6	35.2
	F	14	403.0	87.7	11.4	6.5
60-69	M	4	420.3	53.6	44.0	27.6
	F	23	432.0	87.7	17.9	18.1
70-79	M	9	383.6	47.9	16.1	8.1
	F	14	360.2	76.0	27.9	36.1
80+	M	5	289.2	75.3	39.0	20.9
	F	6	360.0	70.3	63.5	56.3

出典：1989年に集められた我々のデータは，健常で高い教育をうけた年長志願者のサンプルに基づいている。

を集めた。表9-2は，年齢および性別に示された2つの変数，すなわち全素点と誤答，についてのデータを示している。

　性，年齢，および知的水準がd2テストの成績に関与している。一般に，女性の成績が男性よりもよい。得点は，10歳時のTS-F＝240から17歳時のおおよそ340〜440まで，年齢とともに増加する。およそ17歳で成人の水準に到達する。およそ40歳までは得点の減少はほとんどみられない。

文　献

Brickenkamp, R. (1981). *Test d2 : / Aufmerksamkeits - Belastungs - Test* (Handanweisung, 7th ed.) [Test d2 : Concentration-Endurance-Test : Manual, 7th ed.]. Gottingen, Toronto, Zurich : Verlag für Psychologie, C.J. Hogrefe.

Jager, R. (1973). Remarks on W. Wiese and G. Kroj's article "Investigation on the relationship between intelligence (Wechsler) and the ability to concentrate (test d2) by R. Brickenkamp." *Zeitschrift für, Experimentelle und Angewandte Psychologie, 20,* 572-574.

Lezak, M.D. (1983). *Neuropsychological Assessment* (2nd ed.). New York : Oxford University Press.

Niemann, H. (1989). Computer - assisted retraining of head-injured patients. Unpublished Ph.D. dissertation. University of Victoria.

Sherman, E.M.S., Strauss, E., Spellacy, F., & Hunter, M. (1995). Construct validity of WAIS-R factors : Neuropsychological test correlates in adults referred for possible head injury. *Psychological Assessment, 7,* 440-444.

Sturm, W., Dahmen, W., Hartje, W., & Wilmes, K. (1983). Ergebnisse eines Trainingsprogramms zur Verbesserung der visuellen Auffassungsschnelligkeit und Konzentrationsfähigkeit bei Hirngeschädigten [Results of a program for the training of perceptual speed and concentration in brain - damaged patients]. *Archiv für Psychiatrie und Nervenkrankheiten, 233,* 9-22.

Wiese, W., & Kroj, G. (1972). Investigation on the relationship between intelligence (Wechsler) and ability to concentrate (test d2, Brickenkamp). *Zeitschrift für Experimentelle und Angewandte Psychologie, 19.* 690-699.

連続聴き取り加算テスト（PASAT）
PACED AUDITORY SERIAL ADDITION TEST (PASAT)

訳　前田久雄

目　的

　この検査は，情報処理の能力と速度，および注意の維持と分配を評価するために用いられる連続加算課題である。

原　典

　テープ（説明書とサンプル採点用紙を含む）は，the Neuropsychology Laboratory, University of Victoria, P.O. Box 1700, Victoria, BC V 8 W

2 Y 2, Canada から，50 米ドルで注文できる。the Psychological Corporation (555 Academic Court, San Antonio, TX 78204-2498 あるいは 55 Horner Avenue, Tronto, Ontario M 8 Z 4 X 6) は，検査のコンピュータ版 (IBM 互換) ディスクを 716.50 米ドルまたは 1,255 カナダドルで提供している。この版には，サウンドボード，マイクロフォン，および 2 個のスピーカーが必要である。小児用として，CHIPASAT が，D.Johnson, Department of Neuropsychology, Atkinson Morley's Hospital, Copse Hill, London SW 20 0 NE, U.K. から 50 米ドルで入手できる。

概 要

この検査は，被検者の情報処理速度（あるいは，一度に扱える情報量）を評価するために，Gronwall ら (Gronwall & Sampson, 1974 ; Gronwall & Wrightson, 1974 ; Gronwall, 1977) が開発したものである。被検者は，聴覚入力を理解し，言葉で反応し，連続した次の刺激に注意を向けている間には自分自身の反応をコード化するのを抑制し，そして，外から決められたペースで遂行することを求められる。あらかじめ録音されたテープが，1〜9 までのランダムな 61 個の数字を提示する。被検者は，各数字をその直前の数字と加算するように指示される：2 番目は 1 番目に，3 番目は 2 番目に，4 番目は 3 番目にと，以下同様に加算される。例えば，"1, 9"という数字の後の答は"10"である：もし，次の数字が"4"ならば，これが前の 9 に加えられて答は"13"となる：このようにして続けられる。同じ順序で与えられる同じ 61 個の数字が 4 回の異なる試験として示されるが，各試験ごとに数字の提示速度 (2.4, 2.0, 1.6, 1.2 秒) が異なっている。このようにして PASAT は，刺激入力の速度を増すことにより処理圧力を強めるのである。音声として与えられる数字の持続時間は約 0.4 秒である。

この検査の異なった版もある。例えば，Levin ら (1987) による改訂版では，各 4 試験ごとに異なったランダム列が用いられている。PASAT の小児用版 (CHIPASAT) も開発されている (Dyche & Johnson, 1991 a, 1991 b ; Johnson et al., 1988)。CHIPASAT は，異なる速度をもつ 5 試験で提示される，テープ録音された一桁数字から構成されている；1 試験あたり 61 数字であり，2.8, 2.4, 2.0, 1.6, 1.2 秒ごとに 1 数字の速さで提示される。この版では，どの数字の対の合計も 10 を超えない。

実 施

説明はテープに記録されている。障害の重い被検者に対しては，次のような説明が追加される必要があろう。

口頭および書いての説明。「これから，対になった一桁の数字を足してもらいます。テープに録音された数字のリストが，1 つ 1 つ読み上げられるのが聞こえるでしょう。対になった数字を足して，答をはっきりと言ってください。これは集中課題であり，あなたがどれぐらいよく足し算できるかをみる検査ではありませんが，私が課題をもっと詳しく説明する前に，ちょっと足し算をしてみるのも手助けになるでしょう。できるだけ速く，次に述べる 1 対の数字を足し，はっきりと答を言ってください；3,8(11)；4,9(13)；7,8(15)8,6(14)；8,9(17)；5,7(12)；6,5(11)；6,9(15)；4,7(11)；7,6(13)。そのとおり。

あなたにして欲しい課題は，数字がリストとして読み上げられることを除いては，今あなたが行ったのと同じように，対になった数字を足すことです。短くてやさしいリストの例を示します。私が次のように述べたとします：1，2，3，4。ここで，あなたがしなければならないことがあります。リストの最初の 2 つの数字を聞いた後，それは 1，2 ですが，あなたはこれらを足し，答を言います；1＋2＝3。このリストの次の数字は 3 ですので，それを聞いたら，この数字をリストの直前の数字の 2 に加え，答を言ってください；2＋3＝5。これまでのところは理解できましたか？あなたが聞いた最後の数字は 4 ですので（リストが 1，2，3，4 だったことを思い出してください），4 をその直前の数字 3 に加え，答を言

ってください；3＋4＝7。忘れてはいけない大事なことは，リストの各数字をその直前の数字に足すということで，聞いた数字を答えるのではないことです。答えたらすぐに，それを忘れてもよいのです。覚えなければならないのは聞いた最後の数字であり，それを，次に聞く数字に足してください。わかりましたか？もう1回，短いリストを試してみましょう。今回は答えだけを言ってください。用意はいいですか？1，2，(3)，3，(5)，4，(7)。もう1回，もっと長い練習リストを試してみましょう。今回は，リストの数字は特別な順番にはなっていません。用意はいいですか？4，6，(10)，1，(7)，8，(9)，8，(16)，4，(12)，3，(7)，8，(11)，2，(10)，7，(9)。よろしいですよ」

もし，被検者が，口頭での説明を理解するのが困難であったら，書いて説明し，このように言う：「わかりにくいようですね。私が言いたいことを説明させてください」5つの数字を書く：5，3，7，4，2。「いいですか，5と3を足して8と答え，それから8は忘れて3を覚えてください。7が来たら，それを3に加え，10と言い，7を覚えてください。いいですか，4の後では何といいますか？」被検者が，自分がしなければならないことを理解するまで続ける。このように言う「全部の数字が書かれていると大変やさしいのです。いくつかの数字を言いますから私と一緒に試してください」上のリストを見る。もし被検者が，2試験の後でも，ペースを指示しない練習リストの，少なくとも最初の3つに正答できなかったら中止しなければならない。

ペースを指示した練習。「私が，数字はテープに録音されていると言ったのを覚えていますか？課題はやさしくありませんし，誰も全部に正解することを期待されていません。難しいのは，録音の速さについていくことです。しかし，時間内に答えられなかったとしても，心配しないでください；さらに2つの数字を聞くまで待ち，それらを足し，そこから進んでください。いいですか？何か質問はありませんか？私が練習用の数字リストを言いますので，答えてみましょう」最初の練習リストの最後まで口述する。

テスト施行。「あなたがどれくらい集中できるかを調べる課題について，私が言いたいことはわかったと思います。それは，あなたがどれくらい賢いかとは関係ありません。ここで最初の本試験を行います。これは，練習テストより6倍長く，およそ2分半かかることを除けば，行ったばかりの練習テストとまったく同じです。足し方を間違えたり，答えられなかったとしても心配しないでください。これは難しい課題なのです。私は，あなたが，止まることなくどれ位長く続けられるかまた，止まったときに，どれ位速く再開できるかをみたいと思います。誰も，すべて答えることは期待されていません。この試験の後一休みし，それから，もうすこし速い速度の試験を行います」

最初の試験を行う(2.4秒の速さで)。次の試験を始める前に，最低60秒置く。各試験の前に，前のよりも速いことを被検者に警告する。

多くの患者は，ゆっくり提示される試験(2.4，2.0)でも難しいと感じる。したがって，最初の試験（2.4秒のペース）で40点以上得点しない限り，被検者が遅い速度で適切に遂行できた場合（2.0の速度で20点以上）だけ，2つの速い速度（1.6，1.2）は実施される。音量は十分に閾値以上で，各被検者にとって聞きやすい水準に調整すること。

追跡実施(再検査)。被検者が，一定の早さで行われる練習テストのやり方を忘れてしまったような様子を示さない限り，指示をくり返したり，書いて示したりはしないこと，あるいは早さを無視した練習テストはくり返さないこと。この情報も記録すること。

およその実施時間

4試験をすべて行うと，約15～20分を要する。

採点方法

サンプル用紙（図9-2）参照。試験ごとの正お

PASAT

| 名前 _____ | 日付 _____ | 検査者名 _____ |

	2.4"	2.0"	1.6"	1.2"		2.4"	2.0"	1.6"	1.2"		2.4"	2.0"	1.6"	1.2"
7 (9)					8 (12)					5 (13)				
5 (12)					7 (15)					4 (9)				
1 (6)					1 (8)					8 (12)				
4 (5)					6 (7)					2 (10)				
9 (13)					3 (9)					1 (3)				
6 (15)					5 (8)					7 (8)				
5 (11)					9 (14)					5 (12)				
3 (8)					2 (11)					9 (14)				
8 (11)					7 (9)					1 (10)				
4 (12)					5 (12)					3 (4)				
3 (7)					3 (8)					6 (9)				
2 (5)					4 (7)					2 (8)				
6 (8)					7 (11)					9 (11)				
9 (15)					1 (8)					7 (16)				
3 (12)					5 (6)					8 (15)				
4 (7)					8 (13)					2 (10)				
5 (9)					3 (11)					4 (6)				
8 (13)					4 (7)					7 (11)				
6 (14)					6 (10)					6 (13)				
4 (10)					8 (14)					3 (9)				

	正反応数合計	z	パーセンタイル	時間／反応	z	パーセンタイル
2.4秒間隔	_____	_____	_____	_____	_____	_____
2.0秒間隔	_____	_____	_____	_____	_____	_____
1.6秒間隔	_____	_____	_____	_____	_____	_____
1.2秒間隔	_____	_____	_____	_____	_____	_____

図9−2．連続聴き取り加算テストの得点用紙サンプル

よび誤反応の数を記入する（すなわち，4つの速度での）。正しく答えるには，反応は，次の刺激が提示される前になされなければならない。試験ごとの最高得点は60点である。

40歳以下の被検者には，表9−3を用いて，正の全得点を正反応当たりの時間に換算する。4試験すべてが行われた場合，時間得点に0.6秒以上の相違があってはならない。もし，ある試験がこれ以上に相違するようなら，その試験のデータは破棄する。もし，1試験以上が，他のすべての試験と0.6秒以上異なるようなら，セッション全体のデータの解釈が困難になるであろう。

検査者は，誤答（全試験の合計）の比率も計算する。この比率は10％以下でなければならない。もし，比率が20％を超える場合には，結果を注意の尺度として解釈するのが困難となる。4試験（もし，1試験が破棄されれば3試験）の時間得点を平均することで，平均時間得点を算出できる。

考　察

PASATの折半信頼度は約.9であり，高い内部整合性を示す（Egan, 1988 ; Johnson et al., 1988）。PASATの4試験の得点から得られたCronbachの α は.90であると報告されている（Crawford et al., 印刷中）。速度が異なっても遂行尺度は高い相関を示す（rは.76 〜.95 の間）（MacLeod & Prior, 1996）。短い検査間隔（7〜10日）後の検査―再検査相関は高い（>.9）（McCaffrey et al.,1995）。しかしながら，有意な学習効果

表9－3．正反応当りの時間に換算された PASAT の試験当り総正反応数

n*	2.4"	2.0"	1.6"	1.2"	n*	2.4"	2.0"	1.6"	1.2"
1	144	120	96	72	31	4.7	3.9	3.1	2.3
2	72	60	48	36	32	4.5	3.8	3.0	2.3
3	48	40	32	24	33	4.4	3.6	2.9	2.2
4	36	30	24	18	34	4.2	3.5	2.8	2.1
5	28.8	24	19.2	14.4	35	4.1	3.4	2.7	2.1
6	24	20	16	12	36	4.0	3.3	2.7	2.0
7	10.6	17.1	13.7	10.3	37	3.9	3.2	2.6	2.0
8	18	15	12	9	38	3.8	3.2	2.5	1.9
9	16	13.3	10.7	8	39	3.7	3.1	2.4	1.9
10	14.4	12	9.6	7.2	40	3.6	3.0	2.4	1.8
11	13.1	10.9	8.7	6.6	41	3.5	2.9	2.3	1.8
12	12	10	8.0	6.0	42	3.4	2.9	2.3	1.7
13	11.1	9.2	7.4	5.5	43	3.3	2.8	2.2	1.7
14	10.3	8.6	6.9	5.1	44	3.3	2.7	2.2	1.6
15	9.6	8.0	6.4	4.8	45	3.2	2.7	2.1	1.6
16	9.0	7.5	6.0	4.5	46	3.1	2.6	2.1	1.6
17	8.5	7.1	5.7	4.2	47	3.1	2.6	2.0	1.5
18	8.0	6.7	5.3	4.0	48	3.0	2.5	2.0	1.5
19	7.6	6.3	5.1	3.8	49	3.0	2.5	2.0	1.5
20	7.2	6.0	4.8	3.6	50	2.9	2.4	1.9	1.4
21	6.9	5.7	4.6	3.4	51	2.8	2.4	1.9	1.4
22	6.5	5.5	4.4	3.3	52	2.8	2.3	1.9	1.4
23	6.3	5.2	4.2	3.1	53	2.7	2.3	1.8	1.4
24	6.0	5.0	4.0	3.0	54	2.7	2.2	1.8	1.3
25	5.8	4.8	3.8	2.9	55	2.6	2.1	1.7	1.3
26	5.5	4.6	3.7	2.8	56	2.6	2.1	1.7	1.3
27	5.3	4.4	3.6	2.7	57	2.5	2.1	1.7	1.3
28	5.1	4.3	3.4	2.6	58	2.5	2.1	1.7	1.2
29	5.0	4.1	3.3	2.5	59	2.4	2.0	1.6	1.2
30	4.8	4.0	3.2	2.4	60	2.4	2.0	1.6	1.2

*試験当りの正反応数。
時間得点の解釈
注意：年齢14～40歳の者だけに適用される。
初回検査：各々の試験における対象者の平均時間得点＝3.2（SD＝.25）
その後の再検査：各々の試験における対象者の平均時間得点＝2.6（SD＝.25）
出典：D. Gronwall。許可を得て転載。

がみられる（Gronwall, 1977）。1週間の間隔を置いて2回，PASAT を行った健常被検者は，2回目には約6点高い成績を示す（Stuss et al., 1987）。同様な学習効果が，頭部外傷のある成人（Stuss et al., 1989），HIV 感染（McCaffrey et al., 1995），および小児（Dyche & Johnson, 1991a）でも報告されている。Gronwall (1977) は，2回目の体験後には，学習効果が最小になる傾向を示すことを報告している。しかし，Feinstein ら（1994）は，回数が増えるほど直線的な改善をみている。高齢の対照者（41～57歳）が，2～4週間の間隔を置いた6セッション後には安定水準に達したのに対して，若い被検者（25～30歳）は，もっと長い期間にわたって改善した。

PASAT は，反応時間や注意分割課題でみられるものと類似した，中枢での情報処理能力を測定すると考えられている（Gronwall & Sampson, 1974；Ponsford & Kinsella, 1992）。Gronwall (1977) は，この課題でみられる障害を，65歳の老人が，25歳時には対処しえた作業スケジュール

に突然対面した際に示すであろう障害にたとえている。構成概念妥当性を支持するいくつかの確証的な事実もある。この検査は，数唱問題，Brown-Petersonトリグラム，d2テスト，線引きテスト，視覚探索注意テスト（VSAT），およびStroopテストなど，他の注意尺度と中等度の相関を示す（Gronwall & Wrightson, 1981 ; Dyche & Johnson, 1991 a ; McLeod & Prior, 1996 ; O'Donnell et al., 1994 ; Sherman et al., 1997）。糖尿病患者の検査得点（WAIS-R, PASAT, RAVLT）の因子分析に基づいて，Dearyら（1991）は，PASATがWAIS-Rの第3因子，すなわち転導因子欠如（FFD）に最も高い負荷があると主張している。同じような結果が，最近，Crawfordら（印刷中）によっても報告されている。Shermanら（1995）は，頭部外傷をもつ成人のPASATをWAIS-R因子得点と比較した。彼らは，言語理解因子との.30，知覚構成因子との.23，転導因子欠如との.46の相関を報告している。LarrabeeとCurtiss（1995）は，外来患者群で，記憶と情報処理能力のさまざまな検査の因子構成を調べた。PASATは，WMS心的制御とWAIS-R数唱下位検査と同じ因子に負荷がみられた。Haslamら（1995）は，重症の頭部外傷患者の成績を，PASAT，符号数字モダリティテスト，Rey聴覚言語学習テスト，およびWAIS-Rの語彙下位検査で分析した。PASATは，符号数字モダリティテストと同じ因子に負荷を認めた。これらの所見は，PASATの構成概念妥当性をさらに支持するものである。

PASATの異なるスピードが，異なる処理段階の指数となるかもしれないことを示す，いくつかの事実もある。Dearyら（1991）は，速い速度が記憶尺度とほとんど相関しないのに対して，遅い提示はRAVLTの得点と中等度の相関を示すことを見出した。他方，Shermanら（1997）は，軽一中等度の頭部外傷患者では，異なるPASAT試験が記憶尺度と一貫した関連を示さないことを見出した。

Gronwallは，PASATが認知課題ではあるものの，計算能力（.28）および一般知能（.28）とはあまり相関しないと主張している（Gronwall & Sampson, 1974 ; Gronwall & Wrightson, 1981 ; 以下も参照 Dyche & Johnson, 1991 a ; Johnson et al., 1988 ; Roman et al., 1991）。しかし，Egan（1988），Crawfordら（印刷中），Dearyら（1991），MacLeodとPrior（1996）およびShermanら（1997）は，一般知能および計算能力と中等度の相関（.41～.68）を示すことを見出した。Crawfordら（印刷中）は，PASATとWAIS-Rを152名の健常者に課した。主成分分析は，一般知能へのPASATの負荷が相当なものであり，多くのWAIS-R下位検査のそれを上回ることを明らかにした。Shermanら（1997）は，頭部外傷患者において，算数関連の検査（WAIS-R計算，WRAT-3 算数）がPASATの成績を最も強く，かつ特有な形で予見することを見出し，この検査が，おそらく注意と同じように計算能力の検査でもあることを示唆した。言語達成（WRAT-3 読み）と複雑な運動能力（Purdue 釘さし作業）も，より軽度で特有な予見法であることが判明し，これは，PASATの適切な遂行には，適切な一般的認知能力と処理速度をも要請されることを意味している。このように，計算，言語能力／学力，および複雑な運動能力の尺度に障害がみられない場合にだけ，低いPASAT成績が情報処理能力障害の指標となりうると解釈される。PASATは，高い機能をもつ患者だけに適していることを意味している。

PASATは，非常に骨の折れる，欲求不満を起こしやすい検査であり，臨床的印象としては，過度な不安をもつ個人には適当でない（Roman et al., 1991 ; Weber, 1986）。

一部の人は，PASATが，軽い脳震盪に感度が高く（Gronwall & Sampson, 1974 ; Gronwall & Wrightson, 1974），患者が体験した症状に関係しており（Gronwall, 1976），親しい仲間に認知されうる患者の人格変化とも関係し（O'Shaughnessy et al., 1984），仕事に復帰する準備性の指標であること（Gronwall, 1977）を示唆している。それは，頭部外傷患者では，Wechsler記憶尺度─改訂版の注意／集中指数のような他の尺度よりも，情報処理能力のより敏感な尺度でもあるように思われる（Crossen & Wiens, 1988）。PASATは，外傷後健忘よりも，その後の記憶障害のより優れた予

表9-4. 各年齢層における平均正反応数

提示速度(秒)	年齢					
	16-29 ($n=30$)		30-49 ($n=30$)		50-69 ($n=30$)	
	平均	SD	平均	SD	平均	SD
2.4	47.4	10.1	43.4	10.2	43.5	13.6
2.0	42.0	12.5	41.9	10.2	35.6	14.6
1.6	36.0	13.0	33.1	12.2	30.8	15.9
1.2	27.4	9.9	24.6	10.6	21.2	14.4

出典：Stussら（1988）。比較的教育程度の高い健常成人（16〜69歳）のサンプルから得られた標準データ。

見法であるが(Gronwall, 1981)，もともと記憶課題そのものではない (Gronwall & Wrightson, 1981)。

　PASATが頭部外傷患者の情報処理欠損に敏感であるとする見解に，すべての研究が一致しているわけではない。多くの研究者(例えば，Levin et al., 1982；O'Shaughnessy et al., 1984；Sherman et al., 1997；Stuss et al., 1989) は，PASATと，PTAあるいは意識障害のような頭部外傷の重症度の尺度との間に何の相関も見出していない。例をあげると，Stussら(1989)は，一群の重症の頭部外傷で，PASATと線引きテストとを比較した場合，聴覚子音トリグラム課題だけが，PTAの30％以上の共有分散と昏睡の持続時間を説明できた（それぞれ，43％と30％）。軽症の脳震盪群では，頭部外傷の重症度の指標はPASATとは相関せず，子音トリグラム課題だけが患者を対照群から区別した。頭部外傷に対するPASATの感受性は，少なくとも部分的には，被った外傷の種類に関係しているようである。Romanら(1991)は，PASATの頭部外傷を検出する能力が，自動車事故後のような，著しい力の加速／減速とそれにより皮質下に併発した二次的外傷の例で最も優れていることを示唆した。したがって，加速／減速力がそれほどでなくて皮質下ないしは白質までには及ばない程度の衝撃による頭部外傷は，PASATで測定できる可能性は少ないようである。しかしながら，このような説明は，Shermanら(1997)が見出した知見には適用できそうにない。彼らのサンプルの大部分は自動車事故で障害を受けた個人で占められていた。それにもかかわらず，彼らの研究では，PASAT得点は外傷後健忘や意識障害と関連しなかった。

　PASATは，疾患隠蔽に対しても敏感である(Strauss et al., 1994)。脳損傷の影響を装う患者は，非詐病者よりもPASATの成績が悪い。

　全体的にみると，PASATは，他の注意尺度では検出されない過程を評価できる興味深い測定法のように思われる。しかし，多くの弱点もPASATにはみられる。1つの問題は言語反応の速さが強く要請されることであり，それが，構音障害や他の言語障害をもつ患者での使用を妨げる要因となっている (Weber, 1986)。さらに，それは，特に加速／減速型の外傷を受け，高い機能を維持している軽症の脳損傷患者にみられる欠損に鋭敏な検査であるかもしれないが，機能の低い患者(Sherman et al., 1997；Weber, 1986)，算数に欠陥をもつ者(Sherman et al., 1997)や過度な不安を示す者（Roman et al., 1991）には認知的にも適当でない。

標準データ

　表9-4は，異なる年齢層における平均正答数である。この標準データは健常成人サンプルに基づいている。若年成人のデータは，他の人達によって報告されたもの（例えば，Gronwall, 1977；Weber, 1986）と類似しているが，英国で代表的だと見なしうるサンプルで，Crawfordら（印刷中）が報告したもの（年齢16〜29, $n=38$, 平均総

表9-5. NARTと年齢およびWAIS-R IQと年齢からPASAT得点を予測するための回帰方程式

予測	方程式	重相関係数R	スコアの差の標準誤差	片側検定で有意とされるのに必要な差異		
				.15	.10	.05
NART誤答と年齢	215.74-(1.85×NART)-(.77×年齢)	.52	34.87	35.9	44.6	57.2
WAIS-R全IQと年齢	12.87+(1.65× FSIQ)-(.87×年齢)	.66	30.66	31.6	39.3	50.3

出典：Crawfordら（印刷中）

PASAT得点=169.2, SD=30.12；年齢30～49, n=78, 平均総PASAT得点=149.8, SD=40.29；年齢50～74, n=36, 平均総PASAT得点=136.9, SD=43.79）よりも, いくらか低い。表9-4からは, 年齢とは無関係に, 提示速度が速ければ速いほど成績も悪くなることがわかる。表は成績が加齢とともに悪くなることを示唆しているが, 年齢とPASAT成績との間の相関は有意ではない (Stuss et al., 1987；MacLeod & Prior, 1996も参照；しかし, Crawford et al.,印刷中も参照）。しかしながら, 成績は教育と相関していた；教育水準が高いほど, 成績も良かった (Stuss et al., 1987；Stuss et al., 1989)。同様に, 成績は算数の能力 (Sherman et al., 1997) およびIQ (Crawford et al., 印刷中；Sherman et al., 1997) とも関連していた。

PASATとIQとの相関の強さを考慮すると, ある個人が中程度の認知能力しか備えていない場合, 低いPASATは必ずしも, その人が特定の後天的な欠損をもつことを意味しない。逆に, 平均以上の病前能力をもつ患者が示す「平均的」得点は, 必ずしも注意能力が適切であることを意味しない。解釈を助けるために, Crawfordら（印刷中）は, 臨床家による, PASAT成績と現在の一般的知的機能水準およびNARTで推測した病前成績との比較を可能にする回帰方程式を開発した。この方程式は表9-5に示されている。

Brittainら (1991) は, PASATのLevin改訂版 (Levin et al., 1987) を用い, アメリカの526名の健常成人, 年齢17～88歳から集めた, 年齢およびIQ別のデータ（正反応ごとの秒数だけでなく試験ごとの総正反応数）を示した。Stussら (1987) による知見とは対照的に, Brittainらは, 教育や人種が成績にはほとんど影響しないことを報告している；性は最小の統計的有意（男性の成績が女性よりわずかに良い）を示すが, この効果が臨床的意味をもつとは見なされていない；年齢とIQはPASAT成績に有意な影響がみられる。若い被検者は, 年とった被検者, 特に55歳以上の者よりも成績がよく, Shipleyでの良好な成績はPASATの良い成績と関連していた。Romanら (1991) は, Levin改訂版を小グループ (n=143) の健常被検者, 年齢18～75歳に試みた。標準はBrittainら(1991)のサンプルより高かったが, おそらくサンプル間の教育の違いを反映していると思われる。その他の知見はBrittainら (1991) により報告されたものと比較的類似していた。すなわち, Romanらは性による有意な結果は見出さなかった。特に50歳以後に, 加齢に関連した成績の低下がみられた。PASAT成績と, WAIS-Rの語彙および積木模様下位検査から推定したIQとの間には, 中等度の相関 (.26～.38) が見出された。

CHIPASATを用いた8～14.6歳の小児のデータが, Johnsonら(1988)によって報告されており, 表9-6に示されている。年齢, およびより軽度ではあるが算数能力が, 情報処理能力に影響した。年長の小児は, 年少の小児よりも, 与えられた時間内により多くの正反応を達成できた。同様に, 平均反応速度として反映される情報処理速度は, 加齢とともに改善し, 最大の変化は10歳以下の小児で起こった。年少の小児は算数がうまくできないと思われるので, 特に9歳6カ月以下の, 年少の小児のCHIPASATの成績の解釈には慎重さが必要である。

表9-6. 小児用連続聴き取り加算課題 (CHIPASAT)

年齢	CHIPASAT 2.4 正反応 平均	SD	%	平均反応速度(秒)	CHIPASAT 2.0 正反応 平均	SD	%	平均反応速度(秒)	CHIPASAT 1.6 正反応 平均	SD	%	平均反応速度(秒)	CHIPASAT 1.2 正反応 平均	SD	%	平均反応速度(秒)	CHIPASAT 全体 正反応 平均	SD	%	平均反応速度(秒)	SD
8-9歳 n=51	22.5	5.5	37.5	6.8	19.4	6.5	32.4	7.0	16.4	6.4	27.4	7.0	9.9	5.2	16.5	11.6	17.1	5.5	28.5	8.1	5.0
9-10歳 n=58	27.1	7.1	45.2	5.7	23.0	6.6	38.3	5.9	19.8	6.5	33.0	5.7	13.1	5.9	21.8	7.9	20.7	5.8	34.6	6.3	3.1
10-11歳 n=60	30.5	8.3	50.9	5.1	26.2	7.1	43.7	5.0	20.8	6.3	34.6	5.3	14.9	5.9	24.8	5.9	23.1	6.2	38.5	5.3	1.9
11-12歳 n=51	33.8	8.5	56.3	4.6	28.3	7.2	47.2	4.5	23.1	6.2	38.4	4.5	16.6	5.4	27.7	5.0	25.5	6.2	42.4	4.6	1.4
12-13歳 n=36	32.3	9.1	53.8	5.1	29.6	7.9	49.4	4.9	24.4	7.4	40.6	5.3	16.1	6.8	26.8	4.7	25.6	7.0	42.7	4.4	1.2
13-14歳 n=51	37.4	9.4	62.4	4.2	33.4	10.1	55.7	4.1	27.7	9.1	46.1	3.9	19.3	7.4	32.2	4.7	29.4	8.4	49.1	4.2	1.8
14-15歳 n=8	41.1	9.9	68.5	3.7	38.3	8.0	63.8	3.3	31.5	6.8	52.5	3.2	20.6	5.7	34.4	3.8	32.9	6.9	54.8	3.5	0.9

出典：Johnsonら1988。Elsevier Science Ltdからの許可を得て転載。

文 献

Brittain, J.L., La Marche, J.A., Reeder, K.P., Roth, D. L., & Boll, T. J. (1991). Effects of age and IQ on Paced Auditory Serial Addition Task (PASAT) performance. *The Clinical Neuropsychologist, 5,* 163-175.

Crawford, J. R., Obansawin, M.C., & Allan, K. M. (in press). PASAT and components of WAIS-R performance : Convergent and discriminant validity. *Neuropsychological Rehabilitation.*

Crossen, J.R., & Wiens, A.N.(1988). Residual neuropsychological deficits following head-injury on the Wechsler Memory Scale-Revised. *The Clinical Neuropsychologist, 2,* 393-399.

Deary, I. J., Langan, S.J., Hepburn, D.A., & Frier, B.M. (1991). Which abilities does the PASAT test? *Personality and Individual Differences, 12,* 983-987.

Dyche, G. E., & Johnson, D.A. (1991a). Development and evaluation of CHIPASAT, an attention test for children : II. Test-retest reliability and practice effect for a normal sample. *Perceptual and Motor Skills, 72,* 563-572.

Dyche, G. M., & Johnson, D.A.(1991b). Information - processing rates derived from CHIPASAT. *Perceptual and Motor Skills, 73,* 720-722.

Egan, V. (1988). PASAT : Observed correlations with IQ. *Personality and Individual Differences, 9,* 179-180.

Feinstein, A., Brown, R., & Ron, M. (1994). Effects of practice of serial tests of attention in healthy adults. *Journal of Clinical and Experimental Neuropsychology, 16,* 436-447.

Gronwall, D. (1976). Performance changes during recovery from closed head injury. *Proceedings of the Australian Association of Neurologists, 5,* 72-78.

Gronwall, D.M.A.(1977). Paced auditory serial-addition task : A measure of recovery from concussion. *Perceptual and Motor Skills, 44,* 367-373.

Gronwall, D. (1981). Information processing capacity and memory after closed head injury. *International Journal of Neuroscience, 12,* 171.

Gronwall, D.M.A., & Sampson, H. (1974). *The Psychological Effects of Concussion.* New Zealand: Auckland University Press.

Gronwall, D., & Wrightson, P. (1974). Delayed recovery of intellectual function after minor head injury. *The Lancet, 2,* 605-609.

Gronwall, D., & Wrightson, P. (1981). Memory and information processing capacity after closed head injury. *Journal of Neurology, Neurosurgery, and Psychiatry, 44,* 889-895.

Haslam, C., Batchelor, J., Fearnside, M.R.,Haslam, A. S., & Hawkins, S. (1995). Further examination of post-traumatic amnesia and post-coma disturbance as non-linear predictors of outcome after head injury. *Neuropsychology, 9,* 599-605.

Johnson, D.A., Roethig-Johnson, K., & Middleton, J. (1988). Development and evaluation of an attentional test for head-injured children : l. Information processing capacity in a normal sample. *Journal of Child Psychology and Psychiatry, 2,* 199-208.

Larrabee, G. J., & Curtiss, G. (1995). Construct validity of various verbal and visual memory tests. *Journal of Clinical and Experimental Neuropsychology, 17,* 536-547.

Levin, H.S., Benton, A.L., & Grossman, R.G. (1982). *Neurobehavioral Consequences of Closed Head Injury.* New York : Oxford University Press.

Levin, H.S., Mattis, S., Ruff, R.M., Eisenberg, H.M., et al. (1987). Neurobehavioral outcome following minor head injury : A three-center study. *Journal of Neurosurgery 66,* 234-243.

MacLeod, D., & Prior, M. (1996). Attention deficits in adolescents with ADHD and other clinical groups. *Child Neuropsychology, 2,* 1-10.

McCaffrey, R.J., Cousins, J.P., Westervelt, H.J., Martnowicz, M., Remick, S.C., Szebenyi, S., Wagle, W.A., Bottomley, P.A., Hardy, C.J., & Haase, R.F. (1995). Practice effect with the NIMH AIDS abbreviated neuropsychological battery. *Archives of Clinical Neuropsychology, 10,* 241-250.

O'Donnell, J. P., MacGregor, L.A., Dabrowski, J.J., Oestreicher, J.M., & Romero, J.J. (1994). Construct validity of neuropsychological tests of conceptual and attentional abilities. *Journal of Clinical Psychology, 50,* 596-600.

O'Shaughnessy, E.J., Fowler, R.S., & Reid, V. (1984). Sequelae of mild closed head injuries.

The Journal of Family Practice, 18, 391-394.
Ponsford, J., and Kinsella, G. (1992). Attentional deficits following closed-head injury. *Journal of Clinical and Experimental Neuropsychology, 14,* 822-838.
Roman, D.D., Edwall, G.E., Buchanan, R.J., & Patton, J.H. (1991). Extended norms for the Paced Auditory Serial Addition Task. *The Clinical Neuropsychologist, 5,* 33-40.
Sherman, E.M.S., Strauss, E., Spellacy., F., & Hunter, M. (1995). Construct validity of WAIS-R factors: Neuropsychological correlates in adults referred for possible head injury. *Psychological Assessment, 7,* 440-444.
Sherman, E.M.S., Strauss, E., & Spellacy, F. (1997). Testing the validity of the Paced Auditory Serial Addition Test (PASAT) in adults with head injury. *The Clinical Neuropsychologist, 11,* 34-45.
Strauss, E., Spellacy, F., Hunter, M., & Berry, T. (1994). Assessing believable deficits on measures of attention and information processing capacity. *Archives of Clinical Neuropsychology, 9,* 483-490.
Stuss, D.T., Stethem, L.L., & Poirier, C.A. (1987). Comparison of three tests of attention and rapid information processing across six age groups. *The Clinical Neuropsychologist, 1,* 139-152.
Stuss, D.T., Stethem, L.L., & Pelchat, G. (1988). Three tests of attention and rapid information processing: An extension. *The Clinical Neuropsychologist, 2,* 246-250.
Stuss, D.T., Stethem, L.L., Hugenholtz, H., & Richard, M.T. (1989). Traumatic brain injury: A comparison of three clinical tests and analysis of recovery. *The Clinical Neuropsychologist, 3,* 145-156.
Weber, M.A. (1986). Measuring attentional capacity. Unpublished Ph.D. Thesis. University of Victoria.

符号数字モダリティテスト (SDMT)
SYMBOL DIGIT MODALITIES TEST (SDMT)

訳　前田久雄

目 的

この検査は，視覚的走査，追跡，および運動速度を評価するために用いられ，口頭と筆記での反応の比較が可能である。

原 典

キット（マニュアルと25枚の検査用紙を含む）は，60米ドルの値段で，Western Psychological Services, 12031 Wilshire Blvd., Los Angeles, CA 90025-1251 から注文できる。

概 要

この検査は，最初1973年に出版され1982年に改訂されたが，小児や成人の大脳機能障害のスクリーニング法としてAaron Smithによって開発された。この検査は，時間制限のもとで変換が求められるという点では，Wechsler知能尺度の符号下位検査と類似している。しかし，これは，患者が一連の9つの無意味な幾何学図形をよく観察し，各符号ごとにその符号の「かぎ」を探し，口頭あるいは筆記のいずれかによって，符号を数字に置き換えるという点でやり方が異なっている。筆記式のグループ実施が可能である。

実 施

検査用紙を患者の前に置き，検査者はSDMTマニュアルに載っている指示を読む。Wechsler符号下位検査のように，試験の完了には90秒が許されている。筆記式では，ページの上端に記された「かぎ」に基づいて，マークの下の箱に数字を

書き入れる。口頭式では，患者が話した数字を検査者が記録する。両方の検査を実施する際には，筆記式をまず最初に行う手順が推奨されている。

Uchiyamaら(1994)は，筆記検査の直後に，関連した再生課題を行うことにより手順を変更した。被検者には，15の符号が1列に並んだ新しい用紙が与えられる。その15の符号には始めの9つの符号のすべてが少なくとも1度は含まれている。被検者は符号と対応した数字を書き込むよう求められる。ある符号が1回以上示されたような場合には，被検者が1回はその数字を正しく答え，もう1回は誤っていても，正解と見なされる。

およその実施時間

検査全体には，約5分が必要である。

採点方法

筆記および口頭式検査両方の得点は，各90秒間における正答数である。それぞれの版の最高点は110点である。

考　察

Smith(1991)は，80名の健常成人に，平均29日の再検査間隔を置いて2回，筆記および口頭式を実施した結果を報告している。検査―再検査相関は，筆記SDMTで.80，口頭式で.76であった。どの版においても，再検査では約4点の上昇がみられた。Feinsteinら(1994)は，健常志願者に対して2～4週の間隔で8テストセッション，検査のコンピュータ化版を実施した。被検者は，時間経過に伴い成績が改善する傾向を示した。しかし，Uchiyamaら(1994)は，筆記式を年間隔で2年間以上にわたって実施した場合には，有意な学習効果はみられないことを見出し，長期間にわたり比較的安定していることを示唆した。中等度に強い相関（>.72）が報告されている。

健常成人では，筆記式と口頭式との相関は.78以上であり，2つの方式がかなり同等であることを示唆している（原典参照）。PonsfordとKinsella (1992)は，頭部外傷患者で，筆記式と口頭式の成績の相関は.88であったと報告した。健常な小児で，筆記式の後で口頭式を行うと，全ての年齢群で口頭式での得点が高くなる一般的傾向が認められ，若年者で最も得点の上昇が明らかであった（原典参照）。しかしながら，筆記式の得点はグループ実施した検査から得られているのに対して，口頭での得点は同じ小児たちではあっても個別的実施によって得られているので，これらの結果は注意深く考察すべきである。したがって，成績の相違は検査の方法に帰せられるかもしれない（原典参照）。Yeudallら(1986)は，年齢が15～40歳の，225名の健常志願者に両方の検査を行った。口頭式での得点は筆記式よりも高かった（約11点）が，検査実施の順序は報告されていない。

標準版に加えて（原典参照），他の方式も用いられている（例えば，Feinstein et al., 1994；Hinton-Bayre et al., 1997；Royer et al., 1981；Uchiyama et al., 1994）。Hinton-Bayreら(1997)は，原版と同等と思われる3つの新しい筆記方式を開発した。Feinsteinら(1994)はコンピュータ化版を用い，Royerら(1981)は，難易度の異なる筆記方式（どれも標準形式と同じではない）を開発した。Uchiyamaら(1994)によって記述された版は，標準版と同じ符号からなっている。この改訂版では，検査の「かぎ」の中の符号は異なる数字と対にされているが，提示される符号の順序は標準版と同じであった。成人の被検者に，標準的手順にしたがって検査が実施された。関連した再生の得点は改訂版で有意に高かったが（標準版：5.85，SD=2.46；改訂版：6.39，SD=2.51)，全得点は標準版で有意に高かった（標準版：54.91，SD=9.54；改訂版：52.82，SD=10.33）。2年以上にわたって経時的に調べてみても，これら2つの版にはくいちがいがみられた。Uchiyamaらは，2つの版には初回および経時的検査の双方で相違がみられるものの，適切な標準データとともに使用されると，それらは臨床および研究面で有用であろうと示唆している。

SDMTは，Wechsler符号下位検査(DSym)と類似している。例えば，Lewandowski(1984)はSDMTとWISC-Rの符号下位検査との間に.62

の相関を見出した。Bowlerら(1992)は，有機溶剤にさらされた元超小型電子技術者とさらされていない対照被検者とに，WAIS-R符号下位検査とSDMTの筆記式を施行した。得点は両検査間で，前者(r=.78)および比較対照者(r=.73)で高い相関を示した。MorganとWheelock(1992)は，神経心理学的検査のため受診した45名にSDMTとWAISの符号下位検査を行った。SDMTの筆記式と符号の得点は高い相関(r=.91)を示した。しかしながら，SDMTは符号下位検査よりも低い得点をもたらしたが，おそらく，これは標準ベースが異なっていることの結果であろう。符号下位検査はSDMTよりも，いくらかやさしいことにも注意を要する(Glosser et al., 1977)。符号では，刺激項目(数字)がページにそって数列として配置されているので，空間的位置に関する手がかりが「かぎ」に含まれている。SDMTの場合には，符号の順序はランダムであり，「かぎ」に何ら空間的位置に関する手がかりはみられない(Glosser et al., 1977 ; Stones & Kozma, 1989)。

SDMTは，主に，文字消去テスト，線引きテスト，符号，および選択反応時間テスト(McCaffrey et al., 1988 ; Ponsford & Kinsella, 1992 ; Shum et al., 1990)と同様に，注意の走査および追跡機能，すなわち，遂行に際してのタッピング機能を評価する。運動速度と敏捷さもSDMT成績に関連している(Polubinski & Melamed, 1986)。

この検査は，小児だけでなく成人でも脳損傷に対して感度が高い(原典参照 ; Lewandowski, 1984)。遂行の障害は，長期にわたるてんかん(Campbell et al., 1981)を含む多くの状態と関連している；脳卒中(原典参照)；有機溶剤暴露(Bowler et al., 1992)；パーキンソン病(Starkstein et al., 1989)；高齢者の運動不足(Stones & Kozma, 1989)；加齢，全般的健康，および事象関連電位のP3成分(Emmerson et al., 1990)，物質乱用(McCaffrey et al., 1988 ; O'Malley et al., 1992)；および閉鎖性頭部外傷(Hinton-Bayre et al., 1997 ; Ponsford & Kinsella, 1992)。左右の半球損傷群間の系統的相違については観察されていない(原典参照)。しかしながら，Tsolakiら(1994)は，多発性硬化症の患者で，内包の損傷(MRIで描出)がSDMT成績と関連することを報告した。

Smith(原典参照)は，SDMTが大脳の統合機能の最も敏感な尺度であると主張した。彼の見解に沿う形で，PonsfordとKinsella(1992)は，反応時間課題，Stroop，およびPASATが，頭部外傷患者における情報処理障害の優れた判別法であることを見出した；しかし，SDMTの口頭版が，処理速度遅延の最も優れた単一の測定法であった。Pfefferら(1981)は，SDMTが，痴呆患者群と認知的に正常な群(すなわち，健常者やうつ病患者)との判別に用いられるすべての検査(簡易精神機能尺度やRaven色彩進行マトリックスを含む)の中で，最も優れた判別法であることを見出した。

SDMTの成績は，現実社会機能とも関連していると思われる。Stenagerら(1994)は，多発性硬化症の患者で，SDMTとTVサブタイトルを読み取る能力との間の有意な相関を報告した。RAVLT，線引きテストや反復図形テストのような他の尺度とは相関はみられなかった。

SDMTは脳損傷に感受性が高いように思われるが，成績は他の要因によっても妨げられる。例えば，医療法制上の背景もSDMTの成績に影響するであろう。Lees-Haley(1990)は，脳損傷の既往もなく，脳損傷を訴えてもいない，個人的に外傷を受けた20名の訴訟当事者にこの検査を行った。半数の被検者は高度な障害を示す得点であった(すなわち，平均から-1.5 SD以下)。したがって，訴訟当事者のSDMT得点の解釈にあたっては，慎重さが要請される。

標準データ

Smith(原典の表1)は，年齢が8～17歳の，3,680名の健常小児のサンプルに基づいた，性と年齢別のデータを示している。小児はネブラスカ州オハマの学校に通っていた。サンプルは，オハマ都市部を代表していると思われるので，得点を他の集団には適用できないかもしれない。筆記版が最初に実施されるか，これだけが実施される形で，筆記式SDMTの平均得点が得られていることにも注目して欲しい。筆記式得点のすべては検

表9-7. 高齢者における SDMT 平均得点および標準偏差

	年齢76-80		年齢81-91	
教育	<12	>12	<12	>12
n	26	24	18	33
平均	20.08	32.75	21.25	28.84
SD	9.08	10.16	9.48	8.93

出典：Richardson と Marottoli, 1996。許可を得て転載。

査の集団実施により得られた。口頭式 SDMT の平均得点は口頭版だけが施行された場合に基づいている。Smith は年齢および性の双方に影響された成績を報告した。得点は年齢とともに改善する傾向を示し，少女の成績が少年よりもよい。一般に，少年および少女双方とも，8〜13歳では筆記式よりも口頭式のほうが得点が高い。しかしながら，年齢が高くなるに従い，特に14〜17歳では，筆記式と口頭式得点の差異は減少する。

Smith は，年齢が18〜78歳の，1,307名の健常成人サンプルに基づくデータも発表している（原典参照）。口頭式のデータは，筆記式のすぐ後に行われた"再検査"に基づいていることに注意して欲しい。SDMT マニュアル（原典の表2）に，年齢および教育水準ごとの平均値および標準偏差が示されている。性による影響は，男女の標準を分ける根拠とする程には大きくない（すなわち，性間の標準偏差の相違が 1/3 以下）と判断された。

Smith（原典参照）は，年齢別標準値より 1〜1.5 SD 低い SDMT 得点は大脳機能異常を示唆すると見なした。SDMT マニュアルには，平均値より −3.0 SD から +3.0 SD までの範囲で，各下位群ごとの得点分布上の，いくつかのポイントでの素点を示す表（原典の表3）が載せられている。

Richardson と Marottoli（1996）は，75歳以上の個人用の筆記式の標準値を示した。データは都市部の運転手のサンプル（平均年齢＝81.47，SD＝3.3；平均教育年数＝11.02，SD＝3.68）から得られ，表9-7に示されている。

Yeudall ら（1986）は，年齢が15〜40歳で，平均 IQ 以上の健常で十分な教育を受けた志願者のサンプルに基づいて，筆記および口頭式両方のデータを報告した。データは，年齢と性によって層化されている。筆記式のデータは，Smith（原典参照）や Uchiyama ら（1994）によって報告されたものと類似している。口頭式の得点は Smith によって報告されたものよりいくらか高く，これは，おそらく，サンプル間の知能水準の違いを反映しているのであろう。

Nielsen ら（1989）は，ほとんどが小手術を受けようとしている101名のデンマーク人のサンプルに基づいて筆記式のデータを示している（平均 WAIS-R IQ＝98.61，SD＝12.21）。得点は Smith による報告よりも若干低いが，文化的および一般的知能の要因の相違の結果であろう。心理的苦痛による影響の可能性も忘れてはならない。

成人では，年齢，IQ，教育，および人種が成績に影響する。筆記および口頭式の双方で得点は加齢に伴い低下するが（原典参照；Bowler et al., 1992；Emmerson et al., 1990；Feinstein et al., 1994；Gilmore et al., 1983；Richardson & Marottoli, 1996；Selnes et al., 1991；Stones & Kozma, 1989；Uchiyama et al., 1994；Yeudall et al., 1986），おそらく運動成分や2つの情報処理作業：符号のコード化と視覚走査（Gilmore et al., 1983）の速さの変化を反映していると思われる。得点は IQ が高くなるに伴って上昇するが（Nielsen et al., 1989；Uchiyama et al., 1994；Waldmann et al., 1992；Yeudall et al., 1986），これは，特に能力の低い個人（すなわち，80以下の IQ）を扱う場合には，知能水準を考慮する必要性を強調している。さらに，教育水準の高い被検者（13年以上の学歴）は，低い者（12年以下）より得点が高い（原典参照；Richardson & Marottoli, 1996；Selnes et al., 1991；Uchiyama et al., 1994；Yeudall et al., 1986）。性による相違は見出していないという報告（Gilmore et al., 1983；Waldmann et al., 1992）もあるが，女性の成績が男性に優るという報告もある（原典参照；Polubinski & Melamed, 1986；Yeudall et al., 1986）。運動能力の側面が，性による成績の違いに含まれているのであろう（Polubinski & Melamed, 1986）。利き手も成績を左右するであろうが，それは口頭式検査の得点には直接影響しない（Polubinski & Melamed, 1986）。

文 献

Bowler, R., Sudia, S., Mergler, D., Harrison, R., & Cone, J. (1992). Comparison of Digit Symbol and Symbol Digit Modalities Tests for assessing neurotoxic exposure. *The Clinical Neuropsychologist, 6,* 103-104.

Campbell, A.L. Jr., Bogen, J.E., & Smith, A. (1981). Disorganization and reorganization of cognitive and sensorimotor functions in cerebral commissurotomy. *Brain, 104,* 493-511.

Emmerson, R.Y., Dustman R. E., Shearer, D.E., & Turner, C.W. (1990). P3 latency and Symbol Digit performance correlations in aging. *Experimental Aging Research, 15,* 151-159.

Feinstein, A., Brown, R., & Ron, M. (1994). Effects of practice on serial tests of attention in healthy subjects. *Journal of Clinical and Experimental Neuropsychology, 16,* 436-447.

Gilmore, G.C., Royer, F. L., & Gruhn, J.J. (1983). Age differences in symbol-digit substitution task performance. *Journal of Clinical Psychology, 39,* 114-124.

Glosser, G., Butters, N., & Kaplan, E. (1977). Visuoperceptual processes in brain-damaged patients on the Digit Symbol Substitution task. *International Journal of Neuroscience, 7,* 59-66.

Hinton-Bayre, A. D., Geffen, G., & McFarland, K. (1997). Mild head injury and speed of information processing : A prospective study of professional rugby league players. *Journal of Clinical and Experimental Neuropsychology. 19,* 275-289.

Lees-Haley, P.R. (1990). Contamination of neuropsychological testing by litigation. *Forensic Reports, 3,* 421-426.

Lewandowski, L.J. (1984). The Symbol Digit Modalities Test : A screening instrument for brain-damaged children. *Perceptual and Motor Skills, 59,* 615-618.

McCaffrey, R. J., Krahula, M. M., Heimberg, R. G., Keller, K. E., & Purcell, M.J. (1988). A comparison of the Trail Making Test, Symbol Digit Modalities Test, and the Hooper Visual Organization Test in an inpatient substance abuse population. *Archives of Clinical Neuropsychology, 3,* 181-187.

Morgan, S.F., & Wheelock, J. (1992). Digit Symbol and Symbol Digit Modalities Tests: Are they directly interchangeable? *Neuropsychology, 6,* 327-330.

O'Malley, S., Adams, M., Heaton, R.K., & Gawin, F. (1992). Neuropsychological impairment in chronic cocaine abusers. *American Journal of Drug and Alcohol Abuse, 18,* 131-144.

Nielsen, H., Knidsen, L., & Daugbjerg, O. (1989). Normative data for eight neuropsychological tests based on a Danish sample. *Scandinavian Journal of Psychology, 30,* 37-45.

Pfeffer, R.I., Kuroskai, T.T., Harrah, C.H., Jr., Chance, J. M., et al. (1981). A survey diagnostic tool for senile dementia. *American Journal of Epidemiology, 114,* 515-527.

Polubinski, J.P., & Melamed, L.E. (1986). Examination of the sex difference on a symbol digit substitution task. *Perceptual and Motor Skills, 62,* 975-982.

Ponsford, J., & Kinsella, G. (1992). Attentional deficits following closed head injury. *Journal of Clinical and Experimental Neuropsychology, 14,* 822-838.

Richardson, E.D., & Marottoli, R.A. (1996). Education-specific normative data on common neuropsychological indices for individuals older than 75 years. *The Clinical Neuropsychologist, 10,* 375-381.

Royer, F.L., Gilmore, G.C., & Gruhn, J.J. (1981). Normative data for the symbol substitution task. *Journal of Clinical Psychology, 37,* 608-614.

Selnes, O.A., Jacobson, L., Machado, A. M., Becker. J.T., Wesch, J., Miller, E. N., Visscher, B., & McArthur, J.C. (1991). Normative data for a brief neuropsychological screening battery. *Perceptual and Motor Skills, 73,* 539-550.

Shum, D.H.K., McFarland, K.A., & Bain, J.D. (1990). Construct validity of eight tests of attention : Comparison of normal and closed head injured samples. *The Clinical Neuropsychologist, 4,* 151-162.

Smith, A. (1991). *Symbol Digit Modalities Test.* Los Angeles: Western Psychoiogical Services.

Starkstein, S.E., Bolduc, P.L., Presiosi, T.J., & Robinson, R.G. (1989). Cognitive impairments in different stages of Parkinson's disease. *Journal of Neuropsychiatry and Clinical*

Neurosciences, 1, 243-248.
Stenager, E., Knudsen, L., & Jensen, K. (1994). Multiple sclerosis : Methodological aspects of cognitive functioning. *Acta Neurologica Belgica, 94,* 53-56.
Stones, M.J., & Kozma, A. (1989). Age, exercise, and coding performance. *Psychology and Aging, 4,* 190-194.
Tsolaki, M., Drevelegas, A., Karachristianou, S., Kapinas, K., Divanoglou, D., & Roustonis, K. (1994). Correlation of dementia, neuropsychological and MRI findings in multiple sclerosis. *Dementia, 5,* 48-52.
Uchiyama, C.L., D'Elia, L.F., Dellinger, A.M., Selnes, O.A., Becker, J.T., Wesch, J.E., Chen, B.B., Satz, P., Van Gorp, W., & Miller, E.N. (1994). Longitudinal comparison of alternate versions of the Symbol Digit Modalities Test : Issues of form comparability and moderating demographic variables. *The Clinical Neuropsychologist, 8,* 209-218.
Waldmann, B.W., Dickson, A.L., Monahan, M.C., & Kazelskis, R. (1992). The relationship between intellectual ability and adult performance on the Trail Making Test and the Symbol Digit Modalities Test. *Journal of Clinical Psychology, 48,* 360-363.
Yeudall, L.T., Fromm, D., Reddon, J.R., & Stefanyk, W.O. (1986). Normative data stratified by age and sex for 12 neuropsychological tests. *Journal of Clinical Psychology, 42,* 918-946.

視覚探索注意テスト (VSAT)
VISUAL SEARCH AND ATTENTION TEST (VSAT)

訳　前田久雄

目 的

この検査は，成人の視覚走査と注意の持続を評価するために用いられる。

原 典

この検査(マニュアルと25冊の検査小冊子を含む)は，Psychological Assessment Resources, P.O. Box 998, Odessa, Florida 33556から，58米ドルの値段で注文できる。

概 要

この検査は，Trenerry, Crosson, DeBoe と Leber (1990) によって開発され，4つの異なる消去課題から構成されている。最初の2課題（1と2）は練習テストであり，患者は，標的と適合しない文字あるいは符号を横線を引いて消すよう求められる。課題3と4は，青，緑，または赤インクで印刷された文字または符号の列から，青のHsと青の斜線を消去するよう求められる。各課題は10列からなっており，それぞれが40個の刺激を含んでいる。各列には，ランダムに置かれた10個の標的が含まれている。課題は，11×8½インチの紙に，1ページに1課題ずつ，水平に配置されている。標的は各ページの上部の中央に置かれている。各課題は時間を決められており，患者の反応には60秒が許される。

課題3と4が採点されるが，標準データが，4つの課題をすべて順番に実施する条件下で集められているので，課題1と2も実施されなければならない。VSATは総合的な注意得点をもたらすが，視野欠損や空間無視症状群の評価に有用な左側，および右側の遂行それぞれの得点も与えてくれる。

実 施

検査者は被検者の前に検査小冊子を置き，色識別をチェックし（小冊子の前に置かれたカラーストリップを用いる），患者の注意を適切な課題標的

に向けさせる。実施およびタイミングの指示はVSATマニュアルに載っている。著者たちは，課題遂行の妨げになるような身体的欠陥（例えば，色を識別できない患者；利き手側の片麻痺）をもつ患者には，VSATは行われるべきではないと警告している。

およその実施時間

検査の実施には約6分を要する。

採点方法

課題3と4では，検査者は中央に位置した標的から刺激の最終列までまっすぐに垂直線を引き，課題刺激の各列を2つに分ける。検査者は，各課題ごとに，制限時間内に正しく消された各半側の標的の数を記録する。左側列の素点の合計（L3とL4），右側列の素点の合計（R3とR4），および全列の素点（左と右）を，検査小冊子の表紙に記録する。VSATの患者の成績の解釈には，パーセンタイル得点が用いられる。

考 察

Trenerryら（1990）は，平均約2カ月の検査間隔を置いて2回，VSATを28名の健常者に試みた。検査―再検査信頼性は.95であった。しかし，成績には練習が有意に影響し，全得点で約15点の上昇がみられた。

Trenerryら（1990）は，WAIS-Rとカテゴリーテストを脳が損傷された個人のサンプル（サンプルの大きさは，測定法によって41～75名まで変動）に実施した。VSATとカテゴリーテストの誤答（－.52），積木模様（.54），符号（.65），語彙（.30），および数唱（.24）下位検査との間に中等度の相関がみられた。O'Donnellら（1994）は，神経心理学的検査を依頼された18～61歳の117名の成人に対して，カテゴリーテスト，WCST，PASAT，および線引きテスト（パートB）とともにVSATを実施した。VSATと他の課題との間に中等度の相関（.20～.30）が報告された。主成分分析は，カテゴリーテストとWCSTが概念因子に負荷するのに対して，VSAT, PASAT, および線引きテストBは注意因子を明らかにすることを示した。このように，VSATは，他の注意尺度の因子と類似した因子を測定しているようにみえるが，これらの検査に互換性はない。

Trenerryら（1990）によると，課題3と4は272名の健常者と100名の脳損傷者とをよく弁別した（総合的中率は.84以上）。このサンプルでは，左右の素点に有意な相違がみられることは稀であり，障害の半球側や脳損傷の種類とは無関係であった。したがって，著者らは，VSATの成績だけが，特定の症状群（例えば，半側無視）が存在するかどうかを決める唯一の尺度であってはならないと警告している。現在のところ，神経疾患集団についての他の報告は入手できない。

標準データ

Trenerryら（1990）は，健常成人でVSAT得点が年齢によって影響されることを報告している。加齢とともに成績の低下がみられる。性と教育は特別影響しなかった。標準データは，年齢が18～85歳の範囲の，272名の健常成人サンプル（89名の男性と183名の女性）に基づいている。6つの年齢グループ（18～19，20～29，30～39，40～49，50～59，60＋）ごとのパーセンタイル得点がVSATマニュアルに掲載されている。左および右側得点だけでなく全得点の標準データが示されている。患者の左および右側得点は，左および右側パーセンタイル得点を調べることにより，標準サンプルの得点と比べることができる。同様に，左右の素点も相互に比較できる。Trenerryら（1990）は，標準サンプルにおける左右の素点間の差の平均値は4（SD＝3）であると報告した。若年成人（20～30歳）は，典型的には左側で約84/100，右側で82/100，全得点では166/200を得点した。老人では，平均全得点はもっと低く（約100/200），左側および右側の得点間の差の平均は約5点である。

文 献

O'Donnell, J.P., MacGregor, L.A., Dabrowski, J.J., Oestreicher, J.M., & Romero, J.J. (1994). Construct validity of neuropsychological tests of conceptual and attentional abilities. *Journal of Clinical Psychology, 50,* 596-600.

Trenerry, M. R., Crosson, B., DeBoe, J., & Leber, W.R. (1990). *Visual Search and Attention Test.* Odessa, FL.: Psychological Assessment Resources.

10 記憶

Memory

訳 石田重信

　記憶とは情報を登録，保持，検索するという複雑な過程である。文献的には，短期（あるいは作動）記憶と長期記憶とでは関与する脳構造が異なることが示唆されている。さらに検索過程は，顕在記憶あるいは宣言的記憶と，潜在記憶あるいは手続き記憶を含めた複数のシステムからなる（Kolb & Whishaw, 1995; Schacter & Tulving, 1994）。顕在記憶とは以前の経験の意図的あるいは意識的な想起である。典型的な顕在記憶課題では，患者は一連の単語や図，あるいは他の記憶すべき用具が示され，その後正しい応答，選択を行なうために学習したことを想起しなければならない再生あるいは再認テストが与えられる（Schacter et al., 1993）。対照的に潜在記憶は，検査時にたとえ患者がはじめに行った課題の再生を求められない，あるいは再生できなくても，はじめの課題遂行中に獲得した知識や技術に由来する課題遂行能力の促進や変化を含めた異質な一連の能力（例えば，技能学習，習慣形成，プライミングなど）に関連している。潜在記憶は，断片化された単語を完成させたり，2つの刺激の好きなほうを選択したり，あるいは文字を逆さから読むなど，はじめに学習したエピソードの再生を必要としない課題に対する学習の影響を検査することで評価される（Schacter et al., 1993）。側頭葉-辺縁系損傷は，新しい顕在記憶の形成／検索を妨げるが，古い記憶と潜在記憶は保たれると考えられている。潜在記憶機能は海馬回路から独立していると考えられている。残念なことに，大部分の標準的な神経心理学的テストは，潜在記憶とは対照的な宣言的記憶を評価している。

　さまざまな新しい診断仮説を検証したりリハビリテーションへの努力を促進するためには，記憶検査は，直接あるいは短期保持，新しい情報獲得の割合とパターン，顕在的，偶発的状況でのコード化の効率，最近学習した知識および以前の古い知識両方の検索効率，顕在的および潜在的状況下での検索，知識が失われてゆく速さ，逆向干渉と順向干渉などを含むべきである。さらに，これらの構成過程は再生と再認テクニックを用いて，言語および非言語の両方の領域で評価されるべきである。なぜならコード化および検索過程の相対的統合性についての推論は，一般に自由再生と再認の遂行能力を対比することによってなされるからである。

　臨床家は，記憶の構成要素を評価するために，しばしば検査の種類と手順の組み合わせから取りかかる。バッテリーが考慮されるときには，Wechsler記憶尺度（WMS, Wechsler, 1945），あるいはWechsler記憶尺度-改訂版（WMS-R; Wechsler, 1987）が顕在記憶評価の最初のステップとしてあげられる。WMS-Rは，課題内容，得点基準の適切性，標準データの観点から旧版を改良したものである。しかしWMSで豊富なデータが蓄

積されているため，多くの臨床家は原版を信頼している。そのため本書では両方の版を提示する。小児には，広範囲記憶学習評価（Adams & Sheslow, 1990）が用いられる。Rivermead 行動記憶テスト（Wilson, Cockburn & Baddeley, 1985）は，他の障害（例えば，言語障害や知覚障害）があっても，成人，小児両方の日常記憶機能の障害を検出するのに有用である。展望記憶課題を含むことも特に興味をそそる。コロラド神経心理学テスト（Davis et al., 1995）は技術的にはバッテリーではないが，顕在記憶のみならず潜在記憶も評価できるコンピュータ化された検査である。再生と再認の標準的測定に加え，プライミング効果の測定はもちろん，ハノイの塔，トロント塔，ロンドン塔および鏡映読書もバッテリーに含まれる。

Lezak (1995) が報告したように，一部のバッテリーの利点は，多くの異なる記憶の構成要素を検査できるとともに，下位検査間の比較が可能なことである。一方バッテリーは時間がかかり過ぎ，またすべての下位検査が患者の問題に関連しているとは限らない。さらに記憶の重要な側面すべてを調べているのでもなく，特殊な患者では重大な特徴を見逃がすかもしれない。洗練された新しい多くの*個別検査*が手にはいるようになり，知識と経験のある検査者が効率的に検査法を整え，特別な領域を抽出し，特殊な患者に対して最もふさわしい課題を選択できる柔軟性が得られた。

子音トリグラム（Brown, 1958；Peterson & Peterson, 1959），文反復（Spreen & Benton, 1977），選択想起テスト（SRT；Bushke, 1973；Bushke & Fuld, 1974），カリフォルニア言語学習テスト（CVLT；Delis et al., 1987；Delis et al., 1994），Rey 聴覚言語学習テスト（RAVLT；Rey, 1964）などの言語記憶検査は，障害された特定の成分過程を明らかにするために行われる。子音トリグラムと文反復テストは注意／短期記憶を評価するが，その他のテストは直接および長期の再生と再認，すなわち順向性および逆向性干渉に対する脆弱性の尺度を含み，さらに学習能力をも明らかにできる一定時間おいての単語リスト学習課題である。CVLT は学習／記憶について多面的な多くの情報をもたらすが，RAVLT あるいは SRT には代替形式とより適切な標準データがある。

視空間記憶は，典型的には視覚図案を短時間提示し，その後さまざまな間隔での再生や再認により評価されている。一般に用いられるのは Benton 視覚記銘テスト（BVRT；Sivan, 1992）と再認記憶テスト（Warrington, 1984）である。簡易視空間記憶テスト-改訂版（BVMT-R；Benedict, 1997）は，広く用いられている一定時間おいた単語リスト学習課題に類似した新しい非言語的検査である。視空間記憶検査の中には，視覚的障害や構成的障害の結果と記憶障害を混同してしまうものもある。多肢選択式（例えば，BVRT, BVMT-R）と模写（BVRT）の両方を施行すれば，知覚障害，構成障害，記憶障害を識別する手助けとなるかもしれない。

上述の言語性検査と非言語性検査は，顕在的コード化条件での学習／記憶を評価する。しかしながら，ほとんどの学習は意図的に行われるのではなく偶発的に起こる。Rey-Osterrieth 複雑図形（Rey, 1941；Osterrieth, 1944）は偶発学習のテストである。Wechsler 符号下位検査（Collaer & Evans, 1982；Hultsch et al., 1997；Kaplan et al., 1991）や符号数字モダリティーテスト（Uchiyama et al., 1994）のような検査は，標準得点だけでなく偶発学習尺度も提供するために用いられてきた。

上述の検査は前向記憶，すなわち障害が発生した後の情報を保持する能力に関連している。遠隔記憶，あるいは逆向性記憶（すなわち，障害発生以前に獲得した情報を検索する能力）に関する神経心理学的評価は，多くの方法で取り組むことができる。Crovitz-Schiffman の方法（1974）では，検査者が提示した単語を手がかりとして，患者は過去の出来事を述べるよう求められる。患者の想起は時間や場所の特異性とともに，その鮮明さも評価される。この検査の限界は，期間が系統的にサンプリングされていないので，被検者の遠隔記憶が時間的な勾配をもっているのかどうかを確かめる方法がないという事実にある（Brandt & Benedict, 1993；Kopelman et al., 1989）。社会的事件を用いた遠隔記憶テスト（例えば，Albert et al., 1979；Brandt & Benedict, 1993）ではこの問

題を避けられるが，時代遅れになり頻回の再標準化が必要となる。ここでは個人的遠隔記憶のもう1つの検査である自伝的記憶面接（AMI）(Kopelman et al., 1990) について述べる。これは小児期（2～18歳），青年期（19～39歳），そして最近（最近の5年）の患者の個人的な意味記憶（例えば，学校の名前）とエピソード記憶（例えば，高校時代に起こったある出来事）両方の点数化が可能な半構造化されたインタビューである。

文献

Adams, W., & Sheslow, D. (1990). *WRAML Manual*. Wilmington, DE : Jastak Associates.

Albert, M.S., Butters, N., & Levin. J.A. (1979). Temporal gradients in the retrograde amnesia of patients with alcoholic Korsakoff's disease. *Archives of Neurology, 36*, 211-216.

Benedict, R.H.B. (in press). Brief Visuospatial Memory Test-Revised. Odessa, FL : Psychological Assessment Resources.

Brandt, J., & Benedict, R. H. B. (1993). Assessment of retrograde amnesia : Findings with a new public events procedure. *Neuropsychology, 7*, 217-227.

Brown, J. (1958). Some tests of the decay of immediate memory. *Quarterly Journal of Experimental Psychology, 10*, 12-21.

Bushke, H. (1973). Selective reminding for analysis of memory and learning. *Journal of Verbal Learning and Verbal Behavior, 12*, 543-550.

Bushke, H., & Fuld, P. (1974). Evaluating storage, retention, and retrieval in disordered memory and learning. *Neurology, 24*, 1019-1025.

Collaer, M.L. , & Evans, J.R. (1982). A measure of short-term visual memory based on the WISC-R Coding subtest. *Journal of Clinical Psychology, 38*, 641-644.

Crovitz, H. F., & Schiffman, H. (1974). Frequency of episodic memories as a function of their age. *Bulletin of the Psychonomic Society, 4*, 517-518.

Davis, H.P., Bajszar, G.M., & Squire, L.R. (1995). *Colorado Neuropsychology Tests*. Colorado Springs, CO : Colorado Neuropsychology Company.

Delis, D.C., Kramer, J.H., Kaplan, E., & Ober, B. A. (1987). *California Verbal Learning Test : Adult Version Manual*. San Antonio, TX : The Psychological Corporation.

Delis, D.C., Kramer, J.H., Kaplan. E., & Ober, B. A. (1994). *CVLT-C : California Verbal Learning Test-Children's Version*. San Antonio, TX : The Psychological Corporation.

Hultsch, D., Dixon, R., & Hertzog,C. (1997). Unpublished data.

Kaplan, E., Fein, D., Morris, R., & Delis, D.C. (1991). *WAIS-R NI Manual*. San Antonio, TX : The Psychological Corporation.

Kolb, B., & Whishaw ; I. Q. (1995). *Fundamentals of Human Neuropsychology* (4th ed.). New York : W. H. Freeman.

Kopelman, M. D., Wilson, B.A., & Baddeley, A. D. (1989). The Autobiographical Memory Interview : A new assessment of autobiographical and personal semantic memory in amnesic patients. *Journal of Clinical and Experimental Neuropsychology, 11*,724-744.

Kopelman, M., Wilson, B., & Baddeley, A. (1990). *The Autobiographical Memory Interview*. Bury St. Edmunds, England : Thames Valley Test Company.

Lezak, M.D. (1995). *Neuropsychological Assessment* (3rd ed.). New York : Oxford University Press.

Osterrieth, P.A. (1944). Le test de copie d'une figure complex : Contribution à l'étude de la perception et de la mémoire. *Archives de Psychologie, 30*, 286-356.

Peterson, L.R., & Peterson, M.J. (1959). Short-term retention of individual verbal items. *Journal of Experimental Psychology, 58*, 193-198.

Rey, A. (1964). *L'examen clinique en psychologie*. Paris : Press Universitaire de France.

Rey, A. (1941). L'examen psychologique dans les cas d'encephalopathie traumatique. *Archives de Psychologie, 28*, 286-340.

Schacter, D. L., & Tulving, E. (1994). *Memory Systems*. Cambridge, MA : MIT Press.

Schacter, D.L., Chiu, C-Y-P., & Ochsner, K.N. (1993). Implicit memory : A selective review. *Annual Review of Neuroscience, 16*, 159-182.

Sivan, A.B. (1992). *Revised Visual Retention Test* (5th ed.). New York : The Psychological Corporation.

Spreen, O., & Benton, A.L. (1977). *Neurosensor-*

y Center Comprehensive Examination for Aphasia. Victoria, BC : University of Victoria, Psychology Laboratory.

Uchiyama, C.L., D'Elia, L.F., Dellinger, A.M., Selnes, O.A., Becker, J.T., Wesch, J.E., Chen, B.B., Satz, P., Van Gorp, W., & Miller, E.N. (1994). Longitudinal comparison of alternate versions of the Symbol Digit Modalities Test : Issues of form comparability and moderating demographic variables. *The Clinical Neuropsychologist, 8,* 209-218.

Warrington, E. K. (1984). *Recognition Memory Test Manual*. Windsor, Berkshire : NFER-Nelson.

Wechsler, D. (1945). A standardized memory scale for clinical use. *Journal of Psychology, 19,* 87-95.

Wechsler, D. (1987). *Wechsler Memory Scale—Revised*. San Antonio, TX : The Psychological Corporation.

Wilson, B., Cockburn, J., & Baddeley, A. (1985). *The Rivermead Behavioral Memory Test*. Bury St. Edmunds, England : Thames Valley Test Company.

聴覚子音トリグラム
AUDITORY CONSONANT TRIGRAMS (CCC)

訳　石田重信

他のテスト名

この検査はBrown-Peterson法として知られている。

目 的

このテストの目的は、成人の短期記憶、注意分割、情報処理能力を評価することである。

原 典

このテストは市販供給されていない。

概 要

Brown-Peterson記憶テスト (Brown, 1958 ; Peterson & Peterson, 1959) は短期記憶減衰の尺度としてしばしば用いられているが、注意分割と情報処理能力もまた測定できる (Stuss et al., 1987, 1989)。英語のアルファベットの子音3文字 (CCC) が口答で1秒間に1文字の割合で被検者に提示され、その直後に無作為の3桁の数字も伝えられる。被検者は、無作為に選ばれた9秒、18秒、36秒のいずれかの遅延時間の間に、与えられた数字から3ずつ引いた数を順番に声を出して逆唱するように指示される。その後被検者は3つの子音を想起するように求められる。2～5秒の施行間隔をおいて、各遅延時間とも5試験ずつ行われる。あらゆる天井効果を最小にするため、9秒、18秒、36秒の遅延間隔が選ばれている。評価されるのは、3つの遅延間隔をおいた後に正確に想起できた文字の合計である。最近、Paniakら(1997)は9～15歳の小児版を開発したが、3秒、9秒、18秒の遅延間隔が用いられている。小児には3つおきの逆唱は難しすぎるため、代わりに1ずつ引いた数を逆唱させる。

実 施

ここで示す実施方法はStuss (私信、1994年5月) の方法を改変している。成人には、図10-1に示したような子音3文字が提示される。被検者は0秒、9秒、18秒、そして36秒後にこれらの子音を想起しなければならない。9秒、18秒、36秒の間隔の間に、被検者は与えられた数字から3ずつ引いた数字を声を出して逆唱する；例えば、100-97-94。もしこれが困難なら、例えば、1ずつ引

刺激	開始数	遅延(秒)	反応	正答数
QLX	—	0		
SZB	—	0		
HJT	—	0		
GPW	—	0		
DLH	—	0		
XCP	75	18		
NDJ	28	9		
FXB	194	36		
JCN	20	9		
BGQ	167	18		
KMC	180	36		
RXT	82	18		
KFN	47	9		
MBW	188	36		
TDH	51	9		
LRP	117	36		
ZWS	141	18		
PHQ	89	9		
XGD	91	18		
CZQ	158	36		

正答数
- 0″ 遅延 _____
- 9″ 遅延 _____
- 18″ 遅延 _____
- 36″ 遅延 _____

図10-1．聴覚子音トリグラムの得点用紙例-成人用（D.Stussより改変，1994年5月）

刺激	開始数	遅延(秒)	反応	正答数
XTN	—	0		
TQJ	—	0		
LNP	—	0		
SJH	—	0		
KPW	—	0		
NKR	94	18		
FBM	69	9		
KXQ	53	3		
GQS	46	9		
DLX	47	18		
BFM	48	3		
ZGK	55	18		
WGP	62	9		
ZDL	38	3		
RLB	22	3		
QDH	35	3		
GWB	47	18		
CSJ	39	9		
FMH	77	18		
HFZ	49	3		

正答数
- 0″ 遅延 _____
- 3″ 遅延 _____
- 9″ 遅延 _____
- 18″ 遅延 _____
- 合計

図10-2．聴覚子音トリグラムの得点用紙例-小児用（Paniakらより，1997年）

いた数字の逆唱といった変法を用いてもよい。

　検査者は1秒につき1文字の割合で子音を読む。被検者は，いついかなるときでも声を出して子音を繰り返すことは禁止されている。検査者は被検者に同様にするよう説明し，3番目の子音提示直後より検査者自身が声を出して数字の逆唱を始める。それから検査者は数えるのを止める。被検者が定められた遅延間隔中に数えるのを止めたら，検査者は被検者と一緒に声を出して再び数える。遅延間隔の間中，被検者自身によって干渉が絶えず継続されることが重要である。

　全ての遅延間隔は，最後の子音の提示直後から測られる。検査者は，あらかじめ決められた何らかの動きや合図（例えば，テーブルを叩くなど）を送り，子音を想起させる。

　被検者には次のように指示する；「私は，今からあなたに覚えて欲しい英語のアルファベット3文字を言います。私がこのように合図したら（合図を与える），3つの文字が何であったかを教えてください。時々，私が文字を言った後，ある数字から3ずつ引いた数を順に声を出して言わなければなりません。例えば，100-97-94のように。憶えた3文字を教えてもらう合図を私が送るまで，声を出して数え続けてください。3ずつ引く数字は，私がその都度言います。」

　「練習を1回やってみましょう。F-D-B-98-95…」（検査者は直ちに数え始め，被検者にも同じことをするように伝える。定められた遅延間隔の後，検査者は被検者に文字を言うように合図する）。「それで結構ですよ。私と一緒に数え始め，私が合図のノックをするまで大声で数え続けてください。そして私が合図をしたらアルファベット3文字を思い出してください」。被検者は，正確な順序で3文字を繰り返すようには指示されていない。

　小児にも，図10-2に示したように，3つの子音が提示される。小児には次のように言う；「今から英語のアルファベットを3つ言います。言い

終わればこのように机をノックします。私が机をノックしたら，私が言った3文字を教えてください」。最初の5つの試験（遅延0秒）を行う。それから次のように言う；「今度は，私はアルファベット3文字を言った後，すぐに数字を言います。その数字を聞いたらすぐに，その数から1ずつ引いた数字を声に出して数えてください。例えば，29−28−27のように。前と同じように私が合図のノックをするまで，声を出して数え続けてください」。机の上をノックして合図を示す。「私が合図のノックをしたら，3つの文字を思い出してください。何か質問がありますか？」。

およその実施時間

必要な時間は約10分である。

採点方法

被検者の応答を1語1語ことば通りに記録する。各遅延間隔ごとに正しく想起できた文字数が記録される。再生される子音の順序は得点に重要ではない。各遅延間隔での最大得点は15点である。0秒の遅延間隔を含めた各試験で正しく再生できた文字数を合計したものが全得点で，獲得できる最大得点は60点である。

考察

Stussら（1987, 1989）は，健常被検者と頭部外傷患者に1週間の期間をおいて2回この検査を施行した。健常被検者，頭部外傷患者ともに第1回目よりも第2回目で有意に高い得点を示した（表10−1参照）。

Brown-Peterson課題は日常的な経験をとらえる；すなわち瞬間的な注意散漫と，続いて認められる極めて近時の情報の喪失である（Crowder, 1982）。妨害課題がリハーサルを阻害するだけでなく順向干渉，逆向干渉両方によっても忘却は影響される（Morris, 1986）。Brown-Peterson課題での記憶すべき素材の保持は，主に中央処理能力を必要とする維持リハーサルを含むと言われてきた（Vallar & Baddeley, 1984）。このように，注意をそらす妨害課題が忘却を引き起こす1つの理由は，項目を記憶するためのリハーサルに向けられるべき中央処理能力を妨害課題が使い果たすということである（Morris, 1986）。

Brown-Peterson課題の遂行障害は，アルツハイマー病，ヘルペス脳炎，コルサコフ症状群，前交通動脈瘤（ACoA），前頭葉白質切截術など様々な状態で観察される（Cermak & Butters, 1972；Corkin, 1982；Dannenbaum et al., 1988；Kopelman & Stanhope, 1997；Morris, 1986；Parkin et al., 1988；Stuss et al., 1988）。多くの研究者（Parkin et al., 1988；Stuss et al., 1982）は，この検査が特に前頭葉あるいは前頭／脳幹系の障害に鋭敏であると示唆した。しかしながら，前頭葉障害との相関は完全でない。例えば，Winocurら（1984）は病変が視床に限局した患者を検査し，Brown-Peterson課題が障害されていたことを示した。第二に，Parkin（1984）は，脳炎後の健忘症患者はしばしば前頭葉損傷も示すが，一般的にこの検査では正常であることを示した。第三に，この課題の遂行はACoA患者の一部では障害されているものの，他の患者では障害されていないことを見いだした（最近の概説，DeLuca & Diamond, 1995を参照）。最後に，KopelmanとStanhope（1997）は間脳，前頭葉あるいは側頭葉に損傷がある患者では，この検査の言語版の得点は年齢（$r=-.24$），IQ（$r=.50$），修正カード分類・パーセント保続（$r=-.38$）と中程度に相関したが，他の前頭葉機能の尺度（カード分類カテゴリー，FAS，認知評価）とは有意な相関は認められないと報告した。要するに，課題遂行障害の正確な解釈はまだ確定していない。KopelmanとStanhope（1997）は，課題遂行障害が特に前頭葉機能に特異的というよりも，むしろ情報処理における全般的な損傷と関連すると示唆した。

Stussら（1989）は，この検査が外傷性脳損傷患者と健常者を鑑別できることを見いだした。外傷後の健忘や昏睡の期間が長ければ長いほど，聴覚子音トリグラムテストでの成績は低い。PASATや線引きテストと比較してみると，対照者群と軽度の脳震盪患者を区別するのにCCCだけが十分

表10−1．1週間の間隔をおいて行った2回の子音トリグラムテストの年齢別成績（括弧はSD）

条件	16-29歳（$n=30$）1回目	2回目	30-49歳（$n=30$）1回目	2回目	50-69歳（$n=30$）1回目	2回目
9−秒遅延	12.03(2.24)	12.57(2.03)	12.00(2.52)	12.10(2.85)	11.47(2.33)	11.70(2.28)
18−秒遅延	11.37(2.82)	12.27(2.41)	10.50(3.11)	12.00(2.59)	10.23(2.46)	10.67(2.92)
36−秒遅延	9.43(2.71)	10.93(2.88)	9.90(3.04)	11.10(2.37)	8.67(2.85)	8.57(3.54)

出典：Stussら（1988）。SwetsとZeitlingerの許可を得て転載。

表10−2．小児のCCC得点

遅延(秒)	9 ($n=82$) 平均	SD	10 ($n=140$) 平均	SD	11 ($n=32$) 平均	SD	12 ($n=122$) 平均	SD	13 ($n=96$) 平均	SD	14 ($n=115$) 平均	SD	15 ($n=28$) 平均	SD
0	15.0	0.2	14.9	0.3	14.9	0.4	14.9	0.4	14.9	0.4	15.0	0.1	14.9	0.3
3	9.9	2.7	10.5	2.6	10.9	2.3	11.5	2.5	12.2	2.0	12.1	2.0	12.1	1.9
9	6.6	2.6	6.9	2.7	7.8	2.4	8.6	2.6	9.9	2.8	10.1	2.6	10.9	2.2
18	5.7	2.5	6.0	2.1	6.7	2.4	7.8	2.6	8.7	2.9	9.3	2.6	9.5	2.8
全得点	37.1	6.2	38.2	6.0	40.3	6.0	42.8	6.2	45.8	6.5	46.4	5.6	47.4	5.5

出典：Paniakら（1997）。SwetsとZeitlingerの許可を得て転載。

に鋭敏であった。

要するに，CCCは短期記憶あるいは作動記憶の比較的簡潔な測定法である。Stussら（1989）は，この検査が連続聴き取り加算テスト（PASAT）より年齢や教育などの影響を受けることが少なく，ストレスもより少ないことを示唆した。しかし彼らは，結果が研究施設間で一致するような厳格に標準化された方法でCCCを施行するのは困難であると警告している。

標準データ

Stussら（1987，1988）が成人用の年齢層別の標準データを示している（表10−1）。この検査では，妨害遅延がなければ健常被検者は本質的に完全に再生できる。一般に，遅延間隔が長くなればなるほど成績は低下する。Stussら（1987，1989）は，健常者では年齢や教育年数が検査得点とほとんど相関しないと報告した。頭部外傷患者では，教育年数が9秒，18秒の遅延遂行の結果と有意に相関した。

Paniakら（1997）は，Edmontonの学校に通っている年齢9～15歳の学生715人（男性326人，女性389人）に基づいた標準データを示した。評価された言語性知能（WISC-R語彙下位検査に基づく）はWISC-IIIでの標準サンプルの平均に近いものであった。データを表10−2に示す。得点は年齢とともに向上したが性差はなかった。たとえ検査が成人版より単純であっても，得点は15歳までは成人の水準に届かない点に注意が必要である。

文献

Brown, J. (1958). Some tests of the decay of immediate memory. *Quarterly Journal of Experimental Psychology, 10,* 12-21.

Cermak, L.S., & Butters, N. (1972). The role of interference and encoding in the short-term memory of Korsakoff patients. *Neuropsychologia, 10,* 89-95.

Corkin, S. (1982). Some relationships between global amnesias and the memory impairments in Alzheimer's disease. In S. Corkin, K. L. Davis, J. H. Groudin, E. Usdin, & R. J. Wurtman (Eds.), *Alzheimer's Disease : A Report of Progress in Research.* Hillsdale, NJ

: Lawrence Erlbaum Associates, Inc.
Crowder, R.G. (1982). The demise of short-term memory. *Acta Psychologia, 50,* 291-323.
Dannenbaum, S.E., Parkinson, S.R., & Inman, V. W. (1988). Short-term forgetting : Comparisons between patients with dementia of the Alzheimer type, depressed, and normal elderly. *Cognitive Neuropsychology, 5,* 213-234.
DeLuca, J., & Diamond, B.J. (1995). Aneurysm of the anterior communicating artery : A review of neuroanatomical and neuropsychological sequelae. *Journal of Clinical and Experimental Neuropsychology, 17,* 100-121.
Kopelman, M. D., & Stanhope, N. (1997). Rates of forgetting in organic amnesia following temporal lobe, diencephalic, or frontal lobe lesions. *Neuropsychology, 11,* 343-356.
Morris, R.G.(1986). Short-term forgetting in senile dementia of the Alzheimer's type. *Cognitive Neuropsychology, 3,* 77-97.
Paniak, C.E., Millar, H. B., Murphy, D., & Keizer, J. (1997). A Consonant Trigrams test for children : Development and norms. *The Clinical Neuropsychologist, 11,* 198-200.
Parkin, A.J. (1984). Amnesic syndrome : A lesion specific disorder? *Cortex, 20,* 478-508.
Parkin, A.J., Leng, N.R., Stanhope, N., & Smith, A.P. (1988). Memory impairment following ruptured aneurysm of the anterior communicating artery. *Brain and Cognition, 7,* 231-243.
Peterson, L.R., & Peterson, M.J. (1959). Short-term retention of individual verbal items. *Journal of Experimental Psychology, 58,* 193-198.
Stuss, D.T., Kaplan, E.F., Benson. D.F., Weir, W. S., Chuilli, S., & Sarazin, F. (1982). Evidence for the involvement of orbitofrontal cortex in memory functions : An interference effect. *Journal of Comparative and Physiological Psychology, 5,* 913-925.
Stuss, D.T., Stethem, L.L., Hugenholtz, H., & Richard, M.T. (1989). Traumatic brain injury : A comparison of three clinical tests, and analysis of recovery. *The Clinical Neuropsychologist, 3,* 145-156.
Stuss, D.T., Stethem, L.L., & Pelchat, G. (1988). Three tests of attention and rapid information processing : An extension. *The Clinical Neuropsychologist, 2,* 246-250.
Stuss, D.T., Stethem, L.L., & Poirier, C.A. (1987). Comparison of three tests of attention and rapid information processing across six age groups. *The Clinical Neuropsychologist, 1,* 139-152.
Vallar, G., & Baddeley, A.D. (1984). Fractionation of working memory : Neuropsychological evidence for a phonological short-term store. *Journal of Verbal Learning and Verbal Behavior, 23,* 151-161.
Winocur, G., Oxbury, S., Roberts, R., Agnetti, V.,& Davis, C. (1984). Amnesia in a patient with bilateral lesions to the thalamus. *Neuropsychologia, 22,* 123-144.

自伝的記憶面接
AUTOBIOGRAPHICAL MEMORY INTERVIEW (AMI)

訳　石田重信

目 的

このテストは逆向性健忘，すなわち損傷や疾病が発生する前の出来事や事実を想起する能力の障害を評価するために用いられる。

原 典

テスト（マニュアルと 25 枚の得点用紙を含む）は，Western Psychological Services, 12031 Wilshire Boulevard, Los Angeles, CA 90025-1251 に，140 米ドルで注文できる。

概　要

　このテストは，あらゆる記憶欠損の型とその時間勾配（例えば，より最近の記憶と比較して，以前の記憶が相対的に保たれている）も含めて，クライエントの損われていない遠隔記憶を評価するためにKopelmanら（Kopelman, Wilson, & Baddely, 1990）が考案した。AMIは2つの構成成分を含む，半構造的インタビュー調査表からなっている。まず第一は，「個人的意味論的」調査表と呼ばれるもので，幼児期（例えば，学校や教師の名前），青年期（例えば，最初の雇主の名前，結婚した日や場所），そしてより最近の事実（例えば，休日，旅行，以前の入院）に関連した患者自身の過去の生活についての事実の再生を評価する。第二の構成成分は「自伝的出来事」調査表と呼ばれるもので，同じ3つの期間の特別な行事や出来事，すなわち，幼児期から3つ，青年期から3つ，そして最近の出来事から3つを患者に再生させ評価する。（例えば，小学校時代の出来事の再生；大学あるいは最初の仕事での出来事の再生；そしてこの5年間の休日に起こった出来事の再生）。この検査は，被検者に3つの各期間から記憶を想起させ，18歳から高齢者までの成人に行える。

実　施

　検査者は質問し，得点用紙に可能な限り正確に患者のことば通りにその応答を記録する。AMIを施行するための指示はマニュアルに記載されている。被検者が記憶をまったく再生することができなければ，解答用紙に準備されたいくつかの特定の助言を与える（AMI得点用紙を参照）。インタビューを録音することは許されるが，義務ではない。

およその実施時間

　このテストの実施には約20～30分必要である。

採点方法

　「個人的意味論的」調査表の項目は1～3点で採点される。これらの各項目（幼児期，青年期，最近の生活）は21点満点で採点され，最高合計得点は63点である。多くの項目で1点あるいは2点といった部分的な得点が与えられる。
　「自伝的出来事」調査表では，時間と場所が特定された挿話的な記憶に対しては3点が与えられる；時間と場所が再生できない特定の記憶，あるいは時間と場所は再生できるがはっきり特定できない出来事には2点；漠然とした個人的記憶には1点；そして応答がない場合や，一般知識（意味論的記憶）のみに基づく応答には得点は与えられない。AMIマニュアルの付録に例が示されている。各下位区分の採点は0～9点の幅で，最大得点は27点である。

考　察

　Kopelmanら（1990）は評価者間の信頼度は高いと報告した。3人の評価者が再生された記憶記述を独立して別々に採点したが，対となった検査者間の相関は.83と.86であった。検査―再検査信頼性に関する情報は現在のところまだない。
　AMIは健常対照者群から健忘症患者を鑑別できる。Kopelman, WilsonとBaddeley（1989）は，発病前のおよその知能（NART）と年齢をマッチさせた対照者群と比較して，記憶障害をもつ患者は新たに学習する容量の低下を示し，またAMIでも，他の検査，例えば論理記憶（WMS），再認記憶テスト，Rivermead行動記憶テスト，値段テスト（被検者は一般的な物品の値段を推定しなくてはならない），Crovitz自伝的記憶テストと同様に遠隔記憶の障害を示すと報告した。
　健忘症患者群（$n=62$）では，「個人的意味論的」得点が「自伝的出来事」の得点と約.60の相関を示した（Kopelman et al., 1990）。「個人的意味論的」と「自伝的出来事」の得点は両方とも他の遠隔記憶の測定結果と軽度～中等度の相関を示した。健常者群と健忘症患者群を一緒にすると，成績の変動幅が広がるにも関わらず，AMIの2つの構成成

分が高い相関を示すことから (.77), 器質的健忘を特徴づけるのに単純なエピソード記憶／意味記憶の区別がもつ有用性に疑問が投げかけられている (しかし, Paulら(1997)は, 多発性硬化症患者がAMIで意味論的な再生は有意に障害されているのに対し, エピソード記憶は障害されていないことを見いだした)。さらに, 全ての遠隔記憶テストは相互には中等度に相関するのみであり (.28〜.64), このことはAMIと他の逆向性記憶テストは類似してはいるがまったく同じ記憶の成分要素を測定しているわけではないことを示唆している (Brandt & Benedict, 1993も参照)。AMIと前向性障害の指数であるWMS MQとの相関はコルサコフ症状群患者では.32〜.35, アルツハイマー病患者では.52〜.65であった (Kopelman, 1989)。この所見は, 頭部外傷患者の一部に逆向性健忘をほとんど, あるいはまったく認めない前向性健忘が起こり得るという観察と一致している。

また, このテストは時間勾配に鋭敏であるという証拠があり, 一部の健忘症患者では非常に古い記憶は比較的残存している。Kopelman (1989) は, 健常被検者はAMIの両方の構成成分で緩やかな新近効果を示したのに対し, 海馬回路に損傷のある健忘症患者では最近の事実や出来事のほうが最も著しく障害されていると報告した。アルツハイマー患者は緩やかな時間勾配を示すが, コルサコフ症状群患者の時間勾配はより急峻である。Kopelmanは, コルサコフ症状群, アルツハイマー病ともに古い記憶は比較的残存しているが, これは古い記憶が特に鮮明で十分にリハーサルされており, そのためあらゆる検索障害から保護されているからであろうと示唆している。コルサコフ症状群患者でのより急峻な勾配は, 大量飲酒の時期から起こっている付加的, 進行性の前向性記憶障害の結果起こるのかもしれない。

GrahamとHodges (1997) は, 健忘を示すAD患者はAMIで古い記憶は保持され最近の記憶が障害されたという明白な時間勾配を示すと報告したが, これは他の研究 (Kopelman, 1989) の結果とも一致する。病変が海馬領域を除く左側頭葉新皮質を巻き込んだ「意味論的」痴呆患者 (すなわち原発性進行性失語症を伴う) では, 「個人的意味論的」および「自伝的出来事」両方とも逆のパターンを示した。患者は, 幼年期や青年期より最近の過去からより詳細な情報を提示することが可能であった。AMIの「自伝的」な構成成分の成績にみられるこの二重の解離は, 記憶の長期保存に関して海馬構造と新皮質が時間的に異なった役割を果たしているという証拠を提供している。

前頭葉病変もまた広範な逆向性健忘に重要であると報告された (Kopelman, 1993)。コルサコフ症状群とアルツハイマー病患者では, 前頭葉機能検査(例えば, 言語流暢性, カード分類, 認知評価)の能力は自伝的記憶成績と相関する。

Kopelmanら(1989, 1990)は, 患者の多くの確認できた情報と照合した結果, 多少の間違いと的外れは認められたがその量は少ないと報告している。彼らは, 明らかに作話が認められる患者を除けば, 通常の評価には応答について近親者に詳細にチェックする必要はないと示唆している。Paulら(1997)も, AMIでは多発性硬化症患者, 健常対照者群ともにほとんど作話は認められないことを見いだした。

AMIはいくつかの利点をもつ。まず第一に, これはどんな人でももっていると考えられる情報を評価し, 現在の出来事に関する個人の興味や, 新聞を読むかどうか, あるいはテレビを見るかどうかといった傾向に左右されないことである。第二に, このテストは急速に時代遅れになることはなく, したがって再標準化を必要としない。一方, これは年単位で遠隔記憶を評価するものではないため, その結果何らかの記憶障害は検知されないかもしれない。

標準データ

Kopelmanら(1990)が, 健常成人の小サンプル ($n=34$) に基づいたカットオフポイントを示している。著者らは年齢, IQ(NARTによって評価)ともに遂行能力に影響を及ぼさないと報告している。性と教育の影響は報告されていない。

文献

Brandt, J., & Benedict, R. H. B. (1993). Assessment of retrograde amnesia : Findings with a new public events procedure. *Neuropsychology, 7,* 217-227.

Graham, K. S., & Hodges, J. R. (1997). Differentiating the roles of the hippocampal complex and the neocortex in long-term memory storage : Evidence from the study of Semantic Dementia and Alzheimer's disease. *Neuropsychology, 11,* 77-89.

Kopelman, M. D. (1989). Remote and autobiographical memory, temporal context memory, and frontal atrophy in Korsakoff and Alzheimer patients. *Neuropsychologia, 27,* 437-460.

Kopelman, M. D., Wilson, B.A., & Baddeley, A. D. (1989). The Autobiographical Memory Interview : A new assessment of autobiographical and personal semantic memory in amnesic patients. *Journal of Clinical and Experimental Neuropsychology, 11,* 724-744.

Kopelman, M., Wilson, B., & Baddely, A. (1990). *The Autobiographical Memory Interview.* Bury St. Edmunds U. K. : Thames Valley Test Company.

Kopelman, M. D. (1993). The neuropsychology of memory. In F. Boller & J. Grafman (Eds.), *Handbook of Neuropsychology. Vol. 8.* Amsterdam : Elsevier.

Paul, R.H., Blanco, C.R., Hames, K.A., & Beatty, W.W. (1997). Autobiographical memory in multiple sclerosis. *Journal of International Neuropsychological Society, 3,* 246-251.

Benton 視覚記銘テスト（改訂版）
BENTON VISUAL RETENTION TEST—REVISED（BVRT-R）

訳　石田重信

他のテスト名

この検査の別名は視覚記銘テスト―改訂版（VRT-R）とBentonテストである。

目的

このテストの目的は，視覚記憶，視覚認知および視覚構成能力を評価することである。

原典

施行のためのマニュアル（第5版；Sivan, 1992），図版カード（掛け台と支持台付きで，形式C, D, Eがセット）と記録用紙はPsychological Corporation (P.O. BOX 9954, San Antonio, TX 78204-0954) から118米ドルで，あるいは，Institute of Psychological Research Inc. (34 Fleury St. West, Montreal, Quebec H 3 L 1 S 9) から100カナダドルで入手可能である。多肢選択式を含むドイツ語版（Der Benton-Test ; Sivan & Spreen,1906）；提示小冊子と解答用紙は, Hogrefe and Huber Publishers(P.O.BOX 2487, Kirkland, WA 98083-2487 あるいは Brucepark Avenue, Toronto, Ontario M 4 P 2 S 3) から100カナダドルで入手可能である。

概要

Benton視覚記銘テスト（BVRT）の描画法には難易度がおおよそ同じ3つの図版形式（形式C, D, E）がある。各形式とも10枚の図版からなり，最初の2枚の図版は1つの幾何学的図形，残りの8枚の図版は2つの主な幾何学的図形とその周辺にある小さな図形から構成されている。標準的な施行Aでは，それぞれの図版を10秒間提示した後にそれを隠す。この直後に，被検者は記憶した図を自分自身のペースで余白に描写するように指示される。各図版を提示する時間が5秒間である

ことを除き，施行Bは施行Aと同じである。施行C（模写）では被検者は図版を見ながら模写するように指示される。施行Dでは各図版が10秒間提示され，その15秒後に被検者は図版を描写しなければならない。2つの付加的な多肢選択式（形式FとG）はドイツ語版だけで入手可能で，再生能力というより被検者の認知能力を評価する（施行M）。多肢選択式の施行は運動障害のある人やない人にも，その人の障害が記憶，知覚，あるいは描写能力のどの領域にあるかを決定するために用いられる。

実施

マニュアル参照。手短に言えば，施行A～Dでは，被検者に10枚の21.5×14 cmの白紙を与える。被検者は，記憶した各図版を描写するか（施行A，B，D），各図版を模写する（施行C）。Benton (1972)は，施行Cでは最初の8図版の得点と10図版の得点とは.97で相関するため，最初の8図版だけに省略することができると示唆した。描画完成後，描画がどの図版かということを確認するとともに描画の空間的配置を確認するために，検査者は描画用紙の右隅に図版の番号を記載しなければならない (Wellman, 1985)。施行Mでは，1～3個の幾何学的図形からなる15枚の刺激カードを各々10秒間提示し，各図版を提示した直後に，A，B，C，Dと標記された4枚の類似した多肢選択式のカードを提示する；被検者は，提示された図版と同じカードを（指さすか，あるいはA，B，C，Dのアルファベットを口答で）選択する。

およその実施時間

各施行に必要な時間は，約5～10分である。

採点方法

採点は，マニュアルに詳細に記載されているような客観的な基準に従って行われる（原典参照）。手短に言うと，被検者の図画形式の評価には2つの採点方式（正確数と誤謬数）が用いられる（施行A～D）。各々10枚の図版が「全か無か」に則って採点され1か0の得点が与えられるため，正確数の得点の幅は0～10点である。各図版の採点原則は，正答，不正答の採点例とともにマニュアルに記載されている。誤謬の採点は被検者の能力の量的，質的分析が可能である。誤謬は(1)省略，(2)ゆがみ，(3)保続，(4)回転，(5)置き違い，(6)大きさの誤りの6種類に大きく分類される。各分類はさらに様々な特殊誤謬への細分類が行われる。また，「右」と「左」の誤りについても規定されている。採点は記録用紙上で行われ，要約できる。検査者はこの記録用紙で正確な描画を見分けたり，各図版で認められた誤答のタイプを要約することができる。

考察

広く行われているこのテストは1946年から施行されており (Benton, 1946)，多くの心理学者や臨床家の関心を引きつけてきたが，その一部はSivan (1992)によって要約されている。BVRTの描画施行では正確数と全誤謬数の得点間の一致率は高い（.95以上，Swan et al., 1990；Wahler, 1956)。同様に，採点様式の質的解釈の点では採点者間の一致率も満足できるものであるが（省略.96, 保続.88, 回転.88)，置き違いと大きさの誤りの採点についてはそれほど満足いくものではない (Swan et al., 1990)。この点に関しては，最新版では採点の規定が増えたことと採点例の導入により改善するかもしれない。図版形式間相互の信頼性は良好である。Sivan (1992)は，このテストの3つの図版形式（C, D, E）間の相関係数は.79～.84と報告している。他の研究でも，各図版形式間には実質的に差はないと報告されてはいるが (Brown & Rice, 1967; Weiss, 1974)，模写に関しては差はないものの記憶に関しては図版形式Dは図版形式Cより若干難しく，図版形式Eはその中間に位置しているという証拠がある (Breidt, 1970)。模写（施行C）課題と記憶（施行B）課題の遂行水準には中等度の相関（.41～.52）が認められ (Benton, 1974)，直接再生（施行A）と遅延

再生(施行D)の施行間には.40~.83の幅で正の相関が認められる(Benton, 1974)と報告されている。施行Aの再検査の信頼性は高いが(.85;Benton, 1974)、Cronbach内部整合性係数は、形式Cでは.76,形式Dでは.79,形式Eでは.79(正確数, Steck et al., 1990)と報告されている。誤謬数については、相関係数は.71,.82,.80であった。Steckは、30図版すべて(形式C+D+E)が行われると、内部整合性係数は.911まで高くなるこを示した。

再検査の学習効果については議論がある;Botwinickら(1986)は64~81歳の高齢者に1年半の間隔で4回施行した結果、実質的に変化はないことを示したが、一方Larrabeeら(1986)は60~90歳の高齢者に10~13カ月後に行った再検査では1点以上改善すると報告した。

多肢選択式の施行(M)では、形式間の信頼性(形式FとG)は良好である(.80, Sivan & Spreen, 1996)。多肢選択式の折半信頼性は.76であるが、多肢選択式と描画形式との相関はかなり低い(.55, Sivan & Spreen, 1996)。スクールカウンセリングを受けている10歳のクライエント52人の分析を行ったWagner(1992)は、この年齢層では項目の難易度の範囲は不満足だと論じた。

この検査は非言語性記憶の評価を目的とするが、幾何学図形のいくつかは言語化され得る(Arenberg, 1978)。さらに、描画施行は視覚記憶よりも視覚-知覚-運動能力とより密接に関連している。因子分析では、BVRT(施行A)は主として視覚-知覚-運動因子に、そして記憶-集中-注意因子は二次的にのみ負荷することが示された(Larrabee et al., 1985 ; Crook and Larrabee, 1988)。他の記憶テストや日常の記憶能力の尺度との関係においては、第2因子分析研究(Larrabee & Crook, 1989)で、このテストは「覚醒度」と「精神運動速度」の2つの因子に負荷がかかることが見いだされている。しかしながらMoses(1986)は施行A、多肢選択式ともに主に記憶技術を表わす第1因子と、注意範囲と知覚分析能力と記述される第2因子に負荷がかかることを示した。模写形式(形式C)は主に第2因子に負荷がある。162人の精神神経学的患者の反復研究(Moses,1989)

は、BVRTでの模写と記憶の得点が分離できる因子成分を形成していることを証明した。両方の分析で、正確数と誤謬数は重複していると考えられた。

最後に、BVRTの多肢選択式の項目のいくつかは、ターゲットとなる刺激をみずに、あるいはただ単に奇妙な問題として課題を解くことにより正しく完了することができ得る(Blanton & Gouvier, 1985)。このように、視覚記憶に頼るというよりむしろ戦略的に応答する被検者では、このテストの妥当性や信頼性は危ういかもしれない。検査で使われた戦略の種類をはっきりさせるために、検査者はテスト後に被検者にインタビューすべきである(Franzen, 1989)。

脳損傷を検出するため、多くの研究でBVRTの遂行能力が検討されてきた(Heaton et al., 1978 ; Marsh & Hirsch, 1982 ; Schwerd & Salgueiro-Feik, 1980 ; Tamkin & Kunce, 1985 ; Zonderman et al., 1995)。総体的にこれらの研究は、このテストの脳損傷に対する予測能力は高くはないが、脳損傷の存在には鋭敏であることを示している。Steckら(1990)は30項目版でさえ、うつ病患者群、統合失調症患者群、アルコール症患者群、脳損傷患者群のいずれも145人の健常対照者群より誤謬得点は低値であったが、各群間では得点、誤謬タイプともに有意な差はなかったと報告した。慢性、亜慢性の統合失調症患者についても同様の結果がMilechら(1990)によって報告された。Crockettら(1990)は、前頭部あるいは後頭部の脳機能障害をもつ患者群は精神病患者群より欠損がみられたが有意な差ではなかったと報告した。Levinら(1990)は一致対照者群の平均誤謬数はわずか2(SD=4.0)であったのに対し、頭部外傷患者群では平均誤謬数5(SD=5.0)であることを、またDavidsonら(1987)は正確数や誤謬数ではなく「省略」が外傷性健忘の期間と相関することを見いだした。また、Davidsonは16人の頭部外傷患者で、この検査はOtagoコンピュータ神経心理学テストバッテリーとは有意な相関はないことを見いだした。臨床的印象では、右後頭部の病変をもつ患者がBVRTの再現テストで最も成績が悪い傾向があるが、しかし一致した確証は得られない(Sivan, 1992)。DeRenziら(1977),

表10−3. 施行Aにおける年齢と教育水準による平均正確数と平均誤謬数

	教育年数								
	12−14年			15−17年			18+年		
年齢	n	平均	SD	n	平均	SD	n	平均	SD
正確数									
18-39	29	7.59	1.52	27	8.04	1.19	18	8.11	1.28
40-49	18	7.11	1.53	23	7.78	1.54	19	7.42	1.22
50-59	130	6.66	1.47	146	7.08	1.70	133	7.55	1.53
60-69	129	6.18	1.67	159	6.70	1.47	134	6.80	1.55
70+	53	5.62	1.73	54	6.06	1.84	49	6.22	1.57
誤謬数									
18-39	29	3.38	2.37	27	2.52	1.70	18	2.67	1.78
40-49	18	4.22	2.62	23	3.48	2.78	19	3.74	2.47
50-59	130	4.90	2.42	146	4.21	2.85	133	3.64	2.76
60-69	129	5.55	2.74	159	4.99	2.78	134	4.93	2.87
70+	53	7.28	3.55	54	7.74	4.34	49	6.33	3.63

出典：Youngjohnら（1993）。SwetsとZeitlingerの許可を得て転載。データは年齢17〜84歳の教育歴の十分な1,128人の志願者から得られた。

Vakilら（1989）は右あるいは左半球性病変をもつ患者において，施行Aでは対照者群に比較して成績は有意に低かったが左右での違いはなかったと報告している；しかし15秒の間隔を置いての施行（施行D）では，誤謬数に差はなかったものの正確数は左半球性障害患者群と比較して右半球性障害患者群が劣っていた。この事実より，Vakilらは施行A，D両方を行うべきであると論じている。Mannら（1989）は，多発性硬化症（MS）患者のMRI病変の大きさとBVRT遂行能力の低下との関係を見いだした。両側半球に病変をもつ患者はBVRT遂行能力の低下を示すが，より強い低下は左頭頂葉病変と関連している傾向があった。病変側については，BVRTの模写（施行C）と多肢選択式（施行M）では区別できない（Arena & Gainotti, 1978）が，ある種の誤謬については有意な局在性が認められるかもしれない。例えば，半側無視の患者は，一側に描かれた周辺の図を一貫して省くかもしれない。Ryanら（1996）はMS患者では，BVRT（施行A）遂行の低下は脳梁，特に脳梁膝病変と関連することを見いだした。視床梗塞患者の研究では，1年後には19人中6人の患者でBVRT遂行能力の低下を示し，その内2人が左に，4人が右側に病変部位があったことが示された（Buttner et al., 1991）；全ての患者で視床以外に陳旧性梗塞が認められた。腫瘍および外傷患者の誘発電位のうち，P2とN2の潜時がBVRT得点と有意に相関（.67, -.49）していた（Olbrich et al., 1986）；Pelosiら（1992）は健常成人の誘発電位の研究で同様の結果を見いだし，誘発電位を課題困難性の客観的，主観的な指標であると判断した。BVRTの結果は頭部損傷患者の昏睡の程度によく相関した（Buzon-Reyes et al., 1992）。

BVRTはアルツハイマー病患者にも用いられてきた；Robinson-Whelen（1992）は施行A，Cともに健常対照者群と比較して，非常に軽度および中等度の痴呆患者ともに有意な差が認められたと報告している。他の誤謬の型についても有意差を示したが，特に「省略」誤謬は両方の施行で有意に高かった。またStorandtら（1986）も年齢をマッチした対照者群と比較して，軽度アルツハイマー病患者は施行Cで有意に多くの誤謬をおかす（平均=3.3±5.1）と報告した。さらに，2.5年後には対照者群は実質的に変化しなかったのに対し，誤謬得点は急速に悪化した（平均=13.5±11.7）。Zondermanら（1995）はボルチモア縦断研究で，アルツハイマー病の発症と診断される6

年も前にBVRTはアルツハイマー病の予測に有効な方法であることを見いだし, Swan, CarmelliとLarue (1996) は癌, 心血管系疾患, 血圧, コレステロール・レベルなどの健康要因を含む回帰分析でも, このテストが高齢者の経過観察中の死亡率の重要な予測法であることを見いだした。Baumら (1996) は, 日常生活の様々な活動性の尺度と一連の各種神経心理学的テストとの正準分析を実施した。BVRTは第1正準変量で.85 (記憶) と.69 (模写) の因子負荷を示し, このAD人口の中で良好な生態学的妥当性を示した。Pakeschら (1992 a, b) はHIVに感染した薬物常用者群と健常同性愛対照群の間に有意な差を見いだしたが, HIV陰性の薬物常用者群も同様の能力低下を示すことより, これはHIVというよりはむしろ薬物による認知障害であることを示唆している。

このテストは頭部外傷患者 (Kaschel, 1994) やアルコール症患者 (Unterholzner et al., 1992) での記憶訓練の効果を, また統合失調症患者 (Roder et al., 1987) の認知／会話訓練の効果を評価する症例研究にも用いられている。群間計画 ($n=168$) で, Johnら (1991) はアルコール解毒プログラムの間, 対照者群と比較して有意な改善が主に第1週目に認められたが, それ以降は改善しないことを見いだした。Bachら (1993) は, 24週間の活動療法を受けた22人の老人病患者群では, 治療を受けていないマッチした対照者群に比較してBVRTの得点が改善したと報告した。

小児の研究では, このテストの標準的施行で読書能力に遅れのある5年生と健常5年生を十分に識別することが示されている (Arnkelsson, 1993)。

BVRTは短い実施時間, 明確な採点基準, そして多くの代替形式があることなど注目すべき多くの利点がある (Wellman, 1985)。さらにBVRTでは多肢選択式, 記憶による描写, 提示されたカードの模写などの形式があるため, 検査者は知覚, 運動, 記憶といった障害を区別することができる。最後に, BVRTは詐病のパターンがよく分かっている神経心理学的検査の1つである (Franzen, 1989)。詐病者は, 脳損傷患者より多くの誤謬をおかす；彼らは, 脳損傷患者より「ゆがみ」の誤謬が多く,「保続」,「大きさ」の誤謬は少なかった (Benton & Spreen, 1961)。

標準データ

BVRTの成績は, 知能 (約.7, Benton, 1974), 年齢 (Arenberg, 1978；Benton, 1974；Benton et al., 1981；Poitrenaud & Clement, 1965) と中等度の相関を示す。したがって, マニュアル (Sivan, 1992；Sivan & Spreen, 1906) に示された標準データは年齢と発病前の推定IQで分けて示されている。データは, 脳損傷の既往や証拠のない比較的大きなサンプルから得られた。地域社会に居住している健常高齢者2,720人において, BVRTの結果が教育レベルに関係なく生涯の職業と強く一致したことをDartiguesら (1992) が見いだした点に留意する必要がある；特に農業, サービス業, ブルーカラー労働者は専門的／管理的職業より2～3倍記憶力が貧しいことが示された。高齢被検者では, 誤謬は「ゆがみ」が最も多く (45％), 続いて「回転」(18％),「省略」(14％) であった (Eslinger et al., 1988；LaRue et al., 1986)。同様に, Steckら (1990) は, 健常被検者では「ゆがみ」が最も多く (42％), 続いて「回転」(19.5％),「置き違い」(19％),「保続」(14％) で,「省略」(5％) と「大きさの誤り」(0.5％) は少ないことを見いだした。

施行A (10秒間の提示, 直接再生) では18～69歳の成人被検者のために, IQレベルと年齢で分類した完成された標準得点がマニュアルに示されている (Benton, 1963)。このため被検者の予想得点と直接比較できるが, 一方明確な平均値と有意差 (SD) の記載がないため, z得点や同様の統計学的計算ができない。しかし, 新しいマニュアル (1992) には3つの研究 (Arenberg, 1978；Benton et al., 1981；Poitrenaud & Clement, 1965) からSDも示された詳細な標準 (年齢30歳未満から80歳以上) が「高齢者での遂行」の部に記載されている。Youngjohnら (1993) が最近行った1,000人以上の被検者の研究から, 表10-3に示した非常に類似した結果が得られた。このデータは施行Aで必要な10項目ではなく30項目 (形式C+D+E) の

表10−4. 施行Dと施行Aでの正確数と誤謬数

IQ群	施行D 平均	施行D SD	施行A 平均	施行A SD
正確数				
60-69（精神発達遅延）	1.80	1.32	2.50	1.64
70-79（境界）	4.50	2.21	4.30	1.26
80-89（平均下）	6.50	2.01	6.50	1.90
90-109（平均）	8.75	.85	8.30	1.34
110-119（平均上）	8.50	1.10	8.05	1.19
120+（優秀）	8.40	.94	8.25	.79
誤謬数				
60-69	19.10	6.62	15.50	5.05
70-79	9.30	6.15	10.15	2.00
80-89	4.80	3.16	5.40	2.99
90-109	1.35	.93	2.10	1.83
110-119	1.60	1.31	2.50	1.79
120+	1.90	1.21	2.00	1.07

出典：Randall ら（1988）。18～30歳の大学生における施行D（形式Dの15秒後の遅延再生）と施行A（形式C）。各群はおよそ同じ120人の被検者からなる。IQは Satz-Mogul 簡略 WAIS-R 得点により評価された。

施行に基づいたものであるが，Steckら（1990）の結果と非常に類似している。さらにYoungjohnらは検査者に役立つ回帰直線を計算した；

予測 BVRT #正確数（±1.57）＝7.87−.045（年齢）＋.098（教育年数）

予測 BVRT #誤謬数（±2.88）＝1.73＋.088（年齢）−.126 の（教育年数）

±値は測定値の標準誤差を示す。

Randallら（1988）は，マニュアルに記載された境界域と精神遅滞域を示唆する正確数と誤謬数は控えめすぎるかもしれないと示唆している。表10−4に示すように，このテストの能力の程度はこの範囲内で劇的に低下した。

小児では，施行Aの遂行は8歳から安定水準に達する14～15歳まで進行的に向上する。この安定水準は30歳代まで維持され，40歳代から進行的に低下する。最近の研究では，特に70歳以降に著しい能力の低下が認められることが示されている（Robertson-Tchabo & Arenberg, 1989; Benton et al., 1981）。12～13歳の小児の研究（Knuckle & Asbury, 1986）では，人種と性差両方の影響を示唆している。アフリカ系アメリカ人の平均的学生群の得点は標準データに基づく予想より低く，さらに少年は少女より低かった。しかしながら，文献的にはこれ以外には性差の影響はまったく報告されておらず，しかもこの報告がアフリカ系アメリカ人小児の唯一の研究であり，さらに比較対照群もないため追加研究が必要である。

施行B（5秒間の提示，直接再生）では，施行Aで予想される正確数から1点減じるべきであるとマニュアル（Sivan, 1992）は示唆している。

施行C（模写）の標準データもマニュアルに示されている。成人には標準偏差（SD）は示されていないが，完成された誤謬数だけは示されている。一般に，成人ではこの施行で誤謬は2以下である。Robinson-Whelen（1992）は，平均12.8年の教育を受けた地域社会に居住している健常志願者122人（平均年齢72歳）の平均正確数は9.38，平均誤謬数は0.65と報告した。これは高齢被検者でも誤謬数は1未満であることを示唆する。7～13歳の小児では，標準偏差まで含めた正確な正確数と誤謬数が示されている。また，Brasfield（1971），BeamesとRussell（1970）によって集められた5～6歳の小児の追加データもマニュアルに要約されている（Sivan, 1992）。5～10歳の間に能力の

急速な上昇が，10～13歳の間には非常に緩やかな上昇が認められ，13歳の小児の能力は成人レベルに非常に近い。

マニュアル(Sivan, 1992)には，健常成人では施行Aと比較して施行D(10秒間の提示，15秒の遅延)では正確数は約.4点低いことが示されている。Randallら(1988)は，表10-4に示したような実際の得点分布を提示している。各IQ群のうち，平均群～優秀群では変動が認められないが，これは天井効果を示唆する可能性がある。

施行M(10秒間の提示，即時の多肢選択式)では，Sivan(1992)が7～13歳の小児，および14～55歳の青年から成人までの標準データを示している。成人レベルには12歳までに達する。一般に，成人の誤謬数は2以下の傾向がある。CaplanとCaffery(1997)は16項目の多肢選択式を用いた結果，51人の成人対照被検者(年齢29～71歳，平均36.6歳)でも同様に12.6(SD＝1.9)と報告した。彼らは，このテストのこの形式は年齢($r=-.43$)，教育($r=.33$)，年齢補正されたWAIS-Rの語彙(.35)とそれぞれ有意に相関したと報告した。MontgomeryとCosta(1983)は，このテストに65～89歳(平均74.04歳)の健常高齢被検者のサンプルを加えた。彼らの実施方法は提示時間が10秒間ではなく5秒間という点で標準的実施方法とは異なっていたが，そのデータを表10-5に示している。CaplanとCafferyの所見とは対照的に，遂行能力は年齢とともに有意に低下することはなかった。彼らの所見は，高齢者では記憶障害ではなく書字運動あるいは視覚構成の障害が再生施行の能力低下に影響していることを示唆する。健康と加齢のカナダ人の研究(Tuokko & Woodward, 1995)は，カナダを代表すると見なし得る地域社会に居住する健常成人265人，年齢65～90歳(平均年齢78.4歳，平均教育歴11.3年)という，明らかに加齢の影響を示すサンプルを調査した。表10-6に推定された標準データを示す。SteenhuisとOstbye(1995)は，同様に行われた591人のサンプルからいくぶん高い値(平均11.85)を報告している。平均SDは2.13であった。表10-6に示すように，性差はこの年齢でさえ最小である。TuokkoとWoodward

表10-5．高齢被検者のBVRT遂行―多肢選択式

得点	パーセンタイル
6	2.4
7	4.7
8	12.9
9	24.7
10	42.4
11	55.3
12	82.4
13	95.3
14	100.0

出典：MontgomeryとCosta, 1983。彼らの実施方法は標準的施行と異なり，堤示は10秒でなく5秒であることに注意。データは教育歴の十分な健常高齢志願者85人(年齢65～89歳，平均74.04歳)に基づく。許可を得て転載。

表10-6．成人(年齢65～90歳)の多肢選択式の標準データ

	男性，教育年数(年)			女性，教育年数(年)		
年齢	7	11	16	7	11	16
65	12.8	13.7	14.5	12.8	13.7	14.6
70	12.4	13.1	14.1	12.3	13.2	13.9
75	11.9	12.4	13.4	11.8	12.4	13.5
80	11.7	11.8	12.2	11.4	11.9	12.8
85	10.4	11.4	12.3	10.5	11.5	12.3
90	10.1	10.8	11.8	10.2	10.8	11.7

出典：TuokkoとWoodward(1995)から推定。

(1995)は痴呆群と比較したこのテストの反応性について，正確な陰性診断は75と77％(SD 1，あるいは2で)，正確な陽性診断は82と84％と記載した。

マニュアルに示されている標準データのいくつかは30年以上も前に収集され，IQレベルによって判断された。そのほとんどが最近の研究(Benton, Eslinger & Damasio, 1981 ; Brook, 1975 ; Robertson-Tchabo & Arenberg, 1989)によって改訂されてきたが，以前の研究で示されたデータと有意な差はないように思われる。

文献

Arena, R., & Gainotti, G. (1978). Constructional apraxia and visuoperceptive disabilities in relation to laterality of lesions. *Cortex, 14,* 463-473.

Arenberg, D. (1978). Differences and changes with age in the Benton Visual Retention Test. *Journal of Gerontology, 33,* 534-540.

Arnkelsson, G.B. (1993). Reading-retarded Icelandic children : The discriminant validity of psychological tests. *Scandinavian Journal of Educational Research, 37,* 163-174.

Bach, D., Boehmer, F., Frühwald. F., & Grilc, B. (1993). Aktivierende Ergotherapie— Eine Methode zur Steigerung der kognitiven Leistungsfähigkeit bei geriatrischen Patienten, *Zeitschrift für Gerontologie, 26,* 476-481.

Baum, C., Edwards. D., Yonan, C., & Storandt, M. (1996). The relation of neuropsychological test performance to performance on functional tasks in dementia of the Alzheimer type. *Archives of Clinical Neuropsychology, 11,* 69-75.

Beames, T.B., & Russell, R.L. (1970). Normative data by age and sex for five preschool tests. Report. Neuropsychology Laboratory, University of Victoria.

Benton, A.L. (1946). *A Visual Retention Test for Clinical Use.* New York : Psychological Corporation.

Benton, A.L. (1963). *Revised Visual Retention Test : Clinical and Experimental Applications* (3rd ed.). New York : Psychological Corporation.

Benton, A.L. (1972). Abbreviated versions of the Visual Retention Test. *Journal of Psychology, 80,* 189-192.

Benton, A.L. (1974). *Revised Visual Retention Test* (4th ed.). New York : The Psychological Corporation.

Benton, A.L., Eslinger, P.J., & Damasio, A.R. (1981). Normative observations on neuropsychological test performances in old age. *Journal of Clinical Psychology, 3,* 33-42.

Benton, A.L., & Spreen, O. (1961). Visual Memory Test : The simulation of mental incompetence. *Archives of General Psychiatry, 4,* 79-83.

Blanton, P.D., & Gouvier, W.D. (1985). A systematic solution to the Benton Visual Retention Test : A caveat to examiners. *International Journal of Clinical Neuropsychology, 7,* 95-96.

Botwinick, J., Storandt, M., & Berg, L. (1986). A longitudinal, behavioral study of senile dementia of the Alzheimer type. *Archives of Neurology, 43,* 1124-1127.

Brasfield, D.M. (1971). An investigation of the use of the Benton Visual Retention Test with preschool children. M.A. Thesis, University of Victoria.

Breidt, R. (1970). Möglichkeiten des Benton-Tests in der Untersuchung psychoorganischer Störungen nach Hirnverletzungen. *Archiv für Psychologie, 122,* 314-326.

Brook, R.M. (1975). Visual retention test : Local norms and impact of short-term memory. *Perceptual and Motor Skills, 40,* 967-970.

Brown, L.F., & Rice, J.A. (1967). Form equivalence analysis of the Benton Visual Retention Test in children with low IQ. *Perceptual and Motor Skills, 24,* 737-738.

Buttner, T., Schilling, G., Hornig, C.R., & Dorndorf, W. (1991). Thalamusinfarkte-Klinik, neuropsychologische Befunde, Prognose. *Fortschritte der Neurologie und Psychiatrie, 59,* 479-487.

Buzon-Reyes, J. M., Leon-Carrion, J., Murillo, F.,& Forastero, P. (1992). Deficits visuoconstructivos y profundidad del coma. *Archivos de Neurobiologia, 55,* 156-161.

Caplan, B., & Caffery, D. (1997). Visual form discrimination as a multiple-choice visual memory test : Preliminary normative data. *The Clinical Neuropsychologist, 10,* 152-158.

Crockett, D.J., Hurwitz, T., & Vernon-Wilkinson, R. (1990). Differences in neuropsychological performance in psychiatric, anterior- and posterior-cerebral dysfunctioning groups. *International Journal of Neuroscience, 52 ,* 45-57.

Crook, T.H., & Larrabee, G.J. (1988). Interrelationship among everyday memory tests : Stability of factor structure with age.*Neuropsychology, 2,* 1-12.

Dartigues, J.F., Gagnon, M., Mazaux, J.M., & Barberger-Gateau, P. (1992). Occupation during life and memory performance in nondemented French elderly community residents. *Neurology, 42,* 1697-1701.

Davidson, O.R., Stevens, D.E., Goddard, G.V., Bilkey, D.K., & Bishara, S.N. (1987). The performance of a sample of traumatic head-injured patients on some novel computer-assisted neuropsychological tests. *Applied Psychology and International Review, 36,* 329-342.

DeRenzi, E., Faglioni. P., & Previdi, P. (1977). Spatial memory and hemispheric locus of lesion. *Cortex, 13,* 424-433.

Eslinger, P.J., Pepin, L., & Benton. A.L. (1988). Different patterns of visual memory errors occur with aging and dementia. *Journal of Clinical and Experimental Psychology, 10,* 60-61 (abstract).

Franzen, M.D. (1989). *Reliability and Validity in Neuropsychological Assessment.* New York : Plenum Press.

Heaton, R., Baade, L.E., & Johnson, K.L. (1978). Neuropsychological test results associated with psychiatric disorders in adults. *Psychological Bulletin, 85,* 141-162.

John, U., Veltrup, C., Schnofl, A., Wetterling, T., Kanitz. W.D., & Dilling, H. (1991). Gedächtnisdefizite Alkoholabhängiger in der ersten Woche der Abstinenz. *Zeitschrift für klinische Psychologie, Psychopathologie und Psychotherapie. 39,* 348-356.

Kaschel, R. (1994). *Neuropsychologische Rehabilitation von Gedächtnisleistungen.* Weinheim, Germany : Beltz Psychologie Verlags Union.

Knuckle, E.P., & Asbury, C.A. (1986). Benton Revised Visual Retention Test performance of black adolescents according to age, sex, and ethnic identity. *Perceptual and Motor Skills, 63,* 319-327.

Larrabee, G.J., Kane, R.L., Schuck, J.R., & Francis. D.J. (1985). Construct validity of various memory testing procedures. *Journal of Clinical and Experimental Nreuropsychology, 7,* 239-250.

Larrabee, G.J., & Crook. T.H. (1989). Dimensions of everyday memory in age-associated memory impairment. *Psychological Assessment. 1,* 92-97.

Larrabee, G.J., Levin. H.S., & High, W.M. (1986). Senescent forgetfulness : A quantitative study. *Developmental Neuropsychology, 2,* 373-385.

LaRue, A., D'Elia, L.F., & Clarke, E.O. (1986). Patterns of performance on the Fuld Object Memory Evaluation in elderly inpatients with depression or dementia. *Journal of Clinical and Experimental Neuropsychology, 11,* 409-422.

Levin, H.S., Gary, H.E., & Eisenberg, H.M. (1990). Neurobehavioral outcome 1 year after severe head injury : Experience of the Traumatic Coma Data Bank. *Journal of Neurosurgery, 73,* 699-709.

Mann, U., Staedt, D., Kappos, L., Wense, A.V. D., & Haubitz, I. (1989). Correlation of MRI findings and neuropsychological results in patients with multiple sclerosis. *Psychiatry Research, 29,* 293-294.

Marsh, G.G., & Hirsch, S.H. (1982). Effectiveness of two tests of visual retention. *Journal of Clinical Psychology 38,* 115-118.

Milech, U., Boening, J., & Classen, W. (1990). Leistungspsychologische Querschnittsuntersuchug bei jungen Schizophrenen mit subchronischem und chronischem Krankheitsverlauf. *Psychiatrie, Neurologie, und medizinische Psychologie, 42,* 385-393.

Montgomery, C., & Costa, L. (1983). Paper presented to the International Neuropsychological Society, Mexico City.

Moses, J.A.(1986).Factor structure of Benton's tests of visual retention, visual construction, and visual form discrimination. *Archives of Clinical Neuropsychology, 1,* 147-156.

Moses, J.A. (1989). Replicated factor structure of Benton's tests of visual retention, visual construction, and visual form discrimination. *International Journal of Clinical Neuropsychology, 11,* 30-37.

Olbrich, H.M., Lanczos, L., Lodemann, E., Zerbin, D., Engelmeier, M.P., Nau, H.E., & Schmitt-Neuerburg, K.P. (1986). Ereigniskorrelierte Hirnpotentiale und intellektuelle Beeinträchtigung—Eine Untersuchung bei Patienten mit Hirntumor und Schädelhirntrauma. *Fortschritte der Neurologie und Psychiatrie, 54,* 182-188.

Pakesch, G., Pfersmann, D., Loimer, N., Gruenberger, J., Linzmayer, L., & Mayerhofer, S. (1992a). Noopsychische Veränderungen und psychopathologische Auffälligkeiten bei HIV-1 Patienten unterschiedlicher Risikogruppen. *Fortschritte der Neurologie und Psychiatrie, 60,* 17-27.

Pakesch, G., Loimer N., Gruenberger, J., Pfersmann, D., Linzmayer, L., & Mayerhofer, S. (1992b). Neuropsychological findings and psychiatric symptoms in HIV-1 infected and noninfected drug users. *Psychiatry Research, 41,* 163-177.

Pelosi, L., Holly, M., Slade, T., & Hayward, M. (1992). Wave form variations in auditory eventrelated potentials evoked by a memory-scanning task and their relationship with tests of intellectual function. *Electroencephalography and Clinical Neurophysiology Evoked Potentials, 84,* 344-352.

Poitrenaud, J., & Clement, F. (1965). La déterioration physiologique dans le Test de Retention Visuelle de Benton : Résultats obtenue par 500 sujets normaux. *Psychologie Française, 10,* 359-368.

Randall, C.M., Dickson, A.L., & Plasay, M.T. (1988). The relationship between intellectual function and adult performance on the Benton Visual Retention Test. *Cortex, 24,* 277-289.

Robertson-Tchabo,E.A., & Arenberg,D. (1989). Assessment of memory in older adults. In T. Huntert & C. Lindley (Eds.) *Testing Older Adults.* Austin, TX : Pro-Ed.

Robinson-Whelen, S. (1992). Benton Visual Retention Test performance among normal and demented older adults. *Neuropsychology, 6,* 261-269.

Roder, V., Studer, K., & Brenner, H. (1987). Erfahrungen mit einem integrierten psychologischen Therapieprogramm zum Training kommunikativer und kognitiver Fähigkeiten in der Rehabilitation schwer chronisch schizophrener Patienten. *Schweizer Archiv für Neurologie und Psychiatrie, 138,* 31-44.

Ryan, L., Clark, C. M., Klonoff, H., et al. (1996). Patterns of cognitive impairment in relapsing-remitting multiple sclerosis and their relationship to neuropathology on magnetic resonance images. *Neuropsychology. 10,*176-193.

Schwerd, A., & Salgueiro-Feik, M. (1980). Untersuchung zur Diagnostischen Validität des Benton-Test bei Kindern und Jugendlichen. *Zeitschrift für Kinder und Jugendpsychiatrie, 8,* 300-313.

Sivan, A.B. (1992). *Benton Visual Retention Test* (5th ed.). San Antonio, TX : The Psychological Corporation.

Sivan, A.B., & Spreen, O. (1906). *Der Benton-Test* (7th ed.). Berne, Switzerland : Verlag Hans Huber.

Steck, P., Beer, U., Frey, A., Frühschütz, H.G., & Körner, A. (1990). Testkritische Überprüfung einer 30-Item Version des Visual Retention Tests nach A. L. Benton. *Diagnostica, 36,* 38-49.

Steenhuis, R.E., & Ostbye, T. (1995). Neuropsychological test performance of specific groups in the Canadian Study of Health and Aging (CSHA). *Journal of Clinical and Experimental Neuropsychology, 17,* 773-785.

Storandt, M., Botwinick, J., & Danzinger, W.L. (1986). Longitudinal changes : Patients with mild SDAT and matched healthy controls. In L. W. Poon (ed.), *Handbook for Clinical Memory Assessment of Older Adults.* Washington, DC : American Psychological Association.

Swan, G.E., Morrison, E., & Eslinger, P.J. (1990). Interrater agreement on the Benton Visual Retention Test. *The Clinical Neuropsychologist, 4,* 37-44.

Swan, G. E., Carmelli, D., & Larue, A. (1996). Psychomotor speed and visual memory as predictors of 7-year all-cause mortality in older adults. Paper presented at the meeting of the International Neuropsychological Society, Chicago.

Tamkin, A.S., & Kunce, J.T. (1985). A comparison of three neuropsychological tests : The Weigl, Hooper, and Benton. *Journal of Clinical Psychology, 41,* 660-664.

Tuokko, H., & Woodward, T.S. (1995). Development and validation of the demographic correction system for neuropsychological measures used in the Canadian Study of Health and Aging. *Journal of Clinical and Experimental Neuropsychology, 18,* 479-616.

Unterholzner, G., Sagstetter, E., & Bauer, M.G. (1992). Mehrstufiges Trainingsprogramm (MKT) zur Verbesserung kognitiver Funktionen bei chronischen Alkoholikern. *Zeitschrift für klinische Psychologie, Psychopathologie und Psychotherapie, 40,* 378-395.

Vakil, E., Blachstein, H., Sheleff, P., & Grossman, S. (1989). BVRT-Scoring system and time delay in the differentiation of lateralized hemispheric damage. *International Journal of Clinical Neuropsychology, 11,* 125-128.

Wagner, H. (1992). The Benton test in school counselling diagnostics. *Acta Paedopsychiatrica, 55,* 179-181.

Wahler, H.J. (1956). A comparison of reproduction errors made by brain-damaged and control patients on a memory-for-designs test. *Journal of Abnormal and Social Psychology, 52,* 251-255.

Weiss, A.A. (1974). Equivalence of three alternate forms of Benton's Visual Retention Test. *Perceptual and Motor Skills, 38,* 623-635.

Wellman, M. M. (1985). Benton Revised Visual Retention Test. In D.J. Keyser & R.C. Sweetland (Eds.), *Test Critiques.* Kansas City, MO : Test Corporation of America.

Youngjohn, J.R., Larrabee, G.J., & Crook, T.H. (1993). New adult-and education-correction norms for the Benton Visual Retention Test. *The Clinical Neuropsychologist, 7,* 155-160.

Zonderman, A.B., Giamba, L.M., Arenberg, D., Resnick, S.M., & Costa, P.T. (1995). Changes in immediate visual memory predict cognitive impairment. *Archives of Clinical Neuropsychology, 10,* 111-123.

簡易視空間記憶テスト—改訂版
BRIEF VISUOSPATIAL MEMORY TEST-REVISED (BVMT-R)

訳　本岡大道

目　的

本テストは，視覚記憶の評価に用いられる。

原　典

テスト（マニュアル，刺激，得点用紙を含む）は，Psychological Assessment Resources, Inc., P. O. Box 998, Odessa, FL 33556 に119米ドルで注文できる。

概　要

Benictら（Benedict & Groninger, 1995 ; Benedict et al., 1996 ; Benedict, 1997）によりWechsler記憶尺度（WMS-R）の視覚再生下位検査，（Russell改訂版）をモデルとして考案された。二者択一形式の6つの課題からなり，即時再生，獲得率，遅延再生率，再認の測定値が得られる。被検者には，2行3列に配置された，6個の単純な幾何学図形が描かれた8×11インチの図版が提示される。被検者はこの図形配列を10秒間提示され，その後，（何も描かれていない紙に）同じ図形をできるだけたくさん，それも見せられた図版と，同じ場所に再生するよう求められる。再生時間に制限はない。さらに同じ図版を使用した検査が2回追加され，成績を改善するように促される。25分間の妨害課題の後，被検者は再び同じ図形の再生を求められる。この遅延再生の試験の後，被検者には，1回に1個ずつ（3×5インチのカードに印刷されている），計12個の図形提示による再認試験が課せられる。これらの図形が最初の図版に含まれていたかどうかを「はい」「いいえ」で答えねばならない。この「はい」「いいえ」式の遅延再認課題には6個の正解と6個の不正解が含まれている。

実　施

BVMT-Rの実施方法についてはマニュアルに記載されている。つまり，検査者が図版を提示し，実施方法を被検者に読んで聞かせる。1回～3回までのそれぞれの即時再生，遅延再生および再認試験の結果は，それぞれ1枚の得点用紙に記録される。

およその実施時間

途中の25分の遅延間隔を除いて，約15分間を要する。

採点方法

反応はそれぞれ図形の正確さと位置の両面で評価される。図形の形と位置がともに正しい再生には，各々に対して2点が加算される。形に関しては正確に再生できたとしても位置に関して誤った場所に配したり，あるいは位置は正しくても，図形が不正確でどうにかそれと認識できる程度である場合には，1点のみ加算される。描写が不正確である場合（まったく描かれないか，描かれたとしても認識できない），0点となる。各々の図形について描画の採点例がマニュアルに記載されている。各再生試験での最高得点は12点となる。

再生得点には追加された学習と記憶についての3つの成績が加えられる。即時再生の全得点は試験1～3までの合計である。学習得点は試験2と3のうちの最高得点から試験1の得点を引いたものである。遅延後の保持パーセントは，試験4の再生得点を試験2と3の最高得点で割ったものである。最後に図形の弁別力と反応偏り尺度は，遅延再認試験で得られた真の陽性と偽陽性の総数から計算される。弁別指数は真の陽性から偽陽性を引いた数である。反応偏り尺度は0～1の範囲にあって，1に近いほど消極的な反応偏りとは逆に自在さを反映している。試験1～3，全再生，学習，および遅延再生の素点はT得点とパーセンタイルに変換される。保持パーセント，再認適中数，偽陽性，弁別指数，そして反応の偏りの得点はすべて非常に歪んだ分布を示すので，パーセンタイル順位だけが計算される（例えば，6～10番目のパーセンタイル）。

考察

評価者間信頼度は高く，.90以上と報告されている（Benedict, 1997）。71人の被検者に約2カ月の間隔を置いて同じテストを施行した結果，信頼係数は.4以上であった。6つのテスト形式すべてのサンプルを合わせると信頼係数は試験1の.60から試験3の.84の範囲にある（Benedict, 1997）。Benedictらは（1996），6つの異なるテスト形式をランダムに健常者の大きなサンプル（$n=457$）に割り当てた。さらに，18人の大学生のサンプルが6つの形式すべてを1週間の間隔で完了した。グループ間および被検者間双方の分析はこれらの代替形式の同等性を明らかにした。しかしながら，代替形式を使用したにも拘わらず，わずかな学習効果が認められた。健常大学生に別々の形式を6週間の間隔で施行したところ，かれらのBVMT-Rの全再生得点は第1セッションの28.9（SD=3.1）から第6セッションの30.8（SD=1.8）に改善した。

構成概念妥当性については，Benedictらが（1996）両側性の脳病変や精神疾患をもつ症例において，学習と遅延再生の指数が，Hopkins言語学習テスト，WMS-Rの視覚部分下位検査，Rey図形再生のような顕在記憶のテストと最も強く相関し（.65～.80），視空間構成の尺度であるRey図形の模写再生とはそれほど強い相関（.65～.66）を示さず，言語表現の尺度であるFAS単語流暢性やボストン命名テストとは最も弱い相関（.24～.54）しか示さないことを見出した。このことはBVMT-Rが，言語性および非言語性の双方の記憶過程を含んでいることを意味している。他方，線引きテスト，制限口頭語連想テスト，VMI，Hopkins言語学習テストを含めた因子分析では，BVMT-Rは別の因子に負荷しており，これがそれなりの特異性をもつ視空間学習と記憶の尺度であることが示唆された（Benedict et al., 1996）。

さらにこのテストは脳の統合性にも敏感である。HIV感染，アルツハイマー型痴呆（AD）や血管性痴呆（VaD）の症例で遂行の低下が認められた（Benedict et al., 1996）。しかしながら，BVMT-Rのどの尺度も，ADとVaDの患者を弁別しなかった。一側性の機能障害をもつ症例の成績に関する情報はまだ得られていない。

要約すれば，このテストは多くの利点をもっている。例えば，簡潔さ，6つの等価形式の存在，および学習，遅延再生と再認の構成成分を含んでいることである。一方，このテストはいまだ発展途上にあり，様々な疾患に関連して起こる固有の学習と記憶の障害を特徴付けられる能力まではまだわからない。加えて，いくつかの尺度の得点分布は歪んでおり，一部の得点（例えば，弁別指数）

の解釈を困難にしている。

標準データ

標準化サンプルには，平均年齢38.6歳（SD＝18.0，18～88歳），平均教育年数13.4年（SD＝1.8）の588人の健常志願者（男性210名，女性378名）が含まれていた。標準データは，年齢によって区分され，マニュアルに記されている（Benedict, 1997）。標準表には，年齢の中間値が示され，相互に重なり合う枠を用いて作成されている。標準データはまたアメリカ国勢調査と年齢を合わせたサンプルにも作られている。健常者と得点にいろいろ幅のある神経学的異常を伴う症例の比率を示す基準率データも提供されている。

Benedictらは(1996)，年齢と1回の再生試験の得点が中等度の負の相関を示すと報告している（－.44～－.50）。年齢と再認成績との間には有意な相関は認められなかった。教育との相関は弱かった（＜.20）。性は再生と再認の成績のどんな面にもほとんど影響しなかった。いろいろな患者が混在した集団では，IQはBVMTの多くの測定項目で中等度の相関を示した（Benedict，私信，1996年9月）。そのため，データは，年齢と知的水準によって分類された形で提供される必要がある。

文献

Benedict, R.H.B. (1997). *Brief Visuospatial Memory Test-Revised*. Odessa : FL : Psychological Assessment Resources, Inc.

Benedict, R.H.B., & Groninger, L. (1995). Preliminary standardization of a new visuospatial memory test with six alternate forms. *The Clinical Neuropsychologist, 9*, 11-16.

Benedict, R.H.B., Schretlen, D., Groninger. L., Dobraski, M., & Shpritz, B. (1996). Revision of the Brief Visuospatial Memory Test : Studies of normal performance, reliability, and validity. *Psychological Assessment, 8,* 145-153.

Buschke選択想起テスト
BUSCHKE SELECTIVE REMINDING TEST（SRT）

訳　本岡大道

他のテスト名

このテストは，別名選択想起テスト（SRT）とも言う。

目的

反復試行単語表記憶テストにおける言語学習および記憶を測定することである。

原典

商品としては販売されていない。利用者は以下を参考にして自ら用具を作成するとよい。

概要

SRTの材料には単語リスト，各々の単語の最初の2～3文字が載ったインデックスカード，および多肢選択再認項目が載ったインデックスカードが含まれている。施行手順としては，被検者にリスト上の単語を読み上げ，それからこれら単語をできるだけ多く再生するように求められる（Buschke, 1973 ; Buschke & Fuld, 1974）。続いて行われる各学習試験では，直前の試験で再生できなかった項目のみが選択的に提示される。SRTで

形式 1	形式 2	形式 3	形式 4
bowl	shine	throw	egg
passion	disagree	lily	runway
dawn	fat	film	fort
judgement	wealthy	discreet	toothache
grant	drunk	loft	drown
bee	pin	beef	baby
plane	grass	street	lava
county	moon	helmet	damp
choice	prepare	snake	pure
seed	prize	dug	vote
wool	duck	pack	strip
meal	leaf	tin	truth

図10−3．SRT成人版用の形式1〜4の単語リスト一覧。出典：HannayとLevin（1985）

は，所定の試験で答えられなかった項目の再生を測定することによって短期記憶成分と長期記憶成分を識別する。これで被検者の学習程度も評価できる。

多くの異なった版が存在するが，成人用として，我々の版はHannayとLevin（1985；Hannay, 1986）が開発したものと同じである。簡単に説明すると，このテストは12個の無関連単語を組み合わせたシリーズからなり，これが12回の選択想起（SR）試験で示されるか，あるいは被検者が3回の連続試験ですべての単語リストが再生できるまで提示される。障害された記憶を促進する条件（例えば，手がかりや多肢選択再認）を同定したり，忘却を明らかにするために（例えば，遅延再生），さらにいくつかの試験が加えられる（Hannay & Levin, 1985）。手がかり再生試験は12回目あるいは最後の選択想起試験の後に提示される。各単語の最初の2，3文字がインデックスカード上に示され，被検者は該当する単語を再生するよう求められる。この試験の後に，検査者は多肢選択再認試験を行う。ここでは検査者は，リスト上の単語，同意語，同音意義語，そして関連のない妨害単語が記載されている12枚のインデックスカードを示す。最後に，多肢選択再認試験の後，事前に予告されていない30分後に，遅延再生試験が施行される。このテストでは4つの異なった形式が入手可能である。図10−3は成人版の単語リストを，図10−4は同じく成人版の多肢選択および手がか

り再生項目を表している。13〜15歳の青年の場合，学習試験は8回に減らされる（Miller et al., 私信，1996年9月）。

同じような選択想起テストが小児用に開発されている。Clodfelterら（1987）は9〜12歳用の2つの代替形式を発案し，これらは図10−5に示されている。12単語のリストが8試験，あるいは2つの連続した試験で12単語すべてが再生されるまで提示される。Morgan（1982）は図10−6に示したような5〜8歳用の小児版を開発した。検査者は，被検者が再生しなければならない8つの単語リストを示すが，どのような順序でもよい。テストは，6試験までか，あるいは2つの連続した試験で8単語すべてが再生されるまで行われる。

実　施

被検者に次のように説明する。：「このテストの目的は，あなたがいかに早く単語のリストを覚えられるかを明らかにすることです。私が12個の単語のリストを読んでいきます（小児の場合は8個）。*単語を読み終えた後，できるだけたくさんの単語を思い出して言ってもらいますので注意深く耳を傾けてください。単語の順番はどんなでも構いません。あなたが思い出せる単語をすべて私に言い終わった後，あなたが思い出せなかった単語をリストの中から再び私が読んで伝えます。それから再び単語リストをすべて言ってください。同様のテスト*（年長児は8回，幼少児は6回）*を12回行いますが，毎回，12単語すべて*（幼少児では8個）*を思い出せるよう努力してください。*」

単語リストは2秒に1語の速さで読み，常にリストのトップから始めて終わりまで順序通り提示していく。当然，前回の試験で正確に答えられた単語は省いて提示される。もし被検者が3つの連続した試験（小児では2試験）において12個（幼少児では8個）の単語すべてを正確に再生することができた場合，そこで検査は終了となるが，全試験が行われたものとして採点する。もし，被検者がリスト上にない単語を答えた場合，そのことを被検者に知らせ，その余分な単語も記録する。リスト上の単語総数については明らかにしない。

形式 1
1. bowl   dish   bell   view
2. love   poison   conform   passion
3. dawn   sunrise   bet   down
4. pasteboard verdict   judgement   fudge
5. grand   grant   give   jazz
6. see   sting   fold   bee
7. pain   plane   pulled   jet
8. county   state   tased   counter
9. voice   select   choice   cheese
10. flower   seed   herd   seek
11. date   sheep   wool   would
12. mill   queen   food   meal

形式 2
1. shine   glow   chime   cast
2. dispute   disappear   contour   disagree
3. fat   oil   trail   fit
4. stopwatch affluent   wealthy   worthy
5. trunk   drunk   stoned   blunt
6. fin   peg   wake   pin
7. glass   grass   plan   lawn
8. moon   beam   spark   noon
9. propose   ready   prepare   husband
10. award   prize   pot   size
11. bark   bird   duck   luck
12. leap   ranch   blade   leaf

形式 3
1. throw   toss   through   plate
2. flower   lilt   intent   lily
3. film   movie   slave   kiln
4. waver   cautious   discreet   distinct
5. soft   loft   attic   tack
6. beet   meat   clue   beef
7. stream   street   speed   road
8. helmet   armor   bacon   velvet
9. smoke   serpent   snake   pool
10. hoed   dug   hay   dog
11. blank   bundle   pack   puck
12. ton   shirt   foil   tin

形式 4
1. egg   shell   beg   source
2. airline   runner   darling   runway
3. fort   castle   sink   fork
4. boldness dentist   toothache   headache
5. blown   drown   float   rib
6. body   infant   middle   baby
7. larva   lava   echo   rock
8. damp   moist   hook   stamp
9. purse   clean   pure   bare
10. ballot   vote   dish   note
11. chain   peal   strip   slip
12. trust   rise   fact   truth

手がかり再生単語

形式 1	形式 2	形式 3	形式 4
BO　PL	SH　GR	TH　ST	___　LA
PA　COU	DI　MO	LI　HE	RU　DA
DA　CH	FA　PRE	FI　SN	FO　PU
JUD　SE	WEA　PR	DI　DU	TO　VO
GR　WO	DR　DU	LO　PA	DR　ST
___　ME	___　LE	BE　___	BA　TR

図10-4．SRTの形式1-4に用いられる多肢選択，手がかり再生項目．
出典：Hannay(1986), Hannay と Levin(1985)．

	リスト1	リスト2
	garden	market
	doctor	palace
	metal	flower
	city	picture
	money	dollar
	cattle	river
	prison	cotton
	clothing	sugar
	water	college
	cabin	baby
	tower	temple
	bottle	butter

図10－5．年齢9～12歳の小児用SRT代替形式。出典：Clodfelterら（1987）。

	リスト1	リスト2	リスト3
	dog	balloon	apple
	horse	crayons	meat
	turtle	doll	egg
	lion	bicycle	candy
	squirrel	paints	carrot
	bear	baseball	cereal
	elephant	clay	bread
	rabbit	book	banana

図10－6．年齢5～8歳の小児用の3方式のSRTで用いられる単語リスト。
出典：Morgan（1982）。

　手がかり再生試験では，インデックスカード上に各々の単語の最初の2, 3文字が示されており，被検者は単語リストの中から提示された最初の2, 3文字で始まる言葉を答えなければならない（図10－4参照）。手がかりカードは1回につき1枚，単語リストと同じ順序で提示される。時間制限はなく，被検者が希望すれば前のカードに戻ることが許される。形式1のうち1つの単語（bee）は最初の2文字で明らかに同定できるため，これは手がかり再生テストから除外される。同様に，形式2, 3, 4のそれぞれpin, tin, eggも除外される。最初の提示で単語を再生できなかった手がかりは，他の手がかりが一通り提示された後に再度示される。多肢選択再認試験では，被検者に12枚のインデックスカードがそれぞれ提示され，単語リストにあったものを選ぶように求められる。手がかり再生および多肢選択試験は，たとえ選択的想起試験で全てのリストが再生されても，行われなければならない。30分の遅延後に，被検者は12単語すべてを思い出すように求められる。この30分の遅延時間の間は，被検者に対して非言語性課題の遂行が課せられる。

およその実施時間

　成人版では30分，小児版では10分を要する。

採点方法

　サンプルを図10－7～図10－9に示す。多くの異なった得点が計算される（Buschke, 1973；Buschke & Fuld, 1974；Hannay & Levin, 1985）。もしある単語が連続した試験で再生された場合には，この単語は2回のうち最初の試験で長期貯蔵（LTS）に入ったと見なされる。一度，単語がLTSに入ると，その単語は永久的に貯蔵されると見なされ，被検者のその後の再生に関係なく，その後のすべての試験においてLTSとして採点される。被検者がLTSに入った単語を再生すると，その単語は長期検索（LTR）として採点される。被検者がLTSに入っている単語をその後のすべての試験で一貫して再生するようになると，その単語は一貫長期検索（CLTR）として採点される。あるいは再生施行で初めて連続して成功した単語リスト学習として採点される。一貫しないLTRは，LTSの単語の再生と，その後のその単語の再生の失敗として扱われる。一貫して再生されるまでは無作為長期検索（RLTR）として採点される。短期再生（STR）とは，LTSに入っていない単語の再生のことである。それぞれの試験での全再生（再生合計）はSTRとLTRの合計である。次の再生試験の前に検査者によって与えられる思い出すための助言の単語の数は，12から1つ前の試験の全再生を引いた値（幼小児の場合，8から全再生を引いた値）となる。各々の試験における被検者の再生の順序も数字で記録する。リスト外の単語の侵入もまた各々の試験ごとに記録される。

```
                    サンプル SRT 得点用紙-形式 I（成人）
名前_____        日付_____          検査者_____
                 1  2  3  4  5  6  7  8  9  10  11  12  CR  MC  30
                                                                min
bowl
passion
dawn
judgement
grant
bee
plane
county
choice
seed
wool
meal

全再生
LTR
STR
LTS
CLTR
RLTR
助言
侵入


Trial I
全再生        _____  (12試験で想起された数)
LTS          _____  (列の中で2回再生した単語。ここからLTSと見なす赤い下線を引き，空白も
                     カウントする。12試験全体を計算する。)

STR          _____  (下線の引かれていない単語。12試験全体を計算する。)

CLTR         _____  (連続して再生された単語。蛍光ペンで印を付ける。12試験全体を計算する。)

RLTR         _____  (下線は引かれていないが，CLTRに含まれない単語。空白はカウントしない。
                     12試験全体を計算する。)
助言          _____  (12試験の合計。最大144)
侵入          _____  (12試験の合計。)
手がかり再生   _____  (最大11)
多肢選択      _____  (最大12)
30分再生     _____  (最大12)
```

図10-7．選択想起テストの得点用紙例

考　察

個人にくり返しテストしてみて，難易度と信頼性が等しい単語リストを作成するのは困難であった（Hannay & Levin, 1985；Kraemer et al., 1983；Loring & Papanicolaou, 1987；Said et al., 1990）。小児版用の異なる形式の難易度は概ね同等であった（Clodfelter et al., 1987；Morgan, 1982）。成人の場合，我々はHannayとLevinによって開発された形式を使用しているが（1985；Hannay, 1986），別の形式も入手できる（例えば，Coen et al., 1990; Deptula et al., 1990）。大学生用では，形式2〜4の難易度は同じであるが，形式1は形式3，4，5に比べて，約10％難しい（Hannay & Levin, 1985）。しかしながら4つの形式は，高齢被検者や（Masur et al., 1989）臨床的に記憶障害のある患者，少なくとも難治性のてんかん患者にとっては同じ難易度であるように思われる（Sass et al., 印刷中；Westerveld et al., 1994）。

図10-8. 年齢9～12歳の小児用選択想起テストの得点用紙例

発作をもつ患者に4日連続で代替形式を施行しても，有意な学習効果はみられなかった（Sass et al., 印刷中；Westerveld et al., 1994）。しかしながら，健常被検者では，代替形式の反復施行により，非特異的な学習効果があるように思われた（Clodfelter et al., 1987；Hannay & Levin, 1985；Loring & Papanicolaou, 1987）。このように，刺激間の連合を形成する能力だけではなく，複雑な課題の遂行の方法を学ぶ能力が，いくつかの集団研究で，群間相違を説明できるかもしれない（Loring & Papanicolaou, 1987；Sass et al., 印刷中）。

代替形式の信頼係数は，アルツハイマー病患者では高い値（一貫した検索で.92）が報告されているが（Masur et al., 1989），健常被検者および神経疾患双方のサンプルでは，有意ではあるものの，中等度である傾向が認められた（Clodfelter et al., 1987；Hannay & Levin, 1985；Morgan, 1982；Ruff et al., 1989；Sass et al., 印刷中；Westerveld et al., 1994）。全再生得点が最も安定しており，STM得点が最も不安定である（Sass et al., 印刷中）。それぞれの代替形式での成績，特に

```
                サンプル SRT 得点用紙-方式 I (小児 5～8歳)
名前 _____ 日付 _____ 検査者 _____
           1  2  3  4  5  6
dog
horse
turtle
lion
squirrel
bear
elephant
rabbit

全再生 _____
LTR   _____
STR   _____
LTS   _____
CLTR  _____
RLTR  _____
助言  _____
侵入  _____
      _____
      _____
      _____

全再生   _____   (6試験で想起された数)
LTS     _____   (列の中で2回再生した単語。ここからLTSと見なす赤い
                下線を引き,空白もカウントする。6試験全体を計算する)
STR     _____   (下線の引かれていない単語。6試験全体を計算する)
CLTR    _____   (連続して再生された単語。蛍光ペンで印を付ける。6試
                験全体を計算する)
RLTR    _____   (下線は引かれていないがCLTRに含まれない単語。空白は
                カウントしない。6試験全体を計算する)
助言    _____   (6試験の合計。最大48)
侵入    _____   (6試験の合計)
```

図10-9. 年齢5～8歳の小児用選択想起テストの得点用紙例

CLTR の尺度では,変動幅が極端に大きくなる可能性がある (Sass et al., 印刷中;Westerveld et al., 1994)。Sass ら(印刷中)は,24名のてんかん症例のうち6名でCLTRの得点に50点以上の違いがあったと報告した。Westerveld らは,平均値あるいは2つのベースライン評価の良いほうを使用することで誤差の変動を最小にし,それによって成績の変化の解釈の質が高められることを示唆した。もう1つの選択肢としては,全再生得点の変動幅が一般的に小さく,SRT 得点は単一の構成要素を測定しているとしたら,検査者は全再生得点のほうを重視することになろう (Sass et al., 印刷中)。

Smith ら (1995) は,検査を行う上で,12回の試験を必要とする理論上の根拠はないと指摘している。彼らはたったの6試験から得られる情報と12試験で得られるものとの一致率が高いことを発見した。ただ唯一,RLTR は12試験のそれとの相関が低かった。それは無作為長期再生の尺度であり,各試験を通して一貫していることは期待されないことから,驚くには値しない。6あるいは8試験のSRT は,施行時間と被検者の疲労を有意に減少させるであろう。標準データは高齢者だけに,6試験,10項目形式で用意されている (Wiederholt et al., 1993)。

SRT は,言語性の記憶を明確な要素構成過程 (例えば,LTS, LTR, CLTR, STR)に区分するとされることからよく使われている。この考えを支持するものとして,Beatty ら (1996a) は,多発性硬化症の患者と対照群で,訓練終了時にお

ける被検者の記憶の中での言葉の状態（CLTR, RLTR あるいは STR）の関数と一致する形で, 再生と再認の確率が変化することを報告した。このように, 獲得の最後のほうで CLTR から検索された単語は, LTS から一貫して検索されることのない単語よりも, 遅延後に再生されやすかった。STR から再生された単語は遅延再生される可能性が最も低かった。一方, テストから得られる多くの得点はお互いに強く関係し合っているとする証拠があり, これは, これらの尺度が似たような構成部分を評価していることを示唆している (Kenisten, Kraemer et al., 1983 に引用；Larrabee et al., 1988；Loring & Papanicolaou, 1987；Paniak et al., 1989；Sass et al., 印刷中；Smith et al., 1995；Westerveld et al., 1994)。さらに, SR の手順は短期および長期記憶に関する情報を与えてくれるが, 長期貯蔵と長期検索とを操作的に区別することには問題が多い (Loring & Papanicolaou, 1987)。Buschke の定義によれば, 2つの連続する試験で単語が再生できた場合, その単語は LTS に入ったことになる。定義によれば, 再生失敗は検索の困難さによる。しかしながら, その単語が弱い, あるいは不完全な形で貯蔵されていることも考えられ, 検査者によって追加された繰り返しの過程の中で, 単語はより深く効率的にコード化される (Loring & Papanicolaou, 1987)。それゆえ人為的に決められた検索は, 検索そのものとはほとんど関係がない。

標準的な採点法を使用して得られた指数の中の1つが, 諸得点に冗長さがあるとしても, 適切にSRT の結果を伝えられるかもしれない。検査のすべての試験において再生された単語総数は, かなり信頼できる尺度であり, Westerveld ら (1994) と Sass ら (印刷中) によって学習の尺度として推奨されている。忘却を測定するには, Trahan と Larrabee (1993) は, 最終学習試験 (試験 12 LTS) の時点で長期貯蔵にある単語数から, 30 分の遅延再生得点を引いたものに基づいて得点を計算することを勧めている。

ある程度の相互関係が, SRT と言語学習と記憶に関する他のテスト (例えば, CVLT, RAVLT, WMS) との間で示されている (Macartney-Filgate & Vriezen, 1988；Shear & Craft, 1989)。Larrabee と Curtiss (1995) は, 記憶と情報処理能力に関するいくつかのテストの因子構造を評価し, SRT が全般的な視覚言語性因子に負荷していることを見いだした (拡大対連合テスト, 連続再認記憶テスト, 連続視覚記憶テストとともに)。

SRT は頭部外傷後の記憶機能を評価するためによく使用される検査の1つになっている (例えば, Levin & Grossman, 1976；Paniak et al., 1989)。SRT の成績は重症の閉鎖性頭部外傷で低下する。さらに, 外傷の重症度 (例えば, 意識消失の長さによって決定されるような) は記憶能力の程度と関連している。Levin ら (1979) は, 重症の頭部外傷の生存者では, 1年後の長期記憶障害の程度が, 全般的機能障害の程度と関連することを報告した。よく回復した患者 (例えば, 復職したり正常の社会活動が可能となった場合) では, 健常成人に匹敵する水準で, さらに想起試験を加えることはなく, 一貫して単語を再生できた。対照的に, 検査時に中程度から重篤な障害を示す患者では, 一貫した再生がひどく障害されていた。

SRT は, また健常小児を, 記憶障害のリスクがある小児, 例えば, 学習障害や左半球起源のてんかん発作をもつ小児から鑑別するのに有用であることもわかってきた (Snow et al., 1992)。多発性硬化症の患者では, SRT は記憶障害の異質性を強調するのに役立っている。Beatty ら (1996 b) は, これらの患者では, SRT の成績に3つの明確なパターンがあることを発見した。そのパターンとは, 障害がないもの, 主に検索に問題があり軽度障害されているもの, および検索の困難だけではなくコード化もひどく障害されているものの3つである。さらに, このテストは健常成人と痴呆高齢者とを区別するのに有用である (Larrabee, Largen & Levin, 1985；Masur et al., 1989；Sabe et al., 1995)。LTR と CLTR の尺度が, 正常な加齢から軽度の痴呆を鑑別するのに最も価値が高い (Masur et al., 1989)。SRT から得られる得点は, また痴呆に至る過程の病前の指標としても有用である。Masur ら (1990) は, 改訂した SRT (6試験, 5分間の妨害の後の遅延再生と再認) を使用して, 再生と遅延再生の合計が痴呆を予測

表10-7. 言語性選択想起テストの標準データ

変数[a]	年齢層						
	18-29	30-39	40-49	50-59	60-69	70-79	80-91
年齢							
平均	22.55	34.62	43.71	54.17	66.0	74.49	83.48
SD	3.30	2.69	2.91	2.74	2.47	2.92	3.10
教育							
平均	12.88	14.90	14.71	12.92	13.40	13.46	13.22
SD	1.73	2.47	2.72	1.98	3.57	3.78	3.76
n							
総計 n	51	29	31	24	50	59	27
女性/男性	23/28	15/14	19/12	22/2	33/17	38/21	23/4
総計							
平均	128.18	124.59	125.03	121.62	114.82	105.27	97.96
SD	9.16	13.40	12.00	10.46	15.77	16.67	17.49
LTR							
平均	122.16	118.14	118.55	112.71	101.52	89.95	77.22
SD	13.12	20.64	17.96	16.10	24.68	29.23	26.26
STR							
平均	6.14	6.72	6.48	8.96	13.52	17.47	20.74
SD	4.82	7.59	6.72	6.40	9.52	10.41	9.62
LTS							
平均	124.00	121.62	122.45	116.67	107.00	95.54	87.48
SD	10.47	18.36	15.64	14.52	21.79	24.86	25.26
CLTR							
平均	115.12	107.93	107.10	101.50	88.92	69.68	54.96
SD	19.67	27.62	26.62	22.39	35.85	35.96	29.04

する最も良い尺度であり,感度はそれぞれ47％と44％であると報告した。予測率はそれぞれ37％と40％であり,基準値の2.5倍以上良好であった。

さらに,SRTによって測定された言語学習および記憶障害と左側頭葉の異常との関連が指摘されている (Lee et al., 1989 ; Lee et al., 1990 ; Lencz et al., 1992 ; Levin et al., 1982 ; Martin et al., 1988, Snow et al., 1992)。例えば,Sassら(1990)は,左に言語中枢をもつ成人の左海馬の切除組織を病理学的に分析し,SRTの得点が,左海馬の錐体細胞密度と有意に相関するものの,右海馬ではそうでないことを示した。さらに,もともと重篤な海馬細胞脱落のある左優位半球の成人で,左海馬を全切除しても,SRTの成績の有意な低下はみ

られなかった (Sass et al., 印刷中)。しかしながら,軽度から中等度の神経細胞脱落では有意な悪化が認められた。しかし一方,大脳の広範な損傷をもつ患者と左側頭葉が局所的に傷害されている患者では,SRTの成績がほぼ同じであったことも注目に値する (Levin et al., 1982)。感情障害をもつ患者 (例えば,戦争に関連した外傷後ストレス障害,統合失調症,うつ病) でもSRTの成績は劣っていた (Bremner et al., 1993 ; Goldberg et al., 1989 ; Sabe et al., 1995 ; さらにGass, 1996も参照)。それゆえ,SRTは単独で左側頭葉の異常を予想するために使用されるべきではない。

要約すれば,SRTは多くの利点を備えている。特異的ではないものの発作焦点の側方性や海馬の神経脱落の程度に鋭敏な,4つの同等の検査方式

表10-7.（続き）

変数[a]	年齢層						
	18-29	30-39	40-49	50-59	60-69	70-79	80-91
RLTR							
平均	8.12	10.12	11.19	10.79	14.66	20.71	22.19
SD	9.42	9.73	11.34	9.25	11.83	14.37	10.70
助言							
平均	16.0	18.10	19.03	22.25	28.12	36.95	43.96
SD	8.42	13.12	11.26	10.06	15.16	15.17	15.77
侵入							
平均	.84	.97	1.81	1.17	3.90	4.22	3.30
SD	1.29	1.43	3.10	1.49	7.29	5.76	5.09
手がかり再生							
平均	—	—	—	—	9.58[b]	8.95[c]	8.16[d]
SD					1.93	2.12	2.22
多肢選択							
平均	12.0	12.0	12.0	12.0	11.96	11.85	11.93
SD	0.0	0.0	0.0	0.0	0.20	0.58	0.27
遅延再生							
平均	11.53	10.66	11.03	10.83	9.58	9.05	8.37
SD	.83	1.97	1.43	1.40	2.46	2.62	2.45

[a] 男性の素点用の修正値（標準データに入る前に計算すること）。再生総数＝＋5；LTR＝＋9；STR＝－4；LTS＝＋7；CLTR＝＋13；RLTR＝－5；助言＝－5；侵入＝0；手がかり再生＝0；多肢選択＝0；遅延再生＝＋1；注意：素点が0の場合にはLTSやCLTRを修正してはならない。再生総数，LTR, STR, LTS, CLTR, RLTR, 検査者による助言，侵入，手がかり再生，多肢選択，遅延再生の定義については本文参照。
[b] $n=31$.
[c] $n=38$.
[d] $n=19$.
出典：Larrabeeら1988。許可を得て転載。

が入手可能である。さらに文献による神経病患者では連日テストを施行しても，学習効果がないことを示唆している。それゆえ，SRTは，記憶機能の変化を評価する必要がある場合に特に優れている（例えば，側頭葉切除術の術前および術後）。一方，非常に大きな変動がいくつかのSRT指数ではみられる可能性がある。感情的な苦痛や知的レベルもまたテストの成績に影響する。

標準データ

年齢と性が成績に影響し，そのうち年齢は最も重要なものである。一般に女性は男性よりも成績が良い（Bishop et al., 1990；Miller et al., 1996；Trahan & Quintana, 1990；Wiederholt et al., 1993）。さらに年齢を重ねるにしたがって，男性の成績は女性に比べてより早く低下していく（Wiederholt et al., 1993）。知能はSRTの成績と中等度関連する。Shermanら(1995)は，WAIS-Rの言語理解の項目とSRTのLTR得点との間に中等度の相関（$r=.33$）があることを見いだしている。同様にBishopら(1990)は，学業成績が平均以下の大学生の得点はSRTの標準データよりおおよそ1SD低いことを見出した。Millerら

(1996)は，青年で，得点がIQの上昇に伴い改善することを報告した。Goldbergら（1989）は，簡易精神状態検査の得点がSRTの全再生得点と有意に相関することに気付いた。このように，被検者の知的レベルを考慮せずにSRTの標準データを使用した場合，IQの低いケースで記憶障害の程度を過大に評価する危険がある（Bishop et al., 1990）。教育の影響については一致しておらず，一部の研究はそれがあまり重要ではないとしている（Goldberg et al., 1989；Larrabee et al., 1988；Petersen et al., 1992；Ruff et al., 1989；Trahan & Quintana, 1990）。一方，別の研究（Wiederholt et al., 1993）は，大学教育を受けた学生では短期記憶指数を除くすべての指数でSRTの成績が有意に良好であったと報告している。一部の尺度は比較的知能に影響されないとする知見から，SRTは臨床的に価値のある検査法とされ，特に高校教育以下の教育しか受けていないケースでの検査に適している。

Larrabeeら（1988）は，成人版SRT（形式1）の年齢，性によって分けられた標準を提供した。その結果を表10-7に示す。性による修正が必要であることに注意すべきである（表10-7の注a参照）。さらに，LTRとSTRとの平均値を加算したものが，正答全得点の正確な値にならないことにも注意が必要である。CLTRとRLTRの平均値とLTRの関係についても同じことが言える。これらの各得点に対し，それぞれ異なる性による修正がなされたことにより，このような小さな相違点が生じたのである。様々な習得指数（LTS，CLTR）も加齢により，特に50歳以降，低下することにも注意を要する。忘却率にも年齢による違いが認められるが，その影響はわずかなものであり，学習によって蓄積されたものの測定に使われた特殊な指数によるものである（Petersen et al., 1992；Trahan & Larrabee, 1993）。忘却を測定するには，TrahanとLarrabee（1993）は，獲得得点（試験12のLTSで定義される）から遅延得点を引いた値を用いることを推奨している。

中年での同様のデータはRuffら（1989）によって報告された。Masurら（1989）も，高齢被検者の大きなサンプルを用いた標準データを提供している。しかしながら，かれらのサンプルは英語を母国語としない多くの者を含んでいた。そのため本報告に比べてかれらの報告での得点が若干低くなっていると思われる。Wiederholtら（1993）も，地域に居住する高齢者の大きなサンプルについてのデータを提供している。しかし，このデータは，本報告で使用しているSRTとは若干異なる版，すなわち，10項目（通常は12項目）からなるリストが6試験（通常は12試験）提示されるものに基づいている。

Levinも，13～18歳にかけての青年にSRTの形式Iを使用し，男性（23名）と女性（27名）の小さなサンプルに基づいて，形式IのLTS，CLTRの2つの尺度についてのデータを示した（Levin & Grossman, 1976；Levin, Benton & Grossman, 1982）。Levinは，13～18歳の間では，年齢による有意な効果は認められないことを報告した。しかし，女性は，男性に比べて成績が良かった。Millerら（1996）は，成人用の形式を改訂した（学習試験を12回から8回に減らした）。青年では，性，年齢，および言語性IQ（110以下を低い，111以上を高いとした）がテストの得点に影響を与えた。表10-8は，13～15歳までの227名の学生について性，年齢，言語性IQによってそれぞれ分けられたデータを示している。節約得点（savings score）は，遅延再生できた項目数を第8あるいは最後の学習試験で再生された項目数で除した比率として計算されている。

Clodfelterら（1987）は，9～12歳の58名の小児について，小児用SRTを用いた標準データを示している。しかしながら，Clodfelterらのデータではわずかな変数に関するものであり，遅延後の保持については言及していない。Millerら（1996）は，417名の小学生に基づくより大規模な標準データを示している（表10-9）。年齢と言語性IQの両方が結果に影響を与えた。5～8歳の小児用SRTでの標準データはMorgan（1982）によって示されている。表10-10に，4つのSRTの変数（試験あたりの再生数，LTS，LTR，CLTR）について，年齢別の平均値と標準偏差が示されている。この表は，年齢とともに小児の成績が著しく向上することを示している。しかし，このサンプ

表10－8. 年齢13～15歳での選択想起テストの標準データ

<table>
<tr><th colspan="13">女性</th></tr>
<tr><th></th><th colspan="4">年齢 13（n=48）</th><th colspan="4">年齢 14（n=58）</th><th colspan="4">年齢 15（n=22）</th></tr>
<tr><th></th><th colspan="2">低 IQ</th><th colspan="2">高 IQ</th><th colspan="2">低 IQ</th><th colspan="2">高 IQ</th><th colspan="2">低 IQ</th><th colspan="2">高 IQ</th></tr>
<tr><th></th><th>平均</th><th>SD</th><th>平均</th><th>SD</th><th>平均</th><th>SD</th><th>平均</th><th>SD</th><th>平均</th><th>SD</th><th>平均</th><th>SD</th></tr>
<tr><td>CLTR</td><td>60.56</td><td>(14.03)</td><td>65.91</td><td>(16.88)</td><td>60.50</td><td>(17.15)</td><td>69.66</td><td>(16.25)</td><td>61.56</td><td>(14.99)</td><td>68.75</td><td>(11.44)</td></tr>
<tr><td>STR</td><td>5.44</td><td>(3.15)</td><td>5.61</td><td>(4.32)</td><td>6.12</td><td>(3.44)</td><td>4.87</td><td>(4.83)</td><td>4.78</td><td>(3.78)</td><td>2.75</td><td>(1.26)</td></tr>
<tr><td>LTS</td><td>76.36</td><td>(7.50)</td><td>76.74</td><td>(10.12)</td><td>74.42</td><td>(7.20)</td><td>78.13</td><td>(10.57)</td><td>77.33</td><td>(8.77)</td><td>81.25</td><td>(7.36)</td></tr>
<tr><td>30"DEL</td><td>10.24</td><td>(1.36)</td><td>10.48</td><td>(1.59)</td><td>10.35</td><td>(1.20)</td><td>10.75</td><td>(1.44)</td><td>10.61</td><td>(1.54)</td><td>11.25</td><td>(0.96)</td></tr>
<tr><td>RECG</td><td>11.12</td><td>(1.17)</td><td>11.22</td><td>(1.09)</td><td>10.36</td><td>(1.48)</td><td>11.53</td><td>(0.80)</td><td>10.94</td><td>(1.30)</td><td>12.75</td><td>(0.50)</td></tr>
<tr><td>SAV</td><td>92.36</td><td>(10.28)</td><td>93.25</td><td>(9.67)</td><td>95.47</td><td>(11.92)</td><td>93.47</td><td>(10.52)</td><td>96.85</td><td>(11.62)</td><td>95.65</td><td>(5.03)</td></tr>
</table>

出典：Miller ら1996。許可を得て転載。

表10－9. 選択想起テストの標準データ，年齢 9 －12

<table>
<tr><th></th><th colspan="4">年齢 9
（n=77；m=32, f=45）</th><th colspan="4">年齢10
（n=126；m=59, f=67）</th><th colspan="4">年齢11
（n=110；m=49, f=61）</th></tr>
<tr><th></th><th colspan="2">低 IQ</th><th colspan="2">高 IQ</th><th colspan="2">低 IQ</th><th colspan="2">高 IQ</th><th colspan="2">低 IQ</th><th colspan="2">高 IQ</th></tr>
<tr><th></th><th>平均</th><th>SD</th><th>平均</th><th>SD</th><th>平均</th><th>SD</th><th>平均</th><th>SD</th><th>平均</th><th>SD</th><th>平均</th><th>SD</th></tr>
<tr><td>CLTR</td><td>49.88</td><td>(18.69)</td><td>53.56</td><td>(17.91)</td><td>56.00</td><td>(18.22)</td><td>61.96</td><td>(16.41)</td><td>51.69</td><td>(18.14)</td><td>55.16</td><td>(17.25)</td></tr>
<tr><td>STR</td><td>6.50</td><td>(3.92)</td><td>5.42</td><td>(3.74)</td><td>6.05</td><td>(4.17)</td><td>5.84</td><td>(4.30)</td><td>7.06</td><td>(5.45)</td><td>6.36</td><td>(4.86)</td></tr>
<tr><td>LTS (M)</td><td>66.94</td><td>(12.36)</td><td>71.90</td><td>(10.15)</td><td>71.36</td><td>(9.84)</td><td>76.25</td><td>(6.63)</td><td>58.70</td><td>(10.73)</td><td>70.54</td><td>(11.97)</td></tr>
<tr><td>LTS (F)</td><td>72.31</td><td>(10.18)</td><td>76.62</td><td>(8.30)</td><td>73.34</td><td>(10.13)</td><td>74.26</td><td>(11.38)</td><td>74.61</td><td>(13.75)</td><td>74.46</td><td>(10.70)</td></tr>
<tr><td>30" DEL</td><td>9.66</td><td>(2.24)</td><td>10.09</td><td>(1.58)</td><td>10.07</td><td>(1.67)</td><td>10.49</td><td>(1.42)</td><td>10.82</td><td>(1.97)</td><td>10.31</td><td>(1.43)</td></tr>
<tr><td>RECG</td><td>10.34</td><td>(1.78)</td><td>10.64</td><td>(1.48)</td><td>11.00</td><td>(1.31)</td><td>11.18</td><td>(1.27)</td><td>10.76</td><td>(1.22)</td><td>10.77</td><td>(1.36)</td></tr>
<tr><td>SAV</td><td>93.28</td><td>(19.53)</td><td>95.66</td><td>(15.86)</td><td>91.69</td><td>(11.90)</td><td>93.72</td><td>(10.52)</td><td>93.41</td><td>(17.56)</td><td>96.40</td><td>(13.05)</td></tr>
</table>

出典：Miller ら1996。私信。

ルは実に小さなものであり，示されているデータは限定的な価値しかもたないことに注意を要する。

文 献

Beatty, W.W., Krull, K.R., Wilbanks, S.L., Blanco, C.R., Hames, K.A., & Paul, R.H. (1996a). Further validation of constructs from the Selective Reminding Test. *Journal of Clinical and Experimental Neuropsychology, 18,* 52-55.

Beatty, W.W., Krull, K.R., Wilbanks, S.L., Blanco, C.R., Hames, K.A., Tivis, R., & Paul, R.H. (1996b). Memory disturbance in multiple sclerosis : Reconsideration of patterns of performance on the Selective Reminding Test. *Journal of Clinical and Experimental Neuropsychology, 18,* 56-62.

Bishop, E.G., Dickson, A.L., & Allen, M.T. (1990). Psychometric intelligence and performance on Selective Reminding. *The Clinical Neuropsychologist, 4,* 141-150.

Bremner, J.D., Scott,T.M., Delaney, R.C., et al. (1993). Deficits in short-term memory in posttraumatic stress disorder. *American Journal of Psychiatry, 150,* 1015-1019.

Buschke, H. (1973). Selective reminding for analysis of memory and learning. *Journal of Verbal Learning and Verbal Behavior, 12,* 543-550.

Buschke, H., & Fuld, P.A. (1974). Evaluating storage, retention, and retrieval in disordered memory and learning. *Neurology, 24,* 1019-1025.

Coen, R.F., Kinsella, A., Lambe, R., et al. (1990). Creating equivalent word lists for the Buschke Selective Reminding Test. *Human*

	男性											
	年齢 13 ($n=33$)				年齢 14 ($n=42$)				年齢 15 ($n=24$)			
	低 IQ		高 IQ		低 IQ		高 IQ		低 IQ		高 IQ	
	平均	SD	平均	SD	平均	SD	平均	SD	平均	SD	平均	SD
CLTR	42.08	(13.20)	59.14	(15.05)	59.75	(16.80)	68.35	(15.96)	36.00	(16.51)	63.67	(14.61)
STR	10.08	(4.63)	7.14	(6.14)	7.65	(5.39)	5.27	(4.53)	8.11	(4.60)	4.67	(3.85)
LTS	64.67	(8.96)	73.67	(12.29)	72.60	(13.09)	77.77	(10.06)	70.39	(9.60)	81.00	(6.90)
30"DEL	8.08	(1.76)	10.00	(2.43)	10.50	(1.85)	10.77	(1.19)	10.11	(2.25)	30.83	(1.83)
RECG	10.08	(1.20)	10.86	(1.24)	11.15	(1.18)	11.73	(0.70)	10.72	(1.23)	11.67	(0.82)
SAV	79.73	(17.92)	92.65	(22.87)	94.28	(13.75)	92.04	(10.09)	93.82	(17.22)	92.50	(11.73)

	年齢12 ($n=98$; m=50, f=48)			
	低 IQ		高 IQ	
	平均	SD	平均	SD
	57.64	(16.98)	66.15	(17.21)
	3.36	(4.46)	5.13	(4.40)
	76.59	(10.45)	76.28	(11.05)
	74.82	(10.96)	80.00	(8.64)
	10.62	(1.52)	10.79	(1.34)
	10.98	(1.12)	11.40	(0.87)
	96.90	(11.30)	94.79	(11.79)

表10-10. 年齢5～8歳の小児のSRTの平均得点

	年齢 5-6 ($n=16$)		年齢 7-8 ($n=14$)	
	平均	SD	平均	SD
再生／試験	5.3	1.2	6.1	1.1
LTS	28.6	10.1	35.7	9.1
LTR	25.7	9.9	33.4	10.2
CLTR	18.9	11.3	27.7	13.2

出典：Morgan, 1982。得点は平均的知能を持つ健常な学童の小グループから得られた。

Psychopharmacology ; Clinical and Experimental, 5, 47-51.

Clodfelter, C.J., Dickson, A.L., Newton Wilkes, C., & Johnson, R.B. (1987). Alternate forms of selective reminding for children. *The Clinical Neuropsychologist, 1* , 243-249.

Deptula, D., Singh, R., Goldsmith, S., et al. (1990). Equivalence of five forms of the Selective Reminding Test in young and elderly subjects. *Psychological Reports, 3,* 1287-1295.

Gass, C.S. (1996). MMPI-2 variables in attention and memory test performance. *Psychological Assessment, 8,* 135-138.

Goldberg, T.E., Weinberger, D.R., Pliskin, N. H., Berman, K.F., & Podd, M.H. (1989). Recall memory deficit in schizophrenia. *Schizophrenia Research, 2,* 251-257.

Hannay, H.J. (1986). *Experimental Techniques in Human Neuropsychology.* New York : Oxford.

Hannay, J.H., & Levin, H.S. (1985). Selective reminding test : An examination of the equivalence of four forms. *Journal of Clinical and Experimental Neuropsychology, 7,* 251-263.

Kraemer, H.C., Peabody, C.A., Tinklenberg, J. R., & Yesavage, J.A. (1983). Mathematical and empirical development of a test of memory for clinical and research use. *Psychological Bulletin, 94,* 367-380.

Larrabee, G.J., Largen, J.W., & Levin, H.S. (1985). Sensitivity of age-decline resistant ("Hold")WAIS subtests to Alzheimer's disease. *Journal of Clinical and Experimental Neuropsychology, 7,* 497-504.

Larrabee, G.L., Trahan, D.E., Curtiss, G., & Levin, H.S. (1988). Normative data for the verbal selective reminding test. *Neuropsy-*

chology, 2, 173-182.

Larrabee, G.J., and Curtiss, G. (1995). Construct validity of various verbal and visual memory tests. *Journal of Clinical and Experimental Neuropsychology, 17,* 536-547.

Lee, G.P., Loring, D.W., & Thompson, J.L. (1989). Construct validity of material-specific memory measures following unilateral temporal lobe ablations. *Psychological Assessment, 1,* 192-197.

Lee, G.P., Meador, K.J., Loring, D.W., et al. (1990). Behavioral activation of human hippocampal EEG : Relationship to recent memory. *Journal of Epilepsy, 3,* 137-142.

Lencz, T., McCarthy., G., Bronen, R.A., et al. (1992). Quantitative magnetic resonance imaging in temporal lobe epilepsy : Relationship to neuropathology and neuropsychological function. *Annals of Neurology, 31,* 629-637.

Levin, H.S., Benton, A.L., & Grossman, R.G. (1982). *Neurobehavioral Consequences of Closed Head Injury.* New York: Oxford University Press.

Levin, H.S., & Grossman, R.G. (1976). Storage and retrieval. *Journal of Pediatric Psychology, 1,* 38-42.

Levin, H.S., Grossman, R.G., Rose, J.E., & Teasdale, G. (1979). Long-term neuropsychological outcome of closed head injury. *Journal of Neurosurgery, 50,* 412-422.

Loring, D.W., & Papanicolaou, A.C. (1987). Memory assessment in neuropsychology : Theoretical considerations and practical utility. *Journal of Clinical and Experimental Neuropsychology, 9,* 340-358.

Macartney-Filgate, M.S., & Vriezen, E.R. (1988). Intercorrelation of clinical tests of verbal memory. *Archives of Clinical Neuropsychology, 3,* 121-126.

Martin, R.C., Loring, D.W., Meador, K.J., & Lee, G.P. (1988). Differential forgetting in patients with temporal lobe dysfunction. *Archives of Clinical Neuropsychology, 3,* 351-358.

Masur, D.M., Fuld, P.A., Blau, A.D., Thal, L.J., Levin, H.S., & Aronson, M.K. (1989). Distinguishing normal and demented elderly with the Selective Reminding Test. *Journal of Clinical and Experimental Neuropsychology, 11,* 615-630.

Masur, D.A., Fuld, P.A., Blau, A. D., Crystal, H., & Aronson, M.K. (1990). Predicting development of dementia in the elderly with the Selective Reminding Test. *Journal of Clinical and Experimental Neuropsychology, 12,* 529-538.

Miller, H.B., Murphy, D., Paniak, C., & Spackman, L., & LaBonte, M. (1996). Selective Reminding Test : Norms for children ages 9 to 15. Personal communication.

Morgan, S.F. (1982). Measuring long-term memory, storage and retrieval in children. *Journal of Clinical Psychology, 4,* 77-85.

Paniak, C.E., Shore, D.L., & Rourke, B.P. (1989). Recovery of memory after severe closed head injury: Dissociations in recovery of memory parameters and predictors of outcome. *Journal of Clinical and Experimental Neuropsychology, 11,* 631-644.

Petersen, R.C., Smith, G., Kokmen, E., et al., (1992). Memory function in normal aging. *Neurology, 42,* 396-401.

Ruff, R.M., Quayhagen, M., & Light, R.H. (1989). Selective reminding tests : A normative study of verbal learning in adults. *Journal of Clinical and Experimental Neuropsychology, 11,* 539-550.

Sabe, L., Jason, L., Juejati, M., Leiguarda, R., & Strakstein, S.E. (1995). Dissociation between declarative and procedural learning in dementia and depression. *Journal of Clinical and Experimental Neuropsychology, 17,* 841-848.

Said, J.A., Shores, A., Batchelor, J., Thomas, D., et al. (1990). The children's Auditory-Verbal Selective Reminding Test : Equivalence and test-retest reliability of two forms with boys and girls. *Developmental Neuropsychology, 6,* 225-230.

Sass, K.J., Spencer, D.D., Kim, J.H.. Westerveld, M., Novelly, R.A., & Lencz, T. (1990). Verbal memory impairment correlates with hippocampal pyramidal cell density. *Neurology, 40,* 1694-1697.

Sass, K.J., Westerveld, M., Spencer. S.S., Kim, J.H., & Spencer, D.D. (in press). Degree of hippocampal neuron loss mediates verbal memory decline following left anteromedial temporal lobectomy. *Epilepsia.*

Sass, K.J., Dorfinger, J., Henry, H., Buchanan, C.P., & Westerveld, M. (in press). Examining the verbal memory of adults with epilepsy : A replication of Verbal Selective Reminding

Test reliability and alternate forms equivalence. *Journal of Epilepsy*.

Shear, J.M., & Craft, R.B. (1989). Examination of the concurrent validity of the California Verbal Learning Test. *The Clinical Neuropsychologist, 3,* 162-168.

Sherman, E.M.S., Strauss, E., Spellacy, F., & Hunter, M. (1995). Construct validity of WAIS-R factors : Neuropsychological test correlates in adults referred for possible head injury. *Psychological Assessment, 7,* 440-444.

Smith, R.L., Goode, K.T., la Marche, J.A., & Boll, T.J. (1995). Selective reminding test short form administration : A comparison of two through twelve trials. *Psychological Assessment, 7,* 177-182.

Snow, J.H., English, R., & Lange, B. (1992). Clinical utility of the Selective Reminding Test — children's version. *Journal of Psychoedcational Assessment, 10,* 153-160.

Trahan, D.E., & Quintana, J.W. (1990). Analysis of gender effects upon verbal and visual memory performance in adults. *Archives of Clinical Neuropsychology, 5,* 325-334.

Trahan, D.E., & Larrabee, G.J. (1993). Clinical and methodological issues in measuring rate of forgetting with the Verbal Selective Reminding Test. *Psychological Assessment, 5,* 67-71.

Westerveld, M., Sass, K.J., Sass, A., & Henry, H.G. (1994). Assessment of verbal memory in temporal lobe epilepsy using the Selective Reminding Test : Equivalence and reliability of alternate forms. *Journal of Epilepsy, 7,* 57-63.

Wiederholt, W.C., Cahn, D., Butters, N.M., Salmon, D.P., Kritz-Silverstein, D., & Barrett-Connor, E. (1993). Effects of age, gender, and education on selected neuropsychological tests in an elderly community cohort. *Journal of the American Geriatrics Society, 41,* 639-647.

カリフォルニア言語学習テスト
CALIFORNIA VERBAL LEARNING TEST (CVLT)

訳　高山克彦

目的

このテストの目的は，言語的材料の学習や記憶に関する戦略や過程の評価を提供することである。

原典

マニュアルと25枚の記録用紙を含むキットは，The Psychological Corporation (555 Academic Court, San Antonio, TX 78204-2498, または 55 Horner Avenue, Toronto, Ontario M 8 Z 4 X 6) から121米ドル，または185カナダドルで注文できる。CVLTコンピュータ・得点ソフトウェア（IBM用）が270米ドルまたは405カナダドルの追加費用で採点に無制限に利用できる。小児版のテストCVLT-C（マニュアル，25枚の記録用紙とソフトウェアを含む）は315.50米ドルまたは475カナダドルである。

概要

このテスト (Delis et al., 1987) は，学習した言語材料のみならず言語学習がなされる過程を多面的に評価するため，ますます普及してきている。CVLTは，2つの買い物リスト（『月曜日』のリストと『火曜日』のリストとして，患者に提示される）を使い，単語リストの再生と再認を多くの施行で測定する。実施方法は，5回の試験で，16の単語（4つの意味カテゴリーからの各々4つの単語）のリスト（リストA）を再生する能力を評価することから始める。さらに，16の単語（4つの意味カテゴリーからの各々4つの単語）の干渉リスト（リストB）が1試験提示される。リストBの意味カテゴリーのうち2つはリストAのカテ

ゴリーと同じもので（「共通」カテゴリー），残る2つのカテゴリーは異なる（「非共通」カテゴリー）。干渉リストBの後，直ちにリストAの自由再生と，意味カテゴリーの手がかりを与えられた再生が行われる。その後20分間，非言語テスト（例えば，ブロック組立や手指タッピングなど）が行われた後，最初のリストの自由再生，手がかり再生，および再認（はい／いいえのパラダイムを使う）が評価される。この手順から，CVLTは以下のパラメータを定量化する：

・全試験での再生と再認の総数
・意味的および順位学習戦略
・順位効果
・試験数による学習率
・再生の施行間一貫性
・順向，逆向干渉に対する脆弱性の程度
・短期および長期遅延における情報の保持
・カテゴリーの手がかりを示すことと再認テストによる再生遂行の増強
・信号検出理論に由来する再認遂行の指数（識別可能性と反応の傾き）
・再生における保続と侵入
・再認における偽陽性

成人版の適応年齢は17〜80歳である。代替形式は研究目的で開発されており（Delis et al., 1991），直接 Dr. Delis（Psychology Service 116 B, V.A. Medical Center, 3350 La Jolla Village Drive, San Diego, CA 92161）に連絡をとれば入手できる。短い9単語形式も最近開発され，特に認知障害のある高齢者に用いられている（Libon et al., 1996）。そのテストを図10-10に示す。『買い物リスト』Aは，3つのカテゴリー（果物，野菜，衣類）からの各々3つの項目からなり，5回の即時自由再生試験を通して提示される。また，2番目の9単語の『買い物リスト』（リストB）も3つのカテゴリー（果物，道具，焼き菓子）からなる。20分後，リストAの自由再生，カテゴリーを示された再生，そして，再認が評価される。再認テストは以下のような33の単語からなる；リストAからの9単語，リストBからの6単語，そして18の妨害項目すなわち無関係な9単語，原型

的あるいは妨害確率の高い6単語，そしてリストAの単語に発音の似た妨害項目の3単語からなる。

小児版（CVLT-C）は5〜16歳に適応できる（Delis et al., 1994）。小児版は，15の単語（3つの意味カテゴリーからの各々5つの単語）の学習と再生が求められることを除いては，成人版の形式と同様である。

実　施

実施方法の説明は，CVLT／CVLT-Cマニュアルに記載されている。簡単に述べると，CVLTは，紙と鉛筆による記録形式と，あるいはCVLT実施および採点ソフトウェアを用いるコンピュータ形式のどちらも使うことができる。コンピュータは検査者に代わることができないが，施行と反応の記録をむしろ容易にし，データ分析も自動的に行う。実施方法は両形式とも同じである。

鉛筆と紙による形式では，検査者は声を出して指示と刺激語を読み，その後患者の口答での反応を記録し要約する。検査の各パートごとの指示は記録用紙に印刷されている。

コンピュータ補助形式では，検査者は，指定の単一のキー入力を使用するかまたはモニター上に表示された目標語をライトペンで触れることにより，患者の反応を施行中にコンピュータに直接入力する。誤答形（すなわち，保続と侵入）もまた，施行中，直接コンピュータに入力される。

9単語CVLTは，明らかな記憶障害（例えば，明らかな痴呆）などのために残しておくべきである（Libon et al., 1996参照）。患者が比較的正常に見えたり，あるいは非常に軽微な障害が疑われる場合には，16単語CVLTを使うべきである。

およその実施時間

検査は約35分で行うことができる。

採点方法

採点は手書き，またはCVLT／CVLT-Cソフ

試験1：あなたが月曜日に買い物に行こうとしていると想像してください。私は、あなたが買う品物のリストを読み上げます。注意して聞いてください。なぜなら私が読み終わったときに、あなたにできるだけ多くの品物を私に告げて欲しいからです。

試験2：もう一回、私が月曜日の買い物リストを読みます。どんな順序でもいいですから、できるだけ多くの品物を私に言ってください。

試験3-5：さらにもう一回、私が月曜日の買い物リストを読みます。前のように、できるだけ多くの品物を言ってください。

リストAーテスト項目	試験1	試験2	試験3	試験4	試験5
配列					
さくらんぼ					
セーター					
レタス					
ジャケット					
キャベツ					
プラム					
ショーツ					
ぶどう					
ほうれん草					

全試験 1-5
正答ー
侵入ー
保続ー
クラスターー

正答
侵入
保続
クラスター

干渉—リストB試験6p：さあ，火曜日です。あなたは再び買い物に行こうとしていると想像してください。私があなたに新しい買い物リストを読み上げます。私から読み終わったら，これらの新しいリストからできるだけ多くの品物を私に言ってください。どんな順序でそれらの品物を言ってもけっこうです。

短期遅延自由再生（試験7r）：さて，月曜日の買い物リストからあなたが思い出すことができる全ての品物を言ってください。月曜日のリストは，最初のリストで，私が5回あなたに読み上げたものです。火曜日のリストにあったものは言わないでください。月曜日のリストにあったものだけを言ってください。

短期遅延でカテゴリーを示された再生（試験8）：月曜日のリストにあった衣類…野菜…果物の名前を言ってください。

リストBテスト項目	配列	干渉 （試験6p）	短期遅延自由再生 （試験7r）	短期遅延でカテゴリーを 示された再生（試験8）
				衣類　　野菜　　果物
クッキー				
桃				
ドリル				
バナナ				
レンチ				
カップケーキ				
ペンチ				
板チョコ				
いちご				

順向干渉
試験1引く試験6p
逆向干渉
試験5引く試験7r

正答
侵入
保続
クラスター

項目	M	再認 TS	TO	TU	NP	NU	PS
シューツ	×	×	×	×	×	×	×
眼鏡		×	×	×	×	×	×
石鹸	×	×	×	×	×		×
ドリル	×	×	×			×	×
パンツ		×	×	×	×	×	×
モップ	×		×	×	×	×	×
さくらんぼ		×	×	×	×	×	×
レタス	×	×	×	×	×	×	×
板チョコ	×	×	×	×	×		×
りんご		×	×	×	×	×	×
ラケット	×	×	×		×		×
かき			×	×	×		×
ぶどう	×	×	×	×	×	×	×
とうもろこし	×		×	×	×	×	×
敷物		×	×	×	×		×
ほうれん草	×	×	×	×	×	×	×
オレンジ		×	×	×	×		×
セーター	×	×	×	×	×	×	×
ラジオ		×	×	×	×		×
クッキー	×	×	×	×	×	×	×
いちご		×	×	×	×	×	×
ジャケット	×	×	×	×	×	×	×
桃		×	×	×	×		×
ソックス	×	×	×	×	×	×	×
ばら		×	×	×	×	×	×
プラム	×		×	×	×	×	
カーテン		×	×	×	×	×	×
キャベツ	×	×	×	×	×		×
レンチ		×	×	×	×	×	×
鉛筆	×	×	×	×	×		×
財布		×	×	×	×	×	×
にんじん	×	×	×	×	×	×	×
手荷物		×	×	×	×	×	×
正答	×	×	×	×	×		×
TO							
TS							
TU							
NP							
NU							
PS							

再認：さて、私は人々が買うことができる沢山の品物を読み上げます。私がそれを読んだ後に、それが月曜日のリストの中にあるならば、「はい」と言い、それが月曜日のリストの中にないならば、「いいえ」と言ってください。

長期遅延自由再生（試験9d）：私は、前にあなたに2つの買い物リスト、月曜日のリストと火曜日のリストを読み上げました。月曜日のリストから思い出せる全てのものを言ってください。月曜日のリストのものを。

長期遅延でカテゴリーを示された再生（試験10）：月曜日の買い物リストには、衣類…野菜…果物があります。すなわち、……すべての品物を私に言ってください。

長期遅延自由再生（試験9d）

長期遅延でカテゴリーを示された再生（試験10）

衣服	野菜	果物

正答
侵入
保続
クラスター

図10—10．カリフォルニア言語学習テスト（9-語版）　出典：D.Libon（私信）．
M＝月曜日の項目、TS＝共通の意味カテゴリーの火曜日の項目、TO＝関連性はあるが異なる意味カテゴリーからの火曜日の項目、TU＝無関係な意味カテゴリーからの火曜日の項目、NP＝原型的擬似物、NU＝リストAまたはBの中のどの意味カテゴリーにも無関係な、非原型的擬似物、PS＝リストAの単語に音声的に関連した擬似物．

トウェアを使って自動的に行うことができる。コンピュータを利用した採点は，施行形式（すなわち，コンピュータ形式または紙と鉛筆による形式）に関係なく利用できる。そのほうが多数の分析結果を表にして測定値を要約するので経済的な上に効率的なので推薦できる。詳細な採点ガイドラインと計算の公式も CVLT マニュアルに示されている。

考察

信頼性。成人標準版では，内部整合性（折半法，係数 α）の尺度は，中等度～高度の範囲（原典を参照）にある。残念ながら，測定値の標準誤差と信頼区間は，マニュアルに示されていない。

著者らは，21人の健常成人で同形式の CVLT を1年後に再検査した結果を報告している。それぞれのスコアの相関係数は，低～中等度（.12-.79）の範囲にあった。リスト A の5試験の全即時再生での再検査で平均2語改善していた。短期および長期遅延再生試験と再認的中の改善は，平均約1語であった。より短い間隔（7～10日）での学習効果は非常に明らかで，2回目のテスト施行では平均12～15語（試験1～5の全得点）増加していた（McCaffrey et al., 1995）。Delis ら（1991）は，CVLT の2つの形式が，様々な学習や記憶の尺度での平均得点がほぼ同等であることを示した予備データを報告している。学習効果は，2つの形式が施行された順序に関係なく，認められなかった。認知科学から求められた変数（例えば，意味のクラスター化や再認識別可能性）のいくつかは相関しなかったが，CVLT の原法の再生尺度に対する代替形式の信頼係数は高かった（例えば，リスト A 全試験1～5指数 $r=.84$）（Delis et al., 1991）。

CVLT-C についても，著者らは中～高度の内部整合性を報告している（原典参照）。また，測定値の標準誤差と信頼区間（それぞれ68％，90％，95％のレベルに相当）も，リスト A の試験1～5に対して用意されている。得点の安定性は，106人の小児のサンプルで，平均約1ヵ月の間隔で行った2回の評価によって検討された。再検査では，全面的な改善が認められ，小児の年齢により1回の試験につき約1～2語増加した。しかしながら，検査—再検査の相関はあまり高くはなく，.17（12歳児の手がかり再生での侵入）と低いものから.90（8歳の保続）と高いものまで幅があった。このように，少なくとも短期間での再検査の結果は異なるパターンを示すようである。

また，CVLT では，検査者によって結果がいくらか違ってくる可能性があることに注意を要する（Wiens et al., 1994）。被検者から最高の成績を引き出す正確な特徴は現在でも明らかでない。しかし，検査—再検査でみられる，検査者による相違は，関心をもつに十分なほど大きなもののようである。

妥当性。再生の一致指数は，再生された単語の数によって相当混乱させられており，その解釈に懸念が寄せられている（Schmidt, 1997）。カテゴリークラスター化指数は信頼性をもって解釈されるが，順位クラスター化指数を解釈するにあたっては，再生された単語数と共にいくぶん増加するので，注意が必要である。

健常な小児と成人の19の CVLT 指数による因子分析の結果は，CVLT-CVLT-C で評価された多くの指数が，一般言語学習，反応識別，学習戦略，順向効果，順位効果，および，獲得率を反映する6つの因子に集積することを示している（Delis et al., 1988；1994）。Wiens ら（1994）は，求職者の大きなサンプルで，同様の因子構成を報告した。成人の神経学的異常が認められる集団では，5因子解決が現れる傾向にある（Delis et al., 1987）。これらの因子は，一般言語学習，反応識別，順位効果，学習戦略，そして，逆向性／短期遅延効果である。Vanderploeg ら（1994）は，神経学的患者の混在したグループで，類似した因子構成を見いだした。Millis（1995）は，中等～重度頭部外傷患者75人のサンプルで類似の6-因子解決を見いだした。この研究結果と以前の調査との違いは，この研究の対象・変数比が小さいことによるかもしれない。

9-単語 CVLT については，Libon ら（1996）が健常高齢者では3-因子解決が現れると報告した。

別々の因子が，即時自由再生，遅延再生，再認，および侵入反応の発生に関連していた。16-項目CVLTでの研究とは対照的に，即時再生の尺度は，遅延再生や再認の尺度とは別の因子を負荷する傾向があった。この違いは，彼らの分析で用いられたCVLT指数の数が限られていた(11対15)ことによるものかもしれない。痴呆患者では，2-因子解決が，明らかになった。最初の因子は，再認識別条件だけでなくリストAとリストBすべてのテスト条件を包含した。第2の因子は，自由再生と手がかりのある再生検査試験からの，侵入誤答尺度から構成されていた。しかし，再認識別条件も，この因子に負荷をかけていた。

CVLTは，Rey聴覚言語学習テスト（原典参照）にならって作られた。しかしながら，この2つのテストの間には，重要な違いがある（Reeves & Wedding, 1994）。特に，RAVLTリストは15の無関連語からなっているのに対し，CVLTリストは，4つの異なる意味カテゴリーに属する16の語からなる。意外なことでもないが，それぞれの検査変数の間には中等度の相関が認められる（Crossen & Wiens, 1994）。健常者では，RAVLTよりCVLTでわずかに高い素点が得られるが，これはCVLTリストがわずかに長いこと（Crossen & Wiens, 1994），あるいはCVLTリストがより容易である可能性を反映している。中等～重度の頭部外傷患者では，素点に関してテスト間で有意な差は報告されず，素点間の相関は .49（試験1）～ .83（試験1～5の合計）（Stallings et al., 1995）の範囲にあった。両方のテストが2～4時間の間隔で同日に施行されても，提示の順位による有意な効果は認められない（Crossen & Wiens, 1994）。Stallingsら（1995）も，中等～重度の頭部外傷患者で，順位効果がないことを認めた。テスト施行の間隔は，4時間から3日であった。

CVLTは，Wechsler記憶尺度，Wechsler記憶尺度—改訂版，Buschke選択想起テストや再認記憶テストを含む学習や記憶の他の標準的検査と適度に相関する（原典参照；Delis et al., 1988 a, b；Millis, 1995；Perrine, 1994；Randolph et al., 1994；Shear & Craft, 1989）。これは，CVLT指数が他の記憶検査とある程度の共通性をもってはいるものの，それらがまったく同じ認知過程を測定しているのではないことを意味している（Shear & Craft, 1989；Perrine, 1994；Stallings et al., 1995）。何人かの研究者は（Randolph et al., 1994；Stallings et al., 1993；Stallings et al., 1995），標準得点が考慮されるとき，記憶障害の認められる患者は，おそらく標準化サンプルの構成の違いのために，CVLTでは常にRAVLTやWMS-Rなどの他の検査より劣ると報告している。このような背景から，CVLTの標準となったサンプルが平均以上の知的機能をもった人々で構成されていたことに注意することが重要である（下記参照）。しかしながら，意味クラスター化が求められるため，CVLTは，WMS-R(Randolph et al., 1994)やRAVLTより記憶障害に少しばかり感受性が高いかもしれない（Stallings et al., 1995）。このように，CVLTでは記憶障害と分類される患者の頻度がより高い結果となり，記憶障害は実際より重度に見えるであろう（Stallings et al., 1995）。

視覚対象命名（MAEでの視覚命名）や聴覚性言語理解（トークンテスト）は，様々なCVLT指数と中等度に相関する（Crossen et al., 1993 b）。初めての学習に対する遅延再生能力の指数化（すなわち，再生パーセント）は，言語によって影響されにくい尺度を提供する（Crosson et al., 1993 b）。CVLTでの患者の成績を理解しようと試みる際には，この命名と理解が測定されるべきである。

CVLTの記憶得点はまた，ウィスコンシンカード分類テスト，線引き（B），および数唱問題でみられる保続反応数と中等度の相関を示す（Perrine, 1994；Vanderploeg et al., 1994；しかし，Paolo et al., 1995，も参照）。このように，遂行機能のある面（例えば，注意，精神的観測）も，学習や記憶においてある役割を演じるようである。CVLT/CVLT-Cの指数とWechsler IQ得点との間の相関はわずかであり（.22～.53），このことは，CVLTが単に一般的な知的能力の一部の次元を評価している訳ではないことを示唆する（Delis et al., 1994；Shear & Craft, 1989；Wiens et al., 1994）。

CVLT/CVLT-Cの多変量採点方式は，頭部外

傷（Crosson et al., 1988；Crossen et al., 1993 a；Haut & Shutty, 1992；Millis & Ricker, 1995；Yeates et al., 1995），てんかん（Hermann et al., 1987；Hermann et al., 1994；Seidenberg et al., 印刷中），アルツハイマー病，パーキンソン病，ハンチントン病（Bondi et al., 1994；Kohler, 1994；Kramer et al., 1988 b；Simon et al., 1994），虚血性脳血管痴呆（Libon et al., 1996），HIV 感染症とAIDS（Becher et al., 1995），うつ病，および統合失調症（Cullum et al., 1989；Kareken et al., 1996；Massman et al., 1992；Otto et al., 1994；Paulsen et al., 1995）といった多くの神経学的障害や精神障害と関連した特有な学習や記憶の特徴を明らかにするのに有用であるとする証拠がある。例えば，Hermann ら（1996）は，左海馬硬化症を伴わず，構造的にほぼ（そして，多分機能的にも）無損傷だった海馬の切除術を受けた患者で，リストの初頭～中間の部分（新近部は除く）からの再生が有意に減少していたことを示した。Crossen ら（1993 a）は，遅延再生試験での侵入の数の多さは，前頭葉損傷後のみならず優位側の側頭葉機能不全でも起こり得ると報告した。Kohler（1994）は，アルツハイマー病（AD）患者が，コード化の時点で情報を反復しても健常者ほど得点は向上しないことを示した。Simon ら（1994）は，軽度～中等度の AD 患者が，5回の試験を通して学習の証拠をほとんど示さず，短時間の遅延でさえも保持は困難であり，再生では分類カテゴリーによる単語のクラスター化の欠損を示すことを見出した。一方，リストの新近部分からの再生の平均によって測定される一次性記憶は無損傷であったが，二次性記憶（リストの初頭と中間の部分から再生された単語数の平均）は低下していた。このように，ADの初期の段階では，一次性記憶はADの悪影響に対して抵抗力があると思われる（Goldstein et al., 1996 も参照）。病状の進行に伴い，一次性記憶の障害が出現するようである。Kramer ら（1988 b）は，AD 患者が特に侵入誤答（多分，意味的知識の障害を反映している）をおかしやすいことを見いだした；ADとハンチントン舞踏病患者は，パーキンソン病患者より保続が多い傾向がある；ADまたはパーキンソン病患者は，ハンチントン病患者より早い忘却率を示す傾向がある。Massman ら（1992）は，アルツハイマー病患者とは対照的に，ハンチントン病患者では提示語からの選択という再認形式によって有意に成績が向上することを観察し，主に，短期および長期記憶の系統的検索を開始することが障害されていることを示唆した。ある種のCVLT 尺度（例えば，5回の試験の合計，手がかり再生侵入）での成績低下が，AD, 特に家族歴のある患者の，症状発現前の認知的マーカーとなるかもしれないといういくつかの証拠がある（Bondi et al., 1994）。HIV 感染症やAIDSに関連した再認障害も，ハンチントン病と似たような『皮質下』パターンを示す。それは，単語リストの習得や保持は比較的障害されているものの，認知記憶は比較的保たれていることに反映されている（Becker et al., 1995）。文献的には，うつ病や統合失調症患者の学習や記憶能力にはかなりの不均一性が示唆されているが，このような患者の相当数が CVLTで皮質下痴呆の患者に類似したプロフィールを示す（Massman et al., 1992；Paulsen et al., 1995）。Crossen ら（1988；Novack et al., 1995）は，外傷性脳損傷患者は学習速度が遅く，遅延再生が劣る傾向があると報告した；彼らは再生を支えるための意味的クラスター化という戦略を使うことが健常者より少なく（Stallings et al., 1995 も参照），また学習と再生試験の間により多くの侵入誤答をおかす。また，成人の閉鎖性頭部外傷患者が，CVLT の成績に基づいて神経学的に意味のある亜型に分けられることを示すいくつかの証拠もある（Haut & Shutty, 1992；Millis & Ricker, 1994）。例えば，Millis と Ricker（1994）は，中等度～重度の外傷性脳損傷患者 65 人を検討し 4 つの亜型を明らかにした。能動型は自発的検索の障害を示したが，能動的コード化戦略を用い，新しい情報を蓄える能力は比較的障害されていなかった。解体型は，コード化の障害に加え，一貫性がなく偶然に支配されやすい学習スタイルを示した。受動型はコード化そして／または記憶固定の障害のみならず，順位クラスター化戦略への過度の依存によって特徴づけられた。欠損型は全ての亜型中障害が最も強く，遅い習得率，受動的学習スタイル，そしてコード化

の有意な障害を示した。能動型が全ての亜型中，CVLT の障害が最も軽度で，外傷の程度が軽い患者にみられる傾向があった。

自由再生に再認が優るという乖離は，検索障害のマーカーと見なされてきた。Delis ら（1987）は，長期遅延自由再生得点に再認識別得点が優るという標準得点での乖離が，部分的検索障害のマーカーであることを示唆した。しかしながら，最近の閉鎖性頭部外傷（CHI）サンプルの調査結果は，少なくとも CHI 患者では，検索障害の指標としてこの乖離を用いることを支持しなかった（Wilde et al., 1995）。長期遅延自由再生では同等であるが，再認識別の成績が異なる乖離群と非乖離群が，検索障害と一致する遂行パターンを示すと仮定されている CVLT 指数が比較された。その結果，乖離群では侵入がより少なかったものの，再生の一貫性や意味手がかりの効果の相対的程度には差はなかった。このように，操作的に定義された検索の問題は検索過程そのものとはほとんど関係ないのかもしれない。例えば，ましな再認記憶を示す被検者が，コード化の軽度の異常を示すことがあるかもしれない。彼らのコード化能力は自由再生を支持するには弱すぎるものの，刺激の有効な再認には十分かもしれない。

このテストの様々な尺度は，努力不足あるいは詐病の検出に有用であると思われる（Millis et al., 1995；Trueblood, 1994）。Trueblood（1994）は，努力不足の検出に CVLT 全得点と再認的中が有効であることを見いだした。症状妥当性テストに基づいて努力不足と思われた軽度頭部外傷患者は，これらの変数において軽度頭部外傷の対照群と異なっていた。Millis ら（1995）は，二者択一の強制選択記憶テスト（再認記憶テスト）でのチャンスレベル以下の成績に基づいて，高度な外傷性脳損傷のはっきりした証拠がある患者と，最適の努力をしていない，あるいは最悪の場合障害を装ったり誇張しているように見えた軽度の外傷患者とを比較した。軽度頭部外傷群は，CVLT 全得点，再認識別，再認的中数，および長期遅延手がかり再生で有意に低い得点を示した。特に再認形式の識別と的中数が，努力不足の検出に有用であることが明らかになった（Millis，私信，1996 年 1 月）。

要約すると，既存の文献は，CVLT／CVLT-C 指数を注意深く評価すれば，小児同様成人でも，さまざまな記憶障害を区別するための価値ある情報が得られることを示唆している。CVLT／CVLT-C マニュアルは全体的によく書かれており，さらに，得られた様々な得点についての理論的な基礎や解釈のガイドラインとなる有用な解説を提供している。しかしながら，検査―再検査の信頼性に関する情報は現在健常者だけに利用でき，これらのデータは，得点の安定性に関して推測する際には注意を要することを示唆している。さらに，その指数のいくつかは再生した単語数と有意な相関をもっており，それらが評価するとされている質的特性の純粋な尺度ではない（Schmidt, 1997）。

標準データ

Delis ら（1987）は，神経学的異常のない 273 人からこの検査の成人版を標準化した（平均年齢＝58.39, SD＝15.35；平均教育年数 13.83 年，SD＝2.70）。彼らは，7 つの年齢群（年齢 17〜80）についてそれぞれ男女別に CVLT 標準を提示している。CVLT マニュアルには，素点を標準得点に変換するために表が用意されている。コンピュータで採点するソフトウェアは，これらの得点を自動的に計算し報告する。リスト A の試験 1〜5 の総単語数を除いた全ての変数について，標準 z 得点は平均 0，標準偏差は 1 であった。z 得点は，全ての端数が四捨五入されている。平均値 50，標準偏差 10（「T 尺度」）の尺度が，リスト A の試験 1-5 の総単語数で用いられている。

これらの得点の解釈でいくつかの混乱が起こるかもしれない。まず最初に，z 得点の四捨五入が，実際より悪くみせることになるかもしれない。第二に，ほとんどのテスト変数での＋1 以上の尺度得点（すなわち，平均値より 1 標準偏差以上）は，正常な能力を示すが，－1 以下の得点は障害を示唆する。例えば，長期遅延自由再生試験での尺度得点－1 は，コード化／貯蔵障害を示唆するであろう。しかしながら，保続の増加，侵入，あるいは偽陽性率は，＋1 以上の尺度得点によって示され

表10-11. 年齢およびIQ別のカリフォルニア言語学習テスト得点

FSIQ	男性 年齢20-29	男性 年齢30-39	男性 年齢40-49	女性 年齢20-29	女性 年齢30-39	女性 年齢40-49
5学習試験での単語総数						
80-89	$n=15$	$n=6$		$n=5$	$n=1$	
平均	50.6	54.8		57.2	46	
SD	6.4	8.7		7.3		
90-99	$n=81$	$n=49$	$n=1$	$n=21$	$n=12$	$n=3$
平均	54.1	52.1	50	55.9	55.9	60.0
SD	6.5	7.9		6.0	8.1	6.1
100-109	$n=132$	$n=65$	$n=9$	$n=35$	$n=16$	$n=1$
平均	57.6	52.8	46.8	60.0	58.2	64
SD	6.6	7.4	4.9	6.4	6.5	
110-119	$n=68$	$n=48$	$n=9$	$n=12$	$n=9$	
平均	57.8	53.4	52.9	61.6	61.3	
SD	7.1	7.6	6.8	5.5	5	
120-129	$n=26$	$n=31$	$n=9$	$n=4$	$n=6$	$n=3$
平均	57.3	57.6	55.1	61.0	62.2	60.3
SD	8.3	8.3	12.3	7.1	7.2	4.0
130+	$n=10$	$n=3$	$n=4$	$n=1$	$n=3$	
平均	60	61.7	58.2	67	60	
SD	4.4	7.1	4.9		5.3	
試験1						
80-89	$n=15$	$n=6$		$n=5$	$n=1$	
	最小=4	最小=6		最小=5	最小=	
	最大=10	最大=10		最大=8	最大=	
	平均=6.9	平均=7.8		平均=6.6	平均=6	
	SD=1.8	SD=1.5		SD=1.3	SD=	
90-99	$n=81$	$n=49$	$n=1$	$n=21$	$n=12$	$n=3$
	最小=5	最小=4	最小=	最小=4	最小=4	最小=8
	最大=11	最大=14	最大=	最大=10	最大=9	最大=10
	平均=7.4	平均=7.4	平均=5	平均=7.6	平均=7.6	平均=9
	SD=1.4	SD=2	SD=	SD=1.6	SD=1.5	SD=1
100-109	$n=132$	$n=65$	$n=9$	$n=35$	$n=16$	$n=1$
	最小=4	最小=4	最小=5	最小=5	最小=6	最小=
	最大=12	最大=10	最大=8	最大=12	最大=12	最大=
	平均=7.8	平均=6.8	平均=6.9	平均=8.3	平均=8.7	平均=10
	SD=1.7	SD=1.3	SD=1	SD=1.8	SD=1.7	SD=
110-119	$n=68$	$n=48$	$n=9$	$n=12$	$n=9$	
	最小=5	最小=5	最小=5	最小=5	最小=6	
	最大=12	最大=10	最大=8	最大=11	最大=9	
	平均=8.1	平均=7.5	平均=6.6	平均=8.8	平均=7.8	
	SD=1.7	SD=1.4	SD=.9	SD=1.9	SD=1.2	
120-129	$n=26$	$n=31$	$n=9$	$n=4$	$n=6$	$n=3$
	最小=5	最小=5	最小=5	最小=7	最小=7	最小=7
	最大=12	最大=13	最大=13	最大=10	最大=11	最大=12
	平均=8.1	平均=7.9	平均=8.2	平均=8.8	平均=8.7	平均=9.3
	SD=1.8	SD=1.8	SD=3	SD=1.3	SD=1.5	SD=2.5

（次ページに続く）

表10-11.（続き）

FSIQ	男性 年齢20-29	男性 年齢30-39	男性 年齢40-49	女性 年齢20-29	女性 年齢30-39	女性 年齢40-49
試験1（続き）						
130+	n=10 最小=6 最大=11 平均=7.7 SD=1.3	n=3 最小=7 最大=9 平均=8 SD=1	n=4 最小=7 最大=8 平均=7.8 SD=.5	n=1 最小= 最大= 平均=12 SD=	n=3 最小=7 最大=8 平均=7.3 SD=.6	
リストB						
80-89	n=15 最小=4 最大=10 平均=6.4 SD=1.6	n=6 最小=7 最大=10 平均=7.8 SD=1.2		n=5 最小=5 最大=9 平均=7.2 SD=1.5	n=1 最小= 最大= 平均=6 SD=	
90-99	n=81 最小=4 最大=11 平均=7.4 SD=1.5	n=49 最小=3 最大=11 平均6.8 SD=1.7	n=1 最小= 最大= 平均=5 SD=	n=21 最小=5 最大=11 平均=7.8 SD=1.9	n=12 最小=6 最大=12 平均=7.7 SD=1.7	n=3 最小=6 最大=9 平均=7.7 SD=1.5
100-109	n=132 最小=4 最大=12 平均=7.3 SD=1.7	n=65 最小=4 最大=12 平均=7.4 SD=1.8	n=9 最小=3 最大=9 平均=6.6 SD=1.9	n=35 最小=4 最大=12 平均=8.2 SD=1.7	n=16 最小=5 最大=10 平均=7.4 SD=1.4	n=1 最小= 最大= 平均=10 SD=
110-119	n=68 最小=4 最大=12 平均=7.7 SD=1.8	n=48 最小=5 最大=11 平均=7.4 SD=1.4	n=9 最小=4 最大=10 平均=6.6 SD=2.2	n=12 最小=4 最大=12 平均=8.5 SD=2.8	n=9 最小=7 最大=10 平均=8.1 SD=1	
120-129	n=26 最小=4 最大=12 平均=8 SD=1.8	n=31 最小=5 最大=10 平均=7.7 SD=1.4	n=9 最小=5 最大=9 平均=7.4 SD=1.2	n=4 最小=7 最大=10 平均=8.5 SD=1.3	n=6 最小=6 最大=10 平均=8.3 SD=1.6	n=3 最小=6 最大=9 平均=7.7 SD=1.5
130+	n=10 最小=6 最大=11 平均=8.6 SD=1.4	n=3 最小=5 最大=8 平均=6.7 SD=1.5	n=4 最小=7 最大=9 平均=7.8 SD=1	n=1 最小= 最大= 平均=10 SD=	n=3 最小=8 最大=9 平均=8.7 SD=.6	
短期遅延自由再生						
80-89	n=15 最小=7 最大=13 平均=10.7 SD=1.6	n=6 最小=8 最大=14 平均=9.8 SD=2.1		n=5 最小=10 最大=16 平均=12 SD=2.4	n=1 最小= 最大= 平均=9 SD=	
90-99	n=81 最小=6 最大=16 平均=11.3 SD=2.1	n=49 最小=6 最大=16 平均=10.8 SD=2.5	n=1 最小= 最大= 平均=11 SD=	n=21 最小=5 最大=15 平均=11.5 SD=2.3	n=12 最小=7 最大=16 平均=11.9 SD=2.9	n=3 最小=8 最大=13 平均=11 SD=2.6
100-109	n=132 最小=6 最大=16 平均=12.2 SD=2.1	n=65 最小=5 最大=16 平均=11.1 SD=2.5	n=9 最小=7 最大=13 平均=9 SD=2.1	n=35 最小=9 最大=16 平均=13.1 SD=2.2	n=16 最小=9 最大=16 平均=12.6 SD=2.1	n=1 最小= 最大= 平均=12 SD=

（次ページに続く）

表10-11. 年齢およびIQ別のカリフォルニア言語学習テスト得点（続き）

FSIQ	男性 年齢20-29	男性 年齢30-39	男性 年齢40-49	女性 年齢20-29	女性 年齢30-39	女性 年齢40-49
短期遅延自由再生（続き）						
110-119	$n=68$ 最小=8 最大=16 平均=12.6 SD=2.3	$n=48$ 最小=6 最大=16 平均=11.1 SD=2.5	$n=9$ 最小=9 最大=14 平均=11.7 SD=1.6	$n=12$ 最小=11 最大=15 平均=13.1 SD=1.2	$n=9$ 最小=11 最大=15 平均=13.8 SD=1.2	
120-129	$n=26$ 最小=8 最大=16 平均=12.2 SD=2	$n=31$ 最小=7 最大=16 平均=12.5 SD=2.1	$n=9$ 最小=7 最大=14 平均=10.2 SD=2.4	$n=4$ 最小=11 最大=15 平均=13.5 SD=1.7	$n=6$ 最小=10 最大=15 平均=13.3 SD=1.8	$n=3$ 最小=11 最大=12 平均=11.3 SD=.6
130+	$n=10$ 最小=13 最大=16 平均=14.2 SD=1.1	$n=3$ 最小=12 最大=16 平均=14.3 SD=2.1	$n=4$ 最小=13 最大=15 平均=14.2 SD=1	$n=1$ 最小= 最大= 平均=13 SD=	$n=3$ 最小=13 最大=16 平均=14.7 SD=1.5	
長期遅延自由再生						
80-89	$n=15$ 最小=7 最大=15 平均=10.9 SD=2.1	$n=6$ 最小=8 最大=15 平均=10.7 SD=2.4		$n=5$ 最小=10 最大=16 平均=13 SD=2.6	$n=1$ 最小 最大 平均=10 SD=	
90-99	$n=81$ 最小=6 最大=16 平均=11.7 SD=2.2	$n=49$ 最小=5 最大=16 平均=11.2 SD=2.5	$n=1$ 最小= 最大= 平均=7 SD=	$n=21$ 最小=6 最大=15 平均=12.3 SD=2.5	$n=12$ 最小=5 最大=16 平均=12.1 SD=3.1	$n=3$ 最小=8 最大=15 平均=12.3 SD=3.8
100-109	$n=132$ 最小=6 最大=16 平均=12.7 SD=2	$n=65$ 最小=6 最大=16 平均=11.8 SD=2.3	$n=9$ 最小=8 最大=12 平均=9.7 SD=1.3	$n=35$ 最小=9 最大=16 平均=13.6 SD=2.1	$n=16$ 最小=10 最大=16 平均=13.1 SD=2.1	$n=1$ 最小= 最大= 平均=14 SD=
110-119	$n=68$ 最小=8 最大=16 平均=13 SD=2.2	$n=48$ 最小=6 最大=15 平均=11.4 SD=2.6	$n=9$ 最小=8 最大=15 平均=12.8 SD=2	$n=12$ 最小=12 最大=16 平均=13.8 SD=1.2	$n=9$ 最小=10 最大=16 平均=13.7 SD=2	
120-129	$n=26$ 最小=9 最大=16 平均=12.5 SD=2	$n=31$ 最小=9 最大=16 平均=13 SD=2.1	$n=9$ 最小=6 最大=14 平均=11 SD=2.9	$n=4$ 最小=11 最大=16 平均=14 SD=2.2	$n=6$ 最小=9 最大=16 平均=13.5 SD=2.4	$n=3$ 最小=12 最大=13 平均=12.3 SD=.6
130+	$n=10$ 最小=13 最大=16 平均=14.5 SD=1.2	$n=3$ 最小=13 最大=16 平均=14 SD=1.7	$n=4$ 最小=14 最大=15 平均=14.5 SD=.6	$n=1$ 最小= 最大= 平均=14 SD=	$n=3$ 最小=11 最大=16 平均=14 SD=2.6	
保続反応						
80-89	$n=15$ 最小=0 最大=16 平均=5.3 SD=4.6	$n=6$ 最小=2 最大=18 平均=7.5 SD=6.6		$n=5$ 最小=1 最大=10 平均=5.4 SD=3.4	$n=1$ 最小= 最大= 平均=5 SD=	

（次ページに続く）

表10-11．（続き）

FSIQ	男性 年齢20-29	男性 年齢30-39	男性 年齢40-49	女性 年齢20-29	女性 年齢30-39	女性 年齢40-49
保続反応（続き）						
90-99	$n=81$ 最小=0 最大=23 平均=7.6 SD=5.5	$n=49$ 最小=0 最大=25 平均=8.4 SD=5.4	$n=1$ 最小= 最大= 平均=11 SD=	$n=21$ 最小=2 最大=13 平均=6.7 SD=3.4	$n=12$ 最小=0 最大=17 平均=6.7 SD=6.3	$n=3$ 最小=5 最大=19 平均=13.7 SD=7.6
100-109	$n=132$ 最小=0 最大=21 平均=7 SD=4.4	$n=65$ 最小=0 最大=21 平均=8.1 SD=5.2	$n=9$ 最小=2 最大=22 平均=8.1 SD=6.5	$n=35$ 最小=1 最大=23 平均=5.3 SD=4.7	$n=16$ 最小=1 最大=16 平均=6.4 SD=4.4	$n=1$ 最小= 最大= 平均=8 SD=
110-119	$n=68$ 最小=0 最大=25 平均=5.6 SD=4.6	$n=48$ 最小=0 最大=24 平均=6.2 SD=4.5	$n=9$ 最小=1 最大=18 平均=7.1 SD=5.4	$n=12$ 最小=0 最大=13 平均=5.9 SD=3.8	$n=9$ 最小=1 最大=16 平均=7.1 SD=5.2	
120-129	$n=26$ 最小=0 最大=17 平均=6.4 SD=4.9	$n=31$ 最小=0 最大=14 平均=4.5 SD=3.1	$n=9$ 最小=3 最大=19 平均=8.3 SD=4.9	$n=4$ 最小=1 最大=6 平均=3 SD=2.2	$n=6$ 最小=0 最大=25 平均=8.5 SD=8.8	$n=3$ 最小=3 最大=6 平均=4.7 SD=1.5
130+	$n=10$ 最小=2 最大=25 平均=7.5 SD=6.7	$n=3$ 最小=1 最大=13 平均=6 SD=6.2	$n=4$ 最小=0 最大=10 平均=6 SD=4.6	$n=1$ 最小= 最大= 平均=3 SD=	$n=3$ 最小=3 最大=10 平均=7.3 SD=3.8	
侵入総数						
80-89	$n=15$ 最小=0 最大=14 平均=3.7 SD=4.3	$n=6$ 最小= 最大=11 平均=5.2 SD=4.4		$n=5$ 最小=0 最大=3 平均=.8 SD=1.3	$n=1$ 最小= 最大= 平均=14 SD=	
90-99	$n=81$ 最小=0 最大=19 平均=3.6 SD=3.8	$n=49$ 最小=0 最大=14 平均=3.4 SD=3.2	$n=1$ 最小= 最大= 平均=4 SD=	$n=21$ 最小=0 最大=20 平均=4 SD=5.3	$n=12$ 最小=0 最大=6 平均=1.8 SD=2.1	$n=3$ 最小=3 最大=8 平均=5.7 SD=2.5
100-109	$n=132$ 最小=0 最大=22 平均=2.9 SD=3.8	$n=65$ 最小=0 最大=22 平均=3.5 SD=4.6	$n=9$ 最小=0 最大=15 平均=6.9 SD=5.4	$n=35$ 最小=0 最大=13 平均=1.9 SD=3	$n=16$ 最小=0 最大=13 平均=2.9 SD=3.4	$n=1$ 最小= 最大= 平均=0 SD=
110-119	$n=68$ 最小=0 最大=10 平均=2.2 SD=2.6	$n=48$ 最小=0 最大=25 平均=5 SD=5.6	$n=9$ 最小=0 最大=7 平均=2.4 SD=2.5	$n=12$ 最小=0 最大=12 平均=2.8 SD=4.5	$n=9$ 最小=0 最大=8 平均=3.1 SD=2.6	
120-129	$n=26$ 最小=0 最大=9 平均=1.9 SD=2.9	$n=31$ 最小=0 最大=14 平均=2.4 SD=3.2	$n=9$ 最小=0 最大=7 平均=2.6 SD=2.2	$n=4$ 最小=1 最大=5 平均=2.5 SD=1.9	$n=6$ 最小=0 最大=14 平均=2.5 SD=5.6	$n=3$ 最小=1 最大=12 平均=6 SD=5.6

（次ページに続く）

表10-11. 年齢およびIQ別のカリフォルニア言語学習テスト得点（続き）

FSIQ	男性			女性		
	年齢20-29	年齢30-39	年齢40-49	年齢20-29	年齢30-39	年齢40-49
侵入総数（続き）						
130+	$n=10$ 最小=0 最大=7 平均=1.6 SD=2.4	$n=3$ 最小=0 最大=4 平均=2 SD=2	$n=4$ 最小=0 最大=2 平均=.8 SD=1	$n=1$ 最小= 最大= 平均=1 SD=	$n=3$ 最小=0 最大=9 平均=4 SD=4.6	
再認得点						
80-89	$n=15$ 最小=12 最大=16 平均=14.5 SD=1.2	$n=6$ 最小=14 最大=16 平均=15.3 SD=.8		$n=5$ 最小=14 最大=16 平均=15.2 SD=.8	$n=1$ 最小= 最大= 平均=13 SD=	
90-99	$n=81$ 最小=5 最大=16 平均=14.6 SD=1.6	$n=49$ 最小=11 最大=16 平均=14.5 SD=1.5	$n=$ 最小 最大 平均=12 SD=	$n=21$ 最小=12 最大=16 平均=15 SD=1.1	$n=12$ 最小=10 最大=16 平均=14.9 SD=1.7	$n=3$ 最小=13 最大=16 平均=15 SD=1.7
100-109	$n=132$ 最小=11 最大=16 平均=15.1 SD=1.1	$n=65$ 最小=11 最大=16 平均=14.6 SD=1.3	$n=9$ 最小=13 最大=16 平均=14.4 SD=.9	$n=35$ 最小=12 最大=16 平均=15.1 SD=1.1	$n=16$ 最小=13 最大=16 平均=15.1 SD=1.1	$n=1$ 最小= 最大= 平均=16 SD=
110-119	$n=68$ 最小=11 最大=16 平均=15 SD=1.4	$n=48$ 最小=12 最大=16 平均=14.6 SD=1.2	$n=9$ 最小=10 最大=16 平均=14.2 SD=1.7	$n=12$ 最小=13 最大=16 平均=15.2 SD=.9	$n=9$ 最小=13 最大=16 平均=15.4 SD=1	
120-129	$n=26$ 最小=12 最大=16 平均=14.9 SD=1.2	$n=31$ 最小=13 最大=16 平均=15.1 SD=1	$n=9$ 最小=11 最大=16 平均=14.3 SD=1.7	$n=4$ 最小=15 最大=16 平均=15.8 SD=.5	$n=6$ 最小=14 最大=16 平均=15.2 SD=1	$n=3$ 最小=14 最大=15 平均=14.7 SD=.6
130+	$n=10$ 最小=15 最大=16 平均=15.9 SD=.3	$n=3$ 最小=14 最大=16 平均=15.3 SD=1.2	$n=4$ 最小=12 最大=16 平均=14.2 SD=1.7	$n=1$ 最小= 最大= 平均=16 SD=	$n=3$ 最小=15 最大=16 平均=15.7 SD=.6	

出典：Wiens, Tindall と Crossen。許可を得て転載。

ることに注意するべきである。

　Delis ら（1987）は，この標準が教育，人種，地域などの人口統計学上の変数に関してアメリカの集団を代表していないことも考えられ，解釈には注意が必要であると警告している。実際，CVLT標準サンプルは，機能的には平均以上の人々から構成されていたという証拠がある（Randolph et al., 1994）。それゆえに，実際に成績が平均的範囲であり，特に平均以下の教育しか受けていない人や成績が全体的知能との比較で解釈される場合には，CVLT標準に基づいた記憶機能の評価は障害を示唆する可能性が高い（Randolph et al., 1994）。最近 Wiens ら（1994）は，700人の求職者のサンプルに基づいた標準データを提供した。そのサンプルは比較的若く，平均年齢は29.1歳（SD＝6.0）であった。平均教育年数は14.5年（SD＝1.6）で，81％が男性であった。選ばれた変数のデータ（5回の学習試験で再生された総単

表10-12a. 年齢53～65歳のCVLT標準データ（中間点年齢＝59歳）

得点	男性（$n=14$）平均	SD	女性（$n=30$）平均	SD
再生尺度				
単語総数（試験1-5）	45.43	11.14	52.38	8.06
リストA　試験1	5.86	1.70	7.10	1.90
リストA　試験5	10.93	2.76	12.63	1.69
リストB	5.71	1.82	6.97	1.79
短期遅延自由再生	8.86	4.11	11.07	2.29
短期遅延手がかり再生	9.93	3.47	12.57	1.81
長期遅延自由再生	9.00	3.80	11.43	2.16
長期遅延手がかり再生	9.71	3.31	12.30	1.86
学習特性				
意味クラスター化	1.39	0.88	2.03	0.83
順位クラスター化	3.18	2.42	2.30	1.60
初頭領域パーセント	27.71	5.92	30.27	4.81
中間領域パーセント	38.07	7.08	41.57	6.47
新近領域パーセント	34.00	7.10	27.93	5.81
傾斜	1.28	0.59	1.32	0.36
再生一貫性	81.93	11.35	85.13	5.61
再生誤答				
保続	5.29	5.57	6.61	6.04
自由再生侵入	2.71	4.51	1.70	2.38
手がかり再生侵入	2.57	3.37	1.10	1.71
侵入総数	5.29	7.75	2.80	3.90
再認尺度				
再認的中	14.14	1.70	14.47	1.50
識別可能性	90.93	5.84	94.95	4.03
偽陽性	1.86	1.83	0.87	1.14
反応傾き	-.03	0.37	-.06	0.33
追加尺度				
保続パーセント	4.48	3.75	5.67	5.17
自由侵入パーセント	3.49	5.19	1.84	2.43
手がかり侵入パーセント	9.43	10.50	3.01	4.57
総侵入パーセント	5.30	6.90	2.37	3.15
SDFR保持パーセント[a]	78.76	24.05	87.63	14.63
LDFR保持パーセント[b]	80.46	20.45	90.64	12.98

[a]SDFR＝短期遅延自由再生；[b]LDFR＝長期遅延自由再生。
出典：Paoloら1997。SwetsとZeitlingerの許可を得て転載。

語数，試験1，リストB，短期および長期遅延自由再生，保続，全侵入数，そして，再認得点）が表10-11に，年齢，FSIQも考慮に入れ，男女別に示されている。セルサイズが全般的に，特に女性では，小さい点に注意が必要である。Wiensら（1994）は，Delisら（1987）の報告よりその評価がいくぶんあまい（つまり，わずかに低い）と報告している。

CVLT標準データのためのサンプルが比較的小さいと批判されてきたため，Paoloら（1997）は高齢者についての追加データを提供し，標準データを80歳以上まで広げた。Paoloらのサンプルは，212人の健常者（男性92人，女性120人）から構成され，年齢は53～94歳（平均値70.58，

表10−12b. 年齢56〜68歳のCVLT標準データ（中間点年齢＝62歳）

得点	男性（n=28）平均	SD	女性（n=49）平均	SD
再生尺度				
単語総数（試験1-5）	45.07	10.53	50.73	9.45
リスト A 試験1	5.86	1.41	6.76	1.87
リスト A 試験5	10.89	2.71	12.16	2.38
リスト B	5.61	1.69	6.63	1.97
短期遅延自由再生	9.07	3.35	10.24	2.81
短期遅延手がかり再生	10.21	3.00	11.96	2.28
長期遅延自由再生	9.25	3.15	10.90	2.69
長期遅延手がかり再生	10.25	2.94	11.73	2.46
学習特性				
意味クラスター化	1.49	0.83	2.03	0.89
順位クラスター化	2.66	2.17	2.12	1.76
初頭領域パーセント	28.54	5.18	29.78	5.65
中間領域パーセント	39.29	8.45	40.88	7.61
新近領域パーセント	32.11	8.00	29.24	6.39
傾斜	1.25	0.54	1.29	0.45
再生一貫性	79.43	13.12	82.45	10.03
再生誤答				
保続	3.96	4.37	6.76	5.92
自由再生侵入	2.04	3.56	2.69	3.55
手がかり再生侵入	1.93	2.51	1.92	2.67
侵入総数	3.96	5.88	4.61	5.78
再認尺度				
再認的中	14.43	1.43	14.45	1.54
識別可能性	92.54	5.27	93.51	5.31
偽陽性	1.68	1.72	1.31	1.81
反応傾き	0.01	0.34	-.04	0.34
追加尺度				
保続パーセント	3.57	3.13	5.77	4.86
自由侵入パーセント	2.88	4.90	3.09	3.77
手がかり侵入パーセント	8.82	10.49	7.42	9.37
総侵入パーセント	4.31	6.01	4.11	4.83
SDFR 保持パーセント[a]	82.48	19.15	84.41	18.30
LDFR 保持パーセント[b]	104.10	15.35	106.80	16.60

[a]SDFR＝短期遅延自由再生；[b]LDFR＝長期遅延自由再生。

表10−12c. 年齢59〜71歳のCVLT標準データ（中間点年齢＝65歳）

得点	男性（n=45）平均	SD	女性（n=59）平均	SD
再生尺度				
単語総数（試験1-5）	43.33	9.63	50.03	9.18
リスト A 試験1	5.76	1.54	6.63	1.89
リスト A 試験5	10.67	2.54	11.98	2.32
リスト B	5.53	1.82	6.37	2.23
短期遅延自由再生	8.62	3.08	10.19	2.84
短期遅延手がかり再生	9.91	2.73	11.85	2.24
長期遅延自由再生	8.80	2.93	10.85	2.64
長期遅延手がかり再生	9.84	2.67	11.66	2.41
学習特性				
意味クラスター化	1.49	0.69	2.11	0.87
順位クラスター化	2.54	1.87	1.73	1.49
初頭領域パーセント	29.84	5.57	29.44	5.26
中間領域パーセント	38.93	7.72	41.05	6.98
新近領域パーセント	31.13	8.04	29.39	6.25
傾斜	1.22	0.52	1.30	0.42
再生一貫性	78.80	12.66	82.07	9.88
再生誤答				
保続	4.20	4.83	6.32	5.39
自由再生侵入	1.84	2.42	2.68	3.32
手がかり再生侵入	1.93	2.02	2.03	2.58
侵入総数	3.78	3.95	4.71	5.44
再認尺度				
再認的中	13.80	1.73	14.63	1.43
識別可能性	90.64	6.21	93.54	5.45
偽陽性	1.89	2.28	1.47	1.98
反応傾き	-.08	0.39	0.00	0.34
追加尺度				
保続パーセント	4.09	3.97	5.47	4.34
自由侵入パーセント	2.75	3.75	3.19	3.65
手がかり侵入パーセント	9.27	9.43	8.01	9.32
総侵入パーセント	4.34	4.66	4.34	4.71
SDFR 保持パーセント[a]	80.33	18.71	85.24	19.41
LDFR 保持パーセント[b]	104.08	17.00	107.62	18.45

[a]SDFR＝短期遅延自由再生；[b]LDFR＝長期遅延自由再生。

表10−12d. 年齢62〜74歳のCVLT標準データ（中間点年齢=68歳）

得点	男性 (n=59) 平均	SD	女性 (n=77) 平均	SD
再生尺度				
単語総数（試験1-5）	42.46	9.54	48.65	9.15
リストA 試験1	5.71	1.65	6.32	1.89
リストA 試験5	10.39	2.65	11.69	2.28
リストB	5.32	1.76	6.08	2.19
短期遅延自由再生	8.22	2.83	10.13	2.72
短期遅延手がかり再生	9.61	2.68	11.60	2.30
長期遅延自由再生	8.51	2.87	10.61	2.51
長期遅延手がかり再生	9.54	2.74	11.44	2.33
学習特性				
意味クラスター化	1.46	0.72	2.04	0.88
順位クラスター化	2.55	1.96	1.95	1.91
初頭領域パーセント	29.79	7.21	29.77	5.84
中間領域パーセント	38.41	8.44	40.87	7.06
新近領域パーセント	31.20	8.27	29.31	7.03
傾斜	1.14	0.55	1.30	0.43
再生一貫性	78.44	11.28	80.47	10.96
再生誤答				
保続	3.76	4.25	5.65	5.30
自由再生侵入	2.02	2.54	2.56	3.07
手がかり再生侵入	2.10	2.19	2.05	2.44
侵入総数	4.12	4.31	4.61	5.06
再認尺度				
再認的中	13.66	1.83	14.49	1.52
識別可能性	89.86	6.32	93.65	5.17
偽陽性	2.10	2.35	1.29	1.81
反応傾き	-.08	0.39	-.05	0.34
追加尺度				
保続パーセント	3.87	3.72	4.98	4.28
自由侵入パーセント	3.05	3.84	3.12	3.47
手がかり侵入パーセント	10.31	10.29	8.07	8.91
総侵入パーセント	4.82	5.01	4.31	4.47
SDFR保持パーセント[a]	79.37	18.68	86.82	17.80
LDFR保持パーセント[b]	104.82	18.00	107.33	18.93

[a] SDFR=短期遅延自由再生；[b] LDFR=長期遅延自由再生。

表10−12e. 年齢65〜77歳のCVLT標準データ（中間点年齢=71歳）

得点	男性 (n=66) 平均	SD	女性 (n=76) 平均	SD
再生尺度				
単語総数（試験1-5）	41.15	9.27	47.47	8.68
リストA 試験1	5.33	1.82	6.00	1.73
リストA 試験5	10.15	2.59	11.45	2.23
リストB	5.32	1.72	5.82	2.13
短期遅延自由再生	7.85	2.78	9.93	2.67
短期遅延手がかり再生	9.44	2.55	11.32	2.25
長期遅延自由再生	8.18	2.82	10.47	2.52
長期遅延手がかり再生	9.27	2.72	11.25	2.35
学習特性				
意味クラスター化	1.52	0.71	1.99	0.86
順位クラスター化	2.28	1.78	2.00	1.91
初頭領域パーセント	30.37	7.45	29.83	6.12
中間領域パーセント	38.86	8.82	40.89	7.38
新近領域パーセント	30.21	8.82	29.30	7.20
傾斜	1.18	0.56	1.29	0.45
再生一貫性	77.65	11.33	79.51	10.87
再生誤答				
保続	3.68	4.00	5.89	5.56
自由再生侵入	2.52	2.86	2.53	2.89
手がかり再生侵入	2.38	2.35	2.17	2.36
侵入総数	4.89	4.73	4.70	4.79
再認尺度				
再認的中	13.61	1.87	14.39	1.58
識別可能性	89.41	6.13	93.32	5.25
偽陽性	2.24	2.36	1.36	1.91
反応傾き	-.06	0.41	-.07	0.35
追加尺度				
保続パーセント	3.91	3.66	5.25	4.59
自由侵入パーセント	3.85	4.43	3.15	3.33
手がかり侵入パーセント	11.71	11.17	8.69	8.71
総侵入パーセント	5.78	5.72	4.48	4.30
SDFR保持パーセント[a]	77.23	19.30	87.20	19.06
LDFR保持パーセント[b]	104.42	17.94	107.92	19.38

[a] SDFR=短期遅延自由再生；[b] LDFR=長期遅延自由再生。

330　記憶

表10-12f. 年齢68〜80歳のCVLT標準データ（中間点年齢＝74歳）

得点	男性 (n=62) 平均	SD	女性 (n=71) 平均	SD
再生尺度				
単語総数（試験1-5）	40.50	8.76	46.77	8.40
リストA　試験1	5.34	1.82	5.97	1.76
リストA　試行5	9.92	2.51	11.21	2.16
リストB	5.23	1.89	5.63	2.21
短期遅延自由再生	7.71	2.63	9.73	2.71
短期遅延手がかり再生	9.19	2.43	11.31	2.28
長期遅延自由再生	8.00	2.77	10.28	2.63
長期遅延手がかり再生	9.05	2.58	11.13	2.37
学習特性				
意味クラスター化	1.54	0.68	2.09	0.87
順位クラスター化	2.22	1.66	1.86	1.81
初頭領域パーセント	30.64	7.67	29.90	6.58
中間領域パーセント	39.48	8.84	40.75	7.52
新近領域パーセント	29.29	8.80	29.39	7.22
傾斜	1.14	0.58	1.21	0.49
再生一貫性	77.37	10.45	79.20	10.47
再生誤答				
保続	3.81	4.12	5.24	5.08
自由再入侵入	2.63	2.79	2.48	2.90
手がかり再生侵入	2.47	2.36	2.04	1.98
侵入総数	5.10	4.65	4.52	4.51
再認尺度				
再認的中	13.44	1.88	14.20	1.71
識別可能性	88.76	5.79	93.03	5.01
偽陽性	2.37	2.39	1.28	1.65
反応傾き	-.08	0.44	-.10	0.35
追加尺度				
保続パーセント	4.11	3.79	4.75	4.13
自由侵入パーセント	3.95	4.17	3.16	3.34
手がかり侵入パーセント	12.15	11.28	8.41	7.83
総侵入パーセント	5.96	5.53	4.41	4.07
SDFR保持パーセント[a]	77.98	20.33	86.91	19.59
LDFR保持パーセント[b]	103.61	18.56	107.93	19.56

[a]SDFR＝短期遅延自由再生；[b]LDFR＝長期遅延自由再生。

表10-12g. 年齢71〜83歳のCVLT標準データ（中間点年齢＝77歳）

得点	男性 (n=47) 平均	SD	女性 (n=56) 平均	SD
再生尺度				
単語総数（試験1-5）	39.62	9.38	45.71	8.34
リストA　試験1	5.09	1.98	5.66	1.81
リストA　試験5	9.70	2.58	11.13	2.06
リストB	5.09	2.17	5.29	1.90
短期遅延自由再生	7.36	2.70	9.45	2.70
短期遅延手がかり再生	8.98	2.63	10.96	2.28
長期遅延自由再生	7.70	2.96	9.89	2.65
長期遅延手がかり再生	8.74	2.78	10.80	2.34
学習特性				
意味クラスター化	1.61	0.72	1.95	0.80
順位クラスター化	2.14	1.77	2.13	1.90
初頭領域パーセント	30.10	8.78	30.00	6.73
中間領域パーセント	40.00	9.02	41.04	7.27
新近領域パーセント	29.02	9.01	29.05	7.33
傾斜	1.13	0.64	1.24	0.49
再生一貫性	77.13	10.33	78.96	10.68
再生誤答				
保続	3.72	4.45	5.02	4.95
自由再入侵入	2.81	2.96	2.20	1.20
手がかり再生侵入	2.30	2.39	2.23	2.07
侵入総数	5.11	4.99	4.43	3.58
再認尺度				
再認的中	13.45	2.01	14.07	1.76
識別可能性	88.47	6.43	93.00	4.58
偽陽性	2.51	2.61	1.16	1.35
反応傾き	-.06	0.44	-.12	0.35
追加尺度				
保続パーセント	4.00	3.98	4.73	4.22
自由侵入パーセント	4.25	4.37	3.02	2.63
手がかり侵入パーセント	11.62	11.62	9.38	8.70
総侵入パーセント	6.04	5.85	4.57	3.84
SDFR保持パーセント[a]	76.20	21.54	84.44	17.09
LDFR保持パーセント[b]	103.64	18.69	107.01	20.59

[a]SDFR＝短期遅延自由再生；[b]LDFR＝長期遅延自由再生。

表10−12h. 年齢74〜86歳のCVLT標準データ（中間点年齢＝80歳）

	男性 (n = 29)		女性 (n = 35)	
得点	平均	SD	平均	SD
再生尺度				
単語総数（試験1−5）	38.03	9.07	43.60	8.11
リストA 試験1	4.69	1.93	5.20	1.71
リストA 試験5	9.14	2.43	10.66	2.07
リストB	4.86	2.18	4.83	1.89
短期遅延自由再生	7.03	2.78	8.89	2.63
短期遅延手がかり再生	8.34	2.50	10.34	2.21
長期遅延自由再生	7.10	2.90	9.40	2.69
長期遅延手がかり再生	8.07	2.66	10.17	2.27
学習特性				
意味クラスター化	1.65	0.62	1.82	0.78
順位クラスター化	1.89	1.40	2.11	1.19
初頭領域パーセント	28.12	8.91	28.63	7.11
中間領域パーセント	41.07	9.61	40.91	8.15
新近領域パーセント	29.62	10.51	30.63	7.59
傾斜	1.08	0.62	1.18	0.55
再生一貫性	77.62	10.69	77.57	11.92
再生誤答				
保続	3.86	4.27	6.00	5.62
自由再生侵入	3.72	3.23	2.43	1.87
手がかり再生侵入	3.17	2.84	2.40	1.91
侵入総数	6.90	5.66	4.83	3.48
再認尺度				
再認的中	13.52	2.05	13.89	1.81
識別可能性	88.00	5.90	91.89	5.17
偽陽性	2.79	2.32	1.49	1.76
反応傾き	0.02	0.46	-.11	0.37
追加尺度				
保続パーセント	4.04	3.76	5.73	4.76
自由侵入パーセント	5.61	4.66	3.47	2.78
手がかり侵入パーセント	15.62	13.03	10.73	8.68
総侵入パーセント	8.07	6.40	5.21	3.87
SDFR 保持パーセント[a]	76.15	21.31	83.11	18.99
LDFR 保持パーセント[b]	99.27	18.12	108.01	20.42

[a] SDFR = 短期遅延自由再生; [b] LDFR = 長期遅延自由再生。

表10−12i. 年齢77〜94歳のCVLT標準データ（中間点年齢＝83歳）

	男性 (n = 18)		女性 (n = 21)	
得点	平均	SD	平均	SD
再生尺度				
単語総数（試験1−5）	37.39	8.41	42.52	6.75
リストA 試験1	4.67	1.78	5.05	1.77
リストA 試験5	9.00	1.97	10.62	2.06
リストB	4.89	2.49	4.57	1.72
短期遅延自由再生	6.78	2.58	8.33	2.48
短期遅延手がかり再生	8.11	2.27	10.14	2.22
長期遅延自由再生	6.78	2.67	8.71	2.65
長期遅延手がかり再生	7.67	2.25	9.43	2.11
学習特性				
意味クラスター化	1.69	0.48	1.90	0.72
順位クラスター化	1.92	1.57	2.18	1.17
初頭領域パーセント	29.28	7.46	30.95	7.81
中間領域パーセント	40.33	10.48	34.48	8.85
新近領域パーセント	30.11	10.21	30.57	6.95
傾斜	1.03	0.56	1.17	0.59
再生一貫性	76.61	10.90	77.33	9.79
再生誤答				
保続	3.39	4.46	5.76	4.62
自由再生侵入	3.61	3.18	2.43	1.72
手がかり再生侵入	3.22	3.14	2.62	2.09
侵入総数	6.83	6.00	5.05	3.51
再認尺度				
再認的中	13.56	1.92	13.62	1.83
識別可能性	87.22	5.84	91.52	5.42
偽陽性	3.22	2.21	1.43	1.66
反応傾き	0.09	0.45	-.15	0.35
追加尺度				
保続パーセント	3.49	4.11	5.86	4.25
自由侵入パーセント	5.73	5.15	3.58	2.71
手がかり侵入パーセント	16.06	15.34	11.95	9.31
総侵入パーセント	8.30	7.28	5.54	3.92
SDFR 保持パーセント[a]	75.11	24.91	77.68	14.70
LDFR 保持パーセント[b]	96.18	15.94	106.50	20.89

[a] SDFR = 短期遅延自由再生; [b] LDFR = 長期遅延自由再生。

表10-13. うつ病サンプルで年齢および性別に示された，リストA，1-5の全試験における素点に相当するT得点

T得点	女性 年齢18-34	女性 年齢35-44	女性 年齢45-54	男性 年齢18-34	男性 年齢35-44	男性 年齢45-54
70	80	77	74	74	71	68
69	79	76	73	73	70	67
68	78	75	72	72	69	66
67	77	74	71	71	68	—
66	76	73	70	70	67	65
65	75	74	—	69	66	64
64	74	73	69	68	65	63
63	73	72	68	67	64	62
62	72	71	67	66	63	61
61	71	70	66	65	62	60
60	70	69	65	64	61	59
59	69	68	64	63	60	58
58	68	67	63	62	59	57
57	67	66	62	61	58	56
56	66	65	61	60	57	55
55	65	64	60	59	56	54
54	64	63	59	58	55	53
53	63	62	58	57	54	52
52	62	61	57	56	53	51
51	61	58	56	55	52	50
50	60	57	55	—	51	49
49	59	56	54	54	50	48
48	58	55	53	53	49	47
47	—	54	52	52	48	46
46	57	53	51	51	—	45
45	56	52	50	50	47	44
44	55	51	49	49	46	43
43	54	—	48	48	45	42
42	53	50	47	47	44	41
41	52	49	46	46	43	40
40	51	48	45	45	42	39
39	50	47	44	44	41	38
38	49	46	43	43	40	38
37	48	45	42	42	39	36
36	47	44	41	41	38	35
35	46	43	40	40	37	—
34	45	42	39	39	36	34
33	44	41	38	38	35	33
32	43	40	—	37	34	32
31	42	39	37	36	33	31
30	41	38	36	35	32	30

出典：Otto ら1994。Elservier Science Ltd の許可を得て転載。

表10-14. 9単語CVLTの平均値と標準偏差

	平均	SD
リストA		
試験1	5.8	1.3
試験2	7.5	1.1
試験3	7.8	.89
試験4	7.9	.97
試験5	8.0	1.2
試験1-5	37.1	4.3
リストB	5.1	1.1
意味クラスター比率	.32	.15
短期遅延自由再生	7.0	1.60
短期遅延手がかり再生	7.5	1.4
長期遅延自由再生	7.1	1.70
長期遅延手がかり再生	7.4	1.5
節約得点	88.9	20.0
再認識別	95.5	4.8
再認的中	8.3	.89
再認偽陽性	.92	1.3
自由再生侵入パーセント	1.4	2.1
手がかり再生侵入パーセント	5.3	9.0
保続パーセント	2.8	3.9

出典：Libonら1996。許可を得て転載。
注：節約得点－遅延自由再生条件下で再生された，リストA試験5で再生されていた単語のパーセント；自由再生侵入パーセント－全ての自由再生試験で再生された，リストAとBの非標的単語総数のパーセント；手がかり再生侵入パーセント－リストAの2回の手がかり再生試験で再生された，非標的単語総数のパーセント；保続パーセント－各試験で繰り返されたリストAとBの反応数を，自由および手がかり再生の全試験を通して合計した総数のパーセント。

SD＝6.98）で，十分に教育された（平均教育年数＝14.92年，SD＝2.56），コーカシアンが大部分であった。この研究ではサンプルの大きさを最大にするため，9つの重複したセル表を用いた。中間点年齢は，3歳間隔で59～83歳にまでわたる。各中間点の前後の年齢範囲は，より広い年齢幅をもつ最高年齢群を除いて，±6年である。それらのデータを表10-12に示す。標準的CVLT指数の提示に加えて，別の6つのCVLT得点も計算された：(1)保続パーセント－保続の総数を全反応数（すなわち，全ての自由再生と手がかり再生試験を通して得られた，正答語総数に保続と侵入の総数を加えたもの）で割ったもの。(2)自由再生侵入パーセント－自由再生の際に認められた侵入の総数を，保続や自由再生侵入を含んだ，全ての自由再生試験を通して再生された総単語数で割ったもの。(3)手がかり再生侵入パーセント－手がかり再生の際に認められた侵入の総数を，保続と手がかり再生侵入を含む，手がかり再生された単語の総数で割ったもの。(4)全侵入パーセント－自由再生と手がかりを与えられた再生での侵入の総数を総反応数で割ったもの。(5)保持された短期遅延自由再生パーセント－短期遅延自由再生で再生された正しい単語総数を，最後の学習試験で再生された正しい単語総数で割ったもの。(6)保持された長期遅延自由再生パーセント－長期遅延自由再生で再生された正しい単語総数を，リストA試験5で再生された正しい単語総数で割ったもの。上記得点はすべてパーセント得点に転換するために100を掛けられる。これらのデータを使うためには，臨床医は患者の実際の年齢に中間点年齢が最も近い表を選ぶ。Paoloら（1997）は，彼らのデータをCVLTマニュアルのデータと比較すると，試験1～5にわたり再生された単語の総数がわずかに少ないと報告した。

CVLTの代替版では，現在利用できる十分な標準データはなく，この形式は研究目的のために保留されるべきであろう（Delis, 私信）。

年齢，知能，教育，性が，成人版の成績に影響を及ぼす（原典参照；Hermann et al., 1988；Keenan et al., 1996；Kramer et al., 1988；Meehan, 1995；Paolo et al., 1997；Wiens et al., 1994）。再生成績は，加齢とともに衰える傾向がある。さらに，再生された総単語数はIQ（Hermann et al., 1988；Meehan, 1995；Wiens et al., 1994；しかしPaolo et al., 1997も参照），WAIS-Rの語彙下位検査（Keenan et al., 1996），および教育（Paolo et al., 1997；しかしKeenan et al., 1996も参照）と正の相関を示す。しかし，侵入率は語彙得点とは相関しない（Keenan et al., 1996）。性に関しては，Kramerら（1988）は，女性が即時および遅延再生のレベルが一貫して高く（1試験あたり約1語），意味的クラスター化の戦略をより多く利用すると報告した。性に関しては同様の違いが，他の研究者によっても観察された（Otto et al., 1994；Paolo et al., 1997；Wiens et al., 1994）。

うつ病もまた CVLT の遂行に影響を及ぼす（上記コメントを参照）。Otto ら（1994）は，大うつ病患者の成績の平均は，年齢と性を補正した抑うつのない群の標準より標準偏差にして 1～1.5 低いと報告した。Otto ら（1994）は，大うつ病 156 人の患者サンプルで，薬物をウォッシュアウトした期間に施行した CVLT の標準を提供している。これらのデータは，表 10-13 に示されている。T 得点は，大学教育（16 年）を受けた患者の成績を反映している。補正は，高校教育までの患者の素点に 4 点加えるか，または博士教育（20 年）を受けた患者の素点から 4 点引くことによって可能である。

CVLT-C の標準データは，代表的なアメリカの小児サンプルに由来している。階層変数は，年齢，性，人種/民族性，地域，および，親の教育レベルであった。標準化サンプルは，5～16 歳の 12 の年齢群の 920 人の小児から構成されていた。年齢が成績に影響を及ぼすものの，性は影響しないことがわかった。したがって，CVLT-C 指数の尺度得点情報は，同じ年齢群の男女を併せて提示されている。

CVLT-C リスト A 試験 1～5 の総単語数の尺度得点情報は，平均 50，標準偏差 10 で，20～80 の範囲にある T 得点として示されている。残りの CVLT-C 指数の尺度得点は，平均が 0，標準偏差が 1 で，.50 刻みに -5～+5 までの範囲にある z 得点として示されている。

9 単語の短い形式については，Libon ら（1996）が，41 人の健康な教養ある高齢者（平均年齢＝74.8，SD＝7.1）から得たデータ（平均と SD）を提示している。そのデータは，表 10-14 に示されている。

文献

Becker, J.T., Calarao, R., Lopez, O.L., Dew, M.A., Dorst, S.K., & Banks, G. (1995). Qualitative features of the memory deficit associated with HIV infection and AIDS : Cross-validation of a discriminant function classification scheme. *Journal of Clinical and Experimental Neuropsychology, 17,* 134-142.

Bondi, M.W., Monsch. A.U., Galasko, D., Butters, N., Salmon, D.P., & Delis, D. (1994). Preclinical cognitive markers of dementia of the Alzheimer's type. *Neuropsychology, 8,* 374-384.

Crossen, B., Novack, T.A., Trenerry, M.R., & Craig, P.L. (1988). California Verbal Learning Test (CVLT) performance in severely head-injured and neurologically normal adult males. *Journal of Clinical and Experimental Neuropsychology, 10,* 754-768.

Crossen, B., Sartor, K.J., Jenny III, A.B., Nabors, N.A., & Moberg, P.J. (1993a). Increased intrusions during verbal recall in traumatic and nontraumatic lesion of temporal lobe. *Neuropsychology, 7,* 193-208.

Crossen, B., Cooper, P.V., Lincoln, R.K., Bauer, R.M., & Velozo, C.A. (1993b). Relationship between verbal memory and language performance after blunt head injury. *The Clinical Neuropsychologist, 7,* 250-267.

Crossen, J.R., & Wiens, A.N. (1994). Comparison of the auditory-verbal learning test (AVLT) and California Verbal Learning Test (CVLT) in a sample of normal subjects. *Journal of Clinical and Experimental Neuropsychology, 16,* 190-194.

Cullum, C.M., Kuck, J., Delis, D.C. et al. (1989). Verbal learning characteristics in schizophrenia. *Journal of Clinical and Experimental Neuropsychology, 12,* 55.

Delis, D.C., Kramer, J.H., Kaplan, E., & Ober, B.A. (1987). *California Verbal Learning Test : Adult Version Manual.* San Antonio, TX : The Psychological Corporation.

Delis, D.C., Freeland, J., Kramer, J.H., & Kaplan, E. (1988a). Integrating clinical assessment with cognitive neuroscience : Construct validation of the California Verbal Learning Test. *Journal of Consulting and Clinical Psychology, 56,* 123-130.

Delis, D.C., Cullum, C.M., Butters, N., Cairns, P., & Prifitera, A. (1988b). Wechsler Memory Scale—Revised and California Verbal Learning Test : Convergence and Divergence. *The Clinical Neuropsychologist, 2,* 188-196.

Delis, D.C., Massman, P.J., Kaplan, E., McKee, R., Kramer, J.H., & Gettman, D. (1991). Alternate form of the California Verbal Learning Test : Development and reliability. *The Clinical Neuropsychologist, 5,* 154-162.

Delis, D.C., Kramer, J.H., Kaplan, E., & Ober, B.

A. (1994). *CVLT-C : California Verbal Learning Test—Children's Version*. San Antonio,TX : The Psychological Corporation.

Goldstein, F.C., Levin, H.S., Roberts, V.J., Goldman, W.P., Winslow, M., & Goldstein, S.J. (1996). Neuropsychological effects of closed head injury in older adults : A comparison with Alzheimer's disease. *Neuropsychology, 10,* 147-154.

Haut, M.C., & Shutty, M. S. (1992). Patterns of verbal learning after closed head injury. *Neuropsychology, 6,* 51-58.

Hermann, B.P., Wyler, A.R., Richey, E.T., & Rea, J.M. (1987). Memory function and verbal learning ability in patients with complex partial seizures of temporal lobe origin. *Epilepsia, 28,* 547-554.

Hermann, B.P., Wyler, A.R., Steenman, H., & Richey, E.T. (1988). The interrelationship between language function and verbal learning/memory performance in patients with complex partial seizures. *Cortex, 24,* 245-253.

Hermann, B.P., Wyler, A.R., Somes, G., Dohan, F.C., Berry III, A.D., & Clement, L. (1994). Declarative memory following anterior temporal lobectomy in humans. *Behavioral Neuroscience, 108,* 3-10.

Hermann, B.P., Seidenberg, M., Wyler, A., Davies, K., Christensen, J., Moran, M., & Stroup, E. (1996). The effects of human hippocampal resection on the serial position curve. *Cortex, 32,* 323-334.

Kareken, D.A., Moberg, P.J., & Gur, R.C. (1996). Proactive inhibition and semantic organization : Relationship with verbal memory in patients with schizophrenia. *Journal of the International Neuropsychological Society, 2,* 486-493.

Keenan, P.A., Ricker, J.H., Lindamer, L.A., Jiron, C.C., & Jacobson, M.W. (1996). Relationship between WAIS-R Vocabulary and performance on the California Verbal Learning Test. *The Clinical Neuropsychologist, 10,* 455-458.

Kohler, S. (1994). Quantitative characterization of verbal learning deficits in patients with Alzheimer's Disease. *Journal of Clinical and Experimental Neuropsychology, 16,* 749-753.

Kramer, J.H., Delis, D.C., & Daniel, M. (1988a). Sex differences in verbal learning. *Journal of Clinical Psychology, 44,* 907-915.

Kramer, J.H., Levin, B.E., Brandt, J., & Delis, D. (1988b). Differentiation of Alzheimer's, Huntington's and Parkinson's Disease patients on the basis of verbal learning characteristics. *Neuropsychology,3,* 111-120.

Libon, D.J., Mattson, R.E., Glosser, G., Kaplan, E., Malamut, B.M., Sands, L.P., Swenson, R., & Cloud, B.S. (1996). A nine-word dementia version of the California Verbal Learning Test. *The Clinical Neuropsychologist, 10,* 237-244.

Massman, P.J., Delis, D.C., Butters, N., Dupont, R.M., & Gillin, J.C. (1992). The subcortical dysfunction hypothesis of memory deficits in depression : Neuropsychological validation in a subgroup of patients. *Journal of Clinical and Experimental Neuropsychology, 14,* 687-706.

McCaffrey, R.J., Cousins, J.P., Westervelt, H.J., Martynowics, M., Remick, S.C., Szebenyi, A., Wagle, W.A., Botttomly, P.A., Hardy, C.J., & Haase, R.F. (1995). Practice effects with the NIMH AIDS abbreviated neuropsychological battery. *Archives of Clinical Neuropsychology, 10,* 241-250.

Meehan, G.(1995). Depression and verbal learning in complex partial epilepsy. Ph.D.dissertation. University of Victoria.

Millis, S.R., & Ricker, J.H. (1994). Verbal learning patterns in moderate and severe traumatic brain injury. *Journal of Clinical and Experimental Neuropsychology, 16,* 498-507.

Millis, S.R. (1995). Factor structure of the California Verbal Learning Test in moderate and severe closed-head injury. *Perceptual and Motor Skills, 80,* 219-224.

Millis, S.R., Putnam, S.H., Adams, K.M., & Ricker, J.H. (1995). The California Verbal Learning Test in the detection of incomplete effort in neuropsychological evaluation. *Psychological Assessment, 7,* 463-471.

Millis, S.R., & Ricker, J.H. (1994). Verbal learning patterns in moderate and severe traumatic brain injury. *Journal of Clinical and Experimental Neuropsychology, 16,* 498-507.

Millis, S.R., & Ricker, J.H. (1995). Verbal learning and memory impairment in adult civilians following penetrating missile wounds. *Brain Injury, 9,* 509-515.

Novack, T.A., Kofoed, B.A., & Crossen, B. (1995). Sequential performance on the California Verbal Learning Test following traumatic brain injury. *The Clinical Neuropsychologist, 9,* 38-43.

Otto, M.W., Bruder, G.E., Fava, M., Delis, D.C., Quitkin, F.M., & Rosenbaum, J.F. (1994). Norms for depressed patients for the California Verbal Learning Test: Associations with depression severity and self-report of cognitive difficulties. *Archives of Clinical Neuropsychology, 9,* 81-88.

Paolo, A.M., Troster, A.I., & Ryan, J.J. (1997). California Verbal Learning Test normative data for the elderly. *Journal of Clinical and Experimental Neuropsychology, 19,* 220-234.

Paolo, A.M., Troster, A.I., Axelrod, B.N., & Koller, W.C. (1995). Construct validity of the WCST in normal elderly and persons with Parkinson's disease. *Archives of Clinical Neuropsychology, 10,* 463-473.

Paulsen, J.S., Heaton, R.K., Sadek, J.R., Perry, W., Delis, D.C., Braff, D., Kuck, J.J., Zisook, S., & Jeste, D.V. (1995). The nature of leaning and memory impairments in schizophrenia. *Journal of the International Neuropsychological Society, 1,* 88-99.

Perrine, K. (1994). Relationship of the California Verbal Learning Test to other measures of memory, Language, and frontal lobe functions. Paper presented to the International Neuropsychological Society, Cincinnati, Ohio.

Randolph, C., Gold, J.M., Kozora, E., Cullum, C.M., Hermann, B.P., & Wyler, A.R. (1994). Estimating memory function: Disparity of Wechsler Memory Scale — Revised and California Verbal Learning Test indices in clinical and normal samples. *The Clinical Neuropsychologist, 8,* 99-108.

Reeves, D., & Wedding, D. (1994). *The Clinical Assessment of Memory—A Practical Guide.* New York: Springer.

Schmidt, M. (1997). Some cautions on interpreting qualitative indices for word-list learning tests. *The Clinical Neuropsychologist, 11,* 81-86.

Seidenberg, M., Hermann, B.P., Schoenfeld, J., Davies, K., Wyler, A., & Dohan, F.C. (in press). Reorganization verbal memory function following early injury to the left mesial temporal lobe. *Brain and Cognition.*

Shear, J.M., & Craft, R.B. (1989). Examination of the concurrent validity of the California Verbal Learning Test. *The Clinical Neuropsychologist, 3,* 162-168.

Simon, E., Leach, L., Winocur, G., & Moscovitch, M. (1994). Intact primary memory in mild to moderate Alzheimer disease: Indices from the California Verbal Learning Test. *Journal of Clinical and Experimental Neuropsychology, 16,* 414-422.

Stallings, G.A., Boake, C., & Sherer, M. (1993). Correspondence between the California Verbal Learning Test and Rey Auditory Verbal Learning Test in closed-head-injury patients. *Journal of Clinical and Experimental Neuropsychology, 15,* 54.

Stallings, G., Boake, C., & Sherer, M. (1995). Comparison of the California Verbal Learning Test and the Rey Auditory Verbal Learning Test in head-injured patients. *Journal of Clinical and Experimental Neuropsychology, 17,* 706-712.

Trueblood, W. (1994). Qualitative and quantitative characteristics of malingered and other invalid WAIS-R and clinical memory data. *Journal of Clinical and Experimental Neuropsychology, 16,* 597-607.

Vanderploeg, R.D., Schinka, J.A., & Retzlaff, P. (1994). Relationship between measures of auditory verbal learning and executive functioning. *Journal of Clinical and Experimental Neuropsychology, 16,* 243-252.

Wiens, A.N., Tindall, A.G., & Crossen, J.R. (1994). California Verbal Learning Test: A normative data study. *The Clinical Neuropsychologist, 8,* 75-90.

Wilde, M.C., Boake, C., & Sherer, M. (1995). Do recognition-free discrepancies detect retrieval deficits in closed head injury? An exploratory analysis with the California Verbal Learning Test. *Journal of Clinical and Experimental Neuropsychology, 17,* 849-855.

Yeates, K.O., Blumenstein, E., Patterson, C.M., & Delis, D.C. (1995). Verbal learning and memory following pediatric closed head injury. *Journal of the International Neuropsychological Society, 1,* 78-87.

コロラド神経心理学テスト
COLORADO NEUROPSYCHOLOGY TESTS (CNT)

訳　櫻井斉司

目 的

このパソコンソフトは，潜在記憶および顕在記憶に関する多くの尺度を提供する。

原 典

マニュアルとソフトが Colorado Neuropsychology Tests, 102 E. Jefferson, Colorado Springs, CO 80907 から 595 米ドルで入手できる。使用に際しては 640 K 以上の RAM，4.0 メガバイト以上の空きのあるハードディスクおよびマウスを備えた IBM コンパティブルコンピュータを必要とする。

概 要

ソフトウェア (Davis, Bajszaro,& Squire, 1995) には 13 種のプログラムがあり，すべて手を加えていろいろなバリエーションを作ることが可能になっている。また，プログラムはテストを1つだけ施行したり，いくつかの課題をさせることができるようにもなっている。

『記憶カード』はトランプの「神経衰弱」に似ており，記憶カードによって短期記憶と長期記憶を評価する。4～24 までのカードが裏返されたまま画面表示され，被検者はカードを同時に2枚ずつあけて同じ数字のペアを当てるように指示される。最初の試験により短期記憶が評価される。後の試験ではカードが同じ配列のまま残され，長期記憶の計測がなされる。検査者は試験回数，表示時間，反応時間，試験間隔，休憩時間およびテストの形式（絵，抽象画，音，単語，数字）をコントロールする。標準版では6回の試験を行い，試験当たりの提示のカード数は 24 枚となっている。

『ハノイの塔』は潜在記憶と技能（手順）記憶の尺度，および高次遂行機能のテストであると言われている。テスト方法は，被検者が1度に1個ずつブロックを移動し決められた配置になるように並べていくというものである。検査者は，試験回数，リングの数，ゴールの配置，休憩時間，最大移動回数，成功時のフィードバックをコントロールする。他に，被検者が移動させたブロックのグラフィック解析，戦略の展開を調べる再現オプションの機能を備えている。標準版は，5個のリングからなるパズルを4回試験し，それぞれの試験の後に被検者にフィードバックされるように設定されている。標準データを最大限利用するには，被検者は，1～7日のセッション間隔で，4回テストされなければならない。

「ハノイの塔」より単純な形であるロンドンとトロントの版もソフトに入っている。「ロンドン塔」では，被検者は，垂直な棒に刺さった色の付いたビーズを始めの配列から，できるだけ少ない回数で決められた配列に並べ替えるように指示される。そのソフトには，(1) 3つのビーズと3つの棒，(2) 4つのビーズと4つの棒，(3) 5つのビーズと5つの棒，(4) 3，4，5本の棒のパズルを混ぜたテストの4種類のテストがある。「トロントの塔」では，影の付いたリングをリング上のスタートの位置から棒上のゴールの位置（同じ配置）に移動させるが，1度に1つのリングしか動かせず，より暗い影の付いたリングはより明るい色のリング上には乗せられない。トロントやロンドンの版には標準はない。

『反復（パターン系列）』は潜在記憶の課題で，繰り返される刺激順序の習得度が評価される。コンピュータ画面上の異なった4分円へ，「X」が一定の順序に従って移動を繰り返し，被検者が移動した4分円に一致するキーを押すまでの反応時

間を測定する。テストには，調節尺度としてランダムな順序を用いた注意分割テストと，順序についての被検者の知識を測る顕在テストも含まれる。成人の標準版課題では，10回動くパターンによる100回試験が8ブロックについて行われる。このようにして1ブロックにつき10回パターンがくり返されるので，合計80回のくり返しとなる。

『3文字鏡映読字』は潜在記憶のテストである。コンピュータ画面上に鏡映となった単語（3文字の）が表示され，被検者が単語を声に出して正しく読んだ後にマウスのボタンをクリックすることにより，読む時間が測定される。再認テストも含まれている。標準版のテストでは10個の3文字単語からなる5ブロック行うセッションを3日間続けて行い，90日後の第4回目のセッションまで被検者がどれだけ鏡映文字を読む技能を保持しているかが評価される。それぞれのブロックは，くり返される3文字5個とくり返されない3文字5個で構成される。くり返される3文字はすべてのセッションとそれぞれのブロックの10個の3文字単語に共通である。1回のセッション内のくり返される3文字とくり返されない3文字単語の平均読み時間が標準得点とともに提示される。

『鏡映読書テスト』は「3文字鏡映読字」に似ている。被検者は鏡映である物語を提示され，読み違えや読み返しの時間が記録される。

『プライミング』は，被検者にLikert尺度中の単語をどれだけ好きか嫌いかという点で評価させた上で，3文字の語幹や単語の一部を示して心に浮かぶ最初の単語を言わせるものである。プライミングは，事前に学習した単語で答える可能性が大きくなるという影響を受ける。顕在記憶も，プライミングテストのソフトウェアに盛り込まれている再生と再認テストによって評価できる。標準テストは語幹完成課題である。

『再生』では，検査者が自由再生テストを作ることになる。検査者は単語の提示順序，単語数，試験回数，試験間隔，試験で再生と再認のどちらを評価するか，さらには手がかりを与えるかどうかを決定する。健常者ではRey聴覚言語学習テストの変法を使って検査される。

『再認』は「再生テスト」に似ているが，被検者は単に単語が前に示されたかどうか尋ねられ，「はい」ならば"Y"キーを，「いいえ」なら"N"キーを押すという点で異なる。15のイメージしやすい単語のリストが，試験ごとに無作為に順番を変えられ，5回の即答試験で提示される。始めの5回の試験間隔は20秒である。5回目の試験の20分後，今度はリストの提示なしに，最後の再認テストが行われる。

『対語連想』は検査者が対語連想課題を作れるようになっている。被検者や検査者に答を記入させるもので多肢選択も含まれる。

『時間配列テスト』は被検者に一連の単語のリストを提示し，その順番を再生してもらうものである。標準版では，コンピュータスクリーンの中央に一度に1つの単語が示され，被検者は，単語の記憶がテストされるのでそれらの単語を記憶するように指示される。10個の単語が3秒ずつ示される。最後の単語が示された後にスクリーン上に無作為に並べ替えられた単語が表示され，被検者は単語の出現した順序を述べるよう求められる。検査者は被検者が言ったとおりに単語を並べ替える。

『数字視覚記憶テスト』は，検査者に数字から視覚像を言わせたり，視覚像から数字を言わせたり，あるいはその両方をやらせるテストを作らせるものである。標準版はない。

実　施

原典参照。テストは，コンピュータソフトウェアによって行われる。検査者は被検者がモニターとキーボードに対し正しい位置にいるか確認しなければならない。

およその実施時間

所要時間はテストによってまちまちである。

採点方法

採点はコンピュータにプログラムされている。標準版テストでは平均正答数と平均反応時間（お

よび SD）が報告されている。

考　察

　近年，機能的にもおそらくは解剖学的にも異なる 2 つの記憶系が区別されるようになった。最もよく研究されてきた宣言的記憶あるいは顕在記憶は，情報を貯蔵し，意識的に再生ないしは再認する能力を反映する。それに対し，非宣言的記憶あるいは潜在記憶は雑多な学習能力の集合で，ある程度大きな行動経験についての意識されない先行経験の効果として評価される（Moscovitch, 1994；Squire, 1994；Winocur et al., 1996）。一般知識のテスト，技能（手順）学習（回転翼追跡，鏡映描画，変形文字の読み，ハノイの塔の様な課題）や，単語完成テストでみられるある単語への暴露がその後の単語同定に影響するという反復プライミングが，潜在記憶の一般的な例である。ほとんどの標準的な神経心理テストは再生と再認—すなわち潜在記憶と反対の宣言的記憶を評価している。CNT ソフトウェアの利点は両方の領域を評価できることである。

　文献によると，海馬回路の皮質または間脳部分の障害は新しい顕在記憶の形成を妨げるが，古い記憶と潜在記憶は残ることが示唆されている（Schacter & Tulving, 1994）。宣言的記憶は，特殊な脳システムに依存する生物学的に意義のある記憶の範疇にはいるが，非宣言的記憶作業を司る神経学的機構は明らかでなく，多くの脳システムが関与しているようである（Moscovich, 1994；Squire, 1994）。例えば，手順機能を司る神経解剖的部位は新線条体―前頭前野回路を含むと考えられている（例えば，Butters et al., 1985；Butters et al., 1990；Cohen, 1984；Glosser & Goodglass, 1990；Owen et al., 1990；Shallice, 1982；Saint-Cyr et al., 1988）。神経心理学の文献によると，語の断片ではない語幹の完成は脳の前頭葉で仲介されているという証拠もある（Winocur et al., 1996）。そのような課題では，前頭葉は手がかりに合った反応を起こし，監視や検出に際しては統制的役割を果たすのであろう（Nyberg et al., 1997）。一方，断片化された単語の完成はもっと知覚的になされ，後方新皮質によって仲介されるようである（Winocur et al., 1996）。無作為に配列された文字では，辞書のように検索することはほとんど不能である。

　全体的に，CNT テストは他の研究者が健常者集団と神経学的疾患集団に用いた方法を修正したものである（例えば，Cohen, 1984；Cohen & Squire, 1980；Graf et al., 1985；Nissen & Bullemer, 1987；Saint-Cyr et al., 1988；Shallice, 1982；Shimamura et al., 1990）。しかしながら，これらの特殊な測定方法の信頼性と妥当性はまだ確立されていない。CNT ソフトウェアがもつ柔軟性は，検査者が，機能の特殊な一面を詳しく検査できるという利点もあるが，欠点でもある。つまり，それが検査者に特殊な形式や変法を開発させがちで，系統的な研究や基準の開発を阻害する。私たちの経験では，被検者はプライミングテストにおいては単語を検査者に言うべきである。検査者が反応に関与することで，綴り方技能のまずさが検査結果に出てこなくなる可能性がある。

標準データ

　標準データはいくつかの版用に提供されている。（記憶カード $n=180$，ハノイの塔 $n=132$，反復テスト $n=136$，3 文字鏡像読字テスト $n=92$，プライミングテスト $n=147$，再生テスト $n=634$，再認テスト $n=456$，時間配列テスト $n=168$）。テストを受けた人たちは 20〜89 歳までの年齢で，概して典型的には高い教育を受けており，平均以上の IQ をもっていた。

　Krikorian ら（1994）は，ロンドン塔の 3 本の棒，3 個のビーズ版による，205 名の小学生サンプルからのデータを提供している。Welsh ら（1991）は，ハノイの塔の 3 個および 4 個の円盤方式を用いた，年齢が 3〜28 歳の 110 名のサンプルによるデータを示している。

文　献

Butters, N., Wolfe, J., Martone, M., Granholm, E., & Cermak, L.S. (1985). Memory disorders associated with Huntington's disease : Verbal recall, verbal recognition and procedural learning. *Neuropsychologia, 23*, 729-743.

Butters, N., Heindel, W.C., & Salmon, D.P. (1990). Dissociation of implicit memory in dementia : Neurological implications. *Bulletin of the Psychonomic Society, 28*, 359-366.

Cohen, N. (1984). Preserved learning capacity in amnesia : Evidence for multiple memory systems. In L.R. Squire & N. Butters (Eds.), *Neuropsychology of Memory*. New York : Guilford.

Cohen, N.J., & Squire, L.R. (1980). Preserved learning and retention of pattern-analyzing skill in amnesia : Dissociation of knowing how and knowing that. *Science, 210*, 207-210.

Davis, H.P., Bajszar, G.M., & Squire, L.R. (1995). *Colorado Neuropsychology Tests. Version 2.0. Explicit Memory, Implicit Memory, and Problem Solving*. Colorado Springs, CO : Colorado Neuropsychology Tests Co.

Glosser, G., & Goodglass, H. (1990). Disorders in executive control functions among aphasic and other brain-damaged patients. *Journal of Clinical and Experimental Neuropsychology, 12*, 485-501.

Graf, P., Shimamura, A.O., & Squire, L.R. (1985). Priming across modalities and priming across category levels : Extending the domain of preserved function in amnesia. *Journal of Experimental Psychology : Learning, Memory, and Cognition, 11*, 386-396.

Krikorian, R., Bartok, J., & Gay, N. (1994). Tower of London procedure : A standard method and developmental data. *Journal of Clinical and Experimental Neuropsychology, 16*, 840-850.

Moscovitch, M. (1994). Memory and working with memory : Evaluation of a component process model and comparisons with other models. In D.L. Schacter & E. Tulving (Eds.), *Memory Systems*. Cambridge, MA : MIT Press.

Nissen, M.J., & Bullemer, P. (1987). Attentional requirements of learning : Evidence from performance measures. *Cognitive Psychology, 19*, 1-32.

Owen, A.M., Downes. J.J., Sahakian, B.J., Polkey, C.E., & Robbins, T.W. (1990). Planning and spatial working memory following frontal lobe lesions in man. *Neuropsychologia, 28*, 249-262.

Nyberg, L., Winocur, G., & Moscovitch, M. (1997). Correlation between frontal lobe functions and explicit and implicit stem completion in healthy elderly. *Neuropsychology, 11*, 70-76.

Saint-Cyr, J.A., Taylor, A.E., & Lang, A.E. (1988). Procedural learning and neostriatal dysfunction in man. *Brain, 111*, 941-959.

Schacter, D.L., & Tulving, E. (1994). *Memory Systems*. Cambridge, MA : MIT Press.

Shallice, T. (1982). Specific impairments of planning. *Philosophical Transactions of the Royal Society of London, B298*, 199-209.

Shimamura, A.P., Janowsky, J.S., & Squire, L.R. (1990). Memory for the temporal order of events in patients with frontal lobe lesions and amnesic patients. *Neuropsychologia, 28*, 803-813.

Squire, L. (1994). Declarative and nondeclarative memory : Multiple brain systems supporting learning and memory. In D.L. Schacter & E. Tulving (Eds.), *Memory Systems*. Cambridge, MA : MIT Press.

Welsh, M., Pennington, B., & Groisser, D. (1991). A normative-developmental study of executive function : A window on prefrontal function in children. *Developmental Neuropsychology, 7*, 131-149.

Winocur, G., Moscovitch, M., & Stuss, D.T. (1996). Explicit and implicit memory in the elderly : Evidence for double dissociation involving mediate temporal- and frontal-lobe functions. *Neuropsychology, 10*, 57-65.

再認記憶テスト
RECOGNITION MEMORY TEST (RMT)

訳　櫻井斉司

目的

このテストの目的は印刷した単語と顔写真を用いて，再認記憶を評価することである。これは，また，症状の妥当性を調べるのにも有用である。

原典

テスト（マニュアル，テスト小冊子，単語カード，25枚の記録用紙）は73.05ポンドでNFER/Nelson, Darville House, 2 Oxford Road East, Windsor, Berkshire SL 4 1 DF, U.K.から，あるいは145米ドルでWestern Psychological Services, 12031 Wilshire Boulevard, Los Angeles, CA 90025-1251から入手できる。

概要

RMT (Warrington, 1984) は言語性および視覚性再認を短時間で容易に測定できるテストである。テストは50枚の刺激図（50個の単語または50人の未知の男性の顔）の標的リストから構成され，一度に1枚ずつ被検者に示される。被検者がそれぞれの項目に注意をはらうようにするため，好きかどうかの判断をしてもらう。50項目を示した直後に，先に示された項目を被検者は標的リストから選ぶという二者択一強制選択再認課題を課せられる。

実施

説明はRMTマニュアルに述べられている。被検者は，50枚の刺激図（単語または未知の男性の顔）を3秒間隔で提示され，それぞれに対して好きかどうかの判断を「はい」か「いいえ」で答えるように指示される。これにより被検者はそれぞれの項目に注意を集中するようになる。単語の記憶は，50の単語が提示された直後にテストされ，同様に顔の記憶は50の顔が提示された直後にテストされる。単語も顔も二者択一の再認課題により保持をテストされる。つまり，被検者は50の各刺激項目と同時に別の妨害項目が提示され，刺激カードで提示されたものがどちらであるかを指し示す（または単語の場合は読み上げる）ように指示される。検査者は解答用紙に再認記憶反応を記録する。

およその実施時間

約15分を要する。

採点方法

それぞれの課題において正しく再認された項目の数が素点である。素点は標準得点（平均10，SD＝3）とパーセンタイルに換算される。また，素材特異的な記憶障害を評価するために，単語と顔の解離得点を計算することも可能である。

考察

テストの信頼性に関する情報はない。妥当性の点では，RMTは脳の機能障害の有無に鋭敏である。Diesfeldt (1990) は，このテスト（特に顔のテスト）が，特に80歳以下のアルツハイマー病における記憶障害の検出に有効であることを見いだした。Warrington (1984) は，軽度の脳萎縮の患者さえRMTの障害を示すことを報告した。このテストが，障害の側方性に鋭敏であるかどうかは不明である。Warrington (1984) は，右半球障害

の患者（n=134）では単語の課題に異常は認めなかったが，顔の課題で成績が悪いことを報告した。左半球障害の患者（n=145）では，健常対照群に比べ，単語と顔の両方の課題で成績が悪かった。しかし，左半球障害群は，右半球障害群に比べ単語課題が有意に劣っており，逆に，右半球障害群は，左半球障害群より顔課題で有意に劣っていた。さらに分析すると，顔の再認は特に右側頭および頭頂部の損傷により影響を受けるが，単語の再認は，左側頭部の障害に鋭敏であることが示唆された。MillisとDijkers（1993）も，外傷性脳損傷を受けた患者を調査し，このテストは脳の一側性の障害に鋭敏であることを示唆したが，その差異は通常の有意水準には達しなかった。しかしながら，中等度〜重度の脳挫傷を受けた患者では，RMT得点はMRIで検出された海馬の萎縮と相関しなかった（Bigler et al., 1996）。てんかんの外科手術を受けた患者では，RMTは一側側頭葉の損傷に鋭敏であるが，術前に側頭葉発作の側方性の同定には極めて限られた臨床的有用性しかない（Hermann et al., 1995；Kneebone et al., 1997）。さらに，ある極端な成績不良が，記憶障害自体を反映しているのか，あるいは他の認知障害（例えば，失語，視覚認知障害）による二次的なものかを判断するには，さらなるデータを必要とする（Diesfeldt, 1990；Warrington, 1984）。心理的苦痛も遂行に影響を及ぼす。Booneら（1995）は，高齢者のうつ病が顔課題の軽度の悪化を伴うことを報告した。

このテストは，従来の再生尺度で得られるものに，補足的な情報を提供するように思われる。Comptonら（1992）は，外来紹介患者に対しRMTとWechsler記憶尺度（WMS）の両方を施行した。得点の因子分析で，RMTとWMSは記憶機能の比較的独立した側面を評価していることが示唆された。

RMTはもともと行動意欲のテストとしては作成されてはいないが，誇張された記憶障害の検出にも有用である（Iverson & Franzen, 1994；Millis, 1992, 1994；Millis and Putnam, 1994）。二者択一というテスト方法は，正解50％というチャンスレベルになる。よって，チャンスレベルと同じかそれ以下の得点（どちらの課題も正解が20以下）は，努力をしていない可能性を示唆する。しかしながら，この基準の使用は厳密にすぎ，高い偽陰性率をもたらす可能性がある。Millis（1992）は，重度の頭部損傷を負った患者を研究対象とし，単語課題では29以下の正解は意欲不足を示唆するとした。IversonとFranzen（1994）は，単語課題では33を，顔課題では30をカットオフ得点とすることで，中等度〜重度の頭部外傷を負った患者と詐病を指示された個人とを区別できると報告した。誇張された記憶障害を検出するには，顔課題より単語課題のほうがより優れているとするいくつかの証拠がある（Millis, 1992）。しかし，両方の課題を用いることが推奨されている（Millis, 1994）。IversonとFranzen（1994）は，詐病を指示された人達はしばしば単語課題より顔課題のほうが成績が悪かったが，頭部外傷の患者は誰もこのパターンを示さなかったと報告した。しかし，一部の重度の記憶障害患者（例えば，アルツハイマー病の患者）も，RMTでチャンスレベルの成績を示すことに注意しなければならない（Diesfeldt, 1990）。したがって，成績の悪いことは行動意欲の乏しさを診断できるのではなく，示唆するにとどまると考えられる。

端的にいえば，このテストは多くの優れた特徴を備えている。言語的および非言語的要素の両方を含んでいて，記憶機能の明確で重要な側面，すなわち再認記憶を測定する。一側半球性の機能障害にある程度鋭敏で，運動機能に問題のある患者にも有用であり，症状の妥当性のテストにも応用できる。一方，いくつかの弱点もある（Adams, 1989；Kapur, 1987；Lezak, 1995；Tyler et al., 1989；Warrington, 1984）。単語課題は，天井効果が比較的低い。再認記憶の総合的尺度に関するデータもない。同類のテストはなく，テストの信頼性に関する情報もない。さらに，偽陽性への反応傾向が含まれる場合には，このテストは記憶障害を評価をするには不十分なようである。

標準データ

標準データは，18〜70歳の310人の大脳以外の

表10-15. 年齢群別の顔の再認記憶

年齢群	n	平均	SD	幅	欠損得点
69-79	29	41.8	2.7	36-48	37
80-84	32	39.1	5.1	30-49	30
85-93	28	36.3	4.3	30-49	29
69-93	89	39.1	4.7	30-49	31

出典：Diesfeldt と Vink, 1989。British Psychological Society より許可を得て転載。

疾患をもつ入院患者から集められた。標準は, 18～39歳, 40～54歳, 55～70歳の3つの年齢群別に提供されている。顔課題では, Diesfeldt と Vink (1989) が, 69～93歳の被検者についての標準データを提供している。表10-15にデータが示されている。健常高齢者は単語再認課題を完成するのに約4.3分 (SD=1.3) を要し, 顔の再認には約5.4分 (SD=1.7) を必要とした (Diesfeldt, 1990)。

年齢は成績と負の相関を示した (Diesfeldt & Vink, 1989 ; Warrington, 1984 ; しかし Diesfeldt, 1990 も参照)。年齢の影響は, 得点に明らかな低下の現れる40歳までは無視できる。知能は成績と中等度相関を示す (Diesfeldt & Vink, 1989 ; Warrington, 1984)。オランダ人の被検者では, 性も教育も成績には影響を及ぼさない (Diesfeldt & Vink, 1989)。年齢と知能の両方で分類された標準データが必要である。

文　献

Adams, R. (1989). Review of the recognition memory test. In J. L. Connoley & J.J. Kramer (Eds.), *The Tenth Mental Measurements Yearbook*. Lincoln : Buros Institute of Mental Measurements, pp. 693-694.

Bigler, E.D., Johnson, S.C., Anderson, C.V., Blatter, D.D., Gale, S.D., Russo, A.A., Ryser, D.K., Macnamara, S.E., & Abildskov, T.J. (1996). Traumatic brain injury and memory : The role of hippocampal atrophy. *Neuropsychology, 10,* 333-342.

Boone, K.B., Lesser, I.M., Miller, B.L., Wohl, M., Berman, N., Lee, A., Palmer, B., & Back, C. (1995). Cognitive functioning in older depressed outpatients : Relationship of presence and severity of depression to neuropsychological test scores. *Neuropsychology, 9,* 390-398.

Compton, J.M., Sherer, M., & Adams, R.L. (1992). Factor analysis of the Wechsler Memory Scale and the Warrington Recognition Memory Test. *Archives of Clinical Neuropsychology, 7,* 165-173.

Diesfeldt, H., & Vink, M .(1989). Recognition memory for words and faces in the very old. *British Journal of Clinical Psychology, 28,* 247-253.

Diesfeldt, H.F.A. (1990). Recognition memory for words and faces in primary degenerative dementia of the Alzheimer type and normal old age. *Journal of Clinical and Experimental Neuropsychology, 12,* 931-945.

Hermann, B.P., Connell, B., Barr, W.B., & Wyler, A.R. (1995). The utility of the Warrington Recognition Memory Test for temporal lobe epilepsy:Pre- and postoperative results. *Journal of Epilepsy, 8,* 139-145.

Iverson, G.L., & Franzen, M.D. (1994). The Recognition Memory Test, Digit Span, and Knox Cube Test as markers of malingered memory impairment. *Assessment, 1,* 323-334.

Kapur, N. (1987). Some comments on the technical acceptability of Warrington's Recognition Memory Test. *The British Journal of Clinical Psychology, 26,* 144-146.

Kneebone, A.C., Chelune, G.J., & Lüders, H.O. (1997). Individual patient prediction of seizure lateralization in temporal lobe epilepsy : A comparison between neuropsychological memory measures and the intracarotid amobarbital procedure. *Journal of the International Neuropsychological Society, 3,* 159-168.

Lezak, M.D. (1995). *Neuropsychological Assessment* (3rd ed.). New York : Oxford University Press.

Millis, S.R. (1992). The Recognition Memory Test in the detection of malingered and exaggerated memory deficits. *The Clinical Neuropsychologist, 6,* 404-414.

Millis, S.R. (1994). Assessment of motivation and memory with the Recognition Memory Test after financially compensable mild head injury. *Journal of Clinical Psychology, 50,* 601-605.

Millis, S.R., & Dijkers, M. (1993). Use of the

Recognition Memory Test in traumatic brain injury. *Brain Injury, 7,* 53-58.

Millis, S.R., & Putnam, S.H. (1994). The Recognition Memory Test in the assessment of memory impairment after financially compensable mild head injury: A replication. *Perceptual and Motor Skills, 79,* 384-386.

Tyler, P., Eastmond, K., & Davies, J. (1989). Why forget the false positives? *British Journal of Clinical Psychology, 28,* 377-378.

Warrington, E.K. (1984). *Recognition Memory Test Manual.* Windsor, England: NFER-Nelson.

Rey 聴覚言語学習テスト
REY AUDITORY-VERBAL LEARNING TEST (RAVLT)

訳　櫻井斉司

他のテスト名

このテストは，別名聴覚言語学習テスト（AVLT）とも言う。

目 的

このテストの目的は，言語学習と記憶を評価することである。

原 典

オリジナルのフランス語版は，Etablissements d'Applications Psychotechniques (EAP), 6 bis, rue Andre Chenier, F-92130 ISSY-Les-Moulineaux, France に注文すると入手できる。英語圏用に改訂するには，次のテキストを参照するとよい。Schmidt(1996)は，RAVLT についての最近の文献をまとめ，改訂基準を発表した。そのハンドブックは 49.50 米ドルで，Western Psychological Services, 12031 Wilshire Boulevard, Los Angels, CA 90025-1251 から購入できる。25枚の記録用紙と要約の1パックが，18.50 米ドルである。Mayo 高齢者米国標準研究（MOANS）の採点ソフトプログラム（IBM PC またはコンパチブル用）には，RAVLT の 56～95 歳まで年齢を延長した標準得点がある。このソフトは Psycological Corporation, 555 Academic Court, San Antonio, TX 78204-2498，あるいは 55 Horner Avenue, Toronto, Ontario, M5Z 4X6 から 67 米ドルまたは 105 カナダドルで入手できる。

概 要

RAVLT は，直接記憶範囲，新しい学習，妨害感受性，および再認記憶を評価でき，紙と鉛筆を使って，短時間で容易に実施できる尺度である。原版は Andre Rey(1958) により開発され，Taylor (1959) と Lezak (1976, 1983) が英語圏の被検者用に改変した。RAVLT にはバリエーションがたくさんあり，最も多用されるもの（図 10-11）は 15 の名詞（リスト A）からなり，それぞれの単語を（1秒間隔で）声に出して 5 回続けて読み，そのたびに自由再生テストを実施する。単語を表示する順番は毎回同じである。各試験の前には忘却を最小にするために説明が繰り返される。第 5 試験終了後，15 の妨害用単語（リスト B）が提示され，そのリストの自由再生テストが施行される。そのすぐ後に単語は提示されないまま，最初のリストの遅延再生テストが施行される。さらに 20 分の遅延時間後にリスト A の単語再生が再び行われる。最後に，（患者の読書能力に応じて）口頭か文章でリスト A のすべての単語を使った物語が提示され，リスト A 中の単語を同定する。その代替として，リスト A とリスト B の単語，およびそれらの単語と意味や発音が似た 20 個の単語を載

```
┌─────────────────────────────────────────────────────────────────────┐
│                    RAVLT 得点用紙例                                    │
│                    名前：_____                      │
│                    年月日：_____                      │
│                    検査者：_____                      │
│                                                                       │
│  (注：再生試験 A6 や A7 ではリスト A を再読しないこと)                 │
│              再生試験                       再生試験                   │
│  リスト A   A1 A2 A3 A4 A5   リスト B   B1 A6 A7                      │
│  drum                        desk                   drum              │
│  curtain                     ranger                 curtain           │
│  bell                        bird                   bell              │
│  coffee                      shoe                   coffee            │
│  school                      stove                  school            │
│  parent                      mountain               parent            │
│  moon                        glasses                moon              │
│  garden                      towel                  garden            │
│  hat                         cloud                  hat               │
│  farmer                      boat                   farmer            │
│  nose                        lamb                   nose              │
│  turkey                      gun                    turkey            │
│  color                       pencil                 color             │
│  house                       church                 house             │
│  river                       fish                   river             │
│  #正答数                                                              │
│                                                                       │
│  A1 から A5 の合計 = _____                                           │
│  試験    A6-A5 = _____                                               │
│  再認 #正しく同定された標的単語 _____                                │
│       #正しく同定された妨害用単語 _____                              │
│  RAVLT 再認テストのための単語リスト[1]                                │
│  bell(A)       home(SA)     towel(B)     boat(B)      glasses(B)     │
│  window(SA)    fish(B)      curtain(A)   hot(PA)      stocking(SB)   │
│  hat(A)        moon(A)      flower(SA)   parent(A)    shoe(B)        │
│  barn(SA)      tree(PA)     color(A)     water(SA)    teacher(SA)    │
│  ranger(B)     balloon(PA)  desk(B)      farmer(A)    stove(B)       │
│  nose(A)       bird(B)      gun(B)       rose(SPA)    nest(SPB)      │
│  weather(SB)   mountain(B)  crayon(SA)   cloud(B)     children(SA)   │
│  school(A)     coffee(A)    church(B)    house(A)     drum(A)        │
│  hand(PA)      mouse(PA)    turkey(A)    stranger(PB) toffee(PA)     │
│  pencil(B)     river(A)     fountain(PB) garden(A)    lamb(B)        │
│                                                                       │
│  [1]出典：Lezak (1983)。(A) リスト A の単語；(B) リスト B の単語；   │
│  (S) リスト A とリスト B の単語に意味上のつながりがある単語；(P) リ  │
│  スト A とリスト B の単語に発音上のつながりがある単語。              │
└─────────────────────────────────────────────────────────────────────┘
```

図10-11. Rey 聴覚言語学習テスト得点用紙例

せた 50 単語の表の中からリスト A の単語を選ぶという再認テストを行うこともできる。私たちは，より一般的であるこの表を用いて再認をテストするが，この版では良い標準データもある。再認テストの追加により検索障害が予想される人を同定できるようになるが，彼らは自由再生よりこの試験で良い成績を示す。全般的な記憶障害をもつ人には，自由再生と再認テストの双方で得点が低くなる (Bleecker et al., 1988；Lezak, 1995)。さらに，リスト A と B の再認の比較は，どちらのリストにその単語が載っていたかについてモニタリングするだけでなく，5 回学習した単語 (リスト A) と一度しか学習していない単語の評価を可能にする (Schmidt, 1996)。

時間配列の記憶のほうが出来事そのものの再生よりも強く障害されることが，いろいろな研究により示唆されている (例えば，Janowsky et al., 1989)。Vakil と Blachstein (1994) は時間配列記

憶の補助的測定方法を紹介した。RAVLTの標準的実施の後, 被検者は何の注意もなしにリストAから15の単語を無作為の順序で提示され, 元の順序どおりに書くように指示される。時間配列得点は, 他のRAVLT尺度と軽度～中等度の関連があり, この得点が記憶の独特な一面を評価することを示唆している。

実　施

試験1では, 次の様に始める。「*これから私が, 単語のリストを読みます。よく聞いておいて下さい。私が読み終えたら, できるだけたくさんの単語を思い出して言ってください。思い出す順序は関係ありません。可能な限りたくさん思い出してください。*」

リストAの15の単語を1秒ずつ間隔を置きながら読む。患者の再生パターンの跡をたどれるように, 再生された単語に数字を書き込んでいく。正答数, 重複や間違いについて知らせてはならない。

患者がこれ以上思い出せないと言ったならば, 検査者は次のような2回目の指示をしてリストを読む。「*これから同じ単語を再び読みます。私が読み終えたら, 1回目に言った単語も含めできるだけたくさんの単語を思い出して言ってください。どんな順番で言ってもかまいません。前に言ったかどうかにかかわりなく, できるだけたくさん思い出して答えてください。*」

試験3～5までは, それぞれ試験2と同じ指示を出してリストが再読される。検査者は患者がより多く思い出した際には誉め, もし, 患者が再確認や挑戦のためにその情報を利用できるようなら, すでに思い出した単語の数を教えてもよい。

試験5の後, 検査者はリストAの最初の試験と同じような指示をし, リストBを読みあげる。「*これから, 私は2番目の単語リストを読みます。よく聞いておいて下さい。私が読み終えたら, できるだけたくさんの単語を思い出して言って下さい。思い出す順序は関係ありません。可能な限りたくさん思い出して下さい。*」

リストBを読みあげた直後に, 検査者はリストAを再度読むことなく, できるだけたくさんリストAの単語を思い出すように患者に求める(試験6)。「*今から一番目のリストから思い出せる限りの単語をすべて言ってください。*」

他の活動に従事した20分の遅延間隔後に, 被検者にリストAの単語を思い出すよう次のように指示する。「*しばらく前に, 私が何度か単語のリストを読みあげ, あなたはその単語を思い出して言わなければなりませんでした。そのリストの単語を言ってください。*」

遅延試験が終了したら再認テストが行われる。再認テストでは, 患者はリストの単語をできるだけ多く, もし可能ならばそれが入っていたリストも同定するよう求められる。患者が第7学年以上の学力で読むことが可能な人ならば, 患者にそのリストを読んで正しい単語を丸で囲むように指示する。もし患者が, 読むのが困難であるならば, 検査者がリストを患者に読んで聞かせる。「*先ほどの私が読みあげたリストに載っていた単語, および載っていなかった単語をいくつか読み上げます。先に読みあげられた単語を私が言うたびに, 私に知らせてください。もし単語が単語リストにあったことを思い出せたら, その単語が一番目, または2番目のリストのどちらにあったかも言ってください。*」

時間配列判断を評価するために, 無作為の順に並んだリストAの15の単語を載せた用紙を患者に渡す。患者に元のリストと同じ順番で単語リストを書き替えるように指示する。

およその実施時間

10～15分を必要とする。

採点方法

図10-11の正答を載せた得点用紙例参照。繰り返された単語はRとマークする。繰り返されたものの自己修正されたのはRC, 患者が繰り返したかどうかに疑問を感じ不確かなままであればRQ, リストにない単語は誤答でEとマークする。

このテストでは多くの異なった尺度を引き出す

```
Geffen らの代替版

リスト A           妨害リスト（リスト B）

pipe              bench
wall              officer
alarm             cage
sugar             sock
student           fridge
mother            cliff
star              bottle
painting          soap
bag               sky
wheat             ship
mouth             goat
chicken           bullet
sound             paper
door              chapel
stream            crab
```

再認リスト

alarm (A)	eye (SA)	soap (B)	ship (B)	bottle (B)
aunt (SA)	crab (B)	wall (A)	car (PA)	seat (SB)
bag (A)	star (A)	clock (SA)	mother (A)	sock (B)
creek (SA)	rag (PA)	sound (A)	duck (SA)	tone (SA)
officer (B)	bun (PA)	bench (B)	wheat (A)	fridge (B)
mouth (A)	cage (B)	bullet (B)	floor (SPA)	rock (SPB)
arrow (SB)	cliff (B)	night (SA)	sky (B)	bread (SA)
student (A)	sugar (A)	chapel (B)	door (A)	pipe (A)
hail (PA)	cream (PA)	chicken (A)	bridge (PB)	ball (PA)
paper (B)	stream (A)	coat (PB)	painting (A)	goat (B)

図10-12. Rey 聴覚言語学習テストの代替版（Geffen ら1994；Majdan ら印刷中）

ことができる。Geffen ら（1990）は，記憶の諸側面についての多くの指数を定めているのでここではそのいくつかを紹介する。それぞれの試験の得点は，正しく再生された単語の数である。学習曲線の描出にも用いうる試験1～5までの得点に加え，RAVLT は干渉（妨害単語すなわち試験6）後に再生された単語総数，20分の遅延後に再生された単語数，それぞれのリストから再認された単語総数の得点が算出される。全得点（試験1～5までの合計），重複とリスト外の単語の数，および試験5から妨害後再生試験（6）までに減少した単語数等の他の得点も計算される。試験5～6にかけて減少した単語のパーセントは逆向性干渉（すなわち，あらかじめ記憶された材料の保持に対する後続学習による減少効果）の鋭敏な指標となる。逆にもし，リスト A がリスト B の学習を有意に干渉しているならば，異常に高度な順向性干渉が起こっているといえる。

いくつかの他の総合尺度も提唱されている。Ivnik ら（1992）は学習過大試行得点（Learning Over Trial Score；LOT = 5回の試験で獲得した単語総数 - 5（試験1の得点））を提案した。Ivnik らによる55歳以上の成人用標準を使うには，RAVLT の項目得点を，Ivnik ら（1992）の作成した表，あるいはコンピュータ採点ソフト（原典参照）で年齢補正し標準化された MOANS 尺度得点（平均=10，SD=3）へ換算しなければならない。それから MOANS 尺度得点はグループ分けされ，グループ内で合計されて3つの要約指数が導出される。Mayo 聴覚-言語学習有効指数（MAVLEI）は，MOANS 試験1と LOT 得点の合計を反映する。Mayo 聴覚-言語遅延再生指数

348 記憶

Majdan らの代替版						
形式 1						
リスト A	リスト B	再認リスト 緩衝単語：		BOTTLE	CALENDER	
violin	orange	**scarf**	toad	**donkey**	train	
tree	table	leaf	chin	pear	uncle	
scarf	toad	**stairs**	**ham**	**cousin**	**violin**	
ham	corn	frog	piano	grass	stars	
suitcase	bus	table	**field**	**dog**	spider	
cousin	chin	**banana**	soap	gloves		
earth	beach	hospital	**tree**	hotel		
stairs	soap	**suitcase**	city	**bucket**		
dog	hotel	peel	**hunter**	sofa		
banana	donkey	book	orange	**town**		
town	spider	blanket	money	beach		
radio	money	padlock	doctor	cork		
hunter	book	**earth**	soldier	corn		
bucket	soldier	television	**radio**	**lunchbox**		
field	padlock	rock	chest	bus		
形式 2						
リスト A	リスト B	再認リスト 緩衝単語：		TELEPHONE	ZOO	
doll	dish	**nail**	hill	foot	fly	
mirror	jester	stall	forest	bread	dart	
nail	hill	**bed**	**sailor**	**desert**	**doll**	
sailor	coat	engine	pony	street	captain	
heart	tool	jester	**road**	**machine**	shield	
desert	forest	**milk**	ladder	jail		
face	perfume	soot	**mirror**	girl		
letter	ladder	heart	envelope	**horse**		
bed	girl	silk	**music**	joker		
machine	foot	insect	dish	**letter**		
milk	shield	screw	pie	perfume		
helmet	pie	car	song	plate		
music	insect	**face**	ball	coat		
horse	ball	armour	**helmet**	sand		
road	car	head	pool	tool		

再認リスト中の標的語の符号
太字：原リストからの単語
下線：妨害リストからの単語

図10-12．続き

(MAVDRI) は MOANS 試験 A 6 と A 7 の合計であり，Mayo 聴覚-言語保持パーセント指数 (MAVPRI) はパーセント保持得点として表され，MOANS 尺度得点に換算された試験 A 6 と A 7 の合計からなっている。しかし，Ivnik らは再認試験の際に，50 単語でなく 30 単語のリストを使用したことに注意を要する。

Vakil と Blachstein (1994) は時間配列の尺度として，いくつかの異なる方法を提供している。これらの尺度は互いに高い相関がある。最も簡単な採点方法は，ヒットの数で，例えば，原本のリストと同じ位置に置くことのできた単語数である。

考察

1 年以上の期間をおいても，このテストは中等度の検査-再検査信頼性を示す (Snow et al., 1988; Uchiyama et al., 1995)。同じ形式の RAVLT を連続して行うと，わずかだが有意な改善（一試験につき平均 1～2 単語）がみられる (Crawford et

al., 1989；Lezak, 1982; Uchiyama et al., 1995)。このような学習効果があるため，同じリストを続けて2回使ってテストしてはならない。異なるRAVLT版で再検査した場合には，学習効果が減少することが文献により示唆されるため，別の形式が使われるべきである（Crawford et al., 1989；Delaney et al., 1992；Geffen et al., 1994 a)。何人かの研究者たちが，このテストの代替形式を開発した（Crawford et al., 1989；Geffen et al., 1994 a；Majdan, Sziklas, & Jones-Gotman, 印刷中；Ryan et al., 1986；Shapiro & Harrison, 1990)。図10-12に示されているGeffenら（1994 a）とMajdanら（印刷中）の版でも，ほぼ同様の得点となるようである。しかし，再検査が必要な場合には，Geffenら（1994 a）は，はじめに原本を使うことを推奨している。Geffenら（1994 a）は，6日～14日間隔をあけた再検査の際，最も信頼性の高い尺度は，5回の学習試験で学習された単語の総数（$r=.77$），妨害後の成績（試験A 6）と遅延再生尺度（試験A 7）であることを見出した。試験1とさまざまな算出された得点（例えば，習得率，過剰な情報の負荷，順向および逆向性干渉，検索効率，再認におけるふり分けの誤りと偽陽性，繰り返し，他のリストの侵入，および単語の順位再生）の信頼性は低かった。Geffenらは，これらの算出得点は，1回のテストでは診断的意味をもつかもしれないが，テスト間の比較では意味をもたないであろうと示唆した。

　文化によるバイアスを減らすために，世界保健機関（WHO）／UCLA版のAVLTが開発された（Maj et al., 1993；Ponton et al., 1996)。すべてのテスト用単語は，5つのカテゴリー（体の部分，動物，道具，家庭用品，乗り物）から選ばれたが，それらはおそらく全世界的に熟知されているものと考えられる。15項目あり，それぞれのカテゴリーから3つずつ選ばれている（図10-13参照）。実施要領は，標準版と同じである。ドイツで両方を施行したときの相関は中等度であった（.47～.55)。加えて，タイ，ザイール，ドイツ，イタリアでの被検者の比較では，WHO／UCLA AVLTのほうが，従来のRAVLTよりも文化的な偏りが少なかった。

リスト A	リスト B
arm	boot
cat	monkey
axe	bowl
bed	cow
plane	finger
ear	dress
dog	spider
hammer	cup
chair	bee
car	foot
eye	hat
horse	butterfly
knife	kettle
clock	mouse
bike	hand

再認リスト

mirror	HORSE	truck
HAMMER	leg	EYE
KNIFE	DOG	fish
candle	table	EAR
motorcycle	CAT	BIKE
AXE	lips	snake
CLOCK	tree	stool
CHAIR	ARM	bus
PLANE	nose	BED
turtle	sun	CAR

図10-13. 聴覚言語学習テストの世界保健機関／UCLA版。出典：Satz, ChervinskyとD'Elia（1990)。再認リスト中の標的語の符号：小文字：妨害単語；大文字：原リストの単語。

　テストから算出された得点についてみると，いくつかの指数（例えば，初頭部，中間部，新近部の再生率）は，再生された単語数と高い相関（.8以上）を示すため，本来評価するはずの特質の純粋な尺度ではなかった（Schmidt, 1997)。新近効果から初頭効果を引いたものに基づく指数（Gainotti & Marra, 1994）は，しかしながら，再生できた単語数に大きく影響されることはなく有望である（Schmidt, 1997)。

　テストの内部構造としては，短期記憶成分（試験1とBにより規定される因子)，保持成分（主に再認記憶によって規定される)，および検索成分（試験5，遅延再生テスト，時間配列による）があるように思われる（Talley, 1986；Vakil & Blachstein, 1993)。しかし，Salthouseら（1996）は，18～94歳の健常成人にRAVLTを施行し，単一の記憶因子のみという証拠を見いだした。研究による違いは，解析に使用された得点の組合せと因

子数を決定するのに用いられた基準を反映しているようである（Vakil & Blachstein, 1993）。

RAVLTは，CVLTのように他の学習や記憶の尺度と中等度相関する（Crossen & Wiens, 1994；Stallings et al., 1995）。CVLTよりRAVLTの素点がやや低いが，これはRAVLTのリストがわずかに短いことによるものと思われる。これらのテストは互換できないことに注意を要する。CVLTは，カテゴリー化できる単語から構成されており，健常成人では，意味別の分類が選択の戦略となる。RAVLTの単語は，はっきりとした意味上の関連は示さず，時間による特徴づけがより重要な選択戦略となる（Vakil & Blachstein, 1994）。素点とは反対に，頭部外傷患者のCVLTの標準得点は，RAVLTの標準得点より相当低い（Stallings et al., 1995）。この解離は標準化に用いたサンプルの構成の違いや，CVLTが記憶障害に対してより鋭敏であること（おそらく意味別の分類を必要とすることに関連）を反映しているようである。Stallingsら（1995）は，RAVLTに対してCVLTは，より高い頻度で頭部外傷患者を記憶障害に分類し，彼らの記憶障害がより多いことに気づいた。もし両方のテストが数日間のうちに施行されたとしても，施行の順番による有意な影響は認められない（Crossen & Wiens, 1994；Stallings et al., 1995）。

因子分析研究で，RAVLTは他の言語記憶テストと同じ因子（例えば，Wechsler記憶尺度で見出された因子）に負荷することが示された（Mitrushina & Satz, 1991；Ryan et al., 1984；Strauss, Hunter & Wada, 1995）。しかし，RAVLTは，単に言語的だけではない構成因子を測定しているのかもしれない。RAVLTを含めた変数セットの因子分析は，それらが言語的，あるいは非言語的尺度であるかに関係なく，記憶変数がともに負荷することを示している（Malec et al., 1991；Moses, 1986；Smith et al., 1992）。

RAVLTは，神経学的障害（Powell et al., 1991），脳損傷の側方性（Malec et al., 1991；Miceli et al., 1981），および左側頭葉機能異常，特異的言語障害，アルツハイマー病，パーキンソン病，ハンチントン病，閉鎖性頭部外傷，エイズ，うつ病や精神病に罹患した患者を含む様々な患者群にみられる言語記憶の障害に鋭敏である（Bigler et al., 1989；Geffen et al., 1994b；Lezak, 1983；Malec et al., 1991；Majdan et al.,印刷中；Mitrushina et al., 1994；Mungas, 1983；Powell et al., 1991；Records et al., 1995；Rosenberg et al., 1984；Ryan et al., 1992；Shimamura et al., 1987；Tierney et al., 1994；Tierney et al., 1996；Vakil et al., 1991）。テストから得られた情報により，異なった記憶障害を臨床的に区別することができる（Crockett et al., 1992参照）。例えば，アルツハイマー型痴呆（AD）の患者は，閉鎖性頭部外傷（CHI）やエイズの患者よりもRAVLTの障害が高度で，試験を繰り返してもほとんど改善を示さない平坦な学習／保持曲線であったり，新近効果のみであったり，再認テストにおいては多数の単語の混入（作話）がみられたりもする（Antonelli Incalzi et al., 1995；Bigler et al., 1989；Mitrushina et al., 1994）。それに対してCHIの患者は，繰り返し試験による改善とともに新近と初頭の両方の効果を示す（正の学習曲線）（Bigler et al., 1989）。CHIでは全般的な言語記憶障害が1つの特徴でもあるが，逆向性の干渉効果が大きいことが最も特徴的である（Geffen et al., 1994b）。さらに，閉鎖性頭部外傷の重症度により，妨害試験に引き続いて行われる学習リストの保持が変わる。つまり，損傷が重症であるほど（外傷後健忘の期間が長いほど），妨害後に再生される単語は少ない（Geffen et al., 1994b）。エイズの患者では，学習と再認は比較的保たれているが，試験5を試験6と比べると忘却率が低下している（Mitrushina et al., 1991）。

うつ病，外傷後ストレス障害や他の不安障害による心理的苦痛が，RAVLTの成績に影響するとした研究者もいるが（Bleecker et al., 1988；Gainotti & Marra, 1994；Hinkin et al., 1992；Query & Megran, 1983；Uddo et al., 1993），相関を見いだせなかった研究者もいる（Gibbs et al., 1990；Vingerhoets et al., 1995；Wiens et al., 1988）。しかし，うつ病，外傷後ストレス障害や不安障害の既往がある人やその疑いのある患者に行ったRAVLT遂行を解釈する際には，注意が必要であることを示す有力な証拠がある。この点では

表10-16. 7～15歳の小児用RAVLT得点

	7歳 (n=20) 平均	(SD)	9歳 (n=20) 平均	(SD)	11歳 (n=20) 平均	(SD)	14歳 (n=20) 平均	(SD)
試験1リストA	4.5	(1.3)	5.8	(1.2)	6.2	(1.0)	6.2	(1.5)
試験2リストA	6.7	(1.8)	8.9	(1.6)	8.3	(1.5)	9.1	(1.5)
試験3リストA	8.1	(2.2)	9.9	(1.8)	9.7	(1.9)	10.9	(1.8)
試験4リストA	9.4	(2.3)	10.9	(1.5)	11.4	(1.4)	11.3	(2.0)
試験5リストA	10.2	(2.6)	11.3	(1.3)	11.5	(1.5)	12.1	(1.7)
合計	38.9	(7.9)	46.7	(5.4)	46.9	(5.0)	49.5	(6.1)
妨害リストB	4.5	(1.6)	6.0	(2.0)	5.7	(1.5)	5.8	(1.7)
試験A6（保持）	8.0	(2.8)	9.3	(2.5)	9.5	(1.7)	10.2	(2.1)
試験A7（遅延再生）	8.4	(2.6)	9.9	(2.3)	9.6	(1.4)	10.4	(2.3)
リストA再認	14.5	(0.7)	14.2	(1.2)	14.5	(0.8)	14.3	(0.9)
リストB再認	6.1	(2.2)	7.5	(1.9)	7.2	(2.2)	7.3	(1.8)
偽陽性	1.1	(0.7)	2.4	(1.2)	2.1	(0.8)	3.2	(0.9)

出典：7～8歳，9～10歳，11～12歳と14～15歳の4群それぞれが10人の男子と10人の女子に基づいたForresterとGeffen（1991）のデータ。SwetsとZeitlingerの許可を得て転載。

定性的指標が有用であるかもしれない。Uddoら(1993)は，外傷後ストレス障害と診断された退役軍人は，対照群と比較してRAVLTの習得が遅く，順向性干渉に敏感で，保続も多いことを見出した。学習の違いにもかかわらず，この2つのグループは，遅延後再生された情報比率には差がみられなかった。GainottiとMarra(1994)は，遅延再生に際してリスト外の項目が侵入するだけでなく，新近効果が保持され初頭効果は減弱することがうつ病性偽痴呆の診断に役立つことを報告した。一方，遅延再認の際に偽陽性誤答がいくつか出現することはADの患者に特異的であり，うつ病性偽痴呆には稀である。

RAVLTの得点は，予測にも有用である(Haddad & Nussbaum, 1989)。正の学習曲線を示すAD患者は，学習効果の低い患者に比べ集団リハビリテーションが有効である可能性が高い。

RAVLTでの重度の再認記憶障害（6未満の得点）は，少なくとも脳損傷による神経学的症状のない軽症頭部外傷患者では，障害を誇張しようとする意図の反映であることが多いとする事実もある(Binder et al., 1993；Greiffenstein et al., 1994)。これに関しては，順位の検討（再生における初頭効果と新近効果のパターン）も有用であろう。Bernard(1991)は，外傷を装う人がリストの最初の3分の1の単語の再生を抑制する（初頭効果はないが新近効果がある）ことを見いだした。

標準データ

健常人の大きなサンプル調査に基づく多くの標準データ研究がある。Lezak(1976, 1983)とTaylor(1959)が報告したスイス人用の標準(Rey, 1958)は使うことができない(Wiens et al., 1988参照)。その理由は以下の通りである。

1．いくつかの単語の英語訳が，原版の単語と異なっている。

2．現行の実施方法は正解と不正解の単語がフィードバックされること，妨害試験がないこと，提示速度が違っていることで，Rey(1958)の使用した方法とは異なっている。

3．教育と文化に偏りがあるので，現在の北アメリカのサンプルをReyの40年前に集めたサンプルと比較することは無意味であろう。

Schmidt(1996)は，最近入手可能な文献を参照し，RAVLTの成績を評価するための改訂基準を作成した（原典参照）。一方では，検査者は，様々な年齢群で推奨されている特定の研究を参考にす

表10-17. 男性の年齢別，試験別に示された*再生および再認*単語数の平均（SD）

	年齢						
	16-19 ($n=13$)	20-29 ($n=52$)	30-39 ($n=50$)	40-49 ($n=41$)	50-59 ($n=32$)	60-69 ($n=12$)	70+ ($n=11$)
	平均 (SD)	平均 (SD)	平均 (SD)	平均 (SD)	平均 (SD)	平均 (SD)	平均 (SD)
試験1 リスト A	6.9 (1.8)	7.1 (1.4)	6.3 (1.7)	6.2 (1.6)	6.3 (1.5)	5.2 (1.6)	3.6 (0.8)
試験2 リスト A	9.7 (1.7)	9.7 (1.9)	9.0 (2.5)	8.9 (2.1)	8.4 (1.8)	6.8 (1.9)	5.7 (1.7)
試験3 リスト A	11.5 (1.2)	11.4 (1.8)	10.4 (2.5)	10.0 (2.5)	9.9 (1.8)	7.9 (2.8)	6.8 (1.6)
試験4 リスト A	12.8 (1.6)	11.8 (1.9)	11.3 (2.5)	11.0 (2.6)	10.7 (2.0)	8.7 (2.6)	8.3 (2.7)
試験5 リスト A	12.5 (1.3)	12.2 (2.0)	11.6 (2.5)	11.3 (1.9)	11.1 (2.2)	9.0 (2.3)	8.2 (2.5)
合計	53.4 (5.4)	52.2 (7.3)	48.6 (10.3)	47.4 (8.8)	46.4 (7.6)	37.6 (9.8)	32.6 (8.3)
妨害リスト B	6.9 (1.9)	6.6 (1.8)	5.8 (1.8)	5.9 (1.7)	5.4 (1.8)	4.7 (1.5)	3.5 (1.2)
試験A6（保持）	11.2 (1.6)	11.0 (2.4)	9.8 (3.3)	9.6 (3.0)	9.0 (2.8)	7.0 (2.9)	6.4 (1.7)
試験A7（遅延再生）	11.3 (1.7)	11.1 (2.4)	10.0 (3.4)	9.4 (3.3)	8.7 (3.0)	6.8 (3.7)	5.6 (2.6)
再認							
リスト A	14.4 (0.9)	12.8 (2.2)	12.7 (2.5)	12.2 (2.6)	11.4 (2.7)	10.1 (3.3)	11.5 (2.6)
リスト B	8.4 (3.8)	7.6 (3.7)	5.7 (3.2)	6.5 (3.7)	5.1 (3.5)	3.9 (2.5)	3.0 (2.5)
P(A)（リスト A）	0.95 (0.09)	0.9 (0.1)	0.9 (0.1)	0.9 (0.1)	0.9 (0.1)	0.8 (0.1)	0.8 (0.1)
P(A)（リスト B）	0.8 (0.1)	0.7 (0.1)	0.7 (0.1)	0.7 (0.1)	0.7 (0.1)	0.7 (0.1)	0.6 (0.8)

出典：Geffen ら私信，1995年5月。
注：p(A)＝0.5（1＋ヒット率－偽陽性率）。

ることもできる。（原典及び下記参照）。

表10-16に，上に述べた方法によって7〜15歳の学童から得られ，最近まとめられた標準データを示す（Forrester & Geffen, 1991）。ForresterとGeffen（1991）は，さらに，要約的尺度の標準データも提示した。例を挙げると，順向性干渉に対する抵抗（リスト B／試験1リスト A，の比で表される），逆向性干渉に対する抵抗（試験A6／A5），20分間の遅延による健忘（試験A7／A6），検索効率（試験7／15）／p(A) リスト A，—ここではリストAの再認尺度(p[A]＝0.5[1＋HR－FP]）が正しく再認された単語の比率（ヒット率，HR）とリストにある単語として答えられた妨害単語の比率(偽陽性率またはFP)を反映—，過剰な情報負荷（試験1／Wechslerの数字の順唱），および順位効果などである。

Munsen（1987）も青年のデータを報告したが，その値はForresterとGeffenによって報告されたものに類似していた。Bishopら（1990）による5〜16歳の小児のデータは使われるべきでない。その理由は，(1) データが，記憶の成績に影響することが知られている障害の外来患者に基づいていること，(2) 異なった実施方法でテストが行われていることである。

Geffenら（1990）は，平均以上のIQをもつ，16〜84歳の健常成人のための標準データを発表した。彼女は，最近，IQ（NARTによる）が平均的範囲の健常なオーストラリアの成人（$n=437$）用に追加データを集計した（Geffen, 私信，1995年5月）。最新の再生と再認の平均データが，7つの年齢群に分けられ，男女別々に表10-17と表10-18に示されている。しかし，それらのサンプルは一般市民の代表でなく，知能が平均以上で教育年数も平均以上であることに注意することが重要である。もう1つ，1990年以前にテストを受けた被検者は20分の遅延（試験A7）で受け，その後に追加された者は30分遅延で受けたことも心に留めておかねばならない。忘れられた単語量はわずかであることが多いので，20分と30分の遅延では成績にはっきりとした相違はみられにくい。その他の要約的指数の標準データも，Geffenら（1990）の報告に載せられている。

Bleeckerら（1988），Mitrushinaら（1991），Nielsenら（1989），Read（1986），Wiensら

表10-18. 女性の年齢別，試験別に示された再生および再認単語数の平均（SD）

	16-19歳 (n=14)		20-29歳 (n=49)		30-39歳 (n=58)		40-49歳 (n=45)		50-59歳 (n=31)		60-69歳 (n=18)		70歳以上 (n=10)	
	平均	(SD)	平均	(SD)	平均	(SD)	平均	(SD)	平均	(SD)	平均	(SD)	平均	(SD)
試験1 リスト A	8.0	(1.8)	7.2	(1.6)	7.3	(1.9)	6.6	(1.5)	6.3	(2.0)	6.3	(2.1)	5.6	(1.4)
試験2 リスト A	10.8	(2.1)	9.8	(2.0)	10.0	(2.2)	9.1	(1.9)	8.7	(2.1)	9.4	(2.0)	6.9	(2.1)
試験3 リスト A	12.6	(1.3)	11.3	(2.1)	11.5	(2.1)	10.9	(1.7)	10.5	(2.2)	10.6	(2.1)	8.9	(1.8)
試験4 リスト A	12.6	(1.6)	11.7	(2.0)	12.4	(2.1)	11.6	(2.2)	11.2	(2.2)	11.2	(1.7)	10.1	(1.9)
試験5 リスト A	13.3	(1.4)	12.3	(2.2)	12.4	(2.0)	12.4	(1.6)	11.8	(2.0)	11.9	(1.6)	10.1	(1.2)
合計	57.4	(5.9)	52.3	(8.0)	53.6	(8.3)	50.6	(7.1)	48.5	(8.4)	49.4	(7.5)	41.6	(6.6)
妨害リスト B	7.5	(1.6)	6.5	(1.9)	6.6	(2.1)	5.9	(1.9)	5.2	(1.8)	5.6	(1.2)	4.2	(1.9)
試験A6 (保持)	12.1	(1.4)	11.2	(2.5)	11.4	(2.4)	10.4	(2.7)	10.0	(3.4)	9.4	(2.3)	7.8	(1.8)
試験A7 (遅延再生)	11.8	(2.5)	11.1	(2.7)	11.2	(2.8)	10.6	(2.5)	10.0	(3.4)	10.2	(2.5)	8.3	(2.1)
再認														
リスト A	13.6	(2.1)	13.5	(1.6)	13.6	(1.9)	13.0	(2.2)	12.1	(2.7)	11.3	(2.8)	13.6	(2.0)
リスト B	7.9	(3.2)	7.8	(3.1)	8.5	(3.8)	7.4	(3.3)	6.0	(3.3)	6.2	(3.5)	7.5	(3.7)
P(A) (リスト A)	0.9	(0.01)	0.9	(0.1)	0.9	(0.1)	0.9	(0.1)	0.9	(0.1)	0.9	(0.1)	0.8	(0.1)
P(A) (リスト B)	0.7	(0.1)	0.7	(0.1)	0.8	(0.1)	0.7	(0.1)	0.7	(0.1)	0.7	(0.1)	0.7	(0.1)

出典：Geffen らの私信，1995年5月。
注：p(A)＝0.5（1＋ヒット率－偽陽性率）。

(1988)，Savage と Gouvier(1992)，Selnes ら (1991) と Uchiyama ら (1995) も健常成人の標準データを提供している。数値はここに紹介したものとまったく同じではないが，類似している。しかし，一部では実施方法が Geffen のものと異なっており（例えば，20分遅延再生テストがなかったり，物語の再認法が使われていたりする），あるいは集団の一部（例えば，男性）にしか実施されていなかったりする。標準セットには互換性がなく，セット選択によって患者が記憶障害に分類されている可能性があるという証拠がある。Stallings ら (1995) は，Savage と Gouvier(1992) の標準の選択が Wiens ら (1988) の標準など他のものより，障害があると分類される率が有意に低くなることを示した。Wiens と Geffen のセットは比較的似通った結果をもたらすようである(Stallings et al., 1995)。

Ivnik ら (1990) は，85歳以上の47名の健常者に基づく標準データを出している（試験1：平均＝4.0，SD＝1.5；試験2：平均＝6.0，SD＝1.8；試験3：平均＝7.4.，SD＝2.2；試験4：平均＝7.9，SD＝2.4；試験5：平均＝9.1，SD＝2.3；リスト B：平均＝3.1，SD＝1.4；試験6：平均＝6.2.，SD＝2.6；遅延再生：平均＝5.4，SD＝2.7；再認：平均＝12.3，SD＝2.3）。その報告を完了させた後，Ivnik ら (1992) は，彼らの標準データベースを，ほとんど全員が高い教育を受けていた530名の健康なコーカシアン人のサンプルにまで広げた。彼らは，AVLT 得点を年齢補正した MOANS 尺度得点と Mayo 聴覚-言語指数（平均＝100, SD＝15）に換算する表も発表した。RAVLT MOANS 尺度得点と Mayo 指数は，WAIS-R と WMS-R から導かれる類似の指標に相当する。しかしながら，Ivnik らは，50単語ではなく30単語のリストを再認試験に使用していることに注目する必要がある。

Tuokko と Woodward(1996) は，最近，認知障害のない274人の英語を話す地域社会居住の65歳以上のカナダ人に基づいたデータを発表した。彼らの表を使用するには，素点が人口統計的に修正（年齢，性別，教育）された T 得点へ換算されなければならない。

Ponton ら (1996) は，合衆国に住むスペイン系の人達用の WHO-UCLA 版を用いて，300名のスペイン語を話す人々（ほとんどの人はスペイン語しか話せない）のサンプルから標準データを得た。

表10−19. WHO-AVLT スペイン語版によるヒスパニック人の年齢および教育年数別の平均得点と標準偏差（カッコ内）

	16−29歳		30−39歳		40−49歳		50−75歳	
	教育<10年	教育>10年	教育<10年	教育>10年	教育<10年	教育>10年	教育<10年	教育>10年
女性								
n	12	30	22	44	16	11	25	20
試験5	13.3	13.5	12.8	13.8	12.6	13.3	11.5	13.2
	(1.6)	(1.9)	(2.2)	(1.4)	(1.0)	(2.1)	(1.9)	(1.3)
試験A6（保持）	11.6	12.4	11.6	12.1	10.6	12.1	10.2	10.8
	(1.7)	(2.3)	(2.7)	(2.1)	(1.6)	(1.9)	(2.6)	(2.6)
試験A7（20分遅延）	11.8	12.9	11.9	12.9	11.1	12.5	10.6	12.5
	(2.2)	(2.5)	(2.6)	(2.0)	(1.6)	(1.9)	(2.4)	(2.0)
男性								
n	11	25	13	18	12	17	18	6
試験5	12.7	13.1	12.2	13.3	12.9	13.5	12.1	12.7
	(1.6)	(1.9)	(1.6)	(1.3)	(1.8)	(1.4)	(1.7)	(1.5)
試験A6（保持）	11.7	12.2	11.5	11.6	10.5	13.0	10.5	11.0
	(1.4)	(2.7)	(2.2)	(2.1)	(3.0)	(2.0)	(2.1)	(1.7)
試験A7（20分遅延）	12.4	12.5	11.2	12.6	11.4	13.2	10.8	11.8
	(1.9)	(2.1)	(2.4)	(1.6)	(2.4)	(1.8)	(2.2)	(1.6)

出典：Ponton ら（1996）。Cambridge University Press の許可を得て転載。

表10-20. 時間配列尺度の年齢別性別の平均ヒット数と標準偏差

	18-25歳 ($n=57$)		26-35歳 ($n=42$)		36-45歳 ($n=48$)		46-55歳 ($n=42$)	
	男性	女性	男性	女性	男性	女性	男性	女性
平均	6.42	7.90	6.18	8.28	5.33	4.83	3.54	4.94
SD	2.78	3.41	3.37	4.60	3.68	3.42	3.15	3.64

出典：VakilとBlachstein, 1994。標準は，RAVLTのヘブライ語版を平均13年（8～20年）の学校教育を受けた190人の健常被検者（平均年齢35歳）に施行したデータに基づくことに注意。American Psychological Associationの許可を得て転載。

年齢，教育，性別で層分けされたデータが表10-19に示されている。

VakilとBlachstein(1994)は，時間配列判断を評価する標準データを発表した。表10-20に示されているデータは，RAVLTのヘブライ語版に基づいている。

試験1は直接記憶の目安と考えられ，健常成人では平均7つの単語が再生できる。しかし，それは数唱問題と同じでないことに注意を要する(Talley, 1986)。数唱は時間間隔的課題であるが，RAVLTの最初の試験は，本質的には時間間隔を超えた課題である(Moses, 1986；Schmidt, 1996)。一般的に，健常成人は試験1～試験5までは約5個の単語を学習するが，再生テスト（試験6）では試験5より1，2個少ない単語しか再生できない。30分の遅延ではほとんど忘れない。しかし，より長い遅延後には忘却が生じる。Geffenら（印刷中）は，成人は24時間の遅延後およそ1個の単語を忘れ，7日後にはさらに1個の単語を忘れると報告した。順向性干渉効果がすべての成人群（小児ではなかったが）で認められ，第一の単語リストの最初の再生より，第二の単語リストの再生のほうが劣っていた。健常成人では，再認課題で偽陽性が高頻度に出現することはほとんどなかった。

RAVLTの成績には，年齢が影響することに注意を要するが，性と知能／教育レベルの影響は研究により一定していない(Bishop et al., 1990；Bleecker et al., 1988；Forrester & Geffen, 1991；Geffen et al., 1990；Graf & Uttl, 1995；Mitrushina et al., 1991；Mitrushina et al., 1994；Munsen 1987；Nielsen et al., 1989；Query & Berger, 1980；Query & Megran, 1983；Petersen et al., 1992；Ponton et al., 1996；Read, 1986；Salthouse et al., 1996；Savage & Gouvier, 1992；Selnes et al., 1991；Wiens et al., 1988；Uchiyama et al., 1995；Vakil & Blachstein, 1994)。小児では，年齢の関数として一部のRAVLT得点が上昇し，成人では，加齢に伴い得点が低下する傾向にあることを示す事実がある。特に時間配列判断(Vakil & Blachstein, 1994)，学習率と再認(Antonelli Incalzi et al., 1995；Mitrushina et al., 1991)はほとんど加齢による影響は認められないが，自由再生による単語数は加齢により減少する(Antonelli Incalzi et al., 1995；Mitrushina et al., 1991)。Antonelli Incalziら(1995)は，年齢とともに忘却が増大することを報告した。しかし，反対の結果がMitrushinaら(1991)により報告されている。一部の研究者は，自由再生では，初頭と中間部分に年齢に関係した低下がみられるものの，新近部ではそうでないと報告している（Antonelli Incalziら(1995)は，初頭部分のみの低下を報告した；Graf & Uttl, 1995)。他方，初頭／新近効果には，年齢は有意な影響を与えないとする報告もある(Mitrushina et al., 1991)。相反する結果の原因は明らかでない。GrafとUttl(1995)は，自由再生における加齢変化は処理速度と容量の加齢変化を反映することを示唆したが，Mitrushinaら(1991)は，自由再生の加齢変化は検索機構の誤りによることを示唆している(Antonelli Incalzi et al., 1995 も参照)。

さらに，再生は知能や教育レベルが高いと良好となる傾向がある。性別によりデータを分けてい

る研究者は少ないが，その報告はまちまちである。このように，性が何らかの影響をもつことを見いだすことに失敗している研究者もいる（例えば，Bishop et al., 1990 ; Forrester & Geffen, 1991 ; Ponton et al., 1996 ; Savage & Gouvier, 1992）。性差がある場合には，女性のほうが男性より再生で優れているが，再認試験ではそうでない（Bleecker et al., 1988 ; Geffen et al., 1990 ; Vakil & Blachstein, 1994）。被検者を年齢，性別，知的レベルで分けたデータの集積が必要である。男性のみのデータで得られた標準に準拠すると，女性における障害に対する感受性が減ることになろう。同様に，平均以上の知能の人から得られた標準データに基づいて記憶機能を評価すると，特に平均以下の知能の人では，障害がない場合でも障害を示唆することになるであろう。

文献

Antonelli Incalzi, R., Capparella, O., Gemma, A., Marra, C., & Carbonin, P.U. (1995). Effects of aging and Alzheimer's disease on verbal memory. *Journal of Clinical and Experimental Neuropsychology, 17,* 580-589.

Bernard, L.C. (1991). The detection of faked deficits on the Rey Auditory Verbal Learning Test. *Archives of Clinical Neuropsychology, 6,* 81-88.

Bigler, E.D., Rosa, L., Schultz, F., Hall, S., & Harris, J. (1989). Rey-Auditory Verbal Learning and Rey-Osterrieth Complex Figure Design Test Performance in Alzheimer's Disease and closed head injury. *Journal of Clinical Psychology, 45,* 277-280.

Binder, L.M., Villanueva, M.R., Howieson, D., & Moore, R.T. (1993). The Rey AVLT Recognition memory task measures motivational impairment after mild head trauma. *Archives of Clinical Neuropsychology,* 137-147.

Bishop, J., Knights, R.M., & Stoddart, C. (1990). Rey auditory-verbal learning test : Performance of English and French children aged 5 to 16. *The Clinical Neuropsychologist, 4,* 133-140.

Bleecker, M.L., Bolla-Wilson, K., Agnew, J., & Meyers, D.A. (1988). Age-related sex differences in verbal memory. *Journal of Clinical Psychology, 44,* 403-411.

Crawford, J.R., Stewart, L.E., & Moore, J.W. (1989). Demonstration of savings on the AVLT and development of a parallel form. *Journal of Clinical and Experimental Neuropsychology, 11,* 975-981.

Crockett, D.J., Hadjistavropoulos, T., & Hurwitz, T. (1992). Primacy and recency effects in the assessment of memory using the Rey Auditory Verbal Learning Test. *Archives of Clinical Neuropsychology, 7,* 97-107.

Crossen, J.R., and Wiens, A.N. (1994). Comparison of the auditory-verbal learning test (AVLT) and California Verbal Learning Test (CVLT) in a sample of normal subjects. *Journal of Clinical and Experimental Neuropsychology, 16,* 190-194.

Delaney, R.C., Prevey, M.L., Cramer, J., Mattson, R.H., et al. (1992). Test-retest comparability and control subject data for the Rey-Auditory Verbal Learning Test and Rey-Osterrieth/Taylor Complex Figures. *Archives of Clinical Neuropschology, 7,* 523-528.

Forrester, G., & Geffen, G. (1991). Performance measure of 7- to 15-year-old children on the Auditory Verbal Learning Test. *The Clinical Neuropsychologist, 5,* 345-359.

Gainotti, G., & Marra, C. (1994). Some aspects of memory disorders clearly distinguish dementia of the Alzheimer's type from depressive pseudodementia. *Journal of Clinical and Experimental Neuropsychology, 16,* 65-74.

Geffen, G.M., Butterworth, P., Forrester, G.M., & Geffen, L.B. (1994b). Auditory verbal learning test components as measures of the severity of closed head injury. *Brain Injury, 8,* 405-411.

Geffen, G.M., Butterworth, P., & Geffen, L.B. (1994). Test-retest reliability of a new form of the Auditory Verbal Learning Test (AVLT). *Archives of Clinical Neuropsychology, 9,* 303-316.

Geffen, G.M., Geffen, L., & Bishop, K. (in press). Extended delayed recall of AVLT word lists : Effects of age and sex on adult performance. *Australian Journal of Psychology.*

Geffen, G., Moar, K.J., O'Hanlon, A.P., Clark, C.R., & Geffen, L.B. (1990). Performance measures of 16- to 86-year-old males and females on the Auditory Verbal Learning Test. *The Clinical Neuropsychologist, 4,* 45-

Gibbs, A., Andrewes, D.G., Szmuckler, G., et al, (1990). Early HIV-related neuropsychological impairment : Relationship to stage of viral infection. *Journal of Clinical and Experimental Neuropsychology, 12,* 766-780.

Graf, P., & Uttl, B. (1995). Component processes of memory : Changes across the adult lifespan. *Swiss Journal of Psychology, 54,* 113-130.

Greiffenstein, M., Baker, W., & Gola, T. (1994). Validation of malingered amnesia measures with a large clinical sample. *Psychological Assessment, 6,* 218-224.

Haddad, L.B., & Nussbaum, P. (1989). Predictive utility of the Rey Auditory-Verbal Learning Test with Alzheimer's patients. *The Clinical Gerontologist, 9,* 53-59.

Hinkin, C.H., Van-Gorp, W.G., Satz, P., et al. (1992). Depressed mood and its relationship to neuropsychological test performance in HIV-1 seropositive individuals. *Journal of Clinical and Experimental Neuropsychology, 14,* 289-297.

Ivnik, R.J., Malec, J.F., Tangalos, E.G., Petersen, R.C., Kokmen, S., & Kurland, L.T. (1990). The Auditory-Verbal Learning Test (AVLT) : Norms for ages 55 years and older. *Psychological Assessment, 2,* 304-312.

Ivnik, R.J., Malec, J.F., Tangalos, E.G., Petersen, R.C., Kokmen, E., & Kurland, L.T. (1992). Mayo's Older Americans Normative Studies : Updated AVLT norms for ages 56 to 97. *The Clinical Neuropsychologist, 6,* 83-104.

Janowsky, J.S., Shimamura, A.P., & Squire, L.R. (1989). Source memory impairment in patients with frontal lobe lesions. *Neuropsychologia, 27,* 1043-1056.

Lezak, M.D. (1982). The test-retest stability of some tests commonly used in neuropsychological assessment. Paper presented to the 5th European Conference of the International Neuropsychological Society. Deauville, France.

Lezak, M.D. (1976). *Neuropsychological Assessment.* New York : Oxford University Press.

Lezak, M.D. (1983). *Neuropsychological Assessment* (2nd ed.). New York : Oxford University Press.

Lezak, M.D. (1995). *Neuropsychological Assessment* (3rd ed.). NY : Oxford University Press.

Maj, M., D'Elia, L., Satz, P., Janssen, R., et al. (1993). Evaluation of two new neuropsychological tests designed to minimize cultural bias in the assessment of HIV-1 seropositive persons : A WHO study. *Archives of Clinical Neuropsychology, 8,* 123-135.

Majdan, A., Sziklas, V., & Jones-Gotman, M. (in press). Performance of healthy subjects and patients with resection from the anterior temporal lobe on matched tests of verbal and visuoperceptual learning. *Journal of Clinical and Experimental Neuropsychology.*

Malec, J.F., Ivnik, R.J., & Hinkeldey, N.S. (1991). Visual Spatial Learning Test. *Psychological Assessment, 3,* 82-88.

Miceli, G., Caltagirone, C., Gainotti, G., Masullo, C., & Silveri, M.C. (1981). Neuropsychological correlates of localized cerebral lesions in nonaphasic brain-damaged patients. *Journal of Clinical Neuropsychology, 3 ,* 53-63.

Mitrushina, M., & Satz, P. (1991). Changes in cognitive functioning associated with normal aging. *Archives of Clinical Neuropsychology, 6,* 49-60.

Mitrushina, M., Satz, P., Chervinsky, A., & D'Elia, L. (1991). Performance of four age groups of normal elderly on the Rey Auditory-Verbal Learning Test. *Journal of Clinical Psychology, 47,* 351-357.

Mitrushina, M., Satz, P., Drebing, C., & Van Gorp, W. (1994). The differential pattern of memory deficit in normal aging and dementias of different etiology. *Journal of Clinical Psychology, 50,* 246-252.

Moses, J. A. (1986). Factor structure of Benton's test of visual retention, visual construction, and visual form discrimination. *Archives of Clinical Neuropsychology, 1 ,* 147-156.

Mungas, D. (1983). Differential clinical sensitivity of specific parameters of the Rey Auditory-Verbal Learning Test. *Journal of Consulting and Clinical Psychology, 51,* 848-855.

Munsen, J. (1987). Unpublished data. University of Victoria.

Nielsen, H., Knudsen, L., & Daugbjerg, O. (1989). Normative data for eight neuropsychological tests based on a Danish sample. *Scandinavian Journal of Psychology, 30,* 37-45.

Petersen, R.C., Smith, G., Kokmen, E., Ivnik, R. J., & Tangalos, E.G. (1992). Memory function in normal aging. *Neurology, 42,* 396-401.

Ponton, M.O., Satz, P., Herrera, L., Ortiz, F., Urrutia, C. P., Young, R., D'Elia, L.F., Furst, C. J., & Namerow, N. (1996). Normative data stratified by age and education for the Neuropsychological Screening Battery for Hispanics (NeSBHIS) : Initial report. *Journal of the International Neuropsychological Society, 2,* 96-104.

Powell, J.B., Cripe, L.I., & Dodrill, C.B. (1991). Assessment of brain impairment with the Rey Auditory-Verbal Learning Test : A comparison with other neuropsychological measures. *Archives of Clinical Neuropsychology, 6,* 241-249.

Query, W.T., & Berger, R.A. (1980). AVLT memory scores as a function of age among general medical, neurological, and alcoholic patients. *Journal of Clinical Psychology, 36,* l009-1012.

Query, W.T., & Megran, J. (1983). Age-related norms for the AVLT in a male patient population. *Journal of Clinical Psychology, 39,* 136-138.

Read, D.E. (1986). Unpublished data, University of Victoria.

Records, N.L., Tomblin, J. B., & Buckwalter, P. R. (1995). Auditory verbal learning and memory in young adults with specific language impairment. *The Clinical Neuropsychologist, 9,* 187-193.

Rey, A. (1958). *L'examen clinique en psychologie.* Paris : Presse Universitaire de France.

Rosenberg, S.J., Ryan, J.J., & Prifiteria, A. (1984). Rey Auditory-Verbal Learning Test performance of patients with and without memory impairment. *Journal of Clinical Psychology, 40,* 785-787.

Ryan, J.J., Geisser, M.E., Randall, D.M., & Georgemiller, R.J.(1986). Alternate form reliability and equivalence of the Rey Auditory Verbal Learning Test. *Journal of Clinical and Experimental Neuropsychology, 8,* 611-616.

Ryan, J.J., Paolo, A.M., & Skrade, M. (1992). Rey Auditory Verbal Learning Test performance of a federal corrections sample with acquired immunodeficiency syndrome. *International Journal of Neuroscience, 64,* 177-181.

Ryan, J.J., Rosenberg, S.J., & Mittenberg, W. (1984). Factor analysis of the Rey Auditory-Verbal Learning Test. *International Journal of Clinical Neuropsychology, 6,* 239-241.

Salthouse, T.A., Fristoe, N., & Rhee, S.H. (1996). How localized are age-related effects on neuropsychological measures? *Neuropsychology, 10,* 272-285.

Savage, R.M., & Gouvier, W.D. (1992). Rey Auditory-Verbal Learning Test : The effects of age and gender, and norms for delayed recall and story recognition trials. *Archives of Clinical Neuropsychology, 7,* 407-414.

Schmidt, M. (1996). *Rey Auditory - Verbal Learning Test.* Los Angeles : Western Psychological Services.

Schmidt, M. (1997). Some cautions on interpreting qualitative indices for word-list learning tests. *The Clinical Neuropsychologist, 11 ,* 81-86.

Selnes, O.A., Jacobson, I., Machado, A.M., Becker, J.T., Wesch, J., Miller, E.N., Visscher, B., & McArthur, B. (1991). Normative data for a brief neuropsychological screening battery. *Perceptual and Motor Skills, 73,* 539-550.

Shapiro, D.M., and Harrison, D. (1990). Alternate forms of the AVLT : A procedure and test of form equivalency. *Archives of Clinical Neuropsychology, 5,* 405-410.

Shimamura, A.P., Salmon, D.P., Squire, L.R., & Butters, N. (1987). Memory dysfunction and word priming in dementia and amnesia. *Behavioral Nreuroscience, 101 ,* 347-351.

Smith, G.E., Malec, J.F., & Ivnik, R.J. (1992). Validity of the construct of nonverbal memory : A factor-analytic study in a normal elderly sample. *Journal of Clinical and Experimental Neuropsychology, 14,* 211-221.

Snow, W.G., Tierney, M.C., Zorzitto, M.L., Fisher, R.H., & Reid, D.W. (1988). One-year test-retest reliability of selected neuropsychological tests in older adults. Paper presented to the International Neuropsychological Society, New Orleans.

Stallings, G., Boake, C., & Sherer, M. (1995). Comparison of the California Verbal Learning Test and the Rey Auditory-Verbal Learning Test in head-injured patients. *Journal of Clinical and Experimental Neuropsychology, 17,* 706-712.

Strauss, E., Hunter, M., & Wada, J. (1995).

Risk factors for cognitive impairment in epilepsy. *Neuropsychology, 9,* 457-464.

Talley, J.L. (1986). Memory in learning disabled children: Digit span and the Rey Auditory Verbal Learning Test. *Archives of Clinical Neuropsychology, 1 ,* 315-322.

Taylor, E.M. (1959). *The Appraisal of Children with Cerebral Deficits.* Cambridge, MA: Harvard University Press.

Tierney, M.C., Nores, A., Snow, W.G., et al. (1994). Use of the Rey Auditory Verbal Learning Test in differentiating normal aging from Alzheimer's and Parkinson's dementia. *Psychological Assessment, 6,* 129-134.

Tierney, M.C., Snow, W.G., Szalai, J.P., Fisher, R.H., & Zorzitto, M.L.(1996). A brief neuropsychological battery for the differential diagnosis of probable Alzheimer's disease. *The Clinical Neuropsychologist, 10,* 96-103.

Tuokko, H., & Woodward, T.S. (1996). Development and validation of a demographic correction system for neuropsychological measures used in the Canadian Study of Health and Aging. *Journal of Clinical and Experimental Neuropsychology. 18,* 479-616.

Uchiyama, C.L., D'Elia, L.F., Dellinger, A.M., Becker, J.T., Selnes, O.A., Wesch, J.E., Chen, B.B., Satz, P., van Gorp, W., & Miller, E.N. (1995). Alternate forms of the Auditory-Verbal Learning Test: Issues of test comparability, longitudinal reliability, and moderating demographic variables. *Archives of Clinical Neuropsychology, 10,* 147-158.

Uddo, M., Vasterling, J.J., Brailey, K., & Sutker, P. (1993). Memory and attention in combat-related post-traumatic stress disorder. *Journal of Psychopathology and Behavioral Assessment, 15,* 43-51.

Vakil, E., & Blachstein, H. (1993). Rey Auditory Verbal Learning Test: Structure analysis. *Journal of Clinical Psychology, 49,* 883-890.

Vakil, E., & Blachstein, H. (1994). A supplementary measure in the Rey AVLT for assessing incidental learning of temporal order. *Journal of Clinical Psychology, 50,* 241-245.

Vakil, E., Blachstein, H., & Hoofien, D. (1991). Automatic temporal order judgement: The effect of intentionality of retrieval on closed-head-injured patients. *Journal of Clinical and Experimental Neuropsychology, 13,* 291-298.

Vingerhoets, G., De Soete, G., & Jannes, C. (1995). Relationship between emotional variables and cognitive test performance before and after open-heart surgery. *The Clinical Neuropsychologist, 9,* 198-202.

Wiens, A.N., McMinn, M.R., & Crossen, J.R. (1988). Rey Auditory-Verbal Learning Test: Development of norms for healthy young adults. *The Clinical Neuropsychologist, 2,* 67-87.

Rey-Osterrieth 複雑図形テスト
REY-OSTERRIETH COMPLEX FIGURE TEST (CFT)

訳　厚地康彦

他のテスト名

複雑図形(CF)または Rey 図形(RF)。

目 的

このテストの目的は，視覚空間構成能力および視覚的記憶を評価することである。

原 典

このテスト（模写，再生，再認下位検査のための刺激とマニュアル；Meyers と Meyers, 1995 b）は，109米ドルで Psychological Assessment Resources, Inc.(P.O.Box 998, Odessa, FL33556)より購入できる。また，このテストは Denman 神経心理学記憶尺度の一部であり，これは Sidney B. Denman 博士(Dr.Sidney B. Denman, 1040

Fort Sumter Drive, Charleston, SC 29412) より購入できる。この全キットの価格は298米ドルである。標準マニュアルのみなら56米ドル。利用者は次の詳しい説明を参考にして自分の用具を作成することもできる。

概　要

　CFTによって，知覚，運動，記憶機能と同様に計画，構成技能，問題解決戦略などのあらゆる認知過程の評価ができる(Waber & Holmes, 1986；Meyers & Meyers, 1995 a)。これは，Reyによって考案され(1941)，Osterriethによって完成された(1944)。この基礎となる2つのフランス語の論文は，CorwinとBylsmaによって英語に翻訳されている(1993)。用具は白紙の用紙およびRey-Osterrieth図形(図10—14)，もしくはTaylor図形(Taylor, 1969, 1979)(図10—15)などの代替版，あるいはジョージア医科大学(MCG)複雑図形(Meador et al., 1991, 1993)(図10—16, 10—17, 10—18, 10—19)の4つのうちの1つからなっている。基本的手順は，被検者に図形を模写させ，それからあらかじめ予告せずに記憶をたよりにその図形を再現させることである。

　Reyによって考案されたテスト(1941)は，模写試験と，それに続く3分後の再生試験から構成されていた。現在の施行手順はかなり多様化している。CFTの即時再生と遅延再生の試験を両方施行する研究者もいれば(例, Loring et al., 1988 a；Chiulli et al., 1989；Meyers & Meyers, 1995 bなど)，遅延再生だけを評価する研究者もいる(例, Kolb & Whishaw, 1990；Bennett-Levy, 1984；Denman, 1987；King, 1981；Taylor, 1969, 1979)。さらに，遅延時間は3分(例, Bigler et al., 1989；Boone et al., 1993；Rey, 1941)から45分(Taylor, 1969, 1979)までの差異がある。即時再生と3分後の遅延再生の得点にはほとんど差はない(Meyers & Meyers, 1995 a)。選択された遅延の長さ(15, 30, 45, 60分)も，1時間を超えない限りにおいては再生遂行全体にわたって影響を与えることはない(Berry & Carpenter, 1992)。忘却はほとんど，模写した後の最初の2, 3分間に非常に早く起こる傾向にあり，おそらく作動記憶の過剰負荷の結果であろう(Berry & Carpenter, 1992；Chiulli et al., 1995；Delaney et al., 1992；Lezak, 1995)。しかし遅延再生は，即時再生よりも様々な記憶欠損の存在に対して鋭敏であるかもしれない(Loring et al., 1990)。これは健常被検者では即時再生と遅延再生試験でほとんど差がみられなかったからである(例, Chiulli et al., 1989, 1995；Loring et al., 1990)。それゆえに，即時再生と遅延再生の間の落差は，臨床的に重要である。さらに，記憶障害には多くの違った形のものが考えられるので，即時または3分後の再生試験と遅延再生試験の双方を含むことで，記憶に障害を受けた面と保持された面のより詳細な検査ができる。典型的に得られる遂行の尺度には，原図の模写の正確さを反映して視覚構成能力の尺度である模写得点，模写に要した時間，また即時または3分後の再生得点と，時間がたって保持していた情報量を評価する30分後の遅延再生得点が含まれている。

　30分後の再生に続けて，再認下位検査(Meyers & Lange, 1994；Meyers & Meyers, 1995 a)を行うことができる(原典参照)。再認下位検査は，ReyとTaylorの図形の要素から発展した。24の図形が各頁2列配列で4ページにわたって無作為に配置されている。被検者は描かれたオリジナルのデザインにあった図形に丸を付けることが求められる。Fastenau(1996)は再認とマッチング試験も開発した。

　標準的手順では，この課題は本質的には偶然的学習テストである。すなわち，被検者が記憶を頼りに図形を再生するよう求められるまでは，記憶構成要素の通告はない。Tombaughら(1992)は，Taylor図形を意図的学習パラダイムに用いている。被検者は，図形を見せられて記憶を頼りにそれを描かなければならず，これに4回の試験が与えられ，後でそれを再生するように命じられる。4回ある試験ごとに被検者はTaylor図形を30秒間観察する。それから図形は取り除かれ，被検者は最高2分間で記憶を頼りにその図形を再現する。保持試験は，最後の習得試験の約15分後に行われる。これに続いて，手本を見ながら4分間で図形を描く模写試験が行われる。詳細な得点基準

REY-OSTERRIETH 複雑図形テスト
形式 A（Rey の図形）

	模写	遅延
項目:		
1. 左上，長方形外側の十字	＿＿＿	＿＿＿
2. 大きい長方形	＿＿＿	＿＿＿
3. 対角線の交差	＿＿＿	＿＿＿
4. 2の水平方向の中線	＿＿＿	＿＿＿
5. 垂直方向の中線	＿＿＿	＿＿＿
6. 小さい長方形，2内部の左側	＿＿＿	＿＿＿
7. 6の上部の短い線分	＿＿＿	＿＿＿
8. 2内部左上の平行な4本の線	＿＿＿	＿＿＿
9. 2の上部右側の三角形	＿＿＿	＿＿＿
10. 2内部，9の下方垂直方向の短い線	＿＿＿	＿＿＿
11. 2内部の3つの点を含む円	＿＿＿	＿＿＿
12. 右下で3と交差する平行な5本の線	＿＿＿	＿＿＿
13. 2の右側に接する三角形の2辺	＿＿＿	＿＿＿
14. 13に接するひし形	＿＿＿	＿＿＿
15. 三角形13の内部の，2の右側の縦線に平行な垂直方向の線	＿＿＿	＿＿＿
16. 13内部の4と連続する水平方向の線	＿＿＿	＿＿＿
17. 中央下に接する十字	＿＿＿	＿＿＿
18. 左下の2に接する正方形	＿＿＿	＿＿＿
全得点	＿＿＿	＿＿＿

得点：
18の各ユニットを別々であるとみなし，各ユニットの正確さとデザイン全体の中での相対的位置を評価する．各ユニットは以下のように得点する：

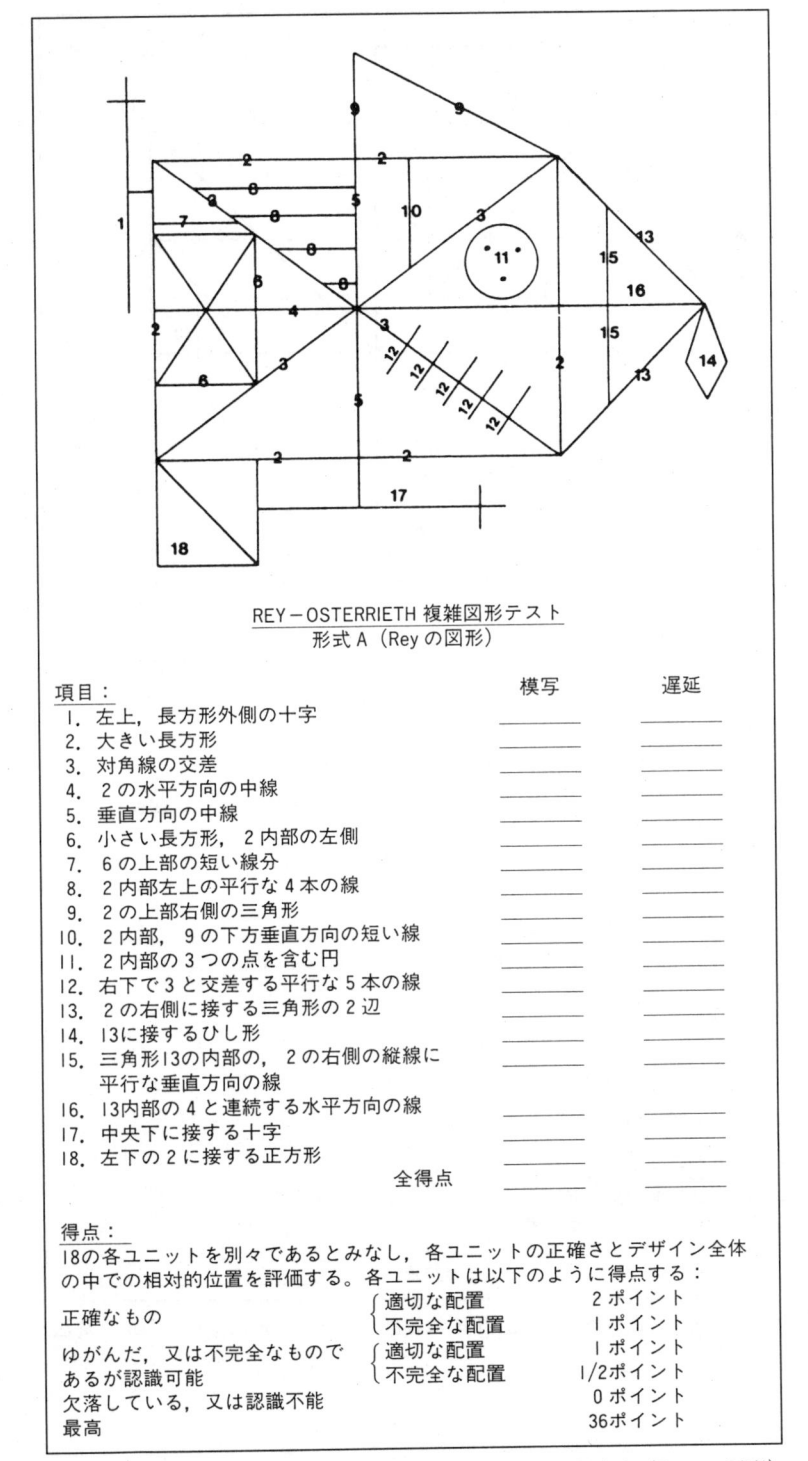

正確なもの	適切な配置	2ポイント
	不完全な配置	1ポイント
ゆがんだ，又は不完全なものであるが認識可能	適切な配置	1ポイント
	不完全な配置	1/2ポイント
欠落している，又は認識不能		0ポイント
最高		36ポイント

図10-14. REY-OSTERRIETH 複雑図形テスト：形式 A（Rey の図形）と説明．

362 記憶

REY-OSTERRIETH 複雑図形テスト
形式 B（Taylor の別法）

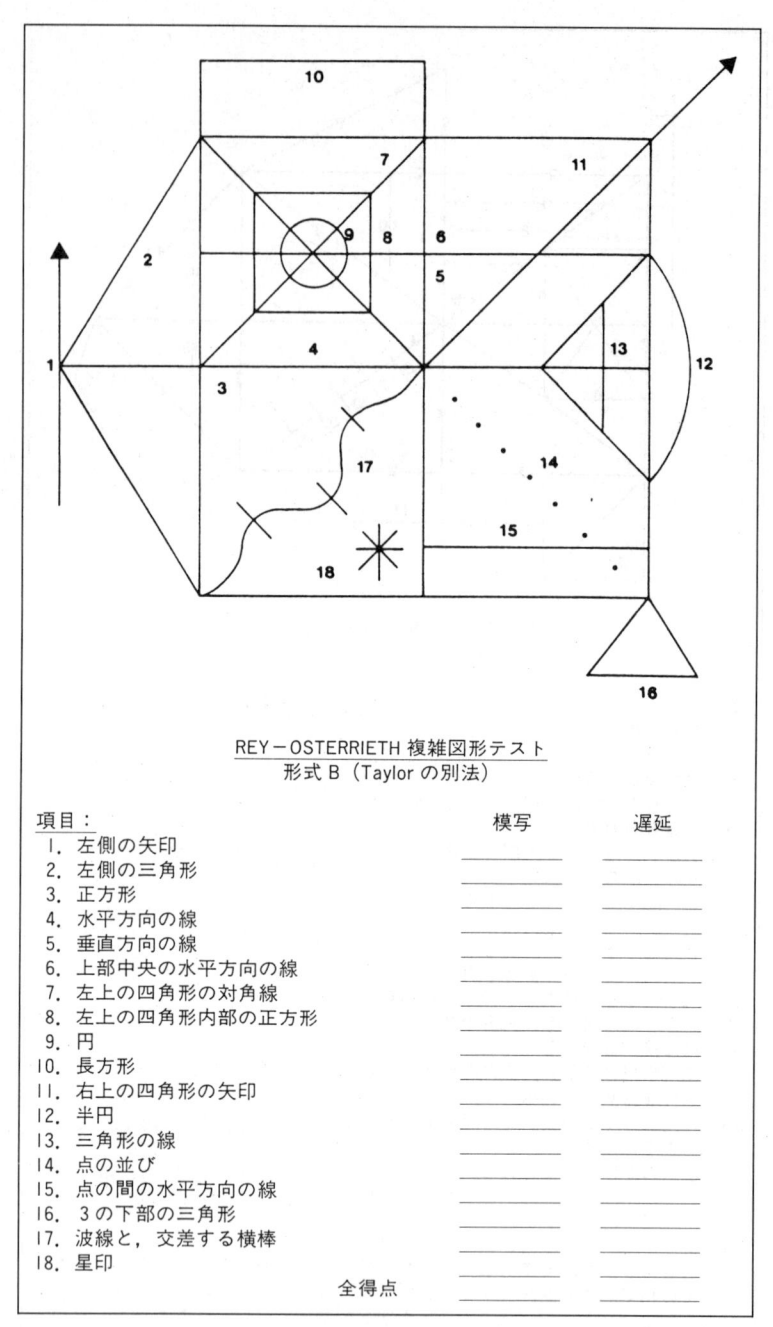

項目：　　　　　　　　　　　　　　　　　模写　　　遅延
 1. 左側の矢印
 2. 左側の三角形
 3. 正方形
 4. 水平方向の線
 5. 垂直方向の線
 6. 上部中央の水平方向の線
 7. 左上の四角形の対角線
 8. 左上の四角形内部の正方形
 9. 円
10. 長方形
11. 右上の四角形の矢印
12. 半円
13. 三角形の線
14. 点の並び
15. 点の間の水平方向の線
16. 3の下部の三角形
17. 波線と，交差する横棒
18. 星印
　　　　　　　　　全得点

図10-15. REY-OSTERRIETH 複雑図形テスト：形式 B(Taylor の別法) と説明。

MCG 複雑図形Ｉの得点システム

ユニット： 模写 遅延
1. 大きな長方形 _____ _____
2. 1の垂直方向の中線 _____ _____
3. 1の水平方向の中線 _____ _____
4. 1の右下の角の外側の小さい三角形 _____ _____
5. 楕円形と1の底面につながる線 _____ _____
6. 1の左側の折れ曲がった矢印 _____ _____
7. 1の左上の四分四角形の上方の三角形 _____ _____
8. 1の上部の傾いた矢印 _____ _____
9. 1の左上の四分四角形の対角線 _____ _____
10. 1の左上の四分四角形の2本目の対角線 _____ _____
11. 1の左下の四分四角形内の円 _____ _____
12. 1の左下の四分四角形の対角線 _____ _____
13. 12の上方に延びた5本の垂直方向の線 _____ _____
14. 1の右下の四分四角形内の垂直方向の2
 本の線とこれをつなぐ線 _____ _____
15. 1の右上の四分四角形内の垂直方向の線 _____ _____
16. 15の右側に接する半円 _____ _____
17. 1の右上の角の斜線 _____ _____
18. 17の下端から3へ延びた斜線 _____ _____
　　　　　　　　　　　　　　全得点 _____ _____

得点：
18の各ユニットを別々であるとみなし、各ユニットの正確さとデザイン全体の中での相対的位置を評価する。各ユニットは以下のように得点する：

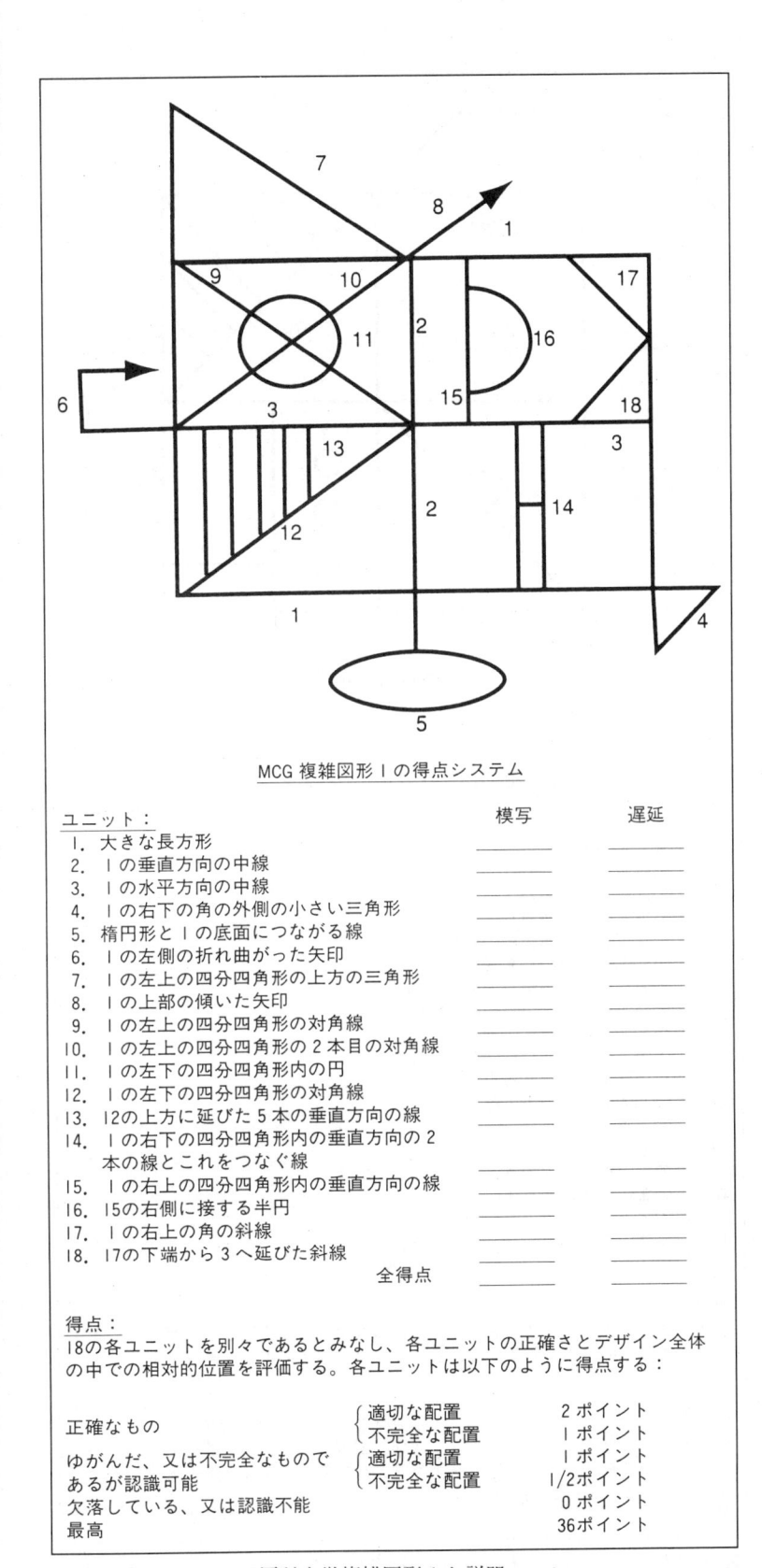

正確なもの	適切な配置	2ポイント
	不完全な配置	1ポイント
ゆがんだ、又は不完全なものであるが認識可能	適切な配置	1ポイント
	不完全な配置	1/2ポイント
欠落している、又は認識不能		0ポイント
最高		36ポイント

図10-16. ジョージア医科大学複雑図形1と説明。

364　記憶

MCG 複雑図形 2 の得点システム

ユニット：	模写	遅延
1. 大きな正方形		
2. 1の垂直方向の中線		
3. 1の水平方向の中線		
4. 1の左上の四分四角形内のアステリスク		
5. 1の左下の四分四角形の対角線		
6. 5の上部の2つの三角形		
7. 1の右下の四分四角形内の3つの円		
8. 1の右下の四分四角形の垂直方向の中線		
9. 8の右側の水平方向の線		
10. 1の右上の四分四角形内の斜線		
11. 10に垂直で上方にある5本の斜線		
12. 1の右側の小さい長方形		
13. 12の対角線		
14. 1の底辺の半円		
15. 14の中の垂直方向の線		
16. 1の左側の角にある矢印		
17. 1の上方の平行四辺形		
18. 17に接した涙滴		
全得点		

得点：
18の各ユニットを別々であるとみなし、各ユニットの正確さとデザイン全体の中での相対的位置を評価する。各ユニットは以下のように得点する：

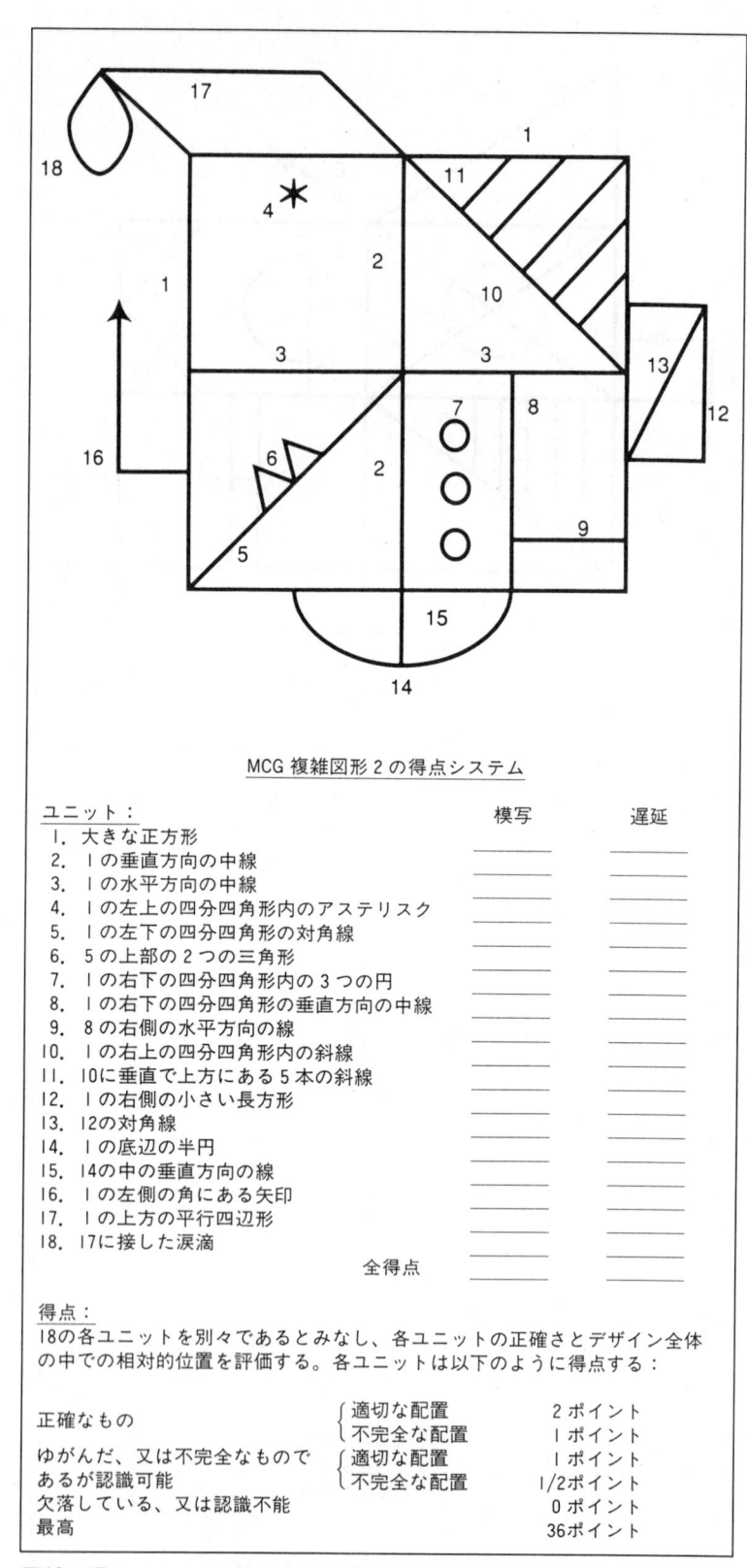

正確なもの	適切な配置	2ポイント
	不完全な配置	1ポイント
ゆがんだ、又は不完全なものであるが認識可能	適切な配置	1ポイント
	不完全な配置	1/2ポイント
欠落している、又は認識不能		0ポイント
最高		36ポイント

図10-17. ジョージア医科大学複雑図形2と説明。

MCG 複雑図形3の得点システム

ユニット：	模写	遅延
1. 大きな長方形	_____	_____
2. 1の垂直方向の中線	_____	_____
3. 1の水平方向の中線	_____	_____
4. 1の左上の四分四角形の対角線	_____	_____
5. 4の左側に延びた水平方向の3本の線	_____	_____
6. 1の左上の四分四角形内の無限大の印	_____	_____
7. 1の左上の四分四角形内の円と十字	_____	_____
8. 1の左下の四分四角形内の斜めに並んだ6つの点	_____	_____
9. 1の左下の四分四角形内の小さい長方形	_____	_____
10. 1の底辺から延びた小さい長方形	_____	_____
11. 10に接した十字	_____	_____
12. 1の右下の四分四角形内の直角を作る2本の線	_____	_____
13. 12の下にある2つの同心円	_____	_____
14. 1の右上の四分四角形の対角線となる4つの破線	_____	_____
15. 1の上部の三角形	_____	_____
16. 15の中の3本の垂直方向の線	_____	_____
17. 1の右側の三角形	_____	_____
18. 17の右側に接する矢印	_____	_____
全得点	_____	_____

得点：
18の各ユニットを別々であるとみなし，各ユニットの正確さとデザイン全体の中での相対的位置を評価する。各ユニットは以下のように得点する：

正確なもの	{ 適切な配置	2ポイント
	{ 不完全な配置	1ポイント
ゆがんだ，又は不完全なもので	{ 適切な配置	1ポイント
あるが認識可能	{ 不完全な配置	1/2ポイント
欠落している，又は認識不能		0ポイント
最高		36ポイント

図10-18. ジョージア医科大学複雑図形3と説明。

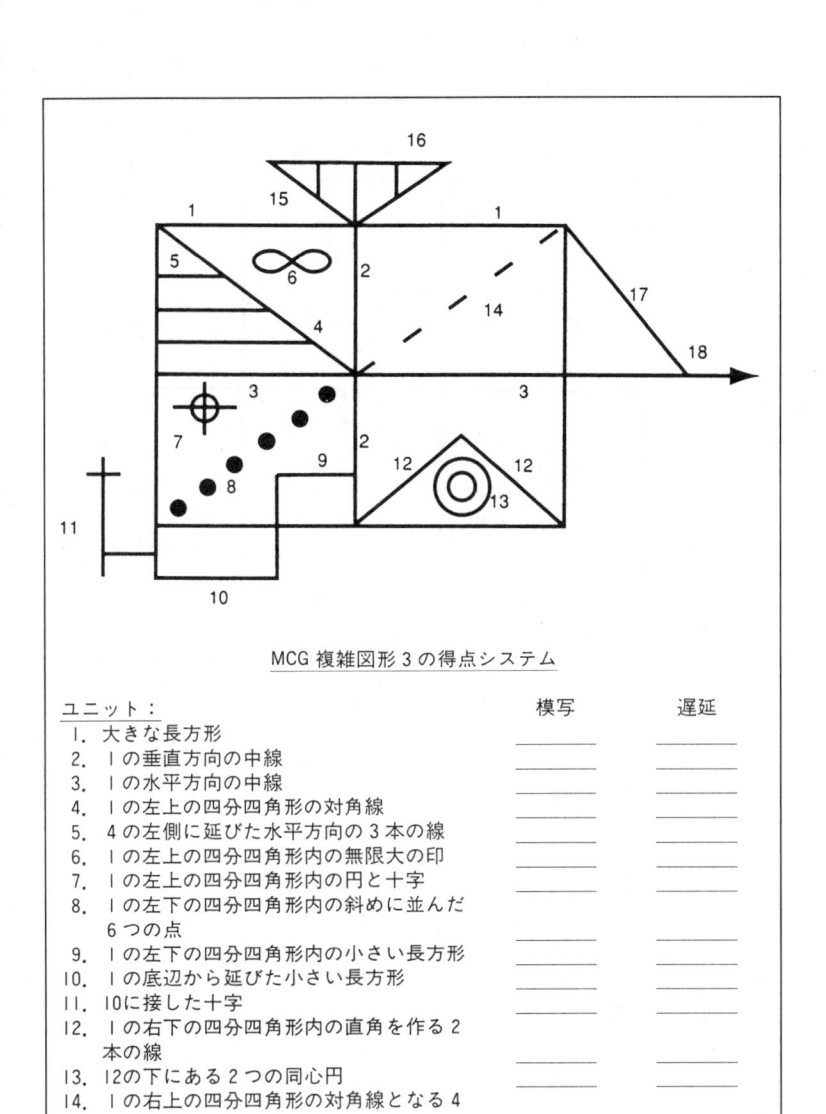

366 記憶

MCG 複雑図形 4 の得点システム

ユニット：	模写	遅延
1. 大きな正方形		
2. 1の垂直方向の中線		
3. 1の水平方向の中線		
4. 1の右側の長方形		
5. 4に接する軸の付いた円		
6. 1の底辺と角をなす矢印		
7. 1の左下の角の外側に接する小さな三角形		
8. 1の左上の角の外側に接する十字		
9. 1の上部の半円		
10. 1の左上の四分四角形の対角線		
11. 10から上方へ延びる垂線		
12. 1の左上の四分四角形内のとがりが4つある星		
13. 1の左下の四分四角形内の円		
14. 13の中の水平方向の線3本		
15. 1の右上の四分四角形内の小さな三角形		
16. 1の右上の四分四角形内の正弦波（サインカーブ）		
17. 1の右下の四分四角形の垂直方向の中線		
18. 17の右側に延びる斜線		
全得点		

得点：
18の各ユニットを別々であるとみなし、各ユニットの正確さとデザイン全体の中での相対的位置を評価する。各ユニットは以下のように得点する：

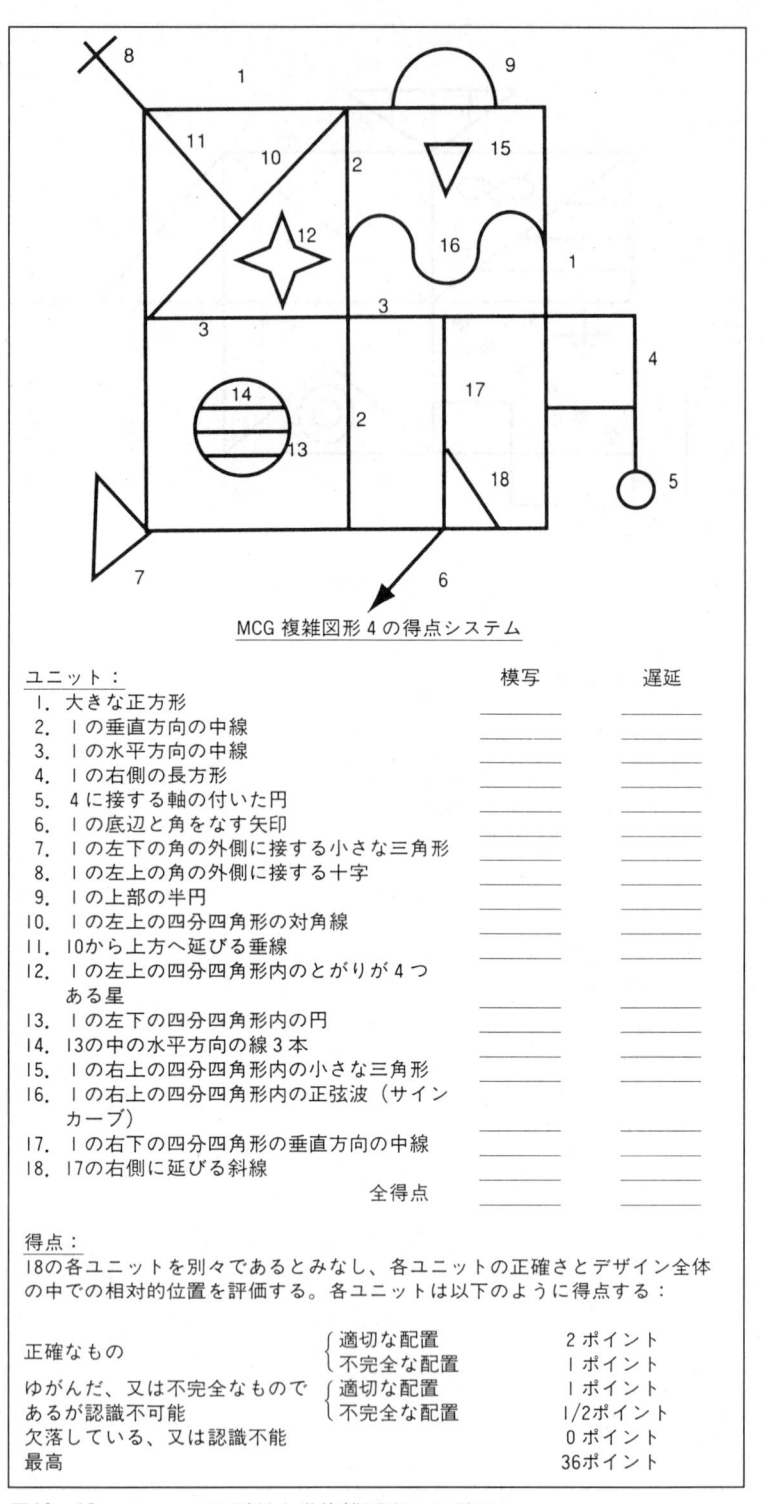

正確なもの	適切な配置	2ポイント
	不完全な配置	1ポイント
ゆがんだ、又は不完全なものであるが認識不可能	適切な配置	1ポイント
	不完全な配置	1/2ポイント
欠落している、又は認識不能		0ポイント
最高		36ポイント

図10-19. ジョージア医科大学複雑図形4と説明。

（最高得点＝69点）が設けられており，20～79歳の標準データが用意されている。

実　施

MeyersとMeyers(1995 b)を参照。あるいは，検査者は次のように説明することもできる。

模写。8 1/2"×11"の白紙を縦に置く(Meyers & Meyers, 1995)。それから「私はこれから，この用紙に写してもらいたい図形の描かれているカードを見せます。その図形をできるだけ丁寧に写してください」と言う。図を見せたらすぐに計時を始める。MeyersとMeyers(1995 b)は消すことを認めているのに注意すること。

色鉛筆（ペン）を使う方法で，被検者の戦略を記録することもできる。被検者が図形の1区画を完成させるごとに，検査者は被検者に色の異なる鉛筆を渡し，色の順番を記録する。色違いの3ないし4本の鉛筆を用いて，作図途上でのほぼ同じ時点で鉛筆を替えること。検査者は，被検者が標準18要素の1つを描いている最中に鉛筆を替えるべきではない。あるいは，検査者は被検者が描いた図形を別な紙に再現し，それぞれの線の順番（通し番号を付ける）と方向性を描かれた通りに記録することもできる。後者の方式は，何人かの著者に好まれている(Meyers & Meyers, 1995b)。

特に最初の段階では，注意深く描画を監督することが重要である。もし描画がぞんざいであれば，できるだけ正確に模写すべきことを被検者に気づかせる。カードと被検者の模写は最高5分間，最低2分30秒だけそのままにする。2分30秒までに被検者があまりに遅く描いていることが明らかであれば，そのことを告げて，スピードアップするように求める。2分30秒前に描画を終えたなら，完全かどうかを確認するために注意深く見直すよう告げる。描画が終わったら，刺激カードといっしょに用紙を回収する。

描画を完成するのに要した*合計*時間を記録する。相当な運動障害がなければ，通常被検者は5分以内で描画を完成できるはずである。しかし被検者にとっては，5分以内で仕上げることより，できるだけうまく描画を完成させるほうが重要である。この理由から，可能な限り最高の模写ができるように，必要なだけの時間を被検者に与えるようにする。

3分後の再生。会話したり，他の言語的な課題を与えて3分経過したら，白紙の用紙を与えて，被検者に「*少し前に図形を模写してもらったことを思い出してください。その図形をもう一度描いてください*」と言う。

この再生課題には時間制限はない。模写試験と同じく，色鉛筆の方式を用いるか，被検者と一緒に別な用紙に描画して，再生の順序と構成を書き留めることでアプローチの順序を記録することができる。

遅延再生。検査者はCFTの最初の施行から約30分間待ってから，図形を再生することを求める。間に挟むテストは，干渉を避けるためにCFTとはまったく異なったものでなければならない。とりわけいかなる描画のテストもするべきではない。それから「*前に模写してもらった図形を覚えていますか。その図形を思い出して，できるだけ注意深く正確にこの用紙に描いてください。間違っても消さずに，間違ったと思うものを訂正してください*」と言う。

時間制限はなく，模写テストと同じく，色鉛筆の方式を用いるか，一緒に別な用紙に描画することでアプローチの順序を記録することができる。

再認。30分後の再生の後，被検者に刺激用紙を与え，模写した描画に含まれていた図形に丸を付けるよう指示する。

およその実施時間

必要な時間は約10～15分である（遅延時間を除く）。

採点方法

Rey-Osterrieth複雑図形採点のための様々な

基準による採点方式はいくつかある（例えば，Bennett-Levy, 1984；Berry et al., 1991；Binder, 1982；Chervinsky et al., 1992；Chiulli et al., 1995；Duley et al., 1993；Hamby et al., 1993；Kirk & Kelly, 1986；Loring et al., 1988, 1990；Meyers & Meyers, 1995a；Osterrieth, 1944；Rapport et al., 1995；Shorr et al., 1992；Stern et al., 1994；E.M. Taylor, 1959；L.B. Taylor, 1991；Visser, 1973；Waber & Holmes, 1985, 1986；最近の論文については Lezak, 1995を参照）。この方式のほとんどは，模写と再生の正確さを評価するための基準を規定している。いくつかの方式では，作図の質（例えば，構成，分裂，対称性，不注意）も評価する。

正確さ。模写と記憶試験は一般的に同じ要領で正確さについて採点する。最も一般的に用いられる方式は，Osterrieth(1944)によって提案され，Taylor(1959)によって改変された。図形は18の得点要素に分けられる。すなわち，再生の正確さ，ゆがみ，位置に応じて，各要素に対して0.5～2.0点が与えられる(E.M. Taylor, 1959)。その要素が正確で，適切に配置されていれば2点を与える。要素は正確であるが誤って配置されていれば1点を与える。要素がゆがんでいるが配置が正しければ1点を与える。要素がゆがんでいて配置が誤っていれば1/2点を与える。要素が欠けているか，認識不能であれば得点は与えない。各図形の可能な最高得点は36点である。

これらの基準は，採点されるべき特定の要素については明確である。しかし，何が得点可能なゆがみや配置ミスを構成するかを決定するのにかなりの選択の幅が残されている(Duley et al., 1993)。さらに明確な基準が他の研究者から提案されている（例えば，Denman, 1987；Duley et al., 1993；Meyers & Meyers, 1995a；Taylor, 1991）。

標準データを適切に用いるためには，実施の方法（例えば，即時再生試験を模写と30分後の遅延再生試験との間に挟むかどうか）と標準を作るために用いる特定の得点基準の双方に気を配ることが大切である。私たちは一般的には Meyers と Meyers(1995b)が提供した Rey 図形の模写，3分後および30分後の再生，再認試験に対する標準データ(18～89歳)を用いている。したがって，この年齢範囲内のプロトコル（原典参照）に彼らの明確な採点指針を用いる。残念ながら，Meyers と Meyers は未だ小児の標準データを与えていない。そのために，6～16歳の小児に対しては，私たちは図10—20と図10—21に示した Rey と Taylor の図形に対する L.B. Taylor の採点基準を用いている。しかし，標準データ（表10—21参照）は，模写と30分後の遅延試験のみを使ってもたらされたものであることを注意すること。

記憶遂行から模写施行の遂行レベルの影響を除くために，再生得点パーセント[(CFT再生/CFT模写)×100]を計算することもできる(Snow, 1979)。Brooks(1972)は忘却得点パーセント[((CF即時再生−CF遅延再生)/(CF即時再生))×100]を考案した。しかし Lezak(1995)は，模写（または即時再生）が非常に低くて（遅延）再生がそれ以上低くなり得ないほどであるなら，かなり正常値に満たない模写と再生（即時および遅延）の得点でもよく見えることがあるため，これらの得点は注意深く解釈すべきであると指摘している。

質。CFTの解釈は，実際の得点だけでなく，遂行の質的な面も考慮すべきである。何人かの研究者は，図のゆがみと配置ミス，アプローチ，構成の様式とレベルを評価する採点方式を考案した(Bennett-Levy, 1984；Binder, 1982；Chervinsky et al., 1992；Chiulli et al., 1995；Hamby et al., 1993；Kirk & Kelly, 1986；Loring et al., 1988；Rapport et al., 1995；Rapport et al., 1996；Shorr et al., 1992；Stern et al., 1994；Visser, 1973；Waber & Holmes, 1985, 1986)。Waber と Holmes(1985, 1986)は正確さに加えて構成と様式を評価する方式を考案した。順序の尺度となる構成のパラメータは，全体の構造の「良さ」を表現するために考案され，基礎となる長方形の完全性や他の構造と基礎となる長方形との統合のような特徴に焦点を当てている。カテゴリー尺度を生み出す様式のパラメータは，構成の質とは関係なく作図のやり方を評価する。すなわち，これは部分限局的なものから配置的なものにまで

項目 1：左上，長方形外側の十字。十字の縦線は長方形の水平方向の中線まで降りていなければならず，横線は長方形の上に延びていなければならない。十字と長方形とをつなぐ線は，十字のほぼ中央になければならず，項目7と長方形の上部との間に来なければならない。
項目 2：大きい長方形。横の辺の長さは，縦の辺の2倍より長くてはならず，長方形は正方形に似ていてはならない。長方形のゆがみはとても多くの可能性があり，位置を得点化することはできないので，長方形が完全でないか，いかなる形でもゆがんでいる場合に1／2点を与える。
項目 3：対角線は，長方形の4つの角それぞれに接していなければならず，長方形の中央で交差しなければならない。
項目 4：長方形の水平方向の中線は，長方形の中点から，右辺の中点まで，途切れていない1本の線ではっきりと横切っていなければならない。
項目 5：垂直方向の中線は，長方形の下辺の中点から始まり，上辺の中点まで途切れていない1本の線で達していなければならない。4，5，6の位置を得点化するとき，これらの項目は長方形の中点で交わっているべきである。そうでなければ通常は，1つのみを位置が不正答だったと判定する。ごくまれに，正しい位置にないために3つとも全部不正答と判定されることもある。
項目 6：大きな長方形内部左側の小さな長方形。項目6の境界線は，項目8を形作る平行線の2本目と3本目の間に至る長方形の上辺によって規定され，小さな長方形の横幅は，大きな長方形の横幅の約1／4でなければならない；つまり，大きな長方形の左辺と垂直方向の中線の中間点に来るべきである。項目6内の十字は，その長方形の4つの角から出ていなければならず，長方形の中点で交差するべきである。すなわち項目4の上で交差する。
項目 7：項目6の上方の線分は，項目6の横の長さより短くなければならず，項目6の上辺と項目8の2番目の線の間に位置しなければならない。
項目 8：長方形内左上の4本の平行線は，平行で，その間隔はおおよそ等しくなるべきである。線が過度に傾いていたり，線の数が4本より過不足があったら，得点は減点される。
項目 9：長方形の右側上方の三角形，高さが底辺より短い。
項目 10：長方形内，項目9の直下の垂直方向の短い線。長方形内の右上の四角形の内部で，あきらかに左へ移動しているべきである。
項目 11：3つの点を含む円は，右上の四角形の右下半分になければならない。円は，置かれた三角形領域のどの辺にも接してはならず，点の位置は上に2つあり，下に1つあって，そのため顔に似るはずである。
項目 12：長方形の右下の部分と交わる5本の平行線は，すべて右下の四角形の内側になければならない，四角形のどの辺にも接してはならず，互いにほぼ等距離であるべきである。
項目 13：大きな長方形の右辺に接する三角形。三角形の高さは，長方形の水平方向の中線の半分より大きくてはならず，すでに言及したように，三角形の辺の勾配は，項目9の勾配と連続していてはならない。
項目 14：項目13の頂点に接するひし形は，ダイヤの形をしているべきであり，項目13の頂点に接していなければならない；項目2の長方形の底辺より下に越えてはならない。
項目 15：三角形13内部の垂直方向の直線は，項目2の大きな長方形の右辺に平行でなければならず，かつ項目13の内側で左側に移動していなければならない。
項目 16：13の内側の水平方向の直線は，項目4の右への連続であり，大きな長方形の右辺の中点から始まり，三角形13の頂点まで延びていなければならない。もし三角形13が少し傾いているか，項目4が長方形の右辺の中点に達していなければ，項目16が長方形の右辺の中点から三角形の頂点まで達していれば，2点満点を与える。
項目 17：長方形の中央下部領域に接する十字。十字の右側が，左側より明らかに長ければならないが，大きな長方形の右端を越えてはならない。また，左端が，項目18である正方形の右辺の中点から始まっていなければならない。
項目 18：項目2の左下の角にあり，項目6の長方形と異なり，明らかに正方形でなければならず，一辺は，項目6の水平方向の辺と同じ長さでなければならない。

図10-20．Rey複雑図形のTaylorの得点基準（L.Taylor，私信，1989年5月）

範囲が及ぶ。方式は複雑であるが，発展的な問題に関しては有用性が明らかになっている。最も包括的な方式はStern ら(1994；Akshoomoff & Stilesによって改変，1995 a,b)によるものである。これは分裂，計画，構成，様々な特徴の存在と正確さ，配置，サイズのゆがみ，保続，的外れの作図，回転，均整，対称性，即時保持および遅延保持などの様々な質的特徴に得点を与える。これはあらゆる年齢層に使用できる。評価者間信頼度は良好であると報告されているが，得点は1つの再現に5～15分を要する。これは，いったん検査者がその方式に慣れれば，約5分に減少する。Hambyら(1993)が提唱した方式は，より簡単で，作図の一側面である構成の質に焦点を当てている。これは5点のLikert尺度を使用し（得点が高いほど，良い構成であることを示す），ReyとTaylorの図形の両方に適用できる。著者は，この方式は習得しやすく，手早く得点でき（1プロトコルにつき1分未満），大変良好な評価者間信頼度を示し，臨床的な有用性をもつと思われると報告している。Rey図形において，症候性と無症候性のHIV陽性被検者とを区別するのは，構成の質であり，模写と遅延得点ではない。Chiulliら(1995)によって用いられた比較的大まかな評価法には，作図が基

項目 1：	図形の左側の垂直方向の矢印で，大きい正方形の上側と下側の四分四角形の中点の上下に延びているが，正方形の上辺と下辺を越えては延びない。そして，この中点が項目4と接する。
項目 2：	底辺が大きな正方形の左辺である三角形は，高さが大きな正方形の一辺の半分より小さい。
項目 3：	図形の基礎となる要素である大きな正方形は，長方形ではなく，正方形に見えなければならない。
項目 4：	大きな正方形の水平方向の中線は，正方形の外側へ項目1の中点まで延びる。
項目 5：	大きな正方形の垂直方向の中線。
項目 6：	大きな正方形の上半分を二分する水平方向の直線。
項目 7：	大きな正方形の左上の四分四角形の角から出る，互いを二分する対角線。
項目 8：	小さな正方形。左上の四分四角形の中央に位置し，四分四角形の1／4の大きさで，角は対角線(項目7)上に位置している。
項目 9：	左上の四分四角形内の，項目8の中央の円。
項目10：	左上の四分四角形の上方の長方形で，高さは大きな正方形の高さの1／4より小さい。
項目11：	大きな正方形の中心から，右上の四分四角形の右上の角を通り抜ける矢印で，大きな正方形の外側にある部分が長さの1／3を越えない。
項目12：	図形の右側の半円。基礎となる正方形の上半分の水平方向の二分線(項目6)から，正方形の下半分の相当する点まで延びる。
項目13：	基礎となる正方形の右半分にある三角形。半円(項目12)と底辺を共有し，大きな正方形の一辺の1／4の高さである。
項目14：	右下の四分四角形内の7つの点（円ではない）の列で，大きな正方形の中心から，四分四角形の右下の角まで，直線上にほとんど等間隔で並ぶ。
項目15：	右下の四分四角形内で，項目14の6番目と7番目の点の間にある水平方向の直線。
項目16：	頂点が大きな正方形の右下の角にあり，高さは大きな正方形の一辺の1／4を越えない二等辺三角形。
項目17：	左下の四分四角形内の，3つの正弦曲線それぞれの中央に交差する横棒のある波線。四分四角形の左下の角から，右上の角まで延びる。
項目18：	中心点から放射状に広がる8本の線からなる星印で，左下の四分四角形内に位置し，その右下の角に近い。

図10-21. Rey 複雑図形 Taylor 形式（変法）の得点ガイドライン（L.Taylor，私信，1989年5月）

礎となる長方形から始まっていれば，作図を構成的として類別することが含まれている。他の全ての接近方法は非構成的と記録される。しかし信頼度のデータは報告されていない。

　Rapport ら(1995，1996)は，Rey 図形で半側空間欠損を評価するために標準および Denman 得点方式を適用した。この測定は(1)図形の左半分または右半分における見落とされた項目のパーセント，(2)患者が大きな長方形の縦方向の中央線の右側にある任意の部分から図形の模写を始めるときに示されるような，右空間への注意の偏り，(3)図形の2つの側の再生の正確さ，を含んでいる。Rapport ら(1996)は，標準の得点方式を用いるときは，2つ以上の左側の見落としの非対称的な誤りのプロフィールは，無視が存在する可能性が高いことを示すとしている。

　*再認．*患者がCFTの一部であった図形に正確に丸を付ければ，再認下位検査(Meyers & Meyers, 1995 b)における正確な反応とされる；その図形がCFTの一部分ではなく，丸が付けられていないときにも，正解得点が与えられる。最高の正解得点は24点である。偽陽性（CFの一部でない図形に丸が付けられている）および偽陰性（丸が付けられるべき図形に丸がない）の結果も記録される。

考 察

　Osterrieth (1944) と E.M. Taylor (1959) の基準（またはその変法）による採点では，全得点に対する十分ないし高い評価者間および評価者内信頼度が得られた (.8以上；Berry et al., 1991；Boone et al., 1993；Casey et al., 1991；Delaney et al., 1992；Fastenau et al., 1996；Tupler et al., 1995)。しかし個々の18項目への信頼度は，低いもの (.14) から高いもの (.96) まで広がりがあり，Osterrieth の方式は量的判断基準（例えば，1点に必要な最小限の角度）をさらに詳細に明確化することによりさらに良いものになるであろうことを示唆している (Tupler et al., 1995)。他の研究者（例えば，Bennett-Levy, 1984；Duley et al., 1993；Fastenau et al., 1996；Loring et al., 1990；Meyers and Meyers, 1995 a；Shorr et al.,

1992；Stern et al., 1994；Strauss and Spreen, 1990；L.B. Taylor, 1991；Tombaugh et al., 1992）によって提唱された厳しい採点基準でも，全得点に対する高い（>.90）評価者間信頼度を示した。正確さの採点方式は，類似方式との間でいずれが優っているかの相互比較はほとんどない。最近では，Fastenauら（1996）が，信頼度と妥当性に関しては彼らの得点方式はOsterriethが考案した方式に勝っておらず，適用するのに約6倍の時間がかかることを報告した。TroyerとWishart（1996）は多くの質的な採点方式を比較し（Bennett-Levy, 1984；Binder, 1982；Bylsma et al., 1995；Hamby et al, 1993；Osterrieth, 1944；Shorr et al., 1992；Stern et al., 1994；Visser, 1973；Waber & Holmes,1985），Waber とHolmesの方式（$r=.25-.32$）を除いては，ほとんどの方式が相互相関していることを見出した（$r=.34-.84$）。同様に，Rapportら（1997）は，OsterriethとDenmanの得点方式は両方とも，評価者間および内部整合性信頼度が高く，同等であることを最近報告した。

Rey図形の内部整合性は，各細部を項目として扱い，被検者の得点を折半およびアルファ係数処理をかけることで評価された（Berry et al.,1991；Fastenau et al., 1996）。折半およびアルファ係数信頼度の両方とも，模写条件では.60以上，再生条件（即時再生および20/30分遅延）では.80以上であり，細部の全てはある1つの因子に関係することが示唆された。

私たちは（未発表データ），同じ図形（ReyまたはTaylor）を繰り返し描かせることで健常成人に学習効果が起こることを発見した。一般的に，健常被検者は1ヵ月おいて再検査すると再生率で10パーセントの改善を示す。Berryら（1991）は，1年後に高齢者で再検査し，模写条件はこの間隔では信頼度がないことがわかった。即時および30分遅延再生試験の信頼度は，中程度であった（.47～.59）。MeyersとMeyers（1995b）は，いくつかの得点（例えば，模写，再認）の範囲は，ほとんどの健常被検者によって得られた最高もしくはそれに近いレベルの遂行によって限定されてしまい，したがって検査－再検査相関係数の大きさを不自然に小さくしていると述べている。さらに，被検者が最初の検査施行後，再検査されるときに，偶然的な学習パラダイムが汚染される。これらの理由をもとに，MeyersとMeyers（1995b）は，12名の健常被検者のサンプルに約6ヵ月の間隔をおいて再検査を行い，十分な広がり（即時再生$r=.76$, 遅延再生$r=.89$,再認全正答＝.87）をもつ得点に対してのみ検査－再検査信頼度を評価した。臨床的解釈の一時的安定度を評価するために，これらの尺度に対する年齢補正T得点はHeatonら（1991）の方式に従って分類された（例えば，平均＝T得点45～54，平均に満たない＝T得点40～44，軽度の障害＝T得点35～39）。1回目と2回目のテストセッション間の臨床的解釈の合致パーセントは，これらの同じ3つの尺度（即時再生，遅延再生,再認全正答）において高かった（91.7）。MeyersとMeyers（1995b）も，間隔をあけた再検査でも他のCFTの変数（模写，模写に要した時間，再認真陽性，偽陽性，真陰性，偽陰性）において有意な差はないと報告している。

もう1つの問題は，Reyとその変法の類似性に関するものである。ReyとTaylorの図形を評価すると，信頼度係数は中等度域にある（Berry et al., 1991；Delaney et al., 1992）。8～10歳の小児では，ADHDの有無での模写と再生の描画には差がない（Sadeh et al., 1996）。健康な若年成人では，様々な図形（Rey, Taylor, MCG）の模写は同等の難易度である。しかし，Rey図形の再生は，TaylorまたはMCGの図形の再生に比べていくぶん難しい（健常者で約5点）（Delaney et al., 1992；Duley et al., 1993；Hamby et al., 1993；Kuehn & Snow, 1992；Meador et al., 1993；Strauss & Spreen, 1990；Tombaugh & Hubley, 1991）。TaylorとMCGの4図形の間には有意差はない（Meador et al., 1993）。また，Rey図形はTaylor図形に比べて，模写と記憶からの再描画共により多くの時間を要する（Tombaugh and Hubley, 1991）。Rey図形はより複雑な組織的構造を有していると思われ（Hamby et al., 1993），すぐには言語的戦略に加えられない（Casey et al.,1991）。結果として，視覚イメージに障害をもつ人は言語的戦略によって補うことはできない。対照的に，

Taylor 図形では視覚イメージの欠損はとらえられないことがあり，それゆえに言語的戦略を用いることであいまいにされる。Rey 図形の再生がより難しいことは，この方法が他の変法より記憶障害の存在，とりわけ非言語的なものに対して鋭敏であることを示唆している（Strauss & Spreen, 1990；Hamby et al., 1993 も参照のこと）。たとえ Taylor 図形が Rey 図形より再生しやすいとしても，どちらの図形にも相似の忘却機能が働き，忘却の程度測定を行った場合，両者は匹敵する程度の鋭敏度をもつことを示している（Tombaugh & Hubley, 1991）。

適切な遂行に必要とされる正確な認知作用は，視覚認知，視覚空間組織化，運動機能，および再生条件においては記憶を含むと考えられている（Chervinsky et al., 1992）。模写，即時（または3分後）と20～30分の遅延試験によって異なる情報が得られると主張する研究者もいる（例えば，Chiulli et al., 1995；Meyers & Meyers, 1995 b；Shorr et al., 1992）。彼らは，模写試験は知覚，視覚空間，組織化技能を，即時（または3分後）試験はコード化された情報量を，遅延試験は貯蔵された記憶と再生される情報量を反映していると示唆している。全体的に，相関および因子分析的研究からのデータは，視覚構成能力（模写）と記憶（再生および再認）の尺度としての CFT の妥当性を支持する。

Meyers と Meyers（1995 b）は，健常人601名の CFT 得点の相関を算出し，即時（または3分後）と遅延再生との間の相関（$r=.88$）が最大であることを見出した。再生尺度は低かったが，それでも再認全正答とは有意な相関（$r=.15$）を示した。模写時間は，模写または再生の正確さとはほとんど相関がなかった。中程度の相関は，模写の素点と即時（3分後）（$r=.33$）および遅延再生得点（$r=.38$）の間で示され，複雑図形を模写する能力と後に再生して記憶を頼りに描画する能力との間の関係を示唆している。詳細に記録された神経学的機能障害患者の異質なサンプルにおいても，類似した所見が明らかになった。

Meyers と Meyers（1995 b）はまた，健常人のデータの主成分因子分析を行った。その分析は5因子解を示した。第1の因子は3分および30分遅延試験からの高い負荷により視覚空間再生因子と呼ばれた。第2因子は視覚空間再認因子を反映した。反応バイアス因子と名付けられた第3因子は，再認偽陽性の高い負荷を示した。第4因子は，模写時間の負荷が高いため，処理速度因子として解釈された。最後に，第5因子は模写得点の負荷が高く，視覚空間構成能力を反映している。脳に損傷を受けた患者（$n=100$）のデータ分析では同じ5つの因子が現れた。

神経学的障害をもつ患者の異質サンプルで，Meyers と Meyers（1995 b）は模写，3分後および30分後再生得点と再認全正答が，BVRT 全正答，RAVLT 試験5，形状弁別，Hooper，線引き B およびトークンテストと有意に相関していることを見出した。言語尺度（FAS，文反復）はどの CFT 尺度とも有意な相関はなかった。

CFT および他の神経心理学的テストのもう1つの因子分析研究によると，CFT の得点は WMS 視覚再生および直線定位テストでの共通負荷に基づいて視覚空間の知覚／記憶因子と思われるものに重い負荷がおかれていることを示唆している（Berry et al., 1991）。成人と小児では，相関分析が，CFT の遂行は Wechsler 知能テストの積木模様と組合せ問題下位検査の遂行と中等度に相関していることを示している（Poulton & Moffitt, 1995；Tombaugh et al., 1992；Wood et al., 1982）。同じく，Sherman ら（1995）は CFT の得点（模写と30分遅延の両方）は，WAIS-R の知覚構成要素と中等度に相関していることを見出した。CFT の得点は，WAIS-R の言語理解と転導因子欠如とは相関がなかった。Meyers と Meyers（1995b）も，神経障害患者を混えたサンプルにおいては，CFT の尺度は言語性下位検査より動作性下位検査と強い相関があることを報告した。

通常，年長の小児（13歳）と教養のある成人は，図形を左から右に模写する（Waber & Holmes, 1985；Ardila, Roselli & Rosas, 1989；Poulton & Moffitt, 1995）。年少の小児では断片的なやり方で図形を模写することがほとんどであり，年齢が上がるにつれて配置的になっていく（しかし Akshoomoff & Stiles, 1995 a を見れば，部分の

性質の確認と部分統合の方法の両面に発達による変化が起こり，6歳にもなれば空間分析の両面を示すようになると示唆している)。13歳頃に，まず大きい中央の長方形が描かれ，それに細部を加えてゆくといった基礎となる長方形の戦略への転換が起こる。配置的な接近方法の使用は年齢が進んでもほとんど減少しない (Chiulli et al., 1995)。記憶の再現では，断片的な戦略は9歳以降はきわめて稀である。より年長の小児と成人では失敗やゆがみは記憶条件ではごく普通であるが，模写条件では稀である。さらに，実際の模写の行為と模写の戦略は再生作業と相関している。5年生と8年生の小児の研究では (Waber et al., 1989)，半数は再生する前に Rey 図形を模写するように求められ，半数は視覚的に暗記させて模写はさせなかった。図形を視覚的にのみ暗記した5年生の記憶の再現は，最初に図形を模写した5年生より正確でより配置的であった。模写の戦略に関しては，図形の模写への非構成的で断片的なアプローチは正確な描画をもたらすかもしれないが，再生は劣る傾向にある。要素を意味のあるユニットにまとめる戦略は，一つ一つの要素の再生に頼る戦略よりもより効果的である (Akshoomoff & Stiles, 1995 b ; Bennett-Levy, 1984 ; Chiulli et al., 1995 ; Hamby et al., 1993 ; Shorr et al., 1992)。

このテストは，健常者からアルツハイマー病(AD)が疑われる被検者を（確かに）弁別し (Berry et al., 1991)，軽度の頭部外傷に対してさえも鋭敏である (Leininger et al., 1990)。Bigler ら (1989) は，AD と診断された被検者は，中等度の頭部外傷の患者に比べて図形の模写および再生の両方ともより困難であると報告した。パーキンソン病(Cooper et al., 1991 ; Ogden et al., 1990) とハンチントン病 (Fedio et al., 1979) の患者でも模写と再生の得点が異常に低いことが報告された。このテストが頭部外傷，先天性の症状群，けいれん性障害 (Poulton & Moffitt, 1995)，コカインと多種の薬物乱用 (Rosselli & Ardila, 1996)，前交通動脈瘤 (Diamond & DeLuca, 1996) などの中枢神経系疾患の既往がある人に鋭敏であるという証拠もある。最近，Bigler ら (1996) は，中等度～重度の頭部外傷を受けた患者の海馬の萎縮の程度が，このテストでの再生パーセントと相関すると報告した。

さらに，このテストの模写部分からの情報は様々な障害を鑑別するのに有用であるかもしれない。例えば，CFT の模写に対しての細かく分けてのアプローチは，左半球または右半球の病変をもつ被検者に特異的である (Binder, 1982 ; Visser, 1973)。しかし，右脳に障害のある被検者による描画は左脳の障害がある被検者と比べて正確さを欠き（しかし Rapport et al., 1995, Rapport et al., 1996 では，これは無視を示す被検者にしか適用できそうにないことを見出している)，さらにゆがみの多い傾向にある (Binder,1982)。頭頂葉－後頭葉病変のある被検者と前頭葉病変のある被検者との差異も模写試験において言及された (Lezak, 1995 ; Pillon, 1981 ; Taylor, Kolb & Whishaw,1985 により引用)。後頭葉病変のある被検者は図形の空間的構成により困難を生じやすい。前頭葉病変のある被検者は課題へのアプローチの計画がより困難となりやすい。模写課題は半側空間欠損に対しても鋭敏である。文字消去課題において無視があると判定された右脳血管障害の被検者は，図形の左側の項目の見落としが多く発生し，右側への注意の偏り（被検者が課題を始める位置に影響を及ぼす）を示し，左側の再生が正確さで劣っていた (Rapport et al., 1995 ; Rapport et al., 1996)。半側空間欠損の程度は患者が被った転倒の回数と中等度の相関を示した。

記憶試験に関しては，右半球病変の被検者は再生試験で左半球障害の患者よりも劣っている傾向がある (Loring et al., 1988 ; しかし Barr et al., 1997 ; King, 1981 を参照せよ)。しかし，このテストが病変側を完全に予測するわけではない (Lee et al., 1989 ; Loring et al., 1988)。質的な特徴の分析（例えば，全体的配置のゆがみ，大きな配置ミス）は機能障害の左右差を弁別する助けになるかもしれない (Breier et al., 1996 ; Loring et al., 1988)。最初の模写が満足に行われたら，再生試験での配置ミスとゆがみは，左半球とは反対に，右半球の機能障害に特徴的な傾向がある。

記憶試験の遂行の悪化は神経学的障害の状況だけでなく，心理学的悩みに苦しむ被検者でも起こ

表10-21. 6～85歳の標準データ：模写と30分遅延；L. Taylor 得点基準

	6歳	7歳	8歳	9歳	10歳	11歳	12歳	13歳	14歳	15歳	20-29歳
n	192	353	347	329	301	280	225	237	180	116	20
模写	16.66	21.29	23.64	24.46	27.20	28.61	30.21	32.63	33.53	33.60	33.70
SD	7.97	7.67	8.00	6.94	7.58	7.31	6.69	4.35	3.18	2.98	1.59
30分再生	10.53	13.57	16.34	18.71	19.73	22.59	23.20	24.59	26.24	26.00	21.80
SD	5.80	6.28	6.77	6.61	6.71	6.65	6.38	6.29	5.40	6.35	6.56
%再生											64.12
SD											18.39
模写-再生											11.95
SD											5.72

出典：KolbとWhishaw(1990)が，アルバータ州レスブリッジの6～15歳の健常な学童から得られたデータを報告した。われわれは21～84歳の教育を受けた（平均14.12年）健常な成人のデータを提供した。

りうることを心に留めておくことは大切である。Uddoら(1993)は，外傷後ストレス障害と診断された退役軍人は複雑図形の即時再生では健康な対照群より遂行が劣っていたが，模写ではそうでなかったと報告した。Wishartら(1993)は，てんかん患者では再生が劣るのは感情障害（うつ病，パラノイア）の自己報告と中等度に関連があることに注目した。Booneら(1995)は，高齢者ではうつ病が遅延再生での微妙な弱さと関係していると報告した。MeyersとMeyers(1995b)は，3分および30分後の再生の両方において，広範性の脳損傷患者は慢性精神障害患者（統合失調症，双極性障害，大うつ病）より結果が劣っており，精神疾患群は健常者群より有意に劣っていることを発見した。他のCFTの変数（例えば，模写，模写時間，再認）についても，脳損傷患者は精神疾患および健常者群よりも有意に遂行が低い結果であったが，後者の2群では相互に有意差はなかった。神経疾患の既往がない別の志願者サンプルで，MeyersとMeyers(1995b)はBeckうつ病評価得点と再認全正答との間に中等度の相関を見出した（$r=-.39$）。うつ病に分類された被検者（Beck得点14点以上）は，平均で3分後の再生ではT得点で4.7低く，30分後の遅延再生ではT得点で6.5低く，再認全正答ではT得点で8.8低かった。しかし，心理的ストレス（不安，うつ）はCFTに影響を及ぼさないとする研究者もいる（Chiulli et al., 1995；Vingerhoets et al., 1995）。

おそらく作動記憶の負荷がかかりすぎる結果として，ほとんどの忘却は模写後の最初の数分間以内の非常に早くに起こりがちであるという証拠がある（Berry & Carpenter, 1992；Delaney et al., 1992）。このことは即時または短時間の遅延再生試験がより長い遅延時間と比較できる情報をもたらすことを意味していない。なぜならば様々な病因によって健忘は貯蔵から記憶を失うパターンに差異があるかもしれないからである（Berry & Carpenter, 1992；Loring et al., 1990；しかし Lezak, 1995を参照）。その上，実質的には健常被検者では即時再生と20分または30分後の遅延間隔の間では忘却は起こらないが，約1ヵ月の間隔をおくとかなりの低下（約10点）が生じた（Tombaugh & Hubley, 1991）。

再認下位検査に関して，MeyersとLange(1994)はその課題が脳損傷患者を健常被検者および精神障害者から弁別するのに効果的であったと報告した。さらに，再認得点は再生得点より全体的機能的能力とよく相関する。再認下位検査の得点が高いほど，被検者は自立的機能が高かった。

CFTは詐病を発見するのにも有用であるかもしれない。KnightとMeyers(1995)は，詐病をするよう指示された者は，正確さで劣っているパターン，遅い描画速度，再生と再認記憶の低さによって脳損傷患者と区別できることを見出した（Meyers & Meyers, 1995bも参照せよ）。

全体的に，CFTは認識過程の多様性についての

30-39歳	40-49歳	50-59歳	60-69歳	70歳以上
20	18	21	21	23
31.75	32.31	31.19	30.79	29.57
3.21	2.67	3.68	4.21	3.37
17.20	16.56	14.88	14.21	11.74
7.08	6.69	6.95	7.50	6.11
53.45	50.61	47.16	46.19	38.57
20.13	18.77	20.59	22.91	18.22
14.58	15.75	16.31	16.57	17.83
6.12	5.58	6.41	7.53	14.58

情報を提供する有用な尺度である。再認試験を追加することは再生テストへの有用な追加であるように思える。様々な構成要素（模写，再生，再認試験）に対するテスト得点のプロフィールやパターンの分析は推奨される（例えば，Meyers & Meyers, 1995 b）。したがって，再生得点の解釈は最初の模写が適切に遂行されたかどうかを考慮しなければならない。3分後，30分後再生および再認試験にわたっての低い得点からは注意力の混乱が示唆されるであろう。再生の手がかりを与えたときに3分および30分遅延得点がわずかしか改善されずに低ければ，コード化が損なわれたと推論できるだろう。3分後再生が遅延再生よりも高く，遅延再生が再認全正答よりも高いときは，記憶貯蔵の混乱が示唆されるであろう。3分再生と再認が同等で遅延再生よりも高い，あるいは再認全正答が3分および30分再生得点の両方よりも高いときは，再生に問題があると考えることができる。しかし，これらの仮説はさらに追加の手段を用いて評価する必要がある。

標準データ

個人の遂行の質的な局面を反映する指標はいまだ試験的なものであり，一般に適切な標準データを欠いている（しかし以下参照せよ，Chiulli et al., 1995）。図形の正確さを評価するための標準については，再生試験の数とタイミングに関しては非常にさまざまである（例えば，Corwin & Bylsma, 1993；Lezak, 1995；Tombaugh et al., 1992）。遅延再生を評価するのに即時再生の標準データを使うことができるとは考えられない。健康な若年成人では，即時再生試験を含めると遅延再生の遂行が約2～6点だけ増加するという証拠がいくつかある（Loring et al., 1990；Meyers & Meyers, 1995 a）。さらに，種々の得点方式があるために，いろいろなところから標準を集める試みは難しくなっている。

私たちは用いられた模写－再生間隔と適用された採点基準に従って数組の標準データを提示する。

施行A。　即時再生試験を間に挟まない，模写試験および30分再生試験。L.B. Taylorの採点基準による得点。小児と成人のデータは表10-21に挙げる。

施行B。　模写試験に続けての即時再生試験および30分遅延再生試験。得点はE.M. Taylor（1959，Lezak, 1995より）の得点基準。65～93歳の健常成人のデータは表10-22に挙げる。これらの高齢被検者は図形を模写するのに平均で212秒（SD＝81秒）を要した（Chiulli, 1990, 私信）。Chiulliら（1995）は，L.B. Taylorの得点基準を用いて，健康で高い教育を受けたコーカシアン高齢者のサンプルのデータも提供している。それに加えて，彼らは描画へのアプローチを評価した。つまり，作

表10-22. 65～93歳の標準データ：模写，即時及び30分遅延；E.M.Taylor（Lezak による）の得点基準

	年齢 65-69	年齢 70-74	年齢 75-79	年齢 80-84	年齢 85-93
模写	31.10	32.03	30.49	30.76	30.80
SD	3.59	3.27	4.48	4.06	2.60
N	10	50	57	35	10
即時	15.50	15.44	15.39	14.47	9.45
SD	5.54	6.51	6.75	6.31	3.92
N	10	49	57	35	10
30分再生	15.30	15.35	15.12	13.76	9.39
SD	4.98	6.37	6.34	6.07	4.93
N	9	50	57	35	10

出典：Chiulli ら（1989）が，65～93歳の平均以上の IQ の健常な成人についてのデータを提供している（Shipley が FSIQ＝112と評価した）。許可を得て転載。

図を基本矩形から始めるかどうかによって，描画が配置的であるか否かに分けられた。正確さとアプローチについてのデータは表10-23 に挙げる。Denman（1987）も，Rey 図形の模写，即時および遅延再生試験についての10～89歳のデータを提供している。彼の得点基準は各条件の最高得点 72 を基礎としており，素点は年齢に基づく標準表を用いて尺度得点（1～19）に変換しなければならない。Roselli と Ardila（1991）は，コロンビアのボゴタ（出身）の 56 歳以上の人々からなる大きなサンプルから得られた模写（正確さと作業を終えるまでの時間の両方）と即時記憶条件についての標準データを提供している。得点基準は E.M. Taylor（1959，Lezak，1995 より）によるものであった。模写および再生条件の得点は両方とも，北米の住民を対象とする研究者によって報告されたものよりかなり低く，おそらく文化的および教育的な違いを反映している。

施行C。 模写試験に続いて 3 分後再生試験。得点は E.M.Taylor（1959）の得点基準。Osterrieth のデータ（1944）は，(1)データは 16～60 歳の範囲の成人60名を元にしたもので年齢による影響が示されていないこと，かつ(2)現在の北米のサンプルと 50 年以上前に Osterrieth が集めたサンプルとを比較することは教育的，文化的差異により，無意味であろうという理由で使用するべきでない。最近，Boone ら（1993）が健常成人の標準データを得ており，それを表10-24 に挙げる。

施行D。 模写試験に続いて 3 分および30分後再生試験と再認試験。Meyers と Meyers（1995 b）は，18～89歳の 601 名の健常成人のサンプルに基づいた，Rey 図形の模写，模写時間，3 分および30分再生と再認試験についての標準データを示している。彼らの明確な得点ガイドラインが使用されなければならない（原典参照）。標準表は，18 および 19 歳に対して 2 歳ごとに，20～79 歳に対して 5 歳ごとにグループ分けをしている。80～89 歳の患者のCFT遂行を解釈するときは，この年齢範囲の標準被検者数が小さい（$n=15$）ために注意を要する。年齢補正 T 得点およびパーセンタイル等価は，3 分後（「即時」と呼ばれる）再生，遅延再生および再認全正答について提供されている。模写，模写時間，再認真陽性，再認真偽陽性，再認真偽陰性についての標準データは，5 つのカテゴリーで提示されている（例えば，第 16 パーセンタイルよりも大きい得点，第 16 から 11 パーセンタイルの範囲内の得点）。描画と再認試験の CFT 要素のための基礎的比率の情報も示されている。

年齢と知的レベルの両方とも CFT の遂行に影

表10-23. 正確さと配置的アプローチを採用する割合の平均：L.B.Taylor の正確さについての得点基準

		70-74歳 ($n=46$)	75-79歳 ($n=58$)	80-91歳 ($n=49$)
模写	正確さ[a]	32.6(2.8)	31.0(4.0)	29.8(4.6)
模写	アプローチ[b]	18(39%)	21(36%)	17(35%)
即時	正確さ	17.2(6.2)	14.2(6.6)	12.9(6.4)
即時	アプローチ	24(55%)	23(41%)	19(40%)
30分遅延	正確さ	16.9(6.3)	14.2(6.2)	12.4(6.0)
30分遅延	アプローチ	24(55%)	29(52%)	19(41%)

出典：Chiulli ら（1995）が，健康で高い教育を受け，施設に入所していない高齢者153名のデータを提供している。描画を完成させるために用いたアプローチは，描画が大きな長方形の作図から始まれば配置的と分類した。Swets と Zeitlinger の許可を得て転載。
[a]平均（標準偏差）。
[b]配置的なアプローチをとった数（%）。

響する。表を調べると，模写得点は年齢につれて増加し，およそ13歳で成人レベルに達することがわかる（Denman, 1987 も参照せよ）。高齢でも模写得点はほとんど減少しないと示唆する者もいる（Chervinsky et al., 1992；Mitrushina et al., 1990 も参照せよ）。しかし，他の研究者や私たちは，その変化はかなり微妙であるが，年齢は，とりわけ70歳以降に模写結果に影響することを見出した（Boone et al., 1993；Chiulli et al., 1995；Denman, 1987；Meyers & Meyers, 1995 b；Ponton et al., 1996；Rosselli and Ardila, 1991；Tombaugh et al., 1992）。即時および遅延再生試験での得点は約11歳で成人レベルに到達し，加齢に伴って減少を示す（Boone et al., 1993；Chervinsky et al., 1992；Chiulli et al., 1995；Denman, 1987；Meyers & Meyers, 1995 b；Mitrushina, Satz & Chervinsky, 1990；Ponton et al., 1996；Rosselli & Ardila, 1991 も参照せよ）。忘却の割合（模写－遅延得点）も年齢と多少の関係を示し（しかし Mitrushina & Satz, 1989 を参照），高齢者での記憶減衰は少なくともその一部は記憶貯蔵の障害によるものであることが示唆されている。年齢に関係した構成能力（図形を構成要素に細分するやり方）の減退も高齢者で起こることがある（Chervinsky et al., 1992；Mitrushina et al, 1990）。例えば，Mitrushina ら（1990）は，

表10-24. 45〜83歳の標準データ：模写及び3分遅延；E.M.Taylor の得点基準（Lezak による）

	45-59歳 ($n=38$)	60-69歳 ($n=31$)	70-83歳 ($n=22$)
模写	34.18	33.76	21.25
SD	1.8	2.8	4.7
3分再生	18.88	17.33	13.77
SD	6.1	5.2	5.0
%保持	55.03	51.16	43.77
SD	17.1	13.8	14.8

出典：Boone ら（1993）は，平均以上の教育（平均＝14.5年，と知性（平均 WAIS-R IQ＝115.89）の健常成人のデータを提供している。Swets と Zeitlinger の許可を得て転載。

細部の失念，とりわけ図形の主題から外れた物の失念は年齢に関係していることに注目した。再認遂行も加齢に伴ってわずかな減退を示す（Meyers & Meyers, 1995 b）。

　CFT の得点は一般的な知的能力の尺度（Boone et al., 1993；Chiulli et al., 1989, 1995），とりわけ非言語的推理能力（Chervinsky et al., 1992；Sherman et al., 1995；Tombaugh et al., 1992）と中等度の相関を示す。IQ が高いほど CFT 得点も高い。IQ との相関が中等度にすぎないという事実は，CFT が IQ によっては得られない多量の情報を提供することを示す（Chervinsky et al., 1992）。
　教育の影響は確定はしていない。教育レベルの低

い人では得点が低いという報告があったが(Ardila & Roselli, 1989 ; Ardila et al., 1989 ; Berry et al., 1991 ; Ponton et al., 1996 ; Roselli & Ardila, 1991), IQ の影響を差し引けば (Boone et al., 1993), CFT の尺度は比較的教育の影響を受けないという研究者もいる (Chervinsky et al., 1992 ; Delaney et al., 1992 ; Meyers & Meyers, 1995 b ; Tombaugh et al., 1992)。

性別の重要性も議論のあるところである。男性が女性より優れていると報告した者もいるが(Ardila & Roselli, 1989 ; Ardila et al., 1989 ; Bennett-Levy, 1984 ; King, 1981), 性別間の遂行の差異は一般的に小さいか, あるいは存在しなかった (Berry et al., 1991 ; Boone et al., 1993 ; Chiulli et al., 1995 ; Loring et al., 1990 ; Meyers & Meyers, 1995 b ; Ponton et al., 1996 ; Poulton & Moffitt, 1995 ; Tombaugh & Hubley, 1991 ; Tombaugh et al., 1992)。Weinstein ら (1990) は, あいまいで矛盾したデータは性別間でかなりの変化性がある事実を反映しているかもしれないと述べている。彼らは, 性別に加えて, 利き手, 家族の利き手および大学の専攻科目 (例えば, 数学/科学か否か) を考慮に入れる必要があると主張している。

文 献

Akshoomoff, N.A., & Stiles, J. (1995a). Developmental trends in visuospatial analysis and planning : I. Copying a complex figure. *Neuropsychology, 9,* 364-377.

Akshoomoff, N.A., & Stiles, J. (1995b). Developmental trends in visuospatial analysis and planning : II. Memory for a complex figure. *Neuropsychology, 9,* 378-389.

Ardila, A., & Roselli, M. (1989). Neuropsychological characteristics of normal aging. *Developmental Neuropsychology, 5,* 307-320.

Ardila, A., & Roselli, M., & Rosas, P. (1989). Neuropsychological assessment in illiterates : Visuospatial and memory abilities. *Brain and Cognition, 11,* 147-166.

Barr, W.B., Chelune, G.J., Hermann, B.P., Loring, D., Perrine, K., Strauss, E., Trenerry, M. R., & Westerveld, M. (1997). The use of figural reproduction tests as measures of nonverbal memory in epilepsy surgery candidates. *Journal of the International Neuropsychological Society, 3,* 435-443.

Bennett-Levy, J. (1984). Determinants of performance on the Rey-Osterrieth Complex-Figure test : An analysis, and a new technique for singlecase measurement. *British Journal of Psychology, 23,* 109-119.

Berry, D.T.R., Allen, R.S., & Schmitt, F.A. (1991). Rey-Osterrieth Figure : Psychometric characteristics in a geriatric sample. *The Clinical Neuropsychologist, 5,* 143-153.

Berry, D.T.R., & Carpenter, G.S. (1992). Effect of four different delay periods on recall of the Rey-Osterrieth Complex Figure by older persons. *The Clinical Neuropsychologist, 6,* 80-84.

Bigler, E.D., Rosa, L., Schultz, F., Hall, S., and Harris, J. (1989). Rey-Auditory Verbal Learning and Rey-Osterrieth Complex Figure Design test performance in Alzheimer's disease and closed head injury. *Journal of Clinical Psychology, 45,* 277-280.

Bigler, E.D., Johnson, S.C., Anderson, C.V., Blatter, D.D., Gale, S.D., Russo, A.A., Ryser, D.K., Macnamara, S.E., & Abildskov, T.J. (1996). Traumatic brain injury and memory : The role of hippocampal atrophy. *Neuropsychology, 10,* 333-342.

Binder, L.M. (1982). Constructional strategies on complex figure drawing after unilateral brain damage. *Journal of Clinical Neuropsychology, 4,* 51-58.

Boone, K.B., Lesser, I.M., Hill-Gutierrez, E., Berman, N.G., & D'Elia, L.F. (1993). Rey-Osterrieth Complex Figure performance in healthy, older adults: Relationship to age, education, sex, and IQ. *The Clinical Neuropsychologist, 7,* 22-28.

Boone, K.B., Lesser, I.M., Miller, B.L., Wohl, M., Berman, N., Lee, A., Palmer, B., & Back, C. (1995). Cognitive functioning in older depressed outpatients : Relationship of presence and severity of depression to neuropsychological test scores. *Neuropsychology, 9,* 390-398.

Breier, J.I., Plenger, P.M., Castillo, R. et al. (1996). Effects of temporal lobe epilepsy on spatial and figural aspects of memory for a complex geometric figure. *Journal of the International Neuropsychological Society, 2,*

535-540.

Brooks, D. (1972). Memory and head injury. *Journal of Nervous and Mental Disease, 155,* 350-355.

Bylsma, F.W., Bobhole, J.H., Schretlen, D., & Carreo, D. (1995). A brief reliable approach to coding how subjects copy the Rey-Osterrieth complex figure. Paper presented to International Neuropsychological Society, Seattle.

Casey, M.B., Winner, E., Hurwitz, I., & DaSilva, D. (1991). Does processing style affect recall of the Rey-Osterrieth or Taylor Complex Figures? *Journal of Clinical and Experimental Neuropsychology, 13,* 600-606.

Chervinsky, A.B., Mitrushina, M., & Satz, P. (1992). Comparison of four methods of scoring the Rey-Osterrieth Complex Figure Drawing Test on four age groups of normal elderly. *Brain Dysfunction, 5,* 267-287.

Chiulli, S.J., Yeo, R.A., Haaland, K.Y., & Garry, P.J. (1989). Complex figure copy and recall in the elderly. Paper presented to the International Neuropsychological Society, Vancouver.

Chiulli, S.J., Haaland, K.Y., LaRue, A., & Garry, P.J. (1995). Impact of age on drawing the Rey-Osterrieth figure. *The Clinical Neuropsychologist, 9,* 219-224.

Cooper, J.A., Sagar, H.J., Jordan, N., et al. (1991). Cognitive impairment in early, untreated Parkinson's Disease and its relationship to motor disability. *Brain, 114,* 2095-2122.

Corwin, J., & Bylsma, F.W. (1993). "Psychological examination of traumatic encephalopathy" by A. Rey and "The Complex Figure Copy Test" by P.A. Osterrieth. *The Clinical Neuropsychologist, 7,* 3-21.

Delaney, R.C., Prevey, M.L., Cramer, J., Mattson, R.H., et al. (1992). Test-retest comparability and control subject data for the Rey-Auditory Verbal Learning Test and Rey-Osterrieth/Taylor Complex Figures. *Archives of Clinical Neuropsychology, 7,* 523-528.

Denman, S.B. (1987). *Denman Neuropsychology Memory Scale.* Charleston : SC : S.B. Denman.

Diamond, B.J., & DeLuca, J. (1996). Rey-Osterrieth Complex Figure Test performance following anterior communicating artery aneurysm. *Archives of Clinical Neuropsychology, 11,* 21-28.

Duley, J.F., Wilkins, J.W., Hamby, S.L., Hopkins, D.G., et al. (1993). Explicit scoring criteria for the Rey-Osterrieth and Taylor Complex figures. *The Clinical Neuropsychologist, 7,* 29-38.

Fastenau, P.S. (1996). Developmental and preliminary standardization of the "Extended Complex Figure Test" (ECFT). *Journal of Clinical and Experimental Neuropsychology, 18,* 63-76.

Fastenau, P.S., Bennett, J.M., & Denburg, N.L. (1996). Application of psychometric standards to scoring system evaluation : Is "new" necessarily "improved"? *Journal of Clinical and Experimental Neuropsychology, 18,* 462-472.

Fedio, P., Cox, C.S., Neophytides, A., et al. (1979). Neuropsychological profile of Huntington's disease : Patients and those at risk. In T.N. Chase, N.S., Wexler, and A. Barbeau (Eds.). *Advances in Neurology* (Vol. 23). New York : Raven Press.

Hamby, S.L., Wilkins, J.W., & Barry, N.S. (1993). Organizational quality on the Rey-Osterrieth and Taylor Complex Figure tests : A new scoring system. *Psychological Assessment, 5,* 27-33.

Heaton, R.K., Grant, I., & Mathews, C.G. (1991). Comprehensive norms for an expanded Halsted-Reitan battery : Demographic corrections, research findings, and clinical applications. Odessa, FL : Psychological Assessment Resources.

King, M.C. (1981). Effects of non-focal brain dysfunction on visual memory. *Journal of Clinical Psychology, 37,* 638-643.

Kirk, U., & Kelly, M.S. (1986). Scoring Scale for the Rey-Osterrieth Complex Figure. Paper presented to the International Neuropsychological Society, Denver.

Knight, J.A., & Meyers, J.E. (1995). Comparison of malingered and brain-injured productions on the Rey-Osterrieth Complex Figure Test. Paper presented to the meeting of International Neuropsychological Society, Seattle.

Kolb, B., & Whishaw, I. (1990). *Fundamentals of Human Neuropsychology* (3rd ed.). New York : W.H. Freeman and Co.

Kuehn, S.M., & Snow, W.G. (1992). Are the Rey and Taylor Figures equivalent? *Archives of*

Clinical Neuropsychology, 7, 445-448.

Lee, G.P., Loring, D.W., & Thompson, J.L. (1989). Construct validity of material-specific memory measures following unilateral temporal lobe ablations. Psychological Assessment, 1, 192-197.

Leininger, B.E., Gramling, S.E., Farrell, A.D., et al. (1990). Neuropsychological deficits in symptomatic minor head injury patients after concussion and mild concussion. Journal of Neurology, Neurosurgery, and Psychiatry, 53, 293-296.

Lezak, M.D. (1995). Neuropsychological Assessment (3rd ed.). New York : Oxford.

Loring, D.W., Lee, G.P., Martin, R.C., & Meador, K.J. (1988a). Material-specific learning in patients with partial complex seizures of temporal lobe origin : Convergent validation of memory constructs. Journal of Epilepsy, 1, 53-59.

Loring, D.W., Lee, G.P., & Meador, K.J. (1988b). Revising the Rey-Osterrieth : Rating right hemisphere recall. Archives of Clinical Neuropsychology, 3, 239-247.

Loring, D.W., Martin, R.C., Meador, K.J., & Lee, G.P. (1990). Psychometric construction of the Rey-Osterrieth Complex Figure : Methodological considerations and interrater reliability. Archives of Clinical Neuropsychology, 5, 1-14.

Meador, K.J., Loring, D.W., Allen, M.E., Zamrini, E.Y., Moore, E.E., Abney, O.L., & King, D.W. (1991). Comparative cognitive effects of carbamazepine and phenytoin in healthy adults. Neurology, 41, 1537-1540.

Meador, K.J., Moore, E.E., Nichols, M.E., Abney, O.L., Taylor, H.S., Zamrini, E.Y., & Loring, D.W. (1993). The role of cholinergic systems in visuospatial processing and memory. Journal of Clinical and Experimental Neuropsychology, 15, 832-842.

Meyers, J.E., & Lange, D. (1994). Recognition subtest for the Complex Figure. The Clinical Neuropsychologist, 8, 153-166.

Meyers, J.E., & Meyers, K.R. (1995a). Rey Complex Figure Test under four different administration procedures. The Clinical Neuropsychologist, 9, 63-67.

Meyers, J., & Meyers, K. (1995b). The Meyers Scoring System for the Rey Complex Figure and the Recognition Trial : Professional Manual. Odessa, FL : Psychological Assessment Resources.

Mitrushina, M., & Satz, P. (1989). Differential decline of specific memory components in normal aging. Brain Dysfunction, 2, 330-335.

Mitrushina, M., Satz, P., & Chervinsky, A.B. (1990). Efficiency of recall on the Rey-Osterrieth Complex Figure in normal aging. Brain Dysfunction, 3, 148-150.

Ogden, J.A., Growdon, J.H., & Corkin, S. (1990). Deficits on visuospatial tasks involving forward planning in high-functioning Parkinsonians. Neuropsychiatry, Neuropsychology, and Behavioral Neurology, 3, 125-139.

Osterrieth, P.A. (1944). Le test de copie d'une figure complex : Contribution a l'étude de la perception et de la mémoire. Archives de Psychologie, 30, 286-356.

Pillon, B. (1981). Troubles visuo-constructifs et méthodes de compensation : Résultats de 85 patients atteints de lésions cérébrales. Neuropsychologia, 19, 375-383.

Ponton, M.O., Satz, P., Herrera, L., Ortiz, F., Urrutia, C.P., Young, R., D'Elia, L.F., Furst, C.J., & Namerow, N. (1996). Normative data stratified by age and education for the Neuropsychological Screening Battery for Hispanics (NeSBHIS) : Initial report. Journal of the International Neuropsychological Society, 2, 96-104.

Poulton, R.G., & Moffitt, T.E. (1995). The Rey-Osterrieth Complex Figure test : Norms for young adolescents and an examination of validity. Archives of Clinical Neuropsychology, 10, 47-56.

Rapport, L.J., Dutra, R.L., Webster, J.S., Charter, R., & Morrill, B. (1995). Hemispatial deficits on the Rey-Osterrieth Complex Figure drawing. The Clinical Neuropsychologist, 9, 169-179.

Rapport, L.J., Farchione, T.J., Dutra, R.L., Webster, J.S., & Charter, R. (1996). Measures of hemi-inattention on the Rey Figure copy by the Lezak-Osterrieth scoring method. The Clinical Neuropsychologist, 10, 450-454.

Rapport, L.J., Charter, R.A., Dutra, R., Farchione, T.J., & Kingsley, J.L. (1997). Psychometric properties of the Rey-Osterrieth Complex Figure : Lezak-Osterrieth versus Denman scoring systems. The Clinical Neuropsychologist, 11, 46-53.

Rey, A. (1941). L'examen psychologique dans

les cas d'encéphalopathie traumatique. *Archives de Psychologie, 28,* 286-340.

Rosselli, M., & Ardila, A. (1991). Effects of age, education, and gender on the Rey-Osterrieth Complex Figure. *The Clinical Neuropsychologist, 5,* 370-376.

Rosselli, M., & Ardila, A. (1996). Cognitive effects of cocaine and polydrug abuse. *Journal of Clinical and Experimental Neuropsychology, 18,* 122-135.

Sadeh, M., Ariel, R., & Inbar, D. (1996). Rey-Osterrieth and Taylor Complex Figures : Equivalent measures of visual organization and visual memory in ADHD and normal children. *Child Neuropsychology, 2,* 63-71.

Sherman, E.M.S., Strauss, E., Spellacy, F., & Hunter, M. (1995). Construct validity of WAIS-R factors : Neuropsychological test correlates in adults referred for possible head injury. *Psychological Assessment, 7,* 440-444.

Shorr, J.S., Delis, D.C., & Massman, P.J. (1992). Memory for the Rey-Osterrieth Figure : Perceptual clustering, encoding, and storage. *Neuropsychologia, 6,* 43-50.

Snow, W. (1979). The Rey-Osterrieth Complex Figure Test as a measure of visual recall. Paper presented at the 7th annual meeting of the International Neuropsychological Society, New York.

Stern, R.A., Singer, E.A., Duke, L.M., et al. (1994). The Boston qualitative scoring system for the Rey-Osterrieth Complex Figure : Description and interrater reliability. *The Clinical Neuropsychologist, 8,* 309-322.

Strauss, E., & Spreen, O. (1990). A comparison of the Rey and Taylor Figures. *Archives of Clinical Neuropsychology, 5,* 417-420.

Taylor, E.M. (1959). *Psychological Appraisal of Children with Cerebral Defects.* Cambridge, MA : Harvard University Press.

Taylor, L.B. (1969). Localization of cerebral lesions by psychological testing. *Clinical Neurosurgery, 16,* 269-287.

Taylor, L.B. (1979). Psychological assessment of neurosurgical patients. In T. Rasmussen & R. Marino (Eds.), *Functional Neurosurgery.* New York : Raven Press.

Taylor, L.B. (1991). Scoring criteria for the ROCF. In Spreen, O., & Strauss, E. *A Compendium of Neuropsychological Tests : Administration, Norms, and Commentary.* New York : Oxford.

Tombaugh, T.N., & Hubley, A.M. (1991). Four studies comparing the Rey-Osterrieth and Taylor Complex Figures. *Journal of Clinical and Experimental Neuropsychology, 13,* 587-599.

Tombaugh, T.N., Schmidt, J.P., & Faulkner, P. (1992). A new procedure for administering the Taylor Complex Figure : Normative data over a 60-year age span. *The Clinical Neuropsychologist, 6,* 63-79.

Troyer, A.K., & Wishart, H. (1996). A comparison of qualitative scoring systems for the Rey Osterrieth Complex Figure test. Paper presented to the International Neuropsychological Society, Chicago.

Tupler, L.A., Welsh, K.A., Asare-Aboagye, Y., & Dawson, D.V. (1995). Reliability of the Rey-Osterrieth Complex Figure in use with memory-impaired patients. *Journal of Clinical and Experimental Neuropsychology, 17,* 566-579.

Uddo, M., Vasterling, J.J., Brailey, K., & Sutker, P.B. (1993). Memory and attention in combat-related post-traumatic stress disorder (PTSD). *Journal of Psychopathology and Behavioral Assessment, 15,* 43-52.

Vingerhoets, G., De Soete, G., & Jannes, C. (1995). Relationship between emotional variables and cognitive test performance before and after open-heart surgery. *The Clinical Neuropsychologist, 9,* 198-202.

Visser, R.S.H. (1973). *Manual of the Complex Figure Test.* Lisse, Netherlands : Swets & Zeitlinger.

Waber, D.P., & Holmes, J.M. (1985). Assessing children's copy productions of the Rey-Osterrieth Complex Figure. *Journal of Clinical and Experimental Neuropsychology, 7,* 264-280.

Waber, D.P., & Holmes, J.M. (1986). Assessing children's memory productions of the Rey-Osterrieth Complex Figure. *Journal of Clinical and Experimental Neuropsychology, 8,* 565-580.

Waber, D.P., Bernstein, J.H., & Merola, J. (1989). Remembering the Rey-Osterrieth Complex Figure : A dual code, cognitive neuropsychological model. *Developmental Neuropsychology, 5,* 1-15.

Weinstein, C.S., Kaplan, E., Casey, M.B., & Hurwitz, I. (1990). Delineation of female performance on the Rey-Osterrieth Complex

Figure. *Neuropsychology, 4,* 117-127.
Wishart, H., Strauss, E., Hunter, M., Pinch, D., & Wada, J. (1993). Cognitive correlates of interictal affective and behavioral disturbances in people with epilepsy. *Journal of Epilepsy, 6,* 98-104.

Wood, F.B., Ebert, V., & Kinsbourne, M. (1982). The episodic-semantic memory distinction in memory and amnesia : Clinical and experimental observations. In L. Cermak (Ed.), *Memory and Amnesia.* Hillsdale, NJ : Lawrence Erlbaum.

Rivermead 行動記憶テスト
RIVERMEAD BEHAVIORAL MEMORY TEST (RBMT)

訳　中島将清

目　的

このテストの目的は，日常の記憶機能の障害を見つけること，また治療に伴う変化をモニターすることである。

原　典

成人式 RBMT を含むこのキットは，Western Psychological Services (1203 Wilshire Boulevard, Los Angeles, CA 90025-1251, 値段 375 米ドル) に注文できる。

概　要

このテスト (Wilson, Cockburn, & Baddeley, 1985) は，日常の記憶の状態に似せて作られている。成人版は 11～95 歳に適用できる。小児版 (RBMT-C) は 5～10 歳まで利用できる。RBMT は特定の理論的な記憶モデルには固執してはいない。それよりも，普通の日常生活で記憶形成に必要とされる事柄を模倣しようと試みるものである (Aldrich & Wilson, 1991)。これは，日常の課題を果たすための記憶または毎日の行動に必要な情報の型を保持することのいずれかを含んだ項目を作ることで行われる。例えば，人の名前を思い出すことは，その人の顔の写真と名前を結びつけることによってテストされ，またその写真がテスト期間中の終わり頃に再び見せられ，その名前を思い出すように指示される。

RBMT は，頭部外傷を負った人々が経験する典型的記憶障害の研究 (Sunderland et al., 1983) に基づいて，選ばれた 12 の下位検査からなっている。その課題は次のようである。人の名と姓を思い出すこと，隠されたものを思い出すこと，約束を思い出すこと，絵の再認，短い一節の要点を思い出すこと，顔再認，新しい道筋を思い出すこと，伝言を伝えたり，見当識問題に答えたり，日付を思い出すことである。短い一節を思い出すことと部屋の周りの道を思い出すことの 2 項目は，短期記憶と遅延記憶の両方の成分を含んでいる。

日常の共通の事柄と顔に関する記憶は，被検者にいくつかの選択肢の中から正しい項目を弁別させる再認パラダイムを使うことで評価する。展望記憶は 3 つの尺度によって評価される。(1) テストの始めに隠された個人の所持品を，テストの最後に尋ねてそのことを覚えている。(2) 20 分前のブザーがセットされたときに与えられた特定の質問を，ブザーがなるときに，尋ねて覚えている。(3) 部屋の周りの道で伝言を受けとり路上の特定の場所でその伝言を伝えることを覚えている。見当識の項目に関しては，時，場所，人物の知識を評価する。RBMT には，同じテストが繰り返しなされることによるいくつかの学習効果を避けるために，4 つの同じような項目がある。

実　施

実施についてはRBMTのマニュアルの中で示されている。簡単にいうと，検査者は，刺激を提示し，質問し，道順をたどり，応答を記録する。表現言語障害あるいは認知障害をもつ人のために短縮版がRBMTのマニュアルの中に示してある。患者が特定のRBMT項目（すなわち，物語の再生）を試みることができない場合は，他の項目との時間の連続性を保つために補充課題を取り入れる必要がある(Cockburn et al., 1990 a)。道筋の再生の課題は動けない患者に施行するのが難しいかもしれない。そのような場合，ある部屋の見取り図の周りに，小さな図形を動かすことを患者に勧めてもよいだろう(Towle & Wilsher, 1989)。

およその実施時間

約25分間でこのテストは実施できる。

採点方法

詳細な採点の指針は，RBMTマニュアルに記述されている。2つの得点方法が用いられている。それぞれの項目に関して0か1のスクリーニング得点，また0か1か2のさらに詳細なプロフィール得点，それぞれ最高得点は12または24となる。

考　察

RBMTの両方の得点方法に対して，評価者間の高い一致(100%)が報告されている（Wilson, Baddeley, Cockburn, & Hiorns, 1989）。118名の患者に対して，テストの2つの版を施行し，相似した形式の信頼性が確定された（4つの形式がすべて使用された）。相関は中位から高い程度になっている（典型的に.8以上）。予想どおり，よりきめの細かいプロフィール得点は，患者の能力に関してさらに信頼性の高い評価を得られたが，これは予想されたことである。2回テストが行われた118名の全患者からのデータを考慮してみると，2つの得点の相関は，スクリーニング得点は.78,

プロフィール得点は.85であった。2回目のテストの遂行の結果は，主として所有物を覚えているという1つの項目のために，1回目よりいくぶん良い傾向であった。検査―再検査の相関は小児版ではいくぶん低く，また中等度の範囲で低下している（Aldrich & Wilson, 1991）。

RBMTは様々な研究用の記憶測定と中等度の相関を示し，その記憶テストには，Warrington再認記憶テスト，Corsi積木問題，数唱問題，Wechsler記憶尺度，Rey図形再生，Rey聴覚言語学習テストが含まれている(Goldstein & Polkey, 1992 ; Malec et al., 1990 ; Wilson et al., 1989)。相関の大きさは研究用テストの相関とほぼ等しいか，より大きいものとなっている(Malec et al., 1990)。Malecら(1990)は，このテストはWAIS-Rの言語理解因子や前頭葉機能障害の測定（すなわち，線引きテストB, Stroop, 迷路）と有意な相関はないと報告している。しかし，それはWAIS-Rの認知構成因子との中等度の相関を示している。その意味は，RBMTは伝統的な実験記憶テストによって検査される特定の記憶過程（新しい情報の直接学習や遅延再生）を確かに評価するが，これらの課題に完全に重複しているわけではない。さらに，RBMTは，遠隔的に習得されたはっきりとした記憶に基づくものでもなく，また複合的な注意の尺度に基づいているわけでもない。しかし，遂行は視空間欠損によって混乱する可能性がある（下記参照）。

全般的に，脳に障害をもつ患者は健常対照者より低い得点となる(Koltai et al., 1996 ; Lincoln & Tinson, 1989 ; Wilson et al., 1989 a)。言語表現障害は，いくつかの項目（名前の記憶，物語の遅延再生，見当識項目）の遂行で低下するが，認知障害はそれとは別の項目（直接および遅延の道筋，見当識，日付，顔の項目）(Malec et al., 1990も参照)では低下する。Wilsonら(1989)は，言語あるいは認知障害のある被検者を評価するときは，検査者は誤答をおかす項目を割愛して，残った個々の項目で評価するように勧めた。標準データがRBMTのマニュアルにはそのような修正版についても記載されており(Cockburn et al., 1990 a ; Cockburn et al., 1990 b も参照)，臨床医は，

他の神経心理学的障害（例，語発見困難）があっても，記憶の残存あるいは障害を見つけることができる。Wilson らは（原典参照；Cockburn et al., 1990 a)，右半球の脳卒中患者と同様に言語障害のない左半球の脳卒中患者が同様な遂行のパターンを示したことを報告している。この意味は，病変側は，それ自体 per se，日常の記憶力保持の測定では比較的重要な因子ではなさそうである（Goldstein & Polkey, 1992 も参照）。

RBMT が，多くの伝統的な記憶評価技術を補足するのに有用であることは文献で示されている。展望記憶の課題を包含しているので（行動を実行することを覚えていること），初期の痴呆では特に鋭敏に出やすく，高齢者には特別に有用な尺度になる可能性を示している(Huppert and Beardsall, 1993)。RBMT は生態学的に根拠のあるものであり，日常の記憶機能を正確に予測する。RBMT は治療専門家の観察した記憶障害の程度と被検者や親族による主観的な記憶障害の評価と中等度に相関している（Aldrich & Wilson, 1991；Goldstein & Polkey, 1992；Koltai et al., 1996；Lincoln & Tinson, 1989；Malec et al., 1990；Wilson et al., 1989)。日常の適応能力の予測は，実行機能をもつテスト，特に線引きテスト B などのテストを追加使用することによって，改善できるという証拠がある（Malec et al., 1990)。RBMT は，標準的な精神医学的尺度よりも日常の記憶障害の本質的な評価に密接に相関していると示唆した人たちもいる（Lincoln and Tinson, 1989；van der Feen et al., 1988)。しかし，Koltai ら(1996)は，RBMT と WMS-R などの他のテストとでは，日常の記憶機能の評価に関してはあまり差異はないことを示した。

RBMT の得点は，昏睡の長さ，外傷後の健忘の期間，仕事の状態（Geffen et al, 1991；Schwartz & McMillan, 1989)，新しい技術を学ぶ能力（Wilson et al., 1989 c)，独立して生活する能力（Goldstein et al., 1992; Wilson, 1991 b；Wilson et al., 1990)と中等度に相関している。例えば，Wilson ら(1990, 1991 b)は，標準プロフィール得点で 12 以下の人々は，一人で生活したり，賃金をもらう仕事をしたり，教育の全時間を受けたりできる見込みはなかったが，12 以上を得点した人々の多くがこれらの 2 つ以上をやれる見込みがあると報告している。RBMTは，ある患者の母集団に対してのみ有効であるかもしれないが（Goldstein et al., 1992)，自立した人と依存的な人とを標準的な心理学的テストよりもうまく弁別できる可能性がある（Wilson, 1991 b)。このテストは被検者自らが訴える不安や抑うつによる影響を受けない（Wilson et al.,1989 b)。

しかし，RBMT は限度があり，軽度の障害を検出するのには適していないかもしれないことも注意すべきである（Wilson et al., 1989 b)。さらに，このテストは特定の記憶欠損を示すことが可能ではあっても，そのような障害に特に鋭敏であるとは思われない(Goldstein & Polkey, 1992；Wilson et al., 1989 a)。認知障害の性質を明らかにするためには，さらに伝統的な研究方法が必要である。

標準データ

このテストは当初，脳障害患者のサンプル($n=$176，平均年齢 44.4 歳)，および平均 IQ が 106 (68～136 の範囲) の 16～69 歳 (平均年齢 41.17 歳) の 118 名の健常者のサンプルに基づいて標準化された（原典参照）。それ以来，RBMT は，地域共同体に住む 70 歳以上の高齢者（$n=114$）(Cockburn & Smith, 1989)，11～14 歳の健康な青年（$n=85$）(Wilson et al., 1990)，5 歳～10 歳 11 カ月までの小児（$n=335$）(Wilson et al., 1991) に基づき標準化されてきた。

RBMT マニュアルでは 16～69 歳の成人に関して，健常対照者と脳障害患者とのパーセントの目録がある。しかし，大部分の被検者は健常対照群と比較して第 5 パーセンタイル以下の得点であり，使用する機会は少ない。したがって，著者は臨床的な経験に基づいて，高度な記憶障害（正常，軽度記憶，中等度の障害，高度な障害）に対するカットオフポイントを提案している。高齢者，青年，小児が RBMT を使用しやすいようにするために，標準の補足がキットの中に含まれている。

得点は年齢とともに増加し，約 8 歳で成人レベ

ルに到達する。8～70歳の範囲では，年齢は遂行にほとんど影響がない。しかし，70歳以上の被検者は，だんだんテストの得点が減少する傾向にある（原典参照）。知能と全般的な身体的活動性とは軽度から中等度の相関があると報告されている。70歳以上の人々に関しては，RBMTマニュアルに目録があり，個人のプロフィール得点は同年齢と病前IQの人の予想プロフィール得点と比較できるようになっている。70歳以下の人にはそのような目録はない。したがって，70歳以下の人ではIQが低い場合，低得点が記憶機能の障害よりむしろ知能の限界を反映している可能性があるので，RBMT得点は注意して判断されるべきである。性別は結果にほとんど影響はない。

言語表現障害や知覚障害を経験している患者（70歳以下）のために，RBMTの修正版が推奨されている（原典参照，Cockburn et al., 1990 a ; Cockburn et al., 1990 b）。そのような人を評価するための目録がRBMTマニュアルに掲載されている。このために記憶障害の重症度の過大評価は低減されるだろう。残念ながら，言語障害あるいは知覚障害のある高齢者のための目録はない。そのような場合，全得点は計算されるべきではないが，各項目の得点を比較することは可能である。

文献

Aldrich, F.K., & Wilson, B. (1991). Rivermead Behavioural Memory Test for Children (RBMT-C) : A preliminary evaluation. *British Journal of Clinical Psychology, 30,* 161-168.

Cockburn, J., & Smith, P.T. (1989). *The Rivermead Behavioural Memory Test : Supplement 3 : Elderly People.* Bury St. Edmunds, England : Thames Valley Test Co.

Cockburn, J., Wilson, B., Baddeley, A., & Hiorns, R. (1990a). Assessing everyday memory in patients with dysphasia. *British Journal of Clinical Psychology, 29,* 353-360.

Cockburn, J., Wilson, B.A., Baddeley, A., & Hiorns, R. (1990b). Assessing everyday memory in patients with perceptual problems. *Clinical Rehabilitation, 4,* 129-135.

Geffen, G.M., Encel, J.S., & Forrester, G.M. (1991). Stages of recovery during post-traumatic amnesia and subsequent everyday deficits. *Cognitive Neuroscience and Neuropsychology, 2,* 105-108.

Goldstein, L.H., & Polkey, C.E. (1992). Behavioural memory after temporal lobectomy or amygdalo-hippocampectomy. *British Journal of Clinical Psychology, 31,* 75-81.

Goldstein, G., McCue, M., Rogers, J., & Nussbaum, P.D. (1992). Diagnostic differences in memory test based predictions of functional capacity in the elderly. *Neuropsychological Rehabilitation, 2,* 307-317.

Huppert, F.A., & Beardsall, L. (1993). Prospective memory impairment as an early indicator of dementia. *Journal of Clinical and Experimental Neuropsychology, 15,* 805-821.

Koltai, D.C., Bowler, R.M., & Shore, M.D. (1996). Rivermead Behavioural Memory Test and Wechsler Memory Scale-Revised : Relationship to everyday memory impairment. *Assessment, 3,* 443-448.

Lincoln, N.B., & Tinson, D. (1989). The relation between subjective and objective memory impairment after stroke. *British Journal of Clinical Psychology, 27,* 61-65.

Malec, J., Zweber, B., & DePompolo, R. (1990). The Rivermead Behavioural Memory Test, laboratory neurocognitive measures, and everyday functioning. *Journal of Head Trauma Rehabilitation, 5,* 60-68.

Schwartz, A.F., & McMillan, T.M. (1989). Assessment of everyday memory after severe head injury. *Cortex, 25,* 665-671.

Sunderland, A., Harris, B., & Baddeley, A.D. (1983). Do laboratory tests predict everyday behavior? A neuropsychological study. *Journal of Verbal Learning and Verbal Behavior, 22,* 341-357.

Towle, D., & Wilsher, C.R. (1989). The Rivermead Behavioural Memory Test : Remembering a short route. *British Journal of Clinical Psychology, 28,* 287-288.

van der Feen, van Balen, H.G.G., & Eling, P. (1988). Assessing everyday memory in rehabilitation : A validation study. *International Journal of Rehabilitation Research, 11,* 406.

Wilson, B., Cockburn, J., & Baddeley, A. (1985). *The Rivermead Behavioural Memory Test.* Bury St. Edmunds, England : Thames Valley Test Co.

Wilson, B., Baddeley, A., Cockburn, J., &

Hiorns, R. (1989a). *Rivermead Behavioural Memory Test : Supplement Two*. Bury St. Edmunds, England : Thames Valley Test Co.

Wilson, B., Baddeley, A., Cockburn, J., & Hiorns, R. (1989b). The development and validation of a test battery for detecting and monitoring everyday memory problems. *Journal of Clinical and Experimental Neuropsychology, 11,* 855-870.

Wilson, B.A., Forester, S., Bryant, T., & Cockburn, J. (1990). Performance of 11-14 year olds on the Rivermead Behavioural Memory Test. *Clinical Psychology Forum,* December, 30, 8-10.

Wilson, B.A., Baddeley, A.D., & Cockburn, J.M., (1989c). How do old dogs learn new tricks : Teaching a technological skill to brain-injured people. *Cortex, 25,* 115-119.

Wilson, B.A., Ivani-Chalian, R., & Aldrich, F. (1991). *The Rivermead Behavioural Memory Test for Children Aged 5 to 10 years*. England : Thames Valley Test Co.

Wilson, B.A. (1991b). Long-term prognosis of patients with severe memory disorders. *Neuropsychological Rehabilitation, 1,* 117-134.

文反復テスト
SENTENCE REPETITION TEST

訳　中島将清

他のテスト名

別のテスト名は文章記憶である。

目　的

このテストの目的は，長さを増していく文の直接記憶を評価することである。

原　典

録音テープ，マニュアル，得点用紙は，Neuropsychology Laboratory, University of Victoria, Victoria, BC, V 8 W　2 Y 2, Canadaへ40米ドルで注文できる。

概　要

このテストは2つの同じような形式からできており（A, B 図10−22），1音節（「見る」look）から26音節（「将軍は黒い馬に乗って，戦場にやってきて勇敢な兵士に向かって叫んだ。」）まで長さが増加する，テープに録音された22の文が示されている。低いレベルや高いレベルの遂行に十分な材料を割り当てるために，最初の12文および最後の6文に対しては1音節ずつ長さが増え，13〜16文まで2音節ずつ増える。文法的構造や語彙は計画的に単文と平叙文にしてある。このテストは神経感覚中枢性総合失語症検査（Spreen & Benton, 1969, 1977）の一部（テスト5）である。

Benton, Hamsher, Sivan(1994)は，14項目だけからなる2つの相似の形式と様々な文法的複雑性のある同様なテストを使用している。CELF-Rは小児と5〜18歳までの若者を対象に立案された26項目からなる同様の下位検査を含んでいる。

実　施

患者はテープレコーダーから約2メートル離れて座る。再生音量は，快適で聞きやすいレベル（約70 db）に設定すべきであり，また聴覚障害がある患者に対しては音量を増加してもよい。次のように言う。「（テープレコーダーを指して）文をいくつかお聴かせします。注意深く聴いてください。それぞれの文を聴いた後に，できるだけうまく繰り返してください。よろしいですか。注意深く聴

文反復－形式Ａ－得点用紙例	S # _____
1. 見てごらん。	
2. こっちへ来なさい。	
3. どうぞご遠慮なく。	
4. その台をもってきなさい。	
5. 夏が来ます。	
6. そのアイロンはかなり熱くなっていた。	
7. 鳥が一日中さえずっていた。	
8. その紙は椅子の下にあった。	
9. 太陽が日中ずっと輝いていた。	
10. 彼はその夜8時頃中に入った。	
11. 山の上のきれいな家は誰も住んでいないように思えた。	
12. その女の人は家に向かって，丘を下る小道を進んで行った。	
13. 大海原に浮かぶ島に最初に若い少年が気がついた。	
14. この都市間の距離は車で移動するのには遠すぎる。	
15. 裁判官は彼の前に出廷しなければならない人たちよりも良く法律を解っている。	
16. 以前使われていたものよりはるかに良い鋼鉄を作る新しい方法がある。	
17. この国には過去の時代には知られていなかった多くの自由を与える良い政府がある。	
18. 親切な男の人は私たちにクラブを見つけられるモダンなビルまで道順を教えてくれた。	
19. 王様は国民が自分の政治に忠誠を示してくれるような国を治める方法を知っていた。	
20. 昨日彼はその電車が来る時間より前に村の駅の近くに来るつもりだと言った。	
21. その問題への彼の関心はテーブルに置かれた報告書を見る度に増した。	
22. 黒い馬に乗って，その将軍は戦場に来て彼の勇敢な部下を見て大声を上げ始めた。	
全得点	

文反復－形式Ｂ－得点用紙例	S # _____
1. ご覧なさい。	
2. そこへ行きなさい。	
3. いっしょに来なさい。	
4. その音楽を歌いなさい。	
5. 冬が終わった。	
6. 木々が育ち始めた。	
7. こちらは天気が良くなるでしょう。	
8. その台は紺青色に塗られた。	
9. 新しい緑色のドレスは大変きれいだった。	
10. 彼女は夕食を食べる前に髪を洗った。	
11. 少年はすばやくあの赤い建物の中に駆け込んだ。	
12. 彼はその画家に絵の代金を払って嬉しそうに見えた。	
13. 彼は郷里での祝賀会に出席するよう求められた。	
14. その有名な医者は長年この都市に住んでいた。	
15. それらの部隊の衝突は山道の近くの有名な戦場で起こった。	
16. 谷は乾き過ぎていて小麦を栽培するのに嵐が来ても十分な水を補うことはできなかった。	
17. 産業は実際高給を代償にいつでも有益な働きをする男性を必要としている。	
18. 昨日その町の銀行の行員は金庫を開けてその中に入っていたお金を数えた。	
19. 彼は市場のトウモロコシの価格が先週以来かなり上がったことに多分気づいていなかっただろう。	
20. 時々彼は村まで行って生活必需品を買ったり故郷からの便りを聞いた。	
21. 彼はその夜何か他の計画があったけれども晩餐会に来なければならなかった。	
22. 地図を見た後，その町にある大学を通り過ぎた時私たちは道を間違えたことに気がついた。	
全得点	

図10-22. 文反復，形式Aと形式B，得点用紙例

いて，聴いたらすぐその文を繰り返してください。」

　もし必要なら指示を繰り返し，文反復テストの形式Aを使ってテープレコーダーをスタートさせる。場合によっては，被検者は最初の文を聴いた後，答えないであろう。その場合テープを止めて次のように言う，「どうぞ聴いたことを繰り返してください。」もし被検者が答えるなら，「そうです。あなたが聞こえたそれぞれの文と同じことを繰り返してください」と言う。もし被検者が答えないなら，「*注意深く聴いてください。それから聴いたことを繰り返してください*」と言う。基本的な指示は繰り返してもよいが，検査中は繰り返すべきではない。連続して5つ間違えれば中断する。

およその実施時間

10分～15分。

採点方法

　それぞれの正しく繰り返された各々の文章に対して1得点を与える。A形式の項目12にある「toward」は，しばしば「towards」として繰り返され，「towards」が正しいものとして受け入れられるので注意しなければならない。1～10の文において，後に続く5つの文が正しく繰り返されるなら，単文での失敗は無視される。不明瞭な発音は注意が必要だが，理解できるならば誤答として得点されない。逐語的に誤答を記録し，省略，修正（代用，時制や位置の変化など），繰り返し，追加として書き留める。素点の最大値は22である。テストがテープではなくて口頭でなされる場合，得点は素点から1点減点される。

　年齢や教育レベルに対して，次のように修正が適用される。

<35	0
35-44	+1
45-46	+2
65+	+3

教育レベル（完全に終了した学年やその他の義務教育）

12学年以下	+2

考察

　A形式とB形式の難易度は等しいようである。私たちのサンプルの中で無作為に選ばれた47名の被検者のA形式とB形式の相関は.79であり，精神遅滞群（$n=25$）では.81であった（Spreen & Benton, 1966）。Brownら（1989）は，合併症の診断をもつ248名の小児（平均年齢8歳）における，2年6ヵ月の間をおいた検査―再検査の相関は，.71であると報告した。

　Western失語症バッテリー（Shewan & Kertesz, 1980）の言葉，句，文の反復との相関は，.88であった。成人の数字順唱との相関は，.75であり，数字反復とは，.66，全IQ（年齢は一定）とは，.62であった（Lawriw, 1976）。

　このテストは，脳障害，特に失語症の障害に対して鋭敏である。閉鎖性頭部外傷のある23名の小児と33名の青年に関する研究では，重度の損傷のある者の33％，軽度の損傷のある者の15％は，年齢に対して第6パーセンタイル以下の得点であることが分かった（Ewing-Cobbs et al., 1987）。すなわち，平均パーセンタイル得点は，軽度閉鎖性頭部外傷者で48.35，中等度あるいは重度の損傷者で，36.36であった。

　Peckら（1992）は，75名の成人頭部外傷患者（平均年齢36歳）の「標準」データを報告し，損傷の重症度（$p<.05$）に有意な影響があることを見出した。軽度の損傷患者は，第45パーセンタイルの得点を取り，中等度の損傷患者は第39パーセンタイル，重度の障害患者は第18パーセンタイルであった。報告された平均の異常は大きな変動（SD）に起因していた可能性があるけれども，障害後12ヵ月の被検者との比較には，得点に有意な差異はみられなかった。

　VargoとBlack（1984）は，20～79歳の間の成人脳損傷患者では年齢に伴う有意な減少を認めなかったが（$r=-.08$），IQ（.329）やWechsler記憶

表10-25. 成人の標準データ

グループ	n	平均年齢	形式A 平均	形式A SD	形式B 平均	形式B SD	推定IQ
大学生	25	24.81	17.63	1.72			120
大学生	24				17.83	1.96	120
病院及び地域の対照	82	36.57	16.46	2.48	16.54	2.09	110

出典：SpreenとBenton, 1977。

尺度のMQ（.377）とは有意な相関があることを見出した。彼らの研究では，脳血管障害や閉鎖性頭部外傷後の左半球病変と同様に痴呆や中毒状態の被検者で最も重症度の高い障害を示していた。失語症，非失語症の脳損傷患者と（Lawriw, 1976），平均知能の低い対照者，およびニューヨーク，アイオワシティ，ビクトリアの専門医に紹介された関係資料から型と重症度では無作為に選択された失語症母集団（$n=208$）とを比較したところ，左脳損傷患者（失語症を含む）は平均12.12（SD＝3.15）であり，失語症の患者を含まないときは，15.75（SD＝2.58）であった。失語症の56％の得点は，平均知能の最も低い健常対照群の最低値よりも下回っていた。右半球病変をもつ被検者は平均17.64（SD＝2.12）であり，両側あるいは不特定の脳病変をもつ患者は平均16.84（SD＝5.87）で，また中等度の知的障害者は平均11.88（SD＝3.15）であった。

Sarno（1986）は，失語症のある閉鎖性頭部外傷患者の中で，失語症を伴った者は第35パーセンタイルの得点であり，無症状性失語と構音障害をもつ被検者は第58パーセンタイル，無症状性失語のみの患者は第70パーセンタイルの得点であったと報告した。Davis, Foldi, GardnerとZurif（1978）は，このテストは特に皮質性の失語症の症例で鋭敏に反応することを示した。このテストのBentonとHamsher版では，特異的な言語障害のある28名の若年成人と28名の対照群の間には有意な差異があることを示した（Records et al., 1995）。アルツハイマー型痴呆の被検者は，年齢，性別，教育レベルで一致した健常な対照群と比較して，中等度ではあるが有意に低い得点を示した（Murdoch et al., 1987）。

このテストの得点は，NCCEAのプロフィール用紙に入力できる。文反復テストは，353名の学齢期の小児において，NCCEAの20項目下位検査の因子分析で因子全体の変化の81％を説明する分類因子を形成し，また数唱とは比較的に独立していた（Crockett, 1974）。このテストは，4つの経験的に得られた失語症の亜型を弁別するのに寄与した。文反復障害は，特に「タイプA」（良好な理解，注意力不足，記憶力，会話再生能力の不足）として分類される人々に特徴的である（Crockett, 1977）。

Epstein（1982）は，失読症の人は，正常に読書できる同級生より7歳で4音節，8歳で3音節，9歳で2音節，遅れることを示した。他方，Rourke（1978）は，16名の失読症の小児は平均の範囲内で得点したが，統語的理解が障害されていることを示した。私たち自身のデータ（Spreen, 1988）では，神経症状を伴う10歳の学習障害児は10.4音節を繰り返すことができたが，一方，神経症状が非常に軽度な小児は，11.3音節を繰り返し，また神経症状のない小児は15.0音節を繰り返すことを示した。25歳では，これらと同様な患者はそれぞれ，12.8, 13.9, 14.0音節を繰り返すことができたが，一致した対照群では平均15.5音節であった。

脳損傷とてんかんの小児（Hamsher, 1980, 私信）では，平均得点は6歳で9.5，7歳で10，8歳で11，9歳で11.5，10歳で12，10歳で12.6，11歳で13.2，12歳で13.7，および13歳で14.0であった。

表10-26. 対照被検者のパーセンタイル順位

得点	パーセンタイル順位
19-22	90+
18	80
17	70
16	58
15	36
14	14
13	2

出典：Spreen と Benton, 1977。

標準データ

表10-25 と 10-26 に，学生と病院および地域の志願者の人たちの標準データを示し，また適正なパーセンタイル順位も示す。形式 A と B は，同様な高い平均得点を示している。Williams (1965) は，平均的な成人は 24〜25 音節の長さの文を正しく反復できると報告した。しかし，Benton と Hamsher (1994) は，85 名の神経症状のない患者の標準サンプルは，正確に反復された音節は平均 20 にすぎないことを示した。

高齢で健康かつ比較的十分教育を受けた成人では，65 歳以降で，小さいが有意な減少がみられ，年齢との相関があることを証明した (66〜75 歳，平均=15.5，SD=4.02；76〜89 歳，平均=15.0，SD=4.49；Read & Spreen, 1986)。標準データはまた，(各年齢の約1点の範囲ではあるが) 男性と比較して高齢の女性がやや良好な遂行を示した。

非失語症の脳損傷患者と任意抽出の失語症患者のグループのパーセンタイル順位も確立された (Lawriw, 1976)。

表10-27 は，4つの異なる出典を合わせた健常な学童の標準を含んでいる。学力補正は小児では誤りやすいのでなされていない。もしそのような補正がなされたら，12 歳までに成人レベルの遂行に到達するであろう。表10-28 には各年齢におけるパーセンタイル同値を提示する。

小児の標準は，Epstein (1982) によって示されたスウェーデンの小児の標準 (7歳，8歳，9歳において，それぞれ平均 13 音節，16 音節，17 音節) と比較できる。小児はそれぞれ1音節長さが増加するごとに5つの文を繰り返したので，その研究で反復された音節の数が多いのはおそらく練習に起因していたのだろう。Epstein はまた，母国語がスウェーデン語ではないがスウェーデンの学校で教えられた小児は，6歳の母国語を話す子供より約8音節遅れたが，この遅れは7歳で6音節に減少し，8歳では5音節，9歳では3音節に減少したことを示した。この所見は英語ではない母国語の小児をテストするときに何らかの関係を有するであろう。

文献

Benton, A.L., Hamsher, K.deS., & Sivan, A.B. (1994). *Multilingual Aphasia Examination*. San Antonio, TX : Psychological Corpora-

表10-27. 6歳から13歳までの発達の標準，男子，女子

	男子				女子				全標準			
年齢	n	平均	SD	範囲	n	平均	SD	範囲	n	平均	SD	範囲
6	30	9.3	2.0	0-12	22	9.3	0.9	3-12	52	10.3	1.6	0-12
7	27	10.0	2.0	5-18	24	10.5	1.7	6-18	51	10.0	2.0	5-18
8	52	11.8	1.3	9-20	52	11.2	1.1	8-18	104	11.5	1.3	8-20
9	78	11.8	1.5	9-19	55	11.9	0.9	9-17	133	11.7	2.0	9-19
10	54	12.5	1.4	10-21	52	12.6	1.6	7-18	106	12.5	1.5	7-21
11	53	13.3	1.8	10-21	51	13.1	1.7	10-22	104	13.2	1.7	10-22
12	46	13.7	1.4	11-21	41	13.5	2.4	10-21	87	13.6	1.9	10-21
13	44	13.8	1.6	11-22	44	13.9	1.2	11-22	88	13.8	1.4	11-22

出典：Carmichael と McDonald (1984)，Gaddes と Crockett (1975)，Spreen と Gaddes (1969) を改変。

表10-28. 文反復, 学齢期の小児パーセンタイル順位

年齢	0	10	20	30	40	50	60	70	80	90	100
6	1-7			8		9		10		11	12
7	1-7	8			9	10		11		12	13
8	1-9		10	11			12		13	14	15
9	1-9		10	11			12		13	14	15
10	1-9		10	11		12			13	14	15
11	1-11		12		13			14		15	16
12	1-11		12		13			14		15	16
13	1-11		12		13			14		15	16

パーセンタイル

出典：Carmichael と McDonald(1984), Gaddes と Crooks L(1975), Spreen と Gaddes(1969)を改変。

tion.

Brown, S.J., Rourke, B.P., & Cicchetti, D.V. (1989). Reliability of tests and measures used in the neuropsychological assessment of children. *The Clinical Neuropsychologist, 3,* 353-368.

Carmichael, J., & McDonald, J. (1984). Developmental norms for neuropsychological tests. *Journal of Clinical and Consulting Psychology, 52,* 476-477.

Crockett, D.J. (1974). Component analysis of with-in correlations of language skill tests in normal children. *Journal of Special Education, 8,* 361-375.

Crockett, D.J. (1977). A comparison of empirically derived groups of aphasic patients on the Neurosensory Center Comprehensive Examination for Aphasia. *Journal of Clinical Psychology, 33,* 194-198.

Davis, L., Foldi, N.S., Gardner, H., & Zurif, E.B. (1978). Repetition in the transcortical aphasias. *Brain and Language, 6,* 226-238.

Epstein, A.G. (1982). Mastery of language measured by means of a sentence span test. Unpublished manuscript, Lyngby, Denmark.

Ewing-Cobbs, L., Levin, H.S., Eisenberg, H.M., & Fletcher, J.M. (1987). Language functions following closed-head injury in children and adolescents. *Journal of Clinical and Experimental Neuropsychology, 9,* 575-592.

Gaddes, W.H., & Crockett, D.J. (1975). The Spreen-Benton aphasia tests, normative data as a measure of normal language development. *Brain and Language, 2,* 257-280.

Lawriw, I. (1976). A test of the predictive validity and a cross-validation of the Neurosensory Center Comprehensive Examination for Aphasia. M.A. thesis. University of Victoria.

Murdoch, B.E., Chenery, H.J., Wilks, V., & Boyle, R.S. (1987). Language disorders in dementia of the Alzheimer type. *Brain and Language, 31,* 122-137.

Peck, E.A., Mitchell, S.A., Burke, E.A., & Schwartz, S.M. (1992). Post head injury normative data for selected Benton neuropsychological tests. Paper presented at the annual meeting of the American Psychological Association, Washington, D.C.

Records, N.L., Tomblin, J.B., & Buckwalter, P.R. (1995). Auditory verbal learning and memory in young adults with specific language impairment. *The Clinical Neuropsychologist, 9,* 187-193.

Rourke, B.P. (1978). Reading, spelling, arithmetic disability: A neuropsychological perspective. In H.R. Myklebust (Ed.) *Progress in Learning Disabilities,* vol. IV. New York: Wiley.

Sarno, M.T. (1986). Verbal impairment in head injury. *Archives of Physical and Medical Rehabilitation, 67,* 399-405.

Shewan, C.M., & Kertesz, A. (1980). Reliability and validity characteristics of the Western Aphasia Battery (WAB). *Journal of Speech and Hearing Disorders, 45,* 308-324.

Spreen, O. (1988). *Learning Disabled Children Growing Up.* New York: Oxford University Press.

Spreen, O., & Benton, A.L. (1966). Reliability of the Sentence Repetition Test. Iowa City, IA: Unpublished paper.

Spreen, O., & Benton, A.L. (1969, 1977). *Neurosensory Center Comprehensive Examination for Aphasia.* Victoria, BC: University of Victoria, Neuropsychology Laboratory.

Spreen, O., & Gaddes, W.H. (1969). Developmental norms for 15 neuropsychological tests age 6 to 15. *Cortex, 5,* 171-191.

Vargo, M.E. & Black, F.W. (1984). Normative data for the Spreen-Benton Sentence Repetition Test: Its relationship to age, intelligence, and memory. *Cortex, 20,* 585-590.

Williams, M. (1965). *Mental Testing in Clinical Practice.* London: Pergamon.

Wechsler 記憶尺度
WECHSLER MEMORY SCALE (WMS)

訳　中島将清

目 的

このテストの目的は，記憶機能の様々な側面を評価することである。

原 典

Wechsler 記憶尺度は，The Psychological Corporation, P.O. Read, D.E.,および Spreen, O. (1986)より入手できる。選択された神経心理学テスト用の高齢者の標準データ。ヴィクトリア大学の未発表の原稿。

Box 9954, San Antonio, TX 78204-0954。98米ドル（マニュアル，デザインカード，応答用紙50枚のパッケージ）。

概 要

Wechsler 記憶尺度（WMS）(Wechsler, 1945)は，大改訂（WMS-R）が行われており，新版（WMS-Ⅲ）は制作中である。WMS では蓄積されたデータが豊富にあるので，一般に臨床医は原版を信頼している(Guilmette, 1990)。私たちはここでは原版を解説する。改訂版は次の章で詳述す

る。

完全なキットには，マニュアル，記録用紙，デザインカードが入っている。テストは7つの下位検査からなっている。最初の2つの下位検査は，個人現在情報（PI），見当識（OR）であり，患者が年齢，誕生日，政治家の名前，時，場所を正しく判断できるかという簡単な質問から構成されている。心的制御（MC）は，被検者に時間制限のもとで，逆唱やアルファベットの暗唱，（3桁か4桁の）計算を求める質問からなっている。論理的記憶（LM）は，被検者に音読した2つの節に示された概念の数を再生する能力を調べる。記憶範囲（MS）は，被検者に数の順唱，逆唱を再生することを求める。視覚性再生（VR）は，短時間見せた単純な幾何学的図形を記憶に基づいて描くように求める。連合学習（AL）は，被検者に対の連合した言葉を聞かせて，3回以上試験して提示された言葉に対して正しい返答を再生できるかを調べる。それぞれの下位検査の患者の素点は集計され，年齢の補正因子が加えられ，記憶指数を得る。発表された多くの研究が形式Ⅰを扱っているが，このテストには2つの形式，形式Ⅰ（Wechsler, 1945）と形式Ⅱ（Stone & Wechsler, 1946）がある。

WMSの有効性，標準化，一般精神測定学的特性は広く批判されてきた（Butters et al., 1988；Erickson & Scott, 1977；Herman, 1981；Hulicka, 1966；Larrabee et al., 1985；Lezak, 1995；Loring & Papanicolauo, 1987；Prigatano, 1977, 1978）。簡単にこれらの批判について言うと，（1）不十分な標準，（2）すべての下位検査の得点は集計して総合得点，MQとするが，MQは記憶の様々な面を区別するわけではないという事実，（3）長期間にわたる記憶を評価するために，手順なしに直接記憶を信頼しすぎていること，（4）いわゆる視覚性記憶の測定では，視覚認知能力と視覚運動能力で対照が不足していること，（5）得点基準がはっきりしないこと，（6）この尺度は非言語性課題に対して言語性課題を強調しているという事実，（7）このテストはおそらく記憶遂行の成功（例えば，見当識，心的制御）には必要であろうが，純粋に記憶尺度となっていないという事実である。

WMSの限界のいくつかを改善する試みで，変更版がいくつか開発された。Russell（1975）の方式は，尺度のLMとVRの部分のみの施行と関係している。直接再生に加えて，30分間の遅延再生が両方の部分に対して得られる。言語性再生の3つの尺度と非言語性再生の3つの尺度も得られる。つまり，直接再生，遅延再生，30分後に生じた直接再生の割合である。Russellの改訂版は広く使用されている。加えて，明確な得点基準が開発されてきており（採点方法参照），良好な標準研究が利用されている（標準データ参照）。

モントリオール神経学研究室改訂版（MNI）（L. Taylor, 私信）は，原版のWMSのすべての要素を含んでいる，LMとAL（「C」得点を生む両方の集計），VR（「D」得点を生む）に関して90分間の遅延再生も取り入れている。Milner（1975）によれば，「C」と「D」の得点は，脳病変の側方性を弁別するのに有用である。しかし，大まかな臨床的ガイドラインのみで，標準データはまったく示されていない。

Boston改訂版（Milberg et al., 1986）もまた，原版のWMSのすべての下位検査は保存されているが，LM，AL，VRの下位検査に追加がある。LMは，単なる自発的な検索能力よりもむしろ記憶保持の評価を試みており，物語の要素に関して特別な質問（例えば，この人はどんな種類の仕事をしていますか）をする直接再生の試験を含んでいる（Loring & Papanicolauo, 1987）。LMの20分間の遅延再生も与えられている。自発的に再生されない情報に対して誘導的質問もなされる。しかし，標準データは示されていない。残念なことに，Russell改訂版のデータは簡単には使用できない。なぜなら，誘導質問が練習の効果を生み，誘導質問がなされないときに得られた標準値と比較した場合，遅延遂行が高い得点へとつながるからである。Boston改訂版ではALが3つの方法で改変された。第一に，第3回目の標準試験に次いで，一対の言葉の順序が逆にされ，その対の2番目の言葉が被検者に提示され，最初の言葉を再生するよう求める。これは連合の強さを測るものである。言葉の対を深い語義的レベルよりむしろ表面的な音声レベルでコード化する被検者は，3回

目の試験と比較してこの試験ではしばしば悪くなる結果となるだろう。なぜなら，対の言葉の連続した音素が変化するからである(Delis, 1989)。第二には，20分後に，その対の手がかりのない自由再生が評価されることである。最後は，各々の対の言葉の最初の部分が手がかりとして与えられ，一対の言葉の再生が再び測定される。直接VR下位検査もまた，認知と模写の状態を含むように改訂された。この改変は，保持障害と検索障害を弁別するためおよび記憶障害が構成困難と混同されないことを確認するために行われた。20分間の遅延再生に加えて，Boston版では，遅延した多肢選択による認知とマッチングに関する遅延課題も含んでいる。ここでも標準データは示されていない。Russell版からのデータは，直接の多肢選択と模写の遂行とが追加されるので，使用できない(Loring & Papanicolauo, 1987)。

これらの様々な革新は有用である。Russellと MNI改訂版は，問題があるかどうか疑問な場合におそらく最もよく使われるだろう。それに対して，Boston版は，欠損の本質についてさらに検討したいときに適している。私たちの手順では，これらのやり方から要素を借用している。原版のWMSのすべての下位検査は与えられている。私たちは，LMとVRの直接再生と遅延再生の間に30分間おくというRussellの方法に従っている。加えて，ALの30分の遅延再生も含めている。概して，LM下位検査の試験質問は，(直接ではなく)遅延再生の後にのみ与えられる。同様に，多肢選択認知，マッチング，模写課題は，(直接ではなく)遅延VR課題の後にのみ施行される。このように，私たちは，存在している標準データを利用し，同時に遂行の異なった相を評価する。

実 施

WMSのほとんどの下位検査の使用説明はマニュアルにあるものと同じである(Wechsler, 1945)。実施方法のいくつかは次のように変更されている (Russell, 1975; Milberg et al., 1986; Milner, 1975; Wechsler, 1987から改変)。検査者は，最初のLM, VR, AL下位検査の施行後約30分間待ってから，用具の2番目の再生を求める。干渉を避けるために，挿入されたテストは記憶テストとまったく異なるべきである。特に，図画あるいは他の記憶テストを示すべきではない。Wechsler知能尺度の下位検査は適切な課題である。30分の終わりに，患者は物語を思い出すにつれて再び話すように求められる。「私が数分前に読んだ物語を思い出してください。その物語をもう一度話してください。できるだけ全部話してください」という。その物語は，二度とその患者には朗読しない。もし物語のどちらもまったく思い出せないならば，次のように言う。「あなたは洗濯女の話を覚えていますか」あるいは，「船の話を覚えていますか」検査者は，後で正確に採点するために，直接述べた話と遅れて述べた話の両方を逐語的に記録する。もし患者が，物語の要素すべてを思い出せないなら，図10—23の形式IIにある誘導質問を使用できる。

続いて，患者は白紙に再度絵を描くように求められる。解答に対する途中の遂行の評価を可能にするために，消すことは許されていない。次のように言う。「少し前に，私はあなたに絵カードを見せましたね。あなたはそれぞれの絵を見て，その絵を書きました。ところで今，もう一度この用紙にその絵を描いてください。」もし患者がどんな絵も思い出せないなら，次のような手がかりを与える：「あなたは，旗のような絵を覚えていますか。」(形式IIの「十字架」の代用)。もし患者が正しく絵を思い出せないなら，その時遅延再生課題に続いて再認課題を付け加えることができるが，そこでは正しい絵が4枚の類似しているが少しゆがんだ違った絵とともに並べられる(図10—24参照)。患者はまた絵を模写するように求められる。マッチング課題では，患者は最初の刺激の絵が混じっている多肢選択から正しい絵を選ぶように求められる(図10—24参照)。この課題は，再認課題の障害がある場合に施行される。

ALの遅延再生では次のように言う。「少し前に，私は対の言葉をいくつか読みましたね。それでは，それぞれ対になっている言葉のうちで，最初の言葉を読みますので，あなたはそれと対の言葉を言ってください。それでは，あなたが対の言

```
形式II－物語 1
 1. それは猫や犬，馬についてのことでしたか。(c)
 2. それらは 列車事故や戦時中や飛行機事故で使われたのですか。
 3. それらは 敵や負傷者，兵器を見つけるのに使われたのですか。
 4. 犬もまた空腹な子猫や迷子の小児，おぼれている人々を助けるために訓練されたのですか。(c)
 5. それらは そり引き犬やドッグレース用の犬，警察犬だったのですか。
 6. それらは 水の中に駆け行ったり，飛び越えたり，ボートに乗ったりできるように訓練されましたか。(c)
 7. 水の中に飛び込むことは体力を消耗したり，問題を起こす原因を作ったり，無駄な泳ぎをしないようにしますか。
 8. これは 多くのお金や時間，動物を節約するのに大切ですか。
 9. これは 4秒，貴重な時間，何分も節約しますか。
10. 最も優秀な警察犬は猟犬やブルドック，牧羊犬ですか。
11. それらは，イギリスの牧羊犬ですか。ドイツの牧羊犬，ヨーロッパの牧羊犬ですか。

形式II－物語 2
 1. それは大人か小児あるいは先生のことについてでしたか。(c)
 2. 数人の小児たちか，多くの小児たちあるいは20人の小児たちがいましたか。
 3. 多くがけががなかったり，死んだり，家に送られたりしましたか。
 4. その事故はイギリスで起こりましたか。スペインですか。フランスですか。(c)
 5. それは南フランスでしたか，パリでしたか，それとも北フランスでしたか。
 6. 何が壊されましたか，ショッピングセンターでしたか，校舎でしたか，農家でしたか。(c)
 7. 何が校舎を壊しましたか，トラックでしたか，嵐でしたかそれとも砲弾でしたか。
 8. その校舎は都市にありましたか。村にありましたか。パリにありましたか。
 9. その小児たちは壁に投げつけられましたか，それとも丘を下りましたか，あるいは川の中へ投げ込まれましたか。
10. 彼らはどれくらい遠くへ投げられましたか。3フィートでしたか。短い距離でしたか，長い距離でしたか。
11. 何人の小児たちが負傷せずに逃げられましたか。3人ですか，一人もいませんでしたか，それとも2人でしたか。

―――――――――
もしその被検者が，物語の要素を全て正確に思い出さなければ，類似した選択肢のある質問をしなさい。(c)と指示された時だけ訂正しなさい。「どんな点でも物語についてもう少し私に話してください。」
```

図10－23．論理的記憶―遅延手がかり再生。Wechsler記憶尺度論理的記憶テスト（形式II），著作権1945年，心理学協会により1974年更新。全権利保有。A. CarneyとK. Bate（1990）によるVancouver改訂版。

葉をどれくらいよく覚えているか調べたいと思います。」「2番目の提示」のリストを用いて，次のように言う。「ナイフと対の言葉は何ですか。」

WMSの下位検査1，PIにはカナダ人にとって困難な項目が含まれている。図10－25に推薦できる代用物を示す。

WMSの下位検査は1回で施行されるべきである。直接再生と遅延再生は同じ試験期間になされるべきである。最後に，検査者は，被検者がVR下位検査を行っている間，AL下位検査を覆うための解答用紙を折りたたむことを忘れてはならない。

およその実施時間

WMSの私たちの版では遅延期間を除いて約20～25分間である。

採点方法

被検者の下位検査の素点は集計され，年齢補正が加えられる（WMSマニュアルの表2），この訂正された得点は，表（WMSマニュアルの表3）によってMQに換算してよい。論理的記憶以外のすべてのWMS下位検査の得点に関してはマニュアルを参照すること（Wechsler, 1945）。WMSに対する主な批判はLM下位検査に関する不正確な採点指示である（Abikoff et al., 1987；Crosson et al., 1984；McCarty et al., 1980；Power et al., 1979；Prigatano, 1978；Schwartz & Ivnik, 1980）。Wechsler（1945）に従って，検査者は「逐語的に記録し，選択で区別された観念の数に基づいて得点をつける」べきである。その下位検査の採点を操作するために多くの試みがなされてきた。例えば，ある者（Power et al., 1979）は，基本的

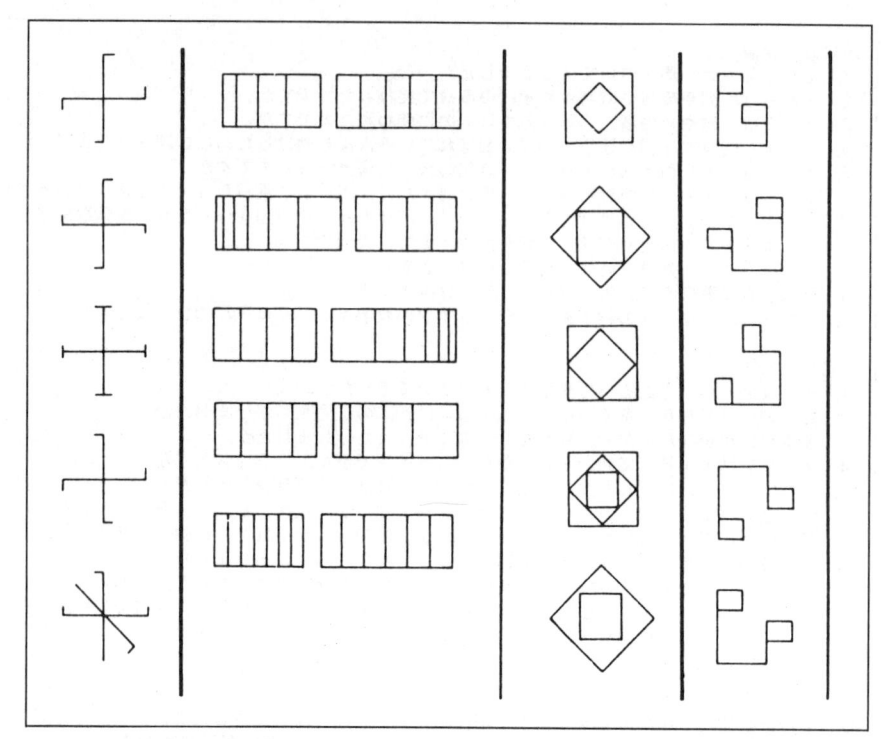

図10-24. Wechsler記憶尺度：視覚性再生（形式II）。マッチングテスト「この図に似た図を示しなさい。」〔目標の図を示す〕 Wechsler記憶尺度を改変。
著作権1945年，心理学協会により更新1974年。許可を得て転載。全権利保有。

観念や逐語的な得点方法から偏りが小さいと1/2点を与えることを提唱している（Abikoff et al., 1987）。またその他に，LM下位検査の内容単位ごとに要点ないし基本観念をとらえている一連の「許容できる」応答の例を作った者もいる。（Abikoff et al., 1987；Schwartz & Ivnik, 1980）。私たちは，SchwartzとIvnik（1980）とAbikoffら（1987）の基礎採点基準を採用している。それは信頼できる（.99）し，また標準はその方式とともに発展してきたからである（標準データ参照）。これらの得点基準は図10-26の形式IIで示されている。

LM下位検査の遅延再生で，もし患者が物語を再生できても助言を要した場合，答の助言の部分は遅延の得点には数えられない。同様に，遅延VR課題においても，もし助言がなされた場合には，1点がその絵から差し引かれる。

上記の得点制度はビットに基づいている。Web-

```
4．カナダの首相は誰ですか。
5．この州の知事は誰ですか。
6．この都市の市長は誰ですか（あるいは患者の故郷の都市の市長）。
```

図10-25. カナダ人に対するWMSの個人最新情報下位検査に関する置換のための推奨項目（Wechsler記憶尺度を改変。著作権1945年，心理学協会により1974年更新。許可を得て転載。全権利保有。）

sterら（1992）は，LM下位検査に関して関連処理に基づく採点方式（RPSS）を開発した。この枠の中では，物語からの情報が，話の筋に対して本質的なもの（例えば，主人公が女性であったこと）（本質命題）とそうでないもの（例えば，彼女の名前が，アンナであったこと）（詳細命題）のいずれかに分類される。被検者の応答は侵入誤答（自己発生的命題）もまた採点される。RPSSはビットに基づく採点方法では，明らかにできなかった左

1. 犬		溺れている人		彼らが助けることによって	
犬	1	溺れている被害者	1	助ける目的で	1
犬科の動物	1	溺れている人	1	助けるために	1
		水中にいる人	0	助けてくれる	1
訓練されている		泳ぐ人	0	×	0
教えられている	1	溺れない人	1		
使われている	1	水から離れている人	0	多くの泳ぎ方	
歩き回る	0	×	1	たくさんのストローク	1
学ぶ	0			泳ぎ方	0
×	1	走らないで		少しのストローク	1
		走るよりも	1	数回のストローク	1
見つけるために		走ることによって	0	2, 3回のストローク	0
助けるために	0	彼らは走らない	1	×	1
救済するために	1	進む代わりに	0		
手伝うために	0	×	1	そして価値のある	
探すために	1			貴重な	1
見つけ出すために	1	水のところまで下って		決定的な	1
×	1	水の中へ	1	たくさん必要な	1
		水のところまで	1	大切な	1
負傷者		水の中で	1	そして多くの	0
けが人	1	犠牲者のところまで	0	×	1
負傷者	1	海辺まで下って	1		
死傷者	1	×	1	時間の中の秒	
住民	0			秒	1
兵士	0	勢いよく進んで		時間	0
×	1	出発して	1	分	0
		その人の方へ進んで	1	×	1
戦時中		飛び立って	1		
戦争で	1	すばやく立ち去って	1	ヨーロッパの牧羊犬	
戦争期間中	1	飛び込んで	0	ヨーロッパのシェパード	1
その戦争で	1	泳ぎきって	0	ヨーロッパの犬	0
第2次世界大戦で	0	潜って	0	牧羊犬	0
戦場で	1	泳ぎ始めて	1	ドイツの牧羊犬	0
×	1	×	1	×	1
(警察犬)	1 (A)	彼らは教えられる		最善を尽くす	
犬	0	彼らは訓練されている	1	×	1
かれらは	0	方法を学ぶ	1		
		学びとった	0	(警察)	
訓練もされている		×	1	(犬)	
訓練されている	1				
教えられている	1	作るために			
使われている	1	取るために	1		
できる	0	使うために	1		
救助できる	0	するために	1		
学ぶ	0	×	1		
×	1				
		助走をつけて飛ぶこと			
救助するために		高く飛び越えること	1		
命を救うために	1	大飛躍	1		
助けるために	1	走って飛び込むこと	1		
手伝うために	1	跳躍	0		
見つけるために	0	大跳躍	0		
×	1	潜水	0		
		×	1		

図10-26. Wechsler記憶尺度，論理的下位検査のための詳細な得点基準 (Abikoffら, 1987)

398　記憶

2. 多くの		砲弾の時		そして横切って	
たくさん	1	爆撃の時	1	横切って	1
いくつか	1	爆撃の時	1	そしてその中に	0
少し	1	爆撃後	1	乗り越えて	1
2，3の	0	ロケット	0	下って	0
×	1	爆発の時	0	×	1
		×	1		
（学校）	1 (A)			峡谷	
		壊された		溝	1
小児		破壊された	1	峡谷	0
生徒	1	襲われた	1	小川	0
児童	1	爆破された	1	×	1
子供	1	滅ぼされた	1		
人々	0	被害を受けた	0	長距離	
赤ちゃん	0	深刻な被害を受けた	1	遠い	1
若者	1	×	1	遠く離れた	1
×	1			ある距離	1
		校舎	1 (A)	距離	1
（北部では）	1	彼らの村で		離れている	0
		彼らの町で	1	フィート，ヤード等	1
フランス		彼らの都市で	0	×	1
フランス人	1	彼らの国で	0		
フランス人の男	0	彼らの地域で	0	（校舎）から	
×	1	×	1	（校舎）を過ぎて	1
				×	
殺された		小児たち			
死んだ	1	生徒	1	2つだけ	
彼らの命を失った	1	児童	1	2つの	1
殺害された	0	子供	1	一組の	1
死んだ	1	若者	1	いくつかの	0
×	1	人々	0	×	1
		赤ちゃん	0		
あるいは致命傷を負った		彼らは		小児たち	
致命的な負傷をした	1	（「彼ら」は明らかに小児かその同義語を指す場合）		生徒／児童／子供	1
けがで死んだ	1				若者
けがをした	1	×	1	赤ちゃん／人々	0
死者	1			彼らの中で	
傷つけられた	0	投げられた		（「彼ら」の中で明らかに小児	
×	1	投げられた	1	かその同義語を指している	
		倒れた	0	場合）	
その他		落ちた	0	×	1
他のもの	1	投げられた	1		
追加の	1	×	1	負傷せずに脱出できた	
いくつかの	1			けががなかった	1
残り	0	山腹で		けがを避けられた	1
×	1	丘を下って	1	生き残った	0
		丘の麓まで	1	救助された	0
重傷を負った		麓の方へ	1	脱出できた	0
傷ついた	1	山腹の向こう側に	0	×	1
負傷した／負傷した		山腹を越えて	0		
（厳しく制限された）	1	下って	0		
負傷した／負傷した	0	×	1		
×	1				

注：（A）正確な言葉使いは括弧内の言葉を必要とする。他の語の代用，削除，追加はその組の要素が変化しないならば容認できる。×：原則に基づいた同義語が例示されている。二重に得点を与えることは許されない。それぞれ想起される言葉は1組の中だけで与えられる。
Wechsler記憶尺度を改変。著作権1945年，心理学協会により更新1974年。許可を得て転載。全権利保有。

図10-26. 続き

側脳血管障害と右側脳血管障害の患者の単純な記憶欠損に敏感に反応するという所見を得た。左側脳血管障害患者は，右側脳血管障害患者や健常な対照群より本質命題の再生は有意に少なかったが，侵入誤答もまた最小であった。右側脳血管障害患者群は，健常対照群より詳細命題の再生が有意に少なく，自分で作り上げた命題が有意に多く生じた。対照的に，これらのグループはほぼ同数の本質命題を再生した。彼らは，この採点方式は非常に信頼性が高いと報告している。あいにく，この採点方式も標準データを欠いている。

AL下位検査の直接および遅延の部分を実施するときに，被検者は「赤ちゃんbaby」に対して「泣くcries」よりもむしろ「cry」と答えるかもしれないし「学校school」に対して「食料雑貨店grocery」よりも「groceries」と答えるかもしれない。これらの答はどちらにも満点を与える。

考察

WMSの形式Iと形式IIは互換性はない（Bloom, 1959；McCarty et al., 1980；Schultz et al., 1984；Stanton et al., 1984）。特に，論理的記憶と視覚性再生下位検査に関しては，形式Iは形式IIよりやや易しい（Ivison, 1988, 1993）。Abikoffら（1987）は，いずれの形式もLM下位検査に関して46ブロックあるいは46内容単位を含んでいるが，形式Iブロックは形式IIブロック（104）よりも全体で15％多くの言葉（120）を含んでいると報告した。Ivison（1990）は，約5カ月間後に再検査をして形式IIでは事実上の学習効果がないことを報告した。全得点の安定性は，.89であり，下位検査の得点の安定性は数唱の.65から見当識の.87までの範囲である。形式Iに関しては，全得点の相関は，14日間〜14カ月の期間をおいて，.75〜.89の範囲である（Ryan et al., 1981；Snow et al., 1988）。グループ分布の位置の安定性に関しては十分な信頼性があるが，単一の問題は形式Iでは時間にかかわりなくMQ得点（4〜7点）の増加をはっきりと示しているようである（Franzen, 1989）。McCaffreyら（1992）は，再検査の間隔が短ければ（7〜10日），対連合下位検査（形式I）と同様に論理的記憶と視覚性再生下位検査のRussell版は，約2点増加を示すと報告している。

概して，下位検査と同様このテストは全体として内部整合性の情報は乏しい（Franzen, 1989）。HallとToal（1957）は，Cronbach係数のα値が心的制御と連合学習の.38から数唱の.65の範囲であると報告した。全テストのCronbach係数のα値は，.69であった。Ivinskisら（1971）はWMSの折半信頼度は.75であると報告した。

形式Iの物語B（「アメリカの船」の一節）は，Wechsler記憶尺度の様々な版で使われている他の論理的記憶の数節（WMSの形式Iの物語Aの「アンナトンプソン」の一節，WMSの形式IIの「訓練される犬」，Bの「多くの学童」，およびWMS-Rの数節の「アンナトンプソン」，「ロバートミラー」）のうちのどれより，再生するのが本質的に難しい。結果として，WMSの形式Iに関して，物語Aに比べて物語Bの項目の再生はほとんどできないことが予測され，先行学習の影響によるものではない（Henry et al., 1990）。WMS-IとWMS-IIの最初の数節とWMS-Rの両方の数節は難しさの程度は等しいように見える（Ivison, 1993）。

WMSとRussell改訂版の様々な下位検査の得点は，他の記憶テストの得点とも中等度に相関している。例えば，Comptonら（1992）は，WMSの全数字，連合学習の堅固なペア，論理的記憶—直接と遅延，および視覚性再生-直接と遅延は，認知記憶テストの言葉と顔の下位検査と.19〜.59で相関していることを見出した。Larrabeeら（1985）は，直接VRは，BVRT，積木模様，組合せ問題と同じ因子に負荷がかかっていることを指摘した。遅延VRは，連続視覚性記憶テストの遅延認知得点と関連があった（Larrabee et al., 1992）。MitrushinaとSatz（1991）は，VRの直接と遅延の両方は，Rey図形（模写と遅延）と同じ因子を含むことを報告した。特に，MQ，知的制御，直接論理記憶，数字全体（数唱はWAISとWMSの両方でみられる），および直接視覚性再生では，Wechsler IQとWMSの間にも中等度〜高度の相関が存在した（Larrabee et al., 1983；Larrabee et al., 1985；Sherer et al., 1992）。遅延

論理的記憶と視覚性再生もまたIQレベルによって影響され，そのため，これらの得点は患者のIQレベルとのかね合いで解釈されるべきである（Sherer et al., 1992）。論理的記憶と視覚性再生下位検査における遅延再生のパーセントはIQによって影響されることは少ないように思われる（Ivnik et al., 1991 ; Sherer et al., 1992）。

WMS原版の因子分析研究が一般に3つの構成要素を明らかにしたのであった。因子 I（直接学習，再生）は，LM, VR, ALの負荷がかかり，因子 II（注意，集中力）は，MC, MSの負荷がかかり，因子 III（見当識，長期情報再生）は，PI, OR（Wechsler, 1987参照）からの負荷がかかっている。しかし，三番目の因子の根拠を見つけることができない者もいる（Ivison, 1993 b）。

因子分析研究では，WMSのMQ得点単独では記憶を一元的な因子としてしか把えていないということである。それにもかかわらず，MQとWechsler FSIQは健常な人々に関連するので（例，Ivison, 1993 b），IQとMQの実質的不一致は記憶障害を示す（Milner, 1975 ; Oscar-Berman et al., 1993 ; Prigatano, 1978）。幾人かの研究者（Milner, 1975 ; Prigatano, 1978）は，WAIS-IQ-MQの12点かそれ以上の差異は言語性記憶欠損を示す可能性があることを示唆した。しかし，WAIS-RのIQはWAISの対応部より約7～8点下回っており，記憶障害の指標として12点の差異が妥当であるということは疑わしい（Larrabee, 1987 ; Prifitera & Barley, 1985）。特定の記憶欠損を明らかにするために，さらに有効と考えられる記憶対知能の対比（Oscar-Berman et al., 1993）は，記憶指標に対するIQの基本的な割合との比較によって得られる（Bornstein et al., 1989, WMS-Rの章でGM, DM対WAIS-Rを参照）。しかし，MQは特有の欠損の型に対して敏感でもないし，軽度の記憶問題を検出するのに適してもいないことに注意すべきである（Butters, 1986 ; Squire, 1986）。

原版のWMSの得点は理論的に予測されるように加齢とともに確かに減少する傾向にある（Prigatano, 1978）。さらにこのテストは記憶欠損に敏感である。しかし，その尺度は健忘や痴呆患者に特有の欠損の型には敏感ではない（Butters, 1986）。左側の半球障害には最も反応するが，右側の半球病変で引き起こされた記憶障害を検出できない（Prigatano, 1978）。遅延再生課題（LN, VR, AL）の追加は有効性を向上させる。Russell改訂版は，MMPIで測定されるように精神病理学とは関係が薄いし，原版のWMSに対して報告されたほど知能とは強い関係がない（O'Grady, 1988 ; Sherer et al., 1992）。この改訂版は，痴呆，閉鎖性頭部外傷，睡眠時無呼吸症状群，慢性コカイン中毒，多剤中毒などを含む様々な状態に鋭敏であるし，障害の側方性にも鋭敏である（Bedard et al., 1991 ; Bornstein, 1982 ; Delaney et al., 1980 ; Dikmen et al., 1995 ; Hom, 1992 ; Lencz et al., 1992 ; Milner, 1975 ; Rosselli & Ardila, 1996 ; Russell, 1975 ; Solomon et al., 1990）。てんかん患者の側方性の差異は，全ての研究で報告されているわけではないが（例えば，Mayeux et al., 1980 ; Saling et al., 1993），左の海馬の完全性を調べる測定と論理的記憶のパーセント記憶得点との間で有意な相関があることを見出した研究者もいる（Lencz et al., 1992 ; Sass et al., 1992）。さらに，海馬の完全性と神経心理学的機能の尺度との間の関係に関して特異性がある可能性がある。CA 3と門領域における左海馬ニューロンの消失は，LMパーセント保持得点とのみ相関するが，（BNTで評価される）言語能力あるいは言語性知能（VIQ）とは相関しない（Sass et al., 1992）。しかし，びまん性障害のある患者では，VRテストは言語性テストより障害をよく示すということ（Levin & Larrabee, 1983）に注意すること，この所見はびまん性の症例を右半球障害のせいにする誤りを防止するために注意しなければならない（Russell, 1988）。

質的分析を用いることによって，アルツハイマー型痴呆（AD）が健常者と弁別され，また他の神経障害とも弁別されるという証拠がある。Jacobsら（1990）は，WMSの視覚性再生下位検査で，AD患者は，ハンチントン病患者（HD）より，前図形割り込み誤答（すなわち，その後の図形の再生で，元の図形の1つに独特の特徴をもたせる）が有意に多いことを示したが，AD患者とHD患者群は双方とも，障害のない対照被検者よりこれらの誤

答が多かった。海馬の両側性損傷のないアルコール性コルサコフ症状群の患者は健常対照者より侵入誤答が有意に多かった。WMSは連続する刺激間に類似性を欠いているためか，WMS-R版と比べるとADおよびHD患者では侵入誤答を誘発するようである。

心理的苦痛はWMSの遂行に限定的影響を与える。Davidoffら（1990）は，急性脊髄損傷患者ではWMSの下位検査（遅延VR，遅延PA）とZungうつ病得点との間に統計的に有意な相関があるが，うつ病得点で説明できるWMSの遂行の変動は10％以下であることを示した。

WMSでの質的な誤解答の分析によって意欲低下を発見できるという者もいる（Rawlings & Brooks, 1990）。残念ながら，そのような誤答は意欲減退に十分に特異的であるわけではなく臨床的に使用できない（Milanovich et al., 1996）。

WMSは，かなり短時間でできる記憶評価の第一歩と考えられている。下位検査は，残存した機能や損耗した機能について手がかりを与える可能性がある。しかし，どの記憶の部分が損耗しているかをはっきりさせるために，他のテスト（例，Buschke, CVLT, Rey図形, RAVLT）によるさらに詳細な評価が必要である。WMSは言語技能に大いに依存していることも注目すべきである。結果として，言語表現の問題のある患者は不利になるであろう（Erickson & Scott, 1977）。最後に，WMSは，個人の機能的な能力に関して重要な決定をするために使用するべきではない（Loewenstein et al., 1995）。

標準データ

Wechsler（1945）の原版の標準データは不適切であった（D'Elia et al., 1989；Lezak, 1995；Prigatano, 1978）。その理由として，対象者が約100と小さく，年齢範囲が限られており（25～50，年齢に関する補正得点が20～64に広げられたが）その母集団に関して与えられる情報は非常に不十分であるという点である。この不足はある程度改善されてきた。年齢，教育，IQは，最もWMS尺度に影響する（他の記憶得点のパーセントより），

そこで幾人かの研究者は，年齢，教育/IQに関して得点を補正する方法を導入し（例，Alekoumbides et al., 1987；Russell, 1988），一方他の研究者たちは小児と高齢者に対する試験的な基準を設けた。（例，Abikoff et al., 1987；Cauthen, 1977；Curry et al., 1986；Haaland et al., 1983; Halperin et al., 1989；Hulicka, 1966；Ivinskis et al., 1971；Ivison, 1977；Ivnik et al., 1991；Kear-Colwell & Heller, 1978；Klonoff & Kennedy, 1965, 1966；Russell, 1975, 1988；Schaie & Strother, 1968）。これらの若年者と高齢者の年齢補正は規定通りに行われなかったので，結果として，若者と高齢者のMQは得られないことを注意すべきである。MQの概念は，記憶機能を一元的にしか測定していないとして厳しく批判されてき

表10-29. PI, OR, MCに関する平均得点と年齢群によるMS下位検査形式I

年齢	n	PCI	OR	MC		MS
16-18	44	5.4	4.9	7.1	fwd	6.7
SD		0.8	0.4	2.0		1.2
					bwd	5.0
						1.2
20-29	50	5.92		7.5	fwd	7.04
SD		0.02		1.9		1.2
					bwd	5.26
						1.13
30-39	53	5.56				
SD		0.72				
40-49	46	5.7		6.61	fwd	5.98
SD		0.4		1.9		1.12
					bwd	4.3
						1.11

出典：Ivinskisら（1971）は16歳から18歳までの平均的知能を有するオーストラリア人の学童の母集団に基づき標準を示している。Hulicka（1966）は入院中の退役軍人の中で非神経学的母集団に基づいて標準を示す。これらのSsは平均的な知能があり，30歳から39歳までの年齢であった。Wechsler（1945）の標準は平均的知能を持つ，年齢20～29，40～49までの入院していない被検者から得られる。これらの標準は形式Iにのみ適用される。見当識下位検査に対して，年齢20～29および40～49に対してWechslerが6（SD＝0）の平均得点を報告したことに注目すべきである。しかし，見当識下位検査で可能な合計点は5.0で平均6.0は不可能になっている。（M.Lucero, 私信, 1997）。

表10-30. 65歳から97歳までの人々のWechsler全IQと教育年数による，抜粋WMS下位検査に関する平均と標準偏差

	n	情報 平均	SD	見当識 平均	SD	心的制御 平均	SD	数唱 平均	SD
IQグループ									
<90	27	4.5	1.3	4.7	.5	4.9	2.2	9.0	1.5
90-100	22	5.2	.7	4.8	.5	6.0	1.5	10.2	1.5
101-110	34	5.5	.6	4.9	.3	6.8	1.6	11.0	1.8
>110	15	5.7	.7	6.0	.0	7.9	1.4	10.9	2.0
教育									
<12	29	4.6	1.3	4.8	.5	5.6	2.3	9.6	1.9
12-15	48	5.3	.7	4.9	.4	6.3	1.8	10.6	1.7
>15	22	5.5	.7	5.0	.2	7.0	1.8	10.6	1.9

出典：Ivnikら1991．この年齢制限サンプルの範囲内で，年齢はWMSの遂行の全体的な分散に対してあるいは特定の下位検査に対してほとんど寄与していないことが分かった。米国心理学協会の許可を得て転載。

表10-31. 年齢群による論理的記憶下位検査に関する平均直接再生得点と30分遅延再生得点

年齢	n	直接 得点	SD	遅延 得点	SD
10-11（男性）	35	17.71	(5.02)	14.94	(4.20)
10-11（女性）	41	14.61	(4.36)	12.05	(3.96)
12-13（男性）	48	18.48	(5.09)	15.50	(4.98)
12-13（女性）	49	17.14	(4.19)	14.79	(4.01)
14-15（男性）	37	19.19	(5.08)	16.81	(4.76)
14-15（女性）	37	17.67	(4.84)	15.67	(4.95)
18-29	74	22.99	(6.66)	19.84	(6.67)
30-39	67	24.57	(6.97)	22.16	(7.57)
40-49	41	23.44	(5.01)	21.07	(5.91)
50-59	54	23.63	(6.14)	20.13	(6.48)
60-69	56	20.48	(6.42)	17.34	(6.71)
70-80+	46	19.11	(6.74)	15.33	(7.57)

注：2つの物語に対する得点は平均されなかった。
出典：Curryら（1986）は，言語知能の平均が低いものから高いレベルの米国の学童の母集団に基づき，10歳から15歳の標準を与えている。その得点はPowerら（1979）によって開発された2分の1ポイント得点方式を基準にしていることと形式Ⅰの物語にしか適用されないことに注目すべきである。成人（20歳以上）に対する標準はAbikoffら（1987）から取られ，また普通の米国の成人集団から導かれている。参加者は志願者で95％がコーカシアンであった。平均教育年数は14.21年であった。それらは詳細得点基準を基礎にしており（採点方法参照），形式Ⅰ及び形式Ⅱで使われている。

表10-32. 要点再生得点予測方程式

方法	平均	SD
直接	6.72＋.20(年齢)＋.93(教育)－.0026(年齢 sq.)	6.01
遅延	3.40＋.26(年齢)＋.90(教育)－.0034(年齢 sq.)	6.56

出典：Abikoff ら 1989。データは形式Ⅰ，形式Ⅱに適用する。

表10-33. 65歳から97歳までの人々のWechsler全IQと教育年数による，論理的記憶（LM）及び視覚性再生（VR）に関する平均と標準偏差

	n	LM 平均	LM SD	遅延LM 平均	遅延LM SD	VR 平均	VR SD	遅延VR 平均	遅延VR SD
IQグループ									
＜90	27	5.6	2.3	3.8	2.5	3.4	2.1	2.8	2.3
90-100	22	7.9	2.6	6.3	2.6	6.1	2.6	5.0	3.2
101-110	34	9.1	2.7	7.0	2.8	7.1	3.0	6.1	3.3
＞110	15	10.5	2.9	8.1	3.1	9.3	2.6	8.1	3.5
教育									
＜12	29	6.8	3.3	5.1	3.4	4.4	2.4	3.5	3.6
12-15	48	8.5	3.1	6.4	3.1	6.4	3.3	5.5	3.2
＞15	22	8.6	2.3	6.8	2.5	8.0	3.2	6.9	3.8

出典：Ivnik ら，1991. この年齢制限サンプルの範囲内で，年齢は WMS の遂行の全体的な分散に対してあるいは特定の下位検査に対してほとんど寄与していないことが分かった。注：論理的記憶（LM）は要点得点基準を用いて採点している。米国心理学協会の許可を得て転載。

たので，このことは必ずしも不利であるとは言えない（前述参照）。

　表 10-29～10-36 は，臨床家が下位検査の遂行を年齢群の標準で評価できるようになっている。一般に，この標準は神経疾患のない正常な知能の母集団に基づいている。しかし，このサンプルは北米の母集団の典型ではないかもしれない。表10-29 には，形式Ⅰにおける下位検査 PI，OR，MC，MS に関する 3 つの異なった研究（Hulicka，1966；Ivinskis,et al., 1971；Wechsler, 1945）からのデータを集めている。Ivnik ら(1991)は，IQ と教育によって分類された，コーカシアンの人で 65～97 歳の 99 名の健常者のサンプルに基づく下位検査の標準データを示している。そのデータは表 10-30 に示す。教育は IQ ほど分散が大きくなかった。Ivnik らは，教育と WMS の遂行の間の有意な相関は，IQ との両方の相関から生じると推測している。IQ 得点が利用できない場合では，教育と WMS の連合は IQ と WMS の遂行の間の関係を見積るのに使用できる。しかし，IQ を評価するために教育を使うと誤答を生じる。それゆえ，信頼できる IQ と教育のデータが両方利用できるとき，臨床家は IQ に基づく標準を信頼すべきであろう。

　LM に関しては，私たちは，Abikoff ら (1987)，Schwartz と Ivnik (1980)によって作られた詳細な要点得点基準を用いている（採点方法参照）。この採点方法のために年齢（18-80＋）と教育で区分けされた標準データが作られており（Abikoff et al., 1987），表 10-31 に示してある。標準は，形式Ⅰか Ⅱで使用できる。Ivison(1993) もまた標準データを示しているが，LM の直接条件と形式Ⅱに関してのみである。その値は，入院患者のサンプルから取ったものであり，ここで示した値よりいくぶん低い。年齢と IQ／教育は，再生では有意な影響があり，正確な測定はこれらの変

表10−34. 年齢群による視覚性再生下位検査に関する直接及び30分遅延再生得点の平均−形式Ⅰ

年齢	n	直接 得点	SD	遅延 得点	SD
10-11（男性）	35	8.86	(2.72)	7.48	(3.09)
10-11（女性）	41	8.17	(2.87)	7.24	(3.06)
12-13（男性）	48	9.19	(2.74)	7.79	(3.03)
12-13（女性）	49	9.98	(1.94)	9.20	(1.95)
14-15（男性）	37	10.00	(2.32)	8.81	(3.03)
14-15（女性）	37	9.29	(2.42)	8.73	(2.56)
18-29	97	10.48	(1.93)	9.84	(2.21)
30-49	81	10.10	(2.55)	9.26	(2.74)
50-64	51	8.73	(2.59)	7.35	(2.46)
65-69	49	6.0	(2.1)	5.4	(2.5)
70-74	74	5.1	(2.0)	4.3	(2.3)
75-79	40	4.9	(2.0)	4.2	(1.9)
80+	13	3.3	(2.3)	2.8	(1.9)

出典：Curryら（1986）は，健常な米国人の9.5〜15.5歳までの学童の母集団を基準にして，小児と青年の標準データを示している。Trahanら（1988）は，健康で入院したことのない18歳から69歳までの成人から得たデータを示す。Haalandら（1983）は，65歳以上の慢性的な病気のない優れた高齢者の母集団に基づいて標準を与える。これらの標準データは形式Ⅰにだけ適用される。

数によって修正されなければならない。表10−32に示した予測方程式は予想得点と得られた得点の比較に使用できる。Abikoffら（1987）は次のような実例を示している。12年間学校教育を受けた40歳の人の直接要点再生得点17は，予想再生得点21.08となる。この予想得点は，その人の年齢，教育年数を，直接要点再生の予測方程式に入力することによって得られる。[予想直接要点＝6.72＋.20(40)＋.93(12)−.003(40²)＝21.08]。SDを6.01とすると，その人の実際の17点は予想得点の1SDの範囲内である。この方程式は，また標準z得点を得ることにより複数の人との再生得点の比較にも使用できる（Abikoff, et al., 1987参照）。これらの方程式は有用である。しかし，65〜97歳の人に関しては，臨床家は教育とWAIS-R FSIQに従って分類されたIvnikら（1991）の標準データを参照できる。これらのデータを表10−33に示す。Russell(1988)もまた，（神経障害の疑いがあるために検査されたが，神経学的検査は陰性であった）188名の健常者と502名の脳損傷被検者に基づいて，年齢，教育／FSIQ補正を行った。彼の研究の標準は，Abikoffら（1987）の報告したものよりやや低い。Curryら（1986）は，LM下位検査の直接および30分間遅延のテストに関して，9.5〜15.5歳の青年期のデータを示している。年齢や性別の違いが証明された。表10−31もまた，男性と女性について別々にデータを示している。しかし，そのデータは形式Ⅰにのみ適用され，Curryらは，Abikoffら（1987）が作成した要点得点基準を用いていなかったことに注意すべきである。むしろ，LMは，Powerら（1979）によって提案された方法に従って採点された。このシステムは要点の些細な偏り（すなわち，基本的な意味を変えない1つまたはそれ以上の類義語の代用。ほんのわずかしか意味を変えないで形容詞，副詞，冠詞を抹消）に対して，1/2点の点数を与える。

表10−34は形式Ⅰの視覚性再生下位検査の直接および30分遅延版に対して，年齢相関標準である。年齢と教育／IQもまたこのテストの遂行に影響している（Ivnik et al., 1991；Russell, 1988；しかし，Trahan et al., 1988参照，彼は，VR遂行と教育年数は相関しないと報告している）。

65〜97歳の人に関しては，臨床家は，教育年数とWAIS-R FSIQに従って分類されたIvnikら(1991)による標準データを参照できる。これらのデータは表10-33に示す。Russell(1988)は，年齢や教育年数/IQも加味した，成人（20歳以上）の標準を開発した。しかし，そのデータは臨床の場で紹介された患者を基にしており，ここで報告された値よりいくぶん低いものとなっている。TrahanとQuintana(1990)は，健康な成人男女の視覚性記憶テストのデータを分析した。直接課題では男女差が有意であったが，遅延課題では性別の違いは示されなかった。男女の平均の差（男性のほうが有利）は1点以下であり，それゆえに臨床的にはあまり意味がない。

Solomonら(1990)は，WMSのRussell版を用いて，頭部外傷患者群のデータを示している。彼らの標準は，対象母集団がはっきりと記されていないのでよく注意する必要がある。

形式IのAL下位検査に関する，小児用の標準データもある（Halperin et al., 1989；Ivinskis et al., 1971）。これらのデータは，私たちがAL下位検査の直接と30分遅延テストをまとめ（Strauss & Spreen, 1985），成人の標準に従って表10-35に示してある。遅延テストでは，対になった言葉それぞれに1点与えられる（最大値=10）。

表10-36に示した標準データは，近年形式IIで利用できるよう作成されたものである（Ivison, 1993 b）。その標準は，神経学的障害や精神医学的障害のない，20〜79歳の入院患者のかなり大きなサンプル（$n=600$）から得られている。その得点は，地域社会から抽出された人々のものよりいくぶん低いかもしれない。Ivison(1993 b)もまた，それぞれの下位検査（平均=10, SD=3）と「記憶指数」全得点（平均=100, SD=15）に対する正規分布を示し，また下位検査得点間の相関および下位検査の因子分析を示した。

表を検討するといくつかのパターンが現れる。一般に，小児は成人のレベルより得点が下回っている（Curry et al., 1986；Ivinskis et al., 1971）。例外は，約7歳で成人レベルとなる連合学習下位検査のように見える（Halperin et al., 1989）。成人に関しては，すべての面で均等に変化するわけ

表10-35. 年齢群による連合学習下位検査に関する直接及び30分遅延再生得点の平均－形式I

年齢	n	連合学習 得点	SD	遅延連合学習 得点	SD
6	34	13.71	(3.21)		
7	40	15.33	(2.8)		
8	38	15.40	(3.3)		
9	44	17.15	(2.5)		
10	38	16.17	(2.8)		
11	36	16.44	(2.6)		
12-13	10	16.3	(1.9)		
16-18	44	16.9	(2.2)		
20-29	23	18.33	(1.45)	9.91	(.29)
30-39	14	18.21	(2.28)	9.92	(.28)
40-49	14	18.29	(2.82)	9.71	(.61)
50-59	10	17.30	(3.34)	8.92	(1.17)
60-69	10	14.30	(2.52)	8.64	(1.74)
70+	14	15.89	(3.10)	8.77	(1.01)

出典：Halperinら(1989)は6歳から15歳の健常で中流よりやや下の階級層の学童を基準にした標準を与えている。Ivinskisら(1971)は，平均的知能を持つ16歳から18歳までのオーストラリア人の学童の集団を基準にして標準を与えている。私たちは（Strauss & Spreen，未発表データ，1989）は20〜84歳までの健常成人の志願者を基準に標準を与えている。AL=A/2+B（最大値=21）に注目すべきである。遅延については，1ポイントが，その対の言葉のそれぞれに与えられる（最大値=10）。

ではないが，記憶機能は年齢とともに低下する（例，Bak & Greene, 1981；Haaland et al., 1983；Hulicka, 1966；Ivnik et al., 1991；Margolis & Scialfa, 1984；Mitrushina & Satz, 1991；Zagar et al., 1984）。一般に，高齢の被検者はPI, OR, MCにおいて最良の結果を出している。対照的に，VR, LM, ALでは，加齢に従って非常に困難となることを示している。しかし，遅延再生課題に関して，健常な人々は年齢と関係なく最初の記憶の80%以上を保持していることに注意すべきである。この意味は，遅延再生課題でみられた年齢の差異は高齢者の忘却率が加速するというよりも，単に習得段階の学習の差異を反映しているにすぎないということであろう（Trahan, 1992）。LMとVR下位検査の保持パーセントは，教育年数や全IQと相関しないということがいくぶん明らかになっている（少なくとも高齢

表10-36. 形式IIの年齢と性別によって分類された下位検査の平均及び標準偏差

下位検査	20-29歳 平均	SD	30-39歳 平均	SD	40-49歳 平均	SD	50-59歳 平均	SD	60-69歳 平均	SD	70-79歳 平均	SD
PCI												
男性	5.06	(1.04)	5.26	(0.78)	5.56	(0.61)	5.30	(0.74)	5.44	(0.64)	5.00	(0.95)
女性	5.10	(0.86)	5.06	(0.96)	5.10	(0.68)	5.26	(0.69)	5.18	(0.72)	5.01	(0.89)
Orient												
男性	4.80	(0.49)	4.92	(0.34)	4.98	(0.14)	4.94	(0.24)	4.82	(0.39)	4.74	(0.49)
女性	4.88	(0.33)	4.96	(0.20)	4.98	(0.14)	4.94	(2.24)	4.90	(0.30)	4.74	(0.56)
MC												
男性	7.40	(1.74)	6.82	(2.02)	6.88	(1.90)	7.06	(2.03)	7.38	(1.69)	6.52	(2.16)
女性	7.42	(1.47)	6.72	(1.98)	6.78	(1.99)	6.62	(2.01)	6.50	(1.83)	5.46	(2.11)
DSp												
男性	11.04	(1.92)	10.76	(1.97)	10.56	(1.86)	10.50	(1.58)	10.02	(1.85)	9.26	(1.54)
女性	10.96	(1.70)	10.48	(1.94)	10.22	(2.16)	10.24	(1.87)	10.12	(1.71)	9.46	(1.37)
VR												
男性	12.24	(1.59)	11.82	(2.09)	11.42	(2.22)	10.98	(2.48)	9.60	(2.87)	7.24	(3.16)
女性	11.42	(2.08)	10.66	(2.12)	10.78	(2.31)	10.30	(2.31)	9.06	(2.39)	7.24	(3.39)
PAL												
男性	14.35	(3.12)	12.33	(3.52)	11.95	(2.92)	11.73	(3.67)	9.84	(4.33)	7.91	(3.74)
女性	15.10	(3.23)	13.21	(3.89)	12.29	(3.14)	12.34	(3.04)	11.21	(3.22)	9.27	(3.07)

出典：Ivison, 1993b. データは、6つの年齢群毎に100人の被検者（男50, 女50）を含み、20歳から79歳まで600人の被検者に基づいている。被検者は一般的に低い社会経済状態のオーストラリア人で神経学的にも精神医学的障害で入院したことがない人を対象としている。LMについては、表10-31を参照。

者においては）（Ivnik et al., 1991）。その意味は、保持得点が年齢関連の良性の記憶低下や他の人口統計的な変数には比較的に影響を受けないので、特別な臨床的，診断的に意味のある尺度となる可能性があるということである（Troster et al., 1993）。

文　献

Abikoff, H., Alvir, J., Hong, G., Sukoff, R., Orazio, J., Solomon, S., & Saravay, S. (1987). Logical Memory subtest of the Wechsler Memory Scale : Age and education norms and alternate-form reliability of two scoring systems. *Journal of Clinical and Experimental Neuropsychology, 9,* 435-448.

Abikoff, H., Alvir, J., Hong, G., Sukoff, R., Orazio, J., Solomon, S., & Saravay, S. (1989). Logical Memory subtest of the Wechsler Memory Scale : Age and education norms and alternate-form reliability of two scoring systems ; A correction. *Journal of Clinical and Experimental Neuropsychology, 11,* 783.

Alekoumbides, A., Charter, R.A., Adkins, T.G., & Seacat, G.F. (1987). The diagnosis of brain damage by the WAIS, WMS, and Reitan battery utilizing standardized scores corrected for age and education. *The International Journal of Clinical Neuropsychology, 9,* 11-28.

Bak, J.S., & Greene, R.L. (1981). A review of the performance of aged adults on various Wechsler Memory Scale subtests. *Journal of Clinical Psychology, 37,* 186-188.

Bedard, M-A., Montplaisir, J., Richer, F., Rouleau, I., & Malo, J. (1991). Obstructive sleep apnea syndrome: Pathogenesis of neuropsychological deficits. *Journal of Clinical and Experimental Neuropsychology, 13,* 950-964.

Bloom, B.L. (1959). Comparison of the alternate Wechsler Memory Scale forms. *Journal of Clinical Psychology, 15,* 72-74.

Bornstein, R.A. (1982). Effects of unilateral lesions on the Wechsler Memory Scale. *Journal of Clinical Psychology, 6,* 17-36.

Bornstein, R.A., Chelune, G.J., & Prifitera, A. (1989). IQ-memory discrepancies in normal and clinical samples. *Psychological Assessment, 1,* 203-206.

Butters, N. (1986). The clinical aspects of memory disorders. In T. Incognoli, G. Goldstein & C. Golden (Eds.) *Clinical Application of Neuropsychological Test Batteries.* New York: Plenum Press. pp. 361-382.

Butters, N., Salmon, D.P., Cullum, C.M. et al. (1988). Differentiation of amnesic and demented patients with the Wechsler Memory Scale-Revised. *The Clinical Neuropsychologist, 2,* 133-148.

Cauthen, N.R. (1977). Extension of the Wechsler Memory Scale norms to older age groups. *Journal of Clinical Psychology, 33,* 208-211.

Compton, J.M., Sherer, M., & Adams, R.L. (1992). Factor analysis of the Wechsler Memory Scale and the Warrington Recognition Memory Test. *Archives of Clinical Neuropsychology, 7,* 165-173.

Crosson, B., Hughes, C.W., Roth, D.L., & Monkowski, P.G. (1984). Review of Russell's (1975) norms for the Logical Memory and Visual Reproduction subtests of the Wechsler Memory Scale. *Journal of Consulting and Clinical Psychology, 52,* 635-641.

Curry, J.F., Logue, P.E., & Butler, B. (1986). Child and adolescent norms for Russell's revision of the Wechsler Memory Scale. *Journal of Clinical Child Psychology, 15,* 214-220.

Davidoff, G., Roth, E., Thomas, P., Doljanac, R., Dijkers, M., Berent, S., Morris, J., & Yarknoy, G. (1990). Depression and neuropsychological test performance in acute spinal cord injury patients: Lack of correlation. *Archives of Clinical Neuropsychology, 5,* 77-88.

Delaney, R.C., Rosen, A.J., Mattson, R.H., & Novelly, R.A. (1980). Memory function in focal epilepsy: A comparison of nonsurgical, unilateral temporal lobe and frontal lobe samples. *Cortex, 16,* 103-117.

D'Elia, L.D., Satz, P., & Schretlen, D. (1989). Wechsler Memory Scale: A critical appraisal of the normative studies. *Journal of Clinical and Experimental Neuropsychology, 11,* 551-568.

Delis, D.C. (1989). Neuropsychological assessment of learning and memory. In *Handbook of Neuropsychology,* Vol. 3. F. Boller & J. Grafman (Eds.) Topic Editor: L. Squire. Amsterdam: Elsevier.

Dikmen, S.S., Machamer, J.E., Winn, H.R., & Temkin, N.R. (1995). Neuropsychological outcome at 1 year post head-injury. *Neuropsychology, 9,* 80-90.

Erickson, R.A., & Scott, M.L. (1977). Clinical memory testing: A review. *Psychological Bulletin, 84,* 1130-1149.

Franzen, M.D. (1989). *Reliability and Validity in Neuropsychological Assessment.* New York: Plenum Press.

Guilmette, T.J., Faust, D., Hart, K., & Arkes, H.R. (1990). A national survey of psychologists who offer neuropsychological services. *Archives of Clinical Neuropsychology, 5,* 373-392.

Haaland, K.Y., Linn, R.T., Hunt, W.C., & Goodwin, J.S. (1983). A normative study of Russell's variant of the Wechsler Memory Scale in a healthy elderly population. *Journal of Consulting and Clinical Psychology, 51,* 878-881.

Hall, J.C., & Toal, R. (1957). Reliability (internal consistency) of the Wechsler Memory Scale and correlation with the Wechsler-Bellevue Intelligence Scale. *Journal of Consulting Psychology, 21,* 131-135.

Halperin, J.M., Healey, J.M., Zeitchik, E., Ludman, W.L., & Weinstein, L. (1989). The development of linguistic and mnestic abilities in school-age children. *Journal of Clinical and Experimental Neuropsychology, 11,* 518-528.

Henry, G.K., Adams, R.L., Buck, P., Buchanan, W.I., & Altpeter, T.A. (1990). The American Liner New York and Anna Thompson: An investigation of interference effects on the Wechsler Memory Scale. *Journal of Clinical and Experimental Neuropsychology, 12,* 502-506.

Herman, D.O. (1981). Development of the

Wechsler Memory Scale—Revised. *The Clinical Neuropsychologist, 2,* 102-106.
Hom, J. (1992). General and specific cognitive dysfunctions in patients with Alzheimer's disease. *Archives of Clinical Neuropsychology, 7,* 121-133.
Hulicka, I.M. (1966). Age differences in Wechsler Memory Scale scores. *Journal of Genetic Psychology, 109,* 135-145.
Ivinskis, A., Allen, S., & Shaw, E. (1971). An extension of the Wechsler Memory Scales to lower age groups. *Journal of Clinical Psychology, 27,* 354-357.
Ivison, D.J. (1977). The Wechsler Memory Scale : Preliminary findings towards an Australian standardization. *Australian Psychologist, 12,* 303-313.
Ivison, D.J. (1988a). The Wechsler Memory Scale : Relations between Form I and II. *Australian Psychologist, 23,* 219-224.
Ivison, D.J. (1988b). Normative study of the Wechsler Memory Scale, Form 2. Paper presented the 24th International Congress of Psychology, Sydney, Australia.
Ivison, D. (1990). Reliability (stability) study of the Wechsler Memory Scale, Form 2. *The Clinical Neuropsychologist, 4,* 375-378.
Ivison, D. (1993a). Logical memory in the Wechsler Memory Scales : Does the order of passages affect difficulty in an university sample? *The Clinical Neuropsychologist, 7,* 215-218.
Ivison, D. (1993b). Towards a standardization of the Wechsler Memory Scale, Form 2. *The Clinical Neuropsychologist, 7,* 268-280.
Ivnik, R.J., Smith, G.E., Tangalos, E.G., Peterson, R.C., Kokmen, E., & Kurland, L.T. (1991). Wechsler Memory Scale : IQ dependent norms for persons ages 65 to 97 years. *Psychological Assessment : A Journal of Consulting and Clinical Psychology, 3,* 156-161.
Jacobs, D., Troster, A.I., Butters, N., Salmon, D.P., & Cermak, L.S. (1990). Intrusion errors on the visual reproduction test of the Wechsler Memory Scale and the Wechsler Memory Scale—Revised : An analysis of demented and amnesic patients. *The Clinical Neuropsychologist, 4,* 177-191.
Kear-Colwell, J.J., & Heller, M. (1978). A normative study of the Wechsler Memory Scale. *Journal of Clinical Psychology, 34,* 437-444.
Klonoff, H., & Kennedy, M. (1965). Memory and perceptual functioning in octogenarians in the community. *Journal of Gerontology, 20,* 328-333.
Klonoff, H., & Kennedy, M. (1966). A comparative study of cognitive functioning in old age. *Journal of Gerontology, 21,* 239-243.
Larrabee, G.J. (1987). Further caution in interpretation of comparisons between the WAIS-R and the Wechsler Memory Scale. *Journal of Clinical and Experimental Neuropsychology, 9,* 456-460.
Larrabee, G.J., Kane, R., & Schuck, J.R. (1983). Factor analysis of the WAIS and Wechsler Memory Scale : An analysis of the construct validity of the Wechsler Memory Scale. *Journal of Clinical Neuropsychology, 5,* 159-168.
Larrabee, G.J., Kane, R.L., Schuck, J.R., & Francis, D.J. (1985). Construct validity of various memory testing procedures. *Journal of Clinical and Experimental Neuropsychology, 7,* 497-504.
Larrabee, G.J., Trahan, D.E., & Curtiss, G. (1992). Construct validity of the Continuous Visual Memory Test. *Archives of Clinical Neuropsychology, 7,* 395-406.
Lencz, T., McCarthy, G., Bronen, R.A., Scott, T.M., Inserni, J.A., Sass, K.J., Novelly, R.A., Kim, J.H., & Spencer, D.D. (1992). Quantitative magnetic resonance imaging in temporal lobe epilepsy : Relationship to neuropathology and neuropsychological function. *Annals of Neurology, 31,* 629-637.
Levin, H.S., & Larabee, G.J. (1983). Disproportionate decline in visuospatial memory in human aging. *Society for Neuroscience Abstracts, 9,* 21.
Lezak, M.D. (1995). *Neuropsychological Assessment* (3rd Ed.). New York : Oxford University Press.
Loewenstein, D.A., Rupert, M.P., Arguelles, T., & Duara, R. (1995). Neuropsychological test performance and prediction of functional capacities among Spanish-speaking and English-speaking patients with dementia. *Archives of Clinical Neuropsychology, 10,* 75-88.
Loring, D.W., & Papanicolauo, A.C. (1987). Memory assessment in neuropsychology : Theoretical considerations and practical utility. *Journal of Clinical and Experimental*

Neuropsychology, 9, 340-358.
Margolis, R.B., & Scialfa, C.T. (1984). Age differences in Wechsler Memory Scale performance. *Journal of Clinical Psychology, 40,* 1442-1449.
Mayeux, R., Brandt, J., Rosen, J., & Benson, D.F. (1980). Interictal memory and language impairment in temporal lobe epilepsy. *Neurology, 30,* 120-125.
McCaffrey, R.J., Ortega, A., Orsilla, S.M., Nelles, W.B., & Haase, R.F. (1992). Practice effects in repeated neuropsychological assessments. *The Clinical Neuropsychologist, 6,* 32-42.
McCarty, S.M., Logue, P.E., Power, D.G., Zeisat, H.A., & Rosenstiel, A.K. (1980). Alternate form reliability and age-related scores for Russell's Revised Wechsler Memory Scale. *Journal of Consulting and Clinical Psychology, 48,* 296-298.
Milanovich, J.R., Axelrod, B.N., & Millis, S.R. (1996). Validation of the Simulation Index—Revised with a mixed clinical population. *Archives of Clinical Neuropsychology, 11,* 53-59.
Milberg, W.P., Hebben, N., & Kaplan, E. (1986). The Boston process approach to neuropsychological assessment. In I. Grant & K.M. Adams (Eds.), *Neuropsychiatric Disorders.* New York : Oxford University Press.
Milner, B. (1975). Psychological aspects of focal epilepsy and its neurosurgical management. *Advances in Neurology, 8,* 299-321.
Mitrushina, M., & Satz, P. (1991). Changes in cognitive functioning associated with normal aging. *Archives of Clinical Neuropsychology, 6,* 49-60.
O'Grady, K.E. (1988). Convergent and discriminant validity of Russell's revised Wechsler Memory Scale. *Personality and Individual Differences, 9,* 321-327.
Oscar-Berman, M., Clancy, J.P., & Weber, D.A. (1993). Discrepancies between IQ and memory scores in alcoholism and aging. *The Clinical Neuropsychologist, 7,* 281-296.
Power, D.G., Logue, P.E., McCarty, S.M., Rosenstiel, A.K., & Zeisat, H.A. (1979). Interrater reliability of the Russell Revision of the Wechsler Memory Scale : An attempt to clarify some ambiguities in scoring. *Journal of Clinical Neuropsychology, 1,* 343-345.
Prigatano, G.P. (1977). Wechsler Memory Scale is a poor screening test for brain dysfunction. *Journal of Clinical Psychology, 33,* 772-777.
Prigatano, G.P. (1978). Wechsler Memory Scale : A selective review of the literature. *Journal of Clinical Psychology, 34,* 816-832.
Prifitera, A., & Barley, W.D. (1985). Cautions in interpretation of comparisons between the WAIS-R and the Wechsler Memory Scale. *Journal of Consulting and Clinical Psychology, 53,* 564-565.
Rawling, P.J., & Brooks, D.N. (1990). Simulation Index : A method for detecting factitious errors on the WAIS-R and WMS. *Neuropsychology, 4,* 223-238.
Rosselli, M., & Ardila, A. (1996). Cognitive effects of cocaine and polydrug abuse. *Journal of Clinical and Experimental Neuropsychology, 18,* 122-135.
Russell, E.W. (1975). A multiple scoring method for the assessment of complex memory functions. *Journal of Consulting and Clinical Psychology, 43,* 800-809.
Russell, E.W. (1988). Renorming Russell's version of the Wechsler Memory Scale. *Journal of Clinical and Experimental Neuropsychology, 10,* 235-249.
Ryan, J.R., Morris, J., Yaffa, S., & Peterson, L. (1981). Test-retest reliability of the Wechsler Memory Scale, Form I. *Journal of Clinical Psychology, 37,* 847-848.
Saling, M.M., Berkovic, S.F., O'Shea, M.F., Kalnins, R.M., Darby, D.G., & Bladin, P.F. (1993). Lateralization of verbal memory and unilateral hippocampal sclerosis. *Journal of Clinical and Experimental Neuropsychology, 15,* 608-616.
Sass, K.J., Sass, A., Westerveld, M., Lencz. T., Novelly, R.A., Kim, J.H., & Spencer, D.D. (1992). Specificity in the correlation of verbal memory and hippocampal neuron loss : Dissociation of memory, language, and verbal intellectual ability. *Journal of Clinical and Experimental Neuropsychology, 14,* 662-672.
Schaie, K.W., & Strother, G.R. (1968). Cognitive and personality variables in college graduates of advanced age. In G.A. Talland (Ed.), *Human Aging and Behavior.* New York : Academic Press.
Schultz, E.E., Keesler, T.Y., Friedenberg, L., & Sciara, A.D. (1984). Limitations in equivalence of alternate subtests for Russell's revi-

sion of the Wechsler Memory Scale : Causes and solutions. *Journal of Clinical Neuropsychology, 6,* 220-223.

Schwartz, M.S., & Ivnik, R.J. (1980). Wechsler Memory Scale I : Toward a more objective and systematic scoring system of Logical Memory and Visual Reproduction subtests. Paper presented to the meeting of the American Psychological Association, Montreal.

Sherer, M., Nixon, S.J., Anderson, B.L., & Adams, R.L. (1992). Differential sensitivity of the WMS to the effects of IQ and brain damage. *Archives of Clinical, Neuropsychology, 7,* 505-514.

Snow, W.G., Tierney, M.C., Zorzitto, M.L., Fisher, R.H., & Reid, D.W. (1988). One-year test-retest reliability of selected neuropsychological tests in older adults. Paper presented to the International Neuropsychological Society, New Orleans.

Solomon, G.S., Thackston, L., Stetson, B.A., Greene, R.L., & Farr, S.P. (1990). Normative data for closed head injured adults on Russell's version of the Wechsler Memory Scale. *International Journal of Clinical Neuropsychology, 12,* 173- 174.

Squire, L.R. (1986). The neuropsychology of memory dysfunction and its assessment. In I. Grant and K. Adams (Eds.), *Neuropsychological Assessment of Neuropsychiatric Disorders.* New York : Oxford University Press.

Stanton, B.A., Jenkins, C.D., Savageau, J.A., & Zyzanski, S.J. (1984). Age and educational differences on the Trail Making Test and Wechsler Memory Scales. *Perceptual and Motor Skills, 58,* 311-318.

Stone, C., & Wechsler, D. (1946). *Wechsler Memory Scale Form II.* San Antonio, TX : The Psychological Corporation.

Strauss, E. & Spreen, D. (1985). Unpublished data.

Trahan, D.E., & Quintana, J.W. (1990). Analysis of gender effects upon verbal and visual memory performance in adults. *Archives of Clinical Neuropsychology, 5,* 325-334.

Trahan, D.E. (1992). Analysis of learning and rate of forgetting in age-associated memory differences. *The Clinical Neuropsychologist, 6,* 241-246.

Trahan, D.E., Quintana, J., Willingham, A.C., & Goethe, K.E. (1988). The visual reproduction subtest : Standardization and clinical validation of a delayed recall procedure. *Archives of Clinical Neuropsychology, 2,* 29-39.

Troster, A.I., Butters, N., Salmon, D.P., Cullum, C.M., Jacobs, D., Brandt, J., & White, R. (1993). The diagnostic utility of saving scores : Differentiating Alzheimer's and Huntington's diseases with the Logical Memory and Visual Reproduction test. *Journal of Clinical and Experimental Neuropsychology, 15,* 773-788.

Webster, J.S., Godlewski, C., Hanley, G.L., & Sowa, M.V. (1992). A scoring method for Logical Memory that is sensitive to right-hemispheric dysfunction. *Journal of Clinical and Experimental Neuropsychology, 14,* 222-238.

Wechsler, D. (1945). A standardized memory scale for clinical use. *Journal of Psychology, 19,* 87-95.

Wechsler, D. (1987). *Wechsler Memory Scale— Revised.* San Antonio, TX : The Psychological Corporation.

Zagar, R., Arbit, J., Stuckey, M., & Wengel, W. (1984). Developmental analysis of the Wechsler Memory Scale. *Journal of Clinical Psychology, 40,* 1466-1473.

Wechsler 記憶尺度-改訂版
WECHSLER MEMORY SCALE-REVISED (WMS-R)

訳 竹内康三

目 的

このテストの目的は，記憶機能の各種の測定をすることである。

原 典

WMS-Rキットの完全版はPsychological Corporation（住所；P.O.Box 9954, San Antonio, TX 78204-0954）より309米ドル，または，Psychological Corporation（住所；55 Horner Avenue, Toronto, Ontario M5Z 4X6）より465カナダドルで購入できる。Psychological Corporationでは幅広い年齢基準の標準採点用ソフトウェアディスクを67米ドルまたは105カナダドルで供給している。最新版（WMS-III）は1997年に出ている。

概 要

WMS-Rキット（Wechsler,1987）の完全版にはマニュアル，刺激カード，記録用紙とキャリングケースが含まれる。改訂版では，多くのテスト項目が変更されている。すなわち実施と採点方法では非言語性記憶と視覚性記憶まで適応範囲が拡張され，遅延再生を標準手技にしている。検査範囲は16～74歳を想定している。最初の下位検査は情報と見当識で，質問には生活史データ，見当識と「合衆国の大統領は誰ですか」のような簡単な質問が含まれている。心的制御の項では被検者に一連の数字や文字を復唱させる必要がある。図形記憶では被検者は短時間だけ抽象的な模様を見て，多くの模様の中からその模様を特定しなければならない。論理的記憶Ⅰでは口頭で述べられた2つの物語の粗筋を想起する能力を検査する。視覚性対連合Ⅰでは，被検者は6つの抽象的な線画を見せられる。線画はいずれも別々の色がついた一対からなっている。被検者はそれぞれの図形を見せられて，対になっていたもう一方の図形の色を思い出すように言われる。6回までの試験がその対を学習するために用意されている。言語性対連合Ⅰも同様である。すなわち被検者は8つの対になった単語を1グループとして聞かされる。次にそれぞれ一対の最初の単語が読まれ，被検者は2番目の単語を言わなければならない。6つまでの試験が対を学ぶために用意されている。視覚再生Ⅰでは被検者はしばらくの間見せられる幾何学的模様を描かなければならない。数唱は2つの部分からなり，被検者は順唱と逆唱を要求される。視覚性記憶範囲下位検査の2つのパート，すなわち同順序のタッピングと逆順序のタッピングは別々に検査される。検査者は色づけされた四角を印刷されたカードを用いて，検査者が触れる四角の数を増やしながらタッピングを施行していく。被検者はその一連の同順序と逆順序のタッピングを再生しなければならない。上記9つの下位検査の実施後，2つの言語性と2つの非言語性下位検査（論理的記憶Ⅱ，視覚性対連合Ⅱ，言語性対連合Ⅱ，視覚性再生Ⅱ）がもう一度行われ，これは30分後の遅延再生が検査される。第一の下位検査，情報と見当識の質問は，スクリーニング目的の尺度が含まれている。残りの12の下位検査からは年齢補正された大まかな指数が生み出され，それぞれ平均100, SD 15である。一般的な即時記憶に対して1つ，即時言語性記憶と即時視覚性記憶に対して別々に1つずつ，注意・集中に対して1つ，そして一般遅延記憶に対して1つの指数である。

論理的記憶（LM）と視覚性再生（VR）の下位

```
物語 I
1. この話の中心人物は女性でした         6. その出来事はいつ起こりましたか
    彼女の名前は何でしたか                  ___ 水曜日
    ___ ナンシー・グラント                  ___ 午後早く
    ___ アニー・トーマス                    ___ 前の夜に
    ___ メアリー・ジョーンズ                ___ 週末に
    ___ アンナ・トンプソン                  ___ 休暇のシーズンに
    ___ キャシー・テイラー
2. この女性はどこから来ましたか         7. 彼女の家族は
    ___ サウス・ボストン                    ___ 彼女の両親
    ___ ボルチモア                          ___ 二人の小さな子供
    ___ ロンドン                            ___ 彼女の夫
    ___ ニューヨーク                        ___ 4人の子供
    ___ ウエスト・ロサンゼルス              ___ 数匹のペット
3. 彼女はどんな仕事をしていますか       8. 物語には他に誰が登場しますか
    ___ 掃除婦                              ___ 警察官
    ___ 仕事をしていない（失業中）          ___ 隣人
    ___ カフェテリアのコック                ___ 彼女の両親
    ___ 秘書                                ___ 消防隊員
    ___ ウエイトレス                        ___ 教会の人たち
4. この物語の中心の出来事はなんでしたか 9. 物語の人たちは
    ___ 彼女は買い物に行った                ___ 彼女を訪ねた
    ___ 彼女は入院した                      ___ 彼女の話に感動した
    ___ 彼女は結婚した                      ___ 友達になった
    ___ 彼女は事故に遭った                  ___ 彼女の助けになれなかった
                                            ___ 彼女に贈り物をした
5. 彼女はこの出来事を詳しく話した      10. 物語の最後に何が起こりましたか
    ___ 友達に                              ___ 彼女は乗り物に乗せられた
    ___ 医者に                              ___ 彼女に募金が寄せられた
    ___ シティ・ホール・ステーションで      ___ 彼女は政府の役人になった
    ___ ナッシュビルで                      ___ 彼女は旅行に行った
    ___ 新聞記者に                          ___ 彼女は花束を貰った
```

図10-27. 論理的記憶再認（Gass 1995, Elsevier Science Ltd.の許可を得て転載）

検査は自由再生のみに得点が与えられ，貯蔵量と修正を評価する尺度はない。Gass (1995)はLM (LM-REC)について21項目からなる5つの多肢選択法認知テストとVRに対して手がかりを与える技術を開発した。LM-RECの質問用紙はLM II（遅延）下位検査に続いて用意されている。それは，図10-27に示されている。VRでは，検査者は忘れられた図形を再生させるために図形の小さな部分をゆっくり描くことによって視覚の手がかりを与える。Fastenau (1996)もまたLMに対して認知項目を作成しVRに対して認知，一致，模写の試験を加えている。

実 施

WMS-Rの使用方法はマニュアルに記載されている（原典参照）。残念ながら，LM下位検査の実施速度についてのガイドラインはない。ゆっくりした実施のほうがより良い結果に結びつくことを示すいくつかの証拠がある(Shum et al., 1997)。Fastenau (1996)は遅延再生の試験の後に20の多肢選択方式認知項目を追加している。VR IIでも認知，一致，模写の試験がこの順序で行われる。Gass(1995)によるLM-RECの質問事項はLM II下位検査の完了後にすぐに提示される。指示を理解したことを確認するために，被検者は最初の項目を声を出して読み質問用紙の答に印を付けるように求められる。

```
物語2
11. 第2の物語の主人公は誰ですか
    ____ ボブ・マイアー
    ____ キャプテン・ジャック
    ____ ロバート・ミラー
    ____ ジャン・トンプソン
    ____ ロッド・ミルズ
12. この人物は
    ____ タクシーを運転している
    ____ 釣りをしている
    ____ トラックを運転している
    ____ バスに乗っている
    ____ 学校へ行っている
13. この話の場所は
    ____ ニューオリンズ
    ____ ミシシッピィーデルタ
    ____ ロッキー山脈
    ____ マサチューセッツ
    ____ 小さな町
14. 中心の出来事は
    ____ 彼が休暇のため立ち去った
    ____ 彼がお金を失った
    ____ 彼がコンテストで勝った
    ____ 彼が転落してけがをした
    ____ 彼が道を外れて走った
15. 出来事が起こったのは
    ____ 夕暮れ時に
    ____ 前日に
    ____ 朝早くに
    ____ 夜に
    ____ 休暇中に
16. 他に何が起こりましたか
    ____ 友人が彼と合流した
    ____ 彼の車の車軸が壊れた
    ____ 彼が中古車を買った
    ____ お金が彼に与えられた
    ____ 彼がパーティーに行った

17. 彼も
    ____ ひどく動揺した
    ____ だまされた
    ____ 警察に助けられた
    ____ 病院に運ばれた
    ____ 報酬を貰った
18. その人が行くところは
    ____ ナッシュビルへ
    ____ 自宅へ
    ____ グラスホッパーキィーへ
    ____ ルイスビルへ
    ____ サウスボストンへ
19. 彼が抱えている一つの問題は
    ____ 彼は2日間食べていない
    ____ 周りは車が通らなくて助けを得られなかった
    ____ タイヤがパンクした
    ____ 彼はお金を持っていなかった
    ____ ガソリン切れ
20. 物語の結末は
    ____ 彼は救助された
    ____ 彼はお金を取り返した
    ____ 彼の送受信用無線機が鳴った
    ____ 彼は自宅に帰った
    ____ 彼は自分のお金を見つけた
21. 最後に彼が言った言葉は
    ____ 彼は何も言わなかった
    ____ 彼は「楽しい旅行を」と言った
    ____ 彼は「これがグラスホッパーだ」と言った
    ____ 彼は「助けがほしい」と言った
    ____ 彼は「ありがとう」と言った
```

図10-27. 続き

VRの手がかりの説明は次のようである：「あなたは1つ（2，3，4つ）の図形を省きました。さあ、私がその図形を描き始めることによってあなたの記憶を呼び起こしてみましょう。私はあなたが想い出せない図形を非常にゆっくり描き始めます。あなたは、その図形を思い出すことができればすぐに私を止めてください。その時点で、あなたにその図形を完成してもらいます。大切な点は、私はあなたがどれぐらい想い出せるかを知りたいということです。」

検査者は被検者と違う色の鉛筆を使って一連の最初の図形から始めて、忘れられた図形をゆっくり描く。図形1は対角線の右上側から下へと描き始める。必要なら、次に2番目の対角線を使って再び上から描き始める。図形2は3つの円のより大きい円から始め、次に2番目に大きな円へと続ける。図形3は大きな四角形の上の線分を使って，左、右と描き始める、必要なら次に時計回りに四角形を完成させる。次に必要なら、2本の交差する垂直線と水平線を引く。最後の図形は一番大きな長方形から始めて、上方の小さい長方形と続けて最後に下方の2つの小さい長方形を描く。もし図形4の右側が省略されていたら、自由再生でまたは左側（長方形）の追加質問を手がかりとして、

半円に接した曲線部分から始めて，必要があれば，まっすぐな垂線へと続けることで手がかりを与える。半円のついた小さな三角形について直接手がかりは与えられない。

WMS-Rの実施はいくらか長たらしい。WoodardとAxelrod(1995)は308名の患者のサンプル（主として精神疾患の診断を受けた者）を用いて，論理的記憶Ⅰ，視覚性再生Ⅰ，言語性対連合Ⅰ，論理的記憶Ⅱ，視覚性再生Ⅱと言語性対連合Ⅱを変数として一般記憶と遅延再生の指数となる回帰方程式を開発した。その回帰方程式は下記の採点方法の項に記載してある。

およその実施時間

テスト全体で約45分である。

採点方法

WMS-Rのマニュアル（原典参照）には詳細な採点法が記載されている。手短かに言えば，各々WMS-Rの下位検査全ての素点を得た後，検査者は各々の素点（情報と見当識の得点を除く）を記録用紙の面に書かれた加算点と掛けあわせなければならない。下位検査の加算点は総計され，WMS-Rのマニュアル（表C-1）にある年齢等級表によってそれらに相応する指数に換算される。各々の指数は平均100，SD 15である。

WMS-Rの有用性は多くの下位検査に対するパーセンタイル得点（健常対照集団と比較した）が得られたことで強められたが，それらの下位検査には数唱，視覚性記憶問題，論理的記憶と視覚性再生（WMS-Rマニュアルの表C-4と表C-5）などが含まれている。

情報と見当識をみる質問の得点は主に他の尺度での得点の意味に疑問が残る人物を見分けるためのものである。この下位検査の素点の度数分布はWMS-Rマニュアルの表C-2に与えられている。

Gass(1995)のLM-RECでは，採点方法には補正項目の数（範囲;0～21）を数えることが含まれている。追加質問(cue)を行う視覚性再生-再生(VR-recall)の集計はWMS-Rマニュアルで自由再生の集計に用いられたのと同じ基準に基づいている。しかし，検査者が手がかりを与える作業中に到達するか，あるいは思いついたような基準は点数には加えない。これらの課題の遂行には教育が影響する。Gass(1995)は教育年数11年未満の者では1点を加え，教育年数14以上の者では1点を引くことを勧めている。

WoodardとAxelrod(1995)は，WMS-R下位検査の一組から一般記憶と遅延再生の指数を予測するために回帰方程式を作成している。各々の指数に対して，見積り加算された素点の合計は標準化されていない回帰の加算(b加算)と下位検査の素点を掛けあわせ，各々の方程式に定数を加えて最後の結果を四捨五入することで計算される。方程式は次の通りである：一般記憶の素点合計＝$2.1×LM Ⅰ+1.19×VR Ⅰ+1.45×VEPA Ⅰ+3.14$，遅延再生の素点合計＝$0.99×LM Ⅱ+1.07×VR Ⅱ+2.67×VEPA Ⅱ+4.31$。指数得点は見積り加算された素点の合計をWMS-Rマニュアルの表C-1を使って年齢補正された指数の等価に換算して得られる。WoodardとAxelrod(1995)は典型的な精神障害と診断された患者のサンプルでは92～96％で予測されるGMとDRは得られた得点の中で6点以内になったと報告した。脳損傷の可能性を評価するために行われた患者のサンプルでのクロス検定は同様の結果であった(Axelrod et al., 1996)。WoodardとAxelrod(1995)が一般記憶指数の回帰方程式では若年患者の検査得点を低く，また高齢患者の検査得点を高く予測する傾向が少しあったと報告していることも注意に値する。遅延再生指数を予想する回帰方程式ではそのようなパターンを反映せず，全般的にいくぶん正確になる傾向があった。

考察

Wechsler(1987)は下位検査のうち5個についての検査-再検査の相関係数と残り7個の下位検査に対する内部整合性の評価を提示している。個々の下位検査に対する年齢群の平均信頼度係数はわずか.41（言語性対連合Ⅱ）～.88（数唱），中央値信頼度係数は.74である。Mittenbergら

(1992)は論理的記憶(Spearman-Brown)と視覚性再生(係数α)の下位検査の信頼度係数は.71(LMI)～.87(VR 1および2)と報告した。総計指数の信頼度係数は.70（視覚性記憶）～.90（注意・集中）であった（原典を参照）。総計指数の信頼度は個々の下位検査より高いが，測定標準誤差はかなり大きく，注意・集中指数の約5点から視覚性記憶指数については各年齢基準にまたがって約8.5点まで幅がある。このように，ある個人の本当の視覚性記憶指数が100と仮定すれば，その個人の数多くの施行検査の3分の2近くの検査得点は91と109の間になるだろう。個々の下位検査と複合得点の低い信頼度（従ってより大きな測定標準誤差）は下位検査，複合とその相違の解釈には限界がある（信頼に値する信頼度係数を得られた注意・集中と一般記憶の複合は除く）（Chelune et al., 1989；Huebner, 1992）。同様に，WMS-R得点と他の認知検査の検査尺度との相関は計測値が本当に相関を示しているかどうかに焦点を当てて解釈すべきである。

多くの著者はただちに再生された情報量と30分後に再生された情報量（例えば，LMおよびVRについて）を比較してパーセント保持情報量得点を用いる。これらの保持得点は有用と思われてきたが（下記参照），これらの測定値については正式な信頼度研究が行われたことはなく，それ自体完全ではない検査得点の比較に基づいていることを心に留めておくことが大切である（Chelune et al., 1989）。

時間的安定性について，Wechsler (1987)は4週～6週の間隔をおいて再検査をして，ほとんどの下位検査と複合の得点は1回目のテストに比べて2回目のテストでは増加がみられたという。年齢と学習効果の大きさとの間に逆相関がみられるように思える(Chelune et al., 1989；Mittenberg et al.,1991)。例えば，6週間以内の間隔で再検査が行われた場合，20～24歳では遅延記憶指数が各々正味約12点の増加を示したが，70～74歳の高齢では平均約6点の増加であった。表10-37(Mittenberg et al., 1991)は短期間の間隔で再検査（4～6週間）して得られた結果を評価するためのものである。表の問題区域の値は1つの方向仮説だけで標準化サンプルの5％以下を採って得られた相違を示している。例えば，平均年齢20歳の再検査では一般記憶指数で15.04点（SD 10.39）の上昇が期待できる。少なくとも2.11点の減少または32.19点の上昇は正常範囲外になるだろう。両側検定($P<.05$)の危険値は標準偏差に1.96を掛けた値で切り捨てて平均値上昇を制限して計算される。Mittenbergらは特に注意・集中，視覚性記憶，視覚性再生の下位検査にみられる減少は標準化サンプルでは一般的であり，実施面で問題になることはおそらくないと指摘している。

Bowdenら(1995)は約137日の間隔をおいてアルコール依存症者（平均年齢39.3歳, SD 10.0)を再評価した。検査-再検査相関は5つの指数で高かった(.8以上)。得点の上昇は2回目の実施で際立っていた，しかし差異の大きさは比較的少なく（2～6点の範囲）再検査の得点ははっきり予測される95％の信頼範囲内にあった。

大部分のWMS-Rの採点は比較的，単純で簡単である。論理的記憶および視覚性再生下位検査のために広範囲採点規則が開発された。Wechsler (1987)はその論理的記憶，視覚性再生に対する測定者間信頼度係数は各々.99と.97（LMに対する評価者間信頼度と切り離して確認するためにSullivan, 1996も参照）と報告している。しかしながら，視覚性記憶範囲の下位検査の正確な実施と集計には問題がある。というのは正確さは検査者の経験と集中力によるからである (Demsky & Sellers, 1995)。正しい順序に従って次々に触れられた刺激カードの縮小複写をたくさん見せるというキューカード方法を用いることによって信頼性を十分に増すことができる (Demsky & Sellers, 1995)。

妥当性の項目では，Delisら(1988)がWMS-Rとカリフォルニア言語学習テストとの間に非常に多くの強い相関があることを報告している。最も高い相関(.93)はWMS-Rの遅延記憶指数とCVLTの長期遅延自由再生得点との間にみられた。Randolphら(1994)はWMS-Rの指数とCVLTの1回～5回の試験の合計の得点との相関を記録した。全ての相関は有意であり，また

表10—37. Wechsler 記憶尺度—改訂版の再検査における標準偏差と差の異常の危険率

尺度	年齢20-24 差の平均±SD	年齢20-24 95%信頼限界 下限/上限	年齢55-64 差の平均±SD	年齢55-64 95%信頼限界 下限/上限	年齢70-74 差の平均±SD	年齢70-74 95%信頼限界 下限/上限
一般記憶	15.04±10.39	-2.11/32.19	15.03±10.17	-1.76/31.82	9.70± 7.94	-3.40/22.80
注意・集中	5.13± 9.25	-10.13/20.39	1.01± 8.75	-13.42/15.44	2.75± 5.61	-6.51/12.01
言語性記憶	14.85±12.37	-5.56/35.26	13.60±12.00	-6.20/33.40	7.95± 8.49	-6.05/21.95
視覚性記憶	6.64±10.61	-10.87/24.15	10.08±13.91	-12.87/33.03	7.98± 9.49	-7.67/23.63
遅延再生	15.00±11.42	-3.84/33.84	10.21± 9.25	-5.05/25.47	7.72± 8.49	-6.28/21.72
論理的記憶	15.21±12.19	-4.90/32.30	13.81±12.73	-7.19/34.81	6.58± 8.75	-7.58/21.01
視覚性再生	2.02± 9.49	-13.64/17.68	5.77±14.07	-17.45/28.99	2.88±10.17	-13.91/19.67
論理的記憶II	18.55±11.23	-0.02/37.08	17.00±11.62	-2.17/36.17	7.50± 9.00	-7.35/22.35
視覚性再生II	5.16±13.75	-17.53/27.85	1.88±12.08	-17.92/21.68	3.07± 9.49	-12.59/18.73

出典：Mittenberg ら，1991。American Psychological Association の許可を得て転載。

CVLT の全 T 得点と一般記憶指数との間に最も高い相関 (.79) がみられた。しかしながら，それらのテストは障害の程度を評価するのにそれらを入れ替えながら用いることはできない (Randolph et al., 1994)。とはいえ両方のテストは記憶障害に対して同等の感度があるようにみえるが，記憶障害の患者では，WMS-R よりも CVLT でのほうが決まって低い得点となる，おそらく CVLT の標準サンプルが WMS-R の標準サンプルのもとになった母集団よりも高い機能をもち，またより均一であった事実を反映したためであろう。それとも，WMS-R の標準化サンプルが認知機能障害についてはあまり厳しくないスクリーニングを受けたためかもしれない。

Crossen と Wiens(1988 b) らは中等度～重度の頭部外傷に罹患した 13 名の患者に WMS-R を施行した。5つの WMS-R 指数の得点は RAVLT, Rey-Osterrieth 複雑図形と PASAT の得点と比較された。言語性，視覚と遅延記憶指数の構成上の妥当性は他の言語性，視覚性記憶と遅延再生のテストでの遂行障害を含めたものだった。一方，注意・集中指数よりも PASAT でのほうがより重症な欠損が観察された。これは，臨床に使うとき注意および集中検査の追加は WMS-R を補完する目的で使用すべきであることを示している。

WMS-R の因子分析では WMS-R を構成する5因子モデルよりむしろ，1因子 (Elwood, 1991)，2因子 (一般記憶と注意・集中) (Wechsler, 1987; Bornstein & Chelune, 1988 ; Roid et al., 1988 ; Smith et al., 1992 a) または 3因子 (注意/集中, 視覚性記憶と言語性記憶：Bornstein & Chelune, 1989；注意，一般記憶と保持パーセント：Smith et al., 1992 a；注意，即時記憶と遅延記憶：Burton et al., 1993；Roth et al., 1990；Woodard, 1993) の証拠が見つけられている。

他の尺度を含めての WMS-R の因子分析研究が多く行われてきた (Bornstein & Chelune, 1988；Franzen et al., 1995；Leonberger et al., 1991, 1992；Nicks et al., 1992；Smith et al., 1992 a；Smith et al., 1992 b；Wechsler, 1987)。WMS-R マニュアル (Wechsler, 1987) では，WMS-R の即時再生下位検査の年齢補正素点を WAIS-R の全 IQ 得点の標準化サンプルと臨床混合サンプルとに分けて主成分因子分析結果を報告している。それぞれの分析で 2 つの因子すなわち一般記憶因子と注意・集中因子が浮かび上がり全 IQ では後者に因子負荷されていた。同様の結果が Bornstein と Chelune (1988) によって得られた。しかし，遅延得点を含めると 3 因子の解が現れた。注意・集中課題は VIQ と PIQ のどちらにも因子負荷されたが，残りの下位検査は言語性記憶，非言語性記憶領域と解釈されるものに因子負荷された。Franzen ら (1995) は WMS-R 指数得点を Knox 立方体テスト，線引きテストと Stroop テストで因子分析すると，注意・集中指数を除く全ての指数得点が同一因子に負荷されることを報告し

平均	
差の平均±SD	95%信頼限界下限/上限
13.27± 9.49	-2.38/28.92
2.90± 7.65	-9.72/12.01
12.13±10.82	-5.72/29.98
8.29±11.23	-10.23/26.81
10.91± 9.49	-4.74/26.56
11.86±11.02	-6.33/30.05
3.62±11.02	-14.57/21.81
14.35±10.61	-3.15/31.85
3.32±11.81	-16.17/22.81

た。各々の下位検査の得点を用いて，Franzenら(1995)は言語性記憶（論理的記憶ⅠとⅡ，言語性対連合ⅠとⅡ，情報）と非言語性記憶（視覚性対連合ⅠとⅡ，視覚性再生ⅠとⅡ，図形記憶）との相違を見つけた。しかしながら，即時と遅延再生は同一因子に負荷される。対照的に，Leonbergerら(1991，1992)はWMS-RのデータをWAIS-RとHalstead-Reitanのデータを用いて因子分析すると，言語と非言語構成成分の分離は浮かび上がらなかったと報告した。注意・集中指数は他の注意と集中を因子とする指数（数唱と心的制御）を構成する3つの尺度のうち2つがWAIS-R（算数）とHalstead-Reitanバッテリー（音声知覚テストとリズムテスト）から計測されていることで支持された。しかしながら視覚性記憶範囲テストは空間施行因子に負荷され，注意と集中の他の方法とともに負荷は弱かった。Halstead-Reitanのどの尺度もWMS-Rの下位検査によって定義される記憶因子には本質的に因子負荷されない。Nicksら(1992)はWMS-RとWAIS下位検査の主成分因子分析の結果を報告した。6因子が現われ，それらは知覚構成，言語理解，注意・集中，複雑言語記憶，言語性対連合記憶と視覚性対連合記憶として標識された。WAIS動作性下位検査で負荷され，非言語性記憶の良い計測法であると考えられる視覚性記憶指数（図形記憶と視覚性再生Ⅰ）を構成する3つの下位検査のうち2つは，空間知覚能力の一般的計測は別としていまだに不明瞭である(Leonberger et al., 1992；Smith et al., 1992 bも参照)。WAIS-R，WMS-RとRAVLTの尺度を組み合わせた確認因子分析を用いて，Smithら(1992 b)は言語理解，知覚構成，注意，学習と保持を含む5因子モデルの裏付けを見つけた。保持因子は論理的記憶，視覚性再生とRAVLTの保持パーセント得点を含んでいた。彼らは視覚性再生Ⅰは学習や記憶よりも視空間能力に関連していることも見つけた。WAIS-R，WMS-R，RAVLT，視覚空間学習テストを含む探索的因子分析では，Smithら(1992 b)は一般記憶因子だけにしか確証は得られなかった。すなわち特徴的属性もしくは時間的特性の因子は認められなかった。

これらの因子分析研究では，WMS-Rの一般記憶と注意・集中指数の解釈を比較的一貫して支持する証拠が得られている。保持または遅延記憶因子の報告については明確な支持は得られていない。言語，非言語領域での支持は一貫していない。研究者間の違った結果の理由はおそらく次のような多様な原因を反映している。すなわち因子分析法の相違（計測誤差の扱い，例えば，遅延再生課題が含まれているかなど），使用されたサンプルの相違（例えば，健康状態，素質と病巣の部位，年齢，教育），WMS-Rの特殊な尺度評価（例えば，論理的記憶Ⅱ対記憶保持パーセント）と他のどんなテストデータを含めたかの問題である。しかしながら，WMS-Rの臨床的有用性は信頼できる多因子構造に依存する必要がない(Elwood, 1991)。

例えば，対応する因子についての証拠が相反しているにもかかわらず，一般記憶指数と遅延再生指数との比較(Butters et al., 1988)，遅延再生とIQとの比較(Bornstein et al., 1989a)は神経疾患患者の下位分類を区別できることがわかってきた。

このテストは記憶障害に対して敏感であり，アルツハイマー病(AD)，ハンチントン病(HD)，多発性硬化症，閉鎖性頭部外傷，コルサコフ病，長期アルコール依存症，前交通脳動脈瘤，神経毒物の暴露，統合失調症，うつ病を含む多くの多様な患者グループにおける学習障害，記憶障害の分類が可能であるという証拠がある(Butters et al., 1988；Chelune & Bornstein, 1988 a,b；Crossen & Wiens, 1988 a；Gold et al., 1992；Fischer, 1988；Kixmiller et al., 1995；Oscar-Berman et al., 1993；O'Mahony & Doherty, 1993；Ryan & Lewis, 1988；Wechsler, 1987)。例えば，Crossen と Wiens (1988 b)らは中等度・重度頭部外傷患者の検査では注意・集中指数を除いて全ての複合指数が健常者よりかなり低い点数であったと報告した。統合失調症では注意と記憶が等しく障害を受けていた(Gold et al., 1992)。Janowskyら(1989)は前頭葉障害の患者では注意・集中指数が記憶指数よりも低得点であることを見出した。対照的に，コルサコフ病の患者は注意・集中指数は平均範囲内であるが，他の指数では著しく低い点数を示した。

保持パーセント得点（％＝（遅延再生/即時再生）×100）は外傷性頭部損傷患者の海馬萎縮の拡大と関連している(Bigler et al., 1996)。Trenerryら(1996)は視覚性再生下位検査の保持パーセント得点を検討して，女性のてんかん患者に限られるが右海馬の比較的大きな外科切除が視覚性記憶の低下を引き起こしていることを見出した。保持パーセント得点はまた，アルツハイマー病（アルツハイマー型痴呆）の特別に良い検出器であるように思われる(Butters et al., 1988；Troster et al., 1993)。Trosterら(1993)はアルツハイマー病の患者はハンチントン病の患者よりももっと短時間での忘却（つまり，論理的記憶と視覚性再生でのより低い保持パーセント得点）を示すことを見出した。これらの保持パーセント得点は健常対照者とアルツハイマー病，ハンチントン病の患者とを区別するのに充分なすばらしい感度と特異度を持ち合わせていた。保持パーセント得点はまた，アルツハイマー病とハンチントン病とを早期病相の時点で鑑別できる良い感度をもっていた。忘却のこれらの指数は中期の病相においてもずっと敏感であるが，変化が増大し随伴する特異性が減少すると中等度痴呆のアルツハイマー病患者とハンチントン病患者の鑑別では有用性が制限される。

WMS-Rは機能障害の側方性に対していくらかの感度があるとする証拠(例えば，Barr et al., 1997；Bornstein, Pakalnis & Drake, 1989；Chelune & Bornstein, 1988 a,b；Naugle et al., 1993；Strauss et al., 1995)がいくつかあるが，言語性と視覚性記憶指数は脳機能障害の側方性を推論する確証はまったくない。例えば，Loringら(1989)はWMS-Rの言語性と視覚性記憶指数の矛盾は一時的な側頭葉切除による特定の物品名記憶の欠損に対して鈍感であり，またしばしば切除の左右を誤って判断することを見出した(Kneebone et al., 1997も参照)。

うつ病は注意と記憶困難に関連している。WMS-Rの注意と集中の計測値はうつ病に影響されると報告している人もいるが(King et al., 1995)，一方抑うつ気分の影響は最も少ないと報告している人もいる(Wechsler, 1987)。うつ病（MMPIで診断された）は論理的記憶（論理的記憶I，論理的記憶II）(Blackwood, 1996；Fox, 1994；Gass, 1996；King et al., 1995)と視覚性再生（視覚性再生 I, 視覚性再生 II, 保持パーセント）(Boone et al., 1995；Gass, 1996)の得点を低下させているかもしれず，したがって神経心理学的障害を反映しているか模倣している。訴訟での原告が特に抑うつ的な訴えをするといわれた場合は，特に誤診をおかしやすくなる傾向がある。保持得点（保持されている記憶のパーセント）は免疫があるわけではないが心理的苦悩の影響をあまり受けないように思われる。

WechslerのIQと10点～12点のWMS記憶指数の不一致は特殊な記憶障害の徴候と示唆されてきた(Milner, 1975)。特定の物品名記憶の欠損がWAIS-RのIQ得点に関係するのと同様に，

WMS-Rの記憶指数は一般検査に使える可能性がある。これらのIQ得点は相対的に記憶領域にかかわりがないようであることを思い出してみよう（上記の因子分析研究の考察を参照）。しかしながら、単純IQ記憶指数の不一致は記憶欠損の判定に単独で用いることができない。Bornsteinら（1989a）は記憶障害に関連した診断（例えば、アルツハイマー病とてんかん）を受けた患者のサンプルでは、IQに基づいた得点と即時記憶を表す尺度（言語性、視覚性記憶）との間に乖離があるので記憶欠損の臨床的記録には実用的でないと報告した。全IQと遅延記憶指数得点の不一致は確かに健常対照者と患者とを判別した（Oscar-Berman et al., 1993も参照）。しかしながら、15点以上の全IQと遅延記憶指数間の不一致を示したのは3分の1だけだった（Gold et al., 1992も参照）。つまり、患者の多数が健常対照者の点数により近い得点を得ている（IQ記憶指数の不一致に関する有効なデータ表10-38を参照）。

注意・集中指数は一般的知能と高い相関があるが、WMS-Rで計測される記憶はWAIS-Rで計測されるIQとはまったく無関係のようにみえることを心に留めておくことが大切である（Bornstein & Chelune, 1988）。注意/集中と一般記憶指数とのこの相違は記憶障害の判別に有用な場合もある；例えば、健忘対痴呆（Butters et al., 1988）。

患者の記憶障害の主観的体験はWMS-Rでの実際の遂行とはほとんど相関を示さない一方、WMS-R得点は介護者や健康管理の専門家が評価した記憶障害と少し関連がある（Chelune et al., 1989; Ryan & Lewis, 1988）。WMS-Rはまた労働状況と関連しているように思える。Crossen とWiens (1988a) は溶媒にさらされた既往のある患者のサンプルでWMS-Rの遂行を行った。雇用されているペンキ屋は雇用されていないペンキ屋よりも高いWMS-R得点を得た。

WMS-Rからの情報は努力不足を見つけ出すのに有用であるかもしれない。Bernard（1991）は詐病患者では矛盾する点数を示したと報告した。一方Mittenbergら（1993）は詐病を行うよう訓練された被検者は記憶検査での点数と比べて注意の検査ではより悪い点数を取る傾向があると報告し

表10-38. 各レベルでのIQ記憶指数の不一致を超える健常被検者のパーセンテージ

得点	全IQと遅延記憶指数の不一致(%)	言語性IQと言語性記憶指数の不一致(%)	動作性IQと視覚性記憶指数の不一致(%)
12	18.2	24	25
15	10	15	18
21	7.3		
22	5.5	5	5
28	0		

出典：Bornsteinら(1989)。Psychological Corporation 1945, 1974, 1987, 1992より許可を得て転載。

た。その研究での詐病者は平均して健常者より1標準偏差低い一般記憶指数得点を取り、2標準偏差低い注意・集中指数得点を取った。一般記憶指数が32点高い得点差は95％詐病である可能性と一致した。最近IversonとFranzen（1996）は論理的記憶下位検査に二者強制選択の補足を付け加えた。24点中18点のカッティングスコアは対照者と記憶障害者の全員を正しく判別し、実験的詐病者に対して85％の正しい判別率を生み出した。

WMS-Rでは原本の標準版が全面的に改訂されている。しかし、それには限界がある。短縮版はあるが、WMS-Rは実施者にとって長すぎる（Woodard & Axelrod, 1995；実施と採点方法を参照）。これと同じような形式のものはない。ある年齢集団（18～19, 25～34, 45～54歳）の標準は記載されているが、小児と青年の標準データは利用できない。WMS-Rでも74歳以上の被検者では標準化されていない－この年齢層では記憶障害が多すぎるため明らかな差がある（Franzen, 1989）。50点以下の判定は認められない、それで結果的に幾人かの患者の得点は誇張されたものとなるかもしれない（Butters et al., 1988）。言語学習テストは今でも第一に重要である（Chelune & Bornstein, 1988b; Loring, 1990）。新しい「非言語」下位検査は視覚学習・記憶の純粋な検査ではない。さらに、各指数（一般、言語と視覚）を集計すると、言語性記憶遂行はもっと大きく作用する。遅延記憶指数は言語、非言語課題の両方の遅延再生試験を表現しているので、そのため物品名記憶欠損の検査としてどの程度の可能性があるか

わからなくしている(Bornstein et al., 1989 b；Chelune et al., 1989)。遅延記憶指数の構成はまた，初期学習情報の割合として，遅延再生検査を計ることが重要であると結論づけることができなかった(Chelune et al., 1989；Cullum et al., 1990；Smith et al., 1992 a)。下位検査やいくつかの指数得点の信頼性の欠如や集計指数得点計測値のさらに大きな標準誤差，あるいはいくつかの指数(例えば，言語性記憶，視覚性記憶)の構成妥当性に対する信頼性の欠如によって，解釈は割り引かれる(Chelune et al., 1989；Huebner, 1992)。認識課題の欠如も，患者集団の分類能力を制限している(Butters et al., 1988；Chelune & Bornstein；1988 b)が，Gass(1995)と Fastenau(1996)によって最近生み出された改良を含めることによっていくらか調整できるかもしれない。さらに，習得の割合は無視されており(Chelune & Bornstein, 1988 b)，嗅覚と触覚記憶や過去に学習された技能の記憶も同様である(Holden, 1988)。視覚性再生図形の採点規則を厳密に守るなら学習された情報の量よりもむしろ正確な描写に重点をおいてしまうかもしれない。視覚知覚の欠如もこの課題の解釈を混乱させるかもしれない(Haut et al., 1994)。臨床家は視覚性再生テスト時にはこれらの領域の欠損を制御するために認知(例えば，マッチング)や構成(例えば，模写)を検査することが必要である(Fastenau, 1996)。結局，視覚性再生テストでの図形の変更は患者集団の分類に有用と証明されるはずだった質的分析を制限する可能性がある。Jacobsら(1990)は，円形図形の導入，特にカードBの同心円は痴呆患者が現在の刺激性再生に過去の図形特性を侵入させる傾向を減少させる可能性があると報告した。つまり，円形図形は線形図形間による前干渉効果が患者に起こらないようにしてしまう，それ故，干渉による誤りの数を減少させる。

これらの制限にかかわらず，この尺度(WMS-R)は課題内容，妥当な採点基準と標準データについて旧版，WMSを全体にわたって改良したものである。したがって，記憶評価ではかなり敏速な第一歩を提供するかもしれない。下位検査の試験は予備機能と障害を受けた機能についての手がかりを提供するかもしれない。しかしながら，もっと詳細な評価が必要となるであろう。

いくつかの問題と取り組む努力によって WMS-R はさらに発展している。WMS-III (1997年出版)は各年齢集団での個人をまた，高齢者(例えば，74～89歳)を含めた標準サンプルの拡張と WAIS-III を組み入れた標準化を行っており，それによって，臨床家は IQ/MQ の矛盾した得点と認知機能の多次元領域をより適切に評価できるようになる。認知と学習課題が追加されている。2つの下位検査(図形記憶と視覚性対連合)は除外されており，たくさんの新しい下位検査が追加されている(例えば，言語リスト学習と容貌記憶)。

標準データ

このテストは合衆国国民の代表と考えられるサンプルにより標準化された。WMS-Rマニュアルには各々16歳0カ月～74歳11カ月の標準が提供されている。標準は6つの年齢集団(16～17, 20～24, 35～44, 55～65, 65～69, 70～74歳)について，各々50症例を基にしている。標準は18～19歳, 25～34歳と45～54歳について評価された。D'Eliaら(1989)はこれら後者の年齢集団については WMS の原版を推奨した(しかし，Bowden & Bell,1992によると，WMS-R マニュアルに付け加えられた標準データの使用は必要な仮説を崩さないし，また WMS に対立する WMS-R の使用はより正確な集計と記憶機能に関しての判断情報を提供するようであると主張している)。Mittenbergら(1992)は1980年の合衆国国勢調査での代表と考えられるサンプルを基に25～34歳範囲での個々の WMS-R 標準を作り出している。経験的に得られた値と近接する年齢集団についてのマニュアルの値が比較された。25～34歳の集団は視覚性記憶範囲，視覚性再生IIと情報・見当識の下位検査では35～44歳の集団よりも高い得点が得られ，また情報・見当識では20～24歳の集団よりも高い得点が得られた。経験的に得られたものと出版された指数得点の違いは臨床的に有意であるように思えた。ある例では，評価されたものと経験による指数得点は15～18点違っていた。25～34

歳のクライエントの標準データとして表10-39と表10-40に示されるようにWMS-R下位検査得点と加算点の合計点の等価値がMittenbergら(1992)によって示されている。一般と遅延指数の比較は，サンプルでは5％の危険率で有意に正常から外れていると考えられるので一般記憶指数のほうが12.4点以上の差で高いということはまず起こり得ないことを示していた。遅延再生指数が8.5点高くなるというのはサンプル5％未満でしか起こらなかった。言語性記憶と視覚性記憶の比較から言えることは言語が視覚指数得点より32点以上高くまた視覚が言語指数得点より26点以上高くなることは5％の危険率で正常とはかなり差があると考えられるサンプルでもまず起こりにくいということである。一般記憶指数と注意・集中指数については，18点以上の差がある場合は両側検定で5％レベルで有意に正常から外れていると判断できるかもしれない。25～34歳の年齢集団で評価された得点と経験的な得点との差の結果を考えると，18～19歳と45～54歳の範囲での標準研究は有意義なものになると思われる。

Wechsler(1987)はもっと高齢の人々のデータを示さなかった。Cullumら(1990)は75～95歳の範囲の高い教育を受けた人々（32名）の小さなサンプルを基準にし予備的ないくつかの標準データを作成した。LichtenbergとChristensen(1992)は認知障害のない66名の臨床患者のサンプルを基にした論理的記憶下位検査のデータを提示した。この研究では，Cullumら(1990)が発表したものより学歴が低く，論理的記憶Ⅰと論理的記憶Ⅱの得点もまたかなり低かった。最近では，Ivnikら(1992)が441名の認知的に正常な56～97歳のより高齢の米国人のサンプルを基にしたWMS-Rの標準データ(Mayo 高齢者米国標準研究，MOANS)を発表した。これらの標準から導かれた記憶指数はMAYO言語性記憶指数(MVeMI)，MAYO視覚性記憶指数(MViMI)，MAYO総合記憶指数(MGMI)，MAYO注意力・集中力指数(MACI)，MAYO遅延再生指数(MDRI)とMAYO保持パーセント指数(MPRI)と呼ばれる。MPRIは遅延再生をこれまで学んできたすべてによる機能ととらえて評価しようという新しい指

表10-39. Wechsler記憶尺度-改訂版の素点と標準偏差，年齢25～34歳

下位検査	平均	SD	範囲
情報・見当識	13.88	0.33	13-14
心的制御	4.98	1.13	2-6
図形記憶	7.20	1.49	4-10
論理的記憶Ⅰ	26.04	6.81	11-40
視覚性対連合Ⅰ	15.12	3.39	5-18
言語性対連合Ⅰ	20.80	3.16	12-24
視覚性再生Ⅰ	34.52	5.39	16-41
数唱	14.96	3.71	7-22
視覚性記憶範囲	17.66	3.62	10-25
論理的記憶Ⅱ	22.38	7.38	9-37
視覚性対連合Ⅱ	5.60	0.95	2-6
言語性対連合Ⅱ	7.62	0.86	4-8
視覚性再生Ⅱ	32.88	6.59	13-41

出典：Mittenbergら，1992。 American Psychological Associationの許可を得て転載。

数である。論理的記憶と視覚性再生Ⅱ下位検査の素点は保持パーセント(PR)得点に換算される（例えば，LM-PR=100(LMⅡ/LMⅠ)；VR-PR=100(VRⅡ/VRⅠ)）。これらの得点はMOANS尺度得点に割り当てられ，それらの総計はMAYO指数値に換算される。しかしながら，注意する点はIvnikらの対連合Ⅰと視覚性対連合Ⅰのいずれもその実施法はWMS-Rの標準的実施法とは違っており，基準遂行まで継続させたり最高6回の試験をさせたりせず，それらの下位検査の試験回数を3回に制限したことである。したがって遅延対連合と視覚性対連合に対するMOANSデータは（それ故，遅延再生指数も）標準的実施法による得点とは比較できない。MAYO指数の計算とWMS-R指数の計算は違う方法論が使われた。しかし一致率でみると比較可能なMAYOとWMS-Rの言語性記憶，視覚性記憶，一般記憶と注意・集中指数は双方とも集計可能な年代では似ている。74歳以上のクライエントでは，表10-41から表10-46を用いて検査者はWMS-R下位検査の素点をパーセンタイル範囲と年齢補正尺度得点（平均10，SD 3）に換算でき，要約的MAYO指数を決められる。図10-28にはMOANS尺度得点，加算されたMOANS総尺度得点とMAYO指数を計算するためのワークシートが含まれている。

表10-40. 重み付けされた素点合計の指数等価, 年齢25～34歳

指数得点	言語性記憶	視覚性記憶	一般記憶	注意・集中	遅延再生
50	22	27	61-62	25	30
51	23	—	63	26	31
52	24	28	64	27	32
53	25	—	65-66	28	33
54	26	29	67	—	34
55	27	30	68	29	35
56	28	—	69-70	30	36
57	29	31	71	31	37
58	30	—	72-73	32	38
59	31	32	74	33	39
60	32	—	75	34	40
61	33	33	76-77	35	41
62	34	34	78	36	42
63	35	—	79	—	43
64	36	35	80-81	37	44
65	37	36	83	38	45
66	38	36	83	39	46
67	39	37	84-85	40	47
68	40	—	86	41	48
69	41	38	87	42	49
70	42	—	88-89	43	50
71	43	39	90	44	51
72	44	40	91	45	52
73	45	—	92-93	—	53
74	46	41	94	46	54
75	47	—	95	47	55
76	48	42	96-97	48	56
77	49	43	98	49	57-58
78	50	—	99-100	50	59
79	51	44	101	51	60
80	52	—	102	52	61
81	53	45	103-104	53	62
82	54	46	105	—	63
83	55	—	106	54	64
84	56	47	107-108	55	65
85	57	—	109	56	66
86	58	48	110	57	67
87	59	49	111-112	58	68
88	60	—	113	59	69
89	61	50	114	60	70
90	62	—	115-116	61	71
91	63	51	117	—	72
92	64	52	118	62	73
93	65	—	119-120	63	74
94	66	53	121	64	75
95	67	—	122	65	76
96	68-69	54	123-124	66	77
97	70	—	125	67	78
98	71	55	126-127	68	79
99	72	56	128	69	80

(続く)

表10-40. (続き)

指数得点	言語性記憶	視覚性記憶	一般記憶	注意・集中	遅延再生
100	73	—	129	70	81
101	74	57	130-131	—	82
102	75	—	132	71	83
103	76	58	133	72	84
104	77	59	134-135	73	85
105	78	—	136	74	86
106	79	60	137	75	87
107	80	—	138-139	76	88
108	81	61	140	77	89
109	82	62	141	78	90
110	83	—	142-143	—	91
111	84	63	144	79	92
112	85	—	145	80	93
113	86	64	146-147	81	94
114	87	65	148	82	95
115	88	—	149	83	96
116	89	66	150-151	84	97
117	90	—	152	85	98
118	91	67	153-154	86	99
119	92	68	155	—	100
120	93	—	156	87	101
121	94	69	157-158	88	102
122	95		159	89	103
123	96		160	90	104
124	97		161-162	91	105
125	98		163	92	106
126	99		164	93	107
127	100		165-166	94	108
128	101		167	95	109
129	102		168	—	110
130	103		169-170	96	111
131	104		171	97	112
132	105		172	98	113
133	106		173-174	99	114
134	107		175	100	115
135	108		176	101	116
136	109		177-178	102	117
137	110		179	103	118
138	111		180-181	—	119
139	112		182	104	
140	113+		183+	105-106	

出典：Mittenberg ら，1992。American Psychological Association の許可を得て転載。

表10-41. MOANS 尺度得点，年齢中央値＝76（年齢範囲＝71〜81歳，160人）

WMS−R 下位検査−即時再生検査

MOANS 尺度得点	心的制御	図形記憶	論理的記憶 I	視覚性対連合 I	言語性対連合 I	視覚性再生 I	数唱	視覚距離	パーセンタイル範囲
2	0-1	0	0-3	0	0-6	0-13	0-4	0-3	<1
3	—	1-2	4-5	—	7	14-15	5-7	4-5	1
4	—	—	6-7	1	8	16	—	6-7	2
5	2	3	8-12	2	9	17-18	8	8-9	3-5
6	3	—	13-14	3	10-11	19-20	—	10	6-10
7	—	4	15-16	4-5	12	21-22	9-10	11	11-18
8	4	—	17-18	6	13	23-24	11	—	19-28
9	—	5	19	7	14	25-26	12	12	29-40
10	5	—	20-22	8-10	15-17	27-29	13	13	41-59
11	—	6	23-25	11-12	—	30-32	14	14	60-71
12	6	—	26-27	13	18-19	33	15	15	72-81
13	—	7	28-29	14-15	20	34	16	16	82-89
14	—	—	30-31	16	21	35	17	17	90-94
15	—	8	32-34	—	—	36	18-19	—	95-97
16	—	9	35-37	17	22	37	—	18	98
17	—	—	38	18	23	38	20	19	99
18	—	10	39-50	—	24	39-41	21-24	20-26	>99

WMS−R 下位検査−遅延再生検査

MOANS 尺度得点	論理的記憶 II	視覚性対連合 II	言語性対連合 II	視覚性再生 II	保持パーセント 論理的記憶%	保持パーセント 視覚性再生%	パーセンタイル範囲
2	0-1	—	0-1	0-1	0-7	0-10	<1
3	—	—	—	2-3	8-15	11-18	1
4	2	—	—	4	16-29	19-24	2
5	3-4	0	2	5-6	30-40	25-32	3-5
6	5-8	—	3	7-9	41-47	33-40	6-10
7	9-10	1	4	10-11	48-61	41-48	11-18
8	11-12	—	—	12-15	62-66	49-61	19-28
9	13-14	2	—	16-17	67-72	62-66	29-40
10	15-17	3	5-6	18-20	73-81	67-73	41-59
11	18-21	4	—	21-24	82-84	74-83	60-71
12	22-23	5	—	25-28	85-89	84-91	72-81
13	24-25	6	7	29-31	90-93	92-97	82-89
14	26-28	—	8	32-33	94-96	98-100+	90-94
15	29-30	—	—	34-35	97-99	—	95-97
16	31	—	—	36	100+	—	98
17	32-35	—	—	37-39	—	—	99
18	36-50	—	—	40-41	—	—	>99

注：MOANS＝Mayo 高齢者米国標準研究，WMS−R＝Wechsler 記憶尺度-改訂版 MOANS 尺度得点は年齢によって補正されている。
出典：Ivnik ら，1992。Mayo Clinic の許可を得て転載。

表10−42. MOANS 尺度得点，年齢中央値＝79（年齢範囲＝74〜84歳，151人）

MOANS 尺度得点	心的制御	図形記憶	論理的記憶I	視覚性対連合I	言語性対連合I	視覚性再生I	数唱	視覚距離	パーセンタイル範囲
			WMS−R 下位検査−即時再生検査						
2	0-1	0	0-3	0	0-6	0-12	0-4	0-3	<1
3	—	1-2	4	—	7	13-15	5	4-5	1
4	—	—	5	1	8	—	6	6-7	2
5	2	3	8-10	2	9	16	7	8-9	3-5
6	3	—	11-12	3	10-11	17-18	8	10	6-10
7	—	4	13-14	4	12	19-20	9	11	11-18
8	—	—	15-17	5	13	21-23	10	—	19-28
9	4	5	18	6-7	14	24-25	11	12	29-40
10	5	—	19-21	8-9	15-16	26-28	12-13	13	41-59
11	—	6	22-24	10-11	17	29-30	14	14	60-71
12	6	—	25-26	12	18	31-32	15	—	72-81
13	—	7	27	13-14	19-20	33	16	15	82-89
14	—	—	28-29	15	21	34-35	17	16	90-94
15	—	—	30-31	16	—	36	18-19	17	95-97
16	—	8	32-33	17	22	—	—	18	98
17	—	9	34-36	18	23	37	20	19	99
18	—	10	37-50	—	24	38-41	21-24	20-26	>99

MOANS 尺度得点	論理的記憶II	視覚性対連合II	言語性対連合II	視覚性再生II	保持パーセント 論理的記憶%	保持パーセント 視覚性再生%	パーセンタイル範囲
			WMS−R 下位検査−遅延再生検査				
2	0	—	0-1	0-1	0-7	0-10	<1
3	1	—	—	2	8-14	11-13	1
4	—	—	—	—	15-21	14	2
5	2-4	0	2	3-4	22-39	15-20	3-5
6	5-6	—	3	5-6	40-45	21-31	6-10
7	7-9	—	—	7-10	46-55	32-41	11-18
8	10-11	1	4	11-13	56-64	42-53	19-28
9	12-13	2	—	14-16	65-70	54-64	29-40
10	14-15	3	5	17-20	71-79	65-72	41-59
11	16-19	4	6	21-22	80-84	73-81	60-71
12	20-22	5	—	23-26	85-89	82-89	72-81
13	23-25	6	7	27-29	90-93	90-95	82-89
14	26	—	8	30-31	94-96	96-97	90-94
15	27-29	—	—	32-34	97-99	98-100+	95-97
16	—	—	—	35-36	100+	—	98
17	30-32	—	—	37-38	—	—	99
18	33-50	—	—	39-41	—	—	>99

注：MOANS＝Mayo 高齢者米国標準研究，WMS−R＝Wechsler 記憶尺度−改訂版 MOANS 尺度得点は年齢によって補正されている。

表10-43. MOANS尺度得点，年齢中央値＝82（年齢範囲＝77～87歳，123人）

MOANS 尺度得点	心的制御	図形記憶	論理的記憶 I	視覚性対連合 I	言語性対連合 I	視覚性再生 I	数唱	視覚距離	パーセンタイル範囲
			WMS-R下位検査－即時再生検査						
2	0-1	0	0-3	0	0-6	0-10	0-4	0-3	<1
3	—	1-2	—	—	7	11	5	4-5	1
4	—	—	4-5	1	8	12	6	6-7	2
5	2	3	6-8	—	9	13-15	7	8-9	3-5
6	3	—	9-10	2	10	16	8	10	6-10
7	—	—	11-13	3	11-12	17-19	9	11	11-18
8	—	4	14-16	4	—	20	10	—	19-28
9	4	—	17	5-6	13-14	21-22	11	12	29-40
10	5	5	18-20	7-9	15	23-26	12-13	13	41-59
11	—	6	21-22	10	16	27-28	14	14	60-71
12	6	—	23-25	11-12	17	29-31	—	—	72-81
13	—	7	26-27	13	18-19	32-33	15-16	15	82-89
14	—	—	28	14	20	34-35	—	—	90-94
15	—	—	29-31	15	21	—	17	16	95-97
16	—	8	32-33	16	22	36	18-19	17	98
17	—	9	34-36	17	23	37	20	18	99
18	—	10	37-50	18	24	38-41	21-24	19-26	>99

MOANS 尺度得点	論理的記憶 II	視覚性対連合 II	言語性対連合 II	視覚性再生 II	保持パーセント 論理的記憶%	保持パーセント 視覚性再生%	パーセンタイル範囲
			WMS-R下位検査－遅延再生検査				
2	0	—	0	0	0-7	0-10	<1
3	1	—	1	1	8-14	11-13	1
4	—	—	—	2	15-21	14	2
5	2-3	—	2	3	22-39	15-17	3-5
6	4	0	3	4-5	40-45	18-25	6-10
7	5-7	—	—	6	46-50	26-36	11-18
8	8-10	1	4	7-9	51-60	37-45	19-28
9	11-12	—	—	10-13	61-69	46-59	29-40
10	13-14	2-3	5	14-17	70-78	60-71	41-59
11	15-16	—	6	18-20	79-82	72-78	60-71
12	17-19	4	—	21-24	83-87	79-87	72-81
13	20-23	5	7	25-27	88-92	88-94	82-89
14	24-25	6	8	28-29	93-96	95-97	90-94
15	26-27	—	—	30-31	97-99	98-100+	95-97
16	28-29	—	—	32-35	100+	—	98
17	30-31	—	—	36	—	—	99
18	32-50	—	—	37-41	—	—	>99

注：MOANS＝Mayo 高齢者米国標準研究　WMS-R＝Wechsler 記憶尺度－改訂版　MOANS尺度得点は年齢によって補正されている。

表10−44. MOANS 尺度得点，年齢中央値＝85（年齢範囲＝80～90歳，84人）

WMS−R 下位検査−即時再生検査

MOANS 尺度得点	心的制御	図形記憶	論理的記憶 I	視覚性対連合 I	言語性対連合 I	視覚性再生 I	数唱	視覚距離	パーセンタイル範囲
2	0-1	0	0-2	0	0-6	0-8	0-4	0-3	<1
3	—	1-2	3	—	7	9-10	5	4-5	1
4	—	—	4-5	—	8	11-12	6	6-7	2
5	2	3	6-8	1	9	13	7	8-9	3-5
6	3	—	9-10	2	10	14-15	8	10	6-10
7	—	—	11-12	3	11	16-17	—	11	11-18
8	—	4	13-15	4	12	18-19	9	—	19-28
9	4	—	16-17	5-6	13-14	20-21	10	12	29-40
10	5	5	18-19	7-9	15	22-24	11-12	13	41-59
11	—	—	20-21	10	16	25-27	13	—	60-71
12	6	6	22	11	17	28-29	14	14	72-81
13	—	—	23-25	12	18-19	30-32	15	—	82-89
14	—	7	26-27	13-14	20	—	16	15	90-94
15	—	—	28-29	—	21	33-35	17	—	95-97
16	—	8	30	15	22	36	18-19	—	98
17	—	9	31	16	23	37	20	16	99
18	—	10	32-50	17-18	24	38-41	21-24	17-26	>99

WMS−R 下位検査−遅延再生検査

MOANS 尺度得点	論理的記憶 II	視覚性対連合 II	言語性対連合 II	視覚性再生 II	保持パーセント 論理記憶%	保持パーセント 視覚性再生%	パーセンタイル範囲
2	0	—	0	—	—	—	<1
3	1	—	1	0	0-13	0-9	1
4	2	—	—	1	14-21	10-13	2
5	3	—	2	2	22-37	14-15	3-5
6	4	0	3	3-5	38-41	16-19	6-10
7	5-7	—	—	6	42-50	20-35	11-18
8	8-9	1	4	7-9	51-58	36-44	19-28
9	10-11	—	—	10-12	59-64	45-50	29-40
10	12-14	2-3	5	13-15	65-77	51-68	41-59
11	15	—	6	16-19	78-81	69-77	60-71
12	16-17	4	—	20-21	82-87	78-86	72-81
13	18-19	5	7	22-25	88-92	87-92	82-89
14	20-25	6	8	26	93-96	93-97	90-94
15	26-27	—	—	27-28	97-98	98-100+	95-97
16	28-29	—	—	29	99-100+	—	98
17	30-31	—	—	30	—	—	99
18	32-50	—	—	31-41	—	—	>99

注：MOANS＝Mayo 高齢者米国標準研究，WMS−R＝Wechsler 記憶尺度−改訂版 MOANS 尺度得点は年齢によって補正されている。

表10-45. MOANS尺度得点，年齢中央値＝88（年齢範囲＝83歳以上，53人）

WMS-R下位検査－即時再生検査

MOANS尺度得点	心的制御	図形記憶	論理的記憶Ⅰ	視覚性対連合Ⅰ	言語性対連合Ⅰ	視覚性再生Ⅰ	数唱	視覚距離	パーセンタイル範囲
2	0-1	0	0-2	—	0-4	0-6	—	0-3	<1
3	—	1	3	0	5-6	7-8	0-4	4-5	1
4	—	2	4-5	—	7-8	9-10	5	6-7	2
5	2	—	6-8	1	9	11	6	8-9	3-5
6	3	3	9-10	—	10	12-13	7-8	10	6-10
7	—	—	11-12	2	11	14-16	—	—	11-18
8	—	—	13-15	3-4	12	17-19	9	11	19-28
9	4	4	16	5	13-14	20	10	12	29-40
10	—	5	17-19	6-8	15	21-24	11-12	—	41-59
11	5	—	20	9	—	25-26	13	13	60-71
12	6	6	21-22	10	16-17	27	14	14	72-81
13	—	—	23-24	11-12	18-19	28-30	15	—	82-89
14	—	7	25-27	13-14	—	31-32	16	15	90-94
15	—	—	28-29	—	20-21	33-34	17	—	95-97
16	—	8	30	15	—	35	18-19	—	98
17	—	9	31	16	22-23	36	20	16	99
18	—	10	32-50	17-18	24	37-41	21-24	17-26	>99

WMS-R下位検査－遅延再生検査

MOANS尺度得点	論理的記憶Ⅱ	視覚性対連合Ⅱ	言語性対連合Ⅱ	視覚性再生Ⅱ	論理的記憶％（保持パーセント）	視覚性再生％（保持パーセント）	パーセンタイル範囲
2	—	—	—	—	—	—	<1
3	—	—	0	—	—	—	1
4	0	—	1	—	0-21	—	2
5	1-3	—	2	—	22-35	—	3-5
6	4	0	3	0-3	36-41	0-10	6-10
7	5-7	—	—	4-5	42-50	11-19	11-18
8	8-9	1	4	6	51-55	20-39	19-28
9	10	—	—	7-9	56-63	40-47	29-40
10	11-13	2	5	10-13	64-75	48-55	41-59
11	14-15	3	6	14-15	76-79	56-69	60-71
12	16	4	—	16-19	80-87	70-79	72-81
13	17-18	5	7	20-22	88-92	80-82	82-89
14	19-20	6	8	23-25	93-94	83-93	90-94
15	21	—	—	26	95	94-97	95-97
16	22-29	—	—	27-28	96-98	98-100+	98
17	30-31	—	—	29-30	98-100+	—	99
18	32-50	—	—	31-41	—	—	>99

注：MOANS＝Mayo高齢者米国標準研究，WMS-R＝Wechsler記憶尺度－改訂版　MOANS尺度得点は年齢によって補正されている。

表10-46. 重み付けされたMOANS尺度得点合計のMAYO指数への変換表

MAYO 指数得点	言語合計	視覚合計	一般合計	注意・集中 合計	遅延再生 合計	保持パーセント 合計	MAYO 指数得点
<65	≤7	≤9	≤23	≤25	≤27	≤5	<65
65			24			6	65
66	8	10		26	28		66
67			25	27	29		67
68	9		26	28	30	7	68
69		11	27		31		69
70	10		28	29			70
71	11	12	29	30	32	8	71
72			30		33		72
73	12	13	31	31	34		73
74				32		9	74
75	13	14	32	33	35		75
76			33		36		76
77	14	15	34	34	37		77
78	15		35	35		10	78
79		16	36	36	38		79
80	16		37		39		80
81		17		37	40	11	81
82	17		38	38			82
83			39		41		83
84	18	18	40	39	42	12	84
85	19		41	40	43		85
86		19	42	41	44		86
87	20		43			13	87
88		20		42	45		88
89	21		44	43	46		89
90		21	45	44	47	14	90
91	22		46				91
92	23	22	47	45	48		92
93			48	46	49	15	93
94	24	23	49		50		94
95			50	47			95
96	25	24		48	51	16	96
97			51	49	52		97
98	26	25	52		53		98
99	27		53	50			99
100			54	51	54	17	100
101	28	26	55		55		101
102			56	52	56		102
103	29	27		53	57	18	103
104			57	54			104
105	30	28	58		58		105
106	31		59	55	59	19	106
107		29	60	56	60		107
108	32		61	57			108
109		30	62		61	20	109
110	33			58	62		110
111		31	63	59	63		111
112	34		64	60		21	112
113		32	65		64		113
114	35		66	61	65		114
115	36		67	62	66	22	115
116		33	68	63			116

(続く)

表10-46. 重み付けされたMOANS尺度得点合計のMAYO指数への変換表（続き）

MAYO 指数得点	言語合計	視覚合計	一般合計	注意・集中 合計	遅延再生 合計	保持パーセント 合計	MAYO 指数得点
117	37		69		67		117
118		34		64	68	23	118
119	38		70	65	69		119
120		35	71		70		120
121	39		72	66			121
122	40	36	73	67	71	24	122
123			74	68	72		123
124	41	37	75		73		124
125				69		25	125
126	42	38	76	70	74		126
127			77	71	75		127
128	43	39	78		76	26	128
129	44		79	72			129
130		40	80	73	77		130
131	45		81		78	27	131
132				74	79		132
133	46	41	82	75			133
134			83	76	80	28	134
135	47	42	84		81		135
>135	≧48	≧43	≧85	≧77	≧82	≧29	>135

注：MOANS＝Mayo高齢者米国標準研究；Attn./Concen.＝注意・集中；Percent Reten.＝保持パーセント

　もしWAIS-RとRAVLTも，すでに行われていれば，Psychological Corporationから出ている採点プログラムでもMAYO認知因子尺度得点（MCFS)を計算できる。最近，Smithら(1997)は56～93歳の人たちにそれぞれに論理的記憶下位検査からの物語による別の標準を提示している。MOANSデータはほとんど独占的に経済的に安定した地域に居住するコーカシアンの米国人だけを基にしているので，他の人種や文化，経済的背景の違った人たちについて計算された指数は妥当性に欠けるかもしれない。

　WMS-Rの標準は16歳まで引き下げられた。最近，Paniakら（印刷中）はエドモントン公立学校に通う9～15歳の716名の学生（男性327名，女性389名）を基にして論理的記憶（IとII）と視覚性再生（IとII）の標準を作成した。WISC-III語彙下位検査を基にした彼らの言語性知能はWISC-IIIの標準サンプルでの言語性知能に似ていた。そのデータは表10-47に示してある。これらの下位検査の得点は年齢で向上しており，約15歳で成人のレベルに達した。それらには性差はなかった。再生パーセント得点には性によるばらつきはなかったが，視覚性再生パーセント再生得点は年齢で向上した。9～15歳の論理的記憶と視覚性再生パーセント再生得点は成人のWMS-Rパーセント再生得点と似ていた。

　標準のWMS-R指数間での相違の検査は患者の強さと弱さについての価値ある情報を提供するかもしれない。2つの指数得点間の相違が信頼できるかどうか（例えば，危険率5％以下）を決めるために，検査者はWMS-Rマニュアルにある表（測定標準誤差を基準にしてある）を参照するか，Atkinson(1991)の10％，5％，1％の有意水準の違いによって作られた表を見なければならない。Atkinsonの表はSEE（評価の標準誤差）とSEP（予測の標準誤差）より成っている。全ての年齢集団において指数間のばらつきは大きいことを心に留めておくことは大事である：15点未満の差は

WMS-R 下位検査	素点	MOANS 得点	重み		重みづけ MOANS尺度 得点合計	MAYO 指数
即時						
MC	___ = ___		X 1 = ___	= ___		
FM	___ = ___		X 1 = ___		言語	MVeMI
LM-I	___ = ___		X 2 = ___		+	
ViPa-I	___ = ___		X 4 = ___	= ___ 1/3		
VePA-I	___ = ___		X 1 = ___		視覚	MViMI
VR-I	___ = ___		X 4 = ___		‖	
DSpan	___ = ___		X 2 = ___		一般	MGMI
VSpan	___ = ___		X 2 = ___	= ___	A/C	MACI
遅延						
LM-II	___ = ___		X 1 = ___			
ViPA-II	___ = ___		X 2 = ___		遅延	MDRI
VePA-II	___ = ___		X 2 = ___	= ___	再生	
VR-II	___ = ___		X 1 = ___			
保持パーセント						
LM-PR	___ = ___		X 1 = ___			
VR-PR	___ = ___		X 1 = ___	= ___	パーセント	MPRI

図10-28. MOANS尺度得点及びMAYO指数の計算用紙。注意：MOANS＝Mayo高齢者米国標準研究；WMS-R＝Wechsler記憶尺度-改訂版；A/C＝注意力/集中力；PR保持パーセント；MC＝心的制御；FM＝図形記憶；LM-I＝即時論理的記憶；ViPA-I＝即時視覚性対連合；VePA-I＝即時言語性対連合；VR-I＝即時視覚性再生；DSpan＝数唱；VSpan＝視覚距離；LM-II＝遅延論理的記憶；ViPA-II＝遅延視覚性対連合；VePa-II＝遅延言語性対連合；VR-II＝遅延視覚性再生；LM-PR＝論理的記憶保持パーセント＝100×（LM-II／LM-I）；VR-PR＝視覚性再生保持パーセント＝100×（VR-II／VR-I）；MVeMI＝MAYO言語性記憶指数；MViMI＝MAYO視覚性記憶指数。MGMI＝MAYO総合記憶指数；MACI＝MAYO注意力/集中力指数；MDRI＝MAYO遅延再生指数；MPRI＝MAYO保持パーセント指数。

表10-47. 小児と青年の遂行

年齢	論理的記憶 I 平均 (SD)	論理的記憶 II 平均 (SD)	論理的記憶II/I% 平均 (SD)	視覚性再生 I 平均 (SD)	視覚性再生 II 平均 (SD)	視覚性再生II/I% 平均 (SD)
9	19.7	17.3	88.0	29.3	23.8	81.6
($n=81$)	(7.7)	(7.6)	(21.2)	(4.3)	(6.1)	(18.0)
10	21.2	18.6	86.6	29.8	26.3	88.8
($n=140$)	(7.3)	(7.5)	(14.5)	(4.3)	(5.5)	(16.8)
11	23.2	20.2	86.4	31.2	27.1	87.0
($n=132$)	(7.4)	(6.9)	(13.3)	(4.7)	(5.8)	(15.0)
12	24.9	22.3	89.5	33.3	30.7	92.4
($n=123$)	(6.8)	(6.8)	(11.6)	(3.6)	(4.5)	(11.1)
13	25.3	22.2	86.7	34.4	31.4	91.1
($n=96$)	(6.9)	(6.9)	(12.5)	(3.3)	(5.1)	(11.9)
14	27.8	24.7	88.3	35.5	33.7	94.5
($n=116$)	(6.4)	(6.8)	(11.3)	(2.6)	(3.8)	(9.1)
15	28.8	25.6	87.7	35.4	33.4	94.1
($n=28$)	(6.9)	(7.5)	(12.9)	(2.4)	(4.0)	(8.9)

出典：Paniakら（印刷中）。

432 記憶

表10-48. 差の標準偏差と差の異常の危険率

	年齢＝16-17歳			年齢＝20-24歳			年齢＝35-44歳		
	95%信頼限界			95%信頼限界			95%信頼限界		
尺度	片側信頼限界	両側信頼限界	SD	片側信頼限界	両側信頼限界	SD	片側信頼限界	両側信頼限界	SD
一般記憶 注意・集中	26.20	31.13	15.88	23.48	27.89	14.23	20.41	24.25	12.37
言語性記憶 視覚性記憶	32.65	38.79	19.79	30.72	36.50	18.62	20.71	25.60	12.55
一般記憶 遅延再生	13.10	15.56	7.94	15.65	18.60	9.49	9.90	11.76	6.00
論理的記憶 論理的記憶II	11.07	13.15	6.71	13.56	16.11	8.22	9.90	11.76	6.00
視覚性再生 視覚性再生II	22.14	26.30	13.42	17.85	21.21	10.82	14.85	17.64	9.00
論理的記憶 視覚性再生	34.85	41.40	21.12	34.47	40.94	20.89	25.00	29.70	15.15
論理的記憶II 視覚性再生II	32.08	38.10	19.44	28.86	34.28	17.49	24.50	29.11	14.85

出典：Mittenbergら（1991）。American Psychological Associationの許可を得て転載。

どのような組み合わせの指数においても有意ではなかった。信頼区間（.15と.05）は計測の誤りではない他の何かによる得点差の信頼性に関連していることに注意されたい。それらは正常母集団の出現基準率の見込みと関連しない。つまり，不一致は信頼できるものであり，偶然に起こったものでもなさそうであるが，ある頻度で正常母集団においてみられる可能性がある。表10-48は評価法間の不一致の臨床的有意を評価するために用意されている（Mittenberg et al., 1991）。例えば，一般記憶と注意・集中指数得点の差が±15.88点の16歳の者では指数間に1標準偏差の不一致があることを示している。もし，臨床家が記憶異常を疑うなら，一般記憶と注意・集中の間に5％の危険率（両側検定）では−26.20点の指数点数差が必要であろう。もし，臨床家が注意・集中と一般記憶に差があるかどうか知りたいなら，5％の危険率（両側検定）では少なくとも±31.13点の指数得点差が必要であろう。異常ではないかと思われる差（標準化サンプルの5％足らずで発生している）が信頼できないと思える事例がみられることがあるので注意が必要である。例えば，一般記憶指数よりも12.62点低い遅延再生指数は標準化サンプルでは起こりにくい。しかしながら，このような差は信頼できるとは考えられないだろうか。2つの指数間の19.75点の信頼できる差に対する信頼区間は控えめすぎるように思えるのだが（Wechsler, 1987）。全ての表の値は平均100，SD 15 で標準化された評価に割り当てられることに注意しなければならない。論理的記憶と視覚性再生下位検査の素点は第一にパーセンタイル順位（WMS-RマニュアルのC-5を参照）に換算して，一致する標準化得点に当てはめなければならない。

Bornsteinら（1989a）は，WAIS-Rの全ての下位検査を実施されたWMS-Rの標準化サンプル100名からなる健常被検者のIQと記憶指数得点の分布を調べた（平均年齢52.5歳，SD 14.6；全IQ 103.5，SD 15，一般記憶指数 100.9，

| 年齢＝55-64歳 ||| 年齢＝65-69歳 ||| 年齢＝70-74歳 ||| 平均 |||
| 95%信頼限界 ||| 95%信頼限界 ||| 95%信頼限界 ||| 95%信頼限界 |||
片側信頼限界	両側信頼限界	SD	片側信頼限界	両側信頼限界	SD	片側信頼限界	両側信頼限界	SD	片側信頼限界	両側信頼限界	SD
26.20	31.13	15.88	24.50	29.11	14.85	25.00	29.69	15.15	24.50	29.11	14.85
25.48	30.26	15.44	24.26	28.81	14.70	26.20	31.13	15.88	24.75	29.40	15.00
14.85	17.64	9.00	12.13	14.41	7.35	12.13	14.41	7.35	12.62	14.99	7.76
12.11	14.39	7.34	11.07	13.15	6.71	13.10	15.56	7.94	11.62	13.80	7.04
20.11	23.89	12.19	16.04	19.05	9.72	16.78	19.93	10.17	17.85	21.21	10.82
26.19	31.11	15.87	26.19	31.11	15.87	30.11	35.77	18.25	29.50	35.05	17.88
28.00	33.26	16.97	23.74	28.20	14.39	30.11	35.77	18.25	27.79	33.01	16.84

SD 17.3)。表10-38にはIQ-記憶不一致のいろいろなレベルでの得点者のパーセントが示されている。全IQと記憶指数間の不一致は点数の全体的なレベルを網羅しているのではないことに注意しなければならない。遂行のさらに低いレベルでは不一致の幅が小さくても臨床的有意差が大きいのかもしれない。

年齢は点数に有意な効果を示す（例えば，Chelune et al., 1989；Cullum et al., 1990；Marcopulos et al., 1997；Mittenberg et al., 1991；Paniak et al.,印刷中；Smith et al., 1992 a；Wechsler, 1987）。注意/集中指数は加齢による悪化の影響に対して最も鈍感であるようである。論理的記憶の絶対的点数は加齢に伴って一律に減少しているようである一方，視覚性再生試験での点数は16～40歳までは比較的安定していて，以降は指数曲線状に減少する。WMS-Rの論理的記憶と視覚性再生の保持パーセント得点も年齢依存的であり，65歳以上では特にそうである。Prifiteraと Ledbetter（1992）はWMS-Rの標準化サンプルを検査してみて，16～17歳では約90％の保持パーセント得点であるのに比べて，70～74歳では約65％の保持パーセント得点であることを見出した。健康な高齢者は忘却の割合増加を示すが，彼らの物品名の保持パーセント（LMとVRの保持パーセント）は比較的高いことに注意しなければならない（Cullum et al., 1990；Smith et al., 1992）。これは，非常に低い保持パーセント得点（20％以下）を示すAD患者とは顕著に対照的である（Butters et al., 1988）。表10-49と表10-50には論理的記憶と視覚性再生の年齢集団で選別されたパーセンタイル得点の保持パーセント得点を示している（Prifitera & Ledbetter, 1992）。

WMS-R得点と性（原典参照，Fox, 1994；Paniak et al.,印刷中）または人種（Marcopulos et al., 1997）間で関連は見出せなかった。しかしながら，教育年数は5つ全ての指数にかなり関係（.42～.49）していることに注意すべきである。（原典

表10-49. 6つの標準化された年齢集団の論理的記憶保持パーセント得点のパーセンタイル

年齢集団の保持パーセント得点

パーセンタイル	16-17	20-24	35-45	55-64	65-69	70-74
5%	54.9%	58.4%	45.5%	51.8%	26.0%	23.1%
10%	77.3%	63.3%	54.2%	59.8%	46.8%	33.3%
15%	80.0%	64.5%	59.4%	64.4%	52.8%	37.2%
20%	82.8%	68.1%	62.5%	70.8%	56.0%	41.7%
25%	84.2%	71.0%	72.3%	74.8%	59.3%	47.5%
30%	85.3%	72.1%	75.4%	75.0%	64.7%	52.9%
35%	85.7%	76.5%	77.6%	76.6%	70.8%	57.3%
40%	87.8%	82.7%	80.8%	78.9%	74.0%	65.2%
45%	89.0%	83.3%	83.2%	80.0%	75.7%	66.7%
50%	89.7%	87.7%	84.2%	81.1%	80.0%	68.8%
55%	90.3%	89.7%	85.0%	82.3%	81.0%	71.2%
60%	92.4%	91.8%	87.5%	84.0%	84.2%	73.3%
65%	93.4%	93.2%	90.6%	85.0%	86.4%	75.0%
70%	94.3%	95.8%	93.1%	87.0%	88.3%	76.2%
75%	96.4%	<100.0%	96.8%	87.6%	89.7%	81.8%
80%	97.8%		<100.0%	88.9%	90.3%	84.8%
85%	<100.0%			92.6%	92.9%	94.4%
90%				97.8%	94.2%	<100.0%
95%				<100.0%	<100.0%	

出典：Prifitera と Ledbetter(1992)。The Psychological Corporation の許可を得て転載。
注：この保持パーセント得点は標準化されておらず，年齢集団間の不規則さを補正するために平滑化されていない。標準集団からの抽出ではない年齢集団(例えば，18〜19, 25〜34, 45〜54歳)の保持パーセント等価の評価は中央値補間法によって計算することができる。

表10-50. 6つの標準化された年齢集団の視覚性再生保持パーセント得点のパーセンタイル

年齢集団の保持パーセント得点

パーセンタイル	16-17	20-24	35-45	55-64	65-69	70-74
5%	70.4%	67.2%	62.2%	45.0%	25.5%	10.6%
10%	76.3%	76.3%	66.7%	58.5%	51.4%	21.9%
15%	77.3%	79.3%	77.1%	66.7%	60.0%	36.9%
20%	78.8%	82.4%	80.6%	67.9%	65.2%	48.4%
25%	81.2%	86.4%	81.6%	76.7%	68.4%	51.6%
30%	83.6%	88.1%	81.9%	79.5%	70.9%	53.3%
35%	87.1%	90.5%	83.7%	83.8%	75.5%	57.1%
40%	91.3%	91.8%	85.7%	86.2%	77.5%	61.5%
45%	93.9%	92.6%	88.9%	87.0%	79.2%	66.6%
50%	97.0%	93.7%	91.2%	91.0%	80.8%	68.7%
55%	97.2%	96.5%	94.5%	92.8%	81.7%	70.7%
60%	97.5%	97.4%	97.1%	94.4%	87.4%	75.8%
65%	<100.0%	<100.0%	97.5%	96.7%	88.7%	78.2%
70%			<100.0%	98.6%	91.3%	80.8%
75%				<100.0%	96.4%	85.7%
80%					99.5%	86.1%
85%					<100.0%	93.1%
90%						99.4%
95%						<100.0%

出典：Prifitera と Ledbetter(1992)。The Psychological Corporation の許可を得て転載。
注：この保持パーセント得点は標準化されておらず，年齢集団間の不規則さを補正するために平滑化されていない。標準集団からの抽出ではない年齢集団（例えば，18〜19, 25〜34, 45〜54歳）の保持パーセント等価の評価は中央値補間法によって計算することができる。

参照, Mittenberg et al., 1992 ; Ryan & Lewis, 1988)。教育年数 12 年未満と 12 年以上の被検者の平均得点は有意に違い, 時々ほぼ同頻度で総標準偏差も違う。従って, 教育年数は考慮すべき重要な因子であり, また得られたどのような指数得点の解釈にも関わってくるだろう (Chelune et al., 1989 ; Fastenau, 1996 ; Reinehr, 1992 ; 原典も参照)。標準化サンプルにおいて, 教育年数と年齢は高い相関があり ($r=-.98$), そのため, WMS-R 得点の判断では偏りがあることにも注意しなければならない (Chelune et al., 1989)。例えば, 教育年数 12 年のある 23 歳男性の言語性記憶指数 100 は教育的に同等な者と比較しておそらくいくらか良い点数になるであろう, なぜなら, 彼の年齢集団の平均的男性は 12 年以上の平均的教育レベルをもっているからである。同様に, 教育年数 12 年の 72 歳男性の言語性記憶指数 100 は予想より低い値となるだろう。なぜなら彼の年齢の平均的男性の学歴は高等学校以下であったからである。

予想されることとして, 改訂版は WMS の原版より低い得点を生み出す；これらの違いはより高齢被検者に特に顕著である (Oscar-Berman et al., 1993)。したがって, 臨床家は患者の WMS MQs と WMS-R 指数得点の差を判断するときは注意しなければならない (Chelune et al., 1989)。

Gass (1995) の改訂, 追加質問を行った LM-REC と手がかりを与えた視覚性再生は, 健常者のサンプルを基にした標準データが欠けている。彼は, 99 名の脳損傷及び脳卒中と神経学的に診断された患者 (平均年齢 52 歳, SD 15 ; 教育年数 12 年, SD 3.0 ; 全 IQ 89.6, SD 11.8) と, 94 名の感情障害の診断を受けたが神経学的障害の既往のない入院患者を基にしたあるデータを提供している。精神疾患サンプルの平均年齢は 49 歳 (SD 13), 教育年数平均は 12.7 年 (SD 2.4) で全 IQ の平均は 99.6 (SD 13.8) である。LM-REC で, 精神疾患サンプルは平均 16.4 項目 (SD 2.9) を同定できたが, 一方脳損傷患者では平均 14.7 項目 (SD 4.1) を正確に同定できた。手がかりを与えた遅延視覚性再生では, 精神疾患サンプルでは平均得点 26.4 (SD 8.3) である一方, 脳損傷グループでは平均得点 19.1 (SD 10.8) であった。Gass (1995) はまた, 総神経心理学的障害評価を用いて予測基準としての尺度得点を導いた。その尺度得点を使用するためには, 素点はまず教育歴によって調整されなければならない (採点方法参照)。Fastenau (1996) は 81 名の地域社会に住む成人のサンプルから改良したデータを集めた (平均年齢 52.9 歳, SD 13.6 ; 平均教育年数 15.6 年, SD 2.8)。そのサンプルは 3 つの年齢グループ (30〜45, 46〜62, 63〜80 歳) と 2 つの教育レベル (12〜15 年と 16 年以上) に細分化された。

文 献

Atkinson, L. (1991). Three standard errors of measurement and the Wechsler Memory Scale-Revised. *Psychological Assessment, 3,* 136-138.

Axelrod, B.N., Putnam, S.H., Woodard, J.L., & Adams, K.M. (1996). Cross-validation of predicted Wechsler Memory Scale-Revised scores. *Psychological Assessment, 8,* 73-75.

Barr, W.B., Chelune, G.J., Hermann, B.P., Loring, D., Perrine, K., Strauss, E., Trenerry, M.R., & Westerveld, M. (1997). The use of figural reproduction tests as measures of nonverbal memory in epilepsy surgery candidates. *Journal of the International Neuropsychological Society, 3,* 435-443.

Bernard, L.C. (1991). Prospects for faking believable memory deficits on neuropsychology tests and the use of incentives in simulation research. *Journal of Clinical and Experimental Neuropsychology, 12,* 715-728.

Bigler, E.D., Johnson, S.C., Anderson, C.V., Blatter, D.D., Gale, S.D., Russo, A.A., Ryser, D.K., Macnamara, S.E., & Abildskov, T.J. (1996). Traumatic brain injury and memory : The role of hippocampal atrophy. *Neuropsychology, 10,* 333-342.

Blackwood, H.D. (1996). Recommendation for test administration in litigation : Never administer the Category Test to a blindfolded subject. *Archives of Clinical Neuropsychology, 11,* 93-95.

Boone, K.B., Lesser, I.M., Miller, B.L., Wohl, M., Berman, N., Lee, A., Palmer, B., & Back, C. (1995). Cognitive functioning in older depressed outpatients : Relationship of presence and severity of depression to neuropsychological test scores. *Neuropsychology, 9,* 390-398.

Bornstein, R.A., & Chelune, G.J. (1988). Factor structure of the Wechsler Memory Scale-Revised. *The Clinical Neuropsychologist, 2,* 107-115.

Bornstein, R.A., & Chelune, G.J. (1989). Factor structure of the Wechsler Memory Scale-Revised in relation to age and education level. *Archives of Clinical Neuropsychology, 4,* 15-24.

Bornstein, R.A., Chelune, G.J., & Prifitera, A. (1989a). IQ-memory discrepancies in normal and clinical samples. *Psychological Assessment, 1,* 203-206.

Bornstein, R.A., Pakalnis, A., & Drake, M.E. (1989b). Verbal and nonverbal memory learning in patients with complex partial seizures of temporal lobe origin. *Journal of Epilepsy, 1,* 203-208.

Bowden, S.C., Whelan, G., Long, C.M., & Clifford, C.C. (1995). Temporal stability of the WAIS-R and WMS-R in a heterogeneous sample of alcohol dependent clients. *The Clinical Neuropsychologist, 9,* 194-197.

Bowden, S.C., & Bell, R.C. (1992). Relative usefulness of the WMS and WMS-R : A comment on D'Elia et al. (1989). *Journal of Clinical and Experimental Neuropsychology, 14 ,* 340-346.

Burton, D.B., Mittenberg, W., & Burton, C.A. (1993). Confirmatory factor analysis of the Wechsler Memory Scale-Revised standardization sample. *Archives of Clinical Neuropsychology, 8,* 467-475.

Butters, N., Salmon, D.P., Cullum, C.M., Cairns, P., Troster, A.I., Jacobs, D., Moss, M., & Cermak, L.S. (1988). Differentiation of amnesic and demented patients with the Wechsler Memory Scale-Revised. *The Clinical Neuropsychologist, 2,* 133-148.

Chelune, G.J., & Bornstein, R.A. (1988a). Memory characteristics of patients with unilateral temporal and nontemporal lesions. *The Clinical Neuropsychologist, 2,* 275.

Chelune, G.J., & Bornstein, R.A. (1988b). WMS-R patterns among patients with unilateral brain lesions. *The Clinical Neuropsychologist, 2,* 121-132.

Chelune, G.J., Bornstein, R.A., & Prifitera, A. (1989). The Wechsler Memory Scale - Revised : Current status and application. In J. Rosen, P. McReynolds, & G.J. Chelune (Eds.). *Advances in Psychological Assessment.* New York : Plenum Press.

Crossen, J.R., & Wiens, A.N. (1988a). Wechsler Memory Scale-Revised : Deficits in performance associated with neurotoxic solvent exposure. *The Clinical Neuropsychologist, 2,* 181-187.

Crossen, J.R., & Wiens, A.N. (1988b). Residual neuropsychological deficits following head injury on the Wechsler Memory Scale-Revised. *The Clinical Neuropsychologist, 2,* 393-399.

Cullum, C.M., Butters, N., Troster, A.I., & Salmon, D.P. (1990). Normal aging and forgetting rates on the Wechsler Memory Scale-Revised. *Archives of Clinical Neuropsychology, 5,* 23-30.

D'Elia, L., Satz, P., & Schretlen, D. (1989). Wechsler Memory Scale : A critical appraisal of the normative studies. *Journal of Clinical and Experimental Neuropsychology, 11,* 551-568.

Delis, D.C., Kramer, J.H., Kaplan, E., & Ober, B.A. (1987). *The California Verbal Learning Test.* San Antonio TX : The Psychological Corporation.

Delis, D.C., Cullum, C.M., Butters, N., Cairns, P., & Prifitera, A. (1988). Wechsler Memory Scale-Revised and California Verbal Learning Test : convergence and divergence. *The Clinical Neuropsychologist, 2,* 188-196.

Demsky, Y.I., & Sellers, A.H. (1995). Improving examiner reliability on the Visual Memory Span subtest of the Wechsler Memory Scale - Revised. *The Clinical Neuropsychologist, 9,* 79-82.

Elwood, R.W. (1991). Factor structure of the Wechsler Memory Scale-Revised (WMS-R) in a clinical sample : A methodological reappraisal. *The Clinical Neuropsychologist, 5,* 329-337.

Fastenau, P.S. (1996). An elaborated administration of the Wechsler Memory Scale-Revised. *The Clinical Neuropsychologist, 10,* 425-434.

Fischer, J.S. (1988). Using the Wechsler Memory Scale-Revised to detect and characterize memory deficits in Multiple Sclerosis. *The Clinical Neuropsychologist, 2,* 149-172.

Fox, D.D. (1994). Normative problems for the Wechsler Memory Scale-Revised Logical

Memory test when used in litigation. *Archives of Clinical Neuropsychology, 9,* 211-214.

Franzen, M.D. (1989). *Reliability and Validity in Neuropsychological Assessment.* New York : Plenum Press.

Franzen, M.D., Wilhelm, K.L., & Haut, M.C. (1995). The factor structure of the Wechsler Memory Scale-Revised and several brief neuropsychological screening instruments in recently detoxified substance abusers. *Archives of Clinical Neuropsychology, 10,* 193-204.

Gass, C.S. (1995). A procedure for assessing storage and retrieval on the Wechsler Memory Scale-Revised. *Archives of Clinical Neuropsychology, 10,* 475-487.

Gass, C.S. (1996). MMPI-2 variables in attention and memory test performance. *Psychological Assessment, 8,* 135-138.

Gold, J.M., Randolph, C., Carpenter, C.J., Goldberg, T.E., & Weinberger, D.R. (1992). The performance of patients with Schizophrenia on the Wechsler Memory Scale-Revised. *The Clinical Neuropsychologist, 6,* 367-373.

Haut, M.W., Weber, A.M., Wilhelm, K.L., Keefover, R.W., & Rankin, E.D. (1994). The Visual Reproduction subtest as a measure of visual perceptual/constructional functioning in dementia of the Alzheimer's type. *The Clinical Neuropsychologist, 8,* 187-192.

Herman, D.O. (1988). Development of the Wechsler Memory Scale-Revised. *The Clinical Neuropsychologist, 2,* 102-106.

Holden, R.H. (1988). Wechsler Memory Scale-Revised. In D.J. Keyser & R.C. Sweetland (Eds.) *Test Critiques,* Vol.7, Missouri : Test Corporation of America.

Huebner, E.S. (1992). Review of the Wechsler Memory Scale-Revised. *The 11th Mental Measurement Yearbook,* Lincoln, NB : Buros Institute, pp. 1023-1024.

Iverson, G.L., & Franzen, M.D. (1996). Using multiple-object memory procedures to detect simulated malingering. *Journal of Clinical and Experimental Neuropsychology, 18,* 38-51.

Ivnik, R.J., Malec, J.F., Smith, G.E., Tangalos, E.G., Petersen, R.C., Kokmen, E., & Kurland, L.T. (1992). Mayo's older Americans normative studies : WMS-R norms for ages 56 to 94. *The Clinical Neuropsychologist, 6,* 49-82.

Jacobs, D., Troster, A.I., Butters, N., Salmon, D.R., & Cermak, L.S. (1990). Intrusion errors on the Visual Reproduction Test of the Wechsler Memory Scale and the Wechsler Memory Scale-Revised : An analysis of demented and amnesic patients. *The Clinical Neuropsychologist, 4,* 177-191.

Janowsky, J.S., Shimamura, A.P., Kritchevsky, M., & Squire, L.R. (1989). Cognitive impairment following frontal lobe damage and its relevance to human amnesia. *Behavioral Neuroscience, 103,* 548-560.

King, D.A., Cox, C., Lyness, J.M., & Caine, E.D. (1995). Neuropsychological effects of depression and age in an elderly sample : A confirmatory study. *Neuropsychology, 9,* 399-408.

Kixmiller, J.S., Verfaellie, M., Chase, K.A., & Cermak, L.S. (1995). Comparison of figural intrusion errors in three amnesic subgroups. *Journal of the International Neuropsychological Society, 1,* 561-567.

Kneebone, A.C., Chelune, G.J., & Lüders, H.O. (1997). Individual patient prediction of seizure lateralization in temporal lobe epilepsy : A comparison between neuropsychological memory measures and the Intracarotid Amobarbital procedure. *Journal of the International Neuropsychology Society, 3,* 159-168.

Leonberger, F.T., Nicks, S.D., Goldfader, P.R., & Munz, D.C. (1991). Factor analysis of the Wechsler Memory Scale-Revised and the Halstead-Reitan Neuropsychology Battery. *The Clinical Neuropsychologist, 5,* 83-88.

Leonberger, F.T., Nicks, S.D., Larrabee, G.J., & Goldfader, P.R. (1992). Factor structure of the Wechsler Memory Scale-Revised within a comprehensive neuropsychological battery. *Neuropsychology, 6,* 239-249.

Lichtenberg, P.A., & Christensen, B. (1992). Extended normative data for the Logical Memory subtests of the Wechsler Memory Scale-Revised : Responses from a sample of cognitively intact elderly medical patients. *Psychological Reports, 71,* 745-746.

Loring, D.W., Lee, G.P., Martin, R.C., & Meador, K.J. (1989). Verbal and visual memory index discrepancies from the Wechsler Memory Scale-Revised : Cautions in interpretation. *Psychological Assessment, 1,* 198-202.

Loring, D.W. (1990). The Wechsler Memory Scale-Revised, or The Wechsler Memory Scale-Revisited? *The Clinical Neuropsychologist, 3,* 59-69.

Marcopulos, B.A., McLain, C.A., & Giuliano, A. J. (1997). Cognitive impairment or inadequate norms? A study of healthy, rural, older adults with limited education. *The Clinical Neuropsychologist, 11,* 111-131.

Milner, B. (1975). Psychological aspects of focal epilepsy and its neurosurgical management. *Advances in Neurology, 8,* 299-321.

Mittenberg, W., Azrin, R., Millsaps, C., & Heilbronner, R. (1993). Identification of malingered head injury on the Wechsler Memory Scale-Revised. *Psychological Assessment, 5,* 34-40.

Mittenberg, W., Burton, D.B., Darrow, E., & Thompson, G.B. (1992). Normative data for the Wechsler Memory Scale-Revised : 25- to 34-year-olds. *Psychological Assessment, 4,* 363-368.

Mittenberg, W., Thompson, G.B., & Schwartz, J.A. (1991). Abnormal and reliable differences among Wechsler Memory Scale-Revised subtests. *Psychological Assessment, 3,* 492-495.

Naugle, R.F., Chelune, G.J., Cheek, R., Luders, H., & Awad, I. (1993). Detection of changes in material-specific memory following temporal lobectomy using the Wechsler Memory Scale-Revised. *Archives of Clinical Neuropsychology, 8,* 381-395.

Nicks, S.D., Leonberger, F.T., Munz, D.C., & Goldfader, P.R. (1992). Factor analysis of the WMS-R and WAIS. *Archives of Clinical Neuropsychology, 7,* 387-393.

O'Mahony, J.F., & Doherty, B. (1993). Patterns of intellectual performance among recently abstinent alcohol abusers on WAIS-R and WMS-R subtests. *Archives of Clinical Neuropsychology,* 8, 373-380.

Oscar-Berman, M., Papalopoulos Clancy, J., & Altman Weber, D. (1993). Discrepancies between IQ and memory scores in alcoholism and aging. *The Clinical Neuropsychologist, 7,* 281-296.

Paniak, C.E., Murphy, D., Miller, H.B., & Lee, M. (in press). Wechsler Memory Scale-Revised Logical Memory and Visual Reproduction subtest norms for 9 to 15 year olds. *Developmental Neuropsychology.*

Prifitera, A., & Ledbetter, M. (1992) Normative delayed recall rates based on the Wechsler Memory Scale-Revised standardization sample. Unpublished paper.

Randolph, C., Gold, J.M., Kozora, E., Cullum, C. M., Hermann, B.P., & Wyler, A.R. (1994). Estimating memory function : Disparity of Wechsler Memory Scale-Revised and California Verbal Learning Test indices in clinical and normal samples. *The Clinical Neuropsychologist, 8,* 99-108.

Reinehr, R.C. (1992). Review of the Wechsler Memory Scale-Revised. *The 11th Mental Measurement Yearbook,* Lincoln, NB : Buros Institute, pp. 1024-1025.

Roid, G.H., Prifitera, A., Ledbetter, M. (1988). Confirmatory analysis of the factor structure of the Wechsler Memory Scale-Revised. *The Clinical Neuropsychologist, 2,* 116-120.

Roth, D.L., Conboy, T.J., Reeder, K.P., & Boll, T.J. (1990). Confirmatory factor analysis of the Wechsler Memory Scale-Revised in a sample of head-injured patients. *Journal of Clinical and Experimental Neuropsychology, 12,* 834-842.

Ryan, J.J., & Lewis, C.V. (1988). Comparison of normal controls and recently detoxified alcoholics on the Wechsler Memory Scale-Revised. *The Clinical Neuropsychologist, 2,* 173-180.

Shum, D.H.K., Murray, R.A., & Eadie, K. (1997). Effect of speed of presentation on administration of the Logical Memory subtest of the Wechsler Memory Scale-Revised. *The Clinical Neuropsychologist, 11,* 188-191.

Smith, G.E., Ivnik, R.J. Malec, J.F., Kokmen, E., Tangalos, E.G., & Kurland, L.T. (1992a). Mayo's older Americans normative studies (MOANS) : Factor structure of a core battery. *Psychological Assessment, 4,* 382-390.

Smith, G.E., Malec, J.F., & Ivnik, R.J. (1992b). Validity of the construct of nonverbal memory : A factor-analytic study in a normal elderly sample. *Journal of Clinical and Experimental Neuropsychology, 14,* 211-211.

Smith, G.E., Wong, J.S., Ivnik, R.J., & Malec, J. F. (1997). Mayo's Older American Normative Studies : Separate norms for WMS-R Logical Memory stories. *Assessment, 4,* 79-86.

Strauss, E., Loring, D., Chelune, G., Hunter, M.,

Hermann, B., Perrine, K., Westerveld, M., Trenerry, M., & Barr, W. (1995). Predicting cognitive impairment in epilepsy : Findings from the Bozeman Epilepsy Consortium. *Journal of Clinical and Experimental Neuropsychology, 17,* 909-917.

Sullivan, K. (1996). Estimates of interrater reliability for the Logical Memory subtest of the Wechsler Memory Scale-Revised. *Journal of Clinical and Experimental Neuropsychology, 18,* 707-712.

Trenerry, M.R., Jack Jr., C.R., Cascino, G.D., Sharbrough, F.W., & Ivnik, R.J. (1996). Sex differences in the relationship between visual memory and MRI hippocampal volumes. *Neuropsychology, 10,* 343-351.

Troster, A.I., Butters, N., Salmon, D.P., Cullum, C.M., Jacobs, D., Brandt, J., & White, R.F. (1993). The diagnostic utility of saving scores : Differentiating Alzheimer's and Huntington's diseases with the Logical Memory and Visual Reproduction Tests. *Journal of Clinical and Experimental Neuropsychology, 15,* 773-788.

Wechsler, D. (1987). *Wechsler Memory Scale-Revised.* San Antonio TX : The Psychological Corporation.

Woodard, J.L. (1993). Confirmatory factor analysis of the Wechsler Memory Scale-Revised in a mixed clinical population. *Journal of Clinical and Experimental Neuropsychology, 15,* 968-973.

Woodard, J.L., & Axelrod, B.N. (1995). Parsimonious prediction of Wechsler Memory Scale-Revised memory indices. *Psychological Assessment, 7,* 445-449.

広範囲記憶学習評価
WIDE RANGE ACHIEVEMENT OF MEMORY AND LEARNING (WRAML)

訳　竹内康三

目　的

このテストは5～17歳の小児の言語と視覚情報の学習と記憶能力を評価するために立案された。

原　典

完全版WRAMLキットは, Jastak Associates, Inc., 1526 Gilpin Avenue, Wilmington, DE 19806より305米ドルで購入できる。(25枚の検査者の用紙と反応用紙を含む)

概　要

WRAML(Adams & Sheslow, 1990)の完全キットにはマニュアル，刺激セット，反応用紙と記録用紙が含まれている。言語記憶指数，視覚記憶指数と学習指数を作成するため3つの言語下位検査，3つの視覚下位検査と3つの学習下位検査がある。これら9つの下位検査を合わせて，一般記憶指数を作成する。9つの下位検査の各々に尺度得点を得ることができる。一般記憶指数と同様に，言語，視覚と学習指数に対して標準得点とパーセンタイルを導くことができる。4つの自由選択の遅延再生課題と1つの認知下位検査もガイドラインを用いて点数レベルで同年齢層を比較して「平均以上(Bright Average)，平均，平均以下，境界または異常 (Atypical)」のどれかに判定される。

言語記憶尺度の下位検査では意味が複雑になっていく聴覚課題で患者の能力が評価される。小児は，一連の乱雑な数字と文字（数字・文字記憶下位検査；例えば，2-S)の混合したものと，意味のある文章（文章記憶；例えば，私はピザが好きです）を繰り返すように，また関心によってあるいは言語的複雑さによって変化する短い2つの物語（物語記憶）を再生するように求められる。3つ

の視覚下位検査も意味の深さが増していく。小児は，一連の空間パターン（Finger Windows），図形の要素と位置（図形記憶），風景を表した絵の一部（絵画記憶）を再生するように言われる。

3つの学習下位検査は試験を通して示される情報保持の能力を評価する。このように，1つの下位検査（言語学習）は関連のない言葉のリスト（8歳以下は13語，9歳以上は16語）を再生する能力を検査する。もう1つ（視覚学習）は図形の配置を再生する能力を検査する。第3の下位検査（音記号）は小児に種々の抽象的な記号に関連した音を再生するように指示される。

遅延-再生下位検査は忘却を評価するために，言語学習，視覚学習，音記号と物語記憶検査の中に含まれている。物語記憶下位検査の遅延保持の認知形式も利用して，検査者は貯蔵対想起の問題の結果を調査できる。

スクリーニング用もしくは短い形式のものもあり，絵画記憶，図形記憶，言語学習と物語記憶を含んでいる。検査者用の用紙には最初の4つの下位検査を行った後で記憶スクリーニング指数得点を計算する空白が用意されている。

実 施

WRAMLの使用法はマニュアルに記されている（原典参照）。一般的に，下位検査は視覚，言語と学習下位検査が交互に行われるように配置されている。検査者はマニュアルに記された順番で下位検査を施行するように勧められる。

およその実施時間

WRAMLの実施に要する時間は約45分であり，もし全ての遅延再生課題を行えば1時間に及ぶこともある。簡易版なら約10～15分である。

採点方法

WRAMLのマニュアル（原典参照）に詳細な集計手続きが記されている。手短かに言えば，それぞれの下位検査の素点を得てから，検査者は各々の素点をWRAMLのマニュアルにある年齢を基準にした表を用いて，尺度得点（平均10，SD 3）に変換しなければならない。言語記憶指数，視覚記憶指数と学習指数を含む尺度得点の総計も年齢を基準にした表を用いて計算される。一般記憶指数は全ての尺度得点の総計を加えて求められる。各々の指数は平均100，SD 15である。もし8つの下位検査しか得られなければ，WRAMLのマニュアルの表を使って比例配分された一般記憶指数を計算できる。もし簡易版を使用するなら，4つの下位検査尺度得点の総計をマニュアルにある年齢に基づいた表を用いて，記憶スクリーニング指数（平均100，SD 15）に変換する。

忘却の測定は得点差（試験IVの得点より遅延試験得点を差し引く）を計算することによって，言語学習，物語記憶，音記号と視覚学習下位検査で得ることができる。検査者は平均からの標準偏差を基にした等級別で記載できる（異常，境界，平均以下，平均，平均以上）。類似した階級が物語記憶認知得点を判定するために用意してある。

考 察

AdamsとSheslow（1990）はWRAML下位検査と年齢による指数の測定値，係数 α を報告した。下位検査の中央値係数は.78（言語学習）～.90（音記号）の範囲にあり，種々の指数の中央値係数は.90（視覚記憶）～.96（一般記憶）の範囲であった。標準サンプルから87名が61日～267日の間隔をおいて2度目のWRAMLを受けた；2回目のテストで.61（視覚記憶）～.84（一般記憶）の範囲の安定度係数を得られた。下位検査の尺度得点の測定標準誤差は.9～1.3の範囲である。指数の中央値標準得点の測定標準誤差は各々言語記憶が3.9，視覚記憶が4.7，学習が4.5である。中央値一般記憶指数の標準得点の測定標準誤差は3.0である。これらの測定標準誤差を用いて，各々のテスト得点の信頼帯域を決定することができ，そして下位検査または指数間の有意差を決定できる。得られた2つの得点と各々2つの測定標準誤差帯域が重ならないとき，2つの「真の得点」が実際に違っている確率は95％である。図形記憶下

位検査の測定者間信頼度は.996と報告された（Adams & Sheslow, 1990）。

　一般記憶指数（GMI）とスクリーニング記憶指数（MSI）間の相関は高い（.8以上）が，MSIはGMIを5点近く過大評価する傾向があり，そのため誤った負の偏りを作り出す可能性がある（Kennedy & Guilmette, 1997）。

　WRAMLは他の記憶測定と相関がある。AdamsとSheslow（1990）は，WRAMLの一般記憶指数は，McCarthy尺度の記憶指数との間には.72の相関，WMS-Rの一般記憶指数との間には.54の相関，そしてStanford-Binet短期記憶指数との間には.80の相関があることを見出した。WRAMLとWMS-Rの両方とも16～17歳の年齢集団で検査ができる。WRAMLの言語記憶指数はWMS-Rの言語記憶指数との間に.44の相関があった。WRAMLの視覚記憶指数はWMS-Rの視覚記憶指数との間に.47の相関があった。テストが記憶よりも注意の測定と関係してくる割合が増すため，WRAMLの一般記憶指数とWMS-Rの一般記憶指数との間の相関は.54であるが，WMS-Rの注意・集中指数との間の相関は.61となった。

　記憶が発達していく特性を基準にして予測するならば，得点は年齢とともに向上していくことになる（Adams & Sheslow, 1990）。WRAMLに組み込まれたいろいろな記憶の測定が互いに関連していることが明確に示されているが，下位検査間の相関は低いか中等度を示す傾向がある。著者らは主成分分析で言語記憶，視覚記憶およびこの2つで得た学習部門の3つの因子を報告した。しかし，視覚学習は学習成分よりも視覚記憶の方にもっと因子負荷されており，また，物語記憶下位検査は言語記憶より学習の方にもっと因子負荷されていた。

　その後の研究で学習記憶指数に疑問が生じ，注意・集中領域を思いつかせた。Burtonら（1996）は構造方程式分析を用いて，標準化サンプルでのWRAML総計指数の構成概念妥当性を検査した。所見は言語記憶（物語記憶，言語学習，音記号下位検査），視覚記憶（Finger Windows，図形記憶，絵画記憶，視覚学習下位検査）と注意・集中（数字・文字，文章記憶とより狭い意味でのFinger Windows）を含む3因子モデルを支持した。明確な学習指数はみられなかった。

　WilliamsとDykman（1994）は学習困難，感情困難，あるいは行動困難を調べることで7歳10カ月～16歳6カ月の小児104名の非言語性能力を調査した。視覚記憶指数を構成する下位検査としてはWISC-R, Beery, Benton視覚形態弁別テスト，線引きテスト，溝付き釘さし板と手指タッピングが用いられた。図形記憶とFinger Windowsは両方とも明確な視覚空間成分に負荷されるので，積木模様，Beeryと同じ因子に加えられた。絵画記憶は視覚の細部に注目する重要な能力なので，絵画完成，絵画配列と同じ因子に加えられた。

　Burtonら（1996）とWilliamsとDykman（1994）の因子分析研究でFinger Windows下位検査は注意と視覚空間構成成分の両方を含むと示唆されている。かくて，この下位検査の臨床判断では，両方の変数の出所を熟慮するべきである。

　WRAMLは一般知的状態と学校の成績との間に中等度の相関を示している。そのテストはWISC-Rと一緒に40名の小児に施行された（Adams & Sheslow, 1990）。言語記憶指数は動作性IQ（.22）よりも言語性IQとの間により強い相関（.44）があった。対照的に，視覚記憶指数は言語性IQ（.26）よりも動作性IQとの間により強い相関（.51）があった。一般記憶指数は全IQとの間に中等度の相関（.56）を示した。6～8歳の小児たちでは，一般記憶指数も読み取り，書き取りと算数を検査するWRAT-R尺度との間に中等度の相関（.35～.46）がある。しかし，より年長の小児（16～17歳）では算数との間にわずかな相関（.38）しかなく，それは有意であった（Adams & Sheslow, 1990）。

　WRAMLには多くの優位性がある。実施と採点は比較的簡単である。性，人種の偏りが有意にこのテストに影響を及ぼす事実はない（Adams & Sheslow, 1990）。加えて，Medway（1992）は，16～17歳の年齢層でWRAMLはWMS-Rより優れているが，それはより少ない数の青年（50名）に基づいて標準化されているため信頼度係数が低いからであると述べている。

WRAMLは用具として比較的新しく，必要な研究や神経心理学的研究は行われていない。WRAMLのデータが鑑別診断に適切な情報を与えてくれるかどうかまだわからない(Clark, 1992)。さらに，最新の因子分析研究を基にするなら，臨床家は既刊のWRAML指数の使用には慎重であるべきだろう。言語記憶，視覚記憶と注意・集中指数を得られるように，下位検査を再構成すれば尺度の有用性を増加させられるかもしれない(Burton et al., 1996)。

標準データ

テストは2,363名の5歳0カ月〜17歳11カ月の小児を対象にしており，年齢，性，人種，地域と都会・田舎の居住を考慮した合衆国国民を代表するサンプルによって標準化された。標準は各々21の年齢集団の110症例を基にしている。13歳の年齢集団には半年の間隔があった。14歳と15歳の年齢では，まる1年の間隔があったが，一方16歳と17歳の年齢では，2年の間隔があった。小児は普通学校のクラスより選択された。代表的人口を反映させるために，特別な必要のある小児も「適当な比率で」で含まれた。しかし，特別な機能障害があるためテスト項目に反応できない小児は除外された。

文献

Adams, W., & Sheslow, D. (1990). *WRAML Manual*. Wilmington, DE : Jastak Associates.

Burton, D.B., Donders, J., & Mittenberg, W. (1996). A structural equation analysis of the Wide Range Assessment of Memory and Learning in the standardization sample. *Child Neuropsychology, 2,* 39-49.

Clark, R.M. (1992). Review of the Wide Range Assessment of Memory and Learning. In J.J. Kramer & J. Close Conoley (Eds.) *The Eleventh Mental Measurements Yearbook*. Lincoln, NB : Buros Institute.

Kennedy, M.L., & Guilmette, T.J. (1997). The relationship between the WRAML Memory Screening and General Memory indices in a clinical population. *Assessment, 4,* 69-72.

Medway, F.J. (1992). Review of the Wide Range Assessment of Memory and Learning. In J.J. Kramer & J. Close Conoley (Eds.) *The Eleventh Mental Measurements Yearbook*. Lincoln, NB : Buros Institute.

Williams, J., & Dykman, R.A. (1994). Nonverbal factors derived from children's performances on neuropsychological test instruments. *Developmental Neuropsychology, 10,* 19-26.

11 言語テスト

Language Tests

訳　藤元登四郎

　児童の言語発達の遅滞に加えて脳損傷の後遺症から生ずる言語機能障害はきわめて重要であり，詳細なものから簡潔なものまで多数の言語能力の検査法が開発されてきた（Benton et al., 1994; Code et al., 1990; Eisenson, 1994; Goodglass & Kaplan, 1987; Huber et al., 1984; Kertesz, 1982; Porch, 1971; Schuell, 1973; Spreen & Benton, 1977），「失語症スクリーニング・テスト」とベッドサイド検査に関するもの（Fitch-West & Sands, 1986; Reitan, 1984; Reitan and Wolfson, 1992; Williams & Shane, 1986）などである。さらに，患者の日常生活でのコミュニケーション能力のための検査も開発されている（Holland, 1980; Sarno, 1969）。

　読者は，これらのバッテリーの中で自分なりの検査を選択されるであろうが（Spreen & Risser, 参照 1990），ここでは3つの包括的なバッテリーを紹介しよう。比較的簡潔な多言語失語症検査（MAE），さらに詳細で長いボストン失語症診断検査（BDAE）および実用コミュニケーション能力検査（CADL）である。テスト遂行と日常生活での言語能力のスクリーニング以上のものを得たいならば，以上の3つの検査が適切である。加えて，ここでは非常に感度が高いが，簡単な個別テストの中から選んだものを再検討する。すなわち，ボストン命名テスト，制限口頭語連想，Peabody絵画語彙テスト，文反復テスト[記憶の章ですでに説明

した]およびトークンテストである。さらに，2つの比較的新しい，専門的なテストで特定の被検者母集団を対象にしたものにも言及すべきであろう。ボストン重症失語症評価（BASA; Helm-Estabrooks et al., 1989）およびアリゾナ痴呆コミュニケーション障害バッテリー（ABCD; Bayles & Tomoeda, 1990）である。私たちは，これらの2試験のうちで前者を含めたが，後者は除いた。後者は言語療法士が使用する精神状態，記憶，その他の機能の検査を含んでいるが，神経心理学者はおそらくそれ以外の，十分妥当性の確認された器具で検査する方を選ぶだろう。

　小児の包括的検査がいくつかある。まず記すべきは，年齢が4～12歳11カ月までの小児の言語発達テスト（TOLD-Newcomer & Hammill, 1988），5～21歳11カ月までの臨床基礎言語評価-改訂版（CELF-3; Semel, Wiig, & Secord, 1987），および現在多少古くはなったがイリノイ言語能力診断テスト（Kirk et al., 1968）である。以上すべては神経心理学的モデルではなくむしろ言語学的モデルに基づいており，詳細にわたって精神測定の精巧さを示している。私たちは，成人の失語症検査にも有用と思われるテストされる言語機能に適用できるという理由でCELF-3を選んだ。個々の言語機能のテストでは，年齢4～17歳11カ月と広範囲の適用性をもつ，新包括受容表現語彙テスト（CRVET; Wallace & Hammill, 1994）

に読者は興味をもたれるかもしれないが，Wechslerテストの語彙下位検査とボストン命名テストと重複するので，ここでは検討しない。

文献

Bayles, K.A., & Tomoeda, C.K. (1990). *Arizona Battery for Communication Disorders of Dementia (ABCD)*. Tucson, AZ: Canyonlands Publishing Inc.

Benton, A.L., Hamsher, K. deS., & Sivan, A.B. (1994). *Multilingual Aphasia Examination* (3rd ed.) San Antonio, TX: Psychological Corporation.

Code, C., Heer, M., & Schofield, M. (1990). *The Computerized Boston (BDAE)*. San Antonio, TX: Psychological Corporation.

Eisenson, J. (1994). *Examining for Aphasia* (3rd ed.). Austin, TX; Pro-Ed.

Fitch-West, J., & Sands, E.S. (1986). *Bedside Evaluation and Screening Test of Aphasia*. Austin, TX: Pro-Ed.

Goodglass, H., & Kaplan, E. (1987). *Boston Diagnostic Aphasia Examination (BDAE)* (2nd ed.). Philadelphia: Lea & Febiger.

Helm-Estabrooks, N., Ramsberger, G., Morgan, A.R., & Nicholas, M. (1989). *BASA: Boston Assessment of Severe Aphasia*. Chicago: Riverside Publishing Co.

Holland, A.L. (1980). *Communicative Abilities of Daily Living: Manual*. Baltimore: University Park Press.

Huber, W., Poeck, K., & Willmes, K. (1984). The Aachen Aphasia Test. In F.C. Rose (Ed.) *Progress in Aphasiology*. Advances of Neurology, Vol.42. New York: Raven Press. pp.291-303.

Kertesz, A.(1982). *Western Aphasia Battery*. San Antonio, TX: Psychological Corporation.

Kertesz, A.(1993). *Western Aphasia Battery Scoring Assistant*. San Antonio, TX: Psychological Corporation.

Kirk, S.A., McCarthy, J., & Kirk, W. (1968). *The Illinois Test of Psycholinguistic Abilities*. Urbana: Illinois University Press.

Newcomer, P.L., & Hammill, D.D. (1988). *Tests of Language Development* (2nd ed.). Austin, TX: Pro-Ed.

Porch, B. (1971). *The Porch Index of Communicative Ability*. Vol. 2. *Administration and Scoring*. Palo Alto, CA: Consulting Psychologists Press.

Reitan, R.M. (1984). *Aphasia and Sensory-Perceptual Deficits in Adults*. Tucson, AZ: Reitan Neuropsychology Laboratory.

Reitan, R.M., & Wolfson, D. (1992). A short screening examination for impaired brain functions in early school-age children. *Clinical Neuropsychologist, 6*, 287-294.

Sarno, M.T. (1969). *The Functional Communication Profile*. Manual of Directions. New York: New York University Medical Center, Institute of Rehabilitation Medicine.

Schuell, H. (1973). *Differential Diagnosis of Aphasia with the Minnesota Test* (2nd ed.). Minneapolis: University of Minnesota Press.

Semel, E., Wiig, E.H., & Secord, W. (1987). *Clinical Evaluation of Language Fundamentals*. San Antonio, TX: Psychological Corporation.

Spreen, O., & Benton, A.L. (1977). *Neurosensory Center Comprehensive Examination for Aphasia*. Victoria, BC: Neuropsychology Laboratory, University of Victoria.

Spreen, O., & Risser, A. (1990). Assessment of aphasia. In M.T. Sarno (Ed.), *Acquired Aphasia* (2nd ed.). New York: Academic Press.

Wallace, G., & Hammill, D.D. (1994). *Comprehensive Receptive and Expressive Vocabulary Test (CREVT)*. Austin, TX: Pro-Ed.

Williams, J.M., & Shane, B. (1986). The Reitan-Indiana Aphasia Screening Test: Scoring and factor analysis. *Journal of Clinical Psychology, 42*, 156-160.

ボストン重症失語症評価
BOSTON ASSESSMENT OF SEVERE APHASIA (BASA)

訳　藤元登四郎

目　的

BASAの目的は重症失語症患者の言語およびその他のコミュニケーション能力を詳細に査定することである。

原　典

このテストは、マニュアルとブリーフケースを含めた全資料セットが210米ドルでリバーサイド出版社（Riverside Publishing Company, 8420 Bryn Mawr Ave., Chicago, IL 60631）から購入できる。

概　要

BASA（Helm-Estabrooks et al., 1989）は61の項目を含む15の下位検査で構成されている。

1．一般的挨拶と単純な話題の会話。適切に挨拶に応答する。（「こんにちは」、「今日はいかがですか」）名前、訪問の目的説明など、計4項目。

2．個人的な話題に関して「はい」または「いいえ」で答える質問。「ここは（間違った名前）病院ですか」。被検者は口頭あるいは「はい」か「いいえ」のスイッチなどの器具を用いて応答する；5項目。

3．時間と場所に関する見当識。被検者は口頭あるいはカレンダー（月、月のある部分）または地図上の部分（「どこに住んでいますか」）を示して返答する；3項目。

4．頬-顔面の実行。被検者は指示に従って口の動きをするように求められる；4項目。

5．「ああ」という発声の継続と歌唱；2項目。

6．反復。幾通りかの、1つの単語および短い文（「あなたを愛しています」）をくり返す；6項目。

7．手足の実行。被検者は腕白な子供に向かってどの様にして挨拶したり、指を振って非難の仕草をするのか、実際にやるように求められる；2項目。

8．数の象徴の理解。カード上の4個の数から1つ適切な数を指し示すか、あるいは検査者の見せた指の数を答える；3項目。

9．対象物の命名。被検者は示された物の正しい名前を言うか、使用法を記述するか、あるいは実演するように求められる（例えば、おもちゃの銃）；2項目。

10．行為図版項目。被検者は検査者が実演あるいは口頭で表現した活動（例えば、睡眠）の図版を選択して、その活動の名前を言うように求められる；10項目。

11．コイン名の理解。被検者は正しいコインあるいは検査者が名指したコインを示す；6項目。

12．有名な顔。ヒットラー、W.C.フィールズ、マリリン・モンローの名前、説明あるいは当人の身元や特性を示す；3項目。

13．感動的な言葉、句、およびシンボル。読むか、あるいは言葉の理解（例えば、「痛み」）を示す；5項目。

14．視空間項目。フリーハンドで人の絵を描く、視覚マッチング、あるいは視覚記憶によって線画を描かせる；4項目。

15．署名。被検者は署名するように求められ、そして適切な挨拶を終えて検査の場を去る；2項目。

実　施

原典参照。非公式な方法あるいは日常会話の一部として，かなりの項目が実施できることに注意する。

およその実施時間

全項目テストの実施管理には約30〜40分を必要とする。

採点方法

原典参照。各項目とも，その課題の要求度に応じて，遂行が段階別に評価される。NR＝言葉も身振りの反応もなし；GR＝身振りでの拒絶；G0＝コミュニケーション不能な身振りでの応答；G1＝部分的にコミュニケーション可能な身振りでの応答；G2＝完全にコミュニケーション可能な身振りでの応答；A＝情緒的特性のある身振りでの応答；P＝保続性の身振りでの応答；VR＝言葉での拒絶；V0＝コミュニケーション不能な言葉での応答；V1＝部分的にコミュニケーション可能な言葉での応答；V2＝完全にコミュニケーション可能な言葉での応答；A＝情緒的特性のある言葉での応答，P＝保続性の言葉での応答。それぞれの下位検査のために，明確に定義された得点基準がある。5項目のクラスターの全域で（聴覚理解，実行，口頭および身振り表現，読解力，ジェスチャー認識＋書字＋視空間課題）正しい回答（V2）の合計をとる。正しい回答の総計はBASA全体の全得点を構成する。その他の全回答は同じ様にクラスターの全域で集計されると同時に全検査として集計される。

考　察

内部整合性は5つの分野で高く（.72と.89の間），全得点では.94で，全失語症患者ではそれよりわずかだけ低い。39名の重症失語症患者に対して，再検査を平均3.7カ月後に行ったところ，検査-再検査の信頼性は分野得点で.52〜.73までの範囲であり，全得点では.74であった。信頼性は23名の全失語症患者では同様である。採点者間の信頼性は2人の患者で80〜100％まで及んだ。

ボストン失語症診断検査（本章の他のところで述べてある；BDAE）を同時に行った併存的妥当性研究は，中等度ないしは十分な相関を示した。これはBASA下位検査の範囲が狭くBDAEの範囲が広いために予期されることであろう。被検者43名のBASAの全得点とBDAE失語症重症度評価の相関係数は.67であった。

クラスターと全得点の相関は.44〜.76におよび，それぞれの分野得点からの若干の独立性を示していた。因子分析では，表現的，視空間的，および包括的言語因子を示した。

BASAは比較的低いレベルでの広範囲にわたるコミュニケーション機能のサンプルを採り，重症の言語障害患者のベッドサイド検査にあてている。彼らは，（多分，失語症ではないと思われる）閉鎖性頭部外傷患者には，テストの多くの項目が不適当であるか，あるいは効果的でなかったと述べている。このテストは実用コミュニケーション能力検査（CADL）に相当する多くの特質をもっているが，短いので，CADLで包含される広範囲におよぶ重症度の失語症にはおそらく適さないだろう。しかし，2年間にわたる，31名の全失語症，5名の重症Wernicke失語症および5名の他の重症失語症患者に対する検査では，有意な改善を示した（Nicholas et al., 1993）。そこで，彼らは，BASA 24カ月後の全得点の予側には，開始後6カ月後のクラスター得点のほうが開始当初のテストの得点よりも正確であったと述べている。

情動や保続の得点，および部分的な言葉や身振り応答の得点は検査者その他の人々に有用な情報を与えられるが，今までのところ，これ以上の検討はなされていない。

標準データ

標準は予備的段階として提出されており，111名の重症失語症患者と47名の全失語症患者の遂行に基づいている。この標準を使用するためには，5分野の素点を標準得点に変換するが，その標準

得点は同様にこの失語症の母集団でのパーセンタイル順位にも使用可能である。健常な話者は当然満点をとると思われるので，健常な話者のための標準は明示されていない。年齢，性，あるいは教育の影響は報告されていない。

文献

Helm-Estabrooks, N., Ramsberger, G., Morgan, A.R., & Nicholas, M. (1989). *BASA: Boston Assessment of Severe Aphasia*. Chicago: Riverside Publishing Co.

Nicholas, M., Helm-Estabrooks, N., Ward-Lonergan, J., & Morgan, A.R. (1993). Evolution of severe aphasia in the first two years post onset. *Archives of Physical Medicine and Rehabilitation, 74,* 830-836.

ボストン失語症診断検査
BOSTON DIAGNOSTIC APHASIA EXAMINATION (BDAE)

訳　藤元登四郎

目　的

BDAEの目的は，古典的解剖学的基礎に基づく失語症症状群を主たる基準にして，失語症患者の言語機能の全評価をすることである。

原　典

このテストは，マニュアルを含めた完全なセットとして，Psychological Corporation, 555 Academic Court, San Antonio, TX 78204-2498, より72米ドルで購入できる。スペイン語版 (Goodglass & Kaplan, 1986)，フランス語版 (Mazaux & Orgogozo, 1985) とヒンズー語版 (Kacker et al., 1991) も入手できる。コンピュータ採点・分析ソフトウェアも同じく入手可能である (Code et al., 1990)。

概　要

このテストは，「失語症と関連障害の評価」(Goodglass & Kaplan, 1983 b)に記述され，16枚の「刺激」カード，命名の採点手引書，および本章で別々に後述するボストン命名テスト用の絵画カード60枚入りらせん綴じバインダーを含む。このテキストは，主たる失語症症状群の例証となるテスト・プロフィールばかりでなく，失語症的欠陥の性質，一般的な欠陥のクラスター，信頼性と有効性，標準化，実施および採点についての情報などの説明を含んでいる。

テストの最初の部分は，7つの質問に応答する会話的で解説的な話，短い自由回答式の話，および「クッキー盗みカード」の説明を含んでいる。これらの話を試料にして，「最小限の口頭言語障害を認める」から「ほとんど意味をなさない口頭言語ないし聴覚理解の欠如」まで5点の失語症障害度の評価が行われ，続いて，口頭言語の特徴的な要素（旋律的な流れ，句の長さ，分節のすばやさ，文法的な形式，錯語症，反復，語発見，および聴覚理解）の特定の性質について7点の評価を行う。さらに，次に述べるように，明瞭な発音ばかりではなく言語新作，誤字，話し言葉，錯語の程度などが，自動連続性，暗誦，語の反復，句や文の反復などの間に起こる誤答に基づいて評価される。

BDAEの第二部は次の形式によるテストから構成される。

1. 聴覚理解，下記の項目をテストする；

 a．語の弁別（検査者の求めに応じて，物，行為，形，数字，文字，色のカードを指し示す；36項目。）
 b．身体-部分の識別（「あなたの…を見せてください」，左右の弁別を含める；26項目。）
 c．命令（1～5の知識の構成単位を含む，例えば，「握りこぶしを作りなさい」；5項目。）
 d．複合的観念作用の題材（「はい」あるいは「いいえ」で答える質問，例えば，「石は水の中へ沈みますか」のような質問で，被検者が4つの異なる文節を理解したかを示す質問；24項目。）
2．口頭表現，次のものを含む
 a．口のすばやさ（6つの異なった口の運動）
 b．言葉のすばやさ（7つの異なった単語の反復のすばやさ，反復と錯語の回数がコード化される）
 c．自動連続性（例えば，週の各曜日を列挙しなさい；4項目）
 d．暗誦，歌唱，リズム（例えば，伝承童謡の暗誦，忠実さの証明，よく知られた歌を歌う，テーブルを軽くたたいてリズムをくり返す；10項目）
 e．単語の反復（長さと困難さが増していく；10項目）
 f．句と文の反復（よく使用するものとまれにしか使用しないもの；16項目）
 g．語の読み
 h．応答的命名（「私たちは何で時間を示しますか」）
 i．対面視覚命名（38項目）
 j．動物の命名（90秒間に限定された口頭連想語）
 k．文の音読（10項目）
3．書字言語の理解，下記のものを含む
 a．象徴と語の弁別（10項目）
 b．語の再認（検査者が話した単語を指し示す；8項目）
 c．口頭の綴字法の理解（綴りを言う；8項目）
 d．語-絵画のマッチング（10項目）
 e．文と文節の読み（多肢選択による文章完成技術；10項目）
4．書字，次の各項を含む
 a．書字技術の4点評価
 b．連続書字（アルファベットと数字）
 c．初歩レベルの書き取り（文字，数字，語）
 d．書き取りの綴字法（10項目）
 e．対面書字命名（10項目）
 f．物語の作文（「クッキー盗み」の絵）
 g．文の書き取り

 さらに，いくつかの自由選択の補足的言語テストにより言語心理学的側面を検査する。すなわち，場所に関する前置詞の理解，受動態の主語-目的語の弁別，所有形の関係の理解。直説法の表現，疑問文，および条件法の動詞と時制の使用。伝導性失語症のための特定の反復課題。接触による命名。軽症の失書症の検討のための指示。および（本書で別途説明する）広範囲の語彙テストとしての，ボストン命名テスト。

 補足の非言語テスト（空間－計量テスト，「ボストン頭頂葉バッテリー」とも呼ばれる）は，プロフィール一覧と同様に別の章で取り上げている。これらは構成失行（類－顔面失行テストの指示ばかりではなく，指示に従って描く－時計描画，スティック構成コピー，記憶によるスティック構成，3次元積木模様－Bentonのテストに類似している），手指失認，左右見当識，失計算および観念失行などを含んでいる。

実　施

 原典参照。初心者ユーザーにとって，マニュアルの項目提示の順序が回答集とプロフィール概要と比べて，異なっているのはまぎらわしいかもしれない。マニュアルは臨床での管理に都合が良い順序であるが，回答集は採点に便利なようになっており，また，プロフィール概要は解釈目的のために論理的な形に結果を再編成していることを念頭におくべきである。

およその実施時間

すべてのテスト実施には，およそ90～120分かかる．しかし，Kertesz (1989) はある種の患者には最高8時間を要することもあると述べた．

採点方法

原典参照。テストの最初の部分では上述のような評価が行われる。すべての他のテストの採点方法はマニュアル (Goodglass & Kaplan, 1983 b の第4章) に記載され，回答集ではただ部分的にくり返されているだけである。プロフィール概要は，242名の失語症患者に基づいて，素点をパーセンタイル順位に自動的に転換する。

考　察

BDAE は人気の高い (Beele et al., 1984) 包括的失語症バッテリーである。表題が暗示するように，BDAE は特定の言語モデルに従うのではなく，むしろ，古典的な解剖学的観点に基づき「失語症」のサブタイプの診断に関連する，すべての言語機能の分野を網羅しようと試みている。

テストの他にない特徴は，自由な話し言葉のサンプルを評価の対象に加えたことである。99の失語症者の話し言葉のサンプルを評価した3名の審査員間の一致率は.85あるいはそれ以上であったが，語発見困難と錯語症 (それぞれ.78と.79) だけが例外であった。他の採点者間の一致率研究も同じく満足な結果 (Davis, 1993) を示した。

内部整合性は，対面視覚命名の.98から身体一部分の識別の.68まで及ぶ。検査一再検査の信頼性は報告されていない。

失語症分類に対する「ボストン学派」の接近方法を知ることは BDAE を解釈するために必要である。このテストは非常に長く，またおそらく，一般的な神経心理学的査定に含まれる型通りの言語テストよりも，失語症とそのリハビリテーションの詳細な研究に関連する査定に有用である。幾分扱いにくい，かなりの数の課題があるのは，明らかに，古典的な臨床的一神経学的検査を精神測定学的形式に適合させようとした結果である。さらに，このテストは失語症で認められる特定タイプの誤りの多く (例えば，錯語症) を観察し記録するのに有用な指針が記載されており，ボストン (Boston) 方式の接近方法を実証している。しかし，この長いテスト全体が使用されないとしても，多くの下位検査は，被検者の呈する症状の神経心理学的評価に有用な追加情報となり得る。「頭頂葉バッテリー」と失行症，計算不全および構音のテストを包含していることは，言語検査としては他に例をみないものである。これは，彼らが特定のモデル言語からでなく，むしろ豊富な臨床的「経過」によって BDAE を開発したことを示している。また，スクリーニングの目的にはこれらの大部分のテストで十分であるが，このマニュアルの他の章に記載されている関連のない (幾分異なった形態の) テストも利用できる。

Borod ら (1984) は163名の右利きの失語症患者に頭頂葉バッテリーを用いて，4個の因子を見出した。すなわち，構成，視覚スキーマ，Gerstmann 症状群の言語的構成要素，および視覚的手指認識である。障害は，左側の頭頂領域と前頭領域の両方に損傷のあるクライエントに最も強かった。空間一計量テスト (以前は頭頂葉バッテリーと呼ばれた) が WAIS とともに，右利き，左利きの失語症患者に行われた。左利きの失語症患者は，両方のテストとも有意に低く，とくに視空間構成を含む課題で顕著であり，左利きの人が通常右大脳半球に特異的と考えられた課題に対して左半球が優位な役割を果たしていることを示唆していた (Borod et al., 1985)。

構成概念妥当性が，BDAE の43の言語と23の非言語的測定結果の相互相関マトリックスの再吟味および因子分析によって検討された。それ以前の分析 (Goodglass & Kaplan, 1972) では，予期されたように，一般的な強い言語因子が，空間一計量一身体認知，構音一文法的流暢性，聴覚理解および錯語症の範囲に広がる他の因子とともに出現した。2番目の因子分析 (Goodglass & Kaplan, 1983 b) が評価と非言語テストを除いて行われ，5個の因子 (理解／読み／命名，暗誦／反復，書字，口頭のすばやさ／歌唱／リズム，聴覚

理解）を得た。評価尺度を含めたとき，3個の追加の因子（流暢性，読み，錯語）が見出された。空間-計量テストの結果を加えると，強い空間-計量因子，手指識別因子および「錯語なし」と名付けられた因子を含む10個の因子の回答が得られた。Broca失語症，Wernicke失語症，伝導性失語症，および失名辞を判別する有効性は，次のテスト結果が方程式に入力されたときに最適であった。すなわち，身体-部分の識別，高頻度に反復される文，錯語度評価，語発見の評価，句の長さの評価，および口頭錯語である。

DivenyiとRobinson(1989)は，トークンテストおよびPorchコミュニケーション能力指数のそれぞれの部分とでは，BDAEで測定された聴覚理解の結果と86と.93の相関関係があると報告した。BDAEと口頭失行課題は，とくに他の構音課題（Sussman et al., 1986）と相関があることが分かった。

しかし，BDAEの聴覚理解下位検査は，独自に標準化された資料による聴覚的節理解については適切な予測はできなかった（Brookshire & Nicholas, 1984）。2番目の研究（Nicholas et al., 1986）では，失語症患者も健常者もともに実際にその節を読まなかったのに，パラグラフに関する同数の質問には答えることができたことを示しており，このテストが節依存性が高いことを示唆していた。非言語コミュニケーションのDyadic相互作用尺度も，また BDAE とよく相関しなかった（Behrman & Penn, 1984）。

各サブタイプの「診断」の決定規則は，ReinvangとGraves (1975)の論文でその明確化が試みられたが，必ずしも明確に定義されているわけではない。Craryら(1992)は，BDAEおよび密接に関連したWestern失語症バッテリー(WAB)のQタイプ因子分析を用いて，経験的に失語症のサブタイプを分離しようとした。その結果，7個の患者クラスター（Broca失語，失名辞，全失語，Wernicke失語，伝導性失語および2個の分類されないクラスターと分類された）が得られたが，分類がテストそれ自体の分類規則に基づいてなされたにもかかわらず，わずか（47名の患者中38%）しか一致しなかった。WABの結果はさらに悪かった。その研究は，因子分析には少なすぎる対照の母集団や，幾分時代遅れの感のあるクラスター分析の技術の使用を別にしても，BDAE分類規則が構成概念妥当性よりむしろ臨床に基づいていることを示唆している。同様に，NaeserとHayward (1978) とReinvang (1985)は，尺度のプロフィールは分類には役立つが，患者を失語症のサブタイプに正確に分類するわけではないと指摘した。テストを行った彼らは失語症患者の30～80％までが分類可能ではないことを認めている。このことは，失語症患者の大多数が純粋に症状学的であるより，むしろ混合した症状学を示すという診療経験と一致している。

LiとWilliams(1990)は，失語症の他の研究で，句と文の反復の下位検査において，伝導性失語症の被検者はきわめて頻繁に，音素的試み，語の訂正，語と句の反復を示すことを報告した。Broca失語症患者はさらに多くの音素的誤りと脱落を示し，またWernicke失語症患者はさらに多くの無関連語およびジャーゴンを生じた。BDAEはまた治療による推移もうまく予測した（Helms-Estabrook & Ramsberger, 1986; Davidoff & Katz, 1985）。失語症患者の語の読み（Selnes et al., 1984）と対面命名（Knopman et al., 1984）は傷害から6カ月経過した後で顕著な改善を示した。

Kirshner (1982)は，アルツハイマー型痴呆(AD)の言語は，韻律，統語および句の長さは正常で，流暢であることを発見した。すなわち，錯語はほとんど認めなかったが，語発見の問題と使用頻度の低い句の反復の欠陥があった。AD患者(Cummings et al., 1986)の重症度とは，文字や語の読みではなくて文の理解が関連することが分かった。WhitworthとLarson(1989)は，25名のAD患者，25名のその他の痴呆患者，58名の年齢をマッチングした対照者を比較した。彼らは，38のBDAE得点のうちの4個（錯語，構音，初歩的書き取り，語の読み）以外は，すべて対照者に比べて有意差があるという所見を得た。判別関数分析によって，この3グループの95％の被検者が正しく分類された。19のテストの得点は，痴呆の重症度を4つのレベル（「段階」）に区別するのに寄与し，22名の痴呆患者を100％正しく分類した。

表11-1. 高齢者のための頭頂葉バッテリーの標準値

年齢	40-49	50-59	60-69	70-79	80-89
n	16	16	16	12	8
描画	10.4	10.9	10.4	9.6	8.4
スティック	11.2	10.8	10.8	10.4	8.4
手指認知	148.2	146.8	148.5	145.1	142.4
左右見当識	30.4	31.7	33.0	31.2	30.4
計算	30.4	29.9	30.7	30.0	30.0
時間合せ	11.1	11.2	11.5	10.9	7.9
地図見当識	12.3	12.7	12.6	11.9	10.0
積木	9.5	9.4	9.5	8.0	4.3

出典：Farver と Farver (1982)。

Gorelick ら (1993) は，また BDAE 命令応答命名下位検査の得点において，66名の多発性脳梗塞性痴呆患者の得点は，86名の脳損傷があるが痴呆ではない患者のグループと比較して，低いという所見を得た。Mendez と Ashla-Mendez (1991) は，多発性脳梗塞，AD および健常対照者を比較して，それぞれのグループを正しく弁別するには，非構造的「クッキー盗み記述」が，構造的テストよりも優れていることを見出した。多発性脳梗塞のグループは，1分間の言葉が少なく構成的集合を生じた。

急性外傷センターの研究で，Gruen ら (1990) は，閉鎖性頭部外傷のある218名の被検者は語流暢性技能が健常者よりも有意に悪いという所見を得た。被検者の使用した戦略は健常者と同じだが，意味論的連合に若干の質的な相違があり，それが認知障害の重症度と関係があることが分かった。

標準データ

BDAE は，147名の健常成人被検者を基にして標準化されており (Borod et al., 1984)，平均点以下の 2 SD (標準偏差) で得点をカットオフ得点とし，年齢と教育レベルによる修正も行われている。これらの平均値，範囲，および提唱されたカットオフ得点はマニュアルに記載がある。下位検査の平均値，SD および範囲は，脳血管障害ばかりではなく他の神経疾患も含む，1972年のサンプルの147～193名の被検者および1983年のサンプルの97～232名の被検者に基づいており，検査された種々の領域で失語症の重症度指数となることを示した。これらの標準は，神経心理医がこの検査の著者の患者母集団と似通った患者母集団を検討する場合に限り有効である。

Emery (1986) は，年齢30～42歳の20名の健康な成人と年齢75～93歳の健康なグループを比較した場合，すべての下位検査に関する得点の低下はごく少なく有意ではないという所見を得た。Whitworth と Larson (1989) は，彼らのサンプルでは，性別や教育に対する有意な影響を見いださなかった。Heaton, Grant, Matthews (1991) は，BDAE の複雑な構成課題の理解度を示す標準を，553名の健常な被検者に基づいて，性別，教育，年齢に関して補正した尺度得点で提示している。しかし，これらの標準は小分類単位のいくつかで被検者の数が非常に小さいので，注意して使用すべきである。Rosselli ら (1990) は，コロンビア出身の180名の標準的なスペイン語の話者を，教育レベルと3つの年齢区分 (16～30, 31～50, 51～65歳) に分類し，それに基づいて標準を示した。これらのデータはほとんどの課題で教育レベルの有意な影響を示し，一部の課題で年齢の影響を示した。例えば，語弁別，対面した動物の命名，文の音読，反復頻度の多少，象徴弁別，口頭綴り方，語ー絵画のマッチング，文一節の理解，および連続書き取り，初歩の書き取り，対面書字，綴字法から書き取りまで，これらのすべては最高齢のグループで有意な低下を示した。

年齢の高い被検者 (40～89歳) の頭頂葉バッテリーのための標準は，Farver と Farver (1982) が

発表し，表11-1に示してある。

文 献

Beele, K.A., Davies, E., & Muller, D.J. (1984). Therapists' views on the clinical usefulness of four aphasia tests. *British Journal of Disorders of Communication, 19,* 169-178.

Behrman, M., & Penn, C. (1984). Non-verbal communication of aphasic patients. *Journal of Disorders of Communication, 19,* 169-178.

Borod, J.C., Carper, M., Goodglass, H., & Naeser, M. (1984). Aphasic performance on a battery of constructional, visuo-spatial, and quantitative tasks: Factorial structure and CT scan localization. *Journal of Clinical Neuropsychology, 6,* 189-204.

Borod, J.C., Carper, M., Naeser, M., & Goodglass, H. (1985). Left-handed and right-handed aphasics with left hemisphere lesions compared on nonverbal performance measures. *Cortex, 21,* 81-90.

Brookshire, R.H., & Nicholas, L.E. (1984). Comprehension of directly and indirectly stated main ideas and details in discourse by brain-damaged and non-brain-damaged listeners. *Brain and Language, 21,* 21-36.

Code, C., Heer, M., & Schofield, M. (1990). *The Computerized Boston.* Malvern, PA: Lea & Febiger.

Crary, M.A., Wertz, R.T., & Deal, J.L. (1992). Classifying aphasias: Cluster analysis of Western Aphasia Battery and Boston Diagnostic Aphasia Examination. *Aphasiology, 6,* 29-36.

Cummings, J.L., Houlihan, J.P., & Hill, M.A. (1986). The pattern of reading deterioration in dementia of the Alzheimer type: Observations and implications. *Brain and Language, 29,* 315-323.

Davidoff, M., & Katz, R. (1985). Automated telephone therapy for improving comprehension in aphasic adults. *Cognitive Rehabilitation, 3,* 26-28.

Davis, A.G. (1993). *A Survey of Adult Aphasia* (2nd ed.). Englewood Cliffs, NJ: Prentice-Hall.

Divenyi, P.L., & Robinson, A.J. (1989). Nonlinguistic auditory capabilities in aphasia. *Brain and Language, 37,* 290-326.

Emery, O.B. (1986). Linguistic decrement in normal aging. *Language and Communication, 6,* 47-64.

Farver, P.F., & Farver, T.B. (1982). Performance of normal older adults on tests designed to measure parietal lobe function (constructional apraxia, Gerstmann's syndrome, visuospatial organization). *American Journal of Occupational Therapy, 36,* 444-449.

Goodglass, H., & Kaplan, E. (1972). *The Assessment of Aphasia and Related Disorders.* Malvern, PA: Lea & Febiger.

Goodglass, H., & Kaplan, E. (1983a). *Boston Diagnostic Aphasia Examination.* Philadelphia: Lea & Febiger.

Goodglass, H., & Kaplan, E. (1983b). *The Assessment of Aphasia and Related Disorders* (2nd ed.). Malvern, PA: Lea & Febiger.

Goodglass, H., & Kaplan, E. (1986). *La evaluacion de la afasia y de transfornos relacionados* (2nd ed.). Madrid: Editorial Medical Panamericana.

Gorelick, P.B., Brody, J., Cohen, D., & Freels, S. (1993). Risk factors for dementia associated with multiple cerebral infarcts: A case-control analysis in predominantly African-American hospital- based patients. *Archives of Neurology, 50,* 714-720.

Gruen, A.K., Frankle, B.C., & Schwartz, R. (1990). Word fluency generation skills of head-injured patients in an acute trauma center. *Journal of Communication Disorders, 23,* 163-170.

Heaton, R.K., Grant, I., & Matthews, C.G. (1991). *Comprehensive Norms for an Expanded Halstead-Reitan Battery: Demographic Corrections, Research Findings, and Clinical Applications.* Odessa, FL: Psychological Assessment Resources.

Helms-Estabrook, N., & Ramsberger, G. (1986). Treatment of agrammatism in long-term Broca's aphasia. *British Journal of Disorders of Communication, 21,* 39-45.

Kacker, S.K., Pandit, R., & Dua, D. (1991). Reliability and validity studies of examination for aphasia test in Hindi. *Indian Journal of Disability and Rehabilitation, 5,* 13-19.

Kertesz, A. (1989). Assessing aphasic disorders. In E. Perecman (Ed.), *Integrating Theory and Practice in Clinical Neuropsychology.* Hillsdale, NJ: Laurence Erlbaum.

Kirshner, H.S. (1982). Language disorders in

dementia. In F. Freeman & H.S. Kirshner (Eds.), *Neurolinguistics*, Vol. 12. *Neurology of Aphasia*. Amsterdam: Swets & Zeitlinger.

Knopman, D.S., Selnes, O.A., Niccum, N., & Rubens, A.B. (1984). Recovery of naming in aphasia: Relationship to fluency, comprehension, and CT findings. *Neurology, 34*, 1461-1470.

Li, E.C., & Williams, S.E. (1990). Repetition deficits in three aphasic syndromes. *Journal of Communication Disorders, 23*, 77-88.

Mazaux, J.M., & Orgogozo, J.M. (1985). *Echelle d'evaluation de l'aphasie*. Issy-les-Moulineaux, France: EAP.

Mendez, M.F., & Ashla-Mendez, M. (1991). Differences between multi-infarct dementia and Alzheimer's disease on unstructured neuropsychological tasks. *Journal of Clinical and Experimental Neuropsychology, 13*, 923-932.

Naeser, M.A., & Hayward, R.W. (1978), Lesion localization in aphasia with cranial computed tomography and the Boston Diagnostic Aphasia Exam. *Neurology, 28*, 545-551.

Nicholas, L.E., MacLennan, D.L., & Brookshire, R.H. (1986). Validity of multiple sentence reading of comprehension tests for aphasic adults. *Journal of Speech and Hearing Disorders, 51*, 82-87.

Reinvang, I.(1985). *Aphasia and Brain Organization*. New York: Plenum Press.

Reinvang, I., & Graves, R. (1975). A basic aphasia examination: Description with discussion of first results. *Scandinavian Journal of Rehabilitation Medicine, 7*, 129-135.

Rosselli, M., Ardila, A., Florez, A., & Castro, C. (1990). Normative data on the Boston Diagnostic Aphasia Examination in a Spanish-speaking population. *Journal of Clinical and Experimental Neuropsychology, 12*, 313-322.

Selnes, O.A., Niccum, N.E., Knopman, D.S., & Rubens, A.B. (1984). Recovery of single word comprehension: CT-scan correlates. *Brain and Language, 21*, 72-84.

Sussman, H., Marquardt, T., Hutchinson, J., & MacNeilage, P. (1986). Compensatory articulation in Broca's aphasia. *Brain and Language, 27*, 56-74.

Whitworth, R.H., & Larson, C.M. (1989). Differential diagnosis and staging of Alzheimer's disease with an aphasia battery. *Neuropsychiatry, Neuropsychology, and Behavioral Neurology, 1*, 255-265.

ボストン命名テスト
BOSTON NAMING TEST (BNT)

訳　藤元登四郎

目 的

このテストの目的は絵に描かれた対象を正しい名称で言う能力を評価することである。

原 典

このテストは, Lea & Febiger, 600 Washington Square, Philadelphia, PA 19106 あるいは, Psychological Assessment Resources(PAR), Box 998, Odessa, FL から, 採点用小冊子を含めて約40米ドルで注文できる。

概 要

失語症では他の神経病理学的状態と同じように命名の問題に関する事例が多いために, すべての失語症検査は実質的に命名課題を含んでいる。この人気の高いテストは, 当初は, Kaplan ら(1978)によって85の項目の実験版として出版され, 現在60項目のテスト (Kaplan et al., 1983) に修正され, 各年齢層の広くにわたって十分に標準化された命名能力の詳細な検査となっており, 簡易試験以上のものが望まれるときによく使用されている。これは, ボストン失語症診断検査(BDAE, Goodglass & Kaplan, 1987)の部分ではなく，追加試験である。簡単な，使用頻度の高い語彙（「木」）から，まれにしか使わない単語（「計算盤」）まで60の線画が，カードで1回に1枚ずつ示される，そこで，被検者が自発的に単語を言わない場合は，2種のせりふ付けのキュー（音素キュー，刺激キュー）が与えられる。スペイン語版も入手できる（Taussig et al., 1988; Ponton et al., 1992)，また，Morrisonら（1996）はカナダのケベックで，標準的なフランス語を話す被検者に使用した。このテストは，年齢5〜14歳11カ月までの小児にも適応できる。

実　施

幼い小児やすべての失語症患者は，項目1から始めて，6項目連続して間違えれば中止する。すべての他の成人被検者には，項目30（ハーモニカ）から始める。それに続く8項目の1項目でも間違えた場合，連続して8項目に正解するまで29項目から順次逆戻りをする，それから順方向を再開し，被検者が6項目連続して間違えた時テストを中止する。20秒以内に正確に名称を言い当てるとクレジットが与えられる。被検者が明らかに絵を誤認している場合に限り，「絵が表しているものは別のものです」と伝え，被検者には，記録用紙上の括弧でくくられた刺激キューが示される。

例えば，もし「きのこ」に対する答えが「傘」であるなら，被検者は最初の（意味論的）刺激キュー，「食べるもの」が与えられる。もしそれから20秒以内に正確にその項目名をあてれば，刺激キューの正解の欄にチェックが書き込まれる。もし20秒以内に正確に絵の名称を言えなければ，2番目の（音素）キューが与えられる（例えば「き」のように，項目の名前の下線が引かれている1番目の音素（または，2番目の音素））。応答は記録され，該当欄（音素キュー正解，あるいは不正解)に書き込まれる，しかしクレジットは与えられない。

実施時間

テストはおよそ10〜20分を必要とする。

採点方法

（1）自発的に答えた正しい応答数，(2) 与えた刺激キュー数，(3) 刺激キュー後の正しい応答数，(4) 音素キューの数，(5) 音素キュー後の正しい応答および間違った応答数を記録する。

命名の全得点は，基準項目と最高限度の項目の間の正しい応答の数を合計し［(1) 足す (3)］，基準を上まわったテスト項目の数を加算して得られる。

Azrinら（1996）は，南部のアフリカ系アメリカ人の被検者の場合，一部の方言を得点とするように注意を与えた。例えば，スナック菓子 pretzel に対する「へび snake」や「虫 worm」，竹馬 stilts には「トムウォーカー tomwalker」や「歩行者 walker」，仮面 mask の「仮装用の面 falseface」，および，ハーモニカ harmonica の「竪琴 harp」や「口のオルガン mouth organ」だが，仮にこれらの応答を正解としても，平均して .32 点だけ全得点が増えるだけである。TombaughとHubley（1996）は「口のオルガン」やその他の正しくない応答に注目し（掛け金 latchに対する「錠 lock」あるいは「かんぬき bolt」，ドミノ dominoesに対する「さいころ dice」，キノコ mushroomに対する「錠前 toad-stool」），これらの症例や類似の症例には引き続く質問（「別の名前は何ですか」）がなされるべきであると提案した。Worrallら（1995）は，年輩のオーストラリア人の被検者では，米国の標準より2〜5点低いことを発見し，非米国人の被検者の得点を解釈する場合には，文化的な言葉の使用頻度の差異を考慮に入れるべきであると注意を促した。

考　察

51名の成人の難治性てんかん患者に対する，8カ月後の検査−再検査の信頼性は .94 と報告されている（Sawrie et al., 1996)。Hendersonら

(1990)は，アルツハイマー病患者では，6カ月後の再検査で，キューを与えた場合と与えない場合もともに80％の応答の一致があると報告した。Huffら(1986)は初版のテストを2つの同等の形式に分けて実施したところ，両形式間の相関は健常被検者では.81であり，アルツハイマー病患者では.97であった。両形式間のアルファ係数は.96であった。ThompsonとHeaton(1989)は，49名の臨床患者を対象に，85項目の古い実験版を，標準の60項目版および2分割した重複のない42項目版（Huff et al., 1986）と比較した。85項目，60項目，42項目版の相関は.96～.92の範囲であったが，2分割した重複のない簡易形式では.84の相関であった。彼らは，くり返しテストが特別に必要なら，簡易形式がさらにふさわしいとして，簡易形式の使用を勧めている。別の研究は，BNTの実験版と同じく「奇数項目」版と「偶数項目」版を構成し，それらの3つの簡易形式が，アルツハイマー病，その他の痴呆および標準的な高齢対照者（平均年齢73.7）をよく弁別するという所見であった（Williams et al., 1989）。中国人の母集団のために別の30項目の簡易版が開発され，教育程度の高低を含む痴呆症と非痴呆症の被検者を区分する上で，56～80％の感度および54～70％の特異性を示した（Salmon et al., 1995）。

Mackら(1992)は，30項目簡易版さえも耐えがたい負担になるほど厳しい障害のある被検者のために，4種の15項目の形式を開発した。Franzenら(1995)は，194名の痴呆患者を含めて，さまざまな神経精神医学的障害のある320名の被検者について，種々の簡易形式を評価し，それらの内部整合性が試験の正式版の.96から，2種類の15項目版の.58と.34まで及んでいるのを見出した。簡易版と正式版の相関係数は.99と.93の間であった。しかし，誤分類率は正式版と比較してかなり高く，かつ簡易版同士で異なっていた。彼らはBNTの簡易形式の使用に注意を促した。しかし，Wilsonら(1996)は，7つのテストの中で特定されていない15項目の簡易形式のみが，47名のAD患者における側頭葉皮質（.43），海馬傍回（.30），海馬形成（.33）のMRIによる容量測定値と有意な相関を示すという所見を得た。最近，Lansingら(1996)は，50～98歳の年齢範囲で717名の対照者と237名のADの被検者の母集団で種々の簡易形式を検討した。彼らは，長い標準のオリジナル版を含めて，すべての形式に，性別の影響ばかりではなく年齢や教育との有意な相関を見出した。正確な分類の割合は，AD患者に対して58～69％，また健常対照者に対して77～87％であった。彼らは，判別関数分析に基づいて，性の影響のないバランスのとれた新たな経験的15項目の簡易版を開発した。簡易版を使うとすれば，私たちは，優れた内部整合性があり省略なしのBNTと高い相関関係のある（奇数かあるいは偶数の項目を使っている）30項目版を推薦する。

Halperinら(1989)は小児の場合の構成概念妥当性を検討した。このテストはPPVT-Rとともに，語の知識，あるいは語彙の因子に高い負荷を示したが，言語流暢性と記憶因子には低い負荷を示しており，小児には比較的純粋な測定であることを示唆している。Axelrodら(1994)はまた成人の知能に，次の3つの主要な因子に負荷を示すことを見出した。言語理解，知覚構成，および転導性のないことである。Kirk(1992)は学校年齢の小児に比較的多数の失語症様の誤答（特にまわりくどさと意味論的誤り）を見出した。彼女は明らかに学童の作動語彙の一部に未だなっていない項目の詳細な情報を得て，誤差分析に基づいて改訂した小児用BNTを提案している。Gioia, Isquith と Kenworth (1996)は，臨床的サンプルのBNTテストの得点が，同じグループで，Beery絵画語彙テストや他の言語能力の測定法に比べて低いという所見を得た。彼らはBNTの項目が小児には難しすぎる可能性があると注意を促している。とくに，アフリカ系アメリカ人の小児は，Beeryテスト(Beery Test)で得られた得点以下の平均21点の得点であった。CooperとRosen(1977)は，BNTが1SDのカットオフ基準を使って，言語障害のある小児と，言語と読みの障害のある小児とを76％の感度でうまく識別するという所見を得た。

Axelrodら(1994)は，多言語失語症検査(Benton, Hamsher, & Sivan, 1994)の視覚命名テストとの併存的妥当性を述べた。Hawkinsら(1993)

は，また健常成人と臨床的母集団で，Gates-McGiniteの語彙読解テストとBNTに.74~.87の範囲の相関を見出した。すなわち，テストの標準はとくに読解力が平均より低いレベルの被検者に対して，命名の欠陥の偽陽性率が多くなる可能性があり，修正が必要であることを実証した。

Jordanら（1992）は，10年前に軽度の閉鎖性頭部外傷を受けた14名の小児とマッチした対照グループの間にはBNT上に差異を認めなかった。この所見はまた他の言語テスト，例えば，NCCEAとTOAL-2でも得られた。WeyandtとWillis（1994）は，テストの結果はADHDのある小児とない小児で差異がないことを見出した。発声障害失読症（Cohen et al., 1988）の小児および発達計算不全（Shalev et al., 1988）の小児はBNT検査で減少を示した。

このマニュアルは，BDAEによって決定される0~5までの失語症の重症度の評価用に作成されているが，そのすべてが健常な成人のレベルをかなり下回っている。しかし，失語症患者の2~5の重症度の範囲は，正常者の範囲としてもかなり重なっている。命名は必ずしもあらゆるタイプの失語症で損なわれるわけではないので，これは別段驚くには当たらない。SandsonとAlbert（1987）は，失語症患者が右半球損傷の患者より保続の誤答が多いという所見を得た。さらに，保続は前頭部よりも後頭部の損傷患者で頻繁に起こった。

あらゆるタイプの間違いに関して，Kazniakら（1988）は，健常な高齢者の誤答は1つであるが，軽度な損傷のアルツハイマー痴呆（AD）患者の誤答は平均5.5であり，中程度の患者では約7.5であることを見出した。80％のAD患者はBNTで11あるいはそれ以上の誤答のある失名辞を示した（Freedman et al., 1995）。Welshら（1995 a）は，アフリカ系アメリカ人のADの被検者の得点は，年齢と教育レベルを補正しても，白人のAD被検者よりも低いことを見出した。低い命名得点は，また，進行性で早い経過をたどるAD（Knesevich et al., 1986）で予後の悪さを示す徴候として選ばれた。LaBargeら（1992），Petrickら（1992），およびZecら（1992）は，このテストが非常に軽度のADに対してきわめて感度が高

いことを見出した。さらに，ADと血管性痴呆を正しく弁別した（Barr et al., 1992）。Cahnら（1995）は，このテストが238名の健常高齢被検者，77名のADの危険性の高い者，および45名のAD患者を正しく弁別することを見出した。このテストはまた，すべての17のテスト得点の中で，グループを最も的確に弁別する回帰式の4因子の1つでもあった。引き続き行われた，定性的誤答分析で，Cahnら（1997）は，意味論的命名の誤りおよび語彙的命名の誤りは双方とも上記3グループを弁別したが，感度が低かったので，2つの型の誤答は健常な高齢者でも起こっていることを示唆すると報告した。

AD患者の成績は低く，失名辞患者が示す障害の程度よりも悪いことがある（Margolin et al., 1990）。彼らは，この事実をCOWAの音韻論的処理と比べて，BNTに必要な意味論的処理の総計に基づいて説明する。Lindman（1996）は，68名のAD患者と80名の対照者のBNTと動物名流暢性のデータとの比較を行って同じ結論に達しており，さらに，女性のAD患者は男性患者よりも有意に遂行が悪いことを見出した。Loewensteinら（1992）は，33名のAD患者の8個の機能的課題（時計の時間を読む，電話をかける技能，手紙を準備して郵送する，お金を数える，小切手を切る，小切手帳の残高決算，リスト通りに買い物をする）に対する遂行をBNTと他の7つのテストで比較した。BNTのみがリスト通りに買い物をする能力との相関を示した（.40）が，機能的能力の予側では8つのテストのステップワイズ回帰分析に寄与しなかった。テスト全部を合わせても説明される分散の50％以下であった。しかし，Baumら（1996）は，AD患者の日常生活活動のさまざまな測定と一連の神経心理学的テストの正準分析を行った。BNTは第1正準変量の.88の因子負荷を有し，この母集団の十分な生態学的妥当性を示した。

このテストは，全般の精神状態が軽度の変化しかなくても，皮質下の疾患（多発性硬化症，パーキンソン病）には反応しやすい。加えるに，反応は健常対照者より遅かった（Beatty & Monson, 1989, Lezak et al., 1990）。Knopmanら（1984）

は，左の後側頭部／下頭頂部および島－被殻領域の小さな部分の卒中発作後の，命名の回復測定に有用であることを報告した。87名の側頭葉てんかん患者の得点（平均＝42.4）は，719名の健常対照者（平均＝52.3）と比較して悪かったが，325名のAD患者（平均＝34.4）よりも良かった（Randolph et al., 1996）。Welshら（1995 b）は，AD患者の意味論的誤りとまわりくどい表現が，PETとFDGのエミッション技術による測定で，左側近心側頭葉と外側側頭葉の代謝と関連するという所見を得た。加えて，左前側頭領域もまた関係していた（Tranel, 1992）。しかし，Trenerryら（1995）は，慎重に限定された右ないし左前側頭葉切除は，左半球に言語が側方化している31名の左葉切除を受けた患者および24名の右葉切除の患者において，BNTの遂行に対して陽性にも陰性にも影響を与えなかったと報告した。BNTはまた突発性てんかん患者の研究でも（Haynes & Bennett, 1990），前側頭葉切除の患者の研究でも（Cherlow & Serafetinides, 1976）てんかん焦点の側方性に反応を示さなかった。

このテストは10名の流暢性失語症患者と10名の言語異常のある統合失調症患者を区別できなかった（Landre et al., 1992）。可逆性認知機能不全のあるうつ病患者（平均＝45.64, $n=11$）と同じく，うつ病患者（平均＝48.50, $n=14$）もAD患者（平均＝27.23, $n=13$）とは有意な差異があった（Hill et al., 1992）。軽度うつ病や中等度うつ病は，高齢被検者（Boone et al., 1995）のテスト遂行にはほとんど影響しないが，6カ月間の治療追跡調査によれば，うつ病患者の命名遂行の低下は予後不良の徴候であると報告された（King et al., 1991）。

絵画入りの資料による他のテスト（例えば，Peabody絵画語彙テスト，PPVT）と同じように，もし誤答があれば，視覚全体が損なわれていないかどうか確かめるべきである。Kaplanら（1983）は，右前頭葉に損傷のある患者には顕著な「分裂応答」が起こる可能性があることを指摘した（例えば，ハーモニカの上のマウスピースをバスの一連の窓と解釈する；Lezak, 1995）。

標準データ

テストに関わる標準は成人の18～59歳の小グループに基づいている。年齢による変化，あるいは12年以上と12年以下の学校教育を受けた成人間の差異は述べられていない。しかし，他の標準データは（表11－2，Albert et al., 1988, Mitrushina & Satz, 1989; Ross et al., 1995; van Gorp et al., 1986），さらに高齢の被検者が含まれる場合，年齢と教育の双方で有意な影響を示している。すなわち年齢の主たる影響（およそ5点の減少）は70～80歳の高齢者のグループに認められる。これらは，Ivnik, Malecと Smith（1996）によって提出された標準とほぼ一致しているが，彼らはまた，大きな標準データの収集から，さらに高齢被検者グループのデータも算入している。しかし，Tombaughと Hubley（1996）は，カナダのオタワの地域共同体住民の志願者では年齢の影響はわずか（70～74: 52.5, SD 4.6, $n=18$; 75～79: 51.7, SD 5.5, $n=24$; 80～88: 53.1, SD 4.0, $n=29$）しか見出さなかった。8年以下の教育経験者はおよそ10点低く，15年以上の教育経験者はおよそ3点高かった。Wilkinsら（1996）は，7点以下のWAIS-R語彙得点は標準データに含むべきではないと警告している。なぜならば，このような被検者の得点はマニュアルに記載される標準に比して低すぎるからである。私たちの表11－2の標準は，年齢60～80歳以上の被検者に関し，Welchら（1996）が提示したものと酷似している。彼らは，この年齢層では男性が女性よりおよそ4点高いことを見出した。この標準はまた，最新版としてRussellと Starkey（1993）およびTaussig, Hendersonと Mack（1988）が発表したものと一致している。すなわち，フランス系カナダ人の母集団に基づく予備的標準（Morrison et al., 1996），LaBargeら（1986）と Montgomeryと Costa（1983）による85項目版，およびVillarditaら（1985），Rich（1993），Lansingら（1996）による15項目版などである。Lichtenbergら（1994）は，低い教育レベルの70歳前から80歳以上の小さなサンプルの被検者の数値（表11－2に含む）を報告している。Rossら（1995, 1997）は，人口

表11-2. ボストン命名テスト：成人の標準値

年齢	n	平均	SD	推奨カットオフ
25-34	22[b]	55.9	2.8	
35-44	28[b]	55.5	3.9	
45-54	33[b]	54.8	4.1	
55-59	24[b]	55.2	3.6	
57-65	28[a]	55.6	3.5	51
66-70	45[a]	55.8	3.1	47
71-75	57[a] (10)	53.0 (48.9)	7.3 (6.3)	44
75-79	247[a]	52.5[d]		
76-85	26[a] (7)	50.8 (42.0)	7.0 (7.6)	37
80-84	255[a]	50.5[d]		
85+	138[a]	49.0[d]		
90-97	78[c]	45.5[d]		

[a]Ross ら1995, 1997 著者およびSwets出版サービスの掲載許可。
[b]TombaughとHubley, 1996.
[c]MitrushinaとSatz, 1989, Karger AG, Baselの掲載許可。独立退職共同体からの平均教育水準14年の志願者に基づいて作成。
括弧内のデータは，Lichtenbergら（1994）によるもので，老年リハビリテーション病棟に収容された認知障害のない患者で教育年数は少ない（平均11.1年）。
アフリカ系アメリカ人の平均は1.5（70-74）と6点（80+）の間で低かった。
[d]Ivnik, MalecとSmith, 1996による。

表11-3. 読み語彙レベルの補正された成人の標準値

読みのレベル[a]	パーセンタイル順位[b]	全BNT評価
4.1	01	34.4
5.0	03	37.2
6.1	05	39.9
7.0	08	42.0
8.0	13	44.7
9.2	21	47.5
10.1	29	49.6
11.1	40	51.6
12.2	45	52.3
高校卒	58	53.7
	66	54.3
	82	55.7
	90	56.4

[a]Gates-McGinite 読み語彙を基づいた予測。
[b]Gates-McGinite の読み語彙，形式K，7-9水準に準拠。
出典：Hawkinsら（1993），著者およびElsevier Science Ltd.の掲載許可。精神科患者および正常なサンプル（n＝88）に準拠。

統計学的に多様な医療環境で（平均教育年数10.6年，56％のアフリカ系アメリカ人を含む）神経学的障害以外で入院中の高齢被検者は，非常に低い得点と高いSDが予想されることに注意を喚起している（表11-2に教育レベル別平均で示される）。これらの中の若干は，SatzとMitrushinaによって提案されたカットオフ得点をさらに下回っている。12学年（高校3年）未満の教育しか受けていない被検者は，12学年以上の教育を受けたものよりも約7点低く，最も高い年代グループではその差は12点に広がった。最終的に，Hawkinsら（1993）は，読みレベルに基づいた教育補正が成人全体（18～68歳）に必要であるという所見を得て，表11-3のような適切な標準を提示した。彼らは抽出されたサンプルの範囲内で年齢との相関を見出すことができなかった。私たちは，また，年齢と教育レベル別に成人のパーセンタイル標準を提示する（Tombaugh & Hubley 印刷中）（表11-4）。

Heaton, Grant, Matthews（1991）は，553名

表11－4．年齢と教育に対するパーセンタイルとして示した60項目BNT標準値：全補正

パーセンタイル	年齢25-69歳 9-12 教育年数 ($n=78$)	年齢25-69歳 13-21 教育年数 ($n=70$)	年齢70-88歳 9-12 教育年数 ($n=45$)	年齢70-88歳 13-21 教育年数 ($n=26$)	合計 ($n=219$)
90	59	60	59	59	60
75	58	60	58	58	58
50	56	58	55	56	57
25	54	56	52	53	54
10	51	53	47	49	51

出典：TombaughとHubley（印刷中）。

表11－5．ボストン命名テストの健常な学童の標準値

年齢	男性 n	男性 平均	男性 SD	女性 n	女性 平均	女性 SD	総合[a] n	総合[a] 平均	総合[a] SD
5							62	27.76	5.9
6	16	35.69	6.1	18	32.50	5.6	150	33.56	4.9
7	18	39.94	4.9	22	37.91	6.7	153	36.87	5.2
8	23	41.17	3.0	15	39.93	4.1	147	38.99	4.6
9	20	43.20	4.7	25	42.92	5.2	152	41.74	4.6
10	16	45.56	5.9	22	46.41	4.4	167	45.10	4.5
11	16	46.44	3.5	20	46.90	5.2	146	46.84	4.8
12	2	51.50	3.5	8	47.00	3.9	80	48.55	3.9
13							22	49.55	4.7

出典：Halperinら，1989。
[a]Yeates, 1994, Swets出版サービスの掲載許可。

の健常被検者に基づいて，性，教育および年齢を補正した尺度得点の85項目版のための標準を提示している．これらの標準は，個々の組の大きさが記載されていないので，非常に小さい可能性があり，使用にあたって注意を要する．

Albertら（1988）およびNicholasら（1985）は，高齢被検者にみられる誤答は主として，筋道だった呼称ではなく，対象についての意味論に関係した連想やまわりくどい表現に置き換えたもので成り立っていると指摘している．Goodglassら（1997）による誤答分析は，別の見方をすれば，失語症患者と健常者の命名の達成は，発音の正しい最初の回答によって最もうまく予測できることを示している．

幼稚園〜小学5年までの小児の小グループの標準がテストには付いている．年齢に伴う上昇はKindlonとGarrison（1984）が示したデータに合致する．KindlonとGarrisonは，また，若い年齢層の性差について女性は6歳と7歳でおよそ5点高いことを示しているが，一方，Halperinら（1989）やその他の研究者は性の影響を見出すことはできなかった．この他に，学校年齢の小児の標準が，Cohenら（1988）およびGuilfordとNawojczyk（1988）によって提出された．Halperinらは，音素的キューの後では得点が2〜3点増加すると報告した．Yeates（1994）による5つの標準研究のメタ分析は，nとSDに重みをつけて5〜13歳までの各年齢の小児の統合標準を示した（表11－5）．Kirk（1992）の発表した標準は非常に類似しているが，有意な性差を示さなかった．

このことは依然として，14〜17歳の青年期のBNTの標準データに空白が残っていることを示している。

文献

Albert, M.S., Heller, H.S., & Milberg, W. (1988). Changes in naming ability with age. *Psychology and Aging, 3*, 173-178.

Axelrod, B.N., Ricker, J.H., & Cherry, S.A. (1994). Concurrent validity of the MAE visual naming test. *Archives of Clinical Neuropsychology, 9*, 317-321.

Azrin, R.L., Mercury, M.G., Millsaps, C., et al. (1996). Cautionary note on the Boston Naming Test: Cultural considerations. *Archives of Clinical Neuropsychology, 11*, 365-366 (abstract).

Barr, A., Benedict, R., Tune, L., & Brandt, J. (1992). Neuropsychological differentiation of Alzheimer's disease from vascular dementia. *International Journal of Geriatric Psychiatry, 7*, 621-627.

Baum, C., Edwards, D., Yonan, C., & Storandt, M. (1996). The relation of neuropsychological test performance to performance on functional tasks in dementia of the Alzheimer type. *Archives of Clinical Neuropsychology, 11*, 69-75.

Beatty, W.W., & Monson, N. (1989). Lexical processing in Parkinson's disease and multiple sclerosis. *Journal of Geriatric Psychiatry and Neurology, 2*, 145-152.

Benton, A.L., Hamsher, K., & Sivan, A.B. (1994). *Multilingual Aphasia Examination* (3rd ed.). Iowa City, IA: AJA.

Boone, K.B., Lesser, I.M., Miller, B.L., Wohl, M., Berman, N., Lee, A., Palmer, B., & Back, C. (1995). Cognitive functioning in older depressed outpatients: Relationship of presence and severity of depression to neuropsychological test scores. *Neuropsychology, 9*, 390-398.

Borod, J.C., Goodglass, H., & Kaplan, E. (1980). Normative data on the Boston Diagnostic Aphasia Examination, Parietal Lobe Battery, and the Boston Naming Test. *Journal of Clinical Neuropsychology, 2*, 209-215.

Cahn, D.A., Salmon, D.P., Bondi, M.W. et al. (1997). A population-based analysis of quantitative features of the neuropsychological test performance of individuals with dementia of the Alzheimer type: Implications for individuals with questionable dementia. *Journal of the International Neuropsychological Society, 3*, 387-393.

Cahn, D.A., Salmon, D.P., Butters, N., Wiederholt, W.C., Corey-Bloom, J., Edelstein, S.L., & Barrett-Connor, E. (1995). Detection of dementia of the Alzheimer type in a population-based sample: Neuropsychological test performance. *Journal of the International Neuropsychological Society, 1*, 252-260.

Cherlow, D.G., & Serafetinides, E.A. (1976). Speech and memory assessment in psychomotor epileptics. *Cortex, 12*, 21-26.

Cohen, M., Town, P., & Buff, A. (1988). Neurodevelopmental differences in confrontational naming in children. *Developmental Neuropsychology, 4*, 75-81.

Cooper, M.E., & Rosen, W.G. (1977). Utility of the Boston Naming Test as a screen for language disorders in children. *Archives of Clinical Neuropsychology, 12*, 303 (abstract).

Franzen, M.D., Haut, M.W., Rankin, E., & Keefover, R. (1995). Empirical comparison of alternate forms of the Boston Naming Test. *Clinical Neuropsychologist, 9*, 225-229.

Freedman, L., Snow, W.G., & Millikin, C. (1995). Anomia in Alzheimer's disease. *Journal of the International Neuropsychological Society, 1*, 386 (abstract).

Gioia, G.A., Isquith, P.K., & Kenworthy, L. (1996). The Boston Naming Test with children: Is it time to re-engineer? *Journal of the International Neuropsychological Society, 2*, 29 (abstract)

Goodglass, H., & Kaplan, E. (1987). *The Assessment of Aphasia and Related Disorders* (2nd ed.) Philadelphia: Lea & Febiger.

Goodglass, H., Wringfield, A., Hyde, M.R., Gleason, J.B., Bowles, N.L. & Gallagher, R.F. (1997). The importance of word-initial phonology: Error patterns in prolonged naming efforts by aphasic patients. *Journal of the International Neuropsychological Society, 3*, 128-138.

Guilford, A.M., & Nawojczyk, D.C. (1988). Standardization of the Boston Naming Test at the kindergarten and elementary school levels. *Language, Speech, and Hearing Services in the Schools, 19*, 395-400.

Halperin, J.M., Healy, J.M., Zeitschick, E., Ludman, W.L., & Weinstein, L. (1989). Developmental aspects of linguistic and mnestic abilities in normal children. *Journal of Clinical and Experimental Neuropsychology, 11*, 518-528.

Hawkins, K.A., Sledge, W.H., Orleans, J.F., Quinland, D.M., Rakfeldt, J., & Hoffman, R.E. (1993). Normative implications of the relationship between reading vocabulary and Boston Naming Test performance. *Archives of Clinical Neuropsychology, 8*, 525-537.

Haynes, S.D., & Bennett, T.L. (1990). Cognitive impairment in adults with complex partial seizures. *International Journal of Clinical Neuropsychology, 12*, 74-81.

Heaton, R.K., Grant, I., & Matthews, C.G. (1991). *Comprehensive Norms for an Expanded Halstead-Reitan Battery: Demographic Corrections, Research Findings, and Clinical Applications.* Odessa, FL: Psychological Assessment Resources.

Henderson, V.W., Mack, W., Freed, D.M., Kemper, D., & Andersen, E.S. (1990). Naming consistency in Alzheimer's Disease. *Brain and Language, 39*, 530-538.

Hill, C.D., Stoudemire, A., Morris, R., Martino-Saltzman, D., Markwalter, H.R., & Lewison, B.J. (1992). Dysnomia in the differential diagnosis of major depression, depression-related cognitive dysfunction, and dementia. *Journal of Neuropsychiatry and Clinical Neuroscience, 4*, 64-69.

Huff, F.J., Collins, C., Corkin, S., & Rosen, T.J. (1986). Equivalent forms of the Boston Naming Test. *Journal of Clinical and Experimental Neuropsychology, 8*, 556-562.

Ivnik, R.J., Malec, J.F., & Smith, G.E. (1996). Neuropsychological test norms above age 55: COWAT, MAE Token, WRAT-R Reading, AMNART, Stroop, TMT, and JLO. *The Clinical Neuropsychologist, 10*, 262-278.

Jordan, F.M., Cannon, A., & Murdoch, B.E. (1992). Language abilities of mildly closed head injured (CHI) children 10 years post-injury. *Brain Injury, 6*, 39-44.

Kaplan, E.F., Goodglass, H., & Weintraub, S. (1978, 1983). *The Boston Naming Test.* Experimental edition (1978), Boston: Kaplan & Goodglass. 2nd ed., Philadelphia: Lea & Febiger.

Kazniak, A.W., Bayles, K.A., Tomoeda, C.K., & Slauson, T. (1988). Assessing linguistic communicative functioning in Alzheimer's dementia: A theoretically motivated approach. *Journal of Clinical and Experimental Neuropsychology, 10*, 53 (abstract).

Kindlon, D., & Garrison, W. (1984). The Boston Naming Test: Norm data and cue utilization in a sample of normal 6- and 7-year-old children. *Brain and Language, 21*, 255-259.

King, D.A., Caine, E.D., Conwell, Y., & Cox, C. (1991). Predicting severity of depression in the elderly at six-months follow-up: A neuropsychological study. *Journal of Neuropsychiatry and Clinical Neuroscience, 3*, 64-66.

Kirk, U. (1992). Confrontation naming in normally developing children: Word-retrieval or word knowledge? *The Clinical Neuropsychologist, 6*, 156-170.

Knesevich, J.W., LaBarge, E., & Edwards, D. (1986). Predictive value of the Boston Naming Test in mild senile dementia of the Alzheimer type. *Psychiatry Research, 19*, 155-161.

Knopman, D.S., Selnes, O.A., Niccum, N., & Rubens, A. (1984). Recovery of naming in aphasia: Relationship to fluency, comprehension, and CT findings. *Neurology, 34*, 1461-1470.

LaBarge, E., Balota, D.A., Storandt, M., & Smith, D. (1992). An analysis of confrontation naming errors in senile dementia of the Alzheimer type. *Neuropsychology, 6*, 77-95.

LaBarge, E., Edwards, D., & Knesevich, J.W. (1986). Performance of normal elderly on the Boston Naming Test. *Brain and Language, 27*, 380-384.

Landre, N.A., Taylor, M.A., & Kearns, K.P. (1992). Language functioning in schizophrenic and aphasic patients. *Neuropsychiatry, Neuropsychology, and Behavioral Neurology, 5*, 7-14.

Lansing, A.E., Randolph, C., Ivnik, R.J., & Cullum, C.M. (1996). Short forms of the Boston Naming Test. *Journal of the International Neuropsychological Society, 2*, 2 (abstract).

Lezak, M.D. (1995). *Neuropsychological Assessment* (3rd ed.). New York: Oxford University Press.

Lezak, M.D., Whitham, R., & Bourdette, D. (1990). Emotional impact of cognitive insufficiencies in multiple sclerosis (MS). *Journal* of Clinical and Experimental Neuropsychology, 12, 50 (abstract).

Lichtenberg, P.A., Ross, T., & Christensen, B. (1994). Preliminary normative data on the Boston Naming Test for an older urban population. The Clinical Neuropsychologist, 8, 109-111.

Lindman, K.K. (1996). Gender differences in dementia of the Alzheimer's type: Evidence for differential semantic memory degradation. Paper presented at the meeting of the International Neuropsychological Society, Chicago.

Loewenstein, D.A., Rubert, M.P., Berkowitz-Zimmer, N., Guterman, A., Morgan, R., & Hayden, S. (1992). Neuropsychological test performance and prediction of functional capacities in dementia. Behavior, Health, and Aging, 2, 149-158.

Mack, W.J., Freed, D.M., Williams, B.W., & Henderson, V.W. (1992). Boston Naming Test: Shortened version for use in Alzheimer's disease. Journal of Gerontology, 47, 164-168.

Margolin, D.I., Pate, D.S., Friedrich, F.J., & Elia, E. (1990). Dysnomia in dementia and in stroke patients: Different underlying cognitive deficits. Journal of Clinical and Experimental Neuropsychology, 12, 597-612.

Mitrushina, M., & Satz, P. (1989). Differential decline of specific memory components in normal aging. Brain Dysfunction, 2, 330-335.

Montgomery, K., & Costa, L. (1983). Neuropsychological test performance of a normal elderly sample. Paper presented at the meeting of the International Neuropsychological Society, Mexico City.

Morrison, L.E., Smith, L.A., & Sarazin, F.F.A. (1996). Boston Naming Test: A French-Canadian normative study (preliminary analyses). Journal of the International Neuropsychological Society, 2, 4 (abstract).

Nicholas, M., Obler, L., Albert, M., & Goodglass, H. (1985). Lexical retrieval in healthy aging. Cortex, 21, 595-606.

Petrick, J.D., Kunkle, J., & Franzen, M.D. (1992). Confontational and productive naming in depression and dementia. The Clinical Neuropsychologist, 6, 323 (abstract).

Ponton, M.O., Satz, P., Herrera, L., Young, R., Ortiz, F., d'Elia, L., Furst, C., & Namerow, N. (1992). A modified Spanish version of the Boston Naming Test. The Clinical Neuropsychologist, 6, 334 (abstract).

Randolph, C., Lansing, A., Ivnick, R.J., Cullum, C.M., & Hermann, B.P. (1996). Determinants of confrontation naming performance. Journal of the International Neuropsychological Society, 2, 6 (abstract).

Rich, J.B. (1993). Pictorial and verbal implicit and recognition memory in aging and Alzheimer's disease: A transfer-appropriate processing account. Ph. D. dissertation, University of Victoria.

Ross, R.P., Lichtenberg, P.A., & Christensen, K. (1995). Normative data on the Boston Naming Test for elderly adults in a demographically diverse medical sample. The Clinical Neuropsychologist, 9, 321-325.

Ross, T.P., & Lichtenberg, P.A. (1997). Expanded normative data for the Boston Naming Test in an urban medical sample of elderly adults. Paper presented at the meeting of the International Neuropsychological Society, Orlando, FL.

Russell, E.W., & Starkey, R.I. (1993). Halstead Russell Neuropsychological Evaluation System. Los Angeles: Western Psychological Services.

Salmon, D.P., Jin, H., Zhang, M., Grant, I., & Yu, E. (1995). Neuropsychological assessment of Chinese elderly in the Shanghai Dementia Survey. The Clinical Neuropsychologist, 9, 159-168.

Sandson, J., & Albert, M.L. (1987). Varieties of perseveration. Neuropsychologia, 22, 715-732.

Sawrie, S.M., Chelune, G.J., Naugle, R.I., & Luders, H.O. (1996). Empirical methods for assessing meaningful change following epilepsy surgery. Journal of the International Neuropsychological Association, 2, 556-564.

Shalev, R.S., Weirtman, R., & Amir, N. (1988). Developmental dyscalculia. Cortex, 24, 555-561.

Taussig, I.M., Henderson, V.W., & Mack, W. (1988). Spanish translation and validation of a neuropsychological battery: Performance of Spanish - and English - speaking Alzheimer's Disease patients and normal comparison subjects. Paper presented at the meeting of the Gerontological Society of America, San Francisco.

Thompson, L.L., & Heaton, R.K. (1989). Comparison of different versions of the Boston

Naming Test. *The Clinical Neuropsychologist, 3*, 184-192.

Tombaugh, T.N., & Hubley, A. (in press). Normative data for the Boston Naming Test. *Journal of Clinical and Experimental Neuropsychology*.

Tranel, D. (1992). Functional neuroanatomy: Neuropsychological correlates of cortical and subcortical changes. In S.C. Yudofski & R.E. Hales (Eds.), *Textbook of Neuropsychiatry*. Washington, DC: American Psychiatric Press. pp. 57-88.

Trenerry, M.R., Cascino, G.D., Jack, C.R., Sharbrough, F.W., So, F.L., & Lagerlund, T.D. (1995). Boston Naming Test performance after temporal lobectomy is not associated with laterality of cortical resection. *Archives of Clinical Neuropsychology, 10,* 399 (abstract).

Van Gorp, W.G., Satz, P., Kiersch, M.E., & Henry, R. (1986). Normative data on the Boston Naming Test for a group of normal older adults. *Journal of Clinical and Experimental Neuropsychology, 8,* 702-705.

Villardita, C., Cultrera, S., Cupone, V., & Meija, R. (1985). Neuropsychological test performances and normal aging. *Archives of Gerontology and Geriatrics, 4,* 311-319.

Wallace, G., & Hammill, D.D. (1994). *Comprehensive Receptive and Expressive Vocabulary Test*. Austin, TX: Pro-Ed.

Welch, L.W., Doineau, D., Johnson, S., & King, D. (1996). Education and gender normative data for the Boston Naming Test in a group of older adults. *Brain and Language, 53,* 260-266.

Welsh, K.A., Fillenbaum, G., Wilkinson, W., et al. (1995a). Neuropsychological test performance in African-American and white patients with Alzheimer's disease. *Neurology, 45,* 2207-2211.

Welsh, K.A., Watson, M., Hoffman, J.M., Lowe, V., Earl, N., & Rubin, D.C. (1995b). The neural basis of visual naming errors in Alzheimer's disease: A positron emission tomography study. *Archives of Clinical Neuropsychology, 10,* 403 (abstract).

Weyandt, L.L., & Willis, W.G. (1994). Executive functions in school children: Potential efficacy of tasks in discriminating clinical groups. *Developmental Neuropsychology, 10,* 27-38.

Wilkins, J.W., Hamby, S.L., & Thompson, K.L. (1996). Difficulties with Boston Naming norms in individuals with below average WAIS-R vocabulary. *Archives of Clinical Neuropsychology, 11,* 464 (abstract).

Williams, B.W., Mack, W., & Henderson, V.W. (1989). Boston naming test in Alzheimer's disease. *Neuropsychologia, 27,* 1073-1079.

Wilson, R.S., Sullivan, M., Toledo-Morrell, L. d., et al. (1996). Association of memory and cognition in Alzheimer's disease with volumetric estimates of temporal lobe structures. *Neuropsychology, 10,* 459-463.

Worrall, L.E., Yiu, E.M.L., Hickson, L.M.H., & Barnett, H.M. (1995). Normative data for the Boston Naming Test for Australian elderly. *Aphasiology, 9,* 541-551.

Yeates, K.O. (1994). Comparison of developmental norms for the Boston Naming Test. *The Clinical Neuropsychologist, 8,* 91-98.

Zec, R.F., Vicari, S., Kocis, M., & Reynolds, T. (1992). Sensitivity of different neuropsychological tests to very mild DAT. *The Clinical Neuropsychologist, 6,* 327 (abstract).

基本言語臨床評価-第3版
CLINICAL EVALUATION OF LANGUAGE FUNDAMENTALS-THIRD EDITION (CELF-3)

訳　高野哲也

目　的

目的は就学児における言語発達の包括的評価を提供することである。

原　典

テストキットは検査者用マニュアル，手法マニュアル，2冊の検査刺激マニュアルおよび記録用紙がブリーフケースに入っている。テストキットは下記のところより入手できる。Psychological Corporation, 555 Academic Court, San Antonio, TX 78204-2498から325米ドル，あるいはPsychological Corporation, 55 Horner Ave., Toronto, ONM82 4X6から515カナダドル。「臨床アシスタント」と「コミュニケーション照合表」およびスクリーニング版が準備中である。3歳～6歳11カ月までの小児のための未就学児用の版も利用できる(Wiig et al., 1992)。

概　要

このテストバッテリー(Semel et al., 1995)は3つの受容的言語テストと3つの表現的言語テストからなり，年齢グループによって異なっている(6～8歳まで；9～21歳11カ月まで)。それに加えて2つの補足テストもある。それぞれのテストは次のとおりである。

6～8歳まで—受容：

文構造：小児は4つの線画の中から検査者が読み上げた文(例えば「男の人が職場から家に帰る」)と一致するものを1つ指し示さなければならない。この下位検査によって否定型，受動態，不定詞，およびその他の句構造についての理解度を評価する。(20項目)

概念と方向：小児は検査者の指示通りに白い円か黒い円あるいは三角形か四角形かを指し示したりしなければならない。その指示はトークンテストと同じように修飾語句の長さや複雑さを増大する。例えば「小さな黒い円の左にある最後の大きな黒い三角形を指してください」。(30項目)

語類：小児は検査者が読み上げた3個あるいは4個の言葉の中から「最もふさわしい」2つの語を同定しなければならない。例えば椅子，テーブル，植物，犬。類縁関係は，語義に関するもの，反対の意味をもつもの，空間的なもの，および時間的なものが含まれる。(34項目)

6～8歳まで—表現：

語構造：小児は規則的かつ不規則な複数形や代名詞化および他の派生形を必要とする文を完成させなければならない。例えば「ジョンが言った，『このキャンディーがほしい，ほしい』John said, I want this candy, and I want ...」。(32項目)

文再生：小児は文反復テストと同じように句を反復しなければならないが，長さだけではなく統語上の複雑さも増す。(26項目)

文作成：小児は検査刺激カードを言葉で表現するか，あるいは自分自身で文を作り上げるかどちらかの方法で，与えられた語を含む文を作らなければならない。語は「車car」から，「もしそうでなければunless」までの範囲にわたる。(22項目)

6～8歳まで—補足:

文章の節聴取:小児は検査者が読みあげる2つの物語を聞き,それぞれの物語の内容について4つの問いに答える。

連想語:この課題は,与えられたカテゴリー(動物,ある場所から別の場所へ移動する手段,人々がする仕事)から60秒で可能な限り多くの語を生み出すことを要求する。この課題はカテゴリー制限連想語と同一である。(3項目)

9～21歳11カ月に対しては以下のテストが行われる:

受容的:概念と方向,語類,語義関係
表現的:文作成,文再生,文組立て
補足的:文章の節聴取,連想語
選択:迅速自動命名
小児はできるだけ迅速に色,それから形状,それから色と形状について(「緑色の三角形」)呼称しなければならない。(各36項目)

刺激の資料は,イーゼルの形に折りたたむ2つの刺激マニュアルとして提供されている。
スクリーニング版はそれぞれの下位検査の項目から簡易選択されたものを使用する。

実　施

すべてのテストの実施法はマニュアルに詳細に記載されているが,必須の指示は記録用紙にも書かれている。年齢に適した入り口個所と中断規則によってかなり時間が節約される。

実施時間

テストの完全実施にはおよそ30～45分必要である。

採点方法

原典参照。記録用紙はそれぞれの解答とそれぞれの下位検査の素点だけでなく刺激資料によっては重大な誤答(例えば,時間,場所,順序,状態,包含/除外に対する概念と方向に関するテスト)についても得点を与える。素点は記録用紙の初めの頁に記入され,検査者マニュアルにある,1歳間隔で16歳11カ月までの表を参照して標準得点に変換される。最後の年齢間隔(17～21歳11カ月)では,ほとんどの下位検査でさらに増加することはない。標準得点は合計され,等価年齢はもちろん,受容的,表現的および全体の標準言語得点に平均値100 SD 15を与える。それぞれの下位検査に対して,平均値の上下何点にあるか,信頼区間,パーセンタイル範囲(それ自体の信頼区間をもつ)も記録用紙に書き入れる。すなわち,記録用紙はまたそのような差異の大きさを表記することにより受容的/表現的差異を計算できるようになっている。マニュアルでは,補足的表現的あるいは受容的言語テストからの得点は,主テストの中で疑わしかったり抜けていたりする可能性のある得点と置きかえるために使用すべきであると忠告している。

考　察

これは*臨床言語機能評価*(1980)の第3版である。技法マニュアルにはテストの改訂の詳細と,信頼性と妥当性に関する情報がある。このテストは主に学校心理士と小児言語療法士が使用する目的で立案されている。

下位検査の内部整合性は.55～.91の範囲であり,受容的,表現的,全言語得点は.83～.95の範囲であり,しかも年齢に依存していた。152名の小児のサブサンプルに対して,4～8週後の再検査の信頼性は.50(7歳児の連想語)～.90(7歳児の文再生)の範囲であり,また.77(13歳児の受容的言語得点)～.93(7歳児の全言語得点)の範囲であった。

基準関連妥当性は,言語学習障害の136名の学生と6,7,9,11,15,16歳の正常な学習年齢の学生136名との比較に基づいていた。全言語得点に対して85以下(SD 1)のカットオフを使用すると,正確な分類は71.3%であった。CELF-R

に対して測定された併存的妥当性は，下位検査では.42～.75の範囲であり，言語得点では.72～.79の範囲であった。CELF-3での得点はCELF-Rの得点よりおよそ5点高かった。CELF-Rの併存的妥当性はPPVT-R ($n=53$) に対して.68,.52（受動的.44, 表現的.46）であり，知能テスト（WISC-R, $n=48$）に対しては.42（受動的.32, 表現的.37）であると以前報告された。918名の学生をサンプルとしたCELF-Rの下位検査間の相互相関は.23～.61の範囲であった。CELF-3はWISC-IIIの全IQと.75の相関があった（$n=203$, 受動的言語得点では.71, 表現的言語得点では.71）。一般的言語能力の因子が大部分の分散の説明となったけれども，CELF-3で因子分析は4つの因子を抽出した。

Semelら（1987）は，言語発達に関するすべての面を網羅するわけではないので，このテストの名前を「臨床言語機能評価」から「基本言語臨床評価」に変更した。彼らは，必ずしもコミュニケーション手段としての言語使用能力を測定していないと強調している。

特定の神経心理学的関心を引く研究はこれまでは発表されてはいなかった。しかし，このテストは以降，神経学的母集団に広範囲に使われてきた少なくとも3つのテストの原典からの増補あるいは改訂が行われた。すなわち連想語（カテゴリー語流暢性，制限口頭語連想），文再生（文反復），概念と方向（トークンテスト）の3つのテストである。神経心理学者は，小児をテストする際優れた標準データベースをもつ有難い代替物としてこれらのテストを使用したがるであろう。CELF-3の完全版は小児の発達上での言語障害と後天的言語障害の両方の検査に適している。CELF-3の完全版はすべての人における言語機能モデルとしては不十分であるかもしれないが，受動的様式と表現的様式両方における統語論と意味論の主要な領域をカバーしている。しかし音韻論的（構音の）障害はカバーしていない。

CELF-3マニュアルの特有な長所は，追加テストに対する情報が準備されていること，および検査者マニュアルのいたるところにそれぞれの下位検査に対する使用説明資料が準備されているところである。それぞれのテストに対する信頼区間と要約ページ上のテスト間の差異に対する信頼区間に関するしっかりした注意書きもこのテストの有難い付加事項である。

標準データ

このテストは地域，年齢，性別，人種に関して代表的な合衆国の2,450名の小児について申し分なく標準化されている。技法マニュアルには白人とアフリカ系アメリカ人の差異と男女の差異について報告され考察を加えられているが，標準得点変換に使用されていない。しかし，語形成（語形論）と文構造（統語論）に関する弁証法的変形（「アフリカ系アメリカ人なまりの英語」を含めて）を解釈するための規則がマニュアルに示されている。このテストの作成者は，このテストの使用者が発展させる地方特有の標準の必要性を強調している。なぜならそれらはマニュアルにある標準とかなり異なるかもしれないからである。

文 献

Semel, E., Wiig, E.H., & Secord, W. (1987, 1995). *Clinical Evaluation of Language Fundamentals—Third Edition*. San Antonio, TX: Psychological Corporation.

Wiig, E.H., Secord, W.A., Semel, E. (1992). *Clinical Evaluation of Language Fundamentals—Preschool*. San Antonio, TX: Psychological Corporation.

実用コミュニケーション能力検査
COMMUNICATIVE ABILITIES IN DAILY LIVING（CADL）

訳　高野哲也

目 的

本検査の目的は失語症の成人あるいは同様の言語障害をもつ人々について，正常な生活状態におけるコミュニケーション能力（非言語的コミュニケーションを含む）を検査することである。

原 典

マニュアル，記録用紙，トレーニング用カセットテープを含む完全キットは University Park Press, 300 North Charles Street, Baltimore, MD 21201 から約170米ドルで入手できる。

概 要

このテストは1980年に Holland により開発され，言語障害評価用に立案された他のテストとは以下の点で異なる。すなわち，このテストは，被検者が身振り，指示，書字，描画などを含む残存する可能な限りの手段を使って，日常生活で理解しかつ伝達する能力を測定する。このテストは評価尺度を含まないが，「機能的コミュニケーション」を測定するもう1つの手段である（Sarno, 1969）。絵になっているこのテストの68項目は，診察室にいる，電話をかける，店の中にいる，運転をしている状況に「設定された」実際の質問も含む多様な状況により被検者を検査する。イタリア語版（Pizzamiglio et al., 1984）とスペイン語版（スペインで開発された（Martin et al., 1990））日本語版（Watamori et al., 1987）が利用できる。このテストの項目は「自然」な順序に従っていて，しかもそれらは以下の10のカテゴリーに分類できる。

1．読むこと，書くこと，見積もりや計算や時間の判断のための数字の使用。標識を読むこと，方向，両替，日付設定を含む21項目がある；例えば，絵に描かれた時計からクライアントは「Dr. Clark」との午後3時の約束までどのくらい待たなければならないかを述べること。

2．話す行為。21項目からなり，会話や身振りや書く行動による情報や意図を伝達するための実用的会話を含む；例えば，差が5歳以内で人の年齢をあてること。

3．言語的非言語的背景の利用。検査者が与えた状況下での項目に返答することを含む17項目からなる；例えば，禁煙の標識がある待合室で人がタバコを吸っている絵を見て「この絵の中で何が起きていますか。」

4．ロールプレイングは10項目からなり，それぞれの項目は起こる「かもしれない」状況への認知的転換を必要とする；例えば，診療所を訪れている状況。

5．連続した，関係づけられた行動は，順序立った一連の行動を遂行する能力を必要とする9項目からなる；例えば，ダイアルを回して電話をかける。

6．社会慣例は8項目からなる；例えば，挨拶，弁解を受け入れること，休暇取得。

7．拡散は，誤解を招く情報やことわざに反応するのに必要な7項目からなる；例えば，考えをすばやく働かせて論理的可能性を生み出すこと。

8．非言語的象徴的コミュニケーションは7項目からなる；例えば，トランプ遊びなどで相手の顔色を読みとる。

9．直示は，動きに関するあるいは動きに伴うコミュニケーション行動の6項目からなる；例え

ば，「男性用あるいは女性用トイレに案内しなさい。」

10．ユーモア，不合理さ，隠喩は4項目からなり，拡散の項目に類似しており，絵の中に描かれているユーモアのある状況や不合理な状況あるいは隠喩的な状況を認めることが必要である。

実　施

このテスト状況は，故意に形式ばらず，しかも検査者ができるだけ様々な役割を演じるように指示されている。例えば，声を変えること，あるいはユーモアを採り入れること等によってテストの間に作り出される状況の「背景的豊かさ」を増加させる。

およその実施時間

テストにはおよそ30～90分必要である。

採点方法

それぞれの項目についてマニュアルの詳細な指示に従って0，1，2と採点する。そのマニュアルにはまた2つのサンプル症例について採点例を記入した小冊子が含まれている。間違った応答をした場合や応答がなかった場合には0を，正しい応答があった場合は2を与えるが，一方もし応答を導き出すために質問をくり返した場合や質問を別の言い方で述べた場合には1と採点する。言語的あるいは書字による応答の質ではなく，コミュニケーション能力が調査の主題であるので，質問の繰り返しを自発的に要求したり文法的には間違っているが理解できる応答であれば正しいものとして採点する。

総得点は68項目に得点されたすべての点数の合計である（最高点136）。上に掲げたようなコミュニケーションをさまざまな領域に分割したものは解釈のための質的な指針として使用可能であるが，下位得点には使用されない。

考　察

1～3週後に20名の被検者に対して別の検査者が行った再検査の信頼性は.99および内部整合性は.97と著者が報告している。

ボストン失語症診断検査との併存的妥当性（原典参照）は，.84であり，Porchコミュニケーション能力指数とは.93，コミュニケーション機能プロフィールとは.87であった。スタッフと家族によってつけられた23の評価の相関は.67であった。CADLは失語症患者自ら始めたコミュニケーション交換の数と相関することも明らかにされている（Linebaugh et al., 1982）が，二者間の非言語的コミュニケーションの測定とは相関しない（Behrmann & Penn, 1984）。

基準妥当性は失語症の患者をテストすることによって確立された。年齢と施設に入所しているかどうかでマッチさせた母集団における，病型の異なる失語症それぞれの得点の平均は，イタリアの研究から得られた適切な得点（Pizzamiglio et al., 1984）とともに表11-6に示してある。

病型の異なる失語症に対するこの得点分布は，それらの重症度の臨床的印象とほぼ一致している。しかし，失名辞のグループは正常に近い得点になることに注目すべきである（標準データを参照）。家庭内で生活している失語症患者は施設内で生活している人より一貫して高い得点を得た。そのイタリアの研究では，様々な病型の失語症における得点に対して一般により低い値を示しただけでなく，多少異なった値も示した。このことはサンプルの選択と分類の基準の結果かもしれないが，それはまた，とくに120をカットオフ得点とした得点は慎重に解釈すべきであることも示唆している。失語症の重症度とHollandのサンプルにおけるCADLの得点との相関は.73であった。Sarno, Buonaguro，およびLevita（1987）が，コミュニケーション機能プロフィールで流暢性失語症（Wernicke失語症）と非流暢性失語症（Broca失語症）の得点が年齢，教育で，高度に類似し発症の時期にも関係していることを見出したことも注目すべきである。

26名の健常対照群と26名のWernicke失語症

表11-6. 2つの研究によるCADLの基準妥当性

失語症のタイプ	Holland(1980)			Pizzamiglio et al.(1984)		
	n	平均	SD	n	平均	SD
失名辞	14	127.21	5.57	8	104.12	28.91
伝導性失語	4	112.00	16.06	4	87.75	7.13
ブローカ失語	47	106.29	22.48	42	82.55	30.27
ウェルニッケ失語	17	94.88	21.92	12	77.00	34.45
混合性失語	26	79.67	28.59	—	—	—
超皮質性感覚性失語	2	55.50	33.23	1	91.00	—
全失語	20	44.25	21.38	23	41.00	18.22

患者，48名のアルツハイマー病患者（AD），および15名のうつ病患者との比較（Fromm & Holland, 1989）では，ADの重症度に応じてCADLの得点は低下を示した。またうつ病の患者も健常対照群より低い得点を示したが，ADにみられる的はずれの，漠然とした，あるいはまとまりのない応答よりむしろ不完全な応答を示す傾向があった。失語症患者ではアルツハイマー病患者と比較して顕著に異なったプロフィールを示した。IQが50〜80の間にある精神発達遅滞の被検者では失語症領域の得点を取る。IQとCADLの得点の相関は.72であった（Holland, 1980）。対照的に，（補聴器をつけている）聴力障害の被検者のグループでは健常者に近い得点を示した（Holland, 1980）。

CADLは被検者の言語の正確さよりもむしろコミュニケーション能力の評価を可能にするので，他の失語症検査の補足として優れている。ある綜説でSkenesとMcCauley（1985）はテスト構造に要求されるかなり厳しい必要条件を充たす数少ないテストの1つと見なしている。いくつかの組の項目における「設定された」特性は，検査者に役割を演じるためのある能力を必要とし，拒否するなど，このような相互関係に参加することができない被検者に対しては必ずしもうまくいかないかもしれない。すなわち，このことがどのように得点に影響するかはマニュアルでは明らかにされていないが，被検者が演技についてゆく能力がないことに注目し，全得点の解釈ではこのことを考慮に入れることが肝要であろう。Davis (1993)は，CADLは「テストではあるが，自然な相互作用の観察までには至らない」ことを警告している。このテストは失行症の人々に対しても補足的道具の1つとして役立つかもしれないが，注意して使用すべきである（Wertz et al., 1984）。

このテストの使用者は，Vineland（適応行動と人格テストの項参照）のような，日々のコミュニケーション問題の比較的簡単な評価に使える適応行動テストのコミュニケーション部分と見なしたいかもしれない。

標準データ

130人全員が健常成人（精神障害あるいは脳損傷の既往歴もなく，しかも視野障害や聴力障害のない流暢に英語を話せる人達）をベースとして，マニュアルにはそれぞれの職業別に平均値が示されている。専門家の平均は130.34；自営業，聖職者，セールスマン，熟練工の平均は128.76；職工，主婦，サービス業の平均は128.40；農業，工場労働者の平均は128.76であった。4つのグループ間の差異，施設に入所しているかいないかの差異，男性と女性の差異は有意でなかった。しかし，65歳以上年齢によるわずかな低下は，有意であった。

文献

Behrmann, M., & Penn, C. (1984). Non-verbal communication of aphasic patients. *British Journal of Disorders of Communication, 19,* 155-168.

Davis, A.G. (1993). *A Survey of Adult Aphasia* (2nd ed.). Englewood-Cliffs, NJ: Prentice-Hall.

Fromm, D., & Holland, A.L. (1989). Functional communication in Alzheimer's disease. *Journal of Speech and Hearing Disorders, 54,* 535-540.

Holland, A. (1980). *The Communicative Abilities in Daily Living.* Manual.Austin, TX: Pro-Ed.

Holland, A. (1984). *Language Disorders in Adults: Recent Advances.* San Diego: College-Hill Press.

Linebaugh, C.W., Kryzer, K.M., Oden, S.E., & Myers, P.S. (1982). Reapportionment of communicative burden in aphasia. In R.H. Brookshire (Ed.), *Clinical Aphasiology: Conference Proceedings.* Minneapolis: BRK Publishers.

Martin, P., Manning, L., Munoz, P., & Montero, I. (1990). Communicative Abilities in Daily Living: Spanish standardization. *Evaluacion Psicologica, 6,* 369-384.

Pizzamiglio, L., Laicardi, C., Appicciafuoco, A., Gentili, P., Judica, A., Luglio, L., Margheriti, M., & Razzano, C. (1984). Capacita communicative di pazienti afasici in situationi di vita quotidiana: addatamento italiano. *Archivio di Psicologia Neurologia e Psichiatria, 45,* 187-210.

Sarno, M.T. (1969). *Functional Communication Profile.* New York: Institute of Rehabilitation Medicine.

Sarno, M.T., Buonaguro, A., & Levita, E. (1987). Aphasia in closed head injury and stroke. *Aphasiology, 1,* 331-338.

Skenes, L.L., & McCauley, R.J. (1985). Psychometric review of nine aphasia tests. *Journal of Communication Disorders, 18,* 461-474.

Watamori, T., Takauechi, M.I., Fukasako, Y., Suzuki, K., Takahashi, M., & Sasanuma, S. (1987). Development and standardization of Communication Abilities in Daily Living (CADL) test for Japanese aphasic patients. *Japanese Journal of Rehabilitation Medicine, 24,* 103-112.

Wertz, R., LaPointe, L., & Rosenbek, J. (1984). *Apraxia of Speech in Adults.* Orlando, FL: Grune & Stratton.

制限口頭語連想
CONTROLLED ORAL WORD ASSOCIATION (COWA)

訳　高野哲也

他のテスト名

語流暢性，FASテスト，文字流暢性，およびカテゴリー流暢性の別名がある。

目的

このテストの目的は，制限時間内に，与えられた文字から始まる単語や与えられた種類の単語を自由に言うことを評価することである（口語連想流暢性）。

原典

特別な道具は必要としない。FASテストはビクトリア大学の心理学クリニックから出ている（完全版は120米ドル）神経感覚中枢性総合失語症検査（NCCEA, Spreen & Benton, 1969, 1977）にも含まれている。同様の版は本書の他の場所に記載されている多言語失語症検査（Benton, Hamsher & Sivan, 1983）の一部として提供されている。カテゴリー（動物）命名テストもボストン失語症診断検査と本書の別の個所に記載されているStanford-Binetテストの一部分である。カテゴリー流暢性の別の版はこの章の他の個所に記載され

ている CELF-3 に含まれている。

概　要

　文字（音声連想）流暢性では，被検者は制限時間内に，与えられた文字で始まる単語をできるだけ多く口に出して言うように求められる。Marshall (1986) が指摘してきたように，このテストに対する「語流暢性」という表現は誤解を招く。なぜなら，会話や連続した文において単語を言う能力は測れないからである。その代わり，このテストは制限された調査状況下において個々の単語を言うことを測定する（すなわち，与えられたアルファベットの一文字）。

　この人気のあるテストでは，FとAとSの文字が最も一般的に使用されるが，Benton, Hamsher と Sivan (1983) は C，F，L と P，R，W を使用する。これは，各々の文字における語数の差のためにある程度結果に影響する（Borkowski et al., 1967）。FAS のセットでは，F が辞書頻度は最小で，S が最も辞書頻度は多い。Benton と Hamsher のセットでは，最初の文字が辞書頻度は最も多く，最後の文字が辞書頻度は最も少ない。全体的にみて，FAS では CFL と PRW よりも多くの語彙選択の種類が与えられているが，CFL と PRW では提示される語彙選択の種類の量は概ね同等である。より幼い小児には綴り方技術への依存を避けるために「sh」で始まる単語が使用されてきた。

　書字単語流暢性は Guilford (1967 ; J.P.Guilford & J.S.Guilford, 1980) によって初めて使用され，各々の文字について 3 分間を割り当てた。このテストは多少冗長で，しかも基礎的な綴り方技術や無傷な運動能力に依存しているため，より幼い小児あるいは運動障害のある患者には不適当である。

　カテゴリー（意味論的連想）流暢性では，被検者は制限時間内にできるだけ多くの動物の名前を言うことを要求される。食物の名前や「台所においてあるもの」，「スーパーマーケットにおいてあるもの」，「身に着けるもの」，「ある場所から別の場所にあなたを移動させるもの」等も使用されてきた。このテストの他の版では色と鳥の名前を交互に言うことを要求される（Newcomb, 1969），ま た音声と意味論的連想を交替させる，あるいは意味論的および音声的連想の流暢性の組合せ（「『c』の文字から始まる動物の名前」 Heller & Dobbs, 1993）を要求される場合もある。

実　施

　ストップウォッチを使用し以下の指示を与える前に被検者をゆったり座らせる。「今からアルファベットの一文字を言います。それからその文字で始まる単語をできるだけ速く言ってほしいのです。例えば，もし私が『B』と言えば，あなたは 'bad, battle, bed……' と言ってください。'Boston, Bob, or Buick'〈訳注：米国製の自動車名〉 (Brylcreem) 〈訳注：ブリルクリーム，英国 Beechum Group 社製のヘアクリーム；1928年に製品化された〉等のような固有名詞は避けてください。また，'eat' と 'eating' のように異なった語尾をもつ同じ単語を再び使ってもいけません。なにか質問はありませんか。」（小休止）「*私が文字を言いますから始めてください。最初の文字は『F』です。どうぞ。*」ただちに計時を開始する。

　各々の文字（FとAとS）について 1 分を割り当てる。各々 1 分間の作業後に「優秀です」あるいは「良いですね」と言う。もし 1 分が終わらないうちに被検者が中断するならば，もっと多数の単語を思い出すように被検者を励ます。もし 15 秒間の沈黙があれば，基本的な指示と文字をくり返す。採点の目的のために，言われた順に実際の語を記録する，あるいはもし逐語的に記録するのに速すぎる場合にはプラス記号「＋」を記す。同じ繰り返しが起こっても被検者が別の語を使っていることもあり得るので（「four」と「for」および「son」と「sun」）1 分間の一区切りの終わりにこの語が何を意味するかについて尋ねること。

　3 つの文字（FとAとS）すべてについて実施する。

　ただちに以下のことを話す。「*台所で見つけるいくつかの物の名を言います。スプーン，ナイフ，フォーク，皿，蛇口。その他の台所にあるものを思い出すことができますか*」。被検者に他のもの

の名を言わせて，もし被検者が不適当な返答を言うならば，もう一度課題を説明し訂正する。その後続けて言う。「それではできるかぎり多くの動物の名前を言ってください。できる限り速くそれらを言ってください。」1分間を割り当てる。もし1分が終わらないうちに被検者が中断するならば，もっと多数の名前を言うように被検者を励ます。もし15秒間あるいはそれ以上中断があれば，基本的な指示を繰り返しそして始まりの単語「dog」を与えること。指示が与えられると，ただちに計時を開始するが，指示がくり返された時間に対しては余分の時間を割り当てる。言われた順に実際の単語を記録する。

およその実施時間

検査の実施には約5～10分かかる。

採点方法

採点は，(1) 3つの文字に対する許容できる単語すべての合計である。俗語と一般的な英語の一部になっている外来語（「faux pas」誤ち，「lasagna」イタリア料理のラザーニャ）は基準に合ったものとする。(2) 動物の範疇に入る許容できる単語すべての合計である。動物のカテゴリー流暢性に対しては，絶滅した動物，想像上の動物あるいは魔法動物の名前も基準に合ったものとするが，「Fido（訳注：米国で飼い犬によく用いられる名）」や「Morris」のような名前が提示された場合は基準に合わないものとする。これらの指示（すなわち，固有名詞，誤った単語，語尾変化，くり返し）による基準に合わない単語が提示された場合は正答としては数えられない。

間違いは入念に再検討されるべきである。なぜならそれらがある種の障害の手がかりを与えるかもしれないからである。例えば，くり返し（保続），侵入（他の文字，あるいは別のカテゴリーからの），錯語，綴りの誤りである。言われた単語の順序はしばしば被検者に対する調査戦略の糸口を示唆する。例えば，同じ2つの文字の組み合わせから始まる単語群（「factor, facilitate, factory, fabric」要素，容易にする，工場，織物）あるいは同じ意味論的なクラスターに属するもの（愛玩動物，動物園にいる動物）。

考察

信頼度。 採点者間信頼度はほぼ完璧である；高齢成人における1年後の再検査の信頼度は.70と報告されており（Fの文字では.7，Aの文字では.6，Sの文字では.71; Snow et al., 1988)，成人における19～42日後の再検査の信頼度は.88 (desRosiers and Kavanagh, 1987)，および51名の難治性のてんかん患者における8カ月後の再検査の信頼度は.65 (Sawrie et al., 1996) で平均1点の増加があった。短期間での再検査の学習効果はまだ検討中である。Brownら(1989)は，248名の8歳児での2年半後の再検査（PとCの文字だけ使用）の信頼度は.54であると報告している。HIV陽性の成人において18カ月以上期間をあけて行われた3回の再検査では信頼度が.76～.87の範囲を示した（Bardi et al., 1995)。

妥当性。 併存的妥当性はいくつかの研究で確立されている。一般的に「食べ物」のような具体的なカテゴリーの名前より文字に対する妥当性のほうが優れていることを示している（Coelho, 1984)。文字連想流暢性と年齢の相関は.19，学校教育との相関は.32であった。Wechsler成人知能尺度（WAIS）の言語性IQ（VIQ）との相関は.14，動作性IQ（PIQ）とは.29であった（Yeudall et al., 1986)。TombaughとRees(1996)はWAIS-Rの語彙との相関が.15と報告している。

構成概念妥当性の研究では，このテストが小児のデータの因子分析研究において主に因子1（読み－書き）と因子6（読み－書き－構文）に寄与していた（Crockett, 1974)。この研究の所見は多分その年齢では綴り方の技術がまだ発達中であることによるのだろう。成人では，desRosiersとKavanagh (1987)はこのテストが主に「言葉の知識」の因子（ならびに言語性IQと語彙）に寄与していることを見出した。Roudierら(1991, Lezakに1995年引用されている)は，このテストは「抽

象的な精神作用」の因子に負っており，この因子は口頭綴り字能力，数唱および暗算するというような他のテストによって特徴づけられるという所見を得た。Crockett（1977）は，このテストは命名すること，問題を解決すること，順番に並べること，注意をそらされないこと，保続およびいくつかの記憶力測定法と関連があることを見出した。因子分析構成の差異は，多分そのような研究がデータの中に含まれる数と計測様式に高度に依存しているという事実によるのだろう。成人では，記述文字流暢性は様々な言語情報処理課題の反応時間に相関しなかった（Schweizer, 1993）。急性疾患の後のリハビリテーション後における自動車運転のいくつかの測定に対する予測に関してCOWAの妥当性を報告した研究もある（Schutz & Schutz, 1996 ）。

TroyerとMoscovitchとWincour（1997）はCOWAの課題に含まれる構成要素を分離する試みを行った。彼らは，音声学的および意味論的サブカテゴリーの範囲内で単語を言う能力である「クラスター化」，およびクラスター間の位置を変える能力である「スウィッチング」は，ともに意味論的流暢性課題で提示される単語数と相関し，スウィッチングはクラスター化よりも音素流暢性で提示される単語数と相関する，ということを見出した。若い健常な成人は，高齢の成人に比べて意味論的流暢性では多くの単語を提示し，かつ頻繁に交換した。しかし一方，高齢の成人では音素流暢性でより大きなクラスターを示した。注意力を分散されることにより（例えば，指でコツコツ拍子をとりながら同時に単語を言う）音素流暢性のみで単語を言う数と交換数の減少があった。

神経心理学的研究。 Welshら（1988）は，COWAによって評価される機能は前頭前野の発達尺度の中で一番遅くまで発達するものの1つであると主張する（すなわち，それは12歳を超えてもなお発達する。ところが一方他の尺度では6歳という早期に成人レベルに到達する）。Sandlerら（1993）は仲間の問題をもつ多動児にCOWA得点が低いことを見出した。BarkleyとGrodzinsky（1994）はFAS-COWAが注意欠陥障害（ADD），注意欠陥多動性障害（ADHD）と学習障害児を90％レベルで識別したが，分類を誤った数（60％）も多かったと報告している。SpellacyとBrown（1984）は，COWA得点が低い（アチーブメントテストの得点とともに）ことが成人の犯罪者における累犯性の重要な予測値になることを見出した。しかし，高度に機能が保持されている62名の自閉症の青年においては，COWAも動物名流暢性も有意な障害を示さなかった（Minshew et al., 1995）。

Ewing-Cobbsら（1987）は閉鎖性頭部外傷の小児の判別妥当性について検討した。軽度閉鎖性頭部外傷の小児の15％と中等度あるいは重傷の小児の35％は，同年齢と同性に対して6パーセンタイル以下の得点であった。TaylorとSchatschneider（1992）は，聴力が保たれている軽度の障害のある髄膜炎後の113名の小児におけるCOWAが医学的因子よりむしろ社会的因子と関連していたことに注目している。しかしこのテストは予後の予測に貢献したのは確かである。早期の水頭症と二分脊椎の小児では，シャントの側に関係なくカテゴリー流暢性は有意に損なわれていた（Holler et al., 1995）。

成人200名の失語症の混合グループに対する文字流暢性の得点は，3～46の範囲で変動し平均値は11.5であった。任意抽出の失語症でない脳障害の患者の得点は5～46＋までの範囲で変動し平均値は28.2であった（Spreen & Benton, 1977）。閉鎖性頭部外傷の成人の平均得点は23.8であり（desRosiers & Kavanagh, 1987），またNCCEAの失語症患者に対する標準データの51パーセンタイルの得点であった（Sarno, 1986）。Sarnoら（1985）は，失語症の起因となる脳血管障害に罹患した男女間に有意差はなく，またその2年の期間にわたる回復の割合にも有意差を見出せなかった。失名辞を伴う脳血管障害罹患者の研究では（Margolin et al., 1990），PRW COWA（P, R, Wの3文字を使用したCOWAテスト）ではアルツハイマー痴呆患者（平均値29.64）よりも大きな障害（平均値16.38）を示したが，一方ボストン命名テストの得点は逆のパターンを示した。

Mutchnickら（1991）は，298名の脳障害（明

記されていない）と193名の偽神経疾患の対照者（神経心理学的評価を参照したが神経学的な障害のない）とを最もよく弁別する5つのテスト（18のHalstead-Reitanテストの中で）が文字流暢性に関するものであることを見出した。Crockettら（1990）はまた，脳機能障害を確認されたグループよりも種々の精神病のグループが有意に遂行が優れていることを見出した。急性脳外傷がありかつ認知レベルが最小に落ちた状態（錯乱して－不適切で－動揺した）にある218名の被検者(17～50歳)の研究では，3つの文字を使用したときより4つの文字(S, T, P, C, 平均値は28.9；Gruen et al., 1990）を使用したほうがCOWA得点は有意に減少することを見出した。Peckら（1992）は366名の頭部外傷患者に対する「標準」データを報告し，外傷の重症度が有意に影響することを見出した(p<.003)。軽症の頭部外傷患者では46パーセンタイル，中等度外傷患者では39パーセンタイル，そして重症の外傷患者では27パーセンタイルであった。それに比較して，受傷後12カ月のテストは相対的にほとんど回復せず，統計学的にも有意ではなかった。右半球の病変をもつ患者はこのテストでは重大な障害を示さなかった（Cavalli et al., 1981）。しかし，JoanetteとGoulet（1986）は，カテゴリー流暢性の減少を示したが，文字流暢性の減少は示さなかった。Varley（1995）は，右半球の病変のある患者では「広範囲の認知障害」のある患者を除いてカテゴリー流暢性の障害を見出さなかった。

Miceliら（1981）およびBruyerとTuyumbu（1980）は病変の側に関わらず前頭葉障害に対するCOWAの高い反応性を報告しているが，一方，Parksら（1988），Perret（1974），RamierとHecaen（1970），Regard（1981），およびRuffら（1994）は，左側前頭あるいは両側前頭に病変がある患者ではさらに多くの障害を見出した。Benton（1968）は両側前頭病変で最も重大な障害があると報告し，Crowe（1992）の研究では主として内側および眼窩前頭葉と密接な関係があった。Shoqueiratら（1990）は，前交通動脈の動脈瘤破裂の患者でも同様の結果を見出し，広範囲の前頭の損傷があればとくに著しかった（D'Esposito et al.,

1996）。Pozzilliら（1991）による研究もまた，多発性硬化症で放射線医学的に脳梁に萎縮が証明された患者では脳梁前部と密接な関係があった。左の視床枕破壊術を受けた患者はCOWAにおいて45％の減損を示した（Vilkki & Laittinen, 1976）。左側頭葉切除術の術後には，術前と比較してカテゴリー（動物）流暢性のみならず文字流暢性の劇的な低下が認められたが，右側頭葉切除術では影響は極微にすぎなかった。術後1年で，遂行は術前のレベルあるいはそれ以上のレベルに回復した（Loring et al., 1994）。最近の研究（Pachana et al., 1996）でも，アルツハイマー痴呆(平均値＝26.5，SD＝11.6)と比較して前頭側頭型痴呆の患者（平均値＝17.3，SD＝15.1）ではFAS-COWAの障害がかなりひどかった。多分，このテストが「遂行能力」を必要とするためであろう。

Cantor-Graaeら（1993）は，22名の健常な志願者では局所脳血流量がFAS-COWA課題で主として背側前頭前野皮質で増加したが，WCSTの遂行中には増加しないことを見出した。また同様の増加はWarkentinら（1991）によっても証明されている。しかし，健常な志願者のポジトロン・エミッション・トモグラフィー（PET）による研究（Parks et al., 1988）で，COWAが両側の側頭葉と前頭葉を賦活させることが指摘された。19名の志願者にカテゴリー（動物，果物）流暢性と文字（P, R）流暢性課題の両方を使用した最近の研究（Cardebat et al., 1996）では，意味論的（カテゴリー）流暢性に対してのみ右背側と内側前頭領域の脳血流量が増加したが，正式の（文字）流暢性の基準測定値と比較して増加がないことを見出した。最後に，Cobenら（1995）は，FAS-COWAと脳損傷患者の欠損に気付かないことの間の強い関係があり，それは前頭葉介在性の実行機能に障害があるとした。

器質的健忘症（コルサコフ症状群，脳炎）の患者ではFAS-COWAで障害を示し（Shoqueirat et al., 1990），Hewettら（1991）は同様の所見を女性のアルコール依存症患者に見出した。これに反して，主として海馬領域に影響を及ぼす低酸素症に陥った1年後に調査された11名の被検者では，COWAは障害を受けなかった（平均値＝

43.09，マッチした対照群の平均値＝45.09）(Hopkins et al., 1995)。

神経心理学的に障害のある HIV 陽性の男性では，音素連想課題における欠損を示し(Di Sclafini et al., 1997)，Monsch ら（1994 b）はハンチントン病（HD）患者の障害と同様に HIV 陽性の男性も両方の課題で障害があることを示した。Monsch らは，これは皮質下疾患の典型的なパターンを表現していると結論した。Auriacombe ら（1993）と Bayles ら（1993）は，パーキンソン病（PD）で同様の結果を見出してこの結論を支持し，また，Hanes ら（1996）も意味論的流暢性と他の実行対照課題（ロンドン塔，Stroop テスト）に関して，対照者と HD 患者，PD 患者あるいは統合失調症患者間（患者群間でなく）の有意差を見出してこれを支持した。しかし，Hanley ら（1990）は PD 患者で遂行が悪いのは主に言語能力の障害と年齢によるものであることを示した。Beatty と Monson (1989) は，命名能力が正常および損傷のある PD 患者および多発性硬化症（MS）の患者と年齢，教育歴をマッチさせた対照群を比較した。両方の患者群では，文字（FAS）流暢性とカテゴリー（動物，果物，身体の部分）流暢性が双方とも命名の正常なグループと比べてほんの軽微な障害しかなかったが，命名の損傷のあるグループでは障害が重かった。語彙定義づけテスト（WAIS-R）においても同様の障害が見いだされた。これ故に，PD と MS の患者では年齢作用としての障害ではなくて，名前を発見する能力と一致した障害を示すと思われる。

初期の研究（Ober et al., 1986）では，軽症およびある程度重症の AD 患者の文字（FAS）流暢性とカテゴリー（果物）課題の差異を見出せなかったけれども，最近の多くの AD 患者の研究では有意差を示した。Adams（私信）は，AD 患者あるいはハンチントン病患者のどちらも FAS-COWA の得点の低下を見出せなかった。しかし，AD 患者は侵入（誤字），保続（反復）および語尾変化（fish, fishy, fishing）の誤りをより多く示した。しかし，Miller と Hague (1975) および Murdoch ら（1987）は AD 患者の COWA の低下を見出せなかった。Lafleche と Albert（1995）は，FAS およびその他の 3 つの「実行機能テスト」（自己管理テスト，線引き，および Hukok, Raven 進行マトリックスに多少似ているテスト）において軽症の AD と対照者との有意差を見出した。Lacy (1994) は，文字流暢性とカテゴリー流暢性の両方では対照患者群と精神科患者の間に有意差があったこと，および AD 患者と左大脳半球損傷患者では遂行が最も悪いが，右大脳半球損傷患者と皮質下病変患者は対照群と有意差はなかったことを報告した。もし意味論的（カテゴリー）命名が良好であれば，AD 患者は 線引きテストパート B でより良好な遂行を示すことが見出されたが，一方，他の患者は良好な文字流暢性と関連して書字で良好な遂行を示した（Bayles et al., 1989）。すなわち，彼らはこの 2 つの課題間の差異をそれぞれが依存する 2 つの記憶のサブシステムの結果と見なした。Butters ら(Butters et al., 1987; Monsch et al., 1992, 1994 a) による一連の研究では，COWA（FAS）とカテゴリー（動物，果物，野菜）流暢性を比較し，両方の課題がハンチントン病患者と人口統計学的にマッチした健常な中年の対照群とを有意に判別したが，一方，AD 患者では 文字流暢性よりむしろカテゴリー流暢性のほうが悪いことがわかった。これは AD の危険のある健常な高齢者と AD 患者を分離しようとする Cahu ら（1995）の研究によって確認された。すなわち，カテゴリー流暢性は文字流暢性よりグループ分けの優れた良い一助となる。しかし，線引き B，語表遅延再生，ボストン命名，および Wechsler 視覚記憶保持が寄与するようになった後，カテゴリー流暢性と文字流暢性の双方とも回帰式におけるグループ分けのプラスとはならなかった。この研究ではグループ分けに寄与する他のものは侵入と保続の誤りの発生であった（Cahn et al., 1997）。Mickanin ら（1994），Rich（1993），および Taussig（私信）は同様の結果を報告した。ブロンクス加齢研究 Bronx Aging Study (Aronson et al., 1990; Masur et al., 1994) では 442 名の健常な高齢の被検者（平均年齢 79.2 歳）を年に 1 回 4 年以上にわたり追跡した。この研究の開始時点でカテゴリー流暢性の評価の低下は，追跡調査期間中に痴呆の発症を有意に予測（$p < .00001$）することを見出し

た。すなわち，他の尺度を組合せると，痴呆の発症予測は 68％正しく，また痴呆にならない予測は 88％正確であった。Small ら(1997)は，文字(N, S)流暢性とカテゴリー（食べ物）流暢性の両方で，痴呆のある患者と痴呆のない患者間の有意差を見出した。文字流暢性は AD の将来の予測に有意に寄与した。Goldstein ら(1996)は，文字流暢性ではなく意味論的流暢性が AD 患者と高齢の閉鎖性頭部外傷患者の弁別に寄与することを見出した。すなわち，この 2 つのグループは人口統計学的特徴と簡易精神機能検査の得点はマッチしていた。カテゴリー（動物，果物，野菜）流暢性は，中国人被検者の痴呆の有無での教育のある人ない人を反応性で，67％と 86％，特異性で 70％と 78％識別した (Salmon et al., 1995)。Rich (1993)は AD の患者（平均年齢 75 歳）の文字流暢性の平均は 16.15 であり，それと比較して同年齢の健常な対照者の平均は 34.05 であることを見出した。動物名流暢性の平均はそれぞれ，前者では 6.90，後者では 15.45 であった。若い高齢者と老年の高齢者のグループ間ばかりでなく 2 つのグループ間の弁別には，統計学的にカテゴリー流暢性は文字流暢性よりも優れている。カテゴリー流暢性は文字流暢性に比べて意味論的認知能力を必要としているようである。また文字流暢性は基礎のしっかりした綴り方の知識に依存しているので，これは AD の文字流暢性が比較的損なわれていないことに対する説明になるかもしれない。Binetti ら (1995)による研究が示したように，AD 患者は動物の名前をごくわずかしか言えないだけではなく，クラスター提示（例えば，農場の動物）が限定され，また使われる頻度の高い単語を使用した。Barr と Brandt(1996)による最近の研究では，音声流暢性より意味論的流暢性のほうが障害が大きいことを見出した。しかしこの研究結果は，いくつかの種類の痴呆，例えば AD, HD, 血管性痴呆などに活用できた。

Loewenstein ら (1992)は，33 名の AD 患者の遂行を FAS-COWA と機能的課題を有する他の 7 つのテスト（時計の時間を読むこと，電話技術，手紙を送る用意をすること，お金を数えること，小切手を書くこと，小切手の決済をすること，書かれたリスト通りに買い物をすること）について，比較した。COWA は電話をかける能力と (.40)，小切手の決済をする能力と (.45) 相関しており，しかも機能的能力の予測課題のステップワイズ回帰分析に (.21) で寄与した。しかし，すべてを組合せた課題では，分散を説明できるのは 50％に充たなかった。

Stebbins ら (1995) は，Tourette 症状群の成人では COWA とカテゴリー（スーパーマーケット）流暢性の双方とも障害を見いだせず，彼らはそれを意味論的記憶尺度と見なした。それと対照的に，Tourette 症状群患者は，前頭葉－線条体機能と関係があると考えられる作動および手続き記憶の尺度で障害を示した。

軽度あるいは中等度のうつ病では COWA に全く影響がないか，わずかな影響しかないと思われる。Boone ら (1995) は，より高齢の対照群，軽度あるいは中等度の症状のうつ病患者と対照群の間に有意差があることを見出した（それぞれの平均は 40.45, 37.41, および 32.42）が，彼らはこれらの差が臨床的に有意でなかったと強調している。Kronfol ら (1978) もまた，痴呆に類似した症状のうつ病患者では語流暢性はほとんど変化を示さなかったと報告した。また Petrick ら (1992) は COWA が AD の患者とうつ病の患者を弁別しなかったと報告した。しかし，精神病に罹病している高齢のうつ状態の患者（62〜81 歳）は，そうでない高齢の抑うつ状態の患者より FAS の得点が有意に低かった(Kunik et al., 1994)。Gourovitch ら (1996) は，統合失調症患者はカテゴリー単語より音素（文字）連想を多く引き起こすが，一方，病前知能にマッチさせた健常の被検者グループでは逆のパターンを示すと報告した。

外傷後ストレス障害(PTSD)は文字流暢性とカテゴリー流暢性の両方に影響を及ぼす可能性がある。すなわち，Uddo ら (1993) は，外傷後ストレス障害のベトナム戦争の復員軍人（平均年齢 41.6 歳）において，C, F, L の文字流暢性の平均は 33.31(SD＝9.08)であり，動物カテゴリーの平均は 9.08 (SD＝4.25) であることを見出した。また健常な州兵（平均年齢 32.9 歳）との比較ではそれぞれ平均は 39.73, 13.77 および SD は 18.53 と

表11-7. 成人におけるCOWA（FAS）と教育レベル

教育年数	n	F 平均	SD	A 平均	SD	S 平均	SD	合計 平均	SD
0-8年	32	13.1	4.5	9.8	4.0	13.9	4.5	36.5	10.7
9-12年	479	13.7	4.5	11.2	4.3	14.4	4.6	39.3	11.6
13-16年	332	15.1	4.4	12.9	4.3	15.7	4.6	43.7	11.6
17-21年	51	16.2	4.1	13.5	4.4	17.1	5.1	46.9	11.6
全教育年数	894	14.4	4.5	11.9	4.4	15.0	4.7	46.9	11.8

Tombaugh, Kozak, と Rees（1996），オンタワのオンタリオ地区の成人志願者を基礎としている。

表11-8. 成人の制限連想語（CFL）
16～70歳の教育レベル

教育年数	男性 (n=180) 平均	SD	女性 (n=180) 平均	SD	男女 (n=360) 平均	SD
12年以下	36.9	9.8	35.9	9.6	36.5	9.9
13～15年	40.5	9.4	39.4	10.1	40.0	9.7
16年以上	41.0	9.3	46.5	11.2	43.8	10.6
全教育年数	39.5	9.8	40.6	11.2	40.1	10.5

出典：Ruffら，1996神経心理学国立アカデミーおよび著者の許可による。

4.50であった。

標準データ

異なる形式のCOWAの比較

文字およびカテゴリー流暢性について比較できる他の形の検査法はほとんどない。本章の概要の項で述べたが，FASはCFLとPRW（CFLとPRWは同等であるが）より辞書の頻度が多少高い（比率は1.3：1.0）。そこで，Ruffら（1996）は「2つの版のそれぞれの素点は比較できない」と結論を下す。しかしいくつかの研究が示しているように，与えられた文字から提示される単語数は辞書の容量とは直接関連しない。例えばFという文字はAより辞書の頻度は少ない。しかし各々の文字に対する素点を報告している標準研究（Tombaugh, Kozak & Rees, 1996；表11-7）はAの文字はFより一貫して難しいことを見出している。さらに，この課題の時間制限の最大枠では，単語提示のために辞書を引きこなすようなわけにはいかないと思われる。

FASとCFLの文字の等価性についての最初の研究（Lacy et al., 1996）は，2つのパラダイム（FASとCFL）を交互に2つの異なった（精神医学的対中枢神経系機能障害の疑いのある）診断グループに検査して比較することで可能であり，.87～.94の間で相関していることを示した。しかし，異なった教育歴や知能レベルのサンプルが使用されていたため，異なった文字セットに関する標準値の研究は直接比較することはできない。しかし一般的に3つの文字セット間の差異は表11-7と表11-8の比較によって示唆されるように，小さいと思われる。私たちは，FASとCFL両方に対する有効な標準値を別々に示している。記述文字流暢性の標準値はいくつかの研究から入手可能であり，口頭提示課題より多少低い得点を示すようである。

意味論的COWAについての異なったカテゴリーの等価性研究はない。しかし，例えば動物の名前，移動の手段，スーパーマーケットにある物のようなカテゴリー間のわずかな差異は発見できそうである。私たちだけが動物の名前，スーパーマ

ーケットにある物，および食べ物に対する有効な標準値を示している。

年齢，性別，教育，および知能指数の影響

年齢の影響はより高い年齢域の被検者でのみ示された（Read, 1987; Tombaugh, Kozak, & Rees, 1996，表11-9），ところが，Ruffら（1994）は16～70歳の範囲では年齢による影響は得られなかった。他の研究者たちは年齢に伴う生産性のわずかな低下と大きな低下の双方を見出している。SchaieとParham（1977）は，このテストの敏速な生産性では53歳で始まる年齢関連の低下を示した。彼らは，67歳の健常成人が25歳の健常成人と比較して，反復測定と独立した無作為サンプルでそれぞれ74％および60％の生産性しか示さないことを見出した。Bentonら（1981）は，文字流暢性の年齢に伴う低下は80歳までほとんど示さないが，年齢が55歳を超える被検者には3点の補正を加えると述べた。この成果は，Bollaら（1990）によって，年齢が39～89歳の健常な被検者199名に行われた研究の中で確認されている。Parkinら（1995）は年齢が21～81歳の地域社会に住む成人で低下は見出せなかった（平均はそれぞれ43.7と43.9）。AxelrodとHenry（1992）は，FAS-COWAについて健康な独立して生活している70代と80代の成人は若い成人のレベルより平均4単語少ないという所見を得た。ただAlbertら（1988）のみが，30～39歳までの健常成人の49.19から70～80歳までの健常成人の39.65まで文字流暢性の漸進的な低下を報告したが，60～69と70～79の年齢グループの間で最も急速な落ち込み（45単語から39単語への）が起きた。Mittenbergら（1989）は，20～75歳の間の健常対照被検者における年齢との弱い相関（-.14）を確認している。HellerとDobbs（1993）は，教養のある成人において76歳まで文字連想の有意でない減少しか見出せなかったが，連想はカテゴリー連想で有意であった（テスト時間は30秒間だけを使用し，28～39歳までの平均は9.29，60～76歳までの平均7.07）。KozoraとCullum（1995）は，高学歴で（平均＝14.3年）健常な高齢被検者ではFAS-COWAは年齢の影響を示さない（60代の平均は41.23，70代では45.76，80代では46.49，そして90代では40.74）ことを確認している。ところが，カテゴリー流暢性は年齢の影響を示している（動物のカテゴリーの平均はそれぞれ20.95，21.07，18.96，15.81）。TomerとLevin（1993）は，カテゴリー流暢性は年齢（75～91歳）に伴う低下があるが，

表11-9．年齢と教育歴で階層化されたFAS-COWAの標準値

パーセンタイル得点	16-59歳			60-79歳			80-95歳		
	教育年数			教育年数			教育年数		
	0-8 ($n=12$)	9-12 ($n=268$)	13-21 ($n=242$)	0-8 ($n=12$)	9-12 ($n=268$)	13-21 ($n=242$)	0-8 ($n=12$)	9-12 ($n=268$)	13-21 ($n=242$)
90	48	56	61	39	54	59	33	42	56
80	45	50	55	36	47	53	29	38	47
70	42	47	51	31	43	49	26	34	43
60	39	43	49	27	39	45	24	31	39
50	36	40	45	25	35	41	22	29	36
40	35	38	42	22	32	38	21	27	33
30	34	35	38	20	28	36	19	24	30
20	30	32	35	17	24	34	17	22	28
10	27	28	30	13	21	27	13	18	23
平均	38.5	40.5	44.7	25.3	35.6	42.0	22.4	29.8	37.0
(SD)	(12.0)	(10.7)	(11.2)	(11.1)	(12.5)	(12.1)	(8.2)	(11.4)	(11.2)

出典：Tombaugh, KozakとRees（1996）。

N - W F	N - W F	N - W F	N - W F	N - W F	N - W F
0-57	9-51	18-44	27-37	36-30	45-23
1-57	10-50	19-43	28-36	37-29	46-23
2-56	11-49	20-42	29-35	38-29	47-22
3-55	12-48	21-42	30-35	39-28	48-21
4-54	13-48	22-41	31-34	40-27	49-20
5-54	14-47	23-40	32-33	41-26	50-19
6-53	15-46	24-39	33-32	42-26	
7-52	16-45	25-38	34-32	43-25	
8-51	17-45	26-38	35-31	44-24	

注：NARTではなくNAARTによる誤答得点。
NARTは50以上の61項目があるので
これを使用する場合，適宜修正が必要である。

図11-1．NART(N)誤答を予測FAS-COWA(WF)得点へ変換(Crawford et al., 1992)。

文字流暢性にはないということも見出した。Tombaugh, KozakとRees（私信，1996）は，教育歴は年齢よりFAS-COWAの優れた予測となるという所見を得た。すなわち，カテゴリー（動物）COWAに対して年齢と性別のみが分散分析に有意に寄与した。

Crawfordら（1992）は，英国を代表する正常サンプルにおいて制限口頭語連想（FAS）と国民成人読書能力テスト（NART）間の相関は.67であり，年齢との相関はないことを見出した。彼らは，文字流暢性で期待される得点はNARTの得点を基礎として予測できる［予想VF＝57.5－（0.76×NART誤答），SE(est).＝9.09］と提案した。言語流暢性予想得点が使用されたとき，神経学的サンプルと健常群の比較は有意に優れた弁別を示した。NART誤答をCOWA（FAS）予想得点に変換する表を図11-1に示す。使用者はこの表が英国NARTと健常な英国人の被検者の研究を基礎にしていることを記憶に留めるべきである。しかし，同様の関係が北アメリカの被検者とNAARTに適用できるかもしれない。

成人の標準データ

表11-9は16～95歳までの年齢範囲の標準値を示している（Tombaugh, Kozak,& Rees,1996）。SpreenとBenton（1977）の標準データはかなり低い得点（平均値＝33）を示した。しかしこの標準値は低学歴で低い知能の地方に住む人のサンプルを基礎としている。Monschら（1994）によるCOWAの健常中年のサンプルの平均値は表11-9に示したものに非常に近い値である。Yeudallら（1986）の公表データもまた非常に類似していた。性差は2つの主な標準的研究では有意差はなかった（Yeudall：男／女＝42.8／41.5, Tombaugh, KozakとRees：40.1／41.6）。Johnsonら（1995）は，FASの平均得点がアフリカ系アメリカ人の被検者に比べて白人のほうがわずかに高い（約2点）という所見を得た。すべてのグループを収入と教育に合わせて変更した後では，アフリカ系アメリカ人はラテンアメリカ人系住民と比較して約2点高い得点を得た。動物命名では，白人の被検者の得点はアフリカ系アメリカ人あるいはラテンアメリカ人系住民の被検者より約2点高かった。クライエントが英語以外の第一言語をもつときには注意を払うべきである。Taussigら（1988）は，スペイン語でテストしたときさえ，健常なラテンアメリカ系住民のFAS平均点は24.5であることを報告した。英語を話す人では平均が41.5でありここで示された標準値と似た値であった。Pontonら（1996）の示したラテンアメリカ系住民用の標準値も同様であった（10年以上の教育歴のある人において，16～29歳の標準値の26.4から50～75歳の33.0までの範囲）。この課題はスペイン語を話す人にはさらに難しいかもし

表11-10. 65～90歳の被検者における書字 FAS-COWA と動物命名テストの標準値

年齢,	性別	教育年数					
		8年		12年		16年	
		COWA	動物	COWA	動物	COWA	動物
65歳	男性	28.8	17.3	33.8	18.9	38.9	20.3
65歳	女性	28.7	17.3	33.6	18.9	39.0	20.4
70歳	男性	27.8	16.5	32.8	18.2	38.0	19.8
70歳	女性	27.7	16.5	32.9	18.2	38.0	19.8
75歳	男性	26.8	15.4	31.9	17.4	37.0	18.9
75歳	女性	26.8	15.5	31.6	17.4	37.0	18.9
80歳	男性	25.3	14.9	30.8	16.7	35.9	18.2
80歳	女性	25.8	14.9	30.9	16.8	35.9	18.2
85歳	男性	24.3	14.3	29.8	15.7	34.8	17.4
85歳	女性	22.0	13.4	29.7	15.6	34.9	17.4
90歳	男性	23.8	13.3	28.7	14.9	33.8	16.7
90歳	女性	23.8	13.4	28.8	14.9	33.8	16.7

出典：Tuokko と Woodward, 1996年著者と Swets Publishing Service の掲載許可。
注：総合平均：年齢＝78.4（SD＝6.2），COWA＝31.4（SD＝10.7），カテゴリー流暢性（動物名）＝15.4（SD＝3.9）。

れない。というのは s の音はスペイン語で Z, S, と C の文字によって提示されるからである。これ故に，S 1字で始まる単語を要求するだけではさらに過酷な要求をする課題となるかもしれない。

最近 Ruff ら（1996）の発表した CFL-COWA 標準値は，性別と教育歴に関して同じセルの大きさにした 360 名の被検者を基礎としていた（表11-8）。この標準値は Yeudall ら（1986）の FAS 標準値より平均値が 5 点低い。この差異は Yeudall らの被検者が比較的高い教育レベルであり，多少簡単な FAS の文字を使用していることによるかもしれない。30 名の平均年齢 84 歳の健常なナーシングホームの居住者を基礎にしている Rosen（1980）の標準値は，ずっと低い（CFL の平均値 27.9，動物命名 11.3）。しかし同じ年齢の軽度のAD 患者と中等度～重度の AD 患者は，両方のCOWA 課題を遂行する能力にかなりの喪失を示した（CFL の平均値：それぞれ 13.2 と 4.2，動物命名：それぞれ 8.4 と 1.7）。

表11-8 には比較的高学歴で健常な高齢者におけるFAS テストの口頭提示の標準値が含まれている。これらの標準値は Ivnik, Malec と Smith（1996）の示した標準値や Montgomery と Costa（1983）の示した標準値とぴったり一致する。C, F, L の文字を使用している Rich のデータ（1993）のほうがほんのわずか高い。Steenhuis と Ostbye（1995）は，「カナダ人の健康と加齢の研究」の中で平均年齢 78.5 歳の健常な被検者 591 名のサンプルではいくらか低い値（平均値＝25.80）であると報告している。表11-10 は，65～90 歳の被検者 265 名に対して記述 FAS-COWA とカテゴリー（動物）流暢性の両方を行ったカナダ人の研究から，教育レベルによって分類されたものであり，同様の値を含んでいる（Tuokko & Woodward, 1996）。表 11-11 はオンタリオ州オタワの地域社会の志願者を基礎にした動物命名の標準値を含んでおり（Tombaugh, Kozak & Rees, 1996），表11-12 は年齢と教育歴によって階層化された動物命名の標準値が含まれる。高年齢の範囲では大半の研究が性別の差はないと報告している。

Gruen ら（1990）は頭部外傷成人の文字流暢性に対する典型的な応答術について研究した。最も頻繁であったのは，語頭に同じ子音-母音の音節を有する応答，その次には語頭に同じ子音-子音のクラスター，母音は違っていて語頭の子音と語尾の子音が同じ応答，同音異義語，意味論的関連，同じ意味論的カテゴリー内の応答，および意味論的関連の語頭に同じ子音-母音の音節を有する応答

であった。これらの応答方法には被検者の認知障害の程度による変化はほとんどみられなかった。Raskin と Rearick (1996) は，軽度の外傷性脳障害の成人では提示速度も遅く誤りも多いにも拘わらず，等しい割合の意味論的クラスターと音素的のクラスターを示し，マッチした健常対照群でみられるものと類似していた。Montgomery と Costa (1983)はまた健常で高齢なサンプルの82％が1つ以上の単語をくり返し，40％が「誤った単語」を使用した（例えば「phone」を「F」へ，「Susan」を「S」へ）と報告した。

Heaton, Grant, と Matthews (1991) は書字単語流暢性の尺度得点標準値を示している。これらの標準値は性別，教育，年齢で補正され，553名の健常被検者を基礎にしている。しかしこの標準値を使用する際には，個々のセルのサイズが示されておらずサイズがかなり小さい可能性があるので，注意が必要である。

小児の標準データ

正常な学習能力のある学童の無作為集団に対する FAS-COWA の標準データは表 11－13 に示してある (Gaddes & Crockett, 1975)。これらのデータは Crockett (1974) の発表データとぴったり一致している。それらはまたミルウォーキーにある総合専門外来センターに通院しているてんかんの小児，脳障害児，および学習障害児に対するパーセンタイル分布と同じく平均値の項も一致し (Hamsher, 1980)，インスリン依存性糖尿病の小児に対しても一致し (Northam et al., 1995)，このような障害は小児の COWA の制限連想語遂行への影響が比較的に少ないことを示唆している。大半の研究では女性の得点が男性と比較してわずかに低いという所見であった。Mann ら(1990)の研究は，この所見を高校生（記述 FAS-COWA；女性の平均値39.14，男性の平均値40.08）で確認

表11－11．1分間動物命名テストの平均値と SD と教育歴，年齢そして性別の関係

カテゴリー	n	動物命名 平均	(SD)
教育年数			
0-8年	140	13.9	(3.9)
9-12年	377	16.7	(4.6)
13-16年	173	19.0	(5.2)
17-21年	44	19.5	(5.2)
年齢			
16-19歳	19	21.5	(4.4)
20-29歳	41	19.9	(5.0)
30-39歳	43	21.5	(5.5)
40-49歳	45	20.7	(4.2)
50-59歳	43	20.1	(4.9)
60-69歳	92	17.6	(4.7)
70-79歳	228	16.1	(4.0)
80-89歳	200	14.3	(3.9)
90-95歳	24	13.0	(3.8)
性別			
男性	310	17.4	(5.1)
女性	425	16.5	(5.0)
合計，平均	735	16.9	(5.0)

出典：Tombaugh, Kozak と Rees (1996)。

表11－12．年齢と教育歴によって階層化された動物命名テストの標準値

	16-59歳		60-79歳			80-95歳		
	教育年数		教育年数			教育年数		
パーセンタイル得点	9-12 (n=109)	13-21 (n=78)	0-8 (n=61)	9-12 (n=165)	13-21 (n=94)	0-8 (n=75)	9-12 (n=103)	13-21 (n=46)
90	26	30	20	22	25	18	19	24
75	23	25	17	19	22	16	17	20
50	20	23	14	17	19	13	14	16
25	17	18	12	14	16	11	12	14
10	15	16	11	12	13	9	11	12
平均	19.8	21.9	14.4	16.4	18.2	13.1	13.9	16.3
(SD)	(4.2)	(5.4)	(3.4)	(4.3)	(4.2)	(3.8)	(3.4)	(4.3)

出典：Tombaugh, Kozak と Rees (1996)。

表11-13. 学童児における FAS の標準値

年齢	女性 n	平均	SD	男性 n	平均	SD	合計 n	平均	SD
6	30	4.6	5.0	22	4.1	4.1	52	4.4	4.6
7	24	16.0	7.3	27	14.1	6.5	51	15.0	6.9
8	23	23.1	5.7	25	22.5	7.7	48	22.8	6.8
9	30	25.0	7.3	23	22.6	6.4	53	24.0	6.9
10	25	27.4	7.1	25	23.8	8.2	50	25.6	7.8
11	22	31.1	6.8	22	28.2	8.1	44	29.7	7.6
12	13	32.0	6.8	13	29.4	8.1	26	30.7	7.4
13	12	37.3	5.8	17	28.8	8.3	29	32.3	8.4

出典：Gaddes と Crockett, 1975。

表11-14. 動物、食物命名テストそして sh で始まる単語流暢テストにおける健常な学童児の遂行能力

年齢	n	動物 平均	SD	食物 平均	SD	sh で始まる言葉 平均	SD
6	34	10.74	2.4	9.74	3.3	4.24	1.6
7	40	12.43	2.9	11.88	2.7	5.53	1.6
8	32	12.31	2.7	11.11	3.4	5.21	2.1
9	38	13.76	3.7	14.05	3.9	5.95	2.4
10	22	14.27	3.7	13.97	2.2	6.00	2.0
11	28	15.50	3.8	14.80	4.6	6.28	2.4
12	10	18.90	6.2	17.70	4.0	6.10	1.8

出典：Halperin ら（1989）。

表11-15. 小児の書字単語流暢テスト

年齢	合計 n	平均	SD	女性 n	平均	SD	男性 n	平均	SD
6	80	9.28	4.47	40	9.85	4.58	40	8.70	4.33
7	133	15.87	8.22	72	17.22	8.20	61	14.26	8.00
8	197	21.52	9.29	85	23.72	10.34	112	19.85	8.05
9	208	25.93	10.18	90	28.41	9.93	118	24.03	10.01
10	189	29.98	11.92	86	33.16	11.83	103	27.32	11.39
11	146	37.08	11.98	75	39.03	10.57	71	35.01	13.07
12	140	40.58	13.00	84	44.52	12.98	56	34.61	10.61
13	167	45.07	14.10	76	51.37	13.65	91	39.81	12.26
14	175	48.46	14.72	85	52.64	14.30	90	44.52	14.08
15	120	47.35	15.22	51	51.57	13.28	69	44.23	15.88
16	69	48.28	13.69	28	53.43	10.54	41	44.76	14.56
17	79	49.65	17.51	37	53.65	17.63	42	46.12	16.83
18	30	61.47	15.29	18	64.22	14.98	12	57.33	15.42

注：本テストは5分以内にS字で始まる単語をできるだけ多く、また4分以内にC字で始まる4字綴りの単語をできるだけ多く書くように被検者は告げられる。
出典：Kolb と Whishaw (1985)。

するとともに，日本の高校生との異文化間の比較で確認した。この報告された平均値は表11-10にある若い成人の平均値に非常に近い。

動物の名前，食べ物の名前の提示に対する標準値および小児の「sh」で始まる単語提示の標準値は表11-14に示してある。Vargha-Khadem（未発表）は6～12歳までの各々20名の小児に対する動物命名の標準値を得た。それは表11-14（概ね1点高いが）に示されているものに非常に似ている。これらのデータと対照的に，GoodglassとKaplan（1983）は12歳の標準値は動物の名前12であり，平均的な成人では動物の名前18であると示唆した。5～16歳11カ月までの小児の3つのカテゴリー（動物，交通機関，仕事の種類）に関する命名流暢性の追加的標準値はCELF-3に見出すことができる。表11-15は6～18歳までの小児の書字単語流暢性の標準値を示している（Kolb and Whishaw, 1985）。

文　献

Albert, M.S., Heller, H.S., & Milberg, W. (1988). Changes in naming ability with age. *Psychology and Aging, 3*, 173-178.

Aronson, M.K., Ooi, W.L., Morgenstern, H., Hafner, A., Masur, D., Crystal, H., Frishman, W.H., Fisher, D., & Katzman, R. (1990). Women, myocardial infarction, and dementia in the very old. *Neurology, 40*, 1102-1106.

Auriacombe, S., Grossman, M., Carvell, S., & Gollomp, S. (1993). Verbal fluency deficits in Parkinson's disease. *Neuropsychology, 7*, 182-192.

Axelrod, B.N., & Henry, R.R. (1992). Age-related performance on the Wisconsin Card Sorting, Similarities, and Controlled Oral Word Association Tests. *Clinical Neuropsychologist, 6*, 16-26.

Bardi, C.A., Hamby, S.L., & Wilkins, J.W. (1995). Stability of several brief neuropsychological tests in an HIV+ longitudinal sample. *Archives of Clinical Neuropsychology, 10*, 195 (abstract).

Barkley, R.A., & Grodzinsky, G.M. (1994). Are tests of frontal lobe function useful in the diagnosis of attention deficit disorders? *The Clinical Neuropsychologist, 8*, 121-139.

Barr, A. & Brandt, J. (1996). Word-list generation deficits in dementia. *Journal of Clinical and Experimental Neuropsychology, 18*, 810-822.

Bayles, K.A., Salmon, D.P., Tomoeda, C.K. & Jacobs, D. (1989). Semantic and letter category naming in Alzheimer's patients: A predictable difference. *Developmental Neuropsychology, 5*, 335-347.

Bayles, K.A., Trosset, M.W., Tomoeda, C.K., & Montgomery, E.B. (1993). Generative naming in Parkinson's disease. *Journal of Clinical and Experimental Neuropsychology, 15*, 547-562.

Beatty, W.W., & Monson, N. (1989). Lexical processing in Parkinson's disease and multiple sclerosis. *Journal of Geriatric Psychiatry and Neurology, 2*, 145-152.

Benton, A.L. (1968). Differential behavioral effects in frontal lobe disease. *Neuropsychologia, 6*, 53-60.

Benton, A.L., Eslinger, P.J., & Damasio, A.R. (1981). Normative observations on neuropsychological test performances in old age. *Journal of Clinical Neuropsychology, 3*, 33-42.

Benton, A.L., Hamsher, K., and Sivan, A.B. (1983). *Multilingual Aphasia Examination*. (3rd ed.) Iowa City, IA: AJA Associates.

Binetti, G., Magni, E., Cappa, S.F., Padovani, A., Bianchetti, A., & Trabucchi, M. (1995). Semantic memory in Alzheimer's disease: An analysis of category fluency. *Journal of Clinical and Experimental Neuropsychology, 17*, 82-89.

Bolla, K.I., Lindgren, K.N., Bonaccorsy, C., & Bleeker, M.L. (1990). Predictors of verbal fluency in the healthy elderly. *Journal of Clinical Psychology, 46*, 623-628.

Boone, K.B., Lesser, I.M., Miller, B.L., Wohl, M., Berman, N., Lee, A., Palmer, B., & Back, C. (1995). Cognitive functioning in older depressed outpatients: Relationships of presence and severity of depression to neuropsychological test scores. *Neuropsychology, 9*, 390-398.

Borkowski, J.G., Benton, A.L., & Spreen, O. (1967). Word fluency and brain damage. *Neuropsychologia 5*, 135-140.

Brown, S.J., Rourke, B.P., & Cicchetti, D.V. (1989). Reliability of tests and measures used in the neuropsychological assessment of children. *The Clinical Neuropsychologist, 3*, 353-

368.

Bruyer, R., & Tuyumbu, B. (1980). Fluence verbale et lésions du cortex cérébrale: performances et types d'erreurs. *Encephale, 6*, 287-297.

Butters, N., Granholm, E., Salmon, D.P., Grant, I., & Wolfe, J. (1987). Episodic and semantic memory: A comparison of amnesic and demented patients. *Journal of Clinical and Experimental Neuropsychology, 9*, 479-497.

Cahn, D.A., Salmon, D.P., Bondi, M.W., Butters, N., Johnson, S.A., Wiederholt, W.C. & Barrett-Connor, E. (1997). A population-based analysis of qualitative features of the neuropsychological test performance of individuals with dementia of the Alzheimers type: Implications for individuals with questionable dementia. *Journal of the International Neuropsychological Society, 3*, 387-393.

Cahn, D.A., Salmon, D.P., Butters, N., Wiederholt, W.C., Corey-Bloom, J., Edelstein, S.L., & Barrett-Connor, E. (1995). Detection of dementia of the Alzheimer type in a population-based sample: Neuropsychological test performance. *Journal of the International Neuropsychological Society, 1*, 252-260.

Cantor-Graae, E., Warkentin, S., Franzen, G., & Risberg, J. (1993). Frontal lobe challenge: A comparison of activation procedures during rCBF measurement in normal subjects. *Neuropsychiatry, Neuropsychology, and Behavioral Neurology, 6*, 83-92.

Cavalli, M., De Renzi, E., Faglioni, P., & Vitale, A. (1981). Impairment of right brain-damaged patients on a linguistic cognitive task. *Cortex, 17*, 545-556.

Coben, R.A., Boksenbaum, S.I., & Kulberg, A.M. (1995). Cognitive determinants of unawareness of deficits: The importance of specific frontal-mediated executive functions. *Archives of Clinical Neuropsychology, 10*, 309 (abstract).

Coelho, C.A. (1984). Word fluency measures in three groups of brain-injured subjects. Paper presented at the meeting of the American Speech-Language-Hearing Association, San Francisco.

Crawford, J.R., Moore, J.W., & Cameron, I.M. (1992).Verbal fluency: A NART-based equation for estimation of premorbid performance. *British Journal of Clinical Psychology, 31*, 327-329.

Crockett, D.J. (1974). Component analysis of with-in correlations of language-skill tests in normal children. *Journal of Special Education, 8*, 361-375.

Crockett, D.J. (1977). A comparison of empirically derived groups of aphasic patients on the Neurosensory Center Comprehensive Examination for Aphasia. *Journal of Clinical Psychology, 33*, 194-198.

Crockett, D.J., Hurwitz, T., & Vernon-Wilkinson, R. (1990). Differences in neuropsychological performance in psychiatric, anterior- and posterior-cerebral dysfunctioning groups. *International Journal of Neuroscience, 52*, 45-57.

Crowe, S.F. (1992). Dissociation of two frontal lobe syndromes by a test of verbal fluency. *Journal of Clinical and Experimental Neuropsychology, 14*, 327-339.

D'Esposito, M., Alexander, M.P., Fischer, R., et al. (1996). Recovery of memory and executive function following anterior communicating artery aneurysm rupture. *Journal of the International Neuropsychological Society, 2*, 565-570.

desRosiers, G., & Kavanagh, D. (1987). Cognitive assessment in closed head injury: Stability, validity and parallel forms for two neuropsychological measures of recovery. *International Journal of Clinical Neuropsychology, 9*, 162-173.

Di Sclafini, V., MacKay, R.D.S., Meyerhoff, D.J., Norman, D., Weiner, M.W., & Fein, G. (1997). Brain atrophy in HIV infection is more strongly associated with CDC clinical stage than with cognitive impairment. *Journal of the International Neuropsychological Society, 3*, 276-287.

Ewing-Cobbs, L., Levin, H.S., Eisenberg, H.M., & Fletcher, J.M. (1987). Language functions following closed-head injury in children and adolescents. *Journal of Clinical and Experimental Neuropsychology, 9*, 575-592.

Gaddes, W.H., & Crockett, D.J. (1975). The Spreen-Benton aphasia tests, normative data as a measure of normal language development. *Brain and Language, 2*, 257-280.

Goldstein, F.C., Levin, H.S., Roberts, V.J., et al. (1996). Neuropsychological effect of closed head injury in older adults: A comparison with Alzheimer's disease. *Neuropsychology, 10*, 147-154.

Goodglass, H., & Kaplan, E. (1983). *The Assessment of Aphasia and Related Disorders* (2nd ed.). Philadelphia: Lea & Febiger.

Gourovitch, M.L., Goldberg, T.E., & Weinberger, D.R. (1995). Differential verbal fluency deficits in schizophrenic patients as compared to normal controls. *Journal of the International Neuropsychological Society. 1*, 357.

Gourovitch, M.L., Goldberg, T.E., & Weinberger, D.R. (1996). Verbal fluency deficits with schizophrenia: Fluency is differentially impaired as compared with phonological fluency. *Neuropsychology, 10*, 573-577.

Gruen, A.K., Frankle, B.C., & Schwartz, R. (1990). Word fluency generation skills of head-injured patients in an acute trauma center. *Journal of Communication Disorders, 23*, 163-170.

Guilford, J.P. (1967). *The Nature of Human Intelligence*. New York: McGraw-Hill.

Guilford, J.P., & Guilford, J.S. (1980). *Christensen-Guilford Fluency Tests. Manual of Instructions and Interpretations*. Palo Alto, CA: Mind Garden.

Halperin, J.M., Healy, J.M., Zeitchik, E., Ludman, W.L., & Weinstein, L. (1989). Developmental aspects of linguistic and mnestic abilities in normal children. *Journal of Clinical and Experimental Neuropsychology, 11*, 518-528.

Hanley, J.R., Dewick, H.C., Davies, A.D., & Playfer, J. (1990). Verbal fluency in Parkinson's disease. *Neuropsychologia, 28*, 737-741.

Heaton, R.K., Grant, I., & Matthews, C.G. (1991). *Comprehensive Norms for an Expanded Halstead-Reitan Battery: Demographic Corrections, Research Findings, and Clinical Applications*. Odessa, FL: Psychological Assessment Resources.

Heller, R.B., & Dobbs, A.R. (1993). Age differences in word finding in discourse and nondiscourse situations. *Psychology and Aging, 8*, 443-450.

Hewett, L.J., Nixon, S.J., Glenn, S.W., & Parsons, O.A. (1991). Verbal fluency deficits in female alcoholics. *Journal of Clinical Psychology, 47*, 716-720.

Holler, K.A., Fennell, E.B., Crosson, B., Boggs, S.R., & Mickle, J.P. (1995). Neuropsychological and adaptive functioning in younger versus older children shunted for early hydrocephalus. *Child Neuropsychology, 1*, 63-73.

Hopkins, R.O., Kesner, R.P., & Goldstein, M. (1995). Memory for novel and familiar spatial and linguistic temporal distance information in hypoxic subjects. *Journal of the International Neuropsychological Society, 1*, 454-468.

Ivnik, R.J., Malec, J.F., & Smith, G.E. (1996). Neuropsychological test norm above age 55: COWAT, MAE Token, WRAT-R Reading, AMNART, Stroop, TMT and JLO. *The Clinical Neuropsychologist, 10*, 262-278.

Joanette, I., & Goulet, P. (1986). Criterion-specific reduction of verbal fluency in right brain-damaged right-handers. *Neuropsychologia, 24*, 875-879.

Johnson, M.T., Zalewski, C., & Abourdarham, J.F. (1995). The relationship between race and ethnicity and word fluency. Paper presented at the meeting of the American Psychological Association, New York.

Kolb, B., & Whishaw, I.Q. (1985). *Fundamentals of Human Neuropsychology* (2nd ed.). New York: W.H. Freeman.

Kozora, E., & Cullum, C.M. (1995). Generative naming in normal aging: Total output and qualitative change using phonemic and semantic constraints. *The Clinical Neuropsychologist, 9*, 313-320.

Kronfol, Z., Hamsher, K., Digre, K., & Waziri, R. (1978). Depression and hemispheric function change associated with unilateral ECT. *British Journal of Psychiatry, 132*, 560-567.

Kunik, M.E., Champagne, L., Harper, R.G., & Chacko, R.C. (1994). Cognitive functioning in elderly depressed patients with and without psychosis. *International Journal of Geriatric Psychiatry, 9*, 871-874.

Lacy, M.A., Gore, P.A., Pliskin, N.H., & Henry, G.K. (1996). Verbal fluency task equivalence. *The Clinical Neuropsychologist, 10*, 305-308.

Lacy, M.A., Ferman, T.J., Hamer, D.P., & Pliskin, N.H. (1994). Letter and category fluency across various clinical populations. Paper presented at the meeting of the International Neuropsychological Society, Cincinnati, OH.

Lafleche, G., & Albert, M.S. (1995). Executive function deficits in mild Alzheimer's disease. *Neuropsychology, 9*, 313-320.

Lezak, M.D. (1995). *Neuropsychological Assessment* (3rd ed.), New York: Oxford University Press.

Loewenstein, D.A., Rubert, M.P., Berkowitz-Zimmer, N., Guterman, A., Morgan, R., & Hayden, S. (1992). Neuropsychological test performance and prediction of functional capacities in dementia. *Behavior, Health, and Aging, 2*, 149-158.

Loring, D.W., Meador, K.J., & Lee, G.P. (1994). Effects of temporal lobectomy on generative fluency and other language functions. *Archives of Clinical Neuropsychology, 9*, 229-238.

Mann, V.A., Sasanuma, S., Sakuma, N., & Masaki, S. (1990). Sex differences in cognitive abilities: A cross-cultural perspective. *Neuropsychologia, 28*, 1063-1077.

Margolin, D.I., Pate, D.S., Friedrich, F.J. & Elia, E. (1990). Dysnomia in dementia and in stroke patients: Different underlying cognitive deficits. *Journal of Clinical and Experimental Neuropsychology, 12*, 597-612.

Marshall, J.C. (1986). The description and interpretation of aphasic language disorder. *Neuropsychologia, 24*, 5-24.

Masur, D.M., Sliwinski, M. Lipton, R.B., & Blau, A.D. (1994). Neuropsychological prediction of dementia and the absence of dementia in healthy elderly persons. *Neurology, 44*, 1427-1432.

Miceli, G., Caltagirone, C., Gainotti, G., Masullo, C., & Silveri, M.C. (1981). Neuropsychological correlates of localized cerebral lesions in nonaphasic brain-damaged patients. *Journal of Clinical Neuropsychology, 3*, 53-63.

Mickanin, J., Grossman, M., Onishi, K., Auriacombe, S., & Clark, C. (1994). Verbal and nonverbal fluency in patients with probable Alzheimer's disease. *Neuropsychology, 8*, 385-394.

Miller, E., & Hague, F., (1975). Some characteristics of verbal behaviour in presenile dementia. *Psychological Medicine, 5*, 255-259.

Minshew, N.J., Goldstein, G., & Siegel, D.J. (1995). Speech and language in high-functioning autistic individuals. *Neuropsychology, 9*, 255-261.

Mittenberg, W., Seidenberg, M., O'Leary, D.S., & DiGiulio, D.V. (1989). Changes in cerebral functioning associated with normal aging. *Journal of Clinical and Experimental Neuropsychology, 11*, 918-932.

Monsch, A.U., Bondi, M.W., Butters, N., & Salmon, D.P. (1992). Comparison of verbal fluency tasks in the detection of dementia of the Alzheimer type. *Archives of Neurology, 49*, 1253-1258.

Monsch, A.U., Bondi, M.W., Butters, N., Paulsen, J.S., Salmon, D.P., Brugger, P., & Swenson, M.R. (1994a). A comparison of category and letter fluency in Alzheimer's disease and Huntington's disease. *Neuropsychologia, 8*, 25-30.

Monsch, A.U., Bondi, M.W., Paulsen, J.S., Butters, N., Brugger, P., Salmon, D.P., Heaton, R.K., Grant, I., Wallace, M.R. & Swenson, M.R, (1994b). Verbal fluency performance of HIV+ men: A comparison to patients with Alzheimer's and Huntington's diseases. Paper presented at the meeting of the International Neuropsychological Society, Cincinnati, OH.

Montgomery, K., & Costa, L. (1983). Neuropsychological test performance of a normal elderly sample. Paper presented at the Meeting of the International Neuropsychological Society, Mexico City.

Murdoch, B.E., Chenery, H.J., Wilks, V., & Boyle, R.S. (1987). Language disorders in dementia of the Alzheimer type. *Brain and Language, 31*, 122-137.

Mutchnick, M.G., Ross, L.K., & Long, C.J. (1991). Decision strategies for cerebral dysfunction IV: Determination of cerebral dysfunction. *Archives of Clinical Neuropsychology, 6*, 259-270.

Newcombe, F. (1969). *Missile wounds of the brain*. London: Oxford University Press.

Northam, E., Anderson, P., Werther, G., Adler, R., & Andrewes, D. (1995). Neuropsychological complications of insulin dependent diabetes in children. *Child Neuropsychology, 1*, 74-87.

Ober, B.A., Dronkers, N.F., Koss, E., Delis, D.C., & Friedland, R.P. (1986). Retrieval from semantic memory in Alzheimer-type dementia. *Journal of Clinical and Experimental Neuropsychology, 8*, 75-92.

Pachana, N.A., Boone, K.B., Miller, B.L., et al. (1996). Comparison of neuropsychological functioning in Alzheimer's disease and frontotemporal dementia. *Journal of the International Neuropsychological Society, 2*, 505-510.

Parkin, A.J., & Walter, B.M. (1991). Aging,

shortterm memory, and frontal dysfunction. *Psychobiology, 19,* 175-179.

Parkin, A., Walter, B., & Hunkin, N. (1995). Relationship between normal aging, frontal lobe function, and memory for temporal and spatial information. *Neuropsychology, 9,* 304-312.

Parks, R.W., Loewenstein, D.A., Dodrill, K.L., Barker, W.W., Yoshii, F., Chang, J.Y., Emran, A., Apicella, A., Sheramata, W.A., & Duara, R. (1988). Cerebral metabolic effects of a verbal fluency test: A PET scan study. *Journal of Clinical and Experimental Neuropsychology, 10,* 565-575.

Peck, E.A., Mitchell, S.A., Burke, E.A., & Schwartz, S.M. (1992). Post head injury normative data for selected Benton neuropsychological tests. Paper presented at the meeting of the American Psychological Association, Washington, DC.

Perret, E. (1974). The left frontal lobe of man and the suppression of habitual responses in verbal categorical behavior. *Neuropsychologia, 12,* 323-330.

Petrick, J.D., Kunkle, J., & Franzen, M.D. (1992). Confrontation and productive naming in depression and dementia. *Clinical Neuropsychologist, 6,* 323.

Ponton, M.O., Satz, P., Herrera, L. et al. (1996). Normative data stratified by age and education for the Neuropsychological Screening Battery for Hispanics (NeSBHIS). *Journal of the International Neuropsychological Society, 3,* 53-63.

Pozzilli, C., Batianello, S., Padovani, A., & Passifiume, D. (1991). Anterior corpus callosum atrophy and verbal fluency in multiple sclerosis. *Cortex, 27,* 441-445.

Ramier, A.-M., & Hecaen, H. (1970). Rôle respectif des attaintes frontales et la lateralisation lésionelle dans les déficits de la "fluence verbale." *Revue Neurologique, Paris, 123,* 17-22.

Raskin, S.A., & Rearick, E. (1996). Verbal fluency in individuals with mild traumatic head injury. *Neuropsychology, 10,* 416-422.

Read, D.E. (1987). Neuropsychological assessment of memory in early dementia: Normative data for a new battery of memory tests. Unpublished manuscript. University of Victoria.

Regard, M. (1981). Cognitive rigidity and flexibility, a neuropsychological study. Ph. D. dissertation. University of Victoria.

Rich, J.B. (1993). Pictorial and verbal implicit and recognition memory in aging and Alzheimer's disease: A transfer-appropriate processing account. Ph. D. dissertation. University of Victoria.

Rosen, W.G. (1980). Verbal fluency in aging and dementia. *Journal of Clinical Neuropsychology, 2,* 135-146.

Ruff, R.M., Allen, C.C., Farrow, C.E., Niemann, H., & Wylie, T. (1994). Figural fluency: Differential impairment in patients with left versus right frontal lobe lesions. *Archives of Clinical Neuropsychology, 9,* 41-55.

Ruff, R.M., Light, R.H., & Parker, S.B. (1996). Benton controlled word association test: Reliability and updated norms. *Archives of Clinical Neuropsychology, 11,* 329-338.

Salmon, D.P., Jin, H., Zhang, M., Grant, I., & Yu, E. (1995). Neuropsychological assessment of Chinese elderly in the Shanghai Dementia Survey. *Clinical Neuropsychologist, 9,* 159-168.

Sandler, A.D., Hooper, S.R., Watson, T.E., & Coleman, W.L. (1993). Talkative children: Verbal fluency as a marker for problematic peer relationships in clinical-referred children with attention deficit. *Perceptual and Motor Skills, 76,* 943-951.

Sarno, M.T. (1986). Verbal impairment in head injury. *Archives of Physical and Medical Rehabilitation, 67,* 400-405.

Sarno, M.T., Buonaguro, A., & Levita, E. (1985). Gender and recovery from aphasia after stroke. *Journal of Nervous and Mental Disease, 173,* 605-609.

Sawrie, S.M., Chelune, G.J., Naugle, R.I., & Luders, H.O. (1996). Empirical methods for assessing meaningful change following epilepsy surgery. *Journal of the International Neuropsychological Society, 2,* 556-564.

Schaie, K.W., & Parham, I.A. (1977). Cohortsequential analyses of adult intellectual development. *Developmental Psychology, 13,* 649-653.

Schutz, L.E., & Schutz, J.A, (1996). Neuropsychological correlates of driving recovery after postacute rehabilitation. *Archives of Clinical Neuropsychology, 11,* 446 (abstract).

Schweizer, K. (1993). Verbal ability and speed of information-processing. *Personality and*

Shoqueirat, M.A., Mayes, A., MacDonald, C., & Meudell, P. (1990). Performance on tests sensitive to frontal lobe lesions by patients with organic amnesia: Leng & Parkin revisited. *British Journal of Clinical Psychology, 29*, 401-408.

Small, B.J., Herlitz, A., Fratiglioni, L., Almkvist, O., & Bäckman, L. (1997). Cognitive predictors of incident Alzheimer's disease: A prospective longitudinal study. *Neuropsychology, 11*, 413-420.

Snow, W.G., Tierney, M.C., Zorzitto, M.L., Fisher, R.H., & Reid, D.W. (1988). One-year test-retest reliability of selected tests in older adults. Paper presented at the meeting of the International Neuropsychological Society, New Orleans.

Spellacy, F.J., & Brown, W.G. (1984). Prediction of recidivism in young offenders after brief institutionalization. *Journal of Clinical Psychology, 40*, 1070-1074.

Spreen, O., & Benton, A.L. (1969, 1977), *Neurosensory Center Comprehensive Examination for Aphasia* (NCCEA). Victoria: University of Victoria Neuropsychology Laboratory.

Steenhuis, R.E., & Ostbye, T. (1995). Neuropsychological test performance of specific groups in the Canadian Study of Health and Aging (CSHA). *Journal of Clinical and Experimental Neuropsychology, 17*, 773-785.

Stebbins, G.T., Singh, J., Weiner, J., Wilson, R.S., Goetz, C.G., & Gabrieli, J.D.E. (1995). Selective impairment of memory functioning in unmediated adults with Gilles de la Tourette's syndrome. *Neuropsychology, 9*, 329-337.

Taussig, I.M., Henderson, V.W., & Mack, W. (1988). Spanish translation of a neuropsychological battery: Performance of Spanish- and English-speaking Alzheimer's disease patients and normal comparison subjects. *Clinical Gerontologist, 2*, 95-108.

Taylor, G.H.G., & Schatschneider, C. (1992). Child neuropsychological assessment: A test of basic assumptions. *The Clinical Neuropsychologist, 6*, 259-275.

Tombaugh, T.N., Kozak, J., & Rees, L. (1996). Normative data for the controlled oral word association test. Personal communication.

Tomer, R., & Levin, B.E. (1993). Differential effects of aging on two verbal fluency tasks. *Perceptual and Motor Skills, 76*, 465-466.

Troyer, A.K., Moscovitch, M., & Wincour, G. (1997). Clustering and switching as two components of verbal fluency: Evidence from younger and older healthy adults. *Neuropsychology, 11*, 138-146.

Tuokko, H., & Woodward, T.S. (1996). Development and validation of the demographic correction system for neuropsychological measures used in the Canadian Study of Health and Aging. *Journal of Clinical and Experimental Neuropsychology, 18*, 479-616.

Uddo, M., Vasterling, J.J., Brailey, K., & Sutker, P. (1993). Memory and attention in combat-related post-traumatic stress disorder (PTSD). *Journal of Psychopathology and Behavioral Assessment, 15*, 43-52.

Varley, R. (1995). Lexic-semantic deficits following right hemisphere damage. *European Journal of Communication Disorders, 30*, 362-371.

Vilkki, J., & Laittinen, L.V. (1976). Effects of pulvinotomy and ventrolateral thalamotomy on some cognitive functions. *Neuropsychologia, 14*, 67-78.

Warkentin, S., Risberg, J., Nilsson, A., Karlson, S., & Graae, E. (1991). Cortical activity during speech production: A study of regional cerebral blood flow in normal subjects performing a word fluency task. *Neuropsychiatry, Neuropsychology, and Behavioral Neurology, 4*, 305-316.

Welsh, M.C., Groisser, D., & Pennington, B.F. (1988). A normative-developmental study of measures hypothesized to tap prefrontal functioning. *Journal of Clinical and Experimental Neuropsychology, 10*, 79.

Yeudall, L.T., Fromm, D., Reddon, J.R., & Stefanyk, W.O. (1986), Normative data stratified by age and sex for 12 neuropsychological tests. *Journal of Clinical Psychology, 42*, 918-946.

多言語失語症検査
MULTILINGUAL APHASIA EXAMINATION (MAE)

訳　高野哲也

目　的

MAEは，6～69歳までの被検者に対して，失語症的言語障害の存在，重症度，質的様相について比較的簡潔であるが詳細な検査を行う。

原　典

MAEはPsychological Corporation, 555 Academic Court, San Antonio, TX, 78204-2498およびPsychological Assessment Resources, P. O. Box 998, Odessa, FL 33556から完全版を188米ドルで入手できる。この完全版にはマニュアル，視覚命名刺激用小冊子，読解力刺激用小冊子，綴り方テスト用文字ブロック，トークンテスト用トークン，および100の記録用紙（各々の記録用紙にはA，B，C，D，Eがある）が含まれている。スペイン語版（Examen de afasia multilingue-S）も上記より188米ドルで入手可能である。

概　要

MAEは改訂されており（Benton, Hamsher, Rey, & Sivan, 1994），9つの下位検査と5つの分野の2つの評価尺度からなる。

1．*口頭表現*：視覚命名，2つの同等の表現形式の文反復，制限連想語
2．*綴り方*：口頭綴り方，書字綴り方，ブロック綴り方
3．*口頭言語理解*：トークンテスト，単語と句の聴覚的理解
4．*読書能力*：単語と句の読解，
5．*評価尺度*：構音の評価，および書字の実行造作の評価，スペイン語形式（Rey & Benton, 1991）は同じ下位検査を含むが，項目と言葉による表現はキューバ系，メキシコ系，とプエルトリコ系の被検者にふさわしいように言い換えられた。例えば，制限口頭語連想はスペイン語で同程度の困難さを反映する，P，T，Mの文字を使用する。

実　施

原典を参照。視覚命名は線画ないしはその部分（例えば，電話，電話のダイヤル；30項目）を命名する必要がある。文反復は22音節まで長さが増加する14の文を反復することを求める。語彙と統語法は計画的に単純になっているが，疑問文，否定文，および他の形式は含まれる。制限連想語は本書にあるものと全く同じであるが，C，F，Lの文字を使用する（形式2ではP，R，Wの文字を使用する）。口頭，書字およびブロックの綴り方は3つの交換可能な11単語のリストを使用する。すなわち，口頭綴り方に対して単語が提示され，それから文の中で再度提示され，被検者はその綴りを口頭で言わなければならない。書字綴り方では，単語が記述されなければならない。ブロック綴り方はプラスチック製の文字盤を被検者の前に拡げて，被検者は単語の綴りを示すためにこの文字盤を使用しなければならない。MAEのトークンテストはこの巻に示されているのと全く同じであるが，2つの形式のどちらも使えるトークンは22しかなくて2点で採点を行う（最初の試験で正解すれば2点を，2回目の試験で正解すれば1点）。単語と句の聴覚的理解力では，被検者が単語と句（例えば「テーブルの下にいる犬」）に対応する6枚の板上に線画で描かれた4つの選択肢から1つを指示する必要がある。書字理解力では，他のセット

になった単語または句が記述された（大文字）形式で示されている。被検者は上記テストで使用した同じ6枚の板に描かれた選択肢を適切に指し示さなければならない。中止規則は提供されていない。

構音は他のテストが終了次第すぐに9点法の尺度で評価される。書字の実行造作は書字綴り方テストの完了後に不正確，歪曲，読みやすさについて9点法の尺度で評価される。

およその実施時間

約40分あるいはそれ以下を必要とする。スペイン語用のマニュアルには，失語症でない被検者の実施時間は20分と示唆されている。

採点方法

採点法については原典に詳しく書かれておりしかも比較的単純で簡単である。9つのテストの2つ（文反復，制限口頭語連想）は，年齢と教育レベルについて補正が必要であり，6つのテストでは教育レベルのみの補正が必要である。著者によれば，MAEトークンテストは補正の必要がない。このテストは各々の下位検査用の採点記入用紙と要約用紙が含まれており，要約用紙には失語症と同様に対照と比較したパーセンタイルを記入する余白がある。

考 察

このテストは失語症によっておかされる言語機能の最も一般的な面を取り扱っているが，言語機能の特定のモデルに従うようには要求していない。言語テストに読書，書字，書写実習，および構音を含んでいるので，失語症の患者の臨床検査の重要な分野をカバーしている。実際的かつ顕著な特色は，テストをくり返す必要がある場合，文反復，制限口頭語連想，およびトークンテストの代替版が利用できることである。HermannとWyler（1988）は側頭葉切除術前後のてんかん患者の検査にMAEの代替版を使用した研究例を提供した。

信頼性についてのデータはない。各々の下位検査の臨床的解釈についての考察はそれぞれの項の終わりにあるが，マニュアルの最後では若干のものが考察されているのみである。したがって私たちは，制限連想語が左側前頭葉に障害のある患者で最も障害されていることを知っている（文献は示さない）。それ以外の確定されない患者群では視覚命名テストと文反復テストが.39で相関を示した。42名の患者では視覚命名テストと制限連想語が.56で相関を示した。聴覚理解力テストを加えればトークンテストで得られる情報に大きく寄与するか否かは文献的に答えられていない。

妥当性は主として6つのMAEテストによる115名の健常被検者と48名の失語症の被検者間の弁別に基づいている。提案されたカットオフ得点を使用すると，それぞれの下位検査では，健常被検者では2.6～7.0％，失語症の被検者では14.4～64.6％分類を誤った。ある下位検査でカットオフを使用しなかった場合，対照者の15％のみが誤って分類され，失語症患者では誤った分類はされなかった。2つないしそれ以上の下位検査で障害が認められた場合の誤分類率は，各々3と4％であった（Jones & Benton, 1995）。左側頭葉てんかん患者でもまた右側半球に障害を持つてんかんの患者に比べてMAE（および言語学習テスト）において有意な障害を示した（Hermann & Wyler, 1988; Hermann et al., 1992）。MAEトークンテストは失語症でない内科患者の急性錯乱状態（せん妄）の敏感な指標になることが示された（Lee & Hamsher, 1988）。Levinら（1976，1981）は閉鎖性頭部外傷患者の言語遂行を検査して，トークンテストにおける高頻度の命名の誤りと不完全な連想語-認定および理解力障害を報告している。これらの所見は頭部外傷の重症度と相関していた。Goldsteinら（1996）は，視覚命名が健常対照者，AD患者，閉鎖性頭部外傷患者の弁別に有意に近い傾向を見出した（それぞれ平均値26.1，23.2，21.7，SD 2.7，4.5，6.7）が，低頻度語と高頻度語の命名は3群とも同様であった。

視覚命名テストとボストン命名テストとの妥当性の一致は，引き続き神経心理学の専門医に紹介された100名の患者において.86であった。回帰

分析では，両方の命名テストが WAIS-R の言語理解因子と有意な関係（R2＝.53）を示したが，知覚構成と転導性因子とはほんのわずかな関係しか見出せなかった（Axelrod et al., 1994）。

MAE の制限連想語に示された標準値もまた本書の COWA（異なった文字を使用する）に示された標準値とぴったりと一致した。健常な台湾人の志願者に行われた（Hua et al., 1997）16 の失語症バッテリーの下位検査（MAE, NCCEA と Western 失語症バッテリーを含む）の因子分析では，理解力（トークンテスト，文反復，数字反復，視覚命名，読書能力および聴覚的理解を含む）が主要な因子となることを示した。第2因子は標識努力書字であった。；第3因子は言語表現と単語生産に関係していた。

26 名の小児の研究では（Schum et al., 1989），15 名の失読症小児のうち 13 名が読書能力と綴り方テスト，6 名が制限口頭語連想の遂行の欠陥がみられた。また，4 名の吃音の小児のうち 1 名が視覚命名，2 名が制限連想語と MAE のトークンに欠陥があった。そして 7 名の言語表現障害の小児のうち 6 名が MAE を完全に遂行できなかった。

標準データ

MAE は比較的短いが包括的な失語症バッテリーである。MAE は 16〜69 歳の健康な 360 名のアイオワ在住成人に基づいて標準化されており，年齢，教育および性別の階層ごとに分類されている。Benton による他のテストにあるように，MAE の標準値は，高平均，平均，境界線，不完全，非常に不完全な遂行で区切ってパーセンタイル順位で示されている。その平均値とは小児のみ示されている。Roberts と Hamsher（1984）は，都市中心部に住むアフリカ系アメリカ人の視覚命名では標準値が低いことを発見した。そして少数派民族の被検者には別々の教育上の補正が必要であることを見出した。Schum ら（1989）は，3 つのアイオワの小学校から抽出された 6.3〜12.3 歳の学習障害のない健常な小児 229 名を評価し，構音と書字実行得点を除く MAE 下位検査すべての標準値を公表した。境界線上の成人の標準値は 12.3 歳になっているが，トークンテストと制限口頭語連想の値は 10 歳から始まる安定水準値に近づいた。これらの標準値はマニュアルに記されている。

マニュアルは高齢被検者の標準値についての研究について検討したところ，79 歳まで遂行の顕著な低下は見出せなかった（Benton, Eslinger, & Damasio, 1981）が，80〜89 歳の間の被検者でも，とくに文反復とトークンテストについては正常に近い程度の遂行が「珍しくはない」と結論している。これらの研究は高学歴の成人を使って実施された；著者らは低学歴の被検者では年齢に伴ってより急勾配の低下を示すかもしれないと推測している。

スペイン語版ではスペインと中央アメリカ生まれの（スペイン語でなくて）米語を話す人達のために作成されており，4 学年下級〜16 学年上級以上の範囲の教育歴をもつ 18〜70 歳の間の 234 名の被検者に基づいて標準化された。

文献

Axelrod, B.N., Ricker, J.H., & Cherry, S.A. (1994). Concurrent validity of the MAE Visual Naming Test. *Archives of Clinical Neuropsychology, 9,* 317-321.

Benton, A.L., Eslinger, P.J., & Damasio, A.R. (1981). Normative observations in neuropsychological test performances in old age. *Journal of Clinical Neuropsychology, 3,* 33-42.

Benton, A.L., Hamsher, K. de S., Rey, G.J., & Sivan, A.B. (1994). *Multilingual Aphasia Examination* (3rd ed.). Iowa City, IA: AJA Associates.

Goldstein, F.C., Levin, H.S., Roberts, V.J. et al. (1996). Neuropsychological effects of closed head injury in older adults: A comparison with Alzheimer's disease. *Neuropsychology, 10,* 147-154.

Hermann, B.P., Seidenberg, M., Haltiner, A., & Wyler, A. R. (1992). Adequacy of language function and verbal memory performance in unilateral temporal lobe epilepsy. *Cortex, 28,* 423-433.

Hermann, B.P., & Wyler, A.R. (1988). Effects of anterior temporal lobectomy on language function. *Annals of Neurology, 23,* 585-588.

Hua, M.S., Chang, S.H., & Chen, S.T. (1997).

Factor structure and age effects with an aphasia test battery in normal Taiwanese adults. *Neuropsychology, 11,* 156-162.

Jones, R.D., & Benton, A.L. (1995). Use of the Multilingual Aphasia Examination in the detection of language disorders. *Journal of the International Neuropsychological Society, 1,* 364 (abstract).

Lee, G.P., & Hamsher, K. (1988). Neuropsychological findings in toxicometabolic confusional states. *Journal of Clinical and Experimental Neuropsychology, 10,* 769-778.

Levin, H., Grossman, R.G., & Kelly, P.J. (1976). Aphasic disorders in patients with closed-head injury. *Journal of Neurology, Neurosurgery, and Psychiatry, 39,* 1062-1070.

Levin, H., Grossman, R.G., Sarwar, M., & Meyers, C.A. (1981). Linguistic recovery after closed head injury. *Brain and Language, 12,* 360-374.

Rey, G.J., & Benton, A.L. (1991). *Examen de Afasia Multilingue.* Iowa City, IA: AJA Associates.

Roberts, R.J., & Hamsher, K. (1984). Effects of minority status on facial recognition and naming performance. *Journal of Clinical Psychology, 40,* 539-545.

Schum, R.L., Sivan, A.B., & Benton, A.L. (1989). Multilingual Aphasia Examination: Norms for children. *The Clinical Neuropsychologist, 3,* 375-383.

Peabody 絵画語彙テスト-改訂版
PEABODY PICTURE VOCABULARY TEST— REVISED (PPVT-R)

訳 高野哲也

目 的

このテストの目的は絵の名前の聴覚的理解を評価することである。

原 典

テストの完全版（両方の形式を含む）は American Guidance Service, Publisher's Blvd., Circle Pines, MN 55014、にて98米ドルで購入できる。あるいはPsycan, P.O. Box 290, Station U, Toronto, Ontario H6R 3A5から160カナダドルで購入できる。新版は（"PPVT-III", Dunn and Dunn, 1997）は2つの形式があり完全セットは219.95米ドルあるいは400カナダドルである。

概 要

この人気のあるテスト（Dunn & Dunn, 1981）は、またフロリダ幼稚園スクリーニングバッテリー（Satz & Fletcher, 1982）の一部であり、初版の1965年版の改訂版である。このテストは最初は小児の語彙の聞き取りテストとして作成されたが、その後成人用に標準化され、しかも様々な臨床的母集団に使用されてきた。このテストでは、被検者は検査者に言われた単語を1枚のカードに描いてある4つの項目の中から1つを選ぶことを要求される。5つの練習用項目の後に、難度の増す175項目が与えられるが、適当な開始個所（6つの連続的正解）を選べば、ふつう35～45項目だけ施行すればよい。8項目のうち6項目連続して失敗するとテストは中止される。2つの等価な代替形式（LとM）が利用できる。スペイン語版もまた利用できる。

新しいPPVT-IIIはまだ再検討中で利用できないが、204項目および性別と民族の釣合を考慮した改良イラストを含んでいる。2歳6カ月～90歳以上までの年齢範囲で再標準化されている。

実　施

　原典を参照。このテスト小冊子は拡げるとイーゼル状になる。検査者は被検者に対して，4つの絵のうち1つが検査者が言う言葉に一致していること，および被検者が適切な絵を指し示す必要があることを説明する。検査者は辞書に従ってすべての単語を正確に発音できなければならない。聞き取りがむずかしいときには，単語は印刷カードで示される。重度の障害患者にもテストができるように，応答は身振りでも可能である。開始個所は，予め被検者の年齢にふさわしいレベルを評価することとマニュアルにある適切な表を調べることで選択できる。

およその実施時間

　10～20分の時間を要す。

採点方法

　このテストの得点は，開始個所より前の項目も含み，単純に合格した項目数である。これらの得点は「等価年齢」（以前「精神年齢」と呼ばれていた），「等価標準得点」（以前「IQ」と呼ばれていた），スタナイン，およびパーセンタイルにマニュアルを使用して変換される。新しい約定は，(1965年版で主張されていたように)「言語性知能」の測定法としてはこのテストの使用を認めない方針である。著者は「真の信頼帯域」を付加しており，それは被検者の真の得点が100回中68回その得点の範囲内に入ることを指示している。

考　察

　折半信頼度は小児と青年で.61～.88の範囲にあると報告されており（原典を参照），L形式では成人で.82であった。代替形式の信頼度は.73～.91の範囲にある。（出典Stoner, 1981；Tillinghast et al., 1983）。最小9日後の代替形式での再検査の信頼度は.78の中央値係数を示した。小児では11カ月を超えた再検査の安定度は改訂PPVT (Bracken & Murray, 1984) に対して.84，精神発達遅滞児では7カ月後の (Naglieri & Pfeiffer, 1983) 再検査の安定度は.81，および神経精神医学的に障害のある混合母集団では2年6カ月後の (Brown et al., 1989) 再検査の安定度は.71として報告された。6～11歳の小児での内部整合性（α係数）は.96～.98までの範囲であった (Kamphaus & Lozano, 1984)。

　多くの項目は改訂され，あるいは年齢に伴う語彙の成長曲線の鈍化に十分対応するように付け加えられた。学校への適性を測定する方法としてテストの構成概念妥当性は優れている (Hinton & Knights, 1971)。BrackenとMurray (1984) は，改訂PPVTに対して綴り方の予測妥当性が.30，読み認識では.54，読解力では.58，およびPeabody個別アチーブメントテスト (PIAT) の全体では.59であると報告している。初版での値 (Naglieri, 1981) と精神障害児で行った改訂版での値 (Naglieri & Pfeiffer, 1983) とが同じであると報告された。類似したテスト — Bracken基礎概念尺度やBoehm基礎概念テストの未就学児童版やその改訂版 — との併存的妥当性は各々.68, .65, .62であった (Zucker & Riordan, 1988)。1年後のK-ABCテストやメトロポリタン準備性テストとのPPVTの予測妥当性は各々.55, .51であった (Zucker & Riordan, 1990)。語彙は多くの知能テストの中ではたった1つの最も重要な下位検査であるので，多少矛盾した研究報告はあるもののWISC-Rとも相関する。言語性IQ (.87)，動作性IQ (.80)，そして全IQ (.88) の尺度との相関が報告されている (Crofoot & Bennett, 1980)。Altepeter (1989) は同様の結果を得て，これは一般的な知的機能に対する優れたスクリーニング手段になるが心理言語学的機能の指針にはならないことを強調している。AltepeterとJohnson (1989) は健常な成人でWAIS-Rとほんのわずかな相関（全IQとは.47）を見出し，この年齢の範囲ではこのテストがより低い能力範囲にあるIQを過大評価する傾向があり，またより高い能力範囲にあるIQを過小評価する傾向があることを警告している。IQを10点刻みのクロス集計にするとクライエントの半分以下しか正しく分

類されなかった。Priceら (1990) は成人の精神科入院患者で同様の矛盾を報告している。PPVTもまた，小児のMcCarthy尺度と相関が高く (Naglieri, 1981)，また学習障害のある母集団では，1986年版Stanford-Binet知能尺度 (Carvajal et al., 1987) やKaufman小児評価バッテリーと相関が高い (.78, D'Amato et al., 1987)。しかしFaustとHollingsworth (1991) は，健常未就学児童ではWPPSI-R全IQとの相関は.34，およびPIQとVIQとの相関はそれぞれ.30と.31にすぎないという所見を得た。Williams, Marks，およびBialer (1977) は，PPVTがイリノイ言語能力診断テスト (ITPA) によって測定されるような視覚複合化能力にも密接に関連しているので，精神障害のある被検者の語彙聴取の測定法としては適当でなく，しかも精神障害のある人の知能の測定尺度としてPPVTを使用することは誤解を招くかもしれないと警告している。

HollingerとSarvis (1984) もまた学齢期の小児のPPVT遂行の知覚構成能力の役割を強調し，またTaylor (1975) はPPVTと同じくWPPSIとITPAの因子分析に基づいて，未就学の児童でも同様の結論に達した。しかし，小児の精神科患者のサンプルでのPIAT, WISC-RおよびPPVTの結果の因子分析において，PPVTは主に第一因子 (言語理解) に負荷が大きく，言語達成，知覚構成，計算能力には最小限の負荷しかなかった (Culbert et al., 1989; also Zagar, 1983)。口頭言語提示障害の小児 (Rizzo & Stephens, 1981) と精神病でない情動障害の青年 (Dean, 1980) はさまざまな結果を出す傾向にある。Elliottら (1990) もまた，純音聴力が正常な6〜11歳の間の小児において，PPVTの結果は構音のタイミングや位置を変化させた子音-母音刺激で聴覚にきめ細かく弁別させる能力に強く影響を受けることを見出した。

Connolly, Byrne，およびDywanは，絵をコンピュータの画面上に表示して，正しい単語と間違った単語のどちらかを電子工学的に提示されるPPVTの試験版を使用した (印刷中)。単語が正しいか誤っているかどうかを示すために被検者は2つのキーのうちの1つを押さなければならない。この研究は反応潜時 (適正なキーが押されるまでの時間) は誤った単語より正しい単語のほうが長く，しかもP-400誘発反応電位 (ERP) は誤った単語より正しい単語のほうがより高いことを示した。これらの差は9〜11歳の小児でも見出された (Byrne, Dywan, & Connolly, 1995) が，被検者が通例使用する語彙の一部でない単語では成人と小児の双方ともこの差異は生じなかった。著者らは，反応潜時とERPは必要とされる認知処理の量に関連すると結論し，しかもこの技術を脳性麻痺の様な運動/構音の問題をもつ被検者向きの測定法に使えるのではないかと述べている。

このテストは特定の言語障害をもつ28名の若い成人と28名の対照者の間に有意差を示した (各々平均は82.36と92.79) (Records et al., 1995)。Dasら (1995) は，PPVTが，年取った (50歳を超える) ダウン症状群の患者において痴呆の評価尺度の結果と相等しい結果を示したことより，知能低下 (痴呆) に鋭敏であることを明らかにした。

QuattrochiとGolden (1983) は，Luria-Nebraskaバッテリーの小児版 (受容言語尺度，視覚，計算，記憶，および知的処理尺度) と若干の相関しか見出さなかった。PPVT-RにおいてADHDの36名の小児は45名の対照者と差異はなかった (Weyandt & Willis, 1994)。Stoneら (1989) は，PPVTの口頭形式と記述 (カードに印刷された) 形式の両方についてWISC-RとHalstead-Reitan神経心理学的バッテリー (HRNB) から選んだ検査を934名の学習障害児に行った結果の標準偏回帰係数と重相関係数を求めたところ触覚遂行テストの位置選定の.001から話し音声知覚テストの.377まで及んだと報告した。すなわち，PPVTの分散の43％はHRNB-WISC-Rの組み合わせによって説明できるかもしれない。このことが「PPVTで示された多くの情報が神経心理学的構造に起因する」 (p.65) といえるかどうかは疑問が残る。

このテストは比較的に威嚇的なところもなく，しかも語の相互作用をほとんど必要としない。このテストは身振りによる返答や指さしによる返答を認めているので，自閉的な人や引きこもりがち

な人と同様に言語障害のある人にふさわしい。上記で述べた注意を考慮すると，被検者の聴覚と視覚の知覚完全性について，このテストの結果から解釈するには注意を要する。

標準データ

改訂版では2歳6カ月～40歳までの範囲で1970年の米国国勢調査の代表者と見なされる人々のサンプルをもとに標準化された。828名の成人を含む4,200名の被検者を基礎にした標準データが利用できる。カナダ人の標準値は版元（Psycan）より入手できる。KamphausとLozano（1984）は，6～11歳までのスペイン語の姓をもつ小児（彼らの約半数は家庭でスペイン語を話している）の標準得点は予測通りの年齢に伴う規則的増加を示したが，国民の標準値より約12～13点低かったことに注目している。Sattler（1988）は少数民族の小児における得点の解釈については特別な配慮を促している。というのは，彼らの得点は能力よりむしろ言語的経験的差異を反映してより低い傾向にあるからである。高齢な被検者のための標準値は利用できない（Lezak，1987）が，PPVT-Ⅲは1994年の米国国勢調査の代表の2,725名の被検者を基礎にした2歳6カ月～90歳までの標準値を含んでいる。

文　献

Altepeter, T.S. (1989). The PPVT-R as a measure of psycholinguistic functioning: A caution. *Journal of Clinical Psychology, 45*, 935-941.

Altepeter, T.S., & Johnson, K.A. (1989). Use of the PPVT-R for intellectual screening with adults: A caution. *Journal of Psychoeducational Assessment, 7*, 39-45.

Bracken, B.A., & Murray, A.M. (1984). Stability and predictive validity of the PPVT-R over an eleven-month interval. *Educational and Psychological Research, 4*, 41-44.

Brown, S.J., Rourke, B.P., & Cicchetti, D.V. (1989). Reliability of tests and measures used in the neuropsychological assessment of children. *The Clinical Neuropsychologist, 3*, 353-368.

Byrne, J.M., Dywan, C.A., & Connolly, J.F. (1995). Assessment of children's receptive vocabulary using event-related potentials: Development of a clinically valid test. *Child Neuropsychology, 1*, 211-223.

Connolly, J.F., Byrne, J.M., & Dywan, C.A. (in press). Assessment of receptive vocabulary with event-related brain potentials: An investigation of cross-modal and cross-form priming. *Journal of Clinical and Experimental Neuropsychology*.

Carvajal, H., Gerber, J., & Smith, P.D. (1987). Relationship between scores of young adults on Stanford-Binet IV and Peabody Picture Vocabulary Test-Revised. *Perceptual and Motor Skills, 65*, 721-722.

Crofoot, M.J., & Bennett, T.S. (1980). A comparison of three screening tests and the WISC-R in special education evaluations. *Psychology in the Schools, 17*, 474-478.

Culbert, J.P., Hamer, R., & Klinge, V. (1989). Factor structure of the Wechsler Intelligence Scale for Children—Revised, Peabody Picture Vocabulary Test, and the Peabody Individual Achievement Test in a psychiatric sample. *Psychology in the Schools, 26*, 331-336.

D'Amato, R.C., Gray, J.W., & Dean, R.S. (1987) Concurrent validity of the PPVT-R with the K-ABC for learning problem children. *Psychology in the Schools, 24*, 35-39.

Das, J.P., Mishra, R.K., Davison, M., & Naglieri, J.A. (1995). Measurement of dementia in individuals with mental retardation: Comparison based on PPVT and Dementia Rating Scale. *Clinical Neuropsychologist, 9*, 32-37.

Dean, R.S. (1980). The use of the Peabody Picture Vocabulary Test with emotionally disturbed adolescents. *Journal of School Psychology, 18*, 172-175.

Dunn, L.M., & Dunn, E.S. (1981). *Peabody Picture Vocabulary Test—Revised*. Circle Pines, MN: American Guidance Service.

Dunn, L.M., & Dunn, E.S. (1997). *Peabody Picture Vocabulary Test—Ⅲ*. Circle Pines, MN: American Guidance Service.

Elliott, L., Hammer, M.A., & Scholl, M.E. (1990). Fine-grained auditory discrimination and performance on tests of receptive vocabulary and receptive language. *Annals of Dyslexia, 40*, 170-179.

Faust, D.S., & Hollingsworth, J.O. (1991). Concurrent validation of the Wechsler Preschool and Primary Scale of Intelligence—Revised (WPPSI-R) with two criteria of cognitive abilities. *Journal of Psychoeducational Assessment, 9*, 224-229.

Hinton, G.G., & Knights, R.M. (1971). Children with learning problems. Academic history, academic prediction, and adjustment three years after assessment. *Exceptional Children, 37*, 513-519.

Hollinger, C.L., & Sarvis, P.A. (1984). Interpretation of the PPVT-R: A pure measure of verbal comprehension? *Psychology in the Schools, 21*, 34-41.

Kamphaus, R.W., & Lozano, R. (1984). Developing local norms for individually administered tests. *School Psychology Review, 13*, 491-498.

Lezak, M.D. (1987). Norms for growing older. *Developmental Neuropsychology, 3*, 1-12.

Naglieri, J.A. (1981). Concurrent validity of the revised Peabody Picture Vocabulary Test. *Psychology in the Schools, 18*, 286-289.

Naglieri, J.A., & Pfeiffer, S.I. (1983). Stability, concurrent and predictive validity of the PPVT-R. *Journal of Clinical Psychology, 39*, 965-967.

Price, D.R., Herbert, D.A., Walsh, M.L., & Law, J.G. (1990). Study of the WAIS-R, Quick Test and PPVT IQs for neuropsychiatric patients. *Perceptual and Motor Skills, 70*, 1320-1322.

Quattrochi, M.M., & Golden, C.J. (1983). Peabody Picture Vocabulary Test-Revised and Luria-Nebraska Neuropsychological Battery for Children: Intercorrelations for normal youngsters. *Perceptual and Motor Skills, 56*, 632-634.

Records, N.L., Tomblin, J.B., & Buckwalter, P.R. (1995). Auditory verbal learning in young adults with specific language impairment. *Clinical Neuropsychologist, 9*, 187-193.

Rizzo, J.M., & Stephens, M.I. (1981). Performance of children with normal and impaired oral language production on a set of auditory comprehension tests. *Journal of Speech and Hearing Disorders, 46*, 150-159.

Sattler, J.M. (1988). *Assessment of Children* (3rd ed.). San Diego: Jerome M. Sattler.

Satz, P., & Fletcher, J. (1982). *Manual for the Florida Kindergarten Screening Battery*. Odessa, FL: Psychological Assessment Resources.

Stone, B.J., Gray, J.W., Dean, R.S., & Strom, D.A. (1989). Neuropsychological constructs of the PPVT with learning-disabled children: Printed stimulus cards versus oral administration. *Developmental Neuropsychology, 5*, 61-67.

Stoner, S.B. (1981). Alternate form reliability of the revised Peabody Picture Vocabulary Test for Head Start children. *Psychological Reports, 49*, 628.

Taylor, L.J. (1975). The Peabody Picture Vocabulary Test: What does it measure? *Perceptual and Motor Skills, 41*, 777-778.

Tillinghast, B.S., Morrow, J.E., & Uhlig, G.E. (1983). Retest and alternate form reliability of the PPVT-R with fourth, fifth, and sixth grade pupils. *Journal of Educational Research, 76*, 243-244.

Weyandt, L.L., & Willis, W.G. (1994). Executive functions in school-aged children: Potential efficacy of tasks in discriminating clinical groups. *Developmental Neuropsychology, 10*, 27-38.

Williams, A.M., Marks, C.J., & Bialer, I. (1977). Validity of the Peabody Picture Vocabulary Test as a measure of hearing vocabulary in mentally retarded and normal children. *Journal of Speech and Hearing Research, 20*, 205-211.

Zagar, R. (1983). Analysis of short test batteries for children. *Journal of Clinical Psychology, 39*, 590-597.

Zucker, S., & Riordan, J. (1988). Concurrent validity of new and revised conceptual language measures. *Psychology in the Schools, 25*, 252-256.

Zucker, S., & Riordan, J. (1990). One-year predictive validity of new and revised conceptual language measurements. *Journal of Psychoeducational Assessment, 8*, 4-8.

トークンテスト
TOKEN TEST

訳　内田恒久

目　的

このテストの目的はだんだんと複雑になる命令の言語理解力を評価することである。

原　典

39項目の問題形式のマニュアル，解答用紙，およびプラスチック製トークン（札・チップ）からなり Psychology Clinic, University of Victoria, Victoria, BC V8W 3P5 に70米ドルで注文できる。

概　要

このテストは最初はDe RenziとVignolo (1962)によって，その後BollerとVignolo (1966)により開発され，62の命令があった。私たちの版では，患者の前に決められた順番に置かれた5色（赤，白，黄，青，緑）に色分けされた2種類のサイズ（小：直径約2 cm；大：直径約3 cm），と2種類の形状（円形と正方形 — オリジナル版では正方形の代わりに長方形）のプラスチック製トークン20個を用いる。だんだん長文になる39の命令が解答用紙に並んでいる。McNeil と Prescott (1978)により拡大言語版が出されている。簡易版も出されている（De Renzi & Faglioni, 1978；Orgass, 1976；Spellacy & Spreen, 1969; van Harskamp & van Dongen, 1977）。22項目版は多言語失語症検査の一部として記載されている（Benton et al., 1994）。Wood ら (1997)はスクリーニング・テストとして，多言語失語症トークンテストから奇数項目を選んで出した。このトークンテスト形式は基本言語臨床評価 (CELF-3)の一部でもある。SpellacyとSpreen 16項目版およびDe Renziと Faglioni の簡易版は小児の言語理解のスクリーニング・テストとしてとくに推奨されてきた（Cole & Fewell, 1983；Lass et al., 1975）。21項目小児版（年齢幅5〜11歳11ヵ月；DiSimoni, 1978），視覚提示方式(Kiernan, 1986；Poeck & Hartje, 1979) と具体的な対象物の形式（Martino et al., 1976）も記載されてきた。私たちのトークンテスト版は神経感覚中枢性総合失語症検査(Test 11) (Spreen & Benton, 1969, 1977)の一部でもあり，成人同様児童にも使用できる。

実　施

図11-2に示した順番にトークンを提示して，第一の質問「円はどれですか」を尋ねる。はっきりとかつゆっくり発音するが，意識的に引き延ばす言い方は避けること。パートAとパートBに対する注意は一度繰り返す。他の注意は繰り返さない。もし患者が反応しなかったら，少なくとも部分的応答をするように励ます。例えば，患者が「覚えていない」とか「指示をもう一度お願いします」と言ったら，「*私が言ったようにして下*

第1列
大円形の配置：赤，青，黄，白，緑

第2列
大正方形の配置：青，赤，白，緑，黄

第3列
小円形の配置：白，青，黄，赤，緑

第4列
小正方形の配置：黄，緑，赤，青，白

図11-2．被検者の前のトークンテスト配置。

さい。覚えているだけでいいからやって下さい」と言うこと。続けて3回間違えたらテストを中止する（すなわち，A，B，およびC部門においては，質問のいずれの部分も単位を得られなかった場合，D部門ではただ1つの部分だけしか是認が得られなかった場合，EおよびF部門では2つの部分だけしか点が得られなかった場合）。

第1部門（質問1～7）は色盲に関する大まかなチェックも行われるが，色盲がこのテストの遂行に影響することがあるからである。もし色覚認知障害を認めたら，さらに石原式色覚検査表検査あるいは他の類似の色盲検査が必要である。もしも，このテストと色覚検査で色盲が大方はっきりしたら，テストは省略すべきである。

採点方法

質問は得点用紙（図11-3）に表で示してある。もし質問の一部分が正確に遂行できたらそれぞれの部分に1点ずつ与える。例えば，質問1～7を完全に遂行できたらおのおの1点，質問12～15を正しく遂行（*小さい，白い円*）できたら，それぞれ3点を得る。質問24～39については，正しいトークンと同じように動詞と前置詞も単位を得る（例えば，*赤の円を緑の正方形の上に置きなさい*＝6点）。時には，前置詞の解釈がいくつかあることがある，例えば質問25項目（すなわち，「後方behind」は患者から離れるかあるいは黄色の円形の右と解釈されるかもしれない）。これらの例では，前置詞の解釈は理にかなっているといずれも認められ，正しい得点となる。同様に，もし患者が緑の円を赤の正方形の後方に置いたら5点を得ることになる。というのは，この遂行は命令の5つの部分（すなわち，置く，赤，緑，円，正方形）は理解されていたが，「上にon」という関係性は理解されていなかったからである。もしテストが中断されたら，これまでに行われた項目について被検者の遂行を基準にして，その部門の残りの項目に比例配分する。例えば，26項目（パートFの3項目）の後でテストが中断して24～26項目が2点ずつ獲得していたら，残りの13項目の質問も2点ずつを得ることになり，パートFの合計は32点

となる。B，C，D，E部門，さらにF部門まで加わって，全項目ないし項目の大部分とも前述した失敗のためにできなかったら，パートBに3，パートCに5，パートDに6，パートEに9，そしてパートFに18点を加算する。年齢や教育程度に対する補正は必要ない（しかし，年齢の影響については以下の文を参照）。最高得点＝163。

考察

この平易なテストは言語療法士の31％が「よく使用するテスト」の1つとして挙げていた（Beele et al., 1984）。BollerとDennis（1979）は臨床的および実験的研究論文を詳細に再検討した。トークンテストの最新版は*項目全体*に1点を与えるのではなく，それぞれの項目のほとんどすべての*単語*に対して単位を与える採点方法をとっている。このテストの最初の4つのパートは，確率論的テストモデル検定と同類であることが判明したが，それに対して最後のパートは統語的／意味論的変化がより多く取り入れられたために異なっていた（Willmes, 1981）。

12歳以上の健常な児童と標準的な知能を有する成人については最高点が求められる。この理由としては，高齢の成人の1年後の再検査の信頼性はわずか.50であった（Snow et al., 1988）。30名の失語症患者における3日後の再検査の信頼性は.92～.94の間だった（Gallagher, 1979）。Orgass（1976）は再検査の信頼性を.96と報告した。

得点は受容的言語の軽度の障害に対してさえも敏感である。SpellacyとSpreen（1969）は，156点のカットオフ得点を用いて，任意抽出した失語症患者で89％，失語症がない脳損傷患者で72％正確に分類ができたと報告した。De RenziとFaglioni（1978）およびCavalliら（1981）は，右半球損傷患者と健常対照者の間には事実上差はなかったことを見出した。私たち自身のデータでは右半球損傷の非失語症患者に軽度の損傷をはっきり示している。これらの2つの所見の差異は私たちの採点方法がおそらくさらに細かいことによるのだろう。この主張は右半球損傷の非失語症患者はこのテストのパートEとFにおいて対照者よ

名前　　　　　　　　　日付　　　　　　　　　年齢　　　　　　　　検査者	
採点用紙 7-20	

文章による認定（トークンテスト）

A．表11-2のようにトークンを提示する。指示は1回繰り返す。	
1．円形を指して下さい。	
2．正方形を指して下さい。	
3．黄色を指して下さい。	
4．赤を指して下さい。	
5．青を指して下さい。	
6．緑を指して下さい。	
7．白を指して下さい。	
合計　　A（7）	

B．大きいトークンだけを提示する。指示は1回繰り返す。	
8．黄色の正方形を指して下さい。	
9．青の円形を指して下さい。	
10．緑の円形を指して下さい。	
11．白の正方形を指して下さい。	
合計　　B（8）	

C．表11-2のように全てのトークンを提示する。指示は繰り返さない。	
12．小さい白の円形を指して下さい。	
13．大きい黄色の正方形を指して下さい。	
14．大きい緑の正方形を指して下さい。	
15．小さい青の正方形を指して下さい。	
合計　　C（12）	

D．大きいトークンだけを提示する。指示は繰り返さない。	
16．赤の円形と緑の正方形を取って下さい。	
17．黄色の正方形と青の正方形を取って下さい。	
18．白の正方形と緑の円形を取って下さい。	
19．白の円形と赤の円形を取って下さい。	
合計　　D（16）	

E．表11-2のように全てのトークンを提示する。指示は繰り返さない。	
20．大きい白の円形と小さい緑の正方形を取って下さい。	
21．小さい青の円形と大きい黄色の正方形を取って下さい。	
22．大きい緑の正方形と大きい赤の正方形を取って下さい。	
23．大きい白の正方形と小さい緑の円形を取って下さい。	
合計　　E（24）	

F．大きいトークンだけを提示する。指示は繰り返さない。	
24．赤の円形を緑の正方形の上に置いて下さい。	
25．白の正方形を黄色の円形の後ろに置いて下さい。	
26．青の円形を赤の正方形で触って下さい。	
27．青の円形と赤の正方形を触って下さい。	
28．青の円形か赤の正方形を拾い上げて下さい。	
29．黄の正方形から緑の正方形を動かして下さい。	
30．白の円形を青の正方形の前に置いて下さい。	
31．もし黒の円形があったら、赤の正方形を取って下さい。	
32．黄色以外の正方形を全て取って下さい。	
33．赤の円形の横に緑の正方形を置いて下さい。	
34．正方形をゆっくり，円形を急いで触って下さい。	
35．赤の円形を黄色の正方形と緑の正方形の間に置いて下さい。	
36．緑以外の円形を全て触って下さい。	
37．全ての赤の円形を－いや、白の正方形を取って下さい。	
38．白の正方形ではなく、黄色の円形を取って下さい。	
39．黄色の円形と一緒に、青の円形を取って下さい。	
合計　　F（96）	
合計　A-F（163）	

図11-3．NCCEA下位検査11（トークンテスト）採点用紙見本。

りも点数が有意に低いが，左半球損傷の失語症患者の誤答の数は最も多かったという，Swisherと Sarno (1969) の所見によって支持される。しかし，テストを読み上げるときに意図的に引き延ばさないように注意すべきである。このようにすると失語症患者ではテスト遂行が良くなるからである（Poeck & Pietron, 1981）。

De Renzi と Faglioni (1978) は，正確分類率は中枢神経系に損傷がない患者の95％に比べて失語症患者では93％であると報告した。Cohen ら (1976)，Orgass (1976) Sarno (1986) と Woll ら (1976) は，失語症と非失語症の成人をよく弁別できると報告した。Sarno, Buonaguro と Levita (1985) は，脳卒中発作後4～6カ月の中等度と高度の失語症患者でも発作後2年以上を経た回復期の失語症患者でもトークンテストでの性差は認めなかったという。Lang (1981) は，このテストは全失語と感覚失語に対して最も感受性がある一方で，誤答率は運動失語で低く健忘失語において比較的少なかったという。このテストは腹外側視床破壊術後の患者の変化にも感受性があるが，視床枕破壊術後の患者にはなかった(Vilkki & Lattinen, 1976)。このテストの拡大版はまた，特殊な言語障害のある28名の若い成人と28名の対照とをよく判別した（Records et al., 1995）。

テストの妥当性研究は，トークンテストは口頭言語理解という明白な因子に加えて，認知遂行という他の因子を測定していると指摘している。McNeil (1983) は，例えば，失語症患者に現れる非言語的な欠損と同様に遂行の変動性は特殊な言語的あるいは局所的神経学的損傷というより，全般的脳障害と「生体系の振動」と注意欠陥を反映していると主張した。同じように，Riedel と Studdert-Kennedy (1985) は，失語症患者のトークンテストや類似の認知課題テストの障害は，言語特有の欠損というより全般的知覚的欠損を反映していると主張した。これは100名のアルツハイマー型痴呆患者（AD）の研究で確認されており（Swihart et al., 1989)，トークンテストとMMSEとの間に高い相関を認め($r=.74$)，ADと対照患者の正確な分類率は83％であり，MMSEで得られた弁別（82％）と同程度に良好であった。Rich (1993) もまた高齢の対照者と比較してAD患者のほうが障害が重いことを報告した。Swihart ら (1989) はAD患者グループについて，トークンテストは聴覚的理解だけでなく認知障害の重症度も測定していると結論づけた。トークンテストの短期記憶の影響はいくつかの研究で検討されたが，種々の短期記憶テストとの相関は小さいか中等度である($r=.14～.60$：Wold & Reinvang, 1990)。

このテストは成人の言語障害のみに感受性があるわけではない。Ewing-Cobbs ら (1987) は，閉鎖性頭部外傷のある約25％の児童および青年期の者はトークンテストで得点が低いと報告した。軽度の損傷がある5～10歳の児童のパーセンタイルの平均点数（年齢に合わせた標準を使用）は47.5であり中等度～重度の損傷の場合は46.8であった。11～15歳ではそれぞれ58.9と51.9だった。Gutbrod と Michel (1986) は失語症の児童および青年期の者について弁別妥当性が高いことを見出した。Lenhard (1983) は，幼児期に高ビリルビン血症のあった100名の6歳児では健常被検者よりもトークンテストの遂行が有意に悪く，幼児期に光線療法を受けた者は受けていない者よりもっと悪いと報告した。Harris ら (1983) は，出生時体重分布とビリルビンの影響を調べるために追跡調査を受けた104名の6～8歳の児童において，出生時変数で得点が悪いのは，ダイコティック子音－母音テストとダイコティック強強格単語交互配列テストでの右耳の優位性の低下やトークンテストの低得点と関係していることを見出した。彼らは，これらの結果は「明白な大脳半球言語優位性の欠如」を示していると解釈した。Tallal, Stark および Mellits (1985) は他の聴覚理解テストと同様にトークンテストは小児の失語症に感受性があることを見出した。このテストは62名の機能性が高い思春期自閉症患者とマッチした対照者の間に有意差があることも示した (Minshew et al., 1995)。Naeser ら (1987) は，3歳児のトークンテストの遂行は重症のウェルニッケ失語症のものと似ており，6歳児の遂行は軽度の理解力欠損と前頭－頭頂部シルビウス周囲の病変（すなわち，初期の発達段階へ退行する失語症の理解力欠損の概念）のある失語症者に似ていると主張した。同

様の退行仮説が中年前期，young-old および old-old adults を比較して提唱された（Emery, 1986）。

5〜8歳の児童において，トークンテストとノースウェスタン統語スクリーニング・テストとの間に.63の相関があるということは，受容的言語に対するトークンテストの妥当性を示していると解釈されてきた（Cartwright & Lass, 1974）。同じように，Lass と Golden（1975）は，5〜12歳の健常な児童ではトークンテストとPPVTとの間に.71の相関があると報告した。

Elliott ら（1990）は，年少の児童においてトークンテスト遂行と急速に提示される子音－母音刺激（例，パ・ダ・バ pa-da-ba）のきめ細かい聴覚弁別との間に関係があることを見出した（6〜7歳，$r=.64$）が，年長の児童では関係はなかった（9〜11歳，$r=.37$）。これは児童の発達段階と関係があるのかもしれないし，著者らが指摘するように書字による言語学習の影響が増加することと関係があるのかもしれない。Whitehouse（1983）の研究は，失読症の患者と読みの正常な青年（7年生〜12年生）との間の有意差を報告したが，失読症の患者の55％は読みの正常な者よりも間違いをおかさなかったことを強調した。彼女は，トークンテストのパートEの間違いは認知情報処理能力の障害を反映していると結論づけた。トークンテストの書字命令の理解は失語症患者の口頭版テストと非常によく似ているけれども（Kiernan, 1986），トークンテストはまた成人失語症患者における節の理解得点を予測できなかった（Brookshire & Nicholas, 1984）。このテストは知能と少し関係があり，とくに重度の知的障害がある場合にそうであることを示していた。Coupar（1976）は Raven 進行マトリックスと.35の相関を報告した。WISC-R 言語性IQと動作性IQとの相関はそれぞれ.42と.47であると報告された（Kitson, 1985）。Fusilier と Lass（1984）は，トークンテストは文法的区切りとITPAの12課題から成る音声混合課題とのみ有意な相関を示すことを報告したが，これは2つのテストが言語の比較的異なる側面を測定することを示唆している。Taylor と Schatschneider（1992）は113名の髄膜炎後の児童を検査して，このテストは社会行動学的結果の尺度と有意に関係していることを見出した。例えば，Vineland 尺度などの神経心理学的テスト。

Niebergall ら（1978）と Remschmidt ら（1977）が，6〜14歳の児童で高い相関がみられたよう

表11-16. 健常成人に対するトークンテストのパーセンタイル順位（$n=82$）

得点	パーセンタイル順位
162	70
161	50
158	30
157	18
156	14
154	10
153	6
151	—

表11-17. トークンテスト：学童児の標準

	女性			男性			合計		
年齢	n	平均	SD	n	平均	SD	n	平均	SD
6	30	147.0	15.9	22	142.7	10.9	52	145.2	14.1
7	24	153.5	8.9	27	152.9	7.9	51	153.1	8.3
8	23	158.2	4.6	25	158.8	4.1	48	158.5	4.3
9	30	157.1	5.3	23	157.7	3.7	53	157.4	4.6
10	25	160.6	1.8	25	158.3	4.5	50	159.4	3.6
11	22	160.4	2.5	22	159.9	3.5	44	160.1	3.0
12	13	160.2	2.2	13	160.4	3.0	26	160.3	2.6
13	12	161.0	1.0	17	160.3	2.2	29	160.6	1.8

出典：Gaddes と Crockett, 1975。

表11-18. 6～13歳の児童のパーセンタイル順位におけるトークンテストの標準

得点	6	7	8	9	10	11	12	13	成人におけるパーセンタイル順位
163	90	90	90	90	84	84	84	84	75+
162	88	86	86	86	75	75	75	75	70
161	86	84	81	78	65	61	61	57	50
160	84	78	78	72	57	50	47	39	40
159	84	75	68	65	47	35	32	19	35
158	81	72	65	53	35	25	19	8	30
157	78	68	61	47	25	16	10	2	18
156	78	61	57	39	19	8	4	0.9	14
155	75	57	53	28	12	4	2		12
154	72	53	43	22	7	2	1		10
153	72	50	35	16	4	1	0.7		6
152	68	47	28	10	2	0.8			
151	65	39	22	8	1	0.3			
150	61	35	16	4	0.9				
149	61	32	12	2	0.5				
148	57	28	7	1					
147	53	25	4	1					
146	53	19	3	0.8					
145	50	16	2	0.5					
144	47	14	1						
143	43	12	1						
142	43	10	0.7						
141	39	7							
140	35	5							
139	35	4							
138	32	4							
137	28	3							
136	25	2							
135	25	1							
134	22								
133	19								
132	19								
131	16								
130	14								
129	14								
128	12								
127	10								
126	8								
125	8								
124	7								
123	5								
122	5								
121	4								
120	4								
119	3								
118	3								
117	2								
116	2								
115	2								
114	1								

出典：Hamsher（私信，1981）とGaddesとCrockett（1975）。

に，言語的コミュニケーションと言語発達因子に対して強い因子負荷があることを認めたことで，児童の因子分析的妥当性は確立された。著者らは，この因子分析的所見をトークンテストが理解力に加えてもっと複雑な言語能力を測定することを示しているとして解釈した。

標準データ

表11-16は82名のボランティア成人住民についての私たちのトークンテストのパーセンタイル標準データである。成人（および14歳以上の青年）の平均得点は161である。157点以下は健常成人母集団には事実上存在しない。TuokkoとWoodward (1996) はこのカットオフ値は60～85歳の高齢被検者にも当てはまることを報告し，De RenziとFaglioni(1978)は年齢との相関はわずか-.03であったと報告した。SwisherとSarno (1969)，Rich (1993)，Ivnik, Malecおよび Smith (1996) も有意差はないが，年齢によるごくわずかな影響を認めた。後者の研究ではold-old(78～97歳)の399名の大標本の被検者では得点が約2点下がった。しかし，Emery (1986) は，20名の30～42歳の健康成人で平均 159.90(SD=6.7)，10名の72～83歳の健康成人で142.40であることを見出した。この平均は10名のold-old adults (84～93歳) で 117.30 (SD=21.2) に低下した。De RenziとFaglioniは実際，項目ごとの得点を教育程度に応じて補正 [+2.36-(.30)(修学期間)] することを推奨したが，私たちの経験では，8年より高い教育を受けている被検者にはそのような補正の必要はない。

表11-17と表11-18に提示した児童の標準データはGaddesとCrockett (1975) とHamsher (私信，1981) の研究に基づいている。得点の数列は，DiSimoni (1978)，Noll (1970) およびWhitakerとNoll (1972) とによって報告されたものと実によく似ている。Remschmidtら(1977)はまた，それぞれの項目に合否2段階得点評価方式を用いて8歳以降の誤答得点が平坦化することを見出した。

Zaidel (1977) は5歳5カ月の児童の平均得点が143.7であり，4歳6カ月の児童が125.4であったことを報告し，年齢の小さな児童ではこれらの標準データが一貫して下方に伸びることを示唆した。

文献

Beele, K.A., Davies, E., & Muller, D.J. (1984). Therapists' views on the clinical usefulness of four aphasia tests. *British Journal of Disorders of Communication, 19,* 169-178.

Benton, A.L., Hamsher, K. de S., & Sivan A.B. (1994). *Multilingual Aphasia Examination* (3rd ed.). Iowa City, IA: AJA Associates.

Boller, F., & Dennis, M. (1979). *Auditory Comprehension. Clinical and Experimental Studies with the Token Test.* New York: Academic Press.

Boller, F., & Vignolo, L. (1966). Latent sensory aphasia in hemisphere-damaged patients: An experimental study with the Token-Test. *Brain, 89,* 815-831.

Brookshire, R.H., & Nicholas, L.E. (1984). Comprehension of directly and indirectly stated main ideas and details in discourse by brain-damaged and non-brain-damaged patients. *Brain and Language, 21,* 21-36.

Cartwright, L.R., & Lass, N.J. (1974). A comparative study of children's performance on the Token Test, Northwestern Syntax Screening Test, and Peabody Picture Vocabulary Test. *Acta Symbolica, 5,* 19-29.

Cavalli, M., De Renzi, E., Faglioni, P., and Vitale, A. (1981). Impairment of right brain-damaged patients on a linguistic cognitive task. *Cortex, 17,* 545-556.

Cohen, R., Kelter, S., Engel, D., List, G., & Strohner, H. (1976). Zur Validität des Token-Tests. *Nervenarzt, 47,* 357-361.

Cole, K.N., & Fewell, R.R. (1983). A quick language screening test for young children. *Journal of Speech and Hearing Disorders, 48,* 149-153.

Coupar, M. (1976). Detection of mild aphasia: A study using the Token Test. *British Journal of Medical Psychology, 49,* 141-144.

De Renzi, E., & Faglioni, P. (1978). Development of a shortened version of the Token Test. *Cortex, 14,* 41-49.

De Renzi, E., & Vignolo, L. (1962), The Token Test: A sensitive test to detect receptive disturbances in aphasics. *Brain, 85*, 665-678.

DiSimoni, F. (1978). *The Token Test for Children*. Hingham, MA: Teaching Resources Corporation.

Elliott, L.L., Hammer, M.A., & Scholl, M.E. (1990). Fine-grained auditory discrimination and performance on tests of receptive vocabulary and receptive language. *Annals of Dyslexia, 40*, 170-179.

Emery, O.B. (1986). Linguistic decrement in normal aging. *Language and Communication, 6*, 47-64.

Ewing-Cobbs, L., Levin, H.S., Eisenberg, H.M., & Fletcher, J.M. (1987). Language functions following closed-head injury in children and adolescents. *Journal of Clinical and Experimental Neuropsychology, 9*, 575-592.

Fusilier, F.M., & Lass, N.J. (1984). A comparative study of children's performance on the Illinois Test of Psycholinguistic Abilities and the Token Test. *Journal of Auditory Research, 24*, 9-16.

Gaddes, W.H., & Crockett, D.J. (1975). The Spreen-Benton aphasia test; normative data as a measure of normal language development. *Brain and Language, 4*, 257-280.

Gallagher, A.J. (1979). Temporal reliability of aphasic performance on the Token Test. *Brain and Language, 7*, 34-41.

Gutbrod, K., & Michel, M. (1986). Zur klinischen Validität des Token Tests bei hirngeschädigten Kindern mit und ohne Aphasie. *Diagnostica, 32*, 118-128.

Harris, V.L., Keith, R.W., & Novak, K.K. (1983). Relationship between two dichotic listening tests and the Token test for children. *Ear and Hearing, 6*, 278-282.

Ivnik, R.J., ,Malec, J.F., & Smith, G.E. (1996). Neuropsychological test norms above age 55: COWAT, MAE Token, WRAT-R Reading, AMNART, Stroop, TMT and JLO. *The Clinical Neuropsychologist, 10*, 262-278.

Kiernan, J. (1986). Visual presentation of the Revised Token Test: Some normative data and use in modality independence testing. *Folia Phoniatrica, 37*, 216-222.

Kitson, D.L. (1985). Comparison of the Token Test of language development and the WISC-R. *Perceptual and Motor Skills, 61*, 532-534.

Lang, C. (1981). Token-Test und Drei-Figuren-Test; ein Vergleich zwischen zwei psychometrischen Kurztesten zur Sprachverständnisprüfung. *Diagnostica, 27*, 39-50.

Lass, N.J., DePaolo, A.M., Simcoe, J.C., & Samuel, S.M. (1975). A normative study of children's performance on the short form of the Token Test. *Journal of Communication Disorders, 8*, 193-198.

Lass, N.J., & Golden, S.S. (1975). A comparative study of children's performance on three tests for receptive language abilities. *Journal of Auditory Research, 15*, 177-182.

Lenhard, M.L. (1983). Effects of neonatal hyperbilirubinemia on Token Test performance of six-year-old children. *Journal of Auditory Research, 23*, 195-204.

Martino, A.A., Pizzamiglio, L., & Razzano, C. (1976). A new version of the Token Test for aphasics: A concrete objects form. *Journal of Communication Disorders, 9*, 1-5.

McNeil, M.M., & Prescott, T.E. (1978). *Revised Token Test*. Austin, TX: Pro-Ed.

McNeil, M.R. (1983). Aphasia: Neurological considerations. *Topics in Language Disorders, 3*, 1-19.

Minshew, N.J., Goldstein, G., & Siegel, D.J. (1995). Speech and language in high-functioning autistic individuals. *Neuropsychology, 9*, 255-261.

Naeser, M.A., Mazurski, P., Goodglass, H., & Peraino, M. (1987). Auditory syntactic comprehension in nine aphasic groups (with CT scan) and children: Differences in degree, but not order of difficulty observed. *Cortex, 23*, 359-380.

Niebergall, G., Remschmidt, H., Geyer, M., & Merschmann, W. (1978). Zur faktoriellen Validität des Token-Tests in einer unausgelesenen Stichprobe von Schulkindern. *Praxis der Kinderpsychologie und Kinderpsychiatrie, 27*, 5-10.

Noll, J.D. (1970). The use of the Token Test with children. *Program of the American Speech and Hearing Association*. New York.

Orgass, B. (1976). Eine Revision des Token Tests II. Validitätsnachweis, Normierung und Standardisierung. *Diagnostia, 22*, 141-156.

Poeck, K., & Hartje, W. (1979). Performance of aphasic patients in visual versus auditory presentation of the Token Test: Demonstration of a supramodal deficit. In F. Boller, & M. Dennis (Eds.), *Auditory Comprehension: Clinical and Experimental Studies with the*

Token Test. New York: Academic Press.

Poeck, K., & Pietron, H.P. (1981). The influence of stretched speech presentation on Token Test performance in aphasic and right brain damaged patients. *Neuropsychologia, 19*, 133-136.

Records, N.L., Tomblin, J.B., & Buckwalter, P.R. (1995). Auditory verbal learning and memory in young adults with specific language impairment. *Clinical Neuropsychologist, 9*, 187-193.

Remschmidt, H., Niebergall, G., Geyer, M., & Merschmann, W. (1977). Die Bestimmung testmetrischer Kennwerte des Token-Testes bei Schulkindern unter Berücksichtigung der Intelligenz, des "Wortschatzes" und der Händigkeit. *Zeitschrift für Kinder- und Jugendpsychiatrie, 5*, 222-237.

Rich, J.B. (1993). Pictorial and verbal implicit and recognition memory in aging and Alzheimer's disease: A transfer-appropriate processing account. Ph. D. dissertation. University of Victoria.

Riedel, K., & Studdert-Kennedy, M. (1985). Extending formant transitions may not improve aphasic's perception of stop consonant place of articulation. *Brain and Language, 24*, 223-232.

Sarno, M.T. (1986). Verbal impairment in head injury. *Archives of Physical and Medical Rehabilitation, 67*, 399-404.

Sarno, M.T., Buonaguro, A., & Levita, E. (1985). Gender and recovery from aphasia after stroke. *Journal of Nervous and Mental Disease, 173*, 605-609.

Snow, W.G., Tierney, M.C., Zorzitto, M.L., Fisher, R.H., & Reid, D.W. (1988). One-year test-retest reliability of selected neuropsychological tests in older adults. *Journal of Clinical and Experimental Neuropsychology, 10*, 60 (abstract).

Spellacy, F., & Spreen, O. (1969). A short form of the Token Test. *Cortex, 5*, 390-397.

Spreen, O., & Benton, A.L. (1969, 1977). *The Neurosensory Center Comprehensive Examination for Aphasia*. Neuropsychology Laboratory, University of Victoria.

Swihart, A.A., Panisset, M., Becker, J.T., Beyer, J.T., Beyer, J.R., & Boller, F. (1989). The Token Test: Validity and diagnostic power in Alzheimer's disease. *Developmental Neuropsychology, 5*, 71-80.

Swisher, L.P., & Sarno, M.T. (1969). Token Test scores of three matched patient groups : Left brain-damaged with aphasia; right brain-damaged without aphasia; non-brain-damaged. *Cortex, 5*, 264-273.

Tallal, P., Stark, R.E., & Mellits, D. (1985). The relationship between auditory temporal analysis and receptive language development: Evidence from studies of developmental language disorder. *Neuropsychologia, 23*, 527-534.

Taylor, H.G., & Schatschneider, C. (1992). Child neuropsychological assessment: A test of basic assumptions. *The Clinical Neuropsychologist, 6*, 259-275.

Tuokko, H., & Woodward, T.S. (1996). Development and validation of a demographic system for neuropsychological measures used in the Canadian Study of Health and Aging. *Journal of Clinical and Experimental Neuropsychology, 18*, 479-616.

Van Harskamp, F., & Van Dongen, H.R. (1977). Construction and validation of different short forms of the Token Test. *Neuropsychologia, 15*, 467-470.

Vilkki, J., & Lattinen, L.V. (1976). Effects of pulvinotomy and ventrolateral thalamotomy on some cognitive functions. *Neuropsychologia, 14*, 67-78.

Whitaker, H.A., & Noll, J.D. (1972). Some linguistic parameters of the Token Test. *Neuropsychologia, 10*, 395-404.

Whitehouse, C.C., (1983). Token Test performance by dyslexic adolescents. *Brain and Language, 18*, 224-235.

Willmes, K. (1981). A new look at the Token Test using probabilistic test models. *Neuropsychologia, 19*, 631-645.

Wold, A.H., & Reinvang, I. (1990). The relation between integration, sequence of information, short-term memory, and Token Test performance in aphasic subjects. *Journal of Communication Disorders, 23*, 31-59.

Woll, G., Naumann, E., Cohen, R., & Kelter, S. (1976). Kreuzvalidierung der Revision des Token Tests durch Orgass. *Diagnostica, 22*, 157-162.

Wood, K.R., Duis, C. & Schefft, B.K. (1997). The use of short forms of the MAE Token Test in neuropsychological screening. *Archives of Clinical Neuropsychology, 12*, 429 (abstract).

Zaidel, E. (1977). Unilateral auditory language comprehension on the Token Test following cerebral commissurotomy and hemispherectomy. *Neuropsychologia, 15,* 1-18.

12 視覚，視覚運動，および聴覚テスト

Visual, Visuomotor, and Auditory Tests

訳　内田恒久

　非常に多くの視覚認知および視覚－運動遂行テストが開発されてきた。とくに，このようなテストは失読症の謎を解く一助となる可能性があるばかりでなく，空間再認の微妙な異常，見当識，視覚無視，および失認症の形態にも目標を置くことができるという考えのもとに開発されたのであった。視覚認知に加えて，多くが相当量の認知処理を必要とする。私たちは重複を避けるためにこれらのテストの中からごくわずかの抜粋だけを取り上げる。私たちの行った抜粋は，相関関係研究だけではなく臨床的経験によっても導かれており，これらの一つ一つのテストが患者の検査に独特の貢献をすることを示している。

　運動成分のない視覚テストの中から，私たちは，Hooper 視覚構成テスト，主として児童や青年期用に標準化されたさらに詳細な視覚技能テスト，さらに顔貌再認テストを選んだ。埋没図形テスト，視覚運動統合発達テスト，さらにもっと専門化した Bell 視覚無視，左右見当識，線引きテストは運動反応が必要である。研究者や臨床家たちは視覚対象と空間知覚バッテリー（Warrington & James, 1991）も考えたくなるかもしれないが，これらのテストはなおいっそうの精神測定の開発と，このテストの 8 つの下位検査それぞれの特有な長所をもっとはっきり定義する必要がある。3～17 歳の児童に対して立案され全国的に標準化された新しい WRAVMA（Adams & Sheslow, 1997）は，1 つのバッテリーで視空間，視覚運動および細かい運動技能を扱っているが，論評できるまでには至っていない。

　私たちはまた 2 つの視覚構成テスト（時計描画，3 次元構成実行）しか含めなかった。といっても構成実行は WAIS-R 積木模様，Rey-Osterrieth 図形などの他のテストにも含まれており，他の多くの描画課題が利用可能である［例えば，自転車（Greenberg et al., 1994），家，木］。Benton (1994)が指摘するように，構成失行概念は最良の実用性を発揮するにはまだもっと操作性の高い定義が必要である。他の失行テスト（例えば，象徴的手指，非象徴的手指，手，身体運動）が一時は使われていたが（例えば，DeRenzi et al., 1980），本書に掲載するのにふさわしい精神測定的発達を認めなかった。読者は本書の他のところに記載してある Boston 失語症診断検査に含まれている失行症テストについて言及することを望んでいるかもしれない。

　テストによっては基本的な色識別能力を要求するものもある。色盲それ自体が時としては神経心理学において興味深い（Kolb & Whishaw, 1990 を参照）し，もし患者の色識別能力に疑いが生じたら色盲のスクリーニングが必要となるだろう。色盲に最も頻用されるテストは偽性同色表（例えば，暗さをマッチさせた灰色の背景に暗い色で描かれた文字，数字，あるいは形状，これらは色盲

の人は輪郭をなぞることができない）で構成されている。Ishihara (1982) と Dvorine (1953) の色盲検査は見る条件の異なったところ (Long et al., 1985) では最適と思われる。顔貌再認のところで指摘したように，弱視(20／50 もしくはそれ以下)もまた一般的に視覚処理あるいは視覚刺激を使用するテスト結果を損なう可能性がある (Kempen et al., 1994)。

特定の聴覚テストはほんの少ししか開発されなかった。しかし広い意味では，言語の章で記述した多くの聴覚理解テストはこの章に記載することも可能だったが，本書の言語の章の文脈の中に配置したほうがもっと適切である。

私たちは Seashore 音楽能力テストから生まれた多くの他のテストは含めなかった — 例えば，Seashore リズムテスト (Reitan & Wolfson, 1989)，Wepman 言語音知覚テスト，音素判別テスト (Benton et al., 1983) あるいは私たちの研究室で開発した Meikle 子音認知テスト — その理由は，私たちの経験ではこれらのテストは有用性が限られており，標準化が不十分なために重要な一定の情報を患者の障害プロフィールに加えられないからである。

どのような聴力テストを施行するにあたっても，患者の聴力をスクリーニングする必要がある。スクリーニング・テストが聴覚喪失の徴候を示さなければ正規の聴覚検査は必要ない。私たちは標準的 Maico 聴力計を使用しており，この器械はデシベル (dB) で目盛りをした純音信号を発生する。各耳に 500, 1000, 2000, 4000 および 6000 ヘルツの信号をだんだん高く，次にだんだん低くしながらテストする。聴覚レベル 0〜15 dB は正常と見なされる。聴覚レベル 35 dB 以上は障害があることを示し，もし障害が両側性ではなく全周波数に均等に影響を与えていないときは，聴力テストは結果的に無効になる傾向がある（このようなケースではテスト信号をもっと増幅する必要がある）。

文献

Adams, W., & Sheslow, D. (1997). *Wide Range Assessment of Visual Motor Abilities* (WRAVMA). Wilmington, DE：Wide Range Inc.

Benton, A.L. (1994). Neuropsychological assessment. *Annual Review of Psychology, 45,* 1-23.

Benton, A.L., Hamsher, K. de S., Varney, N.R., & Spreen, O. (1983). *Contributions to Neuropsychological Assessment.* New York：Oxford University Press.

DeRenzi, E., Motti, F., & Nichelli, P. (1980). Imitating gestures：A quantitative approach to ideomotor apraxia. *Archives of Neurology, 37,* 6-10.

Dvorine, I. (1953). *Dvorine Pseudo-Isochromatic Plates.* New York：Psychological Corporation.

Greenberg, G.D., Rodriguez, N.M., & Sesta, J.J. (1994). Revised scoring, reliability, and validity investigations of Piaget's bicycle drawing test. *Assessment, 1,* 89-101.

Ishihara, S. (1982). *The Series of Plates Designed as a Test for Color-Blindness.* Tokyo：Kanehara.

Long, G.M., Lyman, B.J., & Tuck, J.P. (1985). Distance, duration, and blur effects on the perception of pseudoisochromatic stimuli. *Ophthalmic and Physiological Optics, 5,* 185-194.

Kempen, J.H., Kritchevsky, M., & Feldman, S.T. (1994). *Journal of Clinical and Experimental Neuropsychology, 16,* 223-231.

Kolb, B., & Whishaw, I.Q. (1990). *Fundamentals of Human Neuropsychology* (3rd ed.). New York；Freeman.

Reitan, R.M., & Wolfson, D. (1989). The Seashore Rhythm Test and brain functions. *The Clinical Neuropsychologist, 3,* 70-78.

Warrington, E.K., & James, M. (1991). *Visual Object and Space Perception Battery.* Bury St. Edmunds, Suffolk, England：Thames Valley Test Co.

時計描画
CLOCK DRAWING

訳　内田恒久

目　的

このテストは視空間と視覚構成の臨床スクリーニング・テストである。

原　典

特別な検査材料は必要ない。Tuokko ら (1995) は商業版 The Clock Test を Multi-Health Systems (65 Overlea Blvd., Suite 210, Toronto, ON M4H 1P1 ; in the United States, 908 Niagara Falls Blvd., Tonawanda, NY 14120-2060) から 225 カナダドルで提供している。

概　要

人物や自転車も含めてヒナギクや家と一緒に、時計文字盤をフリーハンドで簡単に描くことは神経学では長い間、精神状態を簡単に検査する方法の一部であり (Battersby et al., 1956 ; Critchley, 1953 ; Goodglass & Kaplan, 1972 ; Strub & Black, 1977)、痴呆のスクリーニング・テストとしてしばしば推奨されている。多くの痴呆スケールの内容が主として言語的であるのと対照的に、時計描画はより高次の認識能力と同時に、視空間、構成能力に依存している。このテストは1枚の紙と鉛筆さえあればよく、ベッドサイドの検査の一部として、あるいは長々とした神経心理学的テストができないようなケースで実施することができる。フリーハンド描画は Wolf-Klein ら (1989) に好まれた手技であり、文字盤を表す円を描いた用紙を使用する。Freedman ら (1994) は、前もって円と3つの時計に数字が描いてあり、それに正しい時刻設定（時計の針）を記入する、フリーハンド描画の使用を推奨した。時刻設定は、本書の他のところにも記載してあるボストン失語症診断検査の頭頂葉バッテリーの一部でもある。時計テスト (Tuokko et al., 1995) は3つの課題を使用する。すなわち時計描画（前もって円は描いてある）、時刻読み取り、時刻設定である。Microcog (Powell et al., 1993) は時刻読み取りをコンピュータ化した下位検査の1つとして含めており、正確さと反応時間の尺度を準備している。

実　施

線を引いていない標準的なレターサイズの用紙と鉛筆を患者の前にまっすぐ置いて言う。「数字を全部書き入れた時計の文字盤を描いてほしいのです。大きく描いてください。」文字盤を全部書き終わったら次のように指示する。「では、時計の針を4時20分前に描いてください。」もし患者が分からないようならもう一度指示を繰り返すか、言い方を変えてもいいが、それ以外の援助を与えてはならない。課題達成に要した時間を書き留める。

私たちの標準的なやり方では前もって円は描いてないが、もし患者が文字盤の数字配置と針の設定を関係づけて描画できなければ（下記の採点基準で3点以下）、数字の配置と針の設定で示す特定の様子をさぐるために使うこともある。

およその実施時間

約5分間を要する。

採点方法

10点方式で、Sunderland ら (1989) と Wolf-Klein ら (1989) から改変したものを次のように使

う。

10 正常描画，つまり数字，針がほぼ正しい位置にあり，時針は分針とはっきりと区別されており，4時に近づいている。

9 針の位置に軽度の誤りがある（8と4に正確に置かれていないが，隣接した数字上にある）か，文字盤の数字が1つ抜けている。

8 時針と分針の位置の間違いがもっと目立つ（1数字ぬけている）。数字の間隔がばらばらである。

7 針の配置が大きく外れている（1以上）。数字の間隔が非常に不適切である（例えば，全てが片側にある）。

6 時計の針の使い方が不適切である（繰り返し注意したのにデジタル表示を使ったり，数字を丸で囲む）。時計の片側の端に数字が偏っているか数字が逆になっている。

5 保続的であるかさもなければ数字の配置が不適切(例，数字が点で示されている）。針はあるがきちんと数字を指していない。

4 数字がない，文字盤の外に描かれている，あるいは数列が歪んでいる。文字盤の完全さが失われている。針が明確に描かれていないか，文字盤外に描かれている。

3 数字と文字盤が絵の中でもはや関係がなくなっている。針とおぼしきものがない。

2 指示を受け取ったということが絵に少し現れているが，文字盤があいまいにしか描写されていない。数字の空間配置が不適切。

1 数字が無関係に配置されているか判読ができない，あるいは何もしない。

ローマ数字と時計の装飾（例えば，時計の足，ベル）は許容できる。

Tuokkoら（1992, 1995）は絵の部分のいくつかの誤りの様式に対して系統的に採点し（例えば，脱落，保続，回転），時刻読み取りと時刻設定には15点システムを使用するが，それぞれの下位検査は解釈が正しければ1点だけ与える。その他の判定としては描画の個別の部分に対して1から最高30点（Mendez et al., 1992）あるいは15点（Freedman et al., 1994）を与える。

文字盤描画の臨床的解釈については，ページの1つの隅に絵が集中する「接近」（例えば，線を互いにあまりにも近くに配置する），斜めに描く，震え，円を閉じる線がぞんざいである，などの特殊な点に注意する必要がある。最も多い誤りは文字盤上の数字の脱落と不適切な配置である（Tuokko et al., 1992）。Rouleauら（1992）は，量的な採点に加えて，刺激と結合した概念的，保続的，計画的，および失認といった様式の誤りを含む質的な採点を開発した。

考　察

12週後の時計描画の再検査信頼性はアルツハイマー病患者で.78（Mendez et al., 1992）だった。Tuokkoら（1995）は4日後にアルツハイマー病患者（AD）を再検査したとき，同様な値だったことを見出した。学習効果は報告されていない。健常高齢者とアルツハイマー患者による時計描画に対する検査者間信頼性は.97で臨床医と非臨床医とでは差がなかった（Kozora & McCullum, 1994; Mendez et al., 1992; Rouleau et al., 1992; Sunderland et al., 1989; Tuokko et al., 1995）。Nussbaumら（1992）は，神経精神疾患の標本で3種類の異なる採点方法に対する検査者間の一致率は.79～.93であると報告した。KozoraとMcCullum（1994）は3点，10点，および16点採点システムの間で中等度の高い相関を認めた（.67～.70）。

Freedmanら（1994）は構成概念妥当性を検討し，時計描画はRey-Osterriethテストの模写形式，WAIS-R積木模様およびウィスコンシン・カード分類テストの保続反応と併せて非言語的視覚構成因子に負荷がかかっていることを見出したが，言語的因子についてほんのわずかの負荷しかかかっていなかった。

構成概念妥当性は，簡易精神機能尺度との相関が.41～.58, Mattis痴呆評価尺度とが.38～.45, 神経心理学的障害包括印象テストとが.49～.60, および時間延長の条件下で行った積木模様テストとが.41（Kozora & McCullum, 1994; Mendez et al., 1992；Nussbaum et al., 1992; Shulman et al., 1993)であったことによっても立証された。Tuokkoら(1995)はAD患者において，時計描画と一般的知識，類似問題，数唱問題，および積木模様などのWAIS-Rの下位検査との相関が中等度(.41～.57)であることを見出した。時刻読み取りとの相関は少し高く(.54～.64)，時刻設定との相関はこれらの下位検査に対して最も高かった(.58～.77)。Mendezらも，Rey複雑図形(.66)および符号数字モダリティテスト(.65)と中等度の強い相関があったことを報告している。このテストは児童Beeryテストとは相関がなかった(Kirk et al., 1996)。Libonら(1993)は，このテストは痴呆において遂行機能を測定すると考えられているテスト(例えば，積木模様，Go-No-Goテスト，線引きテスト)と相関があることを見出した。Huntzingerら(1992)は6項目の見当識/記憶/集中力テストとただ軽度の相関(.30)を見出したにすぎない。このテストはRaven進行マトリックス(Kozora & McCullum, 1994)とも有意の相関はないが，これは，このテストが認知遂行の別の面を測定していることを示唆している。6, 12, および18カ月後の追跡で，Shulmanら(1993)は，時計描画遂行の悪化と他のテストでの悪化とが相関することに注目した。悪化を示した患者はまたそうでない患者よりも施設入所しやすい傾向があった。

弁別妥当性が，平均年齢76歳の，健常老人被検者，AD，多発梗塞性痴呆およびうつ病患者群を区別したグループで検討された(Wolf-Klein et al., 1989)。正確な分類率は，健常被検者97％，AD患者87％，多発梗塞性痴呆患者62％，うつ病患者97％だった。Tuokkoら(1992)はアルツハイマー病で86％，健常老人対照群については92％の正確な分類率を報告している。新しい研究(O'Rourke et al., 1997)も良好な予測妥当性を見出した。後にADと診断されたクライエントの最初のテスト時点では感受性は91％であり，特異性は95％だった。KozoraとMcCullum(1994)は，年齢をマッチさせた健常対照被検者では平均得点9.59であるのに比べて，AD患者では6.61(分布範囲 2～10)であることを報告した。しかし，Barrら(1992)は，このテストはADと脳血管性痴呆の患者を弁別しないことを見出した。この所見はLibonら(1993)によっても追試されているが，著者らは全く同じ条件下では脳血管性痴呆の患者はADの患者よりも成績が悪いという所見を得た。31名のADと27名の脳血管性痴呆の患者の別の母集団を使った第二の研究(Libon et al., 1996)はこの結果を確認した。さらに，書字・描画運動，針/数字の配置，および描画行為の「遂行制御」の誤り(例えば，数字を書きながらページをめくる，反時計回りに数字を書く，保続)などによって，全てのエラーを合計して時計描画を再度採点すると，脳血管性痴呆の患者は命令した描画の条件で書字・描画運動の誤りを多くおかし，同じ条件下でAD患者よりも多くの遂行制御の誤りと多くの全体的誤りをおかすことが示唆された。遂行制御の誤りはまた遂行機能を測定すると思われている他のテスト(例えば，WMS-心的制御，COWA-FAS，WAIS-R積木模様)とも相関し，因子分析で同じ因子に付加を加えた。Dastoorら(1991)とWatsonら(1993)も，アルツハイマー病の患者と痴呆の疑いの基準を充たさないうつ病と他の障害患者との間には有意差があることを報告している。LeeとLawler(1995)は，時計描画は高齢者の母集団ではうつ病のために異常のことがあり，うつ病が軽快すれば点数は改善することを発見した。すなわち，点数が低いのは状態依存性の可能性があるということである。Freedmanら(1994)はパーキンソン病で痴呆のある患者は点数が低いが，痴呆のないパーキンソン病患者はほとんど正常の点数であるという所見を得た。Cahnら(1996)は，量的および質的尺度を用いて81％の感受性と72％の特異性を見出したが，このテストを線引き，ボストン命名およびWechsler視覚保持課題(Cahn et al., 1995)と併せて施行した際，このテストはADになる危険性のある健常老人とAD患者を判別するための回帰式への寄与は有意ではなかった。著者らは，このテストは単一のスクリーニング手段としてはふさわしくないし，スクリーニングの過程で言語流暢性や記憶のような他の測定を考慮する必要があると警告する。Cahnら(1994)はまた，このテス

トはスペイン語を話し，認知障害がある高齢者と健常な高齢者とを66％の感受性と90％の特異性で弁別したことを報告した。

時計描画テストはADと他の型の痴呆を診断するのに有用な可能性がある一方で，多くの目的にもかなうものだということも心に留めておくべきである。基本的には，このテストは認知技能と同様に視空間技能も評価する。テスト結果は片側視野欠損と右視覚無視で影響を受け(Ogden, 1985)，これは片側の誤りに対応していることで明らかである。しかし，Ishiaiら(1993)は，特異的な左片側無視症状群の患者において，時計描画の誤りと線分二等分検査における一側性の誤り，ヒナギク描画，文字抹消検査との間には強い関係を認めなかった。むしろ時計描画はWechsler IQと関係していた。このテストは，右側もしくは両側側頭－後頭葉損傷にみられるような視空間障害または構成失行に感受性があると報告されている(Critchley, 1953)。

KozoraとMcCullum (1994)はAD患者と高齢の健常被検者が時計描画が稚拙なのは加齢による「前頭葉機能異常」仮説を裏書きするものと考えている(Albert & Kaplan, 1980; Hecaen & Albert, 1978)。症例検討に基づいて，Freedmanら(1994)は，右頭頂部局所障害では重い空間組織解体(時に，時計としての必須の要素は保持される)が予想されることもあると指摘している。前頭葉損傷の患者はしばしば時計描画の多様な課題を統合することが困難である(数字配列と空間的割付け)。左後頭葉損傷の患者は受容的失語症のために数字と時刻設定に障害を示すかもしれない。同様の問題が左前部の損傷にみられることもある(例えば，時刻を何分前ではなくて，何分過ぎに設定する)。このような損傷－特異性の影響がしっかりと確認できなければ，このテストの解釈は他のテスト結果を考慮してなされるべきである。Freedmanらはまた，このような「徴候」はただ解釈の仮説を立てるために使用できるにすぎないと警告している。Tuokkoら(1992)は，時計描画は視空間的および構成的技能を必要としない時刻設定と時刻読み取りなどの課題で類似の欠陥として示されるように，時間概念を駆使する個人の能力にも左右されると強調している。精神病理学的重症度にかかわりなく言語テストでは成績が悪い統合失調症患者がいるが，彼らの時計描画遂行の拙劣さを説明するのに言語介在計画障害が引き合いに出される(Tawfik-Reedy et al., 1995)。

他の時刻設定(「8時20分」，「11時10分」)がこれまで使われてきた。半側無視あるいは半盲の証明は，もし時計の2つの針が文字盤の左右別の側にあれば，容易になる。「11時10分」のような時刻設定を使うのは前頭葉病理の「影響」を明らかにするのに役立つかもしれない。なぜならば，10の数字が分針を11の数字のほうに引いた10の数字の右側にあるからであり，また，時刻設定には10分を2時間ごとの区切りに示すこと，すなわち，分針を2時の位置にセットすることが必要だからである(Freedman et al., 1994)。

老人科診療所で，時計描画(円は前もって描いてある)，時刻読み取りおよび時刻設定を使いたい臨床医にとっては，偏差をきちんと測定する基準を備えていて，一連のテスト材料が供給されていることから，時計テスト(Tuokko et al., 1995)が望ましいだろう。しかし，ADの検査者間および再検査信頼性，感受性，および特異性は(それぞれ93％と94％)他の版で報告されたものと似たようなものであり，この「プロフィール」は65歳以上の5つの年齢群について，3つのテストの得点をT得点に変換して刊行したにすぎない。このマニュアルによると，痴呆が考慮される場合，2つのテスト得点は年齢にふさわしいカットオフ値以上であるべきである。

標準データ

現在利用できる標準データ(Sunderland et al., 1989; Wolf-Klein, 1989)は，7〜10点は正常とみるべきであることを示しており，6点は境界(13％の健常者，88％のアルツハイマー病患者が獲得)，5点以下は健常者ではまれである(.8％)が，アルツハイマー病では頻繁にある(83％)。KozoraとMcCullum (1994)は，100名の高齢者を検査して，69歳までは10点採点法で正常範囲は7〜10点だが，70〜95歳の健常被検者では

4～10点に低下することを見出した。Marcopulos, McLain および Giuliano (1997) らは時計描画について，Farver と Farver (1982) は時刻設定について，最高齢群（80～89歳）で同様の低下があるが，もっと若い年齢群（70～79歳）では低下しないということを報告した。Marcopulos ら (1997) は中等度の教育効果（0～4年と6～10年の教育歴で2点未満）を見出したが，米国の田舎の高齢者母集団では人種の影響はなかった。Cahn と Kaplan (1995) は，一般社会で生活している健常母集団において，3つの「old-old」群間（67～74, 75～84, 85歳以上）で量的あるいは質的点数においてもこれ以上低下がないことを見出した。

Freedman ら (1994) は，書き込まれた時計の数字，配置などにそれぞれ1点が与えられる15点の順序累積得点方式を用いた。これらの書き込み（「重要項目」）は，もし健康被検者がほとんど完全に近い正解率をとった場合にのみ選択されており，それらは，容認範囲の輪郭，正しい数字，正しい数字の順序，時針より長い分針，正しく描かれたあるいは推定された中心などを含んでいる。この方式では，20～69歳の健常被検者（$n=348$）はほとんど満点の点数（平均＝14.7，SD＝.60）であり，70～79歳の平均点数は13.68（SD＝1.84），80～90歳では，13.34（SD＝2.09）だった。このように，この研究では高齢者が似たような年齢と関連する低下を示した。

時計テスト (Tuokko et al., 1995) は，カナダ人の1,753名の健康高齢被検者と269名の臨床例の横断調査に基づいて，65～85歳以上の5つの年齢群の優れた標準化を行っている。年齢の影響はとくに高齢群では顕著であった。若い年齢群や地理的あるいは人種差に対する標準値は入手できない。

Kirk, McCarthy と Kaplan (1996) は6～15歳の220名の児童たちの時計描画技能発達についてのデータを報告し，全体の正確さが7歳で有意に上昇し，10歳で再び有意に上昇するという所見を得た。性差は認められなかった。同様に，Edmonds ら (1994) は，6～12歳の434名の公立学校の健常な生徒たちを検査した。彼らもまた，時計を正確に描く能力はかなり大多数の児童たちで8歳までに確立し，7歳までに数字の反転は消失し，9歳児は時刻を正確に分まで示すことができることを報告した。この研究は，このテストが適切な標準を利用できるようになれば，学童期の児童に使用することができることを示唆している。

文献

Albert, M.S., & Kaplan, E. (1980). Organic implication of neuropsychological deficits in the elderly. In W. Poon, J.L. Fozard, L.S. Cermak, D. Arenberg, & L.W. Thompson (Eds.), *New Directions in Memory and Aging*. Hillsdale, NJ : Erlbaum.

Barr, A., Benedict, R., Tune, L., & Brandt, J. (1992). Neuropsychological differentiation of Alzheimer's disease from vascular dementia. *International Journal of Geriatric Psychiatry, 7*, 621-627.

Battersby, W.S., Bender, M.B., Pollack, M., & Kahn, R.L. (1956). Unilateral "spatial agnosia" ("inattention") in patients with cortical lesions. *Brain, 79*, 68-93.

Cahn, D.A., & Kaplan, E. (1995). Clock drawing in the oldest old. *The Clinical Neuropsychologist, 9*, 274-275 (abstract).

Cahn, D.A., Salmon, D.P., Butters, N., Wiederholt, W.C., Corey-Bloom, J., Edelstein, S.L., & Barrett-Connor, E. (1995). Detection of dementia of the Alzheimer type in a population-based sample : Neuropsychological test performance. *Journal of the International Neuropsychological Society, 1*, 252-260.

Cahn, D.A., Salmon, D.P., Monsch, A.U., et al. (1996). Screening for dementia of the Alzheimer type in the community : The utility of the Clock Drawing Test. *Archives of Clinical Neuropsychology, 11*, 529-539.

Cahn, D.A., Wiederholt, W.C., Salmon, D.P., et al. (1994). Detection of cognitive impairment in Spanish-speaking elderly with the clock drawing test. *Archives of Clinical Neuropsychology, 9*, 112 (abstract).

Critchley, M. (1953). *The Parietal Lobes* (reprinted 1966). New York : Hafner.

Dastoor, D.P., Schwartz, G., & Kurzman, D. (1991). Clock-Drawing-An assessment technique in dementia. *Journal of Clinical and Experimental Gerontology, 13*, 69-85.

Edmonds, J.E., Cohen, M.J., Riccio, C.A., et al. (1994). The development of clock face drawing in normal children. *Archives of Clinical Neuropsychology, 9,* 125 (abstract).

Farver, P.F., & Farver, T.B. (1982). Performance of normal older adults on tests designed to measure parietal lobe functions. *American Journal of Occupational Therapy, 36,* 444-449.

Freedman, M., Kaplan, E., Delis, D., & Morris, R. (1994). *Clock Drawing : A Neuropsychological Analysis.* New York : Oxford University Press.

Goodglass, H., & Kaplan, E. (1972). *The Assessment of Aphasia and Related Disorders.* Philadelphia : Lea & Fibiger.

Hecaen, H., & Albert, M.L. (1978). *Human Neuropsychology.* New York : Wiley.

Huntzinger, J.A., Rosse, R.B., Schwartz, B.L., Ross, L.A., & Deutsch, S.I. (1992). Clock drawing in the screening assessment of cognitive impairment in an ambulatory care setting : A preliminary report. *General Hospital Psychiatry, 14,* 142-144.

Ishiai, S., Suishita, M., Ichikawa, T., Gono, S., & Watabiki, S. (1993). Clock-drawing test and unilateral spatial neglect. *Neurology, 43,* 106-110.

Kirk, U., McCarthy, C., & Kaplan, E. (1996). The development of clock-drawing skills : Implications for neuropsychological assessment of children. Paper presented at the meeting of the International Neuropsychological Society, Chicago.

Kozora, E., & McCullum, M. (1994). Qualitative features of clock drawing in normal aging and Alzheimer's disease. *Assessment, 1,* 179-187.

Lee, H., & Lawler, B.A. (1995). State-dependent nature of the Clock Drawing Test in geriatric depression. *Journal of the American Geriatric Society, 43,* 796-798.

Libon, D.J., Malamut, B.L., Swenson, R., Sands, L.P., & Cloud, B.S. (1996). Further analyses of clock drawings among demented and nondemented older subjects. *Archives of Clinical Neuropsychology, 11,* 193-205.

Libon, D.J., Swenson, R.A., Barnoski, E.J., & Sands, L.P. (1993). Clock drawing as an assessment tool for dementia. *Archives of Clinical Neuropsychology, 8,* 405-415.

Marcopulos, B.A., McLain, C.A., & Giuliano, A. J. (1997). Cognitive impairment or inadequate norms? *The Clinical Neuropsychologist, 11,* 111-131.

Mendez, M.F., Ala, T., & Underwood, K.L. (1992). Development of scoring criteria for the clock drawing task in Alzheimer's disease. *Journal of the American Geriatrics Society, 40,* 1095-1099.

Nussbaum, P.D., Fields, R.B., & Starrat, C. (1992). Comparison of three scoring procedures for the clock drawing. *Journal of Clinical and Experimental Neuropsychology, 14,* 44 (Abstract).

Ogden, J.A. (1985). Anterior-posterior interhemispheric differences in the loci of lesions producing visual hemineglect. *Brain and Cognition, 4,* 59-75.

O'Rourke, N., Tuokko, H., Hayden, S., & Beattie, B.L. (1997). Early identification of dementia : Predictive validity of the clock test. *Archives of Clinical Neuropsychology, 12,* 257-267.

Powell, D., Kaplan, E., Whitla, D., Weintraub, S., & Catlin, R. (1993). *Microcog : Assessment of Cognitive Functioning.* San Antonio, TX : Psychological Corporation.

Rouleau, I., Salmon, D.P., Butters, N., Kennedy, C., & McGuire, K. (1992). Quantitative and qualitative analyses of clock face drawings in Alzheimer's and Huntington's diseases. *Brain and Cognition, 18,* 70-87.

Shulman, K.I., Gold, D.P., Cohen, C.A., & Zucchero, C.A. (1993). Clock drawing and dementia in the community : A longitudinal study. *International Journal of Geriatric Psychiatry, 8,* 487-496.

Strub, R.L., & Black, F.W. (1977). *The Mental Status Examination in Neurology.* Philadelphia : F.A. Davis.

Sunderland, T., Hill, J.L., Mellow, A.M., Lawlor, B.A., Gundersheimer, J., Newhouse, P.A., & Grafman, J.H. (1989). Clock drawing in Alzheimer's disease ; a novel measure of dementia severity. *Journal of the American Geriatric Association, 37,* 725-729.

Tawfik-Reedy, Z., Zuker, T., Paulsen, J.S., Sadek, J.R., Heaton, R.K., Butters, N., & Jeste, D.V. (1995). Clock drawing in schizophrenia : A qualitative analysis of impairment. *Archives of Clinical Neuropsychology, 10,* 396.

Tuokko, H., Hadjistavropoulos, T., Miller, J.A.,

& Beattie, B.L. (1992). The clock test: A sensitive measure to differentiate normal elderly from those with Alzheimer's disease. *Journal of the American Geriatrics Society, 40,* 579-584.

Tuokko, H., Hadjistavropoulos, T., Miller, J.A., Horton, A., & Beattie, B.L. (1995). *The Clock Test. Administration and Scoring Manual.* Toronto, ON: Multi-Health Systems.

Watson, Y.I., Arfken, C.L., & Birge, S.J. (1993). Clock completion: An objective screening test for dementia. *Journal of the American Geriatrics Society, 41,* 1235-1240.

Wolf-Klein, G.P., Silverstone, F.A., Levy, A.P., & Brod, M.S. (1989). Screening for Alzheimer's disease by clock drawing. *Journal of the American Geriatric Association, 37,* 730-734.

ダイコティック・リスニング：単語
DICHOTIC LISTENING: WORDS

訳　内田恒久

目 的

このテストは言語機能の側方性の指標を提供することができる。また分割した注意力をも測定するものである。

原 典

左右別々の単語を録音したカセットテープ，使用説明書，および記録用紙は Neuropsychology Laboratory, University of Victoria, BC V8W 3P5 から50米ドルで入手可能である（音楽　50米ドル）。オリジナルの Kimura 刺激（数字，メロディ，単語を含む）は DK Consultants, 412 Duffrin Ave., London, ON N6B 1Z6 から160カナダドル（児童用の数字の追加は 200 カナダドル）で入手可能である。Graves と Allan (1995) は，ハードウェアの必要条件を記載し，新しいダイコティック・リスニング課題用のソフトウェアを提供している（e-mail：rgraves@uvic.ca）。

概 要

このテストは本来おのおのの耳に対して与えられた2つの信号に同時に注意を払う能力を検査するために，Broadbent (1958) によって開発された。Kimura (1961) はその課題を変更し，3個組になった一対の単音節の数字が話され，その後に被検者はできるだけ多くの数字をくり返すように求められる方法を用いた。Kimura は，左半球言語優位が証明されているてんかん患者では，右耳から聞いた数字再生のほうが左よりも優れていることに注目した。右半球言語優位の患者は逆であった。これらの所見は，聴覚の交差結合のほうが同側の経路よりも強固であるという概念と一致している。その後の彼女の研究もまた，音楽のような非言語的情報認識に対する左耳優位を示唆している。これらの初期の研究に続いて，多様な刺激材料と被検者母集団を用いた数多くの実験的研究が行われた。自由再生法（例えば，Kimura, 1961），ダイコティック聴取テスト (Geffen et al., 1978)，および韻融合法 (Wexler & Halwes, 1983) を含む，数々の異なる技法が利用可能である。言語の側方性を推測するのに，ある手技が別の手技より優れているという明確な証拠はない (Strauss, 1988)。もっと最近では，処理速度の結果は直接処理経路の限界に影響されるという仮定の下に，このテストは刺激処理速度の尺度としても使用されてきた (Spellacy & Ehle, 1990)。

私たちは，Kimura (1961) の開発したものに似た，6つの1音節の単語をすなわち，左右の耳に3つずつ提示する自由再生法を使用している。私

たちの研究室に用意してあるテープは刺激開始に同期させてあり，両耳に同じ大きさになるように調整してある。右耳と左耳の刺激は双方とも声の開始時間を制御するために同じ子音で始まる。

この装置は高品位のステレオテーププレーヤーとアンプ，専用のプラグに差し込んだ一対のイヤホン，およびダイコティック単語テープから構成されている。テープの右と左のチャンネルは被検者の右もしくは左のイヤホンと接続されているものとする。それらは交互に使用され，テストが半分終了したら入れ替えるが（イヤホンの調整が不十分なために生じる偏向を避けるために），どのチャンネルがどちらの耳につながっているか，回答用紙に記入するように注意が必要である。

テスト前に，イヤホンの調整とバランスをとるために音声レベルメータ（Scott製か同様の製品）を使用すべきである。イヤホンは，Riegler（1980）が「最も心地よい音量レベル」と報告している，65〜70dBの大きさの等しい音を正確に両耳に与えるように調整されるべきである。

検査者はテストを実施するにあたって，両耳の聴力が申し分ないかを確かめるために，聴力計を使って確認すべきである。ダイコティック・リスニングの結果は，軽度の聴力障害（左右の耳で5〜10dBの不一致）には強いが，不一致がもっと大きいとテスト結果の解釈は注意を要する。もし両耳間の不一致が20dB以上ならこのテストは実施してはならない。

実　施

被検者は，「右」と書かれているイヤホンを右耳に，「左」と書いてあるイヤホンを左耳に装着して腰掛ける。検査者は次のように言う。「これから単語がいくつか聞こえますので，これらの単語をできるだけ多くくり返してください。」テープには単語3つを組にしたものが2組録音されている。最初の組は右耳に聞こえる。被検者がこれらの言葉を正確にくり返したら，2番目の組を再生し，これは左耳に聞こえる。もし被検者が指示を理解できないときは，これらの練習用のセットは繰り返すことができる。もし被検者が練習試験を間違いなく終了したら，次のように言う。「これからは両方の耳に同時に単語が聞こえてきます。聞こえたすべての言葉をくり返してください。単語の3つの組が聞こえて，私がテープを止めたすぐに，思い出せる限りの単語を繰り返してください。」

再生終了後，テープを止めて被検者が答えるのを待つ。テストが半分済んだらイヤホンを左右入れ替える。被検者が思い出した言葉を回答用紙に丸で囲む（図12−1）。疑わしい応答はそれらしき単語の上に書き込むが，回答用紙にある言葉のみが正解として認められる。

もし被検者が1つか2つの単語しか答えないときは，一度だけ「それだけですか」とか，「思い出せるのはこれで全部ですか」と，次のセットに進む前に言う。

およその実施時間

約10〜20分を要する。

採点方法

記録用紙に列挙されている1つ1つを1点と計算する。それぞれの側を合計する。

考　察

検査−再検査の信頼性は良好である（.75〜.92；Strauss et al., 1987）。Bruder（1988）は信頼係数は.60〜.80であると報告している。しかし，他の研究結果の中には良好でなかったものもある。例えば，Hatta（1988）は，37名の日本人の右利きの大学生では利き耳が母音−子音テストにおいて35％，CVCテストでは17.7％変化したことを見出し，この変化は最初のテストで異常な点数の被検者で最も多かった。有意な学習効果を予想する必要はない。

数字の自由再生，子母音の音節の自由再生，子母音の音節の聴取，およびモールス符号再生のテスト間の相関は，右利きと左利きともに低く（.01〜.51)，また耳の優先性の方向は標本の23〜62％で変化した（Jancke et al., 1992）。一方，

ダイコティック・リスニング—単語

名前 _____
生年月日 _____
検査日 _____
検査者 _____

	右耳			左耳			その他
テスト1	pack	test	hat	port	tea	cow	_____
テスト2	fame	sum	bond	fur	sale	bee	_____
テスト3	duck	ship	gas	deck	shoe	gun	_____
テスト4	vine	zone	mob	vane	zoo	meal	_____
テスト5	nose	pride	track	name	plate	trail	_____
テスト6	coast	flight	sake	corn	fleet	sunk	_____
テスト7	bowl	damp	good	bell	deed	game	_____
テスト8	shine	vent	zest	sheep	vast	zeal	_____
テスト9	mass	nine	pin	mill	nail	pace	_____
テスト10	tin	cloth	faith	torn	clock	fresh	_____
テスト11	speak	bark	need	spit	belt	night	_____

ヘッドフォンの左右交換

テスト12	shore	guest	vault	shell	guard	vote	_____
テスト13	though	map	note	there	mad	nick	_____
テスト14	pal	tongue	cream	pig	teeth	crust	_____
テスト15	flag	send	blown	fault	sand	brain	_____
テスト16	dawn	give	shift	ditch	glow	shirt	_____
テスト17	vim	then	mink	view	this	month	_____
テスト18	noun	pan	top	noon	pork	tan	_____
テスト19	coop	fog	style	cord	fit	stamp	_____
テスト20	birth	neck	grain	band	noise	glove	_____
テスト21	shame	verb	that	shoot	voice	than	_____
テスト22	male	nudge	coop	mine	nice	cord	_____

　　　　　　　右側合計_____　　　　　左側合計_____　　　　　　　その他合計_____

総計　　　　　_____
Zスコア　　　_____
パーセンタイル _____
（百分位数）

図12−1．ダイコティック・リスニング（単語）回答用紙見本

Christianson ら (1992) は，5歳，8歳，11歳の児童に単語融合手法を用いて，文字および絵の命名に対する利き耳と半側視野優位性との間の一致率がよいという所見を得た。

このテストはアミタール注入法により決定された言語の局在性とかなり良く一致する (Strauss et al., 1987)。その研究では，左半球言語側方性のある患者の点数は右耳が 29.03，左耳が 12.95 であった。右半球言語側方性のある患者の対応する点数は右耳が 15.20，左耳が 21.48 であり，両側性言語の患者は 19.88 と 13.24 だった。しかし，この3群で右耳優位性の患者の割合はそれぞれ，86％，50％および 71％だった。右と左の耳の差異が得られなかったことは，言語側方性は正常なパターンに従わない可能性を示唆しており，半球優位性に関して確固とした証拠として使われるべきではない。Lee ら (1994) は，内頚動脈アモバルビタール・テストで言語優位半球が決定された 106 名の患者の研究に基づいて，個々のケースでは DL は言語優位性の確かな標識ではないし，左，右，および両側性の言語優位性を有する患者グループ間の差異でさえも，統計学的には有意でないことがあると警告している。この故に，言語の側方性について揺るぎない所説を述べることはできない。このテストは手がかりのみを提供する。健常な右利きの人では，このテストは左半球言語側方優位性の発生率を実際より低く見積もっているようであり (74％の右耳優位性，REA) (Lee et al., 1994)，これは右利きの男性の 75％が REA であるという Lake と Bryden (1976) の所見と一致している。右利きの女性は明らかに REA の出現率がさらに低い (62％，Lake & Bryden, 1976)。126 名の 6〜9 歳の左利きの児童の標本で，Hugdahl と Andersson (1989) は右耳優位性が 65％，左耳優位性が 25.4％であり，9.6％が利き耳なしだったことを見出した。

Richardson ら (1990) は，275 名の対照者，50 名の頭部外傷，35 名のマラリア脳炎，および 16 名のパーキンソン患者で DL を調査した。彼らは，すべての3つの臨床群では多くの患者の DL の点数が有意に低いことを見出し，「一過性の電気放電（すなわち，発作性障害），もしくは皮質下レベル の構造的変化のいずれかにより皮質下白質崩壊の危険がある母集団については，DL は有用な診断手段である」として推奨している (p.426)。Springer ら (1991) も，発作様現象の訴えがある不快気分の患者と他のうつ状態の患者を識別し，DL の得点がカルバマゼピン治療後に改善するという所見を得た。白質の疾患が実証されている患者の研究は同様の障害を示している (Jerger & Jerger, 1975；Levin et al., 1989；Pujol et al., 1991；Rao et al., 1989)。DL 得点の欠損は，アルツハイマー病患者 (Mohr et al., 1990) と高熱（異常高熱）があったが直接脳に波及のない患者（例えば，脳炎）(Varney et al., 1994) でも認められた。

失語症者の左耳優位性への移行 (Papanicolaou et al., 1987) は，失語症からの回復過程での右半球関与の増加，注意因子，あるいは左半球の障害の影響 (Moore & Papanicolaou, 1991；Niccum & Speaks, 1991) の証拠として解釈されてきた。Grote ら (1995) は，49 名の発作のある患者の研究で左半球言語優位の患者で右耳の点数が低いのは常に左半球に発作焦点があることを予測していることを報告した。しかし，左耳の点数が 0 の場合は，どちらかの半球の片側性の障害と関連している可能性がある。Niccum ら (1983) の研究は，左後頭上部領域が完全であることが，右耳刺激の知覚には不可欠であることを示した。Strauss ら (1985) は，言語ダイコティック・リスニング・テストで右耳優位性を示したてんかん患者は，左側後部シルビウス領域の拡大傾向があることを報告した（頸動脈造影上にて計測）。左耳優位性を示した患者は右側後部シルビウス領域の拡大傾向があった。Roberts ら (1990) は，左もしくは右耳からシルビウス周辺の言語領域への正常な信号伝達を妨げる電気生理学的機能異常が原因である，複雑部分発作を有する一連の 24 名の患者の DL 得点が一般的に低いことを証明した。抗けいれん剤による治療が開始されてから，得点は有意に向上した。

ダイコティック・リスニングにおける脳梁の役割は明確ではない。Reinvang ら (1994) は，おそらく，半球間伝達が減少しているためだろうが，左半球言語優位で脳梁の狭小がある多発性硬化症

表12-1. 言語性ダイコティック・リスニング：小児と成人の標準値

学年／年齢	性別	n	右耳	左耳	合計
就学前					
2歳	女性	2	13.0	5.0	18.0
	男性	3	12.0	2.0	14.0
3歳	女性	9	19.1	5.6	24.7
	男性	5	15.3	4.8	20.0
4歳	女性	7	24.1	8.0	31.9
	男性	7	25.3	9.8	35.2
幼稚園					
5歳	女性	10	19.6	13.1	32.7
	男性	9	20.2	16.9	37.1
小学校					
1年	女性	15	24.7	12.7	37.4
	男性	12	26.8	16.0	42.8
2年	女性	29	29.0	12.4	41.3
	男性	16	30.4	13.2	43.6
3年	女性	19	29.6	16.9	46.5
	男性	11	29.1	19.2	48.3
4年	女性	15	32.5	16.9	48.7
	男性	16	30.0	22.6	52.6
5年	女性	23	33.3	20.0	53.3
	男性	15	31.0	20.6	51.5
6年	女性	12	30.5	19.6	50.1
	男性	18	32.5	20.2	52.9
成人						
右利きの人		175	平均 24.95	16.23	41.18
			SD 9.60	8.30	10.12

注：KosakaとKolbは成人にはVictoria tapeを用い，テストが半分終了した時点でヘッドフォンの左右を交替した。
出典：［児童の標準値］KosakaとKolb（未発表データ，1977）；［成人の右利き標準値］Straussら（1987）。

患者では左耳の得点が低いことを見出した。Wishartら（1995）は，MS患者の半球間伝達障害に一致する，左側の抑制および／あるいは右側増強のパターンを見出した。Lassondeと共同研究者（1981, 1990）は，脳梁欠損症児では左右差が縮小するのではなくてむしろ増すことを見いだし，脳梁は半球間伝達を促進するのではなくてむしろ抑制すると示唆した。Sugishitaら（1995）は，脳梁を部分的に切断された5名の患者を検討し，50名の健常対照者と比較した。脳梁後部を切断した患者は左耳抑制を示さなかったが，一方，脳梁膨大部障害のある患者は抑制を示しており，これは聴覚情報伝達にとって脳梁膨大部が脳梁の重要な部分であることを示唆している。Danielら（1995）

は，42名の失読症者と30名のデンマーク人健常対照被検者において，利き耳を利き手，利き足，効き目と比較した。彼らは，失読症者グループでは左耳優位性がより頻繁であること（しかし，手，足，あるいは目については優位性はなかった）を見出し，側方性の不一致，半球間の「騒々しいずれ noisy mismatch」が失読症の基礎的原因であると考えた。

合計点数と差分点数が刺激処理速度の尺度として調査されてきた（Levine et al., 1987, Saccuzzo et al., 1986, Strayer et al., 1987）。しかし，同様な能力を測定するテストとの相関はわずかに中等度であった。例えば，Test D2，線引き，PASAT，および左右の差分得点は情報処理因子とは別の因子に負荷がある。（Spellacy & Ehle, 1990）

標準データ

標準データは表12-1に示してある。概して，テープ全体に対する再生点数の合計は約40単語である。性差は，男性では左半球の機能分化が優勢なことを示唆するものがいくつかの実験的研究で報告されている。しかし，Hiscockら（1994）の49の実験のメタ分析は，「ダイコティック・リスニング・テストの遂行には性差があるが，その差異は小さく有意差すれすれである」（pp.31～32）という Bryden（1988）の結論を確認した。

左耳対右耳からの単語再生の割合は最も興味深いところである。右耳優位の結論を得ることができなかったことは，言語の側方性が普通のパターンに従わない可能性を示唆している。

就学前から普通の幼稚園，6学年までの児童の標準データ（表12-1）は，幼稚園の年齢の児童はすでに右耳優位を示し，耳の左右差は3学年までに成人レベルに達することを示唆している。実際，全体の再生点数は健常成人のそれを凌いでおり，これはおそらく集中力の差ばかりではなく Strauss らの研究で使用したテープが明瞭さに欠けたことにもよるのかもしれない。Rodriguez ら（1990）は，聴力正常，認知面では問題ない高齢者（60～85歳）において，このテストと総合－文－同定／同側－競合－伝達テストに対する全再生得点は低下するという所見を得た。彼らは，この所見を末梢の聴力感度と言語能力が低下していなくても，中枢の聴覚処理能力が低下している証拠として解釈している。高齢の被検者の標準データの研究がもっと行われることが望まれる。

ダイコティック・リスニング：音楽
DICHOTIC LISTENING : MUSIC

訳　内田恒久

目　的

このテストの目的は，音楽刺激に対する耳の優位性を確定することである。

原　典

音楽用ダイコティック・リスニング・テープは Spellacy（1970）によって私たちの研究室で開発された。使用説明書，記録用紙と併せて，Neuropsychology Laboratory, University of Victoria, BC V8W 3P5 を通じて50米ドルで入手可能である。値段は50米ドルである。Kimura のオリジナル（1964）版は DK Consultants, 412 Duffrin Avenue, London, ON N6B 1Z6 から数字，単語，メロディを含めて160カナダドルで入手可能である。

概　要

音楽刺激を用いるダイコティック・リスニングは，Kimura（1964）によって最初に始められ，よ

く知られているメロディを使用した。他の非言語的ダイコティック・テストは、和音 (Gordon, 1980)、複合音 (Sidtis, 1981)、クリック音刺激 (Ruff et al., 1981) を使用する。私たちは、テープに録音した (短い2秒間の抜粋) 音楽刺激 (バイオリンのためのオリジナル曲、Gordonの音楽適性テスト、1965から抜粋) を使用し、2つの曲の始まり部分を両耳に同時平行で流す。被検者が歌うことで刺激を反復することは期待できないので、それぞれの左右一対の音楽刺激の後に認知用音楽 (対照によって再認しやすくするための音楽) を聞かせる。被検者はこの認知用音楽がたった今聞こえた2つのうちの1つと同じメロディであるかどうかを指摘するだけである。この技法は残念ながら、何回もの試験 (46) をしなければならず、それ故テストが幾分か長時間のものとなる。

実 施

装置はダイコティック・リスニング単語テストと似ている。右チャンネルが右耳に、左チャンネルが左耳にくるように注意しなければならない。言語用テストのときのように、まず被検者の聴力をテストしイヤホンを調整するべきである。被検者に次のように指示する。「これから音楽が2曲、左右の耳にそれぞれ1曲ずつ聞こえてきます。短い時間をおいて、1曲聞こえます。2回目の曲が、先に聞いた2曲のうちのどちらかと同じ曲なのか、あるいは最初の2曲とは全く違う曲なのかどうかを言ってください。」

採点方法

回答用紙は1～46まで番号のついた1枚の用紙である。検査者はそれぞれの試験の応答として同じまたは違うと記録する。

考 察

信頼性や妥当性に関する情報は得られていない。私たちは、評価するにあたって言語と音楽の優位半球が重要な意味をおびるときに時たまこのテストを使用する。DLは、交連切開術を受けた患者の研究で広く使用されてきた。しかし、このテストは、ダイコティック・リスニング単語テストのところで記述してあるが、白質病変のある患者においても有用である可能性がある。メロディを正しく理解できないときは、右側頭葉障害 (Lezak, 1995) と失音楽を示している可能性もあるが、そのような疑いがあれば、耳慣れた曲や同種の材料を使用してさらに検討すべきである。

標準データ

Spellacy (1970) は、32名の若い成人において、左耳で平均19.5、右耳では平均17.0であり、48点中左右合計36.5の正解を報告している。Richardsonら (1990) は、女性は男性よりも点数が良く、40歳以上の被検者はもっと若い被検者よりも点数が悪く、左右差の程度が大きいことを見出した。

文 献

Broadbent, D.E. (1958). *Perception and Communication*. Oxford : Pergamon Press.

Bruder, G.E. (1988). Dichotic listening in psychiatric patients. In K. Hugdahl (Ed.), *Handbook of Dichotic Listening : Theory, Methods, and Research*. New York : Wiley.

Bryden, M.P. (1988). An overview of the dichotic listening procedure and its relation to cerebral organization. In K. Hugdahl (Ed.), *Handbook of Dichotic Listening : Theory, Methods and Research*. New York : Wiley.

Christianson, S.A., Saisa, J., Hugdahl, K., & Asbjornsen, A. (1992). Hemispheric asymmetry effects in children studied by dichotic listening and visual half-field testing. *Scandinavian Journal of Psychology, 33*, 238-246.

Daniel, W.F., Naeslund, J.C., & Johansen, K.V. (1995). Dyslexia and human laterality: Evidence for a dissociation between handedness and earedness. *Journal of the International Neuropsychological Society, 1*, 369 (abstract).

Geffen, G., Traub, E., & Stierman, I. (1978). Language laterality assessed by unilateral ECT and dichotic monitoring. *Journal of*

Neurology, Neurosurgery and Psychiatry, 41, 354-360.

Gordon, E. (1965). Musical Aptitude Profile. Boston : Houghton Mifflin.

Gordon, H.W. (1980). Degree of asymmetry for perception of dichotic chords and for illusary chord localization in musicians of different levels of competence. Journal of Experimental Psychology (Human Perception), 6, 516-527.

Graves, R.E., & Allen, T. (1995). Utilizing the Sound Blaster 16 board for dichotic listening studies. Unpublished Manuscript, Department of Psychology, University of Victoria.

Grote, C.L., Pierre-Louis, S.J.C., Smith, M.C., Roberts, R.J., & Varney, N.R. (1995). Significance of unilateral ear extinction on the dichotic listening test. Journal of Clinical and Experimental Neuropsychology, 17, 1-8.

Hatta, T. (1988). Reliability of laterality effects in dichotic listening. Psychologia-An International Journal of Psychology in the Orient, 31, 84-90.

Hiscock, M., Inch, R., Jacek, C., Hiscock-Kalil, C., & Kalil, K.M. (1994). Is there a sex difference in human laterality? I. An exhaustive survey of laterality studies from six neuropsychology journals. Journal of Clinical and Experimental Neuropsychology, 16, 423-435.

Hugdahl, K., & Andersson, B. (1989). Dichotic listening in 126 left-handed children : Ear advantage, familial sinistrality and sex differences. Neuropsychologia, 27, 999-1006.

Jancke, L., Steinmetz, H., & Volkmann, J. (1992). Dichotic listening : What does it measure? Neuropsychologia, 30, 941-950.

Jerger, J., & Jerger, S. (1975). Clinical validity of central auditory tests. Scandinavian Audiology, 4, 147-163.

Kimura, D. (1961). Cerebral dominance and the perception of verbal stimuli. Canadian Journal of Psychology, 15, 166-171.

Kimura, D. (1964). Left-right differences in the perception of melodies. Quarterly Journal of Psychology, 15, 166-171.

Kosaka, B., & Kolb, B. (1977). Unpublished normative data.

Lake, D.A., & Bryden, M.P. (1976). Handedness and sex differences in hemispheric asymmetry. Brain and Language, 3, 266-282.

Lassonde, M., & Bryden, M.P. (1990). Dichotic listening, callosal agenesis and cerebral laterality. Brain and Language, 39, 475-481.

Lassonde, M., Lortie, J., Ptito, M., & Geoffroy, G. (1981). Hemispheric asymmetry in callosal agenesis as revealed by dichotic listening performance. Neuropsychologia, 19, 455-458.

Lee, G.P., Loring, D.W., Newell, J.R., & Meador, K.J.(1994). Is dichotic word listening a valid predictor of cerebral language dominance? The Clinical Neuropsychologist, 8, 429-438.

Levin, H.S., High, W.M., Williams, D.H., Eisenberg, H.M., Amparo, E.G., Guinto, F.C., & Ewert, J. (1989). Dichotic listening and manual performance in relation to magnetic resonance imaging after closed head injury. Journal of Neurology, Neurosurgery, and Psychiatry, 52, 1162-1169.

Levine, G., Preddy, D., & Thorndike, R. (1987). Speed of information processing and level of cognitive ability. Personality and Individual Differences, 8, 599-607.

Lezak, M. (1995). Neuropsychological Assessment (3rd ed.). New York : Oxford University Press.

Mohr, E., Cox, C., Williams, J., Chase, T.N., & Fedio, P. (1990). Impairment of central auditory function in Alzheimer's disease. Journal of Clinical and Experimental Neuropsychology, 12, 235-246.

Moore, B.D., & Papanicolaou, A.C. (1991). Dichotic listening in aphasics : Response to Niccum and Speaks. Journal of Clinical and Experimental Neuropsychology, 14, 641-645.

Niccum, N., Rubens, A.D., & Selnes, O.A. (1983). Dichotic listening performance, language impairment, and lesion localization in aphasic listeners. Journal of Speech and Hearing Research, 26, 42-49.

Niccum, N., & Speaks, C. (1991). Interpretation of outcome on dichotic listening tests following stroke. Journal of Clinical and Experimental Neuropsychology, 13, 614-628.

Papanicolaou, A.C., Moore, B.D., Levin, H.S., & Eisenberg, H.M. (1987). Evoked potential correlates of right hemisphere involvement in language recovery following stroke. Archives of Neurology, 44, 521-524.

Pujol, J., Junque, C., Vendrell, P., Garcia, P., Capdevila, A., & Marti-Vilalta, J.L. (1991). Left-ear extinction in patients with MRI periventricular lesions. Neuropsychologia, 29,

177-184.

Rao, S.M., Bernadin, L., Leo, G.J., Ellington, L., Ryan, S.B., & Bung, L.S. (1989). Cerebral disconnection in multiple sclerosis: Relationship to atrophy of the corpus callosum. *Archives of Neurology, 46,* 918-920.

Reinvang, I., Bakke, S.J., Hugdahl, K., Karlsen, N.R., & Sundet, K. (1994). Dichotic listening performance in relation to callosal area on the MRI scan. *Neuropsychology, 8,* 445-450.

Richardson, E.D., Springer, J.A., Varney, N.R., Struchen, M.A., & Roberts, R.J. (1990). Dichotic listening in the clinic: New neuropsychological applications. *The Clinical Neuropsychologist, 8,* 416-428.

Riegler, J. (1980). Most comfortable loudness level of geriatric patients as a function of Seashore Loudness Discrimination scores, detection threshold, age, sex, setting, and musical background. *Journal of Music Therapy, 17,* 214-222.

Roberts, R.J., Varney, N.R., Paulsen, J.S., & Dickinson, E.D. (1990). Dichotic listening and complex partial seizures. *Journal of Clinical and Experimental Neuropsychology, 12,* 448-458.

Rodriguez, G.F., DiSarno, N.J., & Hardiman, C.J. (1990). Central auditory processing in normal-hearing elderly adults. *Audiology, 29,* 85-92.

Ruff, R.M., Hersh, N.A., & Pribram, H. (1981). Auditory spatial deficits in the personal and intrapersonal frames of reference due to cortical lesions. *Neuropsychologia, 19,* 435-443.

Saccuzzo, D., Larson, G., & Rimland, B. (1986). Visual, auditory and reaction time approaches to the measurement of speed of information processing and individual differences in intelligence. *Personality and Individual Differences, 7,* 659-667.

Sidtis, J.J. (1981). The complex tone test: Implications for the assessment of auditory laterality effects. *Neuropsychologia, 19,* 103-112.

Spellacy, F. (1970). Lateral preferences in the identification of patterned stimuli. *Journal of the Acoustical Society of America, 47,* 574-578.

Spellacy, F., & Ehle, D.L. (1990). The dichotic listening test as a measure of stimulus processing speed following mild to moderate concussion. Unpublished manuscript, University of Victoria.

Springer, J.A., Garvey, M.J., Varney, N.R., & Roberts, R.J. (1991). Dichotic listening failure in dysphoric neuropsychiatric patients who endorse multiple seizure symptoms. *Journal of Nervous and Mental Disease, 179,* 459-467.

Strauss, E. (1988). Dichotic listening and sodium amytal: Functional and morphological aspects of hemispheric asymmetry. In K. Hugdahl (Ed.), *Handbook of Dichotic Listening.* New York: Wiley.

Strauss, E., Gaddes, W.H., & Wada, J. (1987). Performance on a free-recall verbal dichotic listening task and cerebral dominance determined by the carotid amytal test. *Neuropsychologia, 25,* 747-753.

Strauss, E., Lapointe, J.S., Wada, J.A., Gaddes, W., & Kosaka, B.(1985). Language dominance: Correlation of radiological and functional data. *Neuropsychologia, 23,* 415-420.

Strayer, D., Wickens, C., & Braune, R. (1987). Adult age differences in the speed and capacity of information processing: 2. An electrophysiological approach. *Psychology and Aging, 2,* 99-110.

Sugishita, M., Otomo, K., Yamasaki, K., & Yoshioka, M. (1995). Dichotic listening in patients with partial section of the corpus callosum. *Brain, 118,* 417-427.

Varney, N.R., Campbell, D., & Roberts, R.J. (1994). Long-term neuropsychological sequelae of fever associated with amnesia. *Archives of Clinical Neuropsychology, 9,* 347-352.

Wexler, B.E., & Halwes, R.K. (1983). Increasing power of dichotic methods: The fused rhymed words test. *Neuropsychologia, 21,* 59-66.

Wishart, H.A., Strauss, E., Hunter, M., & Moll, A. (1995). Interhemispheric transfer in multiple sclerosis. *Journal of Clinical and Experimental Neuropsychology, 17,* 937-940.

視覚運動統合発達テスト
DEVELOPMENTAL TEST OF VISUAL-MOTOR INTEGRATION (VMI)

訳　寿　幸治

他のテスト名

このテストは，Beeryテストとも呼ばれる。

原典

このテストの，マニュアルと25の小冊子からなる1989年度版は完全版と簡易版があり，169米ドルでPro-Ed (8700 Shoal Creek Blvd., Austin, TX 78757-6897) から，190カナダドルで，M.D. Angus Assoc (2639 Kings-way Ave., Port Coquitlam, B.C., Canada, V 3 C 1 T 5) から，購入できる。

概要

この模写テスト (Beery, 1967; Beery & Buktenica, 1967) は，1982年に再標準化された。1989年版は新しい採点法を導入した。1997年版は，米国の国勢調査に準じて新しい標準値を規定している。VMIは，フロリダ州幼稚園児スクリーニング・バッテリーに用いられた (Fletcher & Satz, 1982)。VMIは，元来，Frostigら (1966) の視覚認知テストを参考にしている。また，最初は，未就学児と小学生を対象に作成された。VMIは，Benderゲシュタルトテストや Benton視覚記銘テストと類似する。しかしVMIは，きれいな直線で描かれた正方形の中に原図をまねて幾何学的な図形を描かせるもので，その24個の図形は，2歳の発達年齢に相当する垂直線から14〜15歳の発達年齢に相当する立方体や星型まで難易度が変化する。VMIの完全版は，14歳11カ月まで施行可能である。著者によれば，年長者や成人で実施しても妥当性がある (Beery, 1982)。簡易版は，最初の15の図形を含み2〜8歳の小児に実施可能である。

実施

原典参照。被検者は手短に「あれを模写しなさい」「答えをここに書きなさい」と，要求される（刺激する図形の下にある正方形に答えを書く）。このテストは，3回連続して失敗すると中止される。時間制限や時間得点はない。集団のテスト実施は可能である。しかし，この場合中止規則は適用されない。

およその実施時間

このテストの実施には約15〜20分を要する。

採点方法

VMIの1989年版マニュアルには，明確な採点基準と年齢の異なる小児の描く典型的な描画に対する，多くの「発達段階のコメント」とともに，採用可と採用不可の例が示されている。個々の描画が，正解かどうか疑わしい場合，寛大に採点することを勧める。認めるということが肝要である。オリジナルのテストでは，素点は，テストが中止されるまでの採用可能な絵の数を数えることで得られる（最高24点）。1989年版では，年長の小児に対する採点法を，最高50点で，各項目ごとに，1点〜4点までに拡大した。しかし，すべての研究報告では，依然として旧来の24点の採点法が使用されている。

素点は，マニュアルの変換表を使用してパーセンタイル表示の年齢得点と標準得点に換算できる。再標準化 (Beery, 1989) に基づいた原典の表を参照されたい。採点には訓練を要する。このテストの著者は不慣れな担任教師による採点は問題があると述べている (Pryzwansky, 1977)。しかし，別の

研究では，経験豊富な評価者と未経験の教師間の評価者間信頼性は良好(＞.90)であると確認されている(Lepkin & Pryzwansky,1983)。

考察

原本での評価者間信頼性は，種々の研究報告で，中央値.93で，.58～.99の範囲と報告されている(Cosden, 1985)。再検査の信頼性は，7カ月後の.63から，2週間後の.92の範囲で，折半信頼度は，.74と報告されている(Ryckman & Rentfrow, 1971)。しかし，テストマニュアルでは折半信頼度の中央値は，.78と報告されている。

6～17歳までの健常な学童1,940名を対象にした項目分析では，予想された難易度の漸次の増加は認められなかった。しかし，難易度が同レベルの2クラスター間に分類され，2クラスター間の難易度に大きな差があった。その差は，主に平面的な描画から立体的な描画に変化することに起因している (Abbatiello and Kpo,1988)ことがわかった。この著者らは，12歳がこのテストの使用上限で，年長の小児へのテストの有用性は疑問であるとも述べた。1989年版で導入された，50点満点の採点法が，これらの問題をある程度改善している。ShapiroとSimpson(1994)は，立体描画の得点は，12～17歳11カ月までの情緒と行動障害のある青年の，視覚運動発達をよく反映しこれらの得点はまた認知能力下位検査と57％の分散で相関があると報告している。

VMIの妥当性に関する研究は，Benderゲシュタルトテストとの相関と，学業成績の予見が正しいかどうかに焦点があてられている。Benderゲシュタルトテストとの相関は，精神遅滞の男性では，.79(Liemohn & Wagner, 1975)，学習障害の生徒では，.74，健常な生徒では，.36(Armstrong & Knopf, 1982；Breen, 1982)と報告されている。Benderゲシュタルトテストの実施年齢の上限(11歳)が，Beeryテスト(15歳まで敢えて実施するが，)と比べ，比較的低いためかもしれないが，VMIは，Benderゲシュタルトテストに比べ，やや低い年齢得点（7カ月）を示す傾向がある。しかし，Breen(1982)は，5歳9カ月～12歳1カ月の情緒障害の少年の間では，2つのテストにおける平均点は違いがないと報告し，また，学習障害の小児においても，同様であったとの報告もある(Spirito,1980)。Spiritoは，9歳までの小児だけには2つのテスト間に有意の相関があるが，9～11歳の小児には認めないとも報告している。PorterとBinder(1981)は，診療所における9～12歳の小児を対象にした場合には，2つのテスト間に相関(.62)があると述べている。また，彼らは，2つのテストは，変動としては共通のものもあるが，視覚運動発達の異なる構造を計測していると推察している。精神遅滞の小児における，2つのテストの結果の比較でも同様の結論がDeMersとWright(1981)から報告されている。VMIはWPPSI-Rとも相関(.60)がある(Aylward & Schmidt, 1986)。

VMIは5年生時の学業成績を予測するために，フロリダ州幼稚園スクリーニング・バッテリーの一部分として幼稚園児に実施された(Gates, 1984)。ある研究では2年生時の学業成績の予見は困難と報告されているが(Flynn & Flynn, 1978)，もう1つの299名の学生のコーホート研究では，予見の正しさが確認されている (LaTorre, 1985)。VMI単独での，学業成績の予見は，困難である(Duffy et al., 1976)，中程度である(Klein, 1978；Reynolds et al., 1980)，学業成績と相関(.65)する(Curtis et al., 1979)との報告がある。Richardsonら(1980)は，VMIは，広範囲アチーブメントテスト(WRAT)のような，アチーブメントテストよりも，Wechsler小児知能テスト(WISC)のIQにより密接に相関すると考えている。この研究によれば，WISCを併用しない場合，VMIは学業成績の予見にはあまり役に立たなかった。VMIが，算数,国語,あるいは，綴り方の成績により関連するか否かの問題もまだ残っている。Ysseldykeらの研究(1981)では，このテストは，算数と推理力に最も関係すると報告され，作文能力と関係があるとの報告(Colarusso et al., 1980)もある。

このテストは，健常児と，検眼クリニックでわかる視覚認知障害児とを区別する(Wesson & Kispert, 1986)。精神遅滞のない，水頭症で二分脊椎のある小児のテスト成績には，重大な欠陥がみ

られた(Holler et al., 1995)。身体的にハンディキャップのある小児の，テスト成績も悪くなる可能性がある(Zeitschel et al., 1979)。テストマニュアルには，治療にとって有益な章も含まれている。

神経心理学的な評価の故に，VMI は，他の神経心理学的な障害でもよいが，とくに学習障害のある小児の視覚認知と運動の技能の検査に有用とは考えられないだろうか。この年齢層での研究は見当たらないけれども，年少の小児(2～3歳)にこのテストを使用することは，非常に疑問が残る。なぜならば，3項目しか，この年齢の小児の発達段階をカバーしていないからである。成人被検者にも適用できるかもしれない。標準値はないが，とくに高齢者の場合，完全に近い得点(14歳11カ月の小児には23か24の素点が予期される)から何らかの距離があれば欠陥があると見なしてもよいかもしれない。Hallら(1996)は，このテスト成績は加齢に影響されることを報告した。また，VMI を，脳血管性痴呆またはアルツハイマー型痴呆のある高齢患者(平均年齢74歳)に実施した研究(Barr et al., 1992)がある。脳血管性痴呆患者($n=31$)の平均点は，13.2点(SD=4.9)で，アルツハイマー型痴呆患者は，11.9点(SD=5.4)だった。このテストは2つの痴呆疾患群を区別できなかった。しかし，この結果は VMI が一般的に痴呆疾患に感受性がある可能性を示唆している。

標準データ

再標準化(Beery, 1982)は，1980年に人種，収入，居住地，および性を考慮して始められた米国国勢調査から抽出された3,090名の小児のテストに基づいている。これは，初版(1969)にはあった人種と経済状態の偏りの問題が標準値から取り除かれていると考えられる。これには，2歳11カ月～14歳6カ月までの標準値が記載されている。性差は認められなかった。新しい版(Beery, 1997)には最新の標準値が記載されている。

より年長の青年と成人の標準値は入手できない。しかしながら，著者(Beery, 1982)は，実際的には13歳と14歳の標準値は年長者に使用できることを示唆している。

文献

Abbatiello, A., & Kpo, W. (1988). Test of visuomotor integration: Evaluation of test effectiveness for practitioners. *Special Services in the Schools, 5,* 77-88.

Armstrong, B.B., & Knopf, K.F. (1982). Comparison of the Bender-Gestalt and Revised Developmental Test of Visual-Motor Integration. *Perceptual and Motor Skills, 56,* 164-166.

Aylward, E.H., & Schmidt, S. (1986). An examination of three tests of visuomotor integration. *Journal of Learning Disabilities, 19,* 328-330.

Barr, A., Benedict, R., Tune, L., & Brandt, J. (1992). Neuropsychological differentiation of Alzheimer's disease from vascular dementia. *International Journal of Geriatric Psychiatry, 7,* 621-627.

Beery, K.E. (1967). *Developmental Test of Visual-Motor Integration.* Administration and Scoring Manual. Chicago: Follett Publishing Company.

Beery, K.E. (1982). *Revised Administration, Scoring, and Teaching Manual for the Developmental Test of Visual-Motor Integration.* Cleveland: Modern Curriculum Press.

Beery, K.E. (1989). *The Visual-Motor Integration Test. Administration, Scoring, and Teaching Manual.* Cleveland: Modern Curriculum Press.

Beery, K.E. (1997). *The Visual-Motor Integration Test* (4th ed.). *Administration, Scoring, and Teaching Manual.* Austin, TX: Pro-Ed.

Beery, K.E., & Buktenica, N.A. (1967). *Developmental Test of Visual-Motor Integration.* Student Test Booklet. Chicago: Follett Publishing Co.

Breen, M.J. (1982). Comparison of educationally handicapped students' scores on the Revised Developmental Test of Visual-Motor Integration and Bender Gestalt. *Perceptual and Motor Skills, 54,* 1227-1230.

Colarusso, R., Gill, S., Plankenhorn, A., & Brooks, R. (1980). Predicting first-grade achievement through formal testing of 5-year-old high-risk children. *Journal of Special Education, 14,* 355-363.

Cosden, M. (1985). Developmental Test of

Visual-Motor Integration. In D.J. Keyser & R.C. Sweetland (Eds.), *Test Critiques*. Vol. IV, pp.229-237. Kansas City : Test Corporation of America.

Curtis, C.J., Michael, J.J., & Michael, W.B. (1979). The predictive validity of the Developmental Test of Visual-Motor Integration under group and individual modes of administration relative to academic performance measures of second-grade pupils without identifiable major learning disabilities. *Educational and Psychological Measurement, 39,* 401-410.

DeMers, S.T., & Wright, D. (1981). Comparison of scores on two visual-motor tests for children referred for learning or adjustment difficulties. *Perceptual and Motor Skills, 53,* 863-867.

Duffy, J.B., Ritter, D.R., & Fedner, M. (1976). Developmental Test of Visual-Motor Integration and the Goodenough Draw-A-Man Test as predictors of academic success. *Perceptual and Motor Skills, 43,* 543-546.

Fletcher, J.M., & Satz, P. (1982). Kindergarten prediction of reading achievement: A seven-year longitudinal follow-up. *Educational and Psychological Measurement, 39,* 681-685.

Flynn, T.M., & Flynn, L.A. (1978). Evaluation of the predictive ability of five screening measures administered during kindergarten. *Journal of Experimental Education, 46,* 65-70.

Frostig, M., Lefever, D.W., & Whittlesey, J.R.B. (1966). *Administration and Scoring Manual for the Frostig Developmental Test of Visual Perception.* Palo Alto, CA : Consulting Psychologists Press.

Gates, R.D. (1984). Florida Kindergarten Screening Battery. *Journal of Clinical Neuropsychology, 6,* 459-465.

Hall, S., Pinkston, S.L., Szalda-Petree, A.C., & Coronis, A.R. (1996). The performance of healthy older adults on the Continuous Visual Memory Test and the Visual-Motor Integration Test : Preliminary findings. *Journal of Clinical Psychology, 52,* 449-454.

Holler, K.A., Fennell, E.B., Crosson, B., Boggs, S.R., & Mickle, J.P. (1995). Neuropsychological and adaptive functioning in younger versus older children shunted for early hydrocephalus. *Child Neuropsychology, 1,* 63-73.

Klein, A.E. (1978). The validity of the Beery Test of Visual-Motor Integration in predicting achievement in kindergarten, first, and second grade. *Educational and Psychological Measurement, 38,* 457-461.

LaTorre, R.A. (1985). Kindergarten screening : A cross-validation of the Florida Kindergarten Screening Battery. *Alberta Journal of Educational Research, 31,* 174-190.

Lepkin, S.R., & Pryzwansky, W. (1983). Interrater reliability of the original and the revised scoring system for the Developmental Test of Visual-Motor Integration. *Psychology in the Schools, 20,* 284-288.

Liemohn, W., & Wagner, P. (1975). Motor and perceptual determinants of performance on the Bender-Gestalt and the Beery Developmental Scale by retarded males. *Perceptual and Motor Skills, 40,* 524-526.

Porter, G.L., & Binder, D.M. (1981). A pilot study of visual-motor developmental intertest reliability : The Beery Developmental Test of Visual-Motor Integration and the Bender Visual Motor Gestalt Test. *Journal of Learning Disabilities, 14,* 124-127.

Pryzwansky, W.B. (1977). The use of the Developmental Test of Visual-Motor Integration as a group screening instrument. *Psychology in the Schools, 14,* 419-422.

Reynolds, C.R., Wright, D., & Wilkinson, W.A. (1980). Incremental validity of the test for Auditory Comprehension of Language and the Developmental Test of Visual-Motor Integration. *Educational and Psychological Measurement, 40,* 503-507.

Richardson, E., DiBenedetto, B., Christ, A., & Press, M. (1980). Relationship of auditory and visual skills to reading retardation. *Journal of Learning Disabilities, 13,* 77-82.

Ryckman, D.B., & Rentfrow, R.K. (1971). The Beery Developmental Test of Visual-Motor Integration : An investigation of reliability. *Journal of Learning Disabilities, 4,* 333-334.

Shapiro, S.K., & Simpson, R.G. (1994). Patterns and predictors of performance on the Bender-Gestalt and the Developmental test of Visual-Motor Integration in a sample of behaviorally and emotionally disturbed adolescents. *Journal of Psychoeducational Assessment. 12,* 254-263.

Spirito, A. (1980). Scores on Bender-Gestalt and Developmental Test of Visuo-Motor

Integration of learning-disabled children. *Perceptual and Motor Skills, 50,* 1214.

Wesson, M.D., & Kispert, C. (1986). The relationship between the test for Visual Analysis Skills (TVAS) and standardized visual-motor tests in children with visual perception difficulties. *Journal of the American Optometric Association, 57,* 844-849.

Ysseldyke, J.E., Algozzine, B., & Shinn, M. (1981). Validity of the Woodcock-Johnson Psychoeducational Battery for learning disabled youngsters. *Learning Disability Quarterly, 4,* 244-249.

Zeitschel, K.A., Kalish, R.A., & Colarusso, R. (1979). Visual perception tests used with physically handicapped children. *Academic Therapy, 14,* 565-576.

埋没図形テスト
EMBEDDED FIGURES TEST

訳　寿　幸治

他のテスト名

このテストは隠れ図形テストとか図-地テストとも呼ばれる。

目　的

このテストの目的は視覚探索と背景に隠れた図を描く能力を検査することである。

原　典

このテスト（マニュアル，20の形式，20種類の回答用紙）は，Neuropsychology Laboratory, University of Victoria (Victoria, BC V8W 3P5)から，約75カナダドルで購入できる。左利き用（20種類）は，35カナダドルである。Witkinの別のバージョンが，Consulting Psychologists Press, Palo Alto, CA and the Ontario Institute for Studies in Education (712 Gordon Baker Road, Toronto, ON M2H 3R7)から，93カナダドルで購入できる（これには，小児用と集団テスト用も含まれる）。類似のテストが，この本の別のところで述べた視覚認知技能テストの下位検査として含まれている。

概　要

このテストの実験版が1960年から使用されている。このテスト(Spreen & Benton, 1969)は，刺激として使用される16の線画からなり小冊子に集められた，5 1/2×8 1/2インチの用紙の左半分に示されている。各々の用紙の右半分には，線画がはめ込まれた複雑な絵が描かれている。被検者は絵に埋め込まれた線画を探してなぞることを要求される。トレースには柔らかい普通の鉛筆を使用する。このテストの前に2つの練習問題を実施する。

左利きの被検者の場合，刺激の線画とはめ込まれた絵の位置が逆になっている。つまり，小冊子の右半分に線画，左半分にその線画をはめ込んだ絵がある。このテストと同等で類似するB版も活用できる。

実　施

被検者に練習問題を見せて，線画を指し示しながら「この*線画が解りますか，この形が？*」，そして，（線画が）はめ込まれた絵（背景）を指して「この大きな絵の中から，*線画を見つけなさい*」と言う。輪郭がはっきりわかるように，背景の中の線画をしっかりした筆力でトレースさせること。次

に，2番目の練習問題を示して「この大きな絵の中にある，この線画を描きなさい」と言う。もし正確に描けたら，被検者に「正解です」と言う。もし被検者の線画が薄すぎたら，被検者にそれを反復させて「もっと濃く描きなさい。鉛筆でなぞりなさい」と言う。もし被検者が線画を正確にトレースすることに失敗したら，「いいえ，それはまだ少し違っています。私が描いてみましょう（背景に隠れた線画を描いて）。見てください，これがここの線画と同じものです」と言う。

もし被検者が課題内容を理解できなければ，他のもっと詳しい指示か実演をしてもよい。

それから「今から，これをやります」と指示して，個々にテスト項目を示す。線画を示してから，トレースを開始するまでの時間とトレースを完全に終了するまでの時間を秒単位で記録する必要がある。もし，被検者に1つの項目を示して，20秒以内にトレースを開始しないときは，小冊子の頁をめくって次の項目を見せること。もし被検者が描き始めたら，終了時間を記録する。

被検者が1つの項目を終了したら，適切な指示とともに次の絵を示す。当たり障りのない「結構です，次をやりましょう」という言葉以外は，被検者のテスト遂行に関する発言は差し控える。

線画を正確に描くことに5回連続で失敗したときは，テストを中止する。

およその実施時間

このテストは約5～15分の時間を要する。

採点方法

各々の線画を30秒以内に正確に描けたら，1点が与えられる（ポイント得点）。20秒以内に正確に描けたら，もう1点与えられる（クレジット得点）。16項目の最高得点は16点で，クレジット得点の最高は32点である。

不正確な回答や，正しくても30秒以内でトレースが終了しなかった場合，いかなるクレジットも与えられない。背景内の線画のいかなる場所も正確にトレースされなければならない。線画がはっきりと認識できていれば，下手な絵（角が丸い，トレースが薄い，線が正確につながれていない）でも無視する。

特別な採点規則は以下のとおりである。11番目の描画はKの形がわかれば正解とする。15番目の描画は途切れることなく正方形が描かれていれば正解とする。

考察

Gottschaldt(1928)の頃から，はめ込まれた（または，隠された）線画は実験的な研究に使用されている。これらの臨床的な使用は，Poppelreuter(1917)の隠れ図形テストに遡る。テストによって，影や，格子，目立つまぎらわしい形などが，重なり合い，線画を隠すものとして使用されている。同様の能力が，不完全図形（視覚的に類似した）にも必要とされるとThurstone(1944)は述べている。Witkinら(1971)の線画は，「認知様式」の研究，例えば，背景依存かどうかなどに使用される。Witkinテストには，描画することは含まれないが指でなぞることと，時間制限がある。簡略版は，15秒間見せたあとで，取り除かれる。しかし，場合によっては，再び見せてもよい。12項目の版と，10歳以下の小児用の簡単な版が入手可能である。信頼係数は，.9～.61の間である。神経学的な患者に，Witkinテストを行った研究はない。しかし，統合失調症，喘息の小児，糖尿病，アルコール依存症，遺尿症，境界型人格障害(O'Leary et al., 1991)，強迫神経症の患者は，より強く分野に依存していると思われてきた。しかしながら，最近の研究では，能力レベルが認知様式よりもより強く関係していると報告されている(Widiger et al., 1980)。他の公表されてきたテスト(Ayres, 1966, Coates, 1972, Mahlios and D'Angelo 1983, Thompson and Melancon, 1987, Talland, 1965)は，すべて主に未就学児童と就学児童を対象に作成されている。

ここで述べたEFTを含む，大部分のテストの相互間信頼性はふつう高い($r=.90$)と報告されている。テストの妥当性の研究では，右半球に障害がある患者のほうが左半球に障害のある患者よ

表12-2. 埋没図形テスト：成人標準値

年齢	n	正答数 平均	SD	クレジット得点 平均	SD
16-20	10	15.3	1.0	30.4	2.1
20-29	23	14.5	1.0	31.78	0.85
30-39	14	15.7	1.0	31.64	0.74
40-49	14	14.1	1.0	31.14	1.46
50-59	10	15.4	0.9	31.60	0.80
60-69	10	14.5	0.8	30.30	2.50
70-79	14	15.5	0.5	30.36	2.41

出典：Spreen と Benton, 1969。

りこのタイプのテスト成績が悪いと推察されている(De Renzi & Spinnler, 1966)。もし，時間制限がなければ，脳の前方に障害のある患者が後方に障害のある患者よりも成績が良い(Egelko et al., 1988；Masure & Tzavaras, 1976)。しかし，脳障害の患者は病巣の大きさに応じてテストに何らかの問題がある(Corkin, 1979)。すべての年齢層で健常者と比較して，脳障害の患者グループがテスト成績がかなり悪いこと（平均点で3点，6クレジット得点健常者より低い）が，私たち自身のデータで確かめられている。これは高年齢層のグループ（60歳以上）でさらに顕著となり，健常者と脳障害患者の違いは6点～9点に達する。Sala ら(1995)もアルツハイマー型痴呆の患者と右半球に障害がある患者に大きな障害を見出した。

このテストは脳障害がある精神遅滞の小児と脳障害のない精神遅滞の小児を区別できないと報告されている(Horne & Justiss, 1967)。

標準データ

表12-2で示したように，健常な成人はこのテストをほとんど間違わない。高齢者は間違いが増える傾向があるという考え（「背景依存へ戻る」Witkin et al., 1971)は，このテストの私たちの予備的なデータでは支持されていない。性差は認められていない。Fogliani と Messina(1983)も，高齢の被検者(60～74歳)においてテスト成績に性差がないことを報告した。Sala ら(1995)は，このテストのPoppelreuter-Ghent版を用いたイタリア健常成人237名の調査に基づき，テスト成績は性差ではなく年齢と学歴に影響されると報告した。Mahlios と D'Angelo(1983)も10～12歳の小児に性差がないことを報告した。

小児の正確な回答と時間クレジットの急速な進歩(Spreen & Gaddes, 1969)は，表12-3からわかる。性差は認められなかった。Deegener(1981)は，5歳の小児に対する同様のテストでテスト成績はIQに強く関連があり視力に若干影響されると報告している。

文 献

Ayres, A.J. (1966). *Southern California Figure-Ground Visual Perception Test.* Manual. Los Angeles：Western Psychological Services.

Coates, S.W. (1972). *Preschool Embedded Figures Test.* Manual. Palo Alto, CA: Consulting Psychologists Press.

Corkin, S. (1979). Hidden-Figures-Test performance：Lasting effects of unilateral penetrating head injury and transient effects of bilateral cingulotomy. *Neuropsychologia, 17,* 585-605.

Deegener, G. (1981). Ergebnisse mit dem Preschool Embedded Figures Test bei fünfjährigen deutschen Kindergartenkindern. *Praxis der Kinderpsychologie und Kinderpsychiatrie, 30,* 144-150.

De Renzi, E., & Spinnler, H. (1966). Visual recognition in patients with unilateral cerebral disease. *Journal of Nervous and Mental Disease, 142,* 515-525.

Egelko, S., Gordon, W.A., Hibbard, M.R., Diller,

表12－3．埋没図形テスト：小児標準値（パーセンタイル表示）

	% 0　　10　　20　　30　　40　　50　　60　　70　　80　　90　　100
6歳 （最高得点＝16）	1-4　　5-6　　7　　　8　　　9　　　10　　11　　12　　13-14　15-16
7歳 （最高得点＝16）	1-4　　5-6　　7　　　8　　　9　　　10　　11　　12　　13-14　15-16
8歳 （最高得点＝16） （最高クレジット＝32）	1-9　　10　　11　　12　　　　　　13　　　　　14　　15　　16 0-16　17-18　19-20　21　22-23　24　　25　　26　　27-28　29-30
9歳 （最高得点＝16） （最高クレジット＝32）	1-9　　10　　11　　12　　　　　　13　　　　　14　　15　　16 0-16　17-18　19-20　21　22-23　24　　25　　26　　27-28　29-32
10歳 （最高得点＝16） （最高クレジット＝32）	1-10　　11　　12　　　　　13　　　14　　　　　　15　　16 1-19　20-21　22-23　24　　25　　26-27　28-29　30-31　32
11歳 （最高得点＝16） （最高クレジット＝32）	1-10　　11　　12　　　　　13　　　14　　　　　　15　　16 1-19　20-21　22-23　24　　25　　26-27　28-29　30-31　32
12歳 （最高得点＝16） （最高クレジット＝32）	疑問＜15＞正常 疑問＜30＞正常
13歳 （最高得点＝16） （最高クレジット＝32）	疑問＜15＞正常 疑問＜30＞正常

出典：Spreen と Gaddes（1969）．
注：9歳未満ではクレジット得点は計算されない．

L., Lieberman, A., Holliday, R., Ragnarson, K., Shaver, M.S., & Orazem, J. (1988). Relationship among CT scans, neurological exam, and neuropsychological test performance in right-brain-damaged stroke patients. *Journal of Clinical and Experimental Neuropsychology, 10,* 539-564.

Fogliani, F., & Messina, D. (1983). Embedded figures test in old age, a psychometric note. *Perceptual and Motor Skills, 56,* 284-286.

Gottschaldt, K. (1928). Über den Einfluss der Erfahrung auf die Wahrnehmung von Figuren. *Psychologische Forschung, 8,* 18-317.

Horne, B.M., & Justiss, W.A. (1967). Clinical indicators of brain damage in mentally retarded children. *Journal of Clinical Psychology, 23,* 464-465.

Mahlios, M.C., & D'Angelo, K. (1983). Group embedded figures test：Psychometric data on children. *Perceptual and Motor Skills, 56,* 423-426.

Masure, M.C., & Tzavaras, A. (1976). Perception de figures entrecroisées par des sujets atteints de lésions corticales unilaterales. *Neuropsychologia, 14,* 371-374.

O'Leary, K.M., Browers, P., Gardner, D.L., & Cowdry, R.W. (1991). Neuropsychological testing of patients with borderline personality disorder. *American Journal of Psychiatry, 148,* 106-111.

Poppelreuter, W. (1917). *Die psychischen Schädigungen durch Kopfschuss im Kriege 1914/18.* Leipzig：Leopold Voss.

Sala, S.D., Laiacona, M., Trivelli, C., & Spinnler, H. (1995). Poppelreuter-Ghent Overlapping Figures Test：Its sensitivity to age, and its clinical use. *Archives of Clinical Neuropsychology, 10,* 511-534.

Spreen, O., & Benton, A.L. (1969). Embedded Figures Test. Neuropsychological Laboratory, University of Victoria, Victoria, BC.

Spreen, O., & Gaddes, W.H. (1969). Developmental norms for 15 neuropsychological tests age 6 to 15. *Cortex, 5,* 171-191.

Talland, G.A. (1965). *Deranged Memory.* New York：Academic Press.
Thompson, B., & Melancon, J.G. (1987). *Finding Embedded Figures Test.* New Orleans, LA：Psychometrics Group.
Thurstone, L.L. (1944). *A Factorial Study of Perception.* Chicago, IL：University of Chicago Press.
Widiger, T.A., Knudson, R.M., & Rorer, L.G. (1980). Convergent and discriminant validity of measures of cognitive style and abilities. *Journal of Personality and Social Psychology, 39,* 116-129.
Witkin, H.A., Oltman, P.K., Raskin, E., & Karp, S.A. (1971). *A Manual for the Embedded Figures Test.* Palo Alto, CA：Consulting Psychologists Press.

顔貌再認テスト
FACIAL RECOGNITION TEST

訳　寿　幸治

目　的

このテストの目的は，見知らぬ人間の顔を認識する能力を評価することである。

原　典

このテストは，Oxford University Press (2001 Evans Rd.,Cary, NC)から，45米ドルで購入できる。マニュアル(11の他のテストも含まれている)は23.95米ドルである。

概　要

BentonとVan Allen(1968)によって改訂されたこのテスト (Benton et al., 1994) は，被検者に見知らぬ顔写真を区別することを要求する。衣服と髪の毛は隠されている，したがって顔形だけが利用される。完全版は54項目からなる。簡易版（顔の再認の簡単なスクリーニングに利用する；Levin et al., 1975）は27項目からなる。このテストは3つの部分からなる。

1．顔の正面写真と同一のものを見つけさせる。被検者は，顔写真を示されて，顔写真の下にある6枚の写真から指し示すか番号を言うことによって，それを見分けることを指示される。完全版と簡易版ともに，見分けるために3名の男性と3名の女性が示され，6個の回答を必要とする。

2．正面と半横向きの顔写真を見分けさせる。被検者は1枚の正面を向いた顔写真を示され，その人の顔3枚とその人でない顔3枚からなる合計6枚の半横向き顔写真から，3回それの人の顔を探し当てることを指示される。完全版には見分けるために4名の男性と4名の女性が示され，合計24個の回答を必要とする。簡易版には1名の男性と3名の女性が示され，12回の回答を必要とする。

3．正面の顔写真を異なる明るさの条件で見つけさせる。被検者は最も明るい条件で1枚の顔写真を示され，異なる明るさの条件で見せられた6枚の写真からそれを3回探し当てることを指示される。6枚の中で，3枚はその顔写真で3枚は他の顔写真である。完全版では4名の男性と4名の女性が示され，24回の回答を必要とする。簡易版では2名の男性と1名の女性が示され9回の回答を必要とする。

実　施

原典参照。このテストは正常な視力が重要である。Kempenら(1994)は，イエーゲル近距離視覚

測定がJ5（20/50相当）か，屈折障害のある患者のテスト成績が視力の正常な人と比較して非常に悪かったと報告している。こういう理由で，テスト結果を解釈する前に，視力検査を実施すべきである。

このテストはらせん綴じの小冊子にまとめられている。各々の刺激する写真とそれに対応する選択肢が，1枚の刺激する写真とその下にある6枚の（選択肢の）写真というかたちで，2頁にわたって示される（「この女性が，わかりますか。この写真のどこに彼女がいるか答えなさい」）。被検者が正解できたら，彼らがテストに集中できるように激励する。

このテストは，最初に簡易版を構成する13の刺激する写真とそれに対応する選択肢が示されるように編集されている。この頁に引き続いて，長い形式の54項目からなる完全版が示される。

採点方法

正解は該当項目をチェックすることで記録する。誤りは記録用紙の右側にある番号に丸をすることで記録する。正解には，それぞれ1点が与えられる。25点以下は偶然の結果かもしれない。それゆえに，完全版の有効得点の範囲は25点〜54点と考えられる。また，簡易版の有効得点の範囲は11点〜27点と考えられる。

記録用紙を利用すると記録と採点が容易である。簡易版を使用した場合，マニュアルの変換表に従って，正解数は完全版の得点に変換する必要がある。テストマニュアルは完全版と変換された簡易版の得点を年齢と学歴で補正することもできる。

考察

高齢対照者の検査―再検査の1年後の信頼性は，.60と報告されている（Levin et al.,1991）。完全版と簡易版の相関は健常者の.88から，脳障害の被検者の.92まで報告されている（Benton et al., 1994）。206名の大学生における内部整合性（α係数）はわずか.57であった（Hoptman & Davidson, 1993）。しかし，著者らがテストの最初の6頁（写真と同一人物を見分けるテスト）を省略して，α係数を再計算したところ，.66であった。

よく知った顔を認識できない（相貌失認）のは失認の特殊な形と考えられているが，標準的なテストはこれまでのところできていない。見知らぬ顔の使用（俳優や公的人物の顔に対して，Warrington & James, 1967）は，長期記憶や名前記憶の必要性の要素が取り除かれるが，課題の性質を主として知覚的なものに変える。Bentonら（1994）も，本当の相貌失認はまれであるので，見知らぬ顔の認知が非常に困難な患者でもよく知っている顔は多分認識できるだろうと警告している。この2つの能力の分離は脳障害の部位の違いであると推察されている（Benton & Van Allen, 1972; Benton, 1980, 1994）。このテストは右頭頂葉の障害と，右側頭葉のより小さな障害を反映する（Dricker et al., 1978; Hamsher et al.,1979）。最近の健常被検者の脳血流とPETを用いた研究では，顔貌再認における右下後頭側頭領域の重要性が示されている（Haxby et al., 1991）。Egelkoら（1988）も，右半球の脳卒中患者の得点が最も低いパーセンタイル領域にあると報告している。半盲と顔の再認の相関は.49であった。CTスキャンによる脳障害の部位が右頭頂葉である場合顔の認知力と最も高く相関した。Trahan（1997）は，左半球の脳血管障害患者45名中27％しか顔貌再認テスト（FRT）が障害されないのに対して，右半球の脳血管障害患者85名中53％が障害されたと報告した。とくに，左視覚無視のある患者のFRT得点が障害を受けていることを示した。VilkkiとLaitinen（1976）は，右視床術後の患者の顔貌再認が障害されると報告している。左半球の前部と後部に障害があり，失語と理解力低下を伴う患者の中にもこのテストの成績が悪い人がいる。このことは，FRTがある程度，言語的機能を反映することを示唆している（Hamsher et al.,1979）。Tzavarasら（1970）は，空間失認，失読症，および書字障害の患者でも顔貌再認が障害を受けると報告している。このテストの遂行の障害が除去された側とは関係なく，半球切除術を受けた小児（Strauss & Verity, 1983），パーキンソン病の患者（Bentin et al., 1981; Hovestadt et al.,1987），

重度の閉鎖性頭部外傷患者（Levin et al., 1977）でも報告されている。これは Risser と Andrikopoulos (1997) の 128 名の頭部外傷患者を対象にした研究で確かめられている。重傷の頭部外傷に痴呆を伴わない患者のテスト成績は正常下限であるが，外傷後痴呆を伴う患者のテストの遂行は障害を受ける。中程度の頭部外傷に身体的外傷を伴う患者の得点は正常範囲にある。同様に，Peck ら（1992）は 107 名の，軽度，中程度，および重傷の頭部外傷患者の平均得点が外傷後 1 年間もそれ以後もともに「平均が低い」ことを見出した。総合的な遂行水準で 37 名の対照群とマッチさせた，42 名のアルツハイマー病の研究では半横向きの写真と正面写真を合わせることが，2 群を最も弁別した。この課題はこの群に観念的作業を要求すると思われる（Andrikopoulos, 1997）。

Levin と Benton（1977）は，顔貌再認得点では，精神疾患患者と健常者を鑑別できないと報告しているが，Echternacht（1986）は，精神疾患患者およびマッチングされた慢性の精神科入院患者群の得点は特別な脳損傷群ほどではないが，健常群と比較して低いと報告している。それゆえに，このテスト遂行の障害それ自体が神経学的障害の証拠と考えるべきではない。

標準データ

Benton ら（1994）は年齢と学歴で補正した 286 名の健常成人の得点分布を示している。高齢者のテスト遂行はいくらか低下する（Benton et al., 1981）。Mittenberg ら（1989）は 20〜75 歳までの健常群の相関は−.25 と報告している。表 12−4 に成人における得点の解釈の指標を示している。206 名の大学生の平均得点が 45.6 点であるとの，Hoptman と Davidson（1993）の報告はこの得点分布とよく符合する。イタリア健常成人 115 名の平均得点は 46.2 点（Ferracuti & Ferracuti, 1992）で，都市部に居住するアフリカ系アメリカ人の平均得点は 44.7 点（Roberts & Hamsher, 1984）との報告は，このテストが人種や文化的因子に影響されないことを示唆している。Gilbert (1973) は，弱い左利きの人の得点がはっきりした右利きや左利きの人に比較してどういうわけか低いことを報告している。知能水準が正常範囲にある小児の標準値，つまり，顔貌再認能力が 6 歳（平均＝33）から成人レベルに達する 14 歳（平均＝45）まで次第に上昇することが示されている（表 12−5）。

表12−4．Benton 顔貌再認テスト：年齢と学歴で補正した標準値

正答数	パーセンタイル順位	分類
53-54	98+	最優秀
50-52	88-97	優秀
47-49	72-85	中上
43-46	33-59	中
41-42	16-21	中下
39-40	8-11	境界
37-38	3-6	劣
<37	1	最劣

出典：Benton ら(1983)。

表12−5．知能水準が正常範囲内（IQ85〜116）にある小児の標準値

年齢	n	平均値
6	22	33.0
7	59	37.2
8	33	37.6
9	27	38.1
10	50	40.6
11	33	41.3
12	—	—
13	23	43.0
14	19	45.1

出典：Benton ら（1994）。

文 献

Andrikopoulos, J. (1997). Qualitative facial recognition test performance in Alzheimer's disease. *Archives of Clinical Neuropsychology, 12,* 282 (abstract).

Bentin, S., Silverberg, R., & Gordon, H.W. (1980). Asymmetrical cognitive deterioration in demented and Parkinsonian patients. *Cortex, 17,* 533-544.

Benton, A.L. (1980). The neuropsychology of facial recognition. *American Psychologist, 35,* 176-186.

Benton, A.L. (1994). Neuropsychological assessment. *Annual Review of Psychology, 45,* 1-23.

Benton, A.L., Eslinger, P.J., & Damasio, A.R. (1981). Normative observations on neuropsychological test performances in old age. *Journal of Clinical Neuropsychology, 3,* 33-42.

Benton, A.L., Sivan, A.B., Hamsher, K. de S., Varney, N.R., & Spreen, O. (1994). *Contributions to Neuropsychological Assessment. A Clinical Manual* (2nd ed.). New York: Oxford University Press.

Benton, A.L., & Van Allen, M.W. (1968). Impairment in facial recognition in patients with cerebral disease. Cortex, 4, 344-358.

Benton, A.L., & Van Allen, M.W. (1972). Prosopagnosia and facial discrimination. *Journal of the Neurological Sciences, 15,* 167-172.

Dricker, J., Butters, N., Berman, G., Samuels, I., & Carey, S. (1978). The recognition and encoding of faces by alcoholic Korsakoff and right hemisphere patients. *Neuropsychologia, 16,* 683-695.

Echternacht, R. (1986). The performance of pseudoneurological chronic psychiatric inpatients on the test of Facial Recognition. Judgment of Line Orientation, and Aphasia Screening Test. Paper presented at the 7th Annual Meeting of the Midwest Neuropsychology Group, Rochester, MN.

Egelko, S., Gordon, W.A., Hibbard, M.R., Diller, L., Lieberman, A., Holliday, R., Ragnarsson, K., Shaver, M.S., & Orazem, J. (1988). Relationship among CT scans, neurologic exam, and neuropsychological test performance in right-brain-damaged stroke patients. *Journal of Clinical and Experimental Neuropsychology, 10,* 539-564.

Ferracuti, F., & Ferracuti, S. (1992). Taratura del campione Italiano. In *Test de Riconoscento di Volti Ignoti.* Florence: Organizzazione Speciali, pp.26-29.

Gilbert, J.G. (1973). Thirty-five year follow-up study of intellectual functioning. *Journal of Gerontology, 28,* 68-72.

Hamsher, K. de S., Levin, H.S., & Benton, A.L. (1979). Facial recognition in patients with focal brain lesions. *Archives of Neurology, 36,* 837-839.

Haxby, J.V., Grady, C.L., Ungerleider, L.G., & Horwitz, B. (1991). Mapping the functional anatomy of the intact human brain with brain work imaging. *Neuropsychologia, 29,* 539-555.

Hoptman, M.J., & Davidson, R.J. (1993). Benton's Facial Recognition Task: A psychometric evaluation. Paper presented at the meeting of the International Neuropsychological Society, Galveston, TX.

Hovestadt, A., de Jong, G.J., & Meerwaldt, J.D. (1987). Spatial disorientation as an early symptom of Parkinson's disease. *Neurology, 37,* 485-487.

Kempen, J.H., Kritchevsky, M., & Feldman, S. T. (1994). Effect of visual impairment on neuropsychological test performance. *Journal of Clinical and Experimental Neuropsychology, 16,* 223-231.

Levin, B.E., Llabre, M.M., & Reisman, S. (1991). Visuospatial impairment in Parkinson's disease. *Neurology, 41,* 365-369.

Levin, H.S., & Benton, A.L. (1977). Facial recognition in "pseudoneurological" patients. *Journal of Nervous and Mental Disease, 164,* 135-138.

Levin, H.S., Grossman, R.G., & Kelly, J. (1977). Impairment in facial recognition after closed head injuries of varying severity. *Cortex, 13,* 119-130.

Levin, H.S., Hamsher, K. de S., & Benton, A.L. (1975). A short form of the test of facial recognition for clinical use. *Journal of Psychology, 91,* 223-228.

Mittenberg, W., Seidenberg, M., O'Leary, D.S., & DiGiulio, D.V. (1989). Changes in cerebral functioning associated with normal aging. *Journal of Clinical and Experimental Neuropsychology, 11,* 918-932.

Peck, E.A., Mitchell, S.A., Burke, E.A., & Schwartz, S.M. (1992). Post head injury normative data for selected Benton neuropsychological tests. Paper presented at the meeting of the American Psychological Association, Washington, DC.

Risser, A.H. & Andrikopoulos, J. (1997). Facial Recognition Test performance in traumatic brain injury. Paper presented at the meeting of the International Neuropsychological Society, Orlando, FL.

Roberts, R.J., & Hamsher, K. (1984). Effects of minority status on facial recognition and naming performance. *Journal of Clinical Psychology, 40,* 539-545.

Strauss, E., & Verity, L. (1983). Effects of

hemispherectomy in infantile hemiplegics. *Brain and Language, 20,* 1-11.

Trahan, D.E. (1997). Relationship between facial discrimination and visual neglect in patients with unilateral vascular lesions. *Archives of Clinical Neuropsychology, 12,* 57-62.

Tzavaras, A., Hecaen, H., & Le Bras, H. (1970). La probléme de la specifité du déficit de la reconnaisance du visage humain lors des lésions hémisphérique unilatérales. *Neuropsychologia, 8,* 403-416.

Vilkki, J., & Laitinen, L.V. (1976). Effects of pulvinotomy and vetrolateral thalamotomy on some cognitive functions. *Neuropsychologia, 14,* 67-78.

Warrington, E.K., & James, M. (1967). An experimental investigation of facial recognition in patients with unilateral cerebral lesions. *Cortex, 3,* 317-326.

Hooper 視覚構成テスト
HOOPER VISUAL ORGANIZATION TEST (VOT)

訳　寿　幸治

目　的

これはばらばらにされた絵を概念的に再配列する能力のテストである。

原　典

Hooper 視覚構成テストは，Western Psychological Services(12031 Wilshire Blvd., Los Angeles, CA 90025)から，87.50米ドルで購入できる。

概　要

このテストは，リングバインダー（テスト小冊子）に綴られた，4″×4″のカードに描かれた一般的な対象物の30枚の絵から構成される。各々の対象物は2つかそれ以上に切断され，絵が非論理的に並べ変えられる。対象物の名前を言うことが課題である。このテストは，他の断片図形テストと類似する。原本は成人被検者に脳障害があるか否かを区別するために作成されたが(Hooper, 1958)，いくつかの研究でテストの使用をより厳密に制限することが試みられた。1983年版（「Western Psychological Services」の資料で開発された。著者名はない）は，Hooper の原本に基づいているが，最近の研究文献，素点の年齢および教育補正表，およびT得点の変換表が追加されている。

およその実施時間

このテストは約10～15分を要する。

実　施

原典参照。個人別に行われ，各々の対象物の正確な名称を言うことが要求される。集団テストでの応答は書くことで行われる。テストマニュアルは単に正解と不正解を採点することに加えて，反応の質が重要であると強調している。Wetzel と Murphy(1991)は，5回連続失敗後はテストを中止しても採点に大きな影響はなかったという。

採点方法

部分的に正しい応答をした項目（例えば，灯台のかわりに塔とか城と応答する）は半分だけ採用して0.5点与えられるが，得点は単に正解数を合計する。質的採点では全く無関係か，固執か，奇妙なのか，それとも作語なのかの区別も含まれる。

考　察

　Lezak(1982)は一致係数が.86で，6カ月後と12カ月後の再検査信頼性が良いことを示した。しかし，51名の難治性てんかん成人における8カ月後の再検査信頼性は.75(Sawrie et al., 1996)，高齢被検者における1年後の再検査信頼性はわずか.68(B.E. Levin et al., 1991)であったと報告されている。大学生の折半信頼度は.82(Hooper, 1948)で，入院中の成人で.80(Gerson, 1974)と報告されている。Seidel(1994)も小児の内部整合性(.72)は成人の値と類似していたと報告している。Kirk(1992)は5～13歳の少年については項目を難易度に基づいて再編成することを提案している。

　Seidel(1994)はテストにおける13項目の因子分析から，このテストは，元来，視空間および視覚運動因子を反映し，WISC-Rの4つの下位検査（積木模様，絵画配列，組合せ，絵画完成）に有意な相関があることを報告した。これは，Paoloら(1996)の最近の研究で確認され，彼らはこのテストはボストン命名テストで計測される対面命名よりも知覚構成能力に依存すると強調している。

　RickerとAxelrod(1995)は，命名障害のない100名の神経心理学的紹介患者では多言語失語症検査で計測される対面命名能力ともVOT自体の対象物を命名する能力ともあまり関係がないことを報告した。VOTの48％は知覚構成的因子で占められている。

　このテストの脳障害における一般的なスクリーニング・テストとしての有効性が熱心に議論された(Boyd, 1982a, 1982b; Rathbun & Smith, 1982; Woodward, 1982)。とはいえ，25点を境界に任意の脳障害被検者と健常者を分けたところ，正しく分類できたのは74％であったと報告(Boyd, 1981)されているが，Lezak(1995)は，「11個以上の間違いは，ふつう，器質的な脳の病理の存在を示す」と述べているし，WetzelとMurphy(1991)は，多くの，脳損傷の人がVOTをよく遂行すると報告している。このテストの妥当性に関しては特異的障害を見つけ出すことも大事であるが，脳病巣の局在性がより重要と考えられる。このテストの表向きの妥当性はばらばらにされた対象を識別することと概念的再構成の能力をみることである。RathbunとSmith(1982)はこのような機能は右半球前部か左半球に病巣が局在する患者ではしばしば保たれる一方で右後部に障害が局在する患者で最もひどく障害されると指摘している。Wang(1977)は病巣が右半球に局在する患者だけに低い得点の傾向を認めた。Fitzら(1992)は11名の右半球の頭頂葉に病巣が局在する患者と13名の右の非頭頂葉病変患者の間に差異を認めたと報告したが，この差異は年齢と学歴を補正して初めて有意であった。44名の右半球脳血管障害と23名の左半球脳血管障害の老人患者の比較で，Nadlerら(1996)は，右半球の脳血管障害患者のVOT遂行が非常に悪かったと報告している。また，質的な誤りの採点では左半球の脳血管障害患者が言語に基づく誤りをおかすのに対し，右半球の脳血管障害患者はより部分的で未熟な脈絡のない誤りをおかすと述べている。しかし，Boyd(1981)は障害部位の左右差による相違を認めなかったと報告している。Zecら(1992)は，非常に軽度のアルツハイマー型痴呆患者は年齢をマッチした健常群に比べテスト成績に差があると報告した。McCaffreyら(1988)は薬物乱用者の得点が非常に低いことを報告した。

　FarverとFarver(1982)およびTamkinとHyer(1984)は，40～88歳の健常な被検者で行ったこのテストとBDAEの6つの前頭葉テストでみられた加齢による低下を加齢による右前頭葉と右半球の機能低下と関係する認知機能不全の証拠と見なした。しかし，Libonら(1994)は初老(64～74)と高齢(75～94)健常被検者のテスト遂行を比較し3.2点のテスト成績の低下を認めたが，それは他の実行機能テスト（例えば，ウィスコンシン・カード分類テストのような，言語の意味と音の関連のテスト）における低下とは強く関係するが，統合的な成分を有しないテスト（例えば，Rey複雑図形のように，線分の位置を判断するテスト）とは関係しないと報告した。この著者らは，このテスト成績の低下は右半球機能よりも前頭葉機能低下に関係すると結論づけている。SohlbergとMateer(1989)はこのテストは側頭葉機能不全

の試験に有用であると報告している。Richardsonら(1995)は、高齢者の日常生活動作（ADL）を予見する5個の神経心理学テストの中でVOTが最も有用であると報告している。

Tamkinら(1984)およびTamkinとKunce(1985)はVOTを他のテストと比較して、脳機能障害にはWeigl色-形分類テストが最も鋭敏であるが、Benton視覚記銘テストとVOTを追加すると予測妥当性が増すと報告している。一方、Sterne(1973)は、VOTを加えてもWechsler成人知能評価尺度、Benton視覚記銘テスト、および、Porteus迷路テストに基づいてVeterans Administration病院の患者を分類した正常、器質的、分類不能のような弁別はできない。しかし線引きテストを加えるとできたと報告している。

TamkinとJacobsen(1984)は、211名の男性精神病院入院患者の得点が平均と比べおよそ2.5点低かったと報告しているが、Gerson(1974)は、このテストは「思考障害に……鋭敏でなく」(p.98)、この人達に言語新作や奇妙な反応は全く起こらないと結論している。

私たちは、このテストを患者個人について、さらに何らかの知覚機構障害がないかを調べるときだけに使用し、脳障害の存在を決定するテストとして使用しない。Lezak(1995)は、このテストは、世界をばらばらに見ているような患者では知覚分裂型の答えしか返ってこない、例えば、21番目の項目の中心部だけを見て、それを「砂漠の島」と答えるかもしれないし、22番目の項目におけるねずみの尻尾を見て「円筒」と答えるかもしれないと述べている。このテストでは名称を言うことを要求されるので、軽度失語症患者の結果も疑わしいかもしれない。

標準データ

原典参照。出版されている標準値は、依然として、主に、Hooper(1958)によって報告されたオリジナル研究に由来すると思われるが、年齢による補正(69歳まで)と学歴による補正が、追加されている。26点が、T得点の50(平均)に相当し、21点が、T得点の60(1 SD平均より下)に相当する。また、16点が、T得点の70(2 SD平均より下)に相当する。Hooperは、このテストは、知能が平均より低い被検者には無意味であると主張している。Victoriaの標準値（40名、女性22名、男性18名、右利き34名、左利き6名、平均年齢24.7歳、SD＝4.55)も、ほぼ同様(平均＝26.75、SD＝1.97)である。

Lezak(1982)は、性、学歴、年齢（高齢者は除く）、および知能（境界および精神遅滞は除く）とは明らかな相関がなかったと報告している。しかし、Wentworth-Rohrら(1974)は、知能と（相関係数）.31と.50で相関し、若い被検者では、.04〜.28で相関し、85歳の被検者まで含む対象では、.37〜.69で相関すると報告している。TamkinとJacobsen(1984)は、同様の結果を報告している。FarverとFarver(1982)は、若い成人と比較して60〜69歳の被検者は得点が1点低下し、70〜79歳の被検者は2点低下し、80〜89歳の被検者は4点低下すると報告している。これは、65〜89歳の82名の健常成人における平均点が22.5点と報告したMontgomeryとCosta(1983)の結果と、ボストンでのFarverとFarver(1982)の報告とは一致する。しかし、Lichtenbergら(1995)は、都市部の病院に神経疾患以外で入院している低学歴者(平均年齢73.2歳)32名の平均点が、わずか、18.6点(SD＝11.7)と報告している。「高齢」の健常被検者(76〜92歳)の明らかな得点の低下がWhelihanとLesher(1985)によって報告されている。RichardsonとMarottoli(1996)は、76〜80歳の年齢群の被検者で教育歴が12年以下の人の平均点が17.9点(SD＝4.0)で、教育歴が12年以上の人の平均点が、21.7点(SD＝4.0)と報告している。81〜91歳までの年齢群では、教育歴が12年以下では、平均点が、17.6点(SD＝6.2)で、12年以上では、19.7点(SD＝3.0)である。

小児の標準値はKirk(1992)によって示され、表12-6に掲載されている。Seidel(1994)によってカナダ東部で集められた標準値は、(Kirkのものと)非常に類似している。これは成長度によくマッチしているので表に含めた。Kirkの研究では、13歳の少年の得点は、成人レベルに達しているのに対し、少女の得点は明らかに低く、成人レベル

表12-6. 健常小児の Hooper 視覚構成テスト成績

	Kirk						Seidel		
	男子			女子			男子と女子		
年齢	n	平均	SD	n	平均	SD	n	平均	SD
5	17	17.59	3.13	7	17.57	4.45	21	18.4	3.1
6	24	21.60	2.52	32	21.13	2.54	34	19.4	3.8
7	22	21.75	3.32	32	21.31	2.36	32	21.1	3.1
8	23	22.19	3.59	19	21.95	3.10	28	23.4	2.0
9	20	23.23	3.16	32	22.61	2.56	28	23.7	2.9
10	36	24.07	2.55	25	23.76	2.61	34	24.0	2.5
11	37	24.22	2.77	38	24.00	2.07	30	24.1	2.9
12	21	25.74	2.56	22	23.80	2.54			
13	18	25.94	3.51	9	23.11	3.30			

出典：Kirk, 1992：Seidel, 1994。著者と Swets Publishing Company の許可を得て転載。

に達していない。Seidel の標準値では，11歳までは性差を認めていない。

文 献

Boyd, J.L. (1981). A validity study of the Hooper Visual Organization Test. *Journal of Consulting and Clinical Psychology, 49,* 15-19.

Boyd, J.L. (1982a). Reply to Rathbun and Smith : Who made the Hooper blooper? *Journal of Consulting and Clinical Psychology, 50,* 284-285.

Boyd, J.L. (1982b). Reply to Woodward. *Journal of Consulting and Clinical Psychology, 50,* 289-290.

Farver, P.F., & Farver, T.B. (1982). Performance of normal older adults on tests designed to measure parietal lobe functions. *American Journal of Occupational Therapy, 36,* 444-449.

Fitz, A.G., Conrad, P.M., Hom, D.L., & Sarff, P.L. (1992). Hooper Visual Organization Test performance in lateralized brain injury. *Archives of Clinical Neuropsychology, 7,* 243-250.

Gerson, A. (1974). Validity and reliability of the Hooper Visual Organization Test. *Perceptual and Motor Skills, 39,* 95-100.

Hooper, H.E. (1948). A study in the construction and preliminary standardization of a visual organization test for use in the measurement of organic deterioration. Unpublished M.A. thesis, University of Southern California.

Hooper, H.E. (1958). *The Hooper Visual Organization Test.* Manual. Beverly Hills, CA : Western Psychological Services.

Kirk, U. (1992). Evidence for early acquisition of visual organization ability : A developmental study. *The Clinical Neuropsychologist, 6,* 171-177.

Levin, B.E., Llabre, M.M., & Reisman, S. (1991). Visuospatial impairment in Parkinson's disease. *Neurology, 41,* 365-369.

Lezak, M.D. (1982). The test-retest stability and reliability of some tests commonly used in neuropsychological assessment. Paper presented at the meeting of the International Neuropsychological Society, Deauville, France.

Lezak, M.D. (1995). *Neuropsychological Assessment* (3rd ed.). New York : Oxford University Press.

Libon, D.J., Glosser, G., Malamut, B.L., Kaplan, E., Goldberg, E., Swenson, R., & Sands, L.P. (1994). Age, executive functions, and visuospatial functioning in healthy older adults. *Neuropsychology, 8,* 38-43.

Lichtenberg, P.A., Manning, C.A., Vangel, S.J., & Ross, T.P. (1995). Normative and ecological validity data in older urban medical patients : A program of neuropsychological research. *Advances in Medical Psychotherapy, 8,* 121-136.

McCaffrey, R.J., Krahula, M.M., Heimberg, R. G., Keller, K.E., & Purcell, M.J. (1988). A comparison of the Trail Making Test, Symbol Digits Modalities Test, and the Hooper Visual Organization Test in an inpatient substance abuse population. *Archives of Clinical Neuropsychology, 3,* 181-187.

Montgomery, K., & Costa, L. (1983). Neuropsychological test performance of a normal elderly sample. Paper presented at the meeting of the International Neuropsychological Society, Mexico City.

Nadler, J.D., Grace, J., White, D.A., Butters, M. A., & Malloy, P.F. (1996). Laterality differences in quantitative and qualitative Hooper performance. *Archives of Clinical Neuropsychology, 11,* 223-229.

Paolo, A.M., Cluff, R.B., & Ryan, J.J. (1996). Influence of perceptual organization and naming abilities on the Hooper Visual Organization Test. *Neuropsychiatry, Neuropsychology, and Behavioral Neurology, 9,* 254-257.

Rathbun, J., & Smith, A. (1982). Comment on the validity of Boyd's validation study of the Hooper Visual Organization Test. *Journal of Consulting and Clinical Psychology, 50,* 281-283.

Richardson, E.D., & Marottoli, R.A. (1996). Education-specific normative data on common neuropsychological indices for individuals older than 75 years. *The Clinical Neuropsychologist, 10,* 375-381.

Richardson, E.D., Nadler, J.D., & Malloy, P.F. (1995). Neuropsychologic prediction of performance measures of daily living skills in geriatric patients. *Neuropsychology, 9,* 565-572.

Ricker, J.H., & Axelrod, B.N. (1995). Hooper Visual Organization Test : Effects of object naming ability. *Clinical Neuropsychologist, 9,* 57-62.

Sawrie, S.M., Chelune, G.J., Naugle, R.I., & Luders, H.O. (1996). Empirical methods for assessing meaningful neuropsychological changes following epilepsy surgery. *Journal of the International Neuropsychological Society, 2,* 556-564.

Seidel, W.T. (1994). Applicability of the Hooper Visual Organization Test to pediatric populations : Preliminary findings. *Clinical Neuropsychologist, 8,* 59-68.

Sohlberg, M.M., & Mateer, C.A. (1989). *Introduction to Cognitive Rehabilitation.* New York : Guilford Press.

Sterne, D.M. (1973). The Hooper Visual Organization Test and the Trail Making Test as discriminants of brain injury. *Journal of Clinical Psychology, 29,* 212-213.

Tamkin, A.S., & Hyer, L.A. (1984). Testing for cognitive dysfunction in the aging population. *Military Medicine, 149,* 397-399.

Tamkin, A.S., & Jacobsen, R. (1984). Age-related norms for the Hooper Visual Organization Test. *Journal of Clinical Psychology, 40,* 1459-1463.

Tamkin, A.S., & Kunce, J.T. (1985). A comparison of three neuropsychological tests : The Weigl, Hooper, and Benton. *Journal of Clinical Psychology, 41,* 660-664.

Tamkin, A.S., Kunce, J.T., Blount, J.B., & Magharious, W. (1984). The effectiveness of the Weigl Color-Form Sorting Test in screening for brain dysfunction. *Journal of Clinical Psychology, 40,* 1454-1459.

Wang, P.L. (1977). Visual organization ability in brain-damaged adults. *Perceptual and Motor Skills, 45,* 723-728.

Wentworth-Rohr, I., Mackintosh, R.M., & Fialkoff, B.S. (1974). The relationship of Hooper VOT score to sex, education, intelligence and age. *Journal of Clinical Psychology, 30,* 73-75.

Wetzel, L., & Murphy, S.G. (1991). Validity of the use of a discontinue rule and evaluation of discriminability of the Hooper Visual Organization Test. *Neuropsychology, 5,* 119-122.

Whelihan, W.M., & Lesher, E.L. (1985). Neuropsychological changes in frontal functions with aging. *Developmental Neuropsychology, 1,* 371-380.

Woodward, C.A. (1982). The Hooper Visual Organization Test : A case against its use in neuropsychological assessment. *Journal of Consulting and Clinical Psychology, 50,* 286-288.

Zec, R.F., Vicari, S., Kocis, M., & Reynolds, T. (1992). Sensitivity of different neuropsychological tests to very mild DAT. *Clinical Neuropsychologist, 6,* 327 (abstract).

反応時間
REACTION TIME

訳　寿　幸治

目　的

このテストの目的は，聴覚か視覚信号の後に指で（プレートを）押すことによって得られる反応時間（RT）を計測することである。

原　典

この装置は簡単に組み立てられるが（概要参照），Lafayette Instruments, Health Science Department [P.O. Box 5729, Lafayette, IN 47903 (in Canada from Technolab, 8531 Delmeade, Montreal, PQ H4T 1M1)]からも購入できる。Norland Software (P.O. Box 84499, Los Angeles, CA 90073-0499)からはCALCAPが出ている。これは，Millerら(1991)によって開発された，単純または精密な反応時間のコンピュータ・プログラムである。CALCAPは英語版とスペイン語版が495米ドルで入手できる。600名の被検者から得られた標準値に基づくT得点も用意されている。単純な聴覚と視覚反応時間もMicrocogでコンピュータ化されている。これについては本書の別なところにある。Life Science Associates (1 Fenimore Rd., Bayport, NY 11705)がスクリーンの異なる部分に数字が現れるプログラムを出しているので，視野の右と左半分の反応時間が計測できる。反応時間は，連続遂行テストでも，計測される。

概　要

反応時間は長い歴史のある古典的な精神物理学の実験装置(Woodworth & Schlossberg, 1954)で，BlackburnとBenton(1955)によって初めて神経心理学に使用された。私たちの装置はトランジスタを用いた電気的なタイマーからなり，検査者から出力される光（5 mm赤色発光ダイオード）と音（イヤホンから送信される60 dB 1000 Hzの音源）の信号と同時に活性化される。被検者の課題は，光か音が発生すると同時にタッチプレートを押すことである。プレートに触ると電気回路が閉じられ，信号と同様タイマーが停止される。バネの張力に関連した誤差を失くすためにキーの低下は反応時間に含まれない。

発生時間が一定しないので，白色光と機械で動くタイマーは使用すべきでない。視覚刺激の大きさと照度および聴覚信号の強さが反応時間に影響することにも注意すべきである。

実　施

被検者は背もたれのある椅子にゆったりと座り，人差し指をプレートの上に乗せて，手をタッチボードに静止させ，光を見ることを要求される。幾人かの被検者は伝導を良くするために，光コーティングしたエレクトロニックジェリーを手掌と人差し指に塗る必要があるかもしれない。被検者への指示は次のとおりである。

「ここに，光球が見えます。光が見えたらすぐに，指でプレートに触れてそれを消してください。できる限り速く行ってください。準備はいいですか。」

2回の練習が利き手から始めて両手で行われる。被検者が完全に課題に集中し，可能な限り速く反応できるのを確かめるために，もっと多くの練習を追加してもよい。練習をくり返しても，被検者が集中できない場合は，この課題を中止すること。

検査者は手で音と光を活性化できるが，タイマーを被検者に見られないように隠し，また，被検者の目を観察できるように座る。刺激は被検者が

光に集中している様子を見せるまで，与えるべきではない。

注意信号として「準備はいいですか」が使用される。「準備はいいですか」の言葉だけでは試験に対する体勢を整えるよりむしろ，注意をそらしてうなずいたり返事をしたりする小児たちがいるので，小児の場合は，「準備はいいですか，光を見てください」と言ったほうがよい。

「準備はいいですか」と言ってから，光ないし音とタイマーを活性化させる間の時間は予測による不正な短時間の反応時間を避けるために，2秒～4秒の間で変化させるべきである。被検者の注意が課題のどれか1つを行う合間にその課題からそれてしまった場合は，その試験を中止し，新しい試験を代わりに行うべきである。

利き手とそうでない手に各々3回試験が行われた後に，2回の試験が両方の手に実施される。

聴覚反応時間においても，被検者が「両耳で，音が聞こえます」と告げられる以外は，同様の指示が使用される。3回プラス2回の試験が，各々，利き手とそうでない手で反応（プレートを押す）するように実施される。

およその実施時間

視覚反応時間には，約5～10分の時間を要する。視覚と聴覚の反応時間（RT）を両方実施するためにはおよそ15分かかる。

採点方法

反応時間の各々の試験がミリ秒単位で記録される。各々5回セットの試験の合計時間と，各々のセットの平均反応時間が計算される。

考察

Benton(1977)は，18回の試験で，折半信頼度が.90と報告した。BentonとBlackburn(1957)は，脳障害と対照被検者における30セットの試験で，単純および精密反応時間に学習効果は認めなかったと報告した。Ranfft(1980)も，最初の試験セットと2番目の試験セットを比較して，明らかな得点の改善はなかったと報告し，5回の試験セットが適当であることを示唆した。

Ranfft(1980)の研究においては，聴覚信号が左耳，右耳，または両耳に発信された。結果として，右耳か左耳どちらかの場合（平均＝185.9 msec）と比較して，両耳の場合（平均＝182.8 msec）にわずかに短い反応時間が，得られた。

Bagshaw(1990)は，脳障害，感情障害，および，神経精神学的所見のない被検者728名の右手と左手で遂行された，視覚と聴覚（右耳，左耳，両耳）反応時間の因子分析において，すべての状態を精神運動速度と呼ばれる1つの因子で説明可能であると報告した（Seashore et al., 1940）。このことは1回の反応時間の計測を使用して主張されているので，方法論と手の使用を分析することは依然として臨床神経心理学的興味の残るところである。

脳障害の被検者はしばしば反応時間の遅延を示し，加えて，集団内と被検者内の変動が大きい（Stuss et al., 1989 b）。反応時間の遅延は重傷度を問わず頭部外傷後に認められるが，1年後に，最大の改善を示す（Van Zomeren, 1981）。BollaとRignani(1997)は，被検者が主観的に自分の症状が，より重くなったと訴えているのにもかかわらず，慢性的な鉛曝露後の12カ月後と28カ月後とで単純視覚反応時間に明らかな変化はなかったと報告している。Lavachら(1996)の研究によると，Halstead-Reitan神経心理学的欠損尺度得点の改善と機能的改善があった閉鎖性頭部外傷患者においては，練習後の聴覚と視覚の反応時間の改善が認められた。様々な脳障害者388名の平均視覚反応時間は328 msec（クリニック受診対照群の252 msecと比較して）で，平均聴覚反応時間は265 msec（対照群の196 msecと比較して）であった（Bagshaw, 1990）。WesternとLong(1996; Collins & Long, 1996)は，単純および精密反応時間が他の神経心理学的検査と比較して，外傷性脳損傷患者426名を正確に言い当てた（およそ85％）と報告している。Straussら(1994)は，軽度～中等度の閉鎖性頭部外傷（CHI）から2年後の被検者28名（16～35歳）を，8名の年齢をマッチした対照

群と比較したところ，対照群の平均聴覚反応時間が175.9msecであったのに対して，CHI患者群では，224.1msecであったと報告した。車の事故で頭部外傷の詐病をするように指示された，9名の大学生の平均時間は515.5msecであった。著者らは，CHI患者の71％，対照群の75％，仮病の89％を正確に予見したと報告した。左半球に病変のある患者に比べて，右半球に病変のある患者の反応時間が遅延すると報告（Howes & Boller, 1975）されているが，Bubら（1990）の研究では，このことは確認されず，代わりにこれらの著者らは，左半球脳卒中患者の反応時間遂行は時間が経つにつれてわずかに改善するのに対して，右半球脳卒中患者では非常に悪化すると報告した。

Benton（1977）は，若年（平均年齢35歳）対照群，高齢（平均年齢55歳）対照群，および脳障害患者を比較して，脳障害と年齢の相互関係を報告した。すなわち，対照群と脳障害被検者の違い（聴覚反応時間においては44〜68msec・視覚反応時間においては39〜95msec）は年齢とともに増加した。彼は，この相違が神経の変性と喪失で特徴づけられる脳のびまん性変化（p.369）がすでに存在する高齢者の脳局所への影響度の差によると考えた。Korteling（1990）も同様の結果を報告した。彼は，外傷性頭部損傷後2年以上経過した10名の患者（平均年齢30歳）と，年齢と過去3年間の運転距離をマッチした10名の対照被検者の比較に精密反応時間を用いた。61〜73歳の10名の被検者の研究で，彼は，この課題で均一な遅延した反応時間を認めた。この結果と運転技能の関連を確認する試みとして，シミュレーションと実際の運転の中でより複雑な反応時間がテストされたが，彼は，（運転技能に関わらず）若年と高齢対照被検者のいずれと比較しても脳障害被検者がより多くの間違いをおかしたと，報告した。Tengら（1990）は，痴呆患者にテストするとき単純反応時間が，テスト・バッテリーの中で最も鋭敏なものの1つかもしれないと報告した。Sanoら（1995）も同様の結果を報告している。彼らは，注意信号を一定間隔にしたときのアルツハイマー型痴呆患者の有利性が少ないとも報告している。Arenaら（1979）は，マッチした対照群と比較しててんかん患者の単純と複雑反応時間が遅延していると報告している。反応時間RT（例えば，赤い光には右手で答え，白い光には左手で答えるようにと指示されるか，5つの刺激物の中で1つの刺激物（「飛行機」）にだけに答えるとか，合図してから標的を出すまでの時間をいろいろ変えて，位置を教えたり教えなかったりで答えさせる）（Townsend et al., 1996）は，決定を下すという要素が導入されるので，いつも反応時間が長くなる。5日間連続した再検査で，CHIの重傷度に関係した遅延の程度は，単純反応時間では学習効果は認められないが，選択反応時間では練習によって改善されると報告されている（Gronwall, 1987；Stuss et al., 1989; Van Zomeren, 1981）。パターンの処理と区別が要求されるとき，上部側頭葉病変の患者に遅延がとくに現れると報告されている（Lamb et al., 1990）。

Segalowitzら（1997）によって，外傷性頭部損傷（TBI）患者の反応時間遅延が確証された。著者らは，反応時間と刺激を評価する時間を反映する，p300潜時との関係を調べた。この関係は，健常対照者には認められたが，TBI患者では，p300潜時は反応時間の速度よりも変動に関係していた。

Schweinbergerら（1993）は，対照被検者には認められないが，30名の脳卒中患者において選択反応時間課題に学習効果（反応時間が短縮し，変動が少ない）があったと報告した。選択反応時間においては，右手と左手の反応の解離が現れるが，BentonとJoynt（1959）は，2種類の光とそれに右手と左手で対応する方法を用いた場合，右半球領域の患者では右手で反応した場合だけに速い反応時間を認めるが，左半球領域の患者では右手と左手の反応時間に違いがなかったと報告した。Bentonら（1962）によって別の様式が用いられた。注意信号は与えないが，刺激を規則的に変化させた［音を出してから光を出す（交差様式），赤い光の前に緑の光を出す。高音の前に低音を出す（同一様式）］。これらの条件で調べると交差様式反応時間では対照群と脳障害被検者ともに低下するが，明らかな相違は対照群とびまん性脳障害被検者との間にだけに認められ，局所性脳障害被検者は対照群と比べて明らかな違いはなかった。交差一半球反応時間（右手—左視野，左手—右視野）は，

対照群でも同側一半球様式と比べて，交差一半球様式ではいくらか長い反応時間を示すが，IQ をマッチした対照群と比較して脳梁欠損患者と脳梁離断術患者では 3 倍長い反応時間を示すと報告された(Di Stefano et al., 1992)。左視野無視のある右半球領域の患者は，予測通りに右視野に刺激が現れたとき，反応が速いが，無視のない右半球領域の患者は，左視野のほうが反応が速いと報告された(Ladavas et al., 1990)。最近の研究(Schmitter-Edgecombe, 1996)でも，2 元的な課題方法(コンピュータ画面に示された名前のリストを見て好きな順番に並べると同時に 2 つとか 4 つの音がなるようにしておいて選択反応時間を測る)が用いられた。このような条件下では，対照群と比較して閉鎖性頭部外傷患者の反応時間は非常に遅延すると同時に間違いの割合が高くなった。

Benton ら(1962)と同様の研究で，Sutton ら(1961)は統合失調症の被検者でも交差様式の明らかな遅延を認めた。単純と選択反応時間ともに，うつ病患者においても遅延した(Cornell et al., 1984)。それゆえに，痴呆と仮性痴呆の鑑別診断には有用でないかもしれない(Lezak, 1995)。Liotti と Tucker(1992)は，女性(男性ではない)は抑うつ気分にあると考えられた後の左視野刺激で反応時間の遅延が認められたと報告し，彼らはこの結果はうつが右半球の覚醒機構を妨害するためだと考えた。様々な軽度感情障害患者 289 名においても，遅延した反応時間(対照者の 196 msec と比較して聴覚 220 msec，対照者の 252 msec と比較して視覚 274 msec)を示したが，脳障害患者のもの

と比べてこれらの程度は小さかった(Bagshaw, 1990)。Van Hegewald ら(1996)は，彼らの反応時間研究法では偽神経学的被検者と外傷性脳損傷被検者間で有意差はなかったが，頭部外傷群で個人内の変動が明らかに大きかったと指摘している。

標準データ

表 12－7 に，20～79 歳の健常正常被検者の単純反応時間課題におけるデータを示した。明らかな性差は認められなかった。私たちの施設における健常対照者 83 名 (16～49 歳) の 2 回目の研究が，大学の心理学診療所とジョージ・ロード・リハビリテーション病院で実施されたが，非常に類似した結果が認められた。この研究では，異性間，年齢群間 (16～29 歳 対 30～49 歳)，および実施場所間 (病院 対 大学診療所) において明らかな相違は認めなかった。クリニックを受診した 57 名の対照者 (神経心理学的および感情障害がない) による 3 回目の研究(Bagshaw, 1990)では女性が男性に比較して，およそ 10 msec 遅いという明らかな性差がすべての年齢群で認められた。

実験装置と条件の変化が標準値の微妙な違いをもたらすかもしれない。例えば，16～84 歳の健常成人 163 名の研究において，Graf と Uttle(1995)は，平均値の年齢分布が表 12－7 と非常に類似するが，すべての年齢群でおよそ 50 msec 長いと報告した。しかし，この研究ではモニターの中央部に X の文字が現れたときにコンピュータ・キーを押す反応で，反応時間を計測しているので，(平均

表12－7. 視覚・聴覚反応時間：年齢別の右手と左手の標準値

		聴覚				視覚			
		左手		右手		左手		右手	
年齢	n	平均	(SD)	平均	(SD)	平均	(SD)	平均	(SD)
20-29	20	184.67	(35.64)	189.99	(42.15)	229.04	(36.70)	233.05	(35.77)
30-39	20	194.79	(58.53)	184.68	(38.31)	237.15	(51.36)	227.52	(39.03)
40-49	18	225.95	(58.23)	209.27	(41.76)	247.94	(47.44)	232.44	(39.09)
50-59	20	189.91	(44.20)	184.41	(39.26)	240.00	(45.40)	230.82	(47.04)
60-69	21	221.74	(86.54)	217.94	(83.25)	258.88	(46.20)	241.83	(42.24)
70-79	23	239.71	(79.92)	236.07	(60.83)	276.39	(45.85)	272.57	(47.87)
全披検者	122	209.63	(65.72)	203.99	(56.38)	249.02	(47.57)	240.65	(44.41)

値の）相違は実験装置の違いによるものと示唆される。

コンピュータ装置を用いた他の単純聴覚反応時間の研究(Bub et al., 1990)では，66〜74歳の健常被検者の平均値が475 msec（表12-7の平均値が217〜236 msecであるのと，比較）と報告している。20名の対照者（平均年齢36.7歳，平均教育歴10.1年）における研究で，BentonとJoynt(1959)は視覚反応時間の平均値が，208 msec (SD=37 msec)と報告した。前述したとおり，大きな光源と高い照度が速い反応時間に関係しているが，このような相違は病者と健常者の相違と比較して大きくない(＜50 msec)。CordoとNashner(1982)は，EMG研究の中で，被検者が，椅子の背もたれを使用した場合，反応時間は，50 msecほど減少すると指摘した。例えば，反応時間課題の間，立っていたり，背もたれのない状態で座ると，長い反応時間がもたらされるかもしれない。

反応時間は高齢被検者においても延長する。Benton(1977)は，12名の16〜43歳の被検者と12名の47〜63歳の対照者と比較して，視覚反応時間で14 msecの相違を聴覚反応時間で20 msecの相違を認めた。私たちの標準値（表12-7）ではわずかであるが有意な年齢の影響を示した。同様の年齢に関連した延長($r=.36$)がGrafとUttle(1995)から報告された。

文献

Arena, R., Menchetti, G., Tassinari, G., & Tognetti, M. (1979). Simple and complex reaction time to lateralized visual stimuli in groups of epileptic patients. XIth Epilepsy Symposium. Florence, Italy.

Bagshaw, J. (1990). Redundancy in reaction time measures. Unpublished paper; University of Victoria.

Benton, A.L. (1977). Interactive effects of age and brain disease on reaction time. *Archives of Neurology, 34,* 369-370.

Benton, A.L., & Blackburn, H.L. (1957). Practice effects in reaction-time tasks in brain-injured patients. *Journal of Abnormal and Social Psychology, 54,* 109-113.

Benton, A.L., & Joynt, R.J. (1959). Reaction time in unilateral brain disease. *Confinia Neurologica, 19,* 247-256.

Benton, A.L., Sutton, S., Kennedy, J.A., & Brokaw, J.R. (1962). The crossmodal retardation in reaction time of patients with cerebral disease. *Journal of Nervous and Mental Disease, 135,* 413-418.

Blackburn, H.L., & Benton, A.L. (1955). Simple and choice reaction time in cerebral disease. *Confinia Neurologica, 15,* 327-338.

Bolla, K., & Rignani, J.E. (1997). Clinical course of neuropsychological functioning after chronic exposure to organic and inorganic lead. *Archives of Clinical Neuropsychology, 12,* 123-131.

Bub, D., Audet, T., & Lecours, A.R. (1990). Reevaluating the effect of unilateral brain damage on simple reaction time to auditory stimulation. *Cortex, 26,* 227-237.

Collins, L.F., & Long, C.J. (1996). Visual reaction time and its relationship to neuropsychological test performance. *Archives of Clinical Neuropsychology, 11,* 613-623.

Cordo, P.J., & Nashner, L.M. (1982). Properties of postural adjustments associated with rapid arm movements. *Journal of Neurophysiology, 47,* 287-302.

Cornell, D.G., Suarez, R., & Berent, S. (1984). Psychomotor retardation in melancholic and non-melancholic depression: Cognitive and motor components. *Journal of Abnormal Psychology, 93,* 150-157.

Di Stefano, M., Sauerwein, H., & Lassonde, M. (1992). Influence of anatomical factors and spatial compatibility on the stimulus-response relationship in the absence of the corpus callosum. *Neuropsychologia, 30,* 177-185.

Graf, P., & Uttle, B. (1995). Component processes of memory: Changes across the adult lifespan. *Swiss Journal of Psychology, 54,* 113-130.

Gronwall, D. (1987). Advances in the assessment of attention and information processing after head injury. In H.S. Levin, J. Grafman, & H.M. Eisenberg (Eds.), *Neurobehavioral Recovery from Head Injury.* New York: Oxford University Press.

Howes, D., & Boller, F. (1975). Simple reaction time: Evidence for focal impairment from lesions of the right hemisphere. *Brain, 98,* 317-332.

Korteling, J.E. (1990). Perception-response speed and driving capabilities of brain-damaged and older drivers. *Human Factors, 52*, 95-108.

Ladavas, E., Petronio, A., & Umilta, C. (1990). The development of visual attention in the intact field of hemineglect patients. *Cortex, 26*, 307-317.

Lamb, M.R., Robertson, L.C., & Knight, R.T. (1990). Component mechanisms underlying the processing of hierarchically organized patterns : Inferences from patients with unilateral cortical lesions. *Journal of Experimental Psychology : Learning, Memory, and Cognition, 16*, 471-483.

Lavach, J.F., Black, N., Gailey, P., & Solomon, R. (1996). Simple and conditional reaction time training and the prognosis for functional outcome in head injured adults. *Archives of Clinical Neuropsychology, 10*, 418 (abstract).

Lezak, M.D. (1995). *Neuropsychological Assessment* (3rd ed.). New York : Oxford University Press.

Liotti, M., & Tucker, D.M. (1992). Right hemisphere sensitivity to arousal and depression. *Brain and Cognition, 18*, 138-151.

Miller, E.N., Staz, P., & Visscher, B.V. (1991). Computerized and conventional neuropsychological assessment of HIV-1 infected homosexual men. *Neurology, 41*, 1608-1616.

Ranfft, M. (1980). Equipment modification : Simple visual and auditory reaction time and finger tapping measures in the right and left hand. B.A. thesis, University of Victoria.

Sano, M., Rosen, W., Stern, Y., & Rosen, J. (1995). Simple reaction time as a measure of global attention in Alzheimer's disease. *Journal of the International Neuropsychological Society, 1*, 56-61.

Seashore, R.H., Buxton, C.E., & McCollom, I.N. (1940). Multiple factorial analysis of fine motor skills. *American Journal of Psychology, 53*, 251-259.

Schmitter-Edgecombe, M. (1996). Effects of divided attention on implicit and explicit memory performance following severe closed head injury. *Neuropsychology, 10*, 155-167.

Schweinberger, S.R., Buse, C., & Sommer, W. (1993). Reaction time improvements with practice in brain-damaged patients. *Cortex, 29*, 333-340.

Segalowitz, S.J., Dywan, J., & Unsal, A. (1997). Attentional factors in response time variability : An ERP study. *Journal of the International Neuropsychological Society, 3*, 95-107.

Strauss, E., Spellacy, F., Hunter, M., & Berry, T. (1994). Assessing believable deficits of attention and information processing capacity. *Archives of Clinical Neuropsychology, 9*, 483-490.

Stuss, D.T., Stethem, L.L., & Picton, T.W. (1989a). Traumatic brain injury, aging, and reaction time. *Canadian Journal of Neurological Sciences, 16*, 161-167.

Stuss, D.T., Stethem, L.L., & Hugenholtz, H. (1989b). Reaction time after head injury : Fatigue, divided and focused attention, and consistency of performance. *Journal of Neurology, Neurosurgery, and Psychiatry, 52*, 742-748.

Sutton, S., Hakerem, G., & Zubin, J. (1961). The effect of shift in sensory modality on serial reaction time : A comparison of schizophrenics and normals. *American Journal of Psychology, 74*, 224-232.

Teng, E.L., Chui, H.C., & Saperia, D. (1990). Senile dementia : Performance on a neuropsychological test battery. *Recent Advances in Cardiovascular Disease, 11*, 27-34.

Townsend, J., Harris, N.S., & Courchesne, E. (1996). Visual attention abnormalities in autism : Delayed orienting to location. *Journal of the International Neuropsychological Society, 2*, 541-550.

van Hegewald, W.M., Ginsberg, J., Long, C.J., & Collins, L. (1996). Within-subject variability of reaction time an indication of impairment. *Archives of Clinical Neuropsychology, 10*, 460 (abstract).

Van Zomeren, A.H., & Deelman, B.G. (1978). Long-term recovery of visual reaction time after closed head injury. *Journal of Neurology, Neurosurgery, and Psychiatry, 41*, 452-457.

Van Zomeren, A.H. (1981). *Reaction Time and Attention after Closed Head Injury.* Lisse, Netherlands : Swets & Zeitlinger.

Western, S.L., & Long, C.J. (1996). Relationship between reaction time and neuropsychological test performance. *Archives of Clinical Neuropsychology, 11*, 557-571.

Woodworth, R.S., & Schlossberg, H. (1954). *Experimental Psychology* (2nd ed.). New York : Methuen.

左－右見当識
RIGHT-LEFT ORIENTATION

訳　三山吉夫

目　的

左－右の弁別能力を評価する。

原　典

Benton法とCulver法の用具一式がビクトリア大学心理学科から発売されている（値段は70米ドル）。Bentonテストの簡易版（20項目からなる）はOxford大学出版部（記録用紙は21.95米ドル）から，マニュアル（他の12種類のテストも含まれている）としては，「臨床のための神経心理学的評価（BentonらによるOxforrd大学出版部から23.95米ドル）」がある。その他の方法についての解説は，Bentonによる診断学的失語症検査（本書の他のところで述べる）の頭頂葉バッテリーの項目のところで述べられている。

概　要

テストには2つの方法がある。（1）Benton法は，Bentonの著書（14-15頁，1959）によればA式とV式がある。『左手はどれですか』に始まり，次々に絵を見せて『どちらの手でどちらの耳を触っていますか』など32の連続する質問からなっている。このテストは簡単であり小児でもできる。成人では高度障害者のみ欠陥が明らかとなる。このテストには時間制限を設けない。（2）Culver法（1969）は，手足の位置をいろいろ変えた絵をみせて，左－右を答えさせるテストである。このテストには時間制限を設ける。

実施－Benton法

被検者と検査者はテーブルを挟んで座る。図12－2の回答用紙に従って指示を与える。この際左－右をはっきりと聞こえるように言う。

1～12番では，例えば『あなたの左手をあなたの右目にあてなさい』の指示で被検者の左－右についての弁別能力を評価する。

13～24番では，真っ黒のインクで書かれた全身像の絵（5×7.5インチ）12枚を被検者の前に置く。このとき被検者がその絵に触れないようにする。被検者に『この絵の少年の右耳にあなたの左手を置いてください』などと指示する。

25～32番までのテストでは，黒インクで書いた人の足と軀幹の絵8枚を使う。これを被検者の前に置いて同じ方法で質問する。

どの質問にも被検者が回答に躊躇したり，検査者に回答を示してほしいと申し出たときには，一回だけくり返して同じ質問をする。時間制限はない。

実施－Culver法

手足の位置が異なる20枚の絵（図12－3）を被検者に見せて，『この絵の手足は右ですか左ですか，上の2つの絵は例題ですがAとBとではどちらが正しい絵ですか，1番から私が指す絵について左または右の手または足を答えてください。』

このテストでは終了に要する時間を正確に測定する。

およその実施時間

Benton法は5～10分，Culver法は約2分である。

548 視覚, 視覚運動, および聴覚テスト

```
回答用紙（Benton法）
名前：_____ 年齢_____ 日時_____     検査者_____
被検者への指示                                              回答
 1. 左手をだしてください                                    1.
 2. 右目はどれですか                                        2.
 3. 左耳はどれですか                                        3.
 4. 右手をだしてください                                    4.
 5. 右手で左耳を触れてください                              5.
 6. 左手で右目を触れてください                              6.
 7. 右手で右膝を触れてください                              7.
 8. 左手で左目を触れてください                              8.
 9. 左手で左耳を触れてください                              9.
10. 右手で左膝を触れてください                             10.
11. 左手で右耳を触れてください                             11.
12. 右手で左目を触れてください                             12.

この少年（図１）はあなたと向き合っています。
                                                          反転得点
                                                   回答
13. この少年の右目はどれですか                             13.
14. この少年の左足はどれですか                             14.
15. この少年の左耳はどれですか                             15.
16. この少年の右手はどれですか                             16.
17. あなたの右手をこの少年の左耳にあててください           17.
18. あなたの左手をこの少年の左目にあててください           18.
19. あなたの左手をこの少年の右肩にあててください           19.
20. あなたの右手をこの少年の左目にあててください           20.

命名：
21. 少年の右手を検査者が指して，これはどっちの手ですか      21.
22. 少年の左耳を検査者が指して，これはどっちの耳ですか      22.
23. 少年の左手を検査者が指して，これはどっちの手ですか      23.
24. 少年の右目を検査者が指して，これはどっちの目ですか      24.

次の絵をみて私の質問に答えてください
25. ２番の絵（左手ー左耳）。どっちの手がどっちの耳をさわっていますか  25.
26. ３番の絵（右手ー左目）。どっちの手がどっちの目をさわっていますか  26.
27. ４番の絵（右手ー右耳）。どっちの手がどっちの耳をさわっていますか  27.
28. ５番の絵（左手ー右目）。どっちの手がどっちの目をさわっていますか  28.
29. ６番の絵（右手ー左耳）。どっちの手がどっちの耳をさわっていますか  29.
30. ７番の絵（右手ー左目）。どっちの手がどっちの目をさわっていますか  30.
31. ８番の絵（左手ー左目）。どっちの手がどっちの目をさわっていますか  31.
32. ９番の絵（左手ー右耳）。どっちの手がどっちの耳をさわっていますか  32.
                                                   全正答数_____
                                                   全反転得点_____
```

図12－2．左右見当識（Benton法）回答と採点用紙例

採点方法－Benton法

正面像。それぞれの課題について正答した場合，1点として回答用紙（図12－3）に記入する。部分正答（例えば，課題17：右手を右耳にあてる）は，正答としない。次の課題に移る前に被検者が誤りを正答に訂正した場合は正答とする。間違った回答は，誤りを課題のところに記入して，次の課題に移る。例えば，図では"左手を右耳に"となっているのを，被検者が"左手を左目に"と答えた場合には，その課題のところに"LL"と記入しておく。

反転像。正面像の図柄の課題を完全に反転させた状態での識別能力を評価する（例えば，課題17：左手を右耳に）。反転像の課題は17～20と25～32である。13～16と21～24では左右が常に逆になっているかどうかのみを評価する。それぞれの課題部門で左右の位置が逆になっているかど

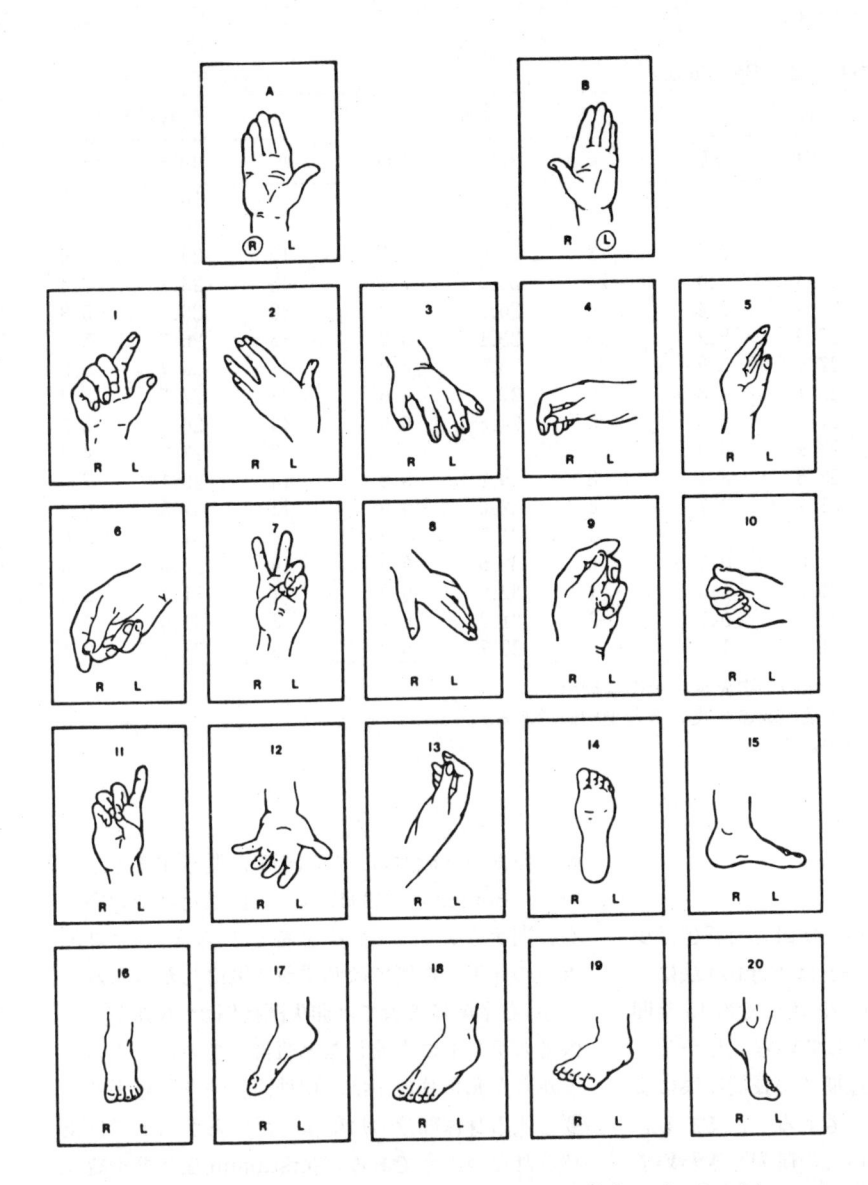

図12－3．左右見当識：Culver 法，テスト1，手足の回答(R：右，L：左)

うかを評価する。課題1～12で被検者自身の左右位置については，反転像での評価はしない。小児では左右の呼称が逆になっていても常に反転している場合には，その小児の基準にしたがって評価する。

全得点。正面像と反転像のいずれかの高いほうの得点で表す。

採点方法－Culver 法

正答数とテストに要した時間（秒）を記載する。正答（課題1～20の順に）正答の順序はR, L, L, R, L；R, L, L, L, R；R, L, R, L, L；L, R, L, R, Lとなる。

表12-8. 小児と成人の左右見当識（Benton法）

年齢	男性 n	男性 平均[a]	男性 SD	女性 n	女性 平均[a]	女性 SD	健常対照者 n	健常対照者 平均[a]	健常対照者 SD
6	(est.)							16.7	
7	(est.)							19.7	
8	7	24.1	6.7	8	17.6	5.5	15	20.7	6.9
9	19	24.4	7.4	24	22.2	7.2	43	23.2	7.4
10	21	26.4	5.4	21	26.9	6.2	42	26.7	5.8
11	26	27.9	5.2	19	25.1	6.2	45	26.7	5.8
12	24	27.9	3.9	23	25.5	6.0	47	26.7	5.2
13	16	28.1	4.8	22	27.4	5.6	38	27.7	5.3
14	21	27.7	5.3	23	24.8	6.8	44	26.2	6.3
15	7	27.9	4.9				7	27.9	4.9
16-20	6	28.5	8.1	8	29.9	5.2	14	29.1	7.0
21-25	8	31.7	0.7	4	32.0	0.0	12	31.8	0.3
26-30				4	31.7	0.55	4	31.7	0.0
31-50	4	32.0	0.0	6	32.0	0.0	10	32.0	0.0
51-60	6	31.2	1.6	1	32.0	0.0	7	31.4	1.2
61-70	5	31.6	0.5	3	31.7	0.6	8	31.6	0.5
71-80	5	31.0	1.0	3	25.7	6.0	8	28.1	3.1

注：対象はGreater Victoria地域の小学児童（無作為抽出）。
[a]は32課題のうちの正答数か反転数の成績の良い方の平均値である。
出典：SpreenとGaddes（1969）．

考　察

このテストの信頼性について検討した報告は少ない。SarazinとSpreen（1986）はBenton法による学習障害児の成績は，10～25歳までの15年間は.27と安定していたと報告している。しかしこの低い値は特殊な対象の発達期での長期観察によるものであるから最低の値と考えるべきである。

左－右弁別の妥当性についての研究もきわめて少ない。小児の場合，知能レベルとの相関はきわめて低い（Clark & Klonoff, 1990）。McFieとZangwill（1960）は，多種類のテストを用いて左頭頂葉損傷を有する8例中5例に左－右弁別の混乱がみられたのに対して，右頭頂葉損傷を有する21例には1例もみられなかったと報告している。KolbとWhishaw（1995）も左頭頂葉に病変を有する患者に左－右弁別障害が起こりやすいと報告している。Semmes, Weinstein, Ghent, Teuber（1960）とSauguet, Benton, Hecaen（1971）も同様な結果を報告している。多くの研究者が左－右の弁別は単一機能ではなく，空間失見当識，精神回転，概念づけ能力および利き手が関与するとしている。Bentonら（1994）は，正面像だけでの左－右弁別テストでは失語症患者では43％，左半球障害者の非失語症例ではわずか4％にしかみられないが，右半球障害者では非失語症例で16％が正面像でのテストに失敗したと報告している。このことから左頭頂葉仮説は，精神回転や空間思考を必要とする身体部分の反転像を用いるテストでは支持されないようである。Gerstmann症状群や視覚性無視との関係が指摘されている（Benton, 1979）。Culver法では，20～30歳の健常学習対照群（正面像では60.3秒で正答が17.8）と比較すると，同じ年齢でかつては学習障害があったが現在では正常知能を有している者では正面像で平均74.8秒内に正答が15あった。微小ないし明らかな脳障害のために学習障害があった者は89.5秒で平均正答は16.2であった（Spreen, 1988）。

小括すると，Benton法は，発達の遅れを検出するのに適しているが成人では中等度～重度の障害が存在する場合にのみ有用である。行為の遂行は，頭頂葉に障害があると前記のいずれのテストでも

検出される。時間制限のある Culver 法は，中枢神経系に何らかの障害があると遂行に要する時間が長くなる。

標準データ：Benton 法

表12-8は Benton 法での標準値である。Benton (1959) は，7歳児での平均正答はおおよそ1点 (SD=2.81) で6歳児ではさらに3点と低くなる (SD=3.09) と報告している。Klonoff と Low (1974) によれば，7歳児と6歳児は同様に低値になると述べている。基本的な左－右見当識は学童初期に急速に発達し，外界での左右見当識の全般化は8歳以後となる (Clark & Klonoff, 1990)。反転像評価の得点は5～10歳では平均14.0点 (女性)，8.8点 (男性) である。この得点は，11～15歳の小児では12.5点 (女性)，7.5点 (男性) と低下する。そして成人の得点である0点に達するには女性で16～20歳，男性では21～25歳後である (Spreen & Gaddes, 1969)。Snyder (1991) は，性差はないと述べているが，女性や教育歴が12年未満の者では評価点がわずかに低い。このデータは成人の少数例での資料からではあるが，このテストはどんな高齢者にも検査が可能で評価も安定している。

標準データ：Culver 法

表12-9から健常な志願者グループでは誤答が少ないことがわかる。小児では5～15歳の間に遂行が急速に発達し，15歳ではほとんど成人に近い成績が得られる (Kolb & Whishaw, 1995；Snyder & Jarratt, 1989)。小児の場合，性差がはっきりしており，男性のほうが優れているがこの性差は成人になると，わずかなものとなる (Kolb & Whishaw, 1995；Snyder & Jarratt, 1989)。利き手による差もわずかであるが右利きのほうが有利のようである。高齢者になると，時間がかかるようになるが，正答数の減少はわずかである。Mittenberg ら (1989) は，20～75歳の健常対照群での Culver 法の成績と年齢との相関係数は.37と報告した。他方 Farver と Farver (1982) は，40～89歳の対象者に Benton 法と Culver 法による左－右見当識テストを行った結果，年齢による差はなかったと報告している。

表12-9. 左右の見当識標準値 (Culver 法)

年齢	n	正答数 平均	SD	時間 平均	SD
20-30	20	17.82	2.40	60.31	15.2
50-59	19	17.16	2.89	40.79	16.2
60-69	27	16.78	2.98	52.74	23.9
70-79	23	15.17	2.66	67.17	31.9
80+	15	15.00	2.70	69.07	26.4

注：対象は Greater Victoria の健常成人志願者。

文献

Benton, A.L. (1959). *Right-Left Discrimination and Finger Localization*. New York : Hoeber.

Benton, A.L. (1979). Body-schema disturbances : Right-left orientation and finger localization. In K.M. Heilman & E. Valenstein (Eds.), *Clinical Neuropsychology*. New York : Oxford University Press.

Benton, A.L., Sivan, A.B., Hamsher, K. de S., Varney, N.R., & Spreen, O. (1994). *Contributions to Neuropschological Assessment : A Clinical Manual* (2nd ed.). New York : Oxford University Press.

Clark, C., & Klonoff, H. (1990). Right and left orientation in children aged five to thirteen years. *Journal of Clinical and Experimental Neuropsychology, 12,* 459-466.

Culver, C.M. (1969). Test of right-left discrimination. *Perceptual and Motor Skills, 29,* 863-867.

Farver, P.F., & Farver, T.B. (1982). Performance of normal older adults on tests designed to measure parietal lobe functions. *American Journal of Occupational Therapy, 36,* 444-449.

Klonoff, H., & Low, M. (1974). Disordered brain function in young children and early adolescents : Neuropsychological and electroencephalographic correlates. In R.M. Reitan & L.A. Davison (Eds.), *Clinical Neuropsychology : Current Status and Applica-*

tions. New York : Wiley.
Kolb, B., & Whishaw, I.Q. (1995). *Fundamentals of Human Neuropsychology* (3rd ed.). New York : W.H. Freeman.
McFie, J., & Zangwill, O.L. (1960). Visual-constructive disabilities associated with lesions of the left hemisphere. *Brain, 83,* 243-260.
Mittenberg, W., Seidenberg, M., O'Leary, D.S., & DiGiulio, D.V. (1989). Changes in cerebral functioning associated with normal aging. *Journal of Clinical and Experimental Neuropsychology, 11,* 918-932.
Sarazin, F., & Spreen, O. (1986). Fifteen year reliability of some neuropsychological tests in learning disabled subjects with and without neurological impairment. *Journal of Clinical and Experimental Neuropsychology, 8,* 190-200.
Sauguet, J., Benton, A.L., & Hecaen, H. (1971). Disturbances of the body schema in relation to language impairment and hemispheric locus of lesion. *Journal of Neurology, Neurosurgery and Psychiatry, 34,* 496-501.
Semmes, J., Weinstein, S., Ghent, L., & Teuber, H.L. (1960). *Somatosensory Changes after Penetrating Brain Wounds in Man.* Cambridge, MA : Harvard University Press.
Snyder, T.J. (1991). Self-rated right-left confusability and objectively measured right-left discrimination. *Developmental Neuropsychology, 7,* 219-230.
Snyder, T.J., & Jarratt, L. (1989). Adult differences in right-left discrimination according to gender and handedness. *Journal of Clinical and Experimental Neuropsychology, 11,* 70 (abstract).
Spreen, O. (1988). *Learning Disabled Children Growing Up.* New York : Oxford University Press.
Spreen, O., & Gaddes, W.H. (1969). Developmental norms for 15 neuropsychological tests age 6 to 15. *Cortex, 5,* 171-191.

音再認
SOUND RECOGNITION

訳　三山吉夫

他のテスト名

聴覚再認テスト，非言語性聴覚性知覚テストなどがある。

目　的

なじみの環境音の認識能力の評価である（聴覚対象再認）。

原　典

Victoria 大学心理学科（Victoria, BC V 8 W 3 P 5）に注文すれば入手できる。テープ，解説書，標準値，図版，多肢選択版の単語と 20 枚の回答用紙がセットで 50 米ドルである。

概　要

このテストは視覚や触覚による対象再認テストと平行して聴覚対象再認を評価する手段として Spreen と Benton(1963)によって考案された。聴覚失認の用語は，しばしば話しかけられた言葉が理解できない状態を意味するかのように誤って用いられている。話しかけられた言葉が理解できない状態は言語障害であって，視覚領域のものでは読字困難と同じ状態であり，触覚領域のものでは書字困難や"触覚性失読症"と同じ状態とされる。*語聾*や*受容失語*の用語がこの状態を現わすのに適当とされる。聴覚失認は視覚性対象失認や立体失認の状態が聴覚性障害によるものとすれば，なじみの非言語性聴覚刺激の認識障害があるとされる。"失音楽症"には，特殊な問題が含まれているのでメロディーや歌などの再認は非言語性聴覚刺

項目 No.	クレジット得点 3	2	0
1	猫, 猫の泣きまね		誰かが病気
2	せき, うがい, 風邪をひいた	*男	誰かが病気
3	ベル, チャイム, 教会の時計, 入り口の時計	学校のベル, *教会	ドアのベル, 夕食のベル
4	拍手喝采, 拍手	*人, *雑踏	馬の足音, 靴の音, タップダンスの音
5	機関銃, 自動小銃	*銃, *射撃, 弾丸	
6	濃霧号笛, 船, 汽笛, 入港	工場のサイレン, *笛	車の警笛
7	飛行機, ジェット機, 飛行船	汽車, トラック, 自動車	工場, 嵐, 雷, 火山爆発
8	電話のベルが鳴っている, 電話のベル, 呼び出し電話	*ベル, ドアのベル	
9	ピアノ, クラビコード, ハープコード, オルガン, 木琴	*チャイム, *レコードプレイヤー, *ミュージックボックス, *楽器	*楽団, *オーケストラ, *子供の歌, *子守歌, ラジオ, ベル, オルガンを弾く音
10	女性, 少女または少年が英語を話している	*誰かが英語を話している, *テレビの音, *教会	男か女の人が外国語を話している, 男が話している, 人が話している
11	鳥(フクロウをのぞくどんな鳥でも可)	*動物	アヒル
12	ドアをバタンとしめる音, ドアを閉める音, ドアの開閉	厚い板が倒れる音, 荷崩れする木材の音, 車のドアが閉まる音, *どかんという音	何かが落ちる音, 木がさける音, 何かに当たった音, 叩く音
13	トランペット, ファンファーレ, 金管楽器の音	*楽団, *オーケストラ, *レコードプレイヤー, *映画, *ショウの始まり, *音楽, *ショウの終り, *行進, *楽器, *オルガン, 他の吹奏楽器	ピアノ, バイオリン, その他の弦楽器

図12-4. 音再認テスト：A式の採点の標準　注：音の性質が「3」の欄にあるように判断できれば3点, *印で示した回答にはそれぞれ2点, 質問しても回答が得られない時は0点とする（実施参照）.

激として用いるべきではない.

　テストにはほぼ同じ程度のものが2組（AとB）あり, それぞれが13項目から構成されている. それぞれの項目はテープに順番に録音されている（図12-4と図12-5）. 研究者によっては, 誤差を少なくするためにAとBの両方（合計26項目）の施行を勧めている（Varney & Damasio, 1986）.

実　施

　座っている被検者の正面から約2 m離れたところに再生用のスピーカーを置く. 音テープをテープデッキの増幅器に挿入する. 聴力が正常の患者には, 音のボリュームは70 dBぐらいにする. 難聴がある患者には, 音のボリュームを大きくしたり, 適切な感度のイヤホンを装着させる. 被検者への説明は以下のようにする.

『このテープにはいくつかの音が記録されています. 今からこれらの音を聴いてもらいます. そしてその音が何の音か, どんなところから出ている音かを想像してください. 十分に聞き取れなければ大きくしてあげます. どの音も注意深くよく聴いて何の音か, どんなところから出てきた音かを答えてください. 一つ一つの音の間に少し時間がありますので, そのときにも考えて答えてください. 音を聴いた後, 考える時間がもっと必要でしたらそのように言ってください. 次の音を出すのを待ってあげます. 何の音かよくわからないときでも想像してください. 想像した音の中で最も近いと思う答えを教えてください』.

　AまたはB式のテープの最初の音から始める. 被検者が質問したり, 音刺激間隔の15秒以内に答えられないときは, テープを止める. 被検者が部分的な正答しかしない場合や図12-4や図12-5で*印のついているような回答をして判定規準からはずれた場合は,『この音は正確に言うと何の

554　視覚，視覚運動，および聴覚テスト

項目 No.	クレジット得点 3	2	0
1	ささやき		
2	犬の吠える声		
3	乳児か子供の泣き声		
4	貨物自動車，乗用車，トラック，バス，モーターの始動音	車，エンジンがかからない音	ライオン，ジェット
5	ドアをノックしたり軽く叩く音	カンで床を叩く音，ドアの所に誰かが居る，ゲンコツで机をコツコツ叩く音	*金槌の音，歩く音，タップダンスをしている音
6	電話のダイヤルを回す音	*受話器をばたんと置く音，*間違い電話の声，*電話で誰かを呼んでいる声	電話が鳴っている音
7	太鼓，太鼓集団	*楽団，インディアン，軍隊，男の行進	*音楽，汽車
8	タイプライター		
9	雷，稲妻	爆発，大砲，暴風，爆弾，嵐，暴風雨	稲光，地震，銃，雨，ロケット，射撃，ボウリング
10	蛇口から水がでる音，蛇口の水，水をバケツに注ぐ音，風呂に入っている音またはシャワーを使っている音	洗濯，洗濯機ホースで水をまく，雨	蒸気
11	外国語を話している男	英語を話している男，*人が話している	少年が話している
12	カエルとコオロギ，カエル，コオロギ，ヒキガエル	*昆虫，沼沢地の雑音	ブタ，アヒル，カメ，イナゴ
13	オルガン，教会の音楽	*音楽，*楽器	*教会，*テレビ，ピアノ，*楽団，*オーケストラ，ホルン，*レコードプレイヤー

図12-5．音再認テスト：B式での標準的な採点。注：音の性質が「3」の欄にあるように答えれば3点，*印の答えには2点，質問しても答えられない時は0点とする（実施参照）。

音でしたか』，『聞こえたのはその音だけでしたか』と質問する。質問様式に従って検査者は被検者の回答を手がかりに『どんな種類の鈴ですか』，『その音はどのようにしたら出ますか』と質問する。しかし検査者は質問するとき，正答の手がかりになるような質問はしないように注意する。例外として，A9，A13，B7，B13で被検者が『それは楽器の音ですか』と答えた場合，『どんな楽器の音ですか』という質問は許される。A10やB11の問で，被検者が『声』，『人の話声』と答えた場合，『その人は英語を話していましたか』と質問することも許される。被検者が回答し終わったら，テープのボタンを押して次に進む。Aテストで数回以上誤りがあった場合でも，Bテストを施行する。

多肢選択法－言語性

この方法は被検者が言葉による回答が困難で書字による回答が可能な場合にのみ行われる。それ

それの音刺激に対して多肢選択カードが用いられる。実施方法，手順は通常行われるものと基本的には同じである。被検者は回答時に4種類のカードから1枚を選択して回答することになる。

多肢選択法－絵画

この方法は被検者が言葉による回答が困難で，さらに字も読めない場合にのみ行われる。4枚の絵がそれぞれの音刺激に対して提示され，その中から1枚を選ばせる。実施方法，手順は4枚の絵のなかから1枚を選ぶということ以外には，通常に行われるものと基本的には同じである。評価は言語性多肢選択法と同じである。

およその実施時間

それぞれの様式で10分くらいである。

採点方法

図12-4と図12-5に示した基準に従って確認した正答数を採点する。音刺激を正しく認知したら3点，回答が模範回答と同等のもの（音発生源は表の左欄にアンダーラインを引いてある）であれば3点。正答に近いがあまりにも漠然としており，質問しなおしても正答が得られない場合は2点とする（図12-4，12-5の中央欄に記載している回答の場合）。図の右欄は0点に相当し正しくない回答である。正しくない回答やきわめてあいまいな回答は0点とする。

時に被検者はどちらの点数にも該当する回答をすることがある。この場合は次のようにする。
1．3点と2点の回答が得られた場合は2点とする。
2．3点と0点の回答が得られた場合は1点とする。

多肢選択法のA式とB式(左上がA，右上がB，左下はC，右下はD)の正答は，
1　B
2　D
3　C
4　A
5　C
6　D
7　B
8　A
9　C
10　B
11　B
12　D
13　A

である。

考察

79名の成人対照者について2つの様式間の同時積率相関は.73であった。101名の成人対象（脳障害の有無に関係なく）での相関は.68であった。様式AとBの相関は97名の健常小児（5～10歳）では，.97であった。

脳障害を有する患者での誤回答率は低い。しかし，Merrickら（1989）は，回答に時間を要するもっと難しいテープ音（30施行）で検査した結果，健常対照群でも28（SD=1.8）項目しか正答できず，19名の神経に障害（特定疾患ではない）を有する対照者では16項目(SD=6.1)，6名のアルツハイマー病患者では15項目(SD=5.7)しか正答できなかったと報告している。標準偏差の幅が大きいのは，症例の重症度がまちまちであることによる。Varney(1982)は，失語症患者では音再認障害とパントマイム再認障害は高い相関があることを見出したが音再認は聴覚性理解にもっと関連があることも示した（Varney, 1980, 1984 b）。Lezak(1995)は，音再認障害は右側頭葉障害によるとしている（Gordon, 1974, Milner, 1971）。Benton(1994)も無意味音の再認障害は右半球障害によるとしている。失語を伴わない聴覚失認の症例の剖検例からも右側頭葉の病変がその責任病巣とされている（Spreen et al., 1965）。VarneyとDamasio(1986)は，左大脳基底核，聴覚皮質，辺縁上回，角回，37領野に病変がある失語症患者に音再認障害を認めたが，これらの部位に病変を認

表12-10. 健常学童（5～10歳でIQが80～120）の音再認テストの平均値

年齢	n	A式	B式	平均値	IQの平均値
5	9	30.67	30.22	5.6	105.3
6	20	32.80	30.60	6.4	103.9
7	11	35.82	36.45	7.6	100.4
8	13	35.85	36.54	8.6	103.8
9	15	36.80	36.93	9.5	105.6
10	5	36.00	34.40	10.3	106.6
合計	73	34.58	34.26	—	104.1

注：標準的な検査法を施行。

めた患者の全例に音再認障害を認めたわけではなかった。失語症患者では音再認が正常であることから，重篤な聴覚性理解障害があっても短期間でほぼ完全に回復する可能性が示された（Varney，1984a）。

標準データ

健常成人はほぼ完全に正答する（39項目中38項目は正答する）。脳に障害を有する患者でも，純粋音失認はまれであり，失語症の患者でも，多肢選択法（非言語性）を行うと完全に正答することが可能である。

小児は音再認を徐々に学習する。表12-10は健常児の加齢に伴う点数の上昇を示す。KlonoffとLow (1974) は，小児の音再認はIQの高低とは関係なく，加齢に伴って同じように発達すると報告している。Klonoffらは同じテストを使っているが，異なる評価法を用いたために年齢別平均得点を比較することができない。急性または慢性脳障害を有する対象では，対照に比べると明らかに低い得点となる。しかし対照と微細脳障害群（急性および慢性）の間には有意差はない。KlonoffとLowは2～5歳の小児に同じ検査をした結果，6歳群よりも3点しか低くなかったと報告していることは注目に値する。

文献

Benton, A.L. (1994). Neuropsychological assessment. *Annual Review of Psychology, 45,* 1-23.

Gordon, H.W. (1974). Auditory specialization of the right and left hemispheres. In M. Kinsbourne & W.L. Smith (Eds.), *Hemispheric Disconnection and Cerebral Function.* Springfield, IL: C.C. Thomas.

Klonoff, H., & Low, M. (1974). Disordered brain function in young children and early adolescents: Neuropsychological and electroencephalographic correlates. In R.M. Reitan & L.A. Davison (Eds.), *Clinical Neuropsychology: Current Status and Applications.* New York: John Wiley.

Lezak, M.D. (1995). *Neuropsychological Assessment* (3rd ed.). New York: Oxford University Press.

Merrick, W.A., Moulthrop, M.A., & Luchins, D.J. (1989). Recall and recognition of acoustic semantic memories: Development of the acoustic recognition test (ART). *Journal of Clinical and Experimental Neuropsychology, 11,* 87.

Milner, B. (1971). Interhemispheric differences in the localization of psychological processes in man. *British Medical Bulletin, 27,* 272-277.

Spreen, O., & Benton, A.L. (1963). A sound recognition test for clinical use. Mimeo. University of Iowa.

Spreen, O., Benton, A.L., & Fincham, R.W. (1965). Auditory agnosia without aphasia. *Archives of Neurology, 13,* 84-92.

Varney, N.R. (1980). Sound recognition in relation to aural language comprehension in aphasic patients. *Journal of Neurology, Neu-*

Varney, N.R. (1982). Pantomime recognition defect in aphasia: Implications for the concept of asymbolia. *Brain and Language, 15,* 32-39.
Varney, N.R. (1984a). The prognostic significance of sound recognition in receptive aphasia. *Archives of Neurology, 41,* 181-182.
Varney, N.R. (1984b). Phonemic imperception in aphasia. *Brain and Language, 21,* 85-94.
Varney, N.R., & Damasio, H. (1986). CT scan correlates of sound recognition defect in aphasia. *Cortex, 22,* 483-486.

視覚認知機能検査(TVPS)
TEST OF VISUAL-PERCEPTUAL SKILLS (TVPS)

訳　三山吉夫

目　的

いろいろな図形の視覚的再認機能の検査である。運動反応は必要としない。この検査は小児および青年を対象とする。

原　典

この検査には2つの様式がある。小児用(4〜12歳11カ月までのTVPS)と青年用(12〜18歳までの上級レベル, TVPS-UL)。Western Psychological Services, 12031 Wilshire Blvd., Los Angeles, CA 90025-1251で入手可能。費用はTVPSが105米ドル, TVPS-ULが87.50米ドルである。

概　要

本検査(Gardner, 1982)は2つのバインダーにまとめられ以下に示す7つの下位検査より成り立っている。それぞれの下位検査には1つの練習問題と16のテスト問題があり、次第に難度があがる。添付のマニュアルにはテストの手順, 採点法および評価の方法が説明されている。
下位検査は次のとおりである。

1．視覚弁別：指定された図形と同一の図形を5つの選択肢の中から選ぶ。

2．視覚記憶：特徴のある幾何学的図形を4〜5秒間見せる(低学年の小児には8秒まで)。そしてページをめくると5つの幾何学的図形が描かれており、その中から直前まで見ていた図形と同じものを選ぶ。

3．視覚－空間関係：5つの幾何学的図形の中から他の4つとは異なる図形を選ぶ。

4．視覚性形態恒常性：与えられた1つの図形と同じ図形を5つの図形の中から選ぶ。視覚弁別検査と同じであるが、ここでは多数の選択肢が空間的に異なる方向で提示されていたり、より複雑な幾何学的図形が挿入されている。

5．視覚連続性記憶：2個と9個の単純な幾何学図形(+や−の記号, 円, 四角, 三角)を, 提示する図形の数によって5〜14秒間提示する。その後被検者は、回答カードに印刷された4つの選択肢から提示された図形と同じものを正しい順番に選ぶ。

6．視覚性図-地(Visual figure-ground)：カードの上部に印刷された図形をカードの下部に描かれている4つの埋没図形の中から、見つける。

7．視覚閉包：4つの不完全な図形(破線)の中から先に見た完全な図形と合うものを1つ選択する。

実　施

下位検査はすべて行ったほうがよいが、別々に

表12-11. 視覚認知機能検査，成人での所要時間と正確度

TVPS	45-54 ($n=36$) 平均	(SD)	55-64 ($n=46$) 平均	(SD)
Tの総得点	1196.44	(289.82)	1331.74	(355.72)
Aの総得点	85.64	(13.89)	79.00	(13.32)
視覚弁別	13.11	(1.92)	12.87	(2.17)
視覚記憶	10.97	(2.40)	10.33	(2.74)
視覚-空間関係	13.53	(2.31)	12.00	(2.58)
視覚性形態恒常性	11.39	(3.27)	10.48	(2.68)
視覚連続性記憶	12.33	(2.37)	10.76	(2.02)
視覚性図-地	12.36	(2.45)	10.93	(2.52)
視覚閉包	11.94	(2.44)	11.63	(2.70)

出典：Su ら（1995）の掲載許可による。

行ってもよい。

4項目中3項目ないし5項目中4項目失敗したら中止する。

およその実施時間

およそ45〜60分かかるが，低学年の小児では，途中で中止することがあるのでもっと短時間となることもある。

採点方法

4〜6歳までの被検者には3カ月間隔で，7〜10歳までの被検者には半年の間隔で，11〜12歳の被検者には1年の間隔で行い，素点を年齢ごとにマニュアルに従って補正する。結果はパーセンタイル順位で表わし，それぞれの下位検査"知覚指数"，"平均知覚年齢"として表わされる。

考察

下位検査の信頼性（内部整合性）は.24〜.85である。知覚指数との相関性は.83〜.91である。それぞれの下位検査と年齢に影響される。軽-中等度の学習障害をもった小児に1〜2週間後に再検査をした結果，その一致率は.81で，下位検査間での信頼性は.33〜.70であった（McFall, Deitz, & Crowe, 1993）。

WISC-Rの絵画完成テストとの併存的妥当係数は.26〜.52で，Bender ゲシュタルトテストとの併存的妥当係数は.09〜.48とされる。Beery視覚運動統合テストとの併存的妥当係数は.11〜.59である。またWRATの読み書き下位検査（Reading and Spelling Subtest）との併存的妥当係数は.26〜.41である。WISC-RによるIQとの相関係数は視覚形態恒常性（Visual Form Constancy）で.27，動作性IQで.61までの範囲にある。これらのデータからTVPSは他の検査では測れない能力が測定できるとされる。しかし，他のテストの結果をふまえた上でTVPSの下位検査の因子分析をした報告はない。

45人の学習障害をもつ生徒の集団は対照集団より明らかに低い得点を示す。

Menken (1987)の研究では，80以上のIQをもつ脳性麻痺（CP）24人の小児は対照群と比較して明らかに異なることが報告された。脳性麻痺群の総合点の平均得点は39.8であり，一方，対照群の平均得点は99.9であった。同様の相違点はすべての下位検査においても認められた。Suら（1995）もまた脳血管障害22人の成人患者（45〜84歳）の集団と，年齢および教育状況を一致させた155人の対照群との間には明らかな違いがあると報告した。正確な分類率は74.4％であった。1988年のマニュアルに採用されたGardner (1982)の研究で

年齢					
65-74 ($n=40$)		75-84 ($n=33$)		合計 ($n=155$)	
平均	(SD)	平均	(SD)	平均	(SD)
1746.68	(571.32)	2095.52	(546.68)	1570.01	(563.64)
73.07	(14.31)	65.33	(16.54)	76.10	(15.98)
11.15	(3.12)	10.33	(3.15)	11.94	(2.81)
9.40	(2.65)	8.21	(2.87)	9.97	(2.82)
12.03	(2.58)	10.64	(3.18)	12.07	(2.81)
10.33	(2.44)	9.15	(2.49)	10.37	(2.81)
9.85	(2.33)	8.21	(2.67)	10.35	(2.71)
10.00	(2.25)	8.85	(2.72)	10.58	(2.75)
10.33	(2.89)	9.94	(2.87)	11.01	(2.83)

は，学習障害と判定された104人の小児のIQは97.01(対照では100)で，それほど低い評価点ではなかった。学習障害児のWISC-Rでの動作性IQは99.73であった。手書きの拙劣さが知覚-運動テストの成績と関連があり，手書きのうまさはTVPSで測定される視知覚機能と明らかに関連がある (Tseng & Murray, 1994)。

このテストは作業療法士（occupational therapists）が好んで利用する(Rodger, 1994)。また学習障害のある子供たちの職業的および身体的訓練の効果判定にも利用されている (Palisano, 1989)。しかし，Zaide (私信，1996)は，この方法は過大評価されており，日常生活や学問的能力との相関性は乏しいと報告している。

この検査にはBenderゲシュタルトテスト，Poppelreuther隠れ図形テスト，Gottschaldt埋没図形テストおよびBVRT-多肢選択テストで評価される記憶と弁別をともに評価する点で興味がもたれる。この検査は教育的観点から小児と青年のために考案された。しかし神経心理学的観点から成人にも利用しうるという研究報告もある。これはTVPSで測定される能力は低年齢時にピークを示す傾向があることを考えれば当然のこととされる。これまでの研究からは，7項目すべての検査が必要かどうかということはまだ検討されていない。下位検査得点の相関が．18(閉眼視覚連続記憶：Visual Sequential Memory with Visual Closure)から．40(視覚弁別の視空間関係：Visual-Spatial Relations with Visual Discrimination)までであることは，異なる要因が含まれていることを示す。

標準化のための研究が小児および成人で行われている。とくに成人の場合，この検査のすべてあるいは一部が神経心理学的評価に役立つかどうか，その有用性などが検討されている段階である。

標準データ

標準値検討の対象は主にサンフランシスコ海岸地帯の12の私立，公立学校に通っている962人の白人の子供たちである。社会経済学的な状況は報告されていないので，この対象が北アメリカの平均的な対象として適当かどうかという点には疑問が残る。ボストンの24人の正常な知能をもつ子供たちでの研究（Menken, 1987）では，標準得点は99.87となっている。この検討に参加した対象での男女差はなかった。

健常成人女性は2つの下位検査すなわち視覚連続記憶と視覚図一地 (visual figure-ground; Su et al., 1995) で正答率が高かった。同研究によれば教育の影響が大きく，TVPSは45～84歳の年齢層では年齢とともに点数が減少する。この対象での標準値を表12-11に示す。この対象として被検者は低い教育（平均6.31年）しか受けていない

台湾の小集団であることから，この標準値は予備試験として取り扱うのが適当である。

文献

Gardner, M.F. (1982). *TVPT-Test of Visual-Perceptual Skills (non-motor)*. Los Angeles, CA: Western Psychological Services.

McFall, S.A., Deitz, J.C., & Crowe, T.K. (1993). Test-retest reliability of the Test of Visual Perceptual Skills with children with learning disabilities. *American Journal of Occupational Therapy, 47,* 819-824.

Menken, C. (1987). Evaluating the visualperceptual skills of children with cerebral palsy. *American Journal of Occupational Therapy, 41,* 340-345.

Palisano, R.J. (1989). Comparison of two methods of service delivery for students with learning disabilities. *Physical and Occupational Therapy in Pediatrics, 9,* 79-100.

Rodger, S. (1994). A survey of assessments used by pediatric occupational therapists. *Australian Occupational Therapy Journal, 41,* 137-142.

Su, C.Y., Chien, T.H., Cheng, K.F., & Lin, Y.T. (1995). The performance of older adults with and without cerebrovascular accident on the Test of Visual-Perceptual Skills. *American Journal of Occupational Therapy, 49,* 491-499.

Tseng, M.H., & Murray, E.A. (1994). Differences in perceptual-motor measures in children with good and poor handwriting. *Occupational Therapy Journal of Research, 14,* 19-36.

3次元ブロック構成テスト
THREE-DIMENSIONAL BLOCK CONSTRUCTION (3-D)

訳　三山吉夫

他のテスト名

3次元構成実行テストとしても知られている。

目的

3次元の空間をどれだけ復元できるかにより視覚構成能力を評価する。

原典

テストの完全版は，オックスフォード大学出版 (2001 Evans Road Cary, NC 27513) から，100枚の記録用紙とともに185米ドルで購入できる。マニュアル (他の11のテスト付) は23.95米ドルで購入できる。

概要

これは標準化され，客観的にも評価された視覚構成能力テスト (Benton et al., 1994) である。トレイに載せたブロックから6, 8, 15個のブロックを使って次第に複雑になる3つのモデルを復元する。同程度の難度である2つの方法 (A式, B式) と写真を用いる方法とがある。ブロックや小さい棒を用いて構成するテストは，頭頂葉機能検査に相当し，本書にもよく出てくる"ボストン失語症診断のための検査"にも含まれている。

実施

簡単に述べると，被検者の右または左に29個の大きさ，形が異なるブロックをトレイの決められた位置に置く。復元すべきモデルだけ

を被検者に見せて『このブロックを使ってモデルと同じものを作ってください』と指示する。早さよりも正確さを重視する。それぞれのモデルを完成させる時間を秒単位で記録する。各モデルの制限時間は5分である。

およその実施時間

10分～15分

採点方法

各ブロックが正しい位置に置かれていれば1つにつき1点とする。例えば、各モデルの満点はそれぞれ6，8，15点となる。構成された各モデルでの誤りの種類を記録し、「正答」の得点とともに記録する。

誤りには3種類ある。（1）欠落と追加，（2）置換，（3）大きな誤り（45度以上の角度の逸脱，ブロック間の分離または分離の欠如，置き誤り）。別の評価では、追加と欠落，置換，全体の回転または置き誤りのみを計算する。全体の得点は、デザインⅠ，Ⅱ，Ⅲにおいて正しい位置に置かれたブロックの数で計算する。

Ⅰ，Ⅱ，Ⅲのデザインを構成するのに380秒を超えた場合は全体の得点から2点減点する。

考察

このテストの信頼性はまだ確立していない。構成行為は、絵を描くことやジグソーパズルを作ること、モデルを模倣して構成すること、自転車に乗ることや家具を組み立てることと同じように、日常生活や多くの職業において必要とされる能力である。この能力は、脳障害によってしばしば低下する。一般に用いられる2次元テスト（例えばKohs積木模様，スティック構成，Rey複雑図形，人物描画など）は、脳障害がある場合のテストとしては有益であることが知られている。3次元ブロック構成テストは、様々な形、大きさの木製のブロックを使って3次元のモデルを模倣構成するテストとして、初めて標準化されたものである。

脳に障害のある患者は、このテストで能力の欠陥がみられることが多い。LevinとBenton(1984)の報告では、100人の患者のうち37人が、対照患者の95％以下の得点であり、26人が98％以下の得点であった。同じ対象例に比較の目的で行ったWAISの積木模様下位検査では、それぞれ32人と21人が同様の低得点を示した。Benton(1979, 1994)は両側の後頭葉の機能障害が構成能力障害に関わっている可能性を次のように論じた。視知覚障害は両側の前頭葉と右頭頂葉の障害でよくみられるが、純粋な構成障害は左の頭頂葉の障害の場合に限られる。しかしながら、臨床研究の結果は必ずしも一致していない。いずれにしても構成障害は1次性の視覚または運動障害によるものではない。Bentonの研究では、右半球に病変をもつ患者の54％が、健常対照の95％以下の成績であった。一方、左半球に病変をもつ患者では健常対照の95％以下の成績を示したのはわずかに23％であった。しかしながら、左半球に病変がある受容失語症の患者では50％がこのテストを満足にできなかった。精神障害者全体でみると、患者の60％にこのテストで障害がみられた(Arrigoni & De Renzi, 1964, Benton & Fogel, 1962)。

構成行為に加えて、このテストでは模写の一側は完成していながら、他の一側は完成できなかったり間違ったりすることから一側無視や視野欠損などの視覚異常が問題となる。写真を用いると、脳障害の患者には課題がますます難しくなり、成功率が低下する。

Welshら(1995)はアフリカ系アメリカ人のアルツハイマー病患者は、同様の教育レベルと年齢であっても白人のアルツハイマー病患者よりも低い成績を示したと報告している。

標準データ

健常対照群（神経疾患以外の患者で平均年齢42歳）は、26点～29点であった（1人だけは25点であった）。50歳以上の被検者の得点は平均して1点低かった。高齢者の被検者ではとくに特徴的な傾向はなかった。

小児では、6歳（平均21点）～12歳（平均27

表12-12. 3次元ブロック構成：6～12歳の小児の3種類の構成テストでの所要時間

年齢	n	平均	SD	中央値	幅
モデルⅠ					
6	12	36.5	13.3	29.5	12-60
7	50	36.7	37.6	29.8	15-262
8	41	29.4	15.3	26.0	13-113
9	38	25.3	10.9	22.5	15-71
10	36	20.5	7.0	18.5	10-39
11	39	18.5	6.7	17.0	10-38
12	36	18.6	11.1	15.3	9-63
モデルⅡ					
6	12	77.8	32.4	70.5	36-165
7	50	75.3	47.6	67.0	21-300
8	41	62.1	25.8	56.3	35-179
9	38	57.8	21.7	52.5	25-143
10	36	47.0	21.9	40.5	25-150
11	39	48.1	21.6	40.3	19-121
12	36	43.0	18.1	40.5	25-117
モデルⅢ					
6	12	149	37	159	85-210
7	50	160	53	142	85-295
8	41	139	46	125	72-300
9	38	120	47	110	68-290
10	36	110	76	92	52-480
11	39	89	23	87	58-153
12	36	81	29	71	51-207

出典：SpreenとGaddes, 1969。

点）までは明らかに得点の上昇がみられた（Spreen & Gaddes, 1969）。このことから，14歳の頃には成人の得点に達することがうかがえる。各モデルを構成するのに要する時間も，モデルⅢの場合6歳の平均が180秒，12歳での平均は71秒と短縮している。時間得点（構成のスピードを促さないで速く完成させるようにして計れば）は子供の場合発達遅滞の評価に役立つ。表12-12にその詳細を記載した。

文 献

Arrigoni, G., & De Renzi, E. (1964). Constructional apraxia and hemispheric locus of lesion. *Cortex, 1,* 170-197.

Benton, A.L. (1979). Visuoperceptive, visuospatial, and visuoconstructive disorders. In K.M. Heilman & E. Valenstein (Eds.), *Clinical Neuropsychology.* New York: Oxford University Press, pp.186-232.

Benton, A.L. (1994). Neuropsychological assessment. *Annual Review of Psychology, 45,* 1-23.

Benton, A.L., & Fogel, M.L. (1962). Three-dimensional constructional praxis: A clinical test. *Archives of Neurology, 7,* 347-354.

Benton, A.L., Hamsher, K. de S., Varney, N.R., & Spreen, O. (1994). *Contributions to Neuropsychological Assessment. A Clinical Manual* (2nd ed.). New York: Oxford University Press.

Levin, H.S., & Benton, A.L. (1984). Neuropsychologic Assessment. In A.B. Baker (Ed.), *Clinical Neurology.* Philadelphia: Harper & Row.

Spreen, O., & Gaddes, W.H. (1969). Developmental norms for 15 neuropsychological tests age 6 to 15. *Cortex, 5,* 170-191.

Welsh, K.A., Fillenbaum, G., Wilkinson, W., et al. (1995). Neuropsychological test performance in Afro-American and white patients with Alzheimer's disease. *Neurology, 45,* 2207-2211.

線引きテスト
TRAIL MAKING TESTS

訳　三山吉夫

他のテスト名

線引きテスト（TMT），Partington 小道，色彩線引きテスト（CTT），口頭線引きテスト などがある。

目　的

注意力，精神作業の連続性，精神適応性と視覚探索や運動機能のテストである（ただし，口頭線引きテストは除く）。

原　典

このテストは Reitan Neuropsychology Laboratory, 2920 South 4 th Ave., South Tucson, AZ 85713-4819 で入手できる。検査マニュアルとパートA，パートB, 100枚のコピー付で，成人用，小児用共に40米ドルである。色彩線引きテストは，Psychological Assessment Resources, Box 998, Odessa, FL, で89米ドルで入手できる。マニュアルはスペイン語による解説を含み，パート1とパート2がある。後述する口頭線引きテストには特別な用具を必要としない。

概　要

もともとは Partington 小道あるいは注意分割テスト（Partington & Leiter, 1949）として1938年に作られたものでTMTは軍隊の個人テスト（1944）の一部であった。それが Reiten により，Halstead バッテリーに付け加えられたものである。1ページの中に無作為におかれた25の○で囲まれた数字を鉛筆の線でつないでいくものである。正式にはパートAには25の○で囲まれた数字があり，パートBには数字の代わりに文字がある。テストには小児用（「中間型」）と成人用の2つの様式がある。中間型は9～14歳の小児に使われる。それぞれの様式には25の質問があるが，ここでは，15使っている。15歳以上には成人用を使う。Franzen(1996)は，テストをくり返す必要があるときには，順序が単に逆になっている線引きAとBを，交互に使用できるようにした。LewisとRennick(1979)は，4つのテスト様式を考案し，どれでも同じように使えるようにした。

RickerとAxelrod(Abraham et al., 1994; Ricker et al., 1996)は，被検者はただ1～25まで数え（パートA），それから数字と文字を交互に13まで数える（パートB）だけのTMTの口頭版を追加することを勧めている。彼らは3群の年齢グループで，口頭と記述の割合が同等であるテストで記述式が難しい人たちには，この様式が代わりになるものとして勧めている。

色彩線引きテスト（D'Elia et al., 1989）は，言語の影響を最少にし，子供から成人まで幅広い年齢層に適用できるように作成した。パート1はTMTのパートAと同じものであるが，奇数の○はピンク色の背景があり，偶数の○は黄色が背景となっている。パート2は，1～25までの数字すべてが2個あり，1つはピンク，他の1つは黄色の背景をもっている。被検者は，互いに違う色の○の中にある数字は無視して，ピンクと黄色の数字で交互に，1～25までの数字を鉛筆で追跡して結ぶテストである（D'elia & Satz, 1989）。パート1，パート2のいずれも交互の色になっている。

実施ーパートA

パートAでは，例題Aの準備ができたら，パートAのテスト用紙を被検者の前に置き，鉛筆を与

えて（指でさしながら）「このページに数字がいくつかあります（「1」を指して）数字の1から始め，1から2まで（「2」を指しながら），2から3まで（「3」を指しながら），3から4まで（「4」を指しながら），そのあとも順番に，最後まで（「終わり」と書かれた〇を指して）線で結んでください。できるだけ速く線を引いてください。紙から鉛筆を離してはいけません。では始めてください」と言う。

もし被検者が例題Aで間違ったら，誤りを指摘し，あらためて説明する。誤りについては次のように説明する。

1．「あなたは間違った〇から始めました。（「1」を指して）ここがあなたの始めるところです」
2．「（飛ばした〇を指して）あなたはこの〇を飛ばしました。1（指さす）から2（指さす）まで，2（指さす）から3（指さす）まで，そして続けて「終わり」（指さす）と書かれた〇まで続けてください」
3．「鉛筆は紙の上にとどめて，そのまま次の〇に続けてください」

誤りを説明したら，検査者は間違った部分に印をつけ，「ここから（一連の中で正しくできた最後の〇を指して）始めてください」と言う。

それでも被検者が例題Aを完成することができなかったら，被検者の手をとり，鉛筆（けしゴムは置いて）で正しくなぞってみせる。それから，「それでは自分でしてください。鉛筆をもって，指してください。よろしいですか，最初は1（指さして）から2まで（「2」を指しながら）線を引いて，2から3（「3」を指しながら），3から4（「4」を指しながら），その後も順番に，「終わり」（指して）と書かれた〇にたどり着くまで線を引いてください。数字を飛び越さずに正しく順番に進めてください。もし間違ったら，印をつけてください。できるだけ速く行ってください。では，始めてください」

もし被検者がこれでうまくできたら，パートAのテストを続ける。うまくいかなかったら，被検者が成功するまで，または被検者にはできないことが明らかになるまで，この手順をくり返す。

被検者が例題を正しく完成させたら，「よくできました。その要領で行ってください」と言い，ページをかえてパートAのテストに移る。

このテストにあたって，「このページには1から25までの数字があります。これを同じようにしてください。1（指して）から始めて，2まで（「2」を指しながら），2から3（「3」を指しながら），3から4（「4」を指しながら），その後も順番に，終わり（指して）と書かれた〇に着くまで線を引いてください。できるだけ速く行ってください。では始めてください」

開始時に被検者が間違ったら，すぐに注意して，間違ったところにもどって続行させる。測定している時間は止めない。

被検者がパートAを間違いなく完成させたら，テスト用紙を回収する。秒単位で時間を記録する。誤答は実施時間が延びることで示される。完了したら，「よくできました。それでは次のテストを行います」と言って，ただちにパートBの例題に移る。

実施－パートB

パートBでは，パートBのテスト用紙と例題を被検者の前の平らな机に置き，パートAの場合と同じようにする。右手で例題を指し，「このページには数字と文字があります。1（指差して）から始めて，1からA（「A」を指しながら），Aから2（「2」を指しながら），2からB（「B」を指しながら），Bから3まで（「3」を指しながら），3からCまで（「C」を指しながら），その後も順番に，終わり（指して）と書かれた〇に行き着くまで線で結んでください。それでははじめの数字（「1」を指して），それから文字（「A」を指して），それから数字（「2」を指して），それから文字（「B」を指して）と続けてください。できるだけ速く線を引いてください。では始めてください」

もし被検者が例題Bで間違ったら，誤りを指摘し，説明する。誤りについては次のような説明をする。

1．「あなたは誤った〇から始めました。（「1」を指して）ここから始めてください。」

2.「(とばした○を指して)あなたはこの○をとばしました。1(指す)からA(指す)Aから2(指す)，2からB(指す)，B(指す)から3(指す)と，続けて「終わり」(指す)と書かれた○につくまで続けてください」。もし被検者が○に触れようとはしているが触れ損なったことが明らかであるなら，それは脱落とはしない。しかし○を触るように被検者に注意すること。

3.「この○(指して)までしか行っておりません。「終わり」と書かれた○(指して)まで行ってください」

4.「鉛筆は紙の上にとどめたまま次の○に移動してください」

誤りを説明した後に，検査者は間違った部分を抜き出し(一連の中で正しくできた最後の○を指して)「ここから続けてください」と指示する。

それでももし被検者が例題Bを完成することができないようだったら，被検者の手をとり，鉛筆(消しゴムは置かせる)でそれぞれの○をなぞってみせる。それから，「それでは自分でやってみましょう。1(指して)から始めて，1からAまで(「A」を指しながら)，Aから2まで(「2」を指しながら)，2からBまで(「B」を指しながら)，Bから3まで(「3」を指しながら)，その後も順番に，「終わり」(指して)と書かれた○にたどり着くまで線で結んでください。それでは始めてください。」

被検者がこれでできたら，パートBのテストに進む。例題に成功しなかったら，被検者が成功するまで，また被検者にはできないことが明らかになるまで，この手順をくり返す。

検査法。被検者が例題を正しく完成したら，「よくできました。次に挑戦しましょう」といってページをめくりパートBを施行する。そして「このページには数字と文字が書かれています。これを同じようにしてください。1(指して)から始めて，1からAまで(「A」を指しながら)，Aから2まで(「2」を指しながら)，2からBまで(「B」を指しながら)，Bから3まで(「3」を指しながら)，3からCまで(「C」を指しながら)，そのあとも*順番に*，終わり(指して)と書かれた○に着くまで線で結んでください。はじめは数字(「1」を指して)，それから文字(「B」を指して)，と続けてください。○を飛び越さずに正しい順番で次に進んでください。できるだけ速く線を引いてください。では始めてください」。

時間を測定する。もし被検者が間違ったら，すぐに注意して，間違ったところに戻って，続行させる。この間の時間はとめない。

もし被検者がパートBを間違うことなく完成させたら，テスト用紙を回収する。時間は秒で記録する。間違いは施行時間の延長で表示される。

概要のところで簡単に記述したが，CTTの施行についてもっと詳細な説明は原典に記載されている。速さと補正はTMTで表示される。

およその実施時間

5～10分。

採点方法

どちらのテストも，パートAとパートBで検査に要した秒単位の時間で評価する。検査者によっては線引きBと線引きAの比を計算する者もいる。

色彩線引きテスト(Color Trails Test)では，パート1と2を完成させるのに要した時間が秒単位で記録される。加えて，このテストでは数字の誤りや，ちょっとした補正，速度の質的な評価がされる。さらには「干渉指数」(パート2－1／パート1の所要時間)が計算される。

考察

TMTの評価者間の信頼性はパートAでは.94，パートBでは.90とされる(Fals-Stewart, 1991)。Dye(1979)とStussら(1987)は，短い間隔のあとや一週間後の再検査で有意な学習効果を報告している。またDurvasulaら(1996)は，5回施行後に6カ月の間隔をおき，テストをくり返すとどちらのパートにも学習効果が持続していたこ

とを報告した。それに対してLezak(1982)は、3回施行後、6カ月の間隔をおいた再検査で学習効果がみられたのは、パートAだけで、パートBではみられなかったと報告した。この研究での信頼性は、パートAでは.98、パートBでは.67(検査者間で一致した係数)との報告がある。Lezakはまた、所要時間だけによる評価の単純化は信頼性が低下することを報告した。誤りの補正は、検査者と被検者の両者の理解力の違いによって補正に要する時間が異なってくるとされる。Lezak(1995)は、パートBとパートAとの成績の差異を利用することを勧めた。それによって、少なくとも検査者の中断によってもたらされる誤差をいくぶんかでも減らすことができるとした。Snowら(1988)は、100人の老人(平均年齢67歳)に行った1年後の再検査の信頼性は、パートAで.64、パートBで.72と報告した。GoldsteinとWatson(1989)は、神経疾患群で同様の信頼係数(パートAで.69～.94、パートBで.66～.86)を得たが、統合失調症者では異なっていた(パートAで.36、パートBで.63)。Matarazzoら(1974)は、12週間隔でテストを2回行い、その信頼係数は、若い健康な男性では.46と.44(パートAとパートB)、60歳のびまん性脳血管疾患の患者では.78と.67だったと報告している。Bardiら(1995)は、知的機能が安定しているHIV陽性の成人に対して、18カ月以上の間隔をおいて4回テストを行った。そして再検査での信頼性の範囲は、線引きAでは.49～.50、線引きBでは.54～.62であった。DodrillとTroupin(1975)は、てんかん患者に施行し、6～12カ月間隔でのテストの信頼性は、パートAでは.67～.89、パートBでは.30～.87の幅(最大値は4カ月の再施行時にみられた)があったと報告した。Stussら(1989)は、頭部外傷の患者に、3年間の間に5回行い、線引きAと線引きBに要した時間は、一様に著しい改善がみられたと報告した。この改善は、対照群での学習効果を上まわっていた。Charterら(1987)は、改変したテスト(数字と文字を変えてあるが、○の場所は変えない)の信頼性を、.89と.92(パートAとB)としている。同様の調査はdes RosiersとKavanagh(1987)、Franzen(1996)Franzenら(1996)、KellandとLewis(1994)によってもなされており、それぞれ.80、.78、.81の信頼性が報告されている。McCrackenとFranzen(1992)は因子分析をして、原本と代替形式とでは、ほかのテストの場合と同じ様な変異があることを示した。Leckliterら(1992)によるメタ分析から、4つの小児研究でのGuilfordの範囲／SD基準割合を検討し、TMTのパートAは信頼性があるがパートBは9～14歳では信頼性が劣るだろうと結論している。

パートAとBの相関率は.49にすぎないことから、AとBはそれぞれ違った機能を測定しているとされる(Heilbronner et al., 1991)。パートBでは数字と文字を切り替えることに加えて、○の間の距離もより長い(パートBでは56.9cmとより長い線が必要である)。パートBでもより多くの視覚的干渉が加わる。パートAでは結ばれる線の3cmの範囲に11の干渉があるのに対して、パートBでは28の同じ様な干渉がある。そのため、パートBではパートAよりも視覚による認知能力が求められる(Woodruff et al., 1995)。Gaudinoら(1995)は、これらの因子を検討し、数字だけを使ったパートAでは、11秒であったのに対して数字と文字を交互に使うパートBでは13.5秒であったと報告した。線引きAに比較してBの低い成績は必ずしも認知能力の低下を示すものではないが、Bでは運動の速さや視覚探索の必要度が高いことを反映しているのかもしれないと、著者らは結論している。

このテストでは「セット変化の認知」(Pontius & Yudowitz, 1980)とともに「すばやい視覚探索」や「視覚-空間連続性」(des Rosiers & Kavanagh, 1987；Fossum et al., 1992)が検討される。O'Donnellら(1994)は、神経精神科患者のグループで、線引きB、カテゴリーテスト、ウィスコンシンカード分類テスト、視覚探索注意テスト(VSAT)、連続加算テスト(PASAT)の因子分析を行い、以下のことを明らかにした。TMTのBは、VSATやPASATとともに、最初の「集中する精神過程の速度」という因子に関係するだけである。Shumら(1990)も、視覚探索運動因子への高い関係を報告した。これは、注意力テストの3つ

の因子のうち第一の因子である。ほかのテストでこの因子に関するものは，符号テスト（Digitsymbol test），文字消去，符号数字モダリティテストである。Schmidtら（1994）は，TMTと同じように，注意力をはかる7つの異なるテストの成績を使うことで，Shumの視覚探索運動因子の部分的な複製を提案した。さらに数唱や視覚記憶のテストを加えると，明らかな1つの因子の解決が可能となった。著者たちは，これまでの因子分析は注意力の異なった過程を測っており，適切な考察がなされていなかった，と結論している。

視覚探索についての構成概念妥当性は，92名の失語症と失語症のない患者に行った対象検索テストと複雑パターンテスト（隠し図形テスト）の相関（.36～.93）によって確立された（Ehrenstein, 1982）。このテストの成績は，トークンテストやPeabody絵画語彙テスト（PPVT）および絵画命名テストなどの言語性テストの成績とは相関しない。

69名の種々の神経精神医学的な疾患（Schear & Sato, 1989）の患者での検討では，TMT-Bの成績が近距離の視力，運動の速さ，手先の器用さによってどのように影響されるかという問題点を明らかにしている。視力は視野計で，運動速度は指タッピングテストで，手先の器用さは溝付き釘さし板テストで測定している。一方視力とTMT-Bとはそこそこの相関（-.27）があり，指タッピング（-.42）と釘さし板テスト（.46）との相関は有意であった。指タッピングと釘さし板テストだけが，WAIS-Rの動作性下位検査とともにTMTの回帰分析に役立った。

この検査は，脳の損傷に対して高い感度をもっていることがわかっている（Dodrill, 1978； Leiningerら, 1990；O'Donnell, 1983）。しかし，Heilbronnerらの研究（1991）によれば，脳の右半球あるいは左半球のどちらか一側に損傷をもつ患者と対照との間に有意差は認められず，びまん性の損傷をもつ患者のみが対照に比べて結果が有意に悪かった。この検査は閉鎖性頭部外傷（des Rosiers & Kavanagh, 1987），アルコール依存症（Grantら, 1984, 1987）および多剤物質乱用（McCaffreyら, 1988）に対して感度が高いと報告されているが，ホルムアルデヒド曝露の被害者に対しては，感度は高くなかった（Cripe & Dodrill., 1988）。TMTの成績は，HIV陽性患者における神経心理学的障害のステージの違いと脳萎縮の程度をよく反映していた（Di Sclafani et al., 1997）。頭部に外傷のある436名の成人と，対照として頭部以外の他の部位に外傷のある132名とを比較した1年間の大がかりな追跡研究（Dikmen et al., 1995）では，TMTの両パートの検査成績に顕著な差が認められた。しかし，検査成績の範囲は両群で重複しており，TMT-Aでとくに顕著であった。頭部外傷の後遺症として，独立した生活を送れるかどうかということを線引きAとBを含む一連の検査でかなり予測することができた（Acker & Davis, 1989）。種々の精神医学的愁訴をもつ586名の患者群のタイムスコアは，健常者の標準データの最も低いパーセンタイルのタイムスコアを超えていた（Warner et al., 1987）が，Schmidt（1994）らは，一種類のテストではTMT-Aは神経心理学的障害をもつ患者の17%，TMT-Bが同患者の26%しか正しく評価していなかったことを報告した。Prigitanoら（1983）は，対照群，軽度低酸素症の患者群，および慢性閉塞性肺疾患の患者群の間で，パートBで有意差を認めたが，パートAにおいては差を認めなかった。KellandとLewis（1994）は，TMT-Bにおいて，ジアゼパムを服用した健常被検者が偽薬を服用した健常被検者と比べ，有意に長い時間を要したと報告した。そしてまた，パートBは，298名の脳に損傷を受けた患者（脳損傷の性質については特定しない）と193名の偽神経学的対照（神経学的所見がない）の間の判別関数分析に役立つとした。この検査は，18 Halstead-Reitan神経心理学的テストによる最終判別法としての寄与はあまりないとされる。Alekoumbidesら（1987）は健常被検者と3つの臨床群の間で分類比率に関して有意な差があることを報告した。すなわち，そのパーセンタイルは（パートAとBについて）健常被検者が80%と74%，広範性損傷をもつ患者は26%と20%，限局性損傷をもつ患者では95%と94%，コルサコフ病の患者では43%と43%であった。学習障害のある若い成人被検者は，パートAでは

対照との差がみられず，パートBにおいてだけ対照との差がみられた(O'Donnell, 1983)．

　LaflecheとAlbert(1995)は，他のいくつかの「実行機能」テストにある線引きBで軽度のアルツハイマー病患者と対照患者間に有意差を見出した(平均値はそれぞれ194.4と131.5)．また，37名のアルツハイマー病患者と31名の脳血管性痴呆患者のタイムスコアも非常に延長していた(パートAではそれぞれ218秒と186秒，パートBでは571秒と528秒)が，この二群間に有意差はなかった(Barr et al., 1992)．Cahnら(1995)は238名の健常高齢被検者群，77名のアルツハイマー病予備群，および45名のアルツハイマー病患者をTMT-A(それぞれ平均47.9，55.6，84.2)とTMT-B(それぞれ平均123.5，172.7，228.4)によって鑑別が可能であると報告した．この際のTMT-Aの感度は69％，特異度は90％，TMT-Bの感度87％，特異度88％であった．とくに線引きBは，この3群を正確に鑑別するのに有用な因子を含んでいるとした．この感度については，遡ってGreenliefら(1985)，Storandtら(1984)，およびBotwinickら(1988)の研究でも示されている．Baumら(1996)はさまざまな日常生活動作の標準的な分析と神経心理学的テストを行った．線引きAは最初の標準変数に.87の重みをもち，その結果，線引きAはこの集団で良好な普遍的妥当性があることを示した．

　パートAとパートBの間に標準値よりも大きい差がある場合は，左側に偏位した損傷があることを示しているといわれていた(Lewinsohn, 1973；Wheeler & Reitan, 1963)が，その後の研究によれば，このことははっきりとは証明されていない(Heilbronner et al., 1991；Hom & Reitan, 1990；Schreiber et al., 1976；Wedding, 1979)．もう1つの解釈は，このような差が，行動計画を実行したり変更したりする能力あるいは2つの一連の思考を同時に維持する能力に障害があることを示し(Annlies et al., 1980；Eson et al., 1978)，それは前頭葉の損傷と関係がある可能性があるとされる(Lezak, 1983; Reitan, 1971)．Libonら(1994)は，パートBが時間を区切った実行機能に関する他の検査と強い相関があることを見い

だし，このことから，この検査が前頭葉の機能障害を測定するものであることを示唆した．D'Espositoら(1996)は，前交通動脈と両側前頭葉の動脈瘤の患者，脳梁あるいは尾状核損傷が術後のCTスキャンで証明された患者の線引きB(平均324.5秒, SD 105.7)は，損傷が前頭葉眼窩面に限局している患者の線引きB(平均153.6秒, SD 55.1)に対して，かなり遅延がみられることを見いだした．しかしながら，術後1カ月後の回復によりこの差は解消した．これに対し，ReitanとWolfson(1995)は前頭葉仮説を32名の前頭葉損傷の患者と，32名の前頭葉以外に損傷をもつ対照患者を比較することで検討した．両群の得点は異常範囲であったが，パートA-パートBの標準化した得点では，各群間に有意な差は認められず，左前頭葉損傷と右前頭葉損傷の間においても有意な差を認めなかった．著者らは，「前頭葉の機能脱落」について根拠のない解釈をしないよう警告を発している．同様に，Anderson, Bigler, Blatter(1995)は，線引きテスト(Trail Making Test)で，前頭葉に損傷をもつ患者と前頭葉以外の部位に損傷をもつ患者との間に有意な差を認めず，前頭葉の損傷の容積と検査得点との関連も否定している．

　大脳の機能障害をもつ患者，非精神病性人格障害の患者(Barnes & Lucas, 1974)，および精神病患者(Heaton, 1978)の間で，この検査による有意差はまだ確立されていない．しかし，Crockettら(1990)は，前頭葉機能障害，後頭葉機能障害，および精神病患者群の間で，パートBではなく，パートAにおける有意差を認めた．Harkerら(1995)は，HIV陽性患者では，Beckうつ病評価(Depression Inventory)の身体に関する質問部分とTMTの間に，わずかではあるが相関(相関係数はパートA .257；パートB .333)があることを報告した．高齢うつ病患者では，6カ月間の治療後にうつ状態から抜け出した後でも線引きBの結果が悪かった(対照85.0に比べ，治療の前後でそれぞれ平均201.6と171.5；King et al., 1991, 1995)．戦時中捕虜キャンプで深刻な人権剥脱を受けた生存者について，注意力・精神的追跡力の一部としてのTMTの成績は，Beckうつ病評価で測定したうつ状態とも関係があることがわ

かっているが，獄中の体重減少とは関係がなかった(Sutker et al., 1995)。この検査の成績は，失語症の有無には関係がないと考えられる(Ehrenstein et al., 1982)。

この検査は，みせかけの脳損傷に対しては識別力が高い。30歳代前半の102名の成人被検者が「偽脳損傷」の状態になった場合，パートAの結果は，健常被検者の場合と同様に，43名の脳損傷被検者より有意に速い時間を示し，この矛盾はパートBにおいてより明確であった(Goebel, 1983)。明らかに，被検者が欺こうとしている場合は，被検者はパートAの難易度よりBの難易度を過小評価していた。しかし，Youngjohnら(1995)は脳振盪後に係争中の「機能的」障害者については，両方のパートにおいて得点が疑問領域にあったと報告した。

明らかにパートBのほうが，TMTの感度が高いパートである。この検査における患者の行動を観察することは，脳損傷に対する感度が高いこと以上に価値がある。例えば，進行中の精神活動の方向を変更する能力(Pontius & Yudowitz, 1980)や，一度に複数の刺激に対処する能力(Eson et al., 1978)などが観察できる。ただし，より複雑化し，長くなっているパートBの実行力を過大評価してはならない (Gaudino et al., 1995, Woodruff, et al.,1995)。

Ricker, Axelrod (1994)，Abrahamら(1996)は，標準的なタイムリミットを超えた場合，TMTの口頭版テストを薦めている。口頭のTMTでも時間がかかる場合は，一連の認識過程を別の一連の認識過程に変える能力に障害があると説明される。口頭のTMTが標準の時間内に行われた場合で，検査結果が悪くなるのは，検査の空間知覚と運動構成の部分に原因があると推察できる。健常被検者においては，口頭TMTと書字TMTの間に強い相関がみられる(パートA：.68，パートB：.72)。上記の研究者らは，口頭版が脳卒中患者の前頭葉損傷に対してとくに感度が高いが損傷が右脳か左脳かでは差異を認めなかったとしている。

2週間の間隔をおいたときのCTTの信頼性は，線引き1が.64，線引き2が.79とされる。TMTとの相関性はそれぞれ，.41と.5であった(Maj et al., 1993)。Williamsら(1995)は5歳11カ月〜16歳の小児を対象にした研究を発表している。色彩線引きテスト(CTT)はTMTとよく一致し(それぞれのパート間で相関係数は.74と.69)，健常被検者の対照と神経心理学的機能に障害を有する子供たちとの鑑別に有効であり，得点は年齢とともに伸びることが認められた。

CTTとTMT，色彩図形迷路 (Color Figure Mazes)，および(StroopテストUchiyama et al., 1994)を併用して行った要因の研究で，CTTは，「知覚追跡と注意力の分配」という要因を最もよく反映する検査であった。標準有用性は，健常被検者と有意な差異のある外傷性脳損傷63名のサンプル(CTT 1：.000, CTT 2：.002)で示された。また，298名のHIV抗体価陰性患者と314名のHIV無症候性抗体価陽性患者に比して，383人のHIV患者に得点の有意な低下がみられた(Maj et al., 1993, 1994)。

総括すると，TMTは完成度が高く，感度も高い視覚検索と順序づけのテストであり，厳密な研究母体と標準データに裏付けられている。口頭TMTテストは，TMTから視覚，運動部分を省いたTMTの改変型で，視覚障害や重篤な運動障害の患者に適している。CTTは数字と文字を交互に組合せる代わりに，色を交互に並べることで，TMTの「多文化間標準」版を創ろうという興味深い試みである。CTTは優れた標準データといくつかの初期の臨床研究に裏付けられている。CTTに幾分長い時間を要するのは，CTTにStroop効果を付加したためだと考えられる。残念なことに，CTTのマニュアルには，アフリカ系，ヒスパニック系，コーカサス系のグループ間比較によって，違う文化間でCTTが偏りなしに使用されているとの明白な論拠は記されておらず，この点についての特別な記述もない。しかしながら，これに関するWHOの研究データは，他国でも使用可能となっている。

表12-13. 線引きテストの年齢別標準値

%	20-29 ($n=35$)	30-39 ($n=30$)	40-49 ($n=45$)	50-59 ($n=48$)	60-69 ($n=61$)	70-74 ($n=30$)	75-79 ($n=31$)	80-85 ($n=28$)
パートA								
90	17	20	20	24	23	27	26	33
80	20	22	24	27	27	31	31	40
70	22	23	26	30	30	34	38	43
60	23	25	28	31	32	36	41	47
50	25	27	30	33	34	37	46	52
40	28	39	32	34	38	39	50	59
30	30	36	34	37	40	43	53	65
20	35	43	37	46	45	50	58	88
10	42	47	40	54	47	57	73	106
パートB								
90	40	40	40	56	55	63	58	85
80	47	46	51	60	60	72	67	94
70	50	49	55	65	65	81	88	102
60	53	53	59	67	72	84	97	111
50	57	62	62	72	75	94	116	114
40	61	64	66	74	77	102	124	138
30	65	69	73	84	84	110	142	154
20	67	83	82	93	94	125	158	217

出典：平均教育年12.7年の地域住民成人308人についての資料（Tombaugh, Rees & McIntyre；1996）。

標準データ

ReitanとWolfson（1985, 1988；パートB：例えば，＞85／86秒）とMatarazzoら（1974；パートA＞40秒，パートB＞91秒）が提案した「器質性障害」を判別するためのカットオフ得点は，ほとんどの研究者が無視し（参照：Bornstein, 1986），実測の標準データが使用されている。Drebingら（1994）は，認知機能低下を早期に検出するための一連のスクリーニングバッテリーにTMTを取り入れた。60人の健常志願者と45人の神経変性疾患や脳血管性疾患の患者，軽症の閉鎖性頭部外傷の患者，大うつ病患者，およびアルコールまたは物質乱用の患者を比較し，別の同年代分布（平均年齢43歳）の既存の研究のメタ分析（Bornstein, 1985）を行うことで，最適なカットオフ得点を1，2，3SDと定めた。その際の得点は，パートAでそれぞれ，男性では45.5，55.7，65.9，女性では43.4，52.3，61.2，また，パートBではそれぞれ，男性で104.4，130.5，156.6，女性では114.5，141.6，168.7となった。Russell（1980）は158人の神経障害を有する患者のうち，1/3以上が300秒の時間制限を超過していたが，残りの患者は，他の認知テストと同様にかなり連続的な得点の分布を示した。

表12-13は20～85歳の成人の標準データをパーセントで示したものである。表12-14はこの集団での平均値とSDを示し，表12-15は高齢者層に使用することができる詳細なデータを示したものである。これらの年齢層における性別による違いは非常に小さい（Ivnik, Malec, & Smith, 1996；Yeudall et al., 1987）。表12-13～表12-15に示すように，年齢差は若年齢層において最も小さく，年齢とともに時間が長くなり，とくにパートAとパートB間の差が明確に年齢と対応している。このことは，Davies（1986），Hays（1995）およびPriceら（1980）によっても確認されている。Ivnik, MalecおよびSmith（1996）

は，55～95歳＋までの746名の被検者について，年齢とパートAの相関係数は.30，年齢とパートBの相関係数.53であったが，性別や教育による影響は認めなかったと報告している。Libonら(1994)は，比較的若い健常高齢者(64～74歳)とさらに高齢の健常高齢者(75～94歳)の比較検討から，パートBの得点の年齢に対応する低下について調査し，その結果，同氏らは平均87.6秒～134.4秒に増加すること(表12-15に示される増加に類似)を認めた。また，この調査では女性のほうがわずかに高かった。この値はCripeとDodrill (1988), des RosiersとKavanagh (1987), Dodrill (1978), Ernst (1987), Harleyら(1980), Grantら(1984), RussellとStarkey (1993), Stantonら(1984)およびStussら(1988)によって発表されたものとよく一致するが，さらに高齢者層では，ずっと長い時間がかかることを報告したAlekoumbidesら(1987)とDavies (1986)の値とは一致しない。SalthouseとFristoe (1995)は，年齢とともに加速的に時間が長くなること(パートBに対して20歳の100秒から80歳の400秒まで)を報告したが，この報告で著しく長い時間がかかったことは，おそらく著者がコンピュータ版のテストを使用したことによるのだろうとしている。

得点は被検者の教育水準や知能によって強い影響を受ける。Heatonら(1986)は，12年以下の教育を受けた40～60歳の健常な成人ではパートBを完成するのに102.2秒，12～15年の教育を受けた成人では69.7秒，そして16年以上の教育を受けた成人では57.9秒であったと発表した。教育とTMT-AおよびTMT-B間の相関係数は.19と.33であると報告している(年齢の影響は計算に入れない：Bornstein(1985), Ernst(1987), Stantonら(1984)も参照, Stussら(1987), Ivnikら(1996)にも注目)。IQの影響についてはいろいろと報告されているが，とくにIQの影響が顕著なのはパートBにおいてである (Dodrill,1987)。Warnerら(1987)は，IQとの相関係数はパートAで.42～.30，パートBで.48～.42と報告した。Waldmanら(1992)は，69人の18～30歳までの被

表12-14. 線引きテストの平均とSD

年齢	n	線引きA 平均	(SD)	線引きB 平均	(SD)
15-19	83[a]	25.7	(8.8)	49.8	(15.2)
20-29	35	27.4	(9.6)	58.7	(15.9)
30-39	30	30.2	(10.4)	64.0	(23.4)
40-49	45	30.7	(8.8)	64.4	(18.3)
50-59	48	35.1	(10.6)	77.7	(23.8)
60-69	61	35.8	(11.9)	81.2	(38.5)
70-74	30	41.3	(15.0)	111.4	(72.2)
75-79	31	47.2	(17.9)	119.4	(50.2)
80-85	28	60.7	(26.0)	152.2	(83.1)

[a]Yeudallら(1987)とTombaughら(1996)による推定値。
出典：Tombaugh, Rees, とMcIntyre (1996)。

表12-15. 線引きテスト：高齢者の標準値

%	56-62 (n=160) パートA	パートB	66-71 (n=286) パートA	パートB	72-77 (n=236) パートA	パートB	81-86 (n=162) パートA	パートB	87-97 (n=162) パートA	パートB
90	20	45	25	52	25	56	29	75	29	76
75	25	57	29	68	30	75	38	101	38	101
50	31	70	35	85	38	102	50	125[a]	47	125
25	38	90	44	120	48	156	60	172	60	165
10	50	130	60	180	75	210	79	235	80	235

[a]RichardsonとMarottoli (1996)は，全対照101例を教育水準で区分けすることを提唱した。線引きBで76～80歳で教育水準が12年以下では平均値が197.2 (SDが71.0)で教育水準が12年以上の76～80歳では，平均値が119.2 (SDは33.5)，81～91歳の対照では，12年以下では195.5 (SDは69.7)，12年上では137.3 (SDは55.9)であったと報告している。
出典：Ivnik, MalecとSmith (1996)。

表12−16. 線引きテスト：子供の標準値（中間版使用）：所要時間（秒）

年齢	パートA					パートB				
	n	平均	SD	中央値	幅	n	平均	SD	中央値	幅
男										
8	11	32.4	11.7	30.5	16-55	11	77.8	34.5	76.5	32-159
9	22	26.8	8.9	25.5	13-45	22	58.0	21.6	57.5	22-120
10	26	21.3	6.1	20.5	13-42	26	51.6	14.7	52.5	18-82
11	21	16.4	5.6	14.8	9-30	21	43.3	20.0	38.8	25-122
12	48	16.6	5.9	15.1	10-43	48	39.6	13.3	37.8	14-90
13	7	16.0	10.1	13.3	9-39	7	34.0	12.4	34.0	17-99
(14-15)[a]	5	16.0	12.0	16.0	8-30	5	28.6	12.0	29.0	13-45
女										
8	12	36.4	18.7	33.5	16-86	12	71.8	39.0	77.5	26-176
9	19	23.1	8.1	21.0	13-48	19	50.7	14.5	50.8	24-76
10	25	18.2	4.6	17.8	10-28	25	43.2	15.0	42.0	25-84
11	30	18.0	6.6	17.2	9-37	30	40.6	11.8	38.5	15-62
12	44	16.0	5.4	14.7	7-32	44	33.5	11.1	31.3	20-74
13	7	13.7	1.9	13.3	12-18	7	30.7	6.9	29.3	22-43
(14-15)[a]	5	13.0	2.3	13.0	12-17	5	25.0	14.6	25.0	13-50
健常者全体										
(6)[b]	99	70	40			45	133	51		
(7)	101	36	11			96	91	41		
8	88	31	12	30.5	16-86	88	72	30	76.5	26-176
9	41	25.1	8.8	23.0	13-48	41	54.6	19.0	51.3	22-120
10	51	19.8	5.7	19.4	10-42	51	47.5	15.4	45.8	18-84
11	51	17.4	6.3	16.3	9-37	51	41.7	15.8	38.8	15-122
12	92	16.3	5.7	14.9	7-43	92	35.7	12.5	34.0	14-90
13	14	14.9	7.6	13.3	9-39	14	30.0	19.5	29.5	17-99
(14-15)[a]	10	14.6	6.2	14.6	8-30	10	27.0	12.8	27.0	13-50

[a]KnightsとNorwood(1980)による評価。
ロードアイランドの健常者のKlonoffとLow(1974)による評価。
[c]Reitan(1971)，KlonoffとLow(1974)による評価。
[d]KnightsとNorwood(1980)，KlonoffとLow(1974)による評価。
出典：SpreenとGaddes(1969)。

検者の中で，IQ の影響をとくに受けるのは，平均値が低い領域（平均値はパート A，B それぞれ 25.7, 51.5）と境界領域（平均値はパート A，B それぞれ 47.7, 111.6）であることを認めた。

Heaton, Grant および Matthews (1991)は，553 人の健常な被検者を基準とし，性別，教育，年齢によって補正を加え調整した得点をもとに標準値を提示した。この標準値は，セルの大きさが与えられておらずセルが非常に小さい可能性があることから，慎重に使用されるべきである。

Arnold ら(1994)の研究では，英国系アメリカ人，メキシコ系アメリカ人，メキシコ人の被検者間に文化の違いによる差はみられなかった。

表 12−16 は，6〜15 歳の健常な学童を対象として中級のテストを用いた際の標準値である。6 歳，7 歳，14〜15 歳の値は，表中に示されているように他の値から外挿法によって推定された。この検査は，数字と文字の配列に関する知識に依存しているため，最も年齢が低いグループの標準値は慎重に解釈しなければならない。ここに報告されている標準値は Klonoff と Low(1974)によって報告された値よりやや低いが，Knights (1970)，

Knights と Norwood (1980) および Reitan (1971) の値には類似している。Trites (1977) はすべての年齢層に関して多少高めの値を報告しているが，同じ年齢による成績の向上がみられている。このテストの性別による差は，小児においては非常に小さいと考えられる。

口頭TMT検査の標準値では，口頭TMT検査が，両方のパートにおいて，描く形式のTMTの所要時間の半分の時間しかかからないことが示された。とくにパートA(数かぞえ)は非常に迅速に行われる。描く形式の検査同様，得点は年齢に応じて増大する。

色彩線引きテストの標準値(D'Elia et al., 1989)は，182人のアフリカ系アメリカ人と292人のスペイン系アメリカ人のサブサンプルを含む18～89歳12カ月の1,528人の健常志願者の検査データに基づくものである。この標準値は，教育水準別に教育が8年以下，12年，13～15年，16年，16年以上に分類して報告されている。一般的に，CTTにかかる秒単位の時間は，TMTにかかる時間よりも多少長い(20～30歳の場合，TMT AとTMT Bが26秒と56秒であるのに対し，CTT 1，CTT 2は，それぞれ37秒と82秒)。アフリカ系アメリカ人およびスペイン系アメリカ人の平均値により，これらアフリカ系アメリカ人およびスペイン系アメリカ人が，コーカサス系アメリカ人よりCTTの遂行速度が多少遅いことが示された。マニュアルに示された表では，年齢や教育水準の影響を区別していない。誤答，ニアミス，即答，および妨害指数が2.0以上になることは，16%以下であった。つまり，こういったことが起こることは比較的珍しく，起こったときには特別な検討を必要とする。5歳11カ月～16歳の小児では，年齢によって得点が確実によくなることが認められた。女児では色彩線引き (Color Trails) 2と線引きパートBを男子よりも速くできる (Williams et al., 1995)。

文献

Abraham, E., Axelrod, B.N., & Ricker, J.H. (1996). Application of the oral Trail Making Test to a mixed clinical sample. *Archives of Clinical Neuropsychology, 11,* 697-701.

Acker, M.B., & Davis, J.R. (1989). Psychology test scores associated with late outcome in head injury. *Neuropsychology, 3,* 1-10.

Alekoumbides, A., Charter, R.A., Adkins, T.G., & Seacat, G.F. (1987). The diagnosis of brain damage by the WAIS, WMS, and Reitan Battery utilizing standardized scores corrected for age and education. *International Journal of Clinical Neuropsychology, 9,* 11-28.

Anderson, C.V., Bigler, E.D., & Blatter, D.D. (1995). Frontal lobe lesions, diffuse damage, and neuropsychological functioning in traumatic brain-injured patients. *Journal of Clinical and Experimental Neuropsychology, 17,* 900-908.

Annelies, A., Pontius, A.A., & Yudowitz, L.B. (1980). Frontal lobe system dysfunction in some criminal actions as shown with the Narratives Test. *Journal of Nervous and Mental Disease, 168,* 111-117.

Army Individual Test Battery. (1944). Manual of Directions and Scoring. Washington, DC: War Department, Adjutant General's Office.

Arnold, B.R., Montgomery, G.T., Castaneda, I., & Longoria, R. (1994). Acculturation and performance of Hispanics on selected Halstead-Reitan neuropsychological tests. *Assessment, 1,* 239-248.

Bardi, C.A., Hamby, S.L., & Wilkins, J.W. (1995). Stability of several brief neuropsychological tests in an HIV+ longitudinal sample. *Archives of Clinical Neuropsychology, 10,* 295 (abstract).

Barnes, G.W., & Lucas, G.J. (1974). Cerebral dysfunction vs. psychogenesis in Halstead-Reitan tests. *Journal of Nervous and Mental Disease, 158,* 50-60.

Barr, A., Benedict, R., Tune, L., & Brandt, J. (1992). Neuropsychological differentiation of Alzheimer's disease from vascular dementia. *International Journal of Geriatric Medicine, 7,* 621-627.

Baum, C., Edwards, D., Yonan, C., & Storandt, M. (1996). The relation of neuropsychological test performance to performance on functional tasks in dementia of the Alzheimer type. *Archives of Clinical Neuropsychology, 11,* 69-75.

Bornstein, R.A. (1985). Normative data on selected neuropsychological measures from a nonclinical sample. *Journal of Clinical Psychology, 41,* 651-659.

Bornstein, R.A. (1986). Classification rates obtained with "standard" cutoff scores on selected neuropsychological measures. *Journal of Clinical and Experimental Neuropsychology, 8,* 413-420.

Botwinick, J., Storandt, M., Berg, L., & Boland, S. (1988). Senile dementia of the Alzheimer type : Subject attrition and testability in research. *Archives of Neurology, 45,* 493-496.

Cahn, D.A., Salmon, D.P., Butters, N., Wiederholt, W.C., Corey-Bloom, J., Edelstein, S.L., & Barrett-Connor, E. (1995). Detection of dementia of the Alzheimer type in a population-based sample : Neuropsychological test performance. *Journal of the International Neuropsychological Society, 1,* 252-260.

Charter, R.A., Adkins, T.G., Alekoumbides, A., & Seacat, G.F. (1987). Reliability of the WAIS, WMS, and Reitan Battery : Raw scores and standardized scores corrected for age and education. *International Journal of Clinical Neuropsychology, 9,* 28-32.

Cripe, L.I., & Dodrill, C.B. (1988). Neuropsychological test performances with chronic low level formaldehyde exposure. *The Clinical Neuropsychologist, 2,* 41-48.

Crockett, D.J., Hurwitz, T., & Vernon-Wilkinson, R. (1990). Differences in neuropsychological performance in psychiatric, anterior- and posterior-cerebral dysfunctioning groups. *International Journal of Neuroscience, 52,* 45-57.

Davies, A. (1986). The influence of age on Trail Making Test performance. *Journal of Clinical Psychology, 24,* 96-98.

D'Elia, L., & Satz, P. (1989). *Color Trails 1 and 2.* Odessa, FL : Psychological Assessment Resources.

D'Esposito, M., Alexander, M.P., Fischer, R., et al. (1996). Recovery of memory and executive function following anterior communicating artery aneurysm rupture. *Journal of the International Neuropsychological Society, 2,* 565-570.

des Rosiers, G., & Kavanagh, D. (1987). Cognitive assessment in closed head injury : Stability, validity and parallel forms for two neuropsychological measures of recovery. *International Journal of Clinical Neuropsychology, 9,* 162-173.

Dikmen, S.S., Machamer, J.E., Winn, H.R., & Temkin, N.R. (1995). Neuropsychological outcome at 1-year post head injury. *Neuropsychology, 9,* 80-90.

Di Sclafani, V., Mackay, R.D.S., Meyerhoff, D.J., Norman, D., Weiner, M.W., & Fein, G. (1997). Brain atrophy in HIV infection is more strongly associated with CDC clinical stages than with cognitive impairment. *Journal of the International Neuropsychological Society, 3,* 276-287.

Dodrill, C.B. (1978). A neuropsychological battery for epilepsy. *Epilepsia, 19,* 611-623.

Dodrill, C.B. (1987). What's Normal? Presidential address, Pacific Northwest Neuropsychological Association. Mimeo.

Dodrill, C.B., & Troupin, A.S. (1975). Effects of repeated administration of a comprehensive neuropsychological battery among chronic epileptics. *Journal of Nervous and Mental Disease, 161,* 185-190.

Drebing, C.E., Van Gorp, W.G., Stuck, A.E., Mitrushima, M., & Beck, J. (1994). Early detection of cognitive decline in higher cognitively functioning older adults : Sensitivity and specificity of a neuropsychological screening battery. *Neuropsychology, 8,* 31-37.

Durvasula, R.S., Satz, P., Hinkin, C.H., et al. (1996). Does practice make perfect? : Results of a six-year longitudinal study with semi-annual testing. *Archives of Clinical Neuropsychology, 11,* 386 (abstract).

Dye, O.A. (1979). Effects of practice on Trail Making Test performance. *Perceptual and Motor Skills, 48,* 296.

Ehrenstein, W.H., Heister, G., & Cohen, R. (1982). Trail Making Test and visual search. *Archiv für Psychiatrie und Nervenkrankheiten, 231,* 333-338.

Ernst, J. (1987). Neuropsychological problem-solving skills in the elderly. *Psychology and Aging, 2,* 363-365.

Eson, M.E., Yen, J.K., & Bourke, R.S. (1978). Assessment of recovery from serious head injury. *Journal of Neurology, Neurosurgery and Psychiatry, 41,* 1036-1042.

Fals-Stewart, W. (1991). An interrater reliability study of the Trail Making Test (Part A and B). Unpublished manuscript.

Fossum, B., Holmberg, H., & Reinvang, I. (1992). Spatial and symbolic factors in performance on the Trail Making Test. *Neuro-*

psychology, 6, 71-75.

Franzen, M.D. (1996). Cross-validation of the alternate forms reliability of the Trail Making Test. *Archives of Clinical Neuropsychology, 11,* 390 (abstract).

Franzen, M.D., Paul, D., & Iverson, G. L. (1996). Reliability of alternate forms of the Trail Making Test. *The Clinical Neuropsychologist, 10,* 125-129.

Fromm-Auch, D., & Yeudall, L.T. (1983). Normative data for the Halstead-Reitan tests. *Journal of Clinical Neuropsychology, 5,* 221-238.

Gaudino, E.A., Geisler, M.W., & Squires, N.K. (1995). Construct validity in the Trail Making Test : What makes Trail B harder? *Journal of Clinical and Experimental Neuropsychology, 17,* 529-535.

Goebel, R.A. (1983). Detection of faking on the Halstead-Reitan neuropsychological test battery. *Journal of Clinical Psychology, 39,* 731-742.

Goldstein, G., & Watson, J.R. (1989). Test-retest reliability of the Halstead-Reitan battery and the WAIS in a neuropsychiatric population. *The Clinical Neuropsychologist, 3,* 265-273.

Grant, I., Adams, K. M., & Reed, R. (1984). Aging, abstinence, and medical risk in the prediction of neuropsychological deficit among long-term alcoholics. *Archives of General Psychiatry, 41,* 710-716.

Grant, I., Reed, R., & Adams, K.M. (1987). Diagnosis of intermediate-duration and subacute organic mental disorders in abstinent alcoholics. *Journal of Clinical Psychiatry, 48,* 319-323.

Greenlief, C.L., Margolis, R.B., & Erker, G.J. (1985). Application of the Trail Making Test in differentiating neuropsychological impairment of elderly persons. *Perceptual and Motor Skills, 61,* 1283-1289.

Harker, J.O., Satz, P., Jones, F.D., Verma, R., Gan, M.P., Poer, H.L., Gould, B.D., & Chervinsky, A.B. (1995). Measurement of depression and neuropsychological impairment in HIV-1 infection. *Neuropsychology, 9,* 110-117.

Harley, J.P., Leuthold, C.A., Matthews, C.G., & Bergs, L.E. (1980). Wisconsin neuropsychological test battery T score norms for older Veterans Administration Medical Center Patients. Mimeo. Madison, WI : Department of Neurology. University of Wisconsin.

Hays, J.R. (1995). Trail Making Test norms for psychiatric patients. *Perceptual and Motor Skills, 80,* 187-194.

Heaton, R.K., Baade, L.E., & Johnson, K.L. (1978). Neuropsychological test results associated with psychiatric disorders in adults. *Psychological Bulletin, 85,* 141-162.

Heaton, R.K., Grant, I., & Matthews, C. G. (1986). Differences in neuropsychological test performance associated with age, education, and sex. In I. Grant & K.M. Adams (Eds.), *Neuropsychological Assessment of Neuropsychiatric Disorders.* New York : Oxford University Press.

Heaton, R.K., Grant, I., & Matthews, C.G. (1991). *Comprehensive Norms for an Expanded Halstead-Reitan Battery : Demographic Corrections, Research Findings, and Clinical Applications.* Odessa, FL : Psychological Assessment Resources.

Heilbronner, R.L., Henry, G.K., Buck, P., Adams, R.L., & Fogle, T. (1991). Lateralized brain damage and performance on Trail Making A and B, Digit Span Forward and Backward, and TPT memory and location. *Archives of Clinical Neuropsychology, 6,* 251-258.

Hom, J., & Reitan, R.M. (1990). Generalized cognitive function after stroke. *Journal of Clinical and Experimental Neuropsychology, 12,* 644-654.

Ivnik, R.J., Malec, J.F., & Smith, G.E. (1996). Neuropsychological tests norms above age 55 : COWAT, MAE Token, WRAT-R Reading, AMNART, Stroop, TMT and JLO. *The Clinical Neuropsychologist, 10,* 262-378.

Kelland, D.Z., & Lewis, R.F. (1994). Evaluation of the reliability and validity of the repeatable cognitive-perceptual-motor battery. *The Clinical Neuropsychologist, 8,* 295-308.

Kennedy, K.J. (1981). Age effects on Trail Making Test performance. *Perceptual and Motor Skills, 52,* 671-675.

King, D.A., Caine, E.D., Conwell, Y., & Cox, C. (1991). Predicting severity of depression in the elderly at six-months follow-up : A neuropsychological study. *Journal of Neuropsychiatry and Clinical Neurosciences, 3,* 64-66.

King, D.A., Cox, C., Lyness, J.M., & Caine, E.D. (1995). Neuropsychological effects of depression and age in an elderly sample : A confirmatory study. *Neuropsychology, 9,* 300-408.

Klonoff, H., & Low, M. (1974). Disordered brain function in young children and early adolescents : neuropsychological and electroencephalographic correlates. In R.M. Reitan & L.A. Davison (Eds.), *Clinical Neuropsychology : Current Status and Applications.* New York : Wiley.

Knights, R.M. (1970). Smoothed normative data on tests for evaluating brain damage in children. Unpublished manuscript, Department of Psychology, Carleton University, Ottawa, ON.

Knights, R.M. & Norwood, J.A. (1980). Revised smoothed normative data on the neuropsychological test battery for children. Mimeo. Department of Psychology, Carleton University, Ottawa, ON.

Lafleche, G., & Albert, M.S. (1995). Executive function deficits in mild Alzheimer's disease. *Neuropsychology, 9,* 313-320.

Leckliter, I.N., Forster, A.A., Klonoff, H., & Knights, R.M. (1992). A review of reference group data from normal children for the Halstead-Reitan Battery for older children. *The Clinical Neuropsychologist, 6,* 201-229.

Leininger, B.E., Gramling, S.E., & Farrell, A.D. (1990). Neuropsychological deficits in symptomatic minor head injury patients after concussion and mild concussion. *Journal of Neurology, Neurosurgery, and Psychiatry, 53,* 293-296.

Lewinsohn, P.M. (1973). Psychological assessment of patients with brain injury. Unpublished manuscript, University of Oregon, Eugene, OR.

Lewis, R.F., & Rennick, P.M. (1979). *Manual for the Repeatable Cognitive-Perceptual-Motor Battery.* Grosse Pointe Park, MI : Axon Publishing Company.

Lezak, M.D. (1982). The test-retest stability and reliability of some tests commonly, used in neuropsychological assessment. Paper presented at the 5th European Conference of the International Neuropsychological Society, Deauville, France.

Lezak, M.D. (1983). *Neuropsychological Assessment* (2nd ed.). New York : Oxford University Press.

Lezak, M.D. (1995). *Neuropsychological Assessment* (3rd ed.). New York : Oxford University Press.

Libon, D.J., Glosser, G., Malamut, B.L., Kaplan, E., Goldberg, E., Swenson, R., & Sands, L.P. (1994). Age, executive functions, and visuospatial functioning in healthy older adults. *Neuropsychology, 8,* 38-43.

Maj, M., D'Elia, L.F., Satz, P., et al. (1993). Evaluation of two new neuropsychological tests designed to minimize cultural bias in the assessment of HIV-1 seropositive persons : A WHO study. *Archives of Clinical Neuropsychology, 8,* 123-135.

Maj, M., Satz, P., Janssen, R., et al. (1994). WHO neuropsychiatric AIDS study, cross-sectional phase II : Neuropsychological and neurological findings. *Archives of General Psychiatry, 51,* 51-61.

Matarazzo, J.D., Wiens, A.N., Matarazzo, R.G., & Goldstein, S.G. (1974). Psychometric and clinical test-retest reliability of the Halstead Impairment Index in a sample of healthy, young, normal men. *Journal of Nervous and Mental Disease, 158,* 37-49.

McCaffrey, R.J., Krahula, M.M., Heimberg, R. G., Keller, K.E., & Purcell, M.J. (1988). A comparison of the Trail Making Test, Symbol Digit Modalities Test, and the Hooper Visual Organization Test in an inpatient substance abuse population. *Archives of Clinical Neurology, 3,* 181-187.

McCracken, L.M., & Franzen, M.D. (1992). Principal-components analysis of the equivalence of alternate forms of the Trail Making Test. *Psychological Assessment, 4,* 235-238.

Mutchnick, M.G., Ross, L.K., & Long, C.J. (1991). Decision strategies for cerebral dysfunction IV : Determination of cerebral dysfunction. *Archives of Clinical Neuropsychology, 6,* 259-270.

O'Donnell, J.P. (1983). Neuropsychological test findings for normal, learning disabled, and brain damaged young adults. *Journal of Consulting and Clinical Psychology, 51,* 726-729.

O'Donnell, J.P., McGregor, L.A., Dabrowski, J. J., Oestreicher, J.M., & Romero, J.J. (1994). Construct validity of neuropsychological tests of conceptual and attentional abilities. *Journal of Clinical Psychology, 50,* 596-600.

Partington, J.E., & Leiter, R.G. (1949). Partington's Pathway Test. *The Psychological Service Center Bulletin, 1,* 9-20.

Pontius, A.A., & Yudowitz, B.S. (1980). Frontal

lobe system dysfunction in some criminal actions in a Narratives Test. *Journal of Nervous and Mental Disease, 168,* 111-117.

Price, L.S., Fein, G., & Feinberg, I. (1980). Neuropsychological assessment of cognitive function in the elderly. In L.W. Poon (Ed.), *Aging in the 1980s.* Washington, DC : American Psychological Association.

Prigitano, G.P. (1983). Neuropsychological test performance in mildly hypoxemic patients with chronic obstructive pulmonary disease. *Journal of Consulting and Clinical Psychology, 51,* 108-116.

Reitan, R.M. (1971). Trail Making Test results for normal and brain-damaged children. *Perceptual and Motor Skills, 33,* 575-581.

Reitan, R.M., & Wolfson, D. (1985). *The Halstead-Reitan Neuropsychological Test Battery.* Tucson, AZ : Neuropsychology Press.

Reitan, R.M., & Wolfson, D. (1988). *Traumatic Brain Injury. Vol. II : Recovery and Rehabilitation.* Tucson, AZ : Neuropsychology Press.

Reitan, R.M., & Wolfson, D. (1995). Category Test and Trail Making Test as measures of frontal lobe functions. *Clinical Neuropsychologist, 9,* 50-56.

Richardson, E.D., & Marottoli, R.A. (1996). Education-specific normative data on common neuropsychological indices for individuals older than 75 years. *The Clinical Neuropsychologist, 10,* 375-381.

Ricker, J.H., & Axelrod, B.N. (1994). Analysis of an oral paradigm for the Trail Making Test. *Assessment, 1,* 47-51.

Ricker, J.H., Axelrod, B.N., & Houtler, B.D. (1996). Clinical validation of the oral Trail Making Test. *Neuropsychiatry, Neuropsychology, and Behavioral Neurology, 9,* 50-53.

Russell, E.W. (1980). Tactile sensation-An all-or-none effect of cerebral damage. *Journal of Clinical Psychology, 36,* 858-864.

Russell, E.W., & Starkey, R.I. (1993). *Halstead Russell Neuropsychological Evaluation System.* Los Angeles : Western Psychological Services.

Salthouse, T.A., & Fristoe, N.M. (1995). Process analysis of adult age effects on a computer-administered Trail Making Test. *Neuropsychology, 9,* 518-528.

Schear, J.M., & Sato, S.D. (1989). Effects of visual acuity and visual motor speed and dexterity on cognitive test performance. *Archives of Clinical Neuropsychology, 4,* 25-33.

Schmidt, M., Trueblood, W., Merwin, M., & Durham, R.L. (1994). How much do "attention" tests tell us? *Archives of Clinical Neuropsychology, 9,* 383-394.

Shum, D.H.K., McFarland, K.A., & Bain, J.D. (1990). Construct validity of eight tests of attention : Comparison of normal and closed head injury samples. *Clinical Neuropsychologist, 4,* 151-162.

Snow, W.G., Tierney, M.C., Zorzitto, M.L., Fisher, R.H., & Reid, D.W. (1988). One-year test-retest reliability of selected neuropsychological tests in older adults. *Journal of Clinical and Experimental Neuropsychology, 10,* 60 (abstract).

Schreiber, D.J., Goldman, H., Kleinman, K.M., Goldfader, P.R., & Snow, M.Y. (1976). The relationship between independent neuropsychological and neurological detection of cerebral impairment. *Journal of Nervous and Mental Disease, 162,* 360-365.

Stanton, B.A., Jenkins, C.D., Savageau, J.A., Zyzanski, S.J., & Aucoin, R. (1984). Age and education differences on the Trail Making Test and Wechsler Memory Scales. *Perceptual and Motor Skills, 58,* 311-318.

Storandt, M., Botwinick, J., & Danziger, W.L., (1984). Psychometric differentiation of mild dementia of the Alzheimer type. *Archives of Neurology, 41,* 497-499.

Stuss, D.T., Stethem, L.L., Hugenholtz. H., & Richard, M.T. (1989). Traumatic brain injury : A comparison of three clinical tests, and analysis of recovery. *The Clinical Neuropsychologist, 3,* 145-156.

Stuss, D.T., Stethem, L.L., & Poirier, C.A. (1987). Comparison of three tests of attention and rapid information processing across six age groups. *The Clinical Neuropsychologist, 1,* 139-152.

Stuss, D.T., Stethem, L.L., & Pelchat, G. (1988). Three tests of attention and rapid information processing : An extension. *The Clinical Neuropsychologist, 2,* 246-250.

Sutker, P.B., Vasterling, J.J., Brailey, K., & Allain, A.N. (1995). Memory, attention, and executive deficits in POW survivors : Contributing biological and psychological factors. *Neuropsychology, 9,* 118-125.

Tombaugh, T.N., Rees, L., & McIntyre, N. (1996). Normative data for the Trail Making Test. Personal communication.

Trites, R.L. (1977). *Neuropsychological Test Manual*. Ottawa, ON：Royal Ottawa Hospital.

Uchiyama, C.L., Mitrushina, M.N., D'Elia, L.F., et al. (1994). Frontal lobe functioning in geriatric and nongeriatric samples：An argument for multimodal analyses. *Archives of Clinical Neuropsychology, 9,* 215-227.

Waldman, B.W., Dickson, A.L., Monahan, M.C., & Kazelskis, R. (1992). The relationship between intellectual abilities and adult performance on the Trail Making Test and the Symbol Digit Modalities Test. *Journal of Clinical Psychology, 48,* 360-363.

Warner, M.H., Ernst, J., Townes, B.D., Peel, J., & Preston, M. (1987). Relationship between IQ and neuropsychological measures in neuropsychiatric populations：Within-laboratory and cross-cultural replications using WAIS and WAIS-R. *Journal of Clinical and Experimental Neuropsychology, 9,* 545-562.

Wedding, D. (1979). A comparison of statistical, actuarial, and clinical models used in predicting presence, lateralization, and type of brain damage in humans. Unpublished Ph. D. dissertation, University of Hawaii.

Wheeler, L., & Reitan, R.M. (1963). Discriminant functions applied to the problem of predicting cerebral damage from behavioral tests：A crossvalidation study. *Perceptual and Motor Skills, 16,* 681-701.

Williams, J., Rickert, V., Hogan, J., Zolten, A.J., Satz, P., D'Elia, L.F., Asarnow, R.F., Zaucha, K., & Light, R. (1995). Children's Color Trails. *Archives of Clinical Neuropsychology, 10,* 211-223.

Woodruff, G.R., Mendoza, J.E., Dickson, A.L., Blanchard, E., & Christenberry, L.B. (1995). The effects of configural differences on the Trail Making Test. *Archives of Clinical Neuropsychology, 10,* 408 (abstract).

Yeudall, L.T., Reddon, J.R., Gill, D.M., & Stefanyk, W.O. (1987). Normative data for the Halstead-Reitan neuropsychological tests stratified by age and sex. *Journal of Clinical Psychology, 43,* 346-367.

Youngjohn, J.R., Burrows, L., & Erdal, K. (1995). Brain damage or compensation neurosis? The controversial post-concussion syndrome. *Clinical Neuropsychologist, 9,* 112-123.

視覚性無視
VISUAL NEGLECT

訳　三山吉夫

他のテスト名

Bellテストとして知られている。

目的

視覚的な片側の注意欠損や半側無視はだいたい反対側の病変によって起こるので，それを検出する。

原典

様々な検査法が紹介されてきた。水平に引いた線の中央点を示す線の分割法は最も簡単な方法で，特別な用具も不要である。Life Science Associates, 1 Fenimore Road, Bayport, NY 11705からコンピュータ版があり40米ドルで入手できる。また同じ所から別のコンピュータのプログラムが出されており，形の位置が変わる「違った形のものを探すテスト」がある。Cohenら(1995)は，コンピュータ画面の左右の周辺や中央に色づけした円を用いた。時計などの読み，積木構成，書字，左-

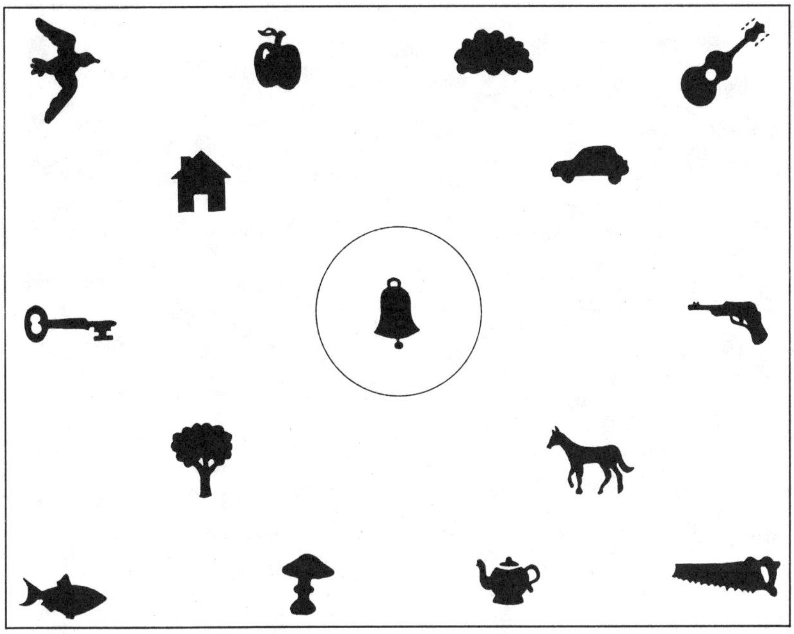

図12-6. Bell テスト用の例題。ベルの絵とまぎらわしい絵になれさせる。Gauthier ら (1989)。

右見当識などが有用な鍵となる。視覚探索注意テスト (VSAT) や Raven 進行マトリックスは，視覚性無視の検査に役立つ。Albert (1973) は患者に応じてランダムに配置された40行の短いラインの配列を用いている。Villardita ら (1983) は，ランダムに配置されたラインを90近くに増やした。(d2テストを含む) 文字消去テストは次のように用いられている (Diller & Weinberg, 1977)。1987年に Caplan は意図的な段落読解法を提唱している。Wilson らによって1987年に提唱されたテストは線分割の下位検査と文字消去テスト，星消去テスト，図形模写，具象図画，文章読解，そして文字のコピーを組合せている。われわれは Bell テスト (Gauthier et al., 1989) を用いている。

概　要

Bell テスト (Gauthier et al., 1989) は，21.5×28 cm の1枚の紙に35の誤った選択肢を含む絵 (鳥，鍵，リンゴ，きのこ，車等) と7本の線と5つの目標となる絵 (鐘) が描かれている。目標とする絵はそのページのどの7個の欄の中にも均等にみられるように配列されている。どの欄の中にも常に多くの誤った選択肢を含む絵が含まれている。このテストは，Bell のかわりに文字を使用するアリゾナ痴呆コミュニケーション障害バッテリー (The Arizona Battery for Communication Disorders of Dementia ; ABCD) の方法に類似している。

実　施

被検者はテーブルを距てて検査者の前に座る。被検者はその真ん中に置いた目標とするものとともに誤った選択肢を含む練習用の絵を見せられる (図12-6)。検査者の指した対象の名称を述べる。もし言語的な問題でその対象の名前を言えないときは，検査者はその対象物を正しく答えているかを確認するためにその対象物を指摘させることにする。そのとき，検査者はこのテストコピー (図12-7) を見せる。そして次のような指示を与える『あなたがすることは，鉛筆でこの紙の中で

580 視覚，視覚運動，および聴覚テスト

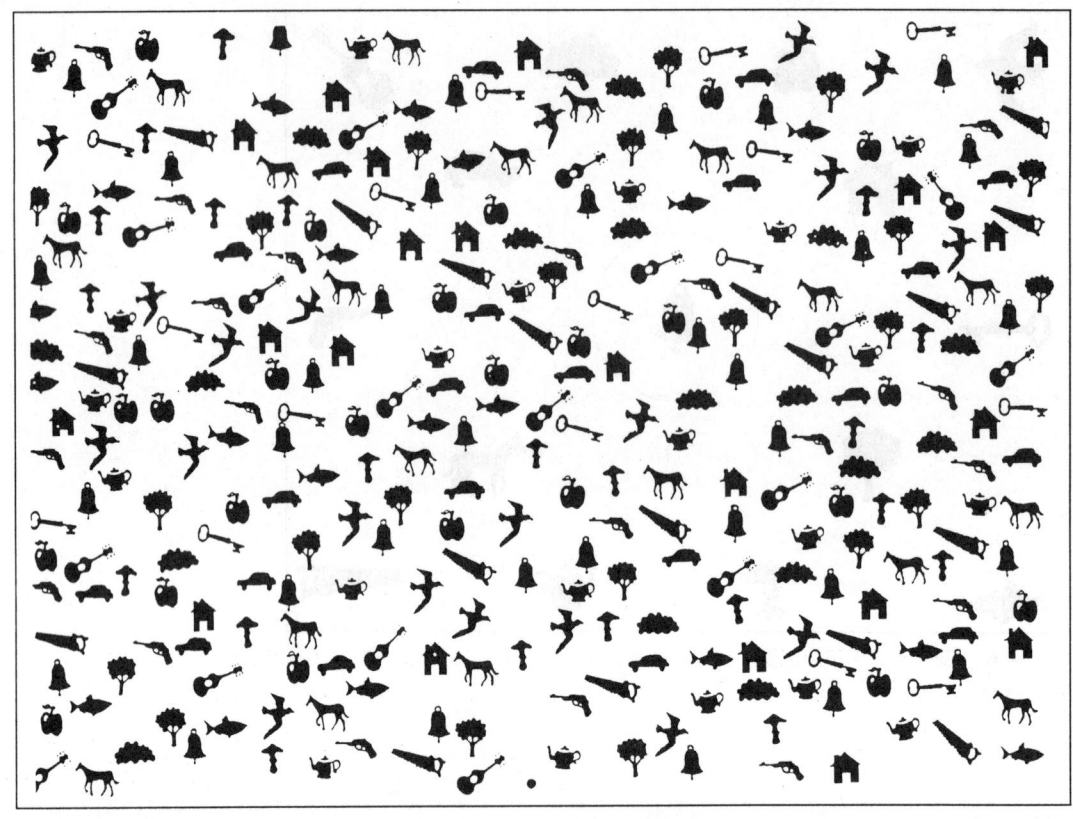

図12-7. 視覚性無視検討のための Bell テスト。Gauthier ら (1989)。

見つけた *Bell* を○で囲むことです。私が"始め"と言ったら開始し，用紙の中のすべての *Bell* を○で囲んでやめてください (Gauthier et al.,1989年の p.49-50 からの引用)』。

すべての Bell を囲んでしまう前に患者が自分で中止した場合，残りを続けるように指示する。『すべての *Bell* を囲みましたか。再確認してください』と言った後，検査者はすべての Bell が囲まれていることを確かめる。

テスト用紙は被検者の目の前の中央に置き，テスト用紙が右や左に偏らないように注意する必要がある。

およその実施時間

約 1～5 分。

採点方法

図 12-8 は被検者の視野から離しておく。また同じような位置にある別の絵に丸をつけて同様に被検者が○で囲んだ数を継続して記録しておく。テストの後，これらのことを終了させておくことは患者の成績を分析するために必要となる。この得点は正確に○で囲んだ円の数とテストを終了するのにかかった時間で表わされる。

Gauthier ら (1989) は，視野の右または左の間違いをも得点するように勧めている。テストはその全体を 7 つの部分（3 つが左，1 つが中央，3 つが右）に分けてある（図 12-8）。

考 察

視覚性無視，片側の注意欠損は視覚識別のより

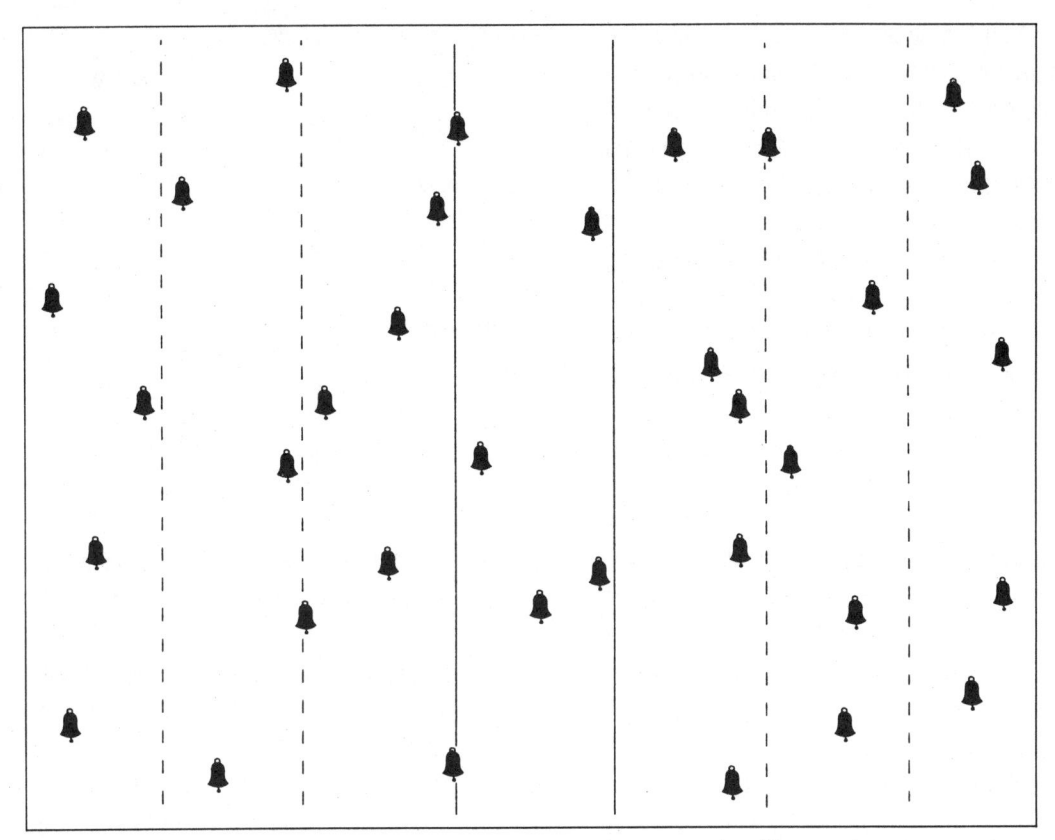

図12-8. Bell テストの採点用紙。中央の欄のベルと左の欄が3つと右の欄が3つある。
出典：Gauthier ら (1989)。

高度な障害とみられる（反対側の刺激と競合することによって）。Halligan と Robertson (1992) は別の関係のない現象である，と指摘している。視覚性無視に関する近年の研究についての詳細なシンポジウムでの議論が Cermak (1996) によって紹介されている。

Bell テストの信頼性は報告されていない。他に存在するテストとの正当性を検討するために Vanier ら (1990) は，このテストと Albert の線交差法とを比べて，視覚性無視を伴った脳血管障害での高い検出率を確かめている。他の研究 (Wilson et al., 1987) では異なった視覚性無視の計測法を用いると，その結果が違ってくることを示している。線を交差させる方法の代わりに注意をそらす課題の使用により（「背景のノイズなど」），軽症〜中等症の視覚性無視をたやすく検出できる (Marsh & Kersel, 1993; Weintraub & Mesulam, 1985)。それは患者が水平または垂直方向に一定の探索行為をすることで検出が可能となる。脳血管障害後の90日間，視覚性無視の評価による改善の経過は，日常生活の活動性評価と同様に機能的な改善と密接に関連している (Marsh & Kersel, 1993)。

Gauthier ら (1985) による結果では，右半球に病変（パーキンソン病）がある患者は視覚性無視が起こりやすいとされる。このことはこれまでの別のテストでも示されている (Battersby et al., 1956; Costa et al., 1969; Friedland & Weinstein, 1977; Gainotti et al., 1972)。Heilman と Valenstein (1972) は，「皮質辺縁系−網様体系」の障害で注意喚起反応の障害が起こり，その結果として両後頭葉障害による片側無視がみられる，と説明し

ている。Bellの絵を探すとき，言葉に支障がある左半球損傷患者での影響はCaplan(1985)による研究で問題なしとされている。Caplanは言語障害がある視覚性無視の被検者に，非言語性と言語性の消去課題で類似の成績を見出している。視野欠損や半盲の人は，時に視覚性無視の症状を呈しているようにみえる。視野欠損の人は適切な検査法で代行することができる (Rosenberger, 1974)。アルツハイマー病の患者は注視が不完全なためにページの真ん中を間違えがちである (Geldmacher et al., 1995)。

大脳の右半球に病変がある患者は病変とは反対側から始める傾向がある (Friedman, 1992; Gainotti et al., 1990)。このようなごく簡単な観察で発症初期はかなり（約83％）に視覚性無視を予見できる。発症から数カ月たつと適切な方法で調べないと，予見できる確率は低い。大脳右半球に病変がある患者は，左右交差するが中央線よりも左に偏って分割される (Chatterjee, 1995)。さらに左半球を刺激すればもっとゆっくり反応することがわかった(Ladavas et al., 1994)。Samelsonら (1996) は，右半球の脳血管障害後の視覚性無視が83％にみられ，そして不注意行動テストでは，視覚性無視が認められない症例の約98％の患者に異常が認められた，と報告した。6～7カ月追跡した患者では，50％に視覚性無視が持続していた。その一方で視覚性無視を伴っていなかった患者の不注意行動テストでは，相変わらず98％に異常が続いていた（1つだけの方法では信頼性はもっと低くなる）。

Kixmillerら(1995)は，視覚性無視は単一の状態ではなく，病変の部位によっては視覚と触覚の無視は区別されるものであるとしている。彼らは，コルクボードにつけたピンを目隠しして触覚性無視を検出するテストをした。Beschinら (1996) は，右大脳半球に病変をもった患者4人について，2人は左の，他の2人には右の触覚性無視がみられたと報告している。

標準データ

回復段階の異なる時期でのテストの成績を比べ

表12-17．無視したベルの数

	対照 ($n=20$)	脳損傷 右側 ($n=19$)	脳損傷 左側 ($n=20$)
左側での無視			
0	11	1	10
1-3	9	8	8
4-35	0	10	2
右側での無視			
0	11	5	10
1-3	9	13	7
4-35	0	1	3

出典：Gauthierら (1989)。

ることも重要であるが，視覚性無視の評価は別にしてテストに要する全体の時間が重要である。神経学的所見のない老人病院の対照例（平均年齢：71歳）と右または左半球に脳血管障害を有する患者（平均年齢：68歳）のBellテストで左側で3個，右側で3個無視した誤りについて表12-17に示した。若年対照 (18～28歳) では，水平および垂直のいずれにおいても統合されたパターンを示しており左右いずれにおいても2個以上の誤りはみられなかった。50～81歳の健常対照者では，3個以上の無視はみられなかったが脳血管障害を有する患者では，描出パターンが崩れ誤りの数も多くなる。線分割や同様の課題は健常の右利きや左利きのいずれも左に偏りやすいことは注目すべきことである (Luh et al., 1995)。Fujiiら (1995) もこの所見を確認しているが，老人 (61～82歳) では，右側に偏りやすいことが示された。同様の「偽性無視」の存在は，Bellテストではまだ検討されていない。

Gauthierら (1989) この課題での性差はないと報告している。

文献

Albert, M.C. (1973). A simple test of visual neglect. *Neurology, 23,* 558-664.
Battersby, W.S., Bender, M.B., & Pollack, M. (1956). Unilateral spatial agnosia (inattention) in patients with cerebral lesions. *Brain,*

79, 68-93.
Beschin, N., Cazzani, M., Cubelli, R., et al. (1996). Ignoring left and far : An investigation of tactile neglect. *Neuropsychologia, 34,* 41-49.
Caplan, B. (1985). Stimulus effects in unilateral neglect? *Cortex, 21,* 69-80.
Caplan, B. (1987). Assessment of unilateral neglect : A new reading test. *Journal of Clinical and Experimental Neuropsychology, 9,* 359-364.
Cermak, L.S. (1996). Varieties of neglect. *Journal of the International Neuropsychological Society, 2,* 403.
Chatterjee, A. (1995). Cross-over, completion, and confabulation in unilateral spatial neglect. *Brain, 118,* 455-465.
Cohen, A., Ivry, R.B., Rafal, R.D., & Kohn, C. (1995). Activating response codes by stimuli in the neglected visual field. *Neuropsychology, 9,* 165-173.
Costa, L.D., Vaughan, H.G., Horwitz, M., & Ritter, W. (1969). Patterns of behavior deficit associated with visual spatial neglect. *Cortex, 5,* 242-263.
Diller, L., & Weinberg, J. (1977). Hemi-inattention in rehabilitation : The evolution of a rational remediation program. In E.A. Weinstein & P. Friedland (Eds.), *Hemi-Inattention and Hemisphere Specialization. Advances in Neurology,* Vol.18. New York : Raven Press, pp.63-68.
Friedland, R.P., & Weinstein, E.A. (1977). Hemiinattention and hemisphere specialization : Introduction and historical review. In E.A. Weinstein & R.P. Friedland (Eds.), *Hemi-Inattention and Hemisphere Specialization. Advances in Neurology,* Vol. 18. New York : Raven Press. pp.1-31.
Friedman, P.J. (1992). The star cancellation test in acute stroke. *Clinical Rehabilitation, 6,* 23-30.
Fujii, T., Fukatsu, R., Yamadori, A., & Kimura, I. (1995). Effect of age on the line bisection test. *Journal of Clinical and Experimental Neuropsychology, 17,* 941-944.
Gainotti, G., Giustolisi, L., & Nocentini, U. (1990). Contralateral and ipsilateral disorders of visual attention in patients with unilateral brain damage. *Journal of Neurology, Neurosurgery, and Psychiatry, 53,* 422-426.
Gainotti, G., Messerli, P., & Tissot, R. (1972). Qualitative analysis of unilateral spatial neglect in relation to laterality of cerebral lesions. *Journal of Neurology, Neurosurgery, and Psychiatry, 35,* 545-550.
Gauthier, L., DeHaut, F., & Joanette, Y. (1989). The Bells Test : A quantitative and qualitative test for visual neglect. *International Journal of Clinical Neuropsychology, 11,* 49-54.
Gauthier, L., Gauthier, F., & Joanette, Y. (1985). Visual neglect in left, right and bilateral Parkinsonism. *Journal of Clinical and Experimental Neuropsychology, 7,* 145 (abstract).
Geldmacher, D.S., Doti, L., & Heilman, K.M. (1995). Letter cancellation performance in Alzheimer's disease. *Neuropsychiatry, Neuropsychology, and Behavioral Neurology, 8,* 259-263.
Halligan, P.W., & Robertson, I.H. (1992). The assessment of unilateral neglect. In J.R. Crawford, D.M. Partker, & W.W. McKinlay (Eds.), *A Handbook of Neuropsychological Assessment.* Hillsdale, NJ : Lawrence Erlbaum. pp.151-175.
Heilman, K.M., & Valenstein, E. (1972). Frontal lobe neglect in man. *Neurology, 22,* 600-664.
Kixmiller, J.S., Rogers, M., & Fischer, R.S. (1995). Lesion site and different manifestations of hemispatial neglect. *Archives of Clinical Neuropsychology, 10,* 351 (abstract).
Ladavas, E., Farne, M., Carbetti, M., & Zeloni, G. (1994). Neglect determined by the relative location of responses. *Brain, 117,* 705-714.
Luh, K.E. (1995). Line bisection and perception of asymmetries in normal subjects : What you see is not what you get. *Neuropsychology, 9,* 435-448.
Marsh, N.V., & Kersel, D.A. (1993). Screening tests for visual neglect following stroke. *Neuropsychological Rehabilitation, 3,* 245-257.
Rosenberger, P. (1974). Discriminative aspects of visual hemi-inattention. *Neurology, 24,* 17-23.
Samelson, H., Hjelmquist, E., Naver, H., & Blomstrand, C. (1996). Visuospatial neglect and an ipsilateral bias during the start of performance in conventional tests of neglect. *The Clinical Neuropsychologist, 10,* 15-24.
Vanier, M., Gauthier, L., & Lambert, J. (1990).

Evaluation of left visuospatial neglect: Norms and discrimination power of two tests. *Neuropsychology, 4,* 87-96.

Villardita, C., Smirni, P., & Zappala, G. (1983). Visual neglect in Parkinson's disease. *Archives of Neurology, 40,* 737-739.

Weintraub, S., & Mesulam, M.M. (1985). Mental state assessment of young and elderly adults in behavioral neurology. In M.M. Mesulam (Ed.), *Principles of Behavioral Neurology.* Contemporary Neurology Series, Vol.26. Philadelphia: F.A. Davis Co. pp.71-123.

Wilson, B., Cockburn, J., & Halligan, P. (1987). *Behavioural Inattention Test.* Fareham, England: Thames Valley Test Company.

13 触覚，触覚-視覚および触覚運動テスト

Tactile, Tactile-Visual, and Tactile-Motor Test

訳　林　要人

　触覚感度の測定は，通常行われる神経学的検査の一部であり，主にガーゼパッド，針，フォン・フレイ毛刺激等の接触により行われる。数少ない標準化された技術としてBender (1948) の二重刺激の研究以来進歩してきた計測刺激法，Benton (1959) の左右弁別および手指局在性の研究，Teuber (Semmes et al., 1960) の頭部外傷後の身体感覚の変化を含む貫通性頭部外傷後の体性感覚変化の研究，そしてCarmonとDyson (1967) の自動化と技術的に高度に洗練された刺激技術がある。

　標準化されたテストを用いる神経心理学的検査は臨床神経学的検査よりも正確さの点で優れている。主な興味は通常身体の二側面（通常手）間の違いにあるが，両側性の閾値上昇もまた重要である。この章では純粋触覚閾値測定（触覚計），二重刺激技術での触覚消去，2点弁別検査，および心理学的により複雑な手指局在機能や立体再認（触覚形態認知）さらに立体再認に加えて局在と記憶の両成分を含む触覚遂行テストについて記載した。私たちは，筆跡覚消失症（皮膚描記）とここで述べたものと重複する類似のテストについては省略した。

文　献

Bender, M.B., Wortis, S.B., & Cramer, J. (1948). Organic mental syndromes with phenomena of extinction and allesthesia. *Archives of Neurology and Psychiatry, 59,* 273-291.

Benton, A.L. (1959). *Right-Left Discrimination and Finger Localization.* New York: Hoeber.

Carmon, A., & Dyson, J.A. (1967). New instrumentation for research on tactile sensitivity and discrimination. *Cortex, 3,* 406-418.

Semmes, J., Weinstein, S., Ghent, L., & Teuber, H.L. (1960). *Somatosensory Changes after Penetrating Brain Wounds in Man.* Cambridge, MA: Harvard University Press.

触覚計
AESTHESIOMETER

訳　林　要人

他のテスト名

このテストは他に圧覚計検査とも呼ばれる。

目　的

このテストの目的は触覚閾値を測定することである。

原　典

Semmes-WeinsteinモノフィラメントはLafayette Instrument Company, P.O. Box 5729, Lafayette, IN 47903-5729 に注文し295米ドルにて入手できる。

概　要

このテストは3.8cmの長さに統一された20本のナイロンフィラメントを用いるが、厚さは変えてある。また、そのいずれも13cmのプラスチックの棒ホルダーの端に付けられている。その試料には、Semmes, Weinstein, Ghent, Teuber (1960) が記載した圧重量ラベルが棒ホルダーについているが最低限の説明書しかない。しかしその値は施行時における圧の最小値を示す。重量ラベルは、意味のない対数目盛りになっているので、私たちは採点用紙にはグラム圧力に直して使用している（図13-1）。

実　施

触覚閾値は体のどの部位でテストしてもよいのだが、私たちは通常毛の生えている部分や胼胝を避けて両手の第3指の爪床で施行することにしている。刺激としては、ゆっくりとフィラメントが45°傾く程度に十分圧力を加え、被検者から見えない様にして（カバーボックスの下で行うとよい）その位置で約1秒間保つ。被検者には刺激を感じたときは「触れた」などの言葉で知らせるようにいう。刺激を感じないときを0点と記録する。もし被検者の反応が遅いだけの場合は、刺激を感じたらすぐに返答するようにくり返し忠告し、必要ならば刺激をくり返す。

刺激は利き手にフィラメント.004から始め3回連続して触覚が得られるまで1ステップずつ上げていく。下げるときにはその次に低いフィラメント（つまり上行閾値の下の第2番目）から始め、2回の連続して0点が得られるところまで1ステップずつ下げていく。

年少の小児はしばしば、フィラメントを恐れるが、それは針を刺されるのではないかとか、刺激が痛みを伴うのではないかと思うからである。それゆえ全ての被検者に対してこの検査は決して痛みを伴わないこと、被検者と検査者あるいは両者の前腕で試して安全であることを確かめさせることが必要であろう。刺激はゆっくり加えること。そうでないと、速度成分がフィラメント抵抗に加わって、誤った低い閾値となるからである。

年少の小児で行うときには、刺激する場所を正確に、末端関節と爪床の間の一般的な場所に限るとよい。刺激を与えるときの検査者の発言は避けるべきである。被検者には眼をそらしたりもしくは目を閉じるように指示してもよい。

要はなるべく安定した測定を行うことであり、必要ならばくり返し刺激してもかまわない。

およその実施時間

両手で5〜10分間を要する。

```
                        触覚計
                      採点用紙見本
名前：              日付：        年齢：     検査者：
右手                                  左手
第3指爪床                              第3指爪床
上行，下行          grams/pressure    上行，下行
                        447.0
                        281.5
                        127.0
                         75.0
                         29.0
                         15.0
                         11.7
                          8.65
                          5.50
                          3.63
                          2.06
                          1.49
                          1.19
                           .70
                           .41
                           .17
                           .07
                           .03
                           .02
                           .004
                        計測閾値
                        手闘値
                         平均
                        中央値
                          SD
```

図13-1．触覚計採点用紙見本

採点方法

それぞれの手の閾値測定は，最初の上行触覚反応値と最後の下降触覚反応値の平均をとる。

もし被検者がより大きい圧での0反応に続いてその次に低い値で反応するならばその施行はくり返し行うほうがよい。最低得点は2つの連続した値の最も低いものの平均をとるべきであろう。

考 察

信頼性に関するデータはない。このやや高価な道具は通常使用するには不向きかもしれない。注意して取り扱うべきである。市販されているさまざまな「フォン・フレイ毛」刺激でも同様の結果は得られるかもしれないが，私たちはこの検査が最も正確で信頼がおけるものと考えている。このテストの主な意義は通常一側性の閾値上昇が見つけられることである。両手間によって3つもしくはそれ以上のステップの差が生じることは病理学的に閾値が上昇している可能性を示すものである。より大きな差の存在は病理性の正確で信頼のおける指標となる。中枢性の病変が推理される以前に末梢の病変が検査されるべきである。神経学的検査における標準的な触覚閾値検査において否定的な結果がでるような場合でもこのテストは驚く程感度がよい。

しかしながら，わずかな差は閾値の上昇と考えるより片側の無視によるものと思われる。無視に対する特別なテストがある（触覚消去の項参照）。被検者によっては他の注意問題が干渉している場合もある。

標準データ

Semmesら（1960）は頭部外傷患者についての

表13-1. 成人の年齢により補正した標準データ

年齢	n	右手	(SD)	左手	(SD)
男					
20-29	24	0.34	(0.25)	0.30	(0.21)
30-49	18	0.42	(0.25)	0.43	(0.22)
50-59	24	0.57	(0.34)	0.42	(0.30)
60-69	25	0.66	(0.39)	0.50	(0.43)
70-84	18	0.86	(0.46)	0.80	(0.53)
女					
20-29	26	0.25	(0.20)	0.24	(0.17)
30-49	20	0.44	(0.33)	0.45	(0.50)
50-59	24	0.52	(0.37)	0.45	(0.30)
60-69	23	0.59	(0.39)	0.46	(0.38)
70-84	25	0.66	(0.45)	0.65	(0.40)

出典：SpreenとStrauss (1990)。

データを報告した。Weinsteinの体の異なる部位における触覚感度についての研究(1962, 1968)は、Weberの古典的研究(1835)を追跡調査したもので左手の感度のよいことと女性ではそれぞれの指の3つの指骨がよい感度を示すことが認められた。私たちの研究室(表13-1)での健康な成人において行った研究では両手間によるわずかな差が確認され、加齢による閾値の上昇が示された。加えて女性は男性よりも閾値が有意に低いことがわかった。

圧力を増していく9つの刺激道具を用いるフォン・フレイ毛刺激検査により、Russell (1980)は40名の健常者と158名の脳損傷被検者のほとんどは、最初の3つの刺激で得点した。脳損傷被検者においては4つ目の刺激で得点した人がわずかに少なく、最後の5つの刺激で得点した脳損傷者の割合はごくわずかであったと報告した。彼は、触覚感度は「あるかないか」の機能であるとした。

表13-2. 触覚計：6～12歳児の標準データ

年齢	n	平均	SD	中央値	範囲
6	12	.5	0.6	0.4	0.03-2.1
7	50	.3	0.3	0.2	0.03-1.2
8	41	.2	0.2	0.2	0.02-0.7
9	38	.2	0.1	0.2	0.004-0.7
10	36	.2	0.2	0.2	0.004-0.7
11	38	.2	0.2	0.2	0.02-0.7
12	36	.2	0.2	0.2	0.02-0.7

注：右手と左手、もしくは男女間での有意差は認めなかった。出典：SpreenとGaddes (1969)。

しかしながら、9つの刺激に対するそれぞれの閾値圧もしくは実際の圧力は報告されていなかった。大脳に障害のある患者における「あるかないか」の効果については正しいかもしれないが、刺激間でのより小さな圧差でもこの研究で使用した検査道具では気づかれなかったようなわずかな差としてとらえられたかもしれない。

私たちの研究室で検討した小児の標準値を表13-2にあげる(Spreen & Gaddes, 1969)。表からわかるように、8歳になるとかなり安定したレベルに達し、30歳までその値は保持される。

文献

Russell, E.W. (1980). Tactile sensation—An all-or-none effect of cerebral damage. *Journal of Clinical Psychology, 36,* 858-864.

Semmes, J., Weinstein, S., Ghent, L., & Teuber, H.L. (1960). *Somatosensory Changes after Penetrating Head Wounds in Man.* Cambridge, MA: Harvard University Press.

Spreen, O., & Gaddes, W.H. (1969). Developmental norms for 15 neuropsychological tests age 6 to 15. *Cortex, 5,* 171-191.

Weber, E.H. (1835). Über den Tastsinn. *Archiv für die gesamte Anatomie, Physiologie und Wissenschaftliche Medizin, 152.*

Weinstein, S. (1962). Tactile sensitivity of the phalanges. *Perceptual and Motor Skills,* 14, 351-354.

Weinstein, S. (1968). Intensive and extensive aspects of tactile sensitivity as a function of body part, sex, and laterality. In D.R. Kenchalo (Ed.), *The Skin Senses. Proceedings of the First International Symposium on the Skin Senses.* Springfield, IL: C.C. Thomas.

手指局在
FINGER LOCALIZATION

訳　林　要人

目 的

このテストの目的は手指の識別，命名，局在を示すことである。

原 典

このテストは Benton, Hamsher, Varney と Spreen (1994) の *Contributions to Neuropsychological Assessment.* Oxford University Press, 200 Madison Ave. New York, NY 10016. に含まれている。そのマニュアル（11 の他のテストも含む）は 23.95 米ドルである。手指局在についての検査道具は 19.95 米ドルで購入できる。

概 要

このテストは Benton の著書 (1959) に基づき 5 部，80 項目から成り立っている。

1. 被検者自身の手指をその名称により識別する。
2. 検査者の手指をその名称により識別する。
3. 検査者に触れられた手指を名称でいうか手のチャート上でそれを示すかもしくは触れられた手指をチャート上の番号で示す。
4. 手はカーテンテーブルスクリーンの下に隠し検査者に触れられた指を識別する。
5. 手は隠しておいて同時に触れられた 2 本の指を識別する。

最後の 3 つの項のみが Benton ら (1994) の原著では用いられている。手指の命名を含む最初の 2 つのセットは私たちの研究室では特に小児の場合の検査への導入材料として使用している。残りの 3 つのパートは言語を用いることなしに施行できるものである。

手指認知に関する他の版はボストン失語症診断検査の頭頂葉バッテリー部分に含まれており，この巻の他の場所で述べられている。同様のより短い検査が Reitan と Davison (1974) が Halstead-Reitan バッテリーの部分としてまた Goodglan と Kaplan が頭頂葉バッテリー（BDEA 参照）の部分として提示している。他の手指局在のテストも入手できるが，私たちがこのテストを好むのは軽度失語でも影響を受けず，十分な数の試験と広範な標準があるからである。

実 施

パート 1 および 2 のそれぞれの手に対しての 5 つの試験は導入部分として行われる。テストそれ自体はパート 3，4，5 について，それぞれの手で行う 10 の試験からなる。

およその実施時間

このテストには正確に 10 分を要する。

採点方法

左手に対する 30 項目と右手に対する 30 項目に

表13-3. 手指局在：6～13歳児の標準データ

年齢	健常小児				高IQ小児			
	n	右	左	合計	n	右	左	合計
6	12	21	21	42	21	25	25	50
7	50	24	24	48	24	25	25	50
8	41	25	25	50	20	28	28	56
9	38	26	26	52	21	28	28	56
10	36	27	27	54	24	28	28	56
11	38	27	27	54	20	28	28	56
12	36	28	28	56	22	28	28	56
13	52	28	28	56				

注：標準は6歳児の3.0から13歳児の1.7へと変化する。

ついて正解，不正解で採点する（原典参照）。最高得点はそれぞれの手で30点であり合計して最高60点となる。

考察

手指失認が注目されるようになったのはGerstmann(1924)とHead(1920)の研究以降である。それは大脳のどちら側の障害でも起こり得る（Benton & Sivan, 1993）。一側の手指失認は明らかに片側の大脳の障害を示しているが，通常は感覚もしくは運動障害をも伴っている。一方両手指の失認は全般的な精神障害と失語を有する患者にしばしば現れる。しかし，これは決して常に現れるわけではない。

信頼性についてのデータはない。手指の器用さ（叩く，クリップを箱に入れる）に対する併存的妥当性は低い（.26と.21, Benton, 1959）。

手指の局在は6歳までに着実にそして急速に発達し，12歳になるまで発達し続ける。年齢相応のレベルに達しないのは発達遅滞と関係があり，それによって生じる読み能力の障害となって現れるが（Badian et al., 1990），左右の手指の能力差は伴わない（Zung, 1986）。Hutchinson(1983)は手指局在と話されたものと印刷された文字を一致させることの間に有意の相関があること，また黙読することと文章を再度話させることの間について有意な相関を発見した。失語症の小児は，普通に話すことのできる小児よりこの課題は明らかに困難であった。

標準データ

Bentonら(1994)は65歳までの健常成人104名の教育歴との関係を詳細な標準で示した（誤りは非常にまれであった）。そして小児については3～12歳（大人のレベルに達する）における詳細な標準そして左右の手指の能力についての詳細な標準を示した。通常両手間の差は1もしくは2点を超えるものではない（原典参照）。小児における私たちの標準（表13-3）はWake（未発表；原典参照）が発表したものと非常によく一致するがIQの普通の小児も高い小児もBentonらの値よりは高くなっている。

文献

Badian, N.A., McAnulty, G.B., Duffy, F.H., & Als, H. (1990). Prediction of dyslexia in kindergarten boys. *Annals of Dyslexia, 40,* 152-169.

Benton, A.L. (1959). *Right-Left Discrimination and Finger Localization. Development and Pathology.* New York: Hoeber/Harper.

Benton, A.L., Hamsher, K.deS., Varney, N.R., & Spreen, O. (1994). *Contributions to Neuropsychological Assessment* (2nd ed). New York: Oxford University Press.

Benton, A.L., & Sivan, A.B. (1993). Body schema disturbances: Finger agnosia and right-left disorientation. In K.M. Heilman & E. Valenstein (Eds.), *Clinical Neuropsychology* (3rd ed.). New York: Oxford Uni-

versity Press.
Gerstmann, J. (1924). Fingeragnosie : eine umschriebene Störung der Orientierung am eigenen Körper. *Wiener klinische Wochenschrift, 37,* 1010-1012.
Head, H. (1920). *Studies in Neurology.* London : Oxford University Press.
Hutchinson, B.P. (1983). Finger localization and reading ability in three groups of children ages three through twelve. *Brain and Language, 20,* 143-154.
Reitan, R.M., & Davison, L.A. (1974). *Clinical Neuropsychology : Current Status and Applications.* New York : Winston/Wiley.
Zung, B.J. (1986). Cognitive-academic correlates of finger localization in right-handed kindergarten girls. *Perceptual and Motor Skills, 62,* 227-234.

触覚消去
TACTILE EXTINCTION

訳　林　要人

他のテスト名

このテストはまた二重同時刺激検査として知られている。

目　的

このテストの目的はわずかな体性感覚欠損をとらえることである。

原　典

このテストは下記に示すように行うか，もしくはWestern Psychological Services, 12031 Wilshire Blvd., Los Angeles, CA 90025から55米ドルにて商品化されている標準化版(Centofani & Smith, 1979)に従って実施される。

概　要

二重触覚刺激の消去(TE)は身体の2カ所に同時に与えられる2つの触覚刺激のうち1つもしくは両方の認知不能に関係する。第2の刺激は「消去された」もしくは気づかれなかった（片側の注意欠損）かである。TEは最初に1884年Loebにより記述され(Benton, 1956)，Oppenheim(1885)はその検査方法を記述した。Bender(1945, 1952, 1977)は「顔面-手テスト」を開発した。それはつまり身体の2つの部位（例えば，手と頬もしくは左右の手）を検査者の手指，外用の綿，ガーゼ，あるいはこれらと同様の柔らかく鈍い道具により同時に触れられた被検者にどんな刺激を受けたのか答えさせるという検査である。CentofaniとSmith(1979)は左右の手もしくは頬ないしはそのいずれかと，これらの身体部位のどれか1つだけの刺激とを混ぜてやる20の試験を発表している。この試験は誤りがあったときにはくり返して行ってもよい。Schwartzら(1979)は「質感消去テスト」を開発し，カーペット，金網，紙，アルミフォイル等の質感の異なるものを使用して被検者に刺激が同じかどうか尋ねるという試みを行った。

実　施

被検者は手のひらを下にして膝の上に置いて座り，互いの手に触れてはいけない。そして，目を閉じるように言われ，検査者にどこを触れられたのかについて言葉もしくは指し示すことにより答える。私たちは，触覚計刺激が（概要参照）TEに有用であることを発見した。なぜならばそれらは検査している身体部位の閾値をちょうど超えたところの圧レベルを与えるからである。異なる身体

部位での閾値はまったく異なることに注意しなくてはいけない。例えば，頬は手や足よりも敏感である(Hannay, 1986)。このために触覚計で閾値を測定した後，TE は閾値より上の刺激を用いることで改良されうる。しかしながら消去はたとえ健常者であっても一方もしくは両方の刺激が閾値をほんのわずかに超えていたとしても生じるだろう。したがって臨床の場では閾値上刺激は少なくとも閾値より3段目上に定めるべきである。

私たちは，3つの二重刺激試験を手と手（左と右），頬と頬，手と頬に単一の刺激を混ぜて行うことを勧めている。Centofani と Smith は「2か所同時に人さし指で軽く，鋭く叩く方法」はマニュアルにあるとおりに手もしくは頬に行うことを提案している。

およその実施時間

試験する回数にもよるがテスト時間は約5～10分間である。

採点方法

Centofani と Smith は左右の頬および手での消去の誤りの数，触知位置間違い数（刺激していない体の部位を示す）そして付加誤り数（1つしかしていないのに2つの刺激を示す）を数え，それを20の試験で合計している。同様の計算の仕方は他の著者らによっても用いられている。

考察

TE（触覚消去）はわずかな感覚欠損をはかるのには比較的大ざっぱな方法である。それは「無視」「allesthesia（感覚体側逆転）」（刺激知覚部位を反対側の身体部位と間違える）そして不注意症状群の一部(Friedland & Weinstein, 1977)として記述されてきたものである。Heilman (1979) は，これらの言葉を連続性のあるものと考えた。つまり無視，感覚体側逆転，消去は被検者が回復する過程での異なった段階に出現するが他の無視徴候が認められなくなった後でも消去は持続するのである。他の人達は，それを異なるものもしくは「無視」とはまったく違ったものとしてみなしている(Halligan & Robertson, 1992)。

信頼性についての情報はない。Centofani と Smith 版によるテストでは健常者が1つもしくは2つ以上の誤りを犯すのはまれなので3つもしくはそれ以上の誤りは閾値が上昇していることを示す。そしてそれは頭頂葉の一側もしくは両側の障害の可能性を反映している。Centofani と Smith (1979) は，両側の誤りは，障害が一側であっても，急性期にはしばしば認められ，そしてそのような両側の誤りは，回復の過程で認められなくなるとしている。彼らはまた，TE は，健常者の2.5％しか誤って分類することはないが，大脳障害のある172名の56％を正確に分類したと報告した。TE は，急性病変の患者の56％で低下を示した。誤りの13％のみが位置違いで4％が付加誤り数であった。Schwartz ら(1979)は質感消去テストを使って頭頂葉障害のある被検者を94％正しく分類したと報告した。Kolb と Whishaw (1995) は身体二次皮質（PE と PF 領域）特に右頭頂葉の障害を持つものでは触覚消去は最もよくみられると論じている。Heilman (1979) は無視症状群が生じるときの第一の原因として下頭頂葉（多感覚二次連合野として）の障害を特定した。しかしながら，背外側前頭部と帯状回の障害も，また新線条体と視床も含まれていることがある。この症状群は，右側の障害によってより頻繁に身体左側に生じてくる(Hecaen & Albert, 1978)。このためこのテストは，大脳の障害部位特定に寄与する可能性があり，また進行性の痴呆にも感受性を有している(Eastwood et al.,1983)とされる。

この技術は，視覚もしくは聴覚に応用されるし，嗅覚と味覚にさえも応用されている。例えば，視覚野に刺激を2カ所同時に与えることによって事実，ダイコティックリスニングと二分触覚技法(Witelson, 1974)は消去現象をもとにしている。クロス・モダリティに関する研究でも述べられてきている(Bender, 1977)。

標準データ

CentofaniとSmithは6つの年齢層群, 431名による結果に基づいた標準を示している。1つ以上の誤りは54歳以上の年齢群でのみ認められた。KahnとMiller(1978)によっても加齢とともにわずかに増えることが認められている。

文献

Bender, M.B. (1945). Extinction and precipitation of cutaneous sensations. *Archives of Neurology and Psychiatry, 54,* 1-9.

Bender, M. (1952). *Disorders of Perception.* Springfield, IL : C.C. Thomas.

Bender, M.B. (1977). Extinction and other patterns of sensory interaction. In E.A. Weinstein & R.P. Friedland (Eds.), *Advances in Neurology,* Vol.18, 197-110.

Benton, A.L. (1956). Jaques Loeb and the method of double stimulation. *Journal of the History of Medicine, 11,* 47-53.

Centofani, C.C., & Smith, A. (1979). *The Single and Double Simultaneous (Face-Hand) Stimulation Test (SDSS).* Los Angeles : Western Psychological Services.

Eastwood, M.R., Lautenschlaeger, E., & Corbin, S. (1983). A comparison of clinical methods for assessing dementia. *Journal of the American Geriatric Society, 31,* 342-347.

Friedland, R.P., & Weinstein, E.A. (1977). Hemiinattention and hemispheric specialization : Introduction and historical review. In E.A. Weinstein & R.P. Friedland (Eds.), *Advances in Neurology,* Vol.18, pp.1-31.

Halligan, P.W., & Robertson, I.H. (1992). The assessment of unilateral neglect. In J.R. Crawford, D.M. Parker, & W.W. McKinlay (Eds.), *A Handbook of Neuropsychological Assessment.* Hillsdale, NJ : Lawrence Erlbaum, pp.151-175.

Hannay, H.J. (1986). *Experimental Techniques in Human Neuropsychology.* New York : Oxford University Press.

Hecaen, H., & Albert, M.L. (1978). *Human Neuropsychology.* New York : Wiley.

Heilman, K.M. (1979). Neglect and related disorders. In K.M. Heilman & E. Valenstein (Eds.), *Clinical Neuropsychology.* New York : Oxford University Press, pp.268-307.

Kahn, R.L., & Miller, N.E. (1978). Assessment of altered brain function in the aged. In I. Storandt, I. Siegler, & M. Ellis (Eds.), *The Clinical Psychology of Aging.* New York : Plenum Press.

Kolb, B., & Whishaw, I. (1995). *Fundamentals of Human Neuropsychology* (3rd ed.). New York : W.H. Freeman.

Oppenheim, H. (1885). Über eine durch eine klinisch bisher nicht verwertete Untersuchungsmethode ermittelte Form der Sensibilitätsstörung bei einseitigen Erkrankungen des Grosshirns. *Neurologisches Zentralblatt, 23,* 529-533.

Schwartz, A.S., Marchok, P.L., Kreinich, C.J., & Flynn, R.E. (1979). The asymmetric lateralization of tactile extinction in patients with unilateral cerebral dysfunction. *Brain, 102,* 669-684.

Witelson, S.F. (1974). Hemispheric specialization for linguistic and nonlinguistic tactual perception using a dichotomous stimulation technique. *Cortex, 11,* 3-17.

触覚形態知覚
TACTILE FORM PERCEPTION

訳　林　要人

他のテスト名

このテスト名称は，立体認知テストとしても知られている。

目的

このテストは，触覚形態認知と空間的思考を計測するために用いられる。

原典

このテストは Benton ら(1994)に含まれている。12 のテストのマニュアルは，Oxford, University Press から 23.95 米ドルで購入できる。触覚形態知覚テストの用具は 135 米ドルである。

概要

このテストは細かいサンドペーパーで作った幾何学的図形がはりつけてある 10 枚のカードからなる 2 組の等価のセットを用いる。被検者は，カーテンのついたボックススクリーンの下で片手で一度に 1 枚触れ，箱の上に置いてある 12 色のインクで描かれた対応するカードの図柄から同じものを選択する。

実施

それぞれの手で 10 回の試験を施行する(原典参照)。

およその実施時間

検査には 10～15 分を要する。

採点方法

それぞれの項目ごとに正解，もしくは不正解を採点する(原典参照)。10 枚のカードのセットを片手ずつで行う。それぞれの手で 10 点が最高である。1 枚の追加カードは練習用に用いる。

考察

代替形式の信頼性は，両方の形式で行われたときと，ごくわずかな差しか示さなかったと報告されたが(Benton et al., 1994)，もう一方の形式の信頼性に関するデータはない。このテストは神経学的検査や神経心理学的検査に通常使われている普通の対象命名課題や対象マッチング課題などよりも要求度は高い。なぜなら，(1)刺激は抽象的であり，(2)名前を言うことは要求されない，(3)触覚による空間探索的な面が課題に加わるからである。それは，両手で 4 つのもの (×, ○, △, □) を見分ける Halstead の 3 次元触覚形態認知検査よりも厳しい認知テストである。

被検者の探索行動を注意深く観察することが必要である。なぜなら，探索の失敗は誤った結果となるからである。このテストは，普通は軽い感覚消去や，運動障害のある被検者には用いられない。

片側性大脳障害のある被検者は反対側の欠陥を示すことが多い。このテストの著者は，左側障害の被検者でも障害を示すことがあるけれども(Benton, 1994)，右大脳半球の障害(両側の障害を伴う)に高い感受性があると報告している。そして，両側に障害のある被検者の能力はきわめて低下していることが示されている。

表13-4. 触覚形態知覚：小児に対する標準

年齢	正確数			10枚のカードに要した時間(秒)		
	n	平均	SD	n	平均	SD
8	37	8.1	1.3	16	124.1	34.8
9	86	8.1	1.3	40	119.7	41.4
10	90	8.3	1.3	44	108.8	40.6
11	61	8.6	1.2	18	83.5	32.5
12	48	9.3	0.9			
13	38	9.3	1.0			
14	44	9.5	0.9			
15	7	9.8	0.6			

出典：Spreen と Gaddes (1969)。

標準データ

原典には成人，高齢者，小児および脳損傷患者のさまざまな遂行パターンについて詳細な標準が示されている。12歳以下の小児の能力レベルはいろいろと異なる傾向があり，特に非利き手においては顕著である。完璧に近い能力の成人レベル（1つ程度の誤りしかない）には普通14歳までに到達することが Spreen と Gaddes (1969) により（表13-4）示された。利き手と非利き手の間の差と少年と少女の間の差はこの研究では最小であった。標準的な施行状況下では時間は採点要素に加えていない。（この試験は30秒後に促して45秒後までに被検者が反応しなければ中止する），私たちの表では8〜11歳の間で遂行速度が急速に上昇することを示している。

文献

Benton, A.L. (1994). Neuropsychological assessment. *Annual Review of Psychology, 45,* 1-23.

Benton, A.L., Sivan, A.B., Hamsher, K. de S., Varney, N.R., & Spreen, O. (1994). *Contributions to Neuropsychological Assessment.* New York : Oxford University Press.

Spreen, O., & Gaddes, W.H. (1969). Developmental norms for 15 neuropsychological tests age 6 to 15. *Cortex, 5,* 171-191.

触覚遂行テスト（TPT）
TACTUAL PERFORMANCE TEST (TPT)

訳　林　要人

他のテスト名

このテストは形態板テストとか Seguin-Goddard 形態板テストともいわれる。

目的

このテストの目的は触覚形態再認，つまり形と空間位置の記憶および精神運動問題解決能力について評価することである。

原典

検査用具は Reitan Neuropsychology Laboratory, 2920 S. Fourth Ave., Tucson, AZ 85713-4819（10もしくは6穴板，スタンド，10個のブロ

ック）から310米ドル，（6穴板無しでは）255米ドルで購入することができる。Lafayette Instrument Company, P.O. Box 5729, Lafayette, IN 47903-5729（10，6穴板とブロック）が75米ドル，また Psych Tec, Inc., 6211 9th N. E., Seattle, WA 98115 から（板2枚，ブロック，軽いプラスティック製のスタンドのセット）は295米ドルで，Technolab Industries, Ltd., 5757 Decelles. Ave., Montreal, PQ H 3 S 2 C 3（板2枚，ブロック，スタンドのセット）が432カナダドルで，Psychological Assessment Resources は（P. O. Box 998, Odessa, FL）ポータブル型の2種類の板と短いマニュアルを315米ドルで提供している。

概　要

このSeguin形態板の検査版はHalstead（1947）の実施方法に従って行われる。触覚記憶のテストとしては2回の試験からなるが，試験は利き手，非利き手，両手の順で行う。これらの検査が終了した後は板を隠し，被検者は目隠しをはずされ記憶からブロックの型と相互の位置関係を描くように言われる。これで3つの得点が得られる。すなわち(1)触覚試験に要した全時間，(2)正しく再構成したブロック数に対する記憶得点，(3)ブロックが正しい位置に描かれている数に対する得点である。2種類の異なる形態板があり10穴の形態板は15歳以上の被検者に，6穴の形態板はそれ以下の小児に用いる。形態板に加えて清潔でうまく合う目隠しとストップウォッチが必要である。点数表は，容易に作成することができる。この用具は頑丈なので買い換える必要はまずない。

実　施

8歳以下の被検者には十字形を上部左角におくようにして6ブロック形態板をスタンドに水平に載せる。9～14歳11カ月の被検者では十字形を上部右角にくるようにして6ブロック形態板をスタンドに垂直に載せる。15歳以上の被検者では10ブロック形態板はスタンドに垂直に載せ十字形を上部右角にくるようにしてくり返し行うには，板は上記と同様に同じ角度で真っ直ぐにセットし，しかし，板の長軸は水平でなく垂直にする。

反復実施では上と同じ角度で真っ直ぐ立てるが，板の長軸は水平に代わって垂直になる。指示とやり方は，まったく同様に行うが，被検者の描画得点に際しては板の表面を90度回転していることを覚えておかなければならない。

被検者はテーブルに対して真正面に近寄って座らされる。2つのガーゼパッドで目の上を覆い目隠しはその上にくくりつけられる。検査者は被検者の視覚能力について考慮し，特に弱い場合は重要である。検査者が被検者の視覚能力が低下し，見えないことが確かめられたならその板は破棄される。ブロックは板と被検者の間に任意の順序に置かれる。板の上で隣り合うブロックはテーブルの上で隣合わせに置いてはいけない。検査者によっては被検者に決められた順序に並べてあるブロックに被検者を導くのを好む人がいるが，一方私たちのやり方では被検者にブロックを適当に選ばせるようにしている。Chavez, Schwartz そして Brandon（1982）は，2つの提示方法ではこのテストの結果では違いはみられなかったことを示した。

被検者に好きなほうの手（利き手）を出すように指示する。被検者の手首をとり，テーブル上の板と個々のブロックの上で動かして次のような指示をする。「テーブル上のあなたの前にあるのは，板です。これはその大きさと形です。（被検者の手を板の縁に沿って動かす）板の表面にはさまざまな形と大きさの穴があいています。（被検者の手を板の表面上を横切らせる）そしてあなたの前のここにはいろいろな形と大きさのブロックがあります。（被検者の手をブロックのほうへ持っていき次に手を膝に載せる）あなたはブロックを板の上の穴にはめこまなければなりません。ブロックのそれぞれに合う穴が1つあり，それぞれの穴に合うブロックも1つしかありません。まずは，あなたに右手のみを使ってがんばってもらいます。（左手が利き手であればそちらを勧める）いつでも*準備ができたら始めてください。*」

被検者がまず板かブロックに触れたときにストップウォッチをスタートさせ，最後のブロックが置かれたら終了とする。それぞれの手について，

分，秒単位で記録する。正しく置けたら誉めること，また上手にできなければ励ますとよい。被検者の前のブロックが使い終わったら，他を押しやって手元に次のものを準備しておく。終了したら目隠しをはずさないようにして1，2分間リラックスするよう指示する。

10分後に正しく置けたブロックが7つ以下のときには試験は中止する。もし7つ以上置けた場合には試験は15分に延長されるが，課題が完成しそうもなければ中止する。

ブロックを再び任意に置いた後にこう言う。「さあ，もう一度このテストをしてください，しかし今度は左手だけを使ってください。(もし右手が非利き手の場合には「右手」の使用を勧める) いつでも準備ができたら始めてください。」この手に要する時間を記録する。

3回目にブロックを並べたらこう言う。「今度はこのテストを両手で行ってください。」終了したら2，3分間目隠しをしたままにさせておき，両手で要した時間を記録する。次に板を隠し，そして目隠しをはずすように言う。

被検者の前に白い紙と鉛筆を置いて次のように指示する。「さあこの紙の上に板の形の概略を描いてください。描くときには，ブロックは板の上にあったと思う同じところにその形を描いてください。あなたはその中で次の3つのことをしなければならないことに注意してください。それは板の形，ブロックの形，それから板の上での位置についてです。あなたの絵の最上部に必ずしるしを付けておいてください。時間制限はありません。」

およその実施時間

この検査は15〜50分を要する。

採点方法

このテストは3つの触覚配置試験にかかった全時間 (時間，右，左，両手) を計測すること，正しく描けたブロックの数 (記憶)，紙に正しい位置を描けたブロックの数 (配置) を数えて採点する。左右の手の能力の違いは採点用紙見本 (図13-2)

```
採点用紙見本
          触覚遂行テスト
試験    手          ○      時間
 1    利き手      右 左   ____
 2    非利き手    右 左   ____
 3    両手
          全時間    ____
          記憶      ____
          位置      ____
```

図13-2．触覚遂行テスト採点用紙見本

秒	得点
1-3	0.0
4-8	0.1
9-15	0.2
16-20	0.3
21-27	0.4
28-32	0.5
33-39	0.6
40-44	0.7
45-51	0.8
52-56	0.9
57-60	1.0

図13-3．TPT：秒を小数点分表示への変換表。

に示すように書き留めないといけない。全時間では，秒の部分を小数点表示に変換する (図13-3)。著者によっては，全時間 (Heaton et al., 1986, 1991) よりも1つのブロックに要する時間 (分) の使用を採用している。正しく再生されたブロックを数えるとき，かなり正確に描かれたものと被検者がブロックを正しく記憶しているものだけを数える。4もしくは5点の星は正しいものとして数える。位置得点は描かれている他のブロックや形態板との関係で正しい位置のものを数える。

被検者に適切な年齢について標準データ表を用いる前に素点に対して教育歴による補正 (図13-4) を行うべきである。

このテストで形の再生が困難な被検者に対しては，正しくその名を言えるならば点を与えることにする。しかしながら，被検者は形状を描くことに対して最善を尽くすよう促すべきである。描かれた絵の中で2つ同じように見えるものがあった

教育年数	利き手	非利き手	両手	全時間	記憶
1年	.30	.12	.55	−1.58	1
5年	.17	.05	.29	−.64	1
10年	.00	−.03	.03	−.08	0
12年	−.07	−.07	−.15	+.35	0
15年	−.17	−.12	−.35	+.80	−1
20年	−.34	−.20	−.67	+1.53	−1

図13−4. 触覚遂行テスト　教育年数による補正
出典：Alekoumbides ら（1987）

場合，検査者は被検者にそれらが同じ形なのかどうかを尋ねなければならない。例えば正方形と長方形はしばしば非常に似ているように描かれてしまうからである。もし被検者が1つを正方形，もう1つを長方形（長い正方形）と答えるならば，両方に対して点が与えられる。もし，2つの同じ形が描かれたならば，検査者はたとえそれが最も正しく描かれたものでなくても最も正しい位置に描かれたほうに点を与えなければならない。位置を評価するときには描かれた図の他の図形との関係だけでなく板に対する関係が考慮されるべきである。例えば，三角が板の最上部の近くに描かれ，バツと半円がその両脇に置かれていても，他の形が三角の上に描かれていたら三角を正しい位置に数えることはできない。

考 察

123名の若年成人について年齢と教育で補正した得点の奇数−偶数信頼度は単位時間（分）当たりのブロック数で.60〜.78，時間では.77〜.93，記憶については.64，位置に関しては.69と報告されている（Cauthen, 1978）。健常者と脳損傷患者を「混合したサンプル」についても同様の値が認められた（Charter et al., 1987）。判定者間の一致度は記憶と位置の得点のいずれに関しても低かったと報告されている（Lezak, 1995）。Schludermann と Schludermann（1983）は174名の被検者に2年後に行った再検査係数が時間については.76，位置では.55，記憶では.60で，3年後に同じ症例の86名に施行した結果はそれぞれ.91, .53, .72であったと報告した。Goldstein と Watson（1989）は4〜469週後に150名の神経精神学的患者に対して行った再検査信頼度は時間については.66〜.74，記憶については.46〜.73，位置については.32〜.69であった，またアルコール依存症と外傷，脳血管障害患者については同じ程度で，統合失調症の患者では係数は幾分低い値であったと報告した。ある論文で Thompson と Parsons（1985）は3週後の再検査では3つの点数全て改善していたとし，時間点では3分以上の上昇があったと記している。Dodrill（1987）は，全時間得点は5年後でも再検査で3分の改善がみられたとしている。学習障害，精神遅滞，脳損傷，情動障害，環境剥奪のために行われた248名の8歳児の再検査信頼度は2.6年後で時間については.29〜.40の間，位置については.48，記憶については.43であった（Brown et al, 1989）。

Klonoff と Low（1974），Clark と Klonoff（1988），Russell（1985）は成人に6ブロック形態板の使用を勧めている。実施時間を2/3（全時間の4〜5分）に短くすることができるというのである。Clark と Klonoff の冠血管バイパス術を受けたが神経学的障害のない79名の右利きの男性（年齢55.5歳）で調査したところ，術前から術後24カ月までで高い信頼度（内部整合性係数.80〜.63）が認められた。脳損傷患者の記憶と位置の得点では互いに.62の相関係数であった（Heilbronner et al., 1991）。Thompson と Parsons（1985）もまた記憶と位置の間の相互相関は.56〜.71，時間と記憶ないし位置では.26〜.72であった。

Bornstein（1990）は，TPTの3つ全ての得点は大多数の他のテストではわずかな負荷しかかかっていない因子に負荷がかかっていることを発見

した。Campbell ら (1989) はしかし，若い成人では，時間得点は１つの因子だけでなく他の時間依存得点にも負荷がかかっていることを発見した。例えば絵画完成，積木模様では記憶得点は数唱，符号，注意因子に負荷がかかっていたし，またSeashore リズム，線引き A では，位置得点は抽出された因子の３つ全てにかかっていることを発見した。著者はこのテストは性質上多因子的であると結論づけた。

Benton 視覚記銘テストと積木模様テストとの併存的妥当性は高かった(Clark & Klonoff, 1988)。ほとんどの Halstead-Reitan テストでの判別妥当性は従来最適なカットオフ得点を用いて健常者，「偽性神経疾患症例」（評価を要するが，神経学的な障害は見あたらない）および「脳損傷」サンプルの比較によって確立されてきた。このようなグループ間の有意差は多くの著者によりテストの全体を通して報告されてきた（例えば，O'Donnell, 1983; Reitan & Davison, 1974; Rojas & Bennett, 1995)。また，Bigler と Tucker (1981) は脳損傷者と無作為抽出被検者との間にも報告されている。Heaton, Grant, Matthews (1991) と Mutchnick ら (1991) は，時間と記憶ではうまく弁別ができたが，このテストの位置得点ではできなかったとしている。436 名の頭部外傷後１年経過した人と132 名の頭部以外の外傷を負った人を比較した大規模な研究では，Dikmen ら(1995) は時間についてはグループ間に大きな有意差を認めたが頭部外傷の程度によって得点の範囲が広くオーバーラップすることを認めた。Barnes と Lucas (1974) は 77 名の原因が多岐にわたる器質性疾患患者群と年齢と IQ 効果を統計的に調整した 39 名の「心因性」患者群の TPT による弁別の結果は良好であったとしている。しかし，Reitan バッテリーの他のテストは有効ではなかった（失語テストは別にして）。これらの課題についての精神病群の成績は良好であった。Heilbronner ら (1991) は，TPT の記憶得点と位置得点の両方でも，記憶得点から位置得点を差し引いた点でも，左右いずれかの大脳半球に障害のある人およびびまん性大脳障害のある人を，健康な対照と同様，弁別することができたとしている。Hom と Reitan (1982) は 50 名の外傷患者では脳血管障害や腫瘍性病変患者と比較してより高い得点を示したことを報告した。また左右大脳半球障害の患者では特に同側の能力の得点が優れていた。Alekoumbides ら (1987) は健常者の１分間当りのブロック数についての正確な分類確率を 73～79％の間と記述し，記憶得点では 81％。年齢，教育について補正したびまん性障害のある人（１分間当りのブロック数は 20～24％，記憶は 27％），コルサコフ症状群（それぞれ 34～40％，18％），限局性病変のある患者（それぞれ 31～38％，47％）と比較。そのような「正分類確率」は有意ではあるが，特に説得力のあるものではなく診断の解釈が求められるときには他のテストとの関連で注意して用いられなければならないとしている。Heilbronner と Parsons (1989) は４名の被検者の能力の詳細な解析を行い，被検者によって使用方法を特別に考える必要があり，TPT 遂行に求められるさまざまな能力の質的側面の調査は心理学者の義務であると述べている。そのような質的分析によって個人に応じての再訓練が可能になるかもしれないとしている。

またこのテストはてんかん患者で神経学的障害が明らかな患者，明らかでない患者についても感受性があるようだ (Klove & Matthews, 1974)。Dodrill (1987) は，てんかん患者の時間得点は年齢を一致させた健常対照群の２倍の時間がかかる一方，記憶と位置得点ではてんかん患者は 1.5 点低いだけであることを見いだした。

Dodrill と Clemmons (1984) は TPT はてんかんを持つ高校生の全般的な適応と自律生活の予測には有用であるが職業適応については予測できず，このような母集団で十分機能できる人とできない人との間に全ての得点で有意差は認めなかった。Halstead (1947) と Reitan (1964) はこのテストが特に前頭葉障害に対して感受性があるのは精神組織全体が必要とされるからであるが，頭頂葉障害の患者で低い能力を示すのは立体認知および触覚動作能力の減少によるもので特に障害部位の反対側の手の能力が低下しているからであるといっている (Teuber & Weinstein, 1954)。テスト結果，特に時間得点はアルコール依存症に感受性があるが (Fabian et al., 1981)，いろいろな状態や

表13-5. 年齢による触覚遂行テストの標準データ

		時間								
		利き手			非利き手			両手		
年齢	n	平均	SD	範囲	平均	SD	範囲	平均	SD	範囲
15-17	32	4.6	1.2	2.6-6.8	3.3	1.2	1.1-6.4	17	0.5	.8-3.3
18-23	74	5.1	2.2	1.9-13.5	3.5	1.6	1.1-10.8	2.1	1.3	.4-9.3
24-32	56	4.5	1.8	1.7-9.5	3.1	1.1	1.5-7.1	1.8	0.8	.5-4.6
33-40	18	4.9	1.7	1.9-9.0	3.7	1.0	2.2-5.9	2.3	0.8	1.4-4.4
41-50	10	5.6	1.5	4.0-9.0	4.2	1.6	2.4-8.1	3.0	2.1	1.4-5.5
51-60	19	7.1	3.1	4.0-9.0	5.3	2.8	2.0-8.0	3.4	2.0	1.4-6.0
61-76	125	9.1	4.1	4.0-12.1	7.4	1.4	3.0-8.5	6.0	3.6	1.6-8.0

注：位置と記憶の部分は，全ての被検者は15分以内に利き手，非利き手，両手で10個のブロックを置いた。
[a]SDsは，BakとGreen(1980)，そしてFromm-AuchとYeudall(1983)から外挿している。平均は5つの原典の結果を全て外挿して求めている。
出典：BakとGreene(1980)；Cauthen(1978)；Ernst(1987)；Fromm-AuchとYeudall(1983)；Heaton, GrantとMatthews(1986)；Moore, RichardsとHood(1984)。

誘発された抑うつ（Harris et al.,1981），学習障害の青年（O'Donnell, 1983）についてはあまり変化はみられない。しかしながら，Davisら（1989）は，TPTは10〜14歳の学習障害児と健常児の弁別では最も感受性の高い検査であることを発見した。Prigitano（1983）はまた，対照群と軽度の低酸素血症および慢性閉塞性肺疾患の患者の間では全てのテストに有意差を認めた，と報告した。Boivonら（1995）はザイールの田舎から抽出した195名の5〜12歳の小児はアメリカとカナダの対照群よりも有意に下回ったという結果を報告した。これは文化間の差というよりも栄養状態に恵まれているかどうかの表れであって，このテストは栄養不足による影響に対して感受性があるのだろう。

Goebel（1983）は「偽装脳障害」の念入りな調査で偽装を指示された30代前半の102名はこのテストの全部分で真の脳損傷患者よりも健常者にずっと近い得点が得られることを見いだした。彼らは明らかに脳損傷患者にとっての課題の困難さを過小評価していた。

結局，Lezak（1995）は何人かの被検者が10分間かそれ以上の間目隠しをされたままでかなりの不愉快を経験していたことを指摘している。彼女の意見ではこのテストは「時間と労力の無駄だ」という。なぜなら得られる情報は「曖昧でそしてしばしば過剰」であるからだとしている。私たちのこのテストによる経験はより肯定的なものであった。それは特に目隠しゲームを楽しめる小児に行う場合であり，このテストできわめて多くの調査を行えると考えるからである。

標準データ

多くの著者がTPTについての成人用，健康な高齢者，いろいろな種類の脳損傷症例群の標準データを出版し貢献している。ReitanとWolfson（1985）が発表したウェイン州標準は，Klove（1974）によるアメリカ人とノルウエー人の対照被検者用のものと非常によく似ている。そして，Dodrill（1978，1987）の注意深く選んだ代表的な正常サンプルについてのものとも似ている。年齢効果は，高齢サンプルについての標準（47歳，全時間18.29分，位置2.62，記憶6.28，Alekoumbides et al.,1987）と若いサンプルについての標準を比較すると（28歳，全時間13.65分，位置4.97，記憶7.86，Dodrill, 1987）非常に際立っている。高齢者についての標準はCripeとDodrill（1988），Ernst（1987）そして，PrigitanoとParsons（1976）により確かめられている。

ここ20年間の標準データを示した69の研究のメタ分析で，Bengtsonら（1996）はTPTの点数はその期間で一知的テストで認められた改善と平

	時間			位置			記憶	
	合計							
平均	SD	範囲	平均	SD[a]	範囲	平均	SD[a]	範囲
9.5	2.1	4.7-14.1	6.8	2.5	1-10	8.9	1.0	6-10
11.4	4.5	4.2-29.1	5.7	2.1	1-10	8.2	1.3	4-10
11.4	3.0	3.8-18.8	5.1	1.8	2-9	8.0	1.1	6-10
11.7	2.9	5.9-19.4	5.3	2.2	1-9	8.1	1.1	6-10
16.0	3.6	8.3-20.6	4.1	1.8	2-7	7.6	1.5	4-9
16.5	5.0	8.0-21.0	3.8	3.1	2-7	6.2	1.6	4-9
23.0	9.0	8.5-23.0	1.6	1.6	1-7	5.0	2.0	4-9

行して－位置では1.0 SD, 時間では.72 SD, 記憶では.71改善していて, 古い標準は時代遅れであると述べている。

Dodrill (1987) はTPT得点における知能効果について調査した。115～130のIQを有する者で全時間は10.8分, 平均的IQの人々では13.5分, 70～85のIQを有する者では, 全時間は約22分であった。位置についてのそれぞれの平均値は6, 5, 3.5, 記憶については8, 8, 6.5であった。同様に, Warnerら (1987) は, いろいろなTPT得点とIQの間の相関は.28～.49, 米国 (シアトル) と英国 (ブリストル) のサンプルにおける教育年数との相関は.04～.20の間であった。Heilbronnerら(1991)は, TPTにおける位置とIQの相関を.36, 記憶とIQの相関を.41と報告した (Heilbronner et al., 1991)。少なくともグレード9の教育を受けた人たちは, グレード9以下の教育歴の人に比べて成績は良かった (Harley et al., 1980; Schluderman & Schluderman., 1983; Thompson et al., 1987)。教育歴が12年以下の人たちは位置と記憶に関する点数は.5点少なく16年以上であれば.5点高かった。これら2つの教育歴グループの全時間は前者は約4分長く後者では1.5分短かった (Heaton et al.,1986)。Alekoumbidesら (1987) は, 年齢と教育についての補正用の方程式を提示した。

Dodrill (1987) はTPT得点は (多くの心理テストでの時間得点のように) ひどく左に傾いており健常者の95%は4～19分以内にテストを終了している。しかし慣れていない門外漢は47分間も要したと報告した。個人の結果を解釈する場合にはその得点がその人の知能にも関係していることを考慮しなければならない。

年齢と知能による影響があるので私たちは, Alekoumbides (図13-4) から推定される教育レベルによる補正をした後, 2, 3の原典 (表13-5) からまとめた年齢で階層化した標準データを用いることを勧める。表13-5では65～76歳の人のTPT能力が急激な低下を示唆している。より高齢者に対する付加的標準データはない。同様の標準はRussellとStarkey (1993) によって200名の「神経学的徴候のない」人達から, また, Yeudallら (1987) によっては225名の健常成人から得られている。Heaton, Grant, Matthews (1991) も553名の健常人に基づいて性, 教育, 年齢で補正した同様の標準を示している。それらの標準の使用に際しては母集団の規模が示されておらず, 非常に小さいと思われるので注意を要する。[Anthonyら (1980), Klove (1974), LevineとFeinstein (1972) とVegaとParsons (1967) 表13-5に示した値より若干良い値を示している。]

Kupke (1983) は性と位置および記憶得点との相互作用効果について報告した。その研究の被検者は検査者の性が自分とは逆のときに有意に高い点数を取っていた。(記憶で1点, 位置で1.5点) Heaton, Grant, Matthews (1986) も, 女性は男性に比べて全時間を比べると2分遅れていることを発見したが, 位置と記憶得点については性別に

表13-6. 小児の触覚遂行テスト標準データ

	範囲	男性 平均	(SD)	女性 平均	(SD)	全 平均	(SD)
5歳 (N=10)							
時間							
利き手	12-26	7.0[a]	(7.5)	7.0	(7.5)	7.0	(7.5)
非利き手	3-12	6.0	(6.5)	6.0	(6.5)	6.0	(6.5)
両手	2.5-19	5.8	(6.5)	5.8	(6.0)	5.8	(6.3)
全時間（3試験の合計）	19-52	19.0	(12.5)	18.0	(18.4)	18.0	(15.8)
記憶	0-5	2.1	(1.9)	2.2	(1.3)	2.2	(1.8)
位置	0-3	0.7	(1.2)	1.3	(1.3)	0.9	(1.2)
6歳 (N=12)							
時間							
利き手	2-15	7.6	(3.7)	6.3	(2.6)	7.0	(3.5)
非利き手	1.5-15	5.0	(3.1)	6.6	(4.2)	5.8	(3.8)
両手	0.7-7.0	3.3	(2.0)	4.2	(2.4)	3.7	(2.2)
全時間（3試験の合計）	5-45	15.9	(10.0)	17.1	(14.0)	16.6	(12.0)
記憶	3-6	4.0	(1.0)	3.0	(1.1)	3.5	(1.1)
位置	0-5	2.0	(1.3)	1.4	(1.0)	1.7	(1.1)
7歳 (N=25)							
時間							
利き手	0.6-15.0	6.1	(6.0)	6.1	(4.9)	6.1	(5.5)
非利き手	0.7-15.0	4.0	(3.0)	4.8	(4.9)	4.4	(4.0)
両手	0.5-15.0	2.0	(1.0)	1.8	(1.0)	1.9	(1.0)
全時間（3試験の合計）	2-45	11.8	(9.9)	13.9	(8.9)	12.8	(9.3)
記憶	0-6	4.2	(1.3)	3.3	(1.1)	3.7	(1.2)
位置	0-6	2.5	(1.9)	2.6	(1.3)	2.6	(1.6)
8歳 (N=32)							
時間							
利き手	0.7-15.0	4.4	(1.5)	6.5	(2.4)	5.3	(2.2)
非利き手	0.7-15.0	3.1	(1.5)	4.0	(1.1)	3.8	(1.4)
両手	0.4-15.0	1.4	(2.0)	1.8	(2.0)	1.5	(2.0)
全時間（3試験の合計）	1.7-45.0	9.7	(3.9)	12.0	(4.9)	10.8	(4.5)
記憶	2-6	4.3	(1.3)	4.3	(1.0)	4.3	(1.1)
位置	1-6	2.8	(1.3)	3.4	(2.4)	3.2	(2.1)
9歳 (N=71)							
時間							
利き手	2-10	3.2	(3.0)	4.0	(2.0)	3.8	(2.2)
非利き手	.9-10.0	3.4	(2.1)	4.1	(2.2)	3.8	(2.1)
両手	0.5-5.0	1.5	(0.8)	1.5	(0.8)	1.5	(0.8)
全時間（3試験の合計）	3.1-20.0	9.8	(5.6)	9.9	(5.2)	9.9	(5.4)
記憶	3-6	4.3	(1.3)	4.4	(1.0)	4.3	(1.1)
位置	1-5	2.7	(1.4)	3.3	(1.7)	8.0	(1.6)

(続く)

表13-6. (続き)

	範囲	男性 平均	(SD)	女性 平均	(SD)	全 平均	(SD)
10歳 (N=57)							
時間							
利き手	2-12	3.9	(1.6)	3.9	(2.7)	3.9	(2.2)
非利き手	0.5-7.0	2.7	(1.3)	3.0	(1.6)	2.9	(1.4)
両手	0.5-3.5	1.3	(0.7)	1.4	(0.9)	1.4	(0.8)
全時間(3試験の合計)	3.3-23.0	8.3	(2.8)	9.5	(4.8)	9.1	(3.9)
記憶	2-6	4.5	(1.1)	4.0	(1.3)	4.3	(1.2)
位置	0-6	3.1	(1.4)	3.0	(1.7)	3.0	(1.5)
11歳 (N=42)							
時間							
利き手	1-6	3.1	(1.7)	3.0	(1.3)	3.0	(1.4)
非利き手	1-6	2.2	(0.9)	2.4	(0.9)	2.3	(0.9)
両手	0.5-3.0	1.2	(0.5)	1.2	(0.5)	1.2	(0.5)
全時間(3試験の合計)	3-14	6.5	(2.5)	6.6	(2.3)	6.5	(2.4)
記憶	2-6	4.5	(1.0)	4.4	(1.1)	4.4	(1.1)
位置	0-6	3.2	(1.4)	3.1	(1.4)	3.1	(1.4)
12歳 (N=43)							
時間							
利き手	1-8	2.9	(1.4)	3.6	(1.4)	3.3	(1.4)
非利き手	0.5-6.5	2.1	(1.2)	2.3	(1.5)	2.2	(1.3)
両手	0.7-2.5	1.0	(0.5)	1.2	(0.5)	1.1	(0.5)
全時間(3試験の合計)	3-15	6.0	(2.2)	7.1	(3.0)	6.6	(2.6)
記憶	3-6	5.2	(0.7)	4.8	(0.9)	5.0	(0.8)
位置	1-6	4.0	(1.2)	4.0	(1.3)	4.0	(1.2)
13歳 (N=11)							
時間							
利き手	1.5-4.0	2.7	(1.0)	2.4	(1.0)	2.6	(1.0)
非利き手	0.8-2.7	1.8	(0.7)	1.8	(0.5)	1.8	(0.6)
両手	0.5-1.5	0.9	(0.3)	1.1	(0.3)	1.0	(0.3)
全時間(3試験の合計)	3.0-7.5	5.5	(1.5)	5.1	(1.0)	5.3	(1.2)
記憶	3-6	4.8	(1.1)	4.5	(1.2)	4.7	(1.1)
位置	1-5	3.5	(1.2)	3.4	(1.2)	3.5	(1.2)

注：小児は，ビクトリア，B.C.とオタワ，オンタリオの住人。
[a] 外挿値はカッコに入れてある。
出典：Knights と Norwood (1980)，Spreen と Gaddes (1969)，Trites (1977)。

よる補正は必要なかったとしている。Yeudall ら (1987) は全ての得点で性差はほんのわずかしかなかったと報告した。一方 Chavez, Schwartz, Brandon (1982) は女性は位置でのみ高い点をとり他の得点では差はなかったと報告した。結局，Fabian, Jenkins, Parsons (1981) は女性は再生については優れているが位置では劣っていると報告した。明らかにこのテストの性差についての問題はまだ解決してはいない。

利き手と非利き手の間の能力差は 50 歳以上の成人よりも若い成人において (20 % 以上優れている) 明らかである。左利き (30 %) のほうが右利き (11.7 %) や混合右利き (6.3 %) よりも高かった (Heaton et al., 1986)。2 回目の試験が通常

健常者では初回よりも30％改善するのにもかかわらず（Boll, 1980），このパターンの逆はあまりみられず（非利き手での第2回目の試験と両手での3回目の試験は最初の試験よりも遅い）健常高齢者においては特にそのようである（Thompson et al.,1987）。ThompsonとHeaton（1991）はこの2つの遂行パターンを96名の健常者からなる2組のグループで調査した。彼らは逆転群において左手の細かい協調運動と空間分析（しばしば右大脳半球機能による）についてはわずかに能力が低下していたことを発見した。そして彼らは実地臨床ではこのような逆転は，もしその差が大きくなく他にもその解釈を支持するような証拠がなければ，後天性の右大脳半球障害の証拠として解釈すべきではないとして警告した。

アングローアメリカ人とメキシカン－アメリカ人とメキシコ人を比較した研究（Arnold et al., 1994）では文化的変容の影響（アングローアメリカ人のほうがより速い能力を有する）が時間についてのみ示されたが（利き手，非利き手，総合），位置および記憶得点については示されなかった。

小児についての標準（表13－6）は私たちのデータ（Spreen & Gaddes, 1969を含む）とKnightsとNorwood（1980），Trites（1977）の示したデータを集積したものであった。それらはKlonoffとLow（1974）による標準データとよく一致している。より幼い小児についての標準は小さいサンプルに基づいているだけでなくこれらの年齢における能力は非常に変化しやすく10歳までは安定しないのである。これらの理由から標準はガイドラインとなるにすぎない。Leckliterら（1992）は9～14歳の小児の点数についての解釈には注意を呼びかけている。それはSDsが大きくサンプルの平均知能が高く旧式のサンプルである可能性があるからである。それぞれの小児の能力は小児の課題構成，課題見当識，注意，明らかな立体認知欠陥に基づいて，質的に評価されるべきである。Finlayson（1978）は，非利き手は利き手と比べて時間得点が5～12歳の間では有意に低下しており，それは年齢とともに練習による半球間伝達効果が上がることを示しているとしている。

文献

Alekoumbides, A., Charter, R.A., Adkins, T.G., & Seacat, G.F. (1987). The diagnosis of brain damage by the WAIS, WMS, and Reitan Battery utilizing standardized scores corrected for age and education. *International Journal of Clinical Neuropsychology, 9,* 11-28.

Anthony, W., Heaton, R., & Lehman, R. (1980). An attempt to cross-validate two actuarial systems for neuropsychological test interpretation. *Journal of Consulting and Clinical Psychology, 48,* 317-326.

Arnold, B.R., Montgomery, G.T. Castaneda, I., & Longoria, R. (1994). Acculturation and performance of Hispanics on selected Halstead - Reitan neuropsychological tests. *Assessment, 1,* 239-248.

Bak, J.S., & Greene, R.L. (1980). The effects of aging on a modified procedure for scoring localization and memory components of the Tactual Performance Test. *Clinical Neuropsychology, 2,* 114-117.

Barnes, G.W., & Lucas, G.J. (1974). Cerebral dysfunction vs. psychogenesis in Halstead-Reitan tests. *Journal of Nervous and Mental Disease, 158,* 50-60.

Bengtson, M.L., Mittenberg, W., Schneider, W., & Sellers, A. (1996). An assessment of Halstead-Reitan score changes over 20 years. *Archives of Clinical Neuropsychology, 11,* 368 (abstract).

Bigler, E.D., & Tucker, D.M. (1981). Comparison of verbal IQ, tactual performance, Seashore rhythm and finger oscillation tests in the blind and brain-damaged. *Journal of Clinical Psychology, 37,* 849-851.

Boivon, M.J., Giordani, B., & Bornefeld, B. (1995). Use of the Tactual Performance Test for cognitive ability testing with African children. *Neuropsychology, 9,* 409-417.

Boll, T.J. (1980). The Halstead-Reitan Neuropsychology battery. In S.B. Filskov & T.J. Boll (Eds.), *Handbook of Clinical Neuropsychology,* pp.577-607. New York：Wiley.

Bornstein, R.A. (1990). Neuropsychological test batteries in neuropsychological assessment. In G.B. Baker & M. Hiscock (Eds.), *Neuromethods, Vol.17：Neuropsychology.* Clifton, NJ：Humana Press.

Brown, S.J., Rourke, B.P., & Cicchetti, D.V. (1989). Reliability of tests and measures used in the neuropsychological assessment of children. *The Clinical Neuropsychologist, 3,* 353-368.

Campbell, M.L., Drobes, D.J., & Horn, R. (1989). Young adult norms, predictive validity, and relationship between Halstead-Reitan tests and WAIS-R scores. Paper presented at the 9th meeting of the National Academy of Neuropsychologists, Washington, DC.

Cauthen, N. (1978). Normative data for the tactual performance test. *Journal of Clinical Psychology, 34,* 456-460.

Charter, R.A., Adkins, T.G., Alekoumbides, A., & Seacat, G.F. (1987). Reliability of the WAIS, WMS, and Reitan Battery: Raw scores and standardized scores corrected for age and education. *International Journal of Clinical Neuropsychology, 9,* 28-32.

Chavez, E.L., Schwartz, M.M., & Brandon, A. (1982). Effects of sex of subject and method of block presentation on the Tactual Performance Test. *Journal of Consulting and Clinical Psychology, 50,* 600-601.

Clark, C., & Klonoff, H. (1988). Reliability and construct validity of the six-block Tactual Performance Test in an adult sample. *Journal of Clinical and Experimental Neuropsychology, 10,* 175-184.

Cripe, L.I., & Dodrill, C.B. (1988). Neuropsychological test performance with chronic low-level formaldehyde exposure. *The Clinical Neuropsychologist, 2,* 41-48.

Davis, R.D., Adams, R.E., Gates, D.O., & Cheramie, G.M. (1989). Screening for learning disabilities : A neuropsychological approach. *Journal of Clinical Psychology, 45,* 423-429.

Dikmen, S.S., Machamer, J.E., Winn, H.R., & Temkin, N.R. (1995). Neuropsychological outcome at 1-year post head injury. *Neuropsychology, 9,* 80-90.

Dodrill, C.B. (1978). A neuropsychological battery for epilepsy. *Epilepsia, 19,* 611-623.

Dodrill, C.B. (1987). *What's normal? Presidential Address.* Pacific Northwest Neuropsychological Association. Seattle.

Dodrill, C.B., & Clemmons, D. (1984). Use of neuropsychological tests to identify high school students with epilepsy who later demonstrate inadequate performances in life. *Journal of Consulting and Clinical Psychology, 52,* 520-527.

Ernst, J. (1987). Neuropsychological problem-solving skills in the elderly. *Psychology and Aging, 2,* 363-365.

Fabian, M.S., Jenkins, R.L., & Parsons, O.A. (1981). Gender, alcoholism, and neuropsychological functioning. *Journal of Consulting and Clinical Psychology, 49,* 138-140.

Finlayson, M.A.J. (1978). A behavioral manifestation of the development of interhemispheric transfer of learning in children. *Cortex, 14,* 290-295.

Fromm-Auch, D., & Yeudall, L.T. (1983). Normative data for the Halstead-Reitan neuropsychological tests. *Journal of Clinical Neuropsychology, 5,* 221-238.

Goebel, R.A. (1983). Detection of faking on the Halstead-Reitan neuropsychological test battery. *Journal of Clinical Psychology, 39,* 731-742.

Goldstein, G., & Watson, J.R. (1989). Test-retest reliability of the Halstead-Reitan battery and the WAIS in a neuropsychiatric population. *The Clinical Neuropsychologist, 3,* 265-273.

Halstead, W.C. (1947). *Brain and Intelligence. A Quantitative Study of the Frontal Lobes.* Chicago : University of Chicago Press.

Harley, J.P., Leuthold, C.A., Matthews, C.G., & Bergs, L.E. (1980). *T-Score Norms* ; Wisconsin Neuropsychological Test Battery (CA 55-79). Mimeo.

Harris, M., Corss, H., & VanNieuwkerk, R. (1981). The effects of state depression, induced depression and sex on the finger tapping and tactual performance tests. *Clinical Neuropsychology, 3(4),* 28-34.

Heaton, R.K., Grant, I., & Matthews, C.G. (1986). Differences in neuropsychological test performance associated with age, education, and sex. In I. Grant & K.M. Adams (Eds.). *Neuropsychological Assessment of Neuropsychiatric Disorders.* New York : Oxford University Press.

Heaton, R.K., Grant, I., & Matthews, C.G. (1991). *Comprehensive Norms for an Expanded Halstead-Reitan Battery. Demographic Corrections, Research Findings, and Clinical Applications.* Odessa, FL : Psychological Assessment Resources.

Heilbronner, R.L., Henry, G.K., Buck, P.,

Adams, R.L., & Fogle, T. (1991). Lateralized brain damage and performance on Trail Making A and B, Digit Span Forward and Backward, and TPT Memory and Location. *Archives of Clinical Neuropsychology, 6,* 252-258.

Heilbronner, R.L., & Parsons, O.A. (1989). The clinical utility of the Tactual Performance Test (TPT): Issues of lateralization and cognitive style. *The Clinical Neuropsychologist, 3,* 250-264.

Hom, J., & Reitan, R.M. (1982). Effect of lateralized cerebral damage upon contralateral and ipsilateral sensorimotor performance. *Journal of Clinical Neuropsychology, 4,* 249-268.

Klonoff, H., & Low, M. (1974). Disordered brain function in young children and early adolescents: Neuropsychological and electrophysiological correlates. In R.M. Reitan & L.A. Davison (Eds.), *Clinical Neuropsychology: Current Status and Applications,* pp.121-178. New York: Wiley.

Klove, H. (1974). Validation studies in adult clinical neuropsychology. In R.M. Reitan & L.A. Davison (Eds.), *Clinical Neuropsychology: Current Status and Applications,* pp.211-236. New York: Wiley.

Klove, H., & Matthews, C.G. (1974). Neuropsychological studies of patients with epilepsy. In R.M. Reitan & L.A. Davison (Eds.), *Clinical Neuropsychology: Current Status and Applications,* pp.237-266. New York: Wiley.

Knights, R.M., & Norwood, J.A. (1980). *Revised Smoothed Normative Data on the Neuropsychological Test Battery for Children.* Mimeo. Department of Psychology, Carleton University, Ottawa, ON.

Kupke, T. (1983). Effects of subject sex, examiner sex, and test apparatus on Halstead Category and Tactual Performance Tests. *Journal of Consulting and Clinical Psychology, 51,* 624-626.

Leckliter, I.N., Forster, A.A., Klonoff, H., & Knights, R.M. (1992). A review of reference group data from normal children for the Halstead-Reitan neuropsychological test battery for older children. *The Clinical Neuropsychologist, 6,* 201-229.

Levine, J., & Feinstein, D. (1972). Differences in test performance between brain-damaged, schizophrenic and medical patients. *Journal of Consulting and Clinical Psychology, 39,* 508-511.

Lezak, M.D. (1995). *Neuropsychological Assessment* (3rd ed.) New York: Oxford University Press.

Moore, T.E., Richards, B., & Hood, J. (1984). Aging and the coding of spatial information. *Journal of Gerontology, 39,* 210-212.

Mutchnick, M.G., Ross, L.K., & Long, C.J. (1991). Decision strategies for cerebral dysfunction. IV: Determination of cerebral dysfunction. *Archives of Clinical Neuropsychology, 6,* 259-270.

O'Donnell, J.P. (1983). Neuropsychological test findings for normal, learning disabled and brain damaged young adults. *Journal of Consulting and Clinical Psychology, 51,* 726-729.

Prigitano, G.P. (1983). Neuropsychological test performance in mildly hypoxic patients with chronic obstructive pulmonary disease. *Journal of Consulting and Clinical Psychology, 51,* 108-116.

Prigitano, G.P., & Parsons, O.A. (1976). Relationship of age and education to Halstead Test performance in different populations. *Journal of Consulting and Clinical Psychology, 44,* 527-533.

Reitan, R.M. (1964). Psychological deficit resulting from cerebral lesions in man. In J.M. Warren & K. Akert (Eds.), *The Frontal Granular Cortex and Behavior.* New York: McGraw-Hill.

Reitan, R.M., & Davison, L.A. (Eds.) (1974). *Clinical Neuropsychology: Current Status and Applications.* New York: Wiley.

Reitan, R.M., & Wolfson, D. (1985). *The Halstead-Reitan Neuropsychological Test Battery.* Tucson, AZ: Neuropsychology Press.

Rojas, D.C., & Bennett, T.L. (1995). Single versus composite score discriminative validity with the Halstead-Reitan battery and the Stroop Test in mild brain injury. *Archives of Clinical Neuropsychology, 10,* 101-110.

Russell, E.W. (1985). Comparison of the TPT-10-and 6-hole form board. *Journal of Clinical Psychology, 41,* 68-81.

Russell, E.W., & Starkey, R.I. (1993). *Halstead Russell Neuropsychological Evaluation System (HRNES).* Los Angeles: Western Psychological Services.

Schludermann, E.H., & Schludermann, S.M.

(1983). Halstead's studies in the neuropsychology of aging. *Archives of Gerontology and Geriatrics, 2*, 49-172.

Spreen, O., & Gaddes, W.H. (1969). Developmental norms for 15 neuropsychological tests age 6 to 15. *Cortex, 5,* 171-191.

Teuber, H.L., & Weinstein, S. (1954). Performance on a formboard task after penetrating brain injury. *Journal of Psychology, 38,* 177-190.

Thompson, L.L., & Heaton, R.K. (1991). Patterns of performance on the Tactual Performance Test. *The Clinical Neuropsychologist, 5,* 322-328.

Thompson, L.L., Heaton, R.K., Matthews, C.G., & Grant, I. (1987). Comparison of preferred and nonpreferred hand performance on four neuropsychological motor tasks. *The Clinical Neuropsychologist, 1,* 324-334.

Thompson, L.L., & Parsons, O.A. (1985). Contribution of the TPT to adult neuropsychological assessment. *Journal of Clinical and Experimental Neuropsychology, 7,* 430-444.

Trites, R.L. (1977). *Neuropsychological Test Manual.* Mimeo. Ottawa, ON : Royal Ottawa Hospital.

Vega, A., & Parsons, O. (1967). Cross-validation of the Halstead-Reitan tests for brain damage. *Journal of Consulting Psychology, 38,* 177-190.

Warner, M.H., Ernst, J., Townes, B.D., & Peel, J. (1987). Relationship between IQ and neuropsychological measures in neuropsychiatric populations : Within-laboratory and cross-cultural replications using WAIS and WAIS-R. *Journal of Clinical and Experimental Neuropsychology, 9,* 545-562.

Yeudall, L.T., Reddon, J.R., Gill, D.M., & Stefanyk, W.O. (1987). Normative data for the Halstead-Reitan neuropsychological tests stratified by age and sex. *Journal of Clinical Psychology, 43,* 346-367.

2点弁別
TWO-POINT DISCRIMINATION

訳・林 要人

他のテスト名

このテストの他の名称は2点触覚計検査という。

目 的

このテストの目的は2点弁別閾値を計測することである。

原 典

検査に用いる2点もしくは3点触覚計はLafayette Instrument Co., P.O. Box 5729, Lafayette, IN 47903から約65米ドルもしくはTechnolab, Succursale St. Laurent, C.P. 5195, Montreal, PQ H4L 4Z8から78.40カナダドルで購入できる。

概 要

このテストには互いの距離を変化させることができる単純で鋭利な先端を有するキャリパーを用いる。この用具は，cm単位で調節されている。古い版のものは1 inchの1/16の単位で調節されている（1 inch=2.52 cm）。

実 施

2点弁別は体のどの部位でも確かめられるが，標準的にはWeinstein(1962)とCorkinら(1970)によって導入された方法を用いており，それぞれの手のひらの中央を使用している。もし一側に障害があることがわかれば健側から始めなければならない。さもなければ利き手から始める。

まず最初に被検者にキャリパーを見せて，これ

採点用紙：センチ単位での2点弁別（インチ単位）										
										誤答
2.85(18/16")	利き手	2	1	1	2	1	1	1	2	2	2
	非利き手	1	2	1	1	1	1	2	2	2	2
2.70(17/16")		1	2	2	1	2	2	2	1	1	1
		1	2	2	2	1	1	1	2	2	1
2.54(16/16")		1	2	1	2	1	2	1	1	2	2
		1	1	2	1	2	1	1	2	2	2
2.38(15/16")		2	1	2	1	2	2	2	1	1	1
		2	1	1	1	2	1	2	1	2	2
2.22(14/16")		1	2	1	2	1	1	2	2	2	1
		2	2	1	2	1	1	2	2	1	1
2.06(13/16")		1	1	1	2	1	1	2	2	2	2
		2	1	2	2	1	2	1	1	1	1
1.90(12/16")		1	2	1	1	2	1	2	2	1	2
		2	2	1	2	2	2	1	1	1	1
1.75(11/16")		1	2	1	2	2	2	1	1	2	1
		1	1	1	2	2	2	2	1	1	1
1.59(10/16")		2	2	1	1	1	2	2	2	1	1
		1	2	2	2	1	1	1	1	2	2
1.42(9/16")		1	2	2	1	2	1	1	2	2	1
		1	2	2	2	1	1	2	1	2	1
1.27(8/16")		2	1	1	2	1	2	1	1	2	2
		2	2	2	1	1	2	1	1	1	1
1.11(7/16")		1	2	1	2	1	2	2	1	2	1
		1	2	2	1	2	2	2	1	1	1
0.95(6/16")		2	1	1	1	1	1	1	2	2	2
		2	2	2	1	2	1	1	1	2	1
0.79(5/16")		2	1	1	2	1	2	1	1	1	2
		1	1	2	1	2	1	1	2	2	2
0.64(4/16")		1	2	2	1	2	2	2	1	1	1
		2	2	2	1	1	1	1	1	1	2
0.48(3/16")		2	1	1	2	1	2	1	2	1	2
		2	1	1	1	2	1	2	2	2	1
0.32(2/16")		1	2	2	1	1	1	2	1	2	1
		1	1	2	2	2	1	1	2	1	2

図13-5．2点弁別採点用紙見本

から何を行おうとしているのかを説明し，それはそっと手に触れることであることを説明する。被検者に手をカバースクリーンの下に置いて手のひらを上にして広げてもらう。道具の先端で手のひらの中心を触り2点刺激のときには，2つの点を同時に触れるように注意する。

まず最も広くセットすることから始める。それぞれの試験で採点用紙（図13-5）にある順序に従って手の上の1ないし2点を触れる。例えば2点間が2.85cmの試験ではキャリパーで利き手上の2点を触り次に1点再び1点その次は2点など

と続ける。次の試験は非利き手で同じ幅で開始する。被検者に今触れたのが1点なのか2点なのか言葉か指で答えてもらう。もし被検者が2.9cm幅（18/16 inch）で全て正解すれば，次の試験を飛ばしてその次に移って2.5cm幅（16/16 inch）に進む。1.75cm幅までか，誤答が生じるところまで全ての試験を交互に続ける。次にそれぞれの手で連続2回の施行で3回誤答するまで順々に行う。弁別基準はそれぞれの手で別々に用いられる。もし被検者が「悪い」ほうの手で連続する2つの施行で3回誤答したならばもう一方の手で中止基準点

表13-7. 2点弁別テスト，センチ単位（インチ単位）での成人における標準データ

年齢	n	利き手	SD	非利き手	SD
20-30	24	0.59(3.69)	0.20(1.24)	0.61(3.83)	0.36(0.91)
30-49	18	0.60(3.70)	0.24(1.58)	0.61(3.82)	0.04(0.26)
50-59	24	0.69(4.34)	0.37(2.34)	0.68(4.25)	0.23(1.49)
60-69	25	0.78(4.87)	0.21(1.28)	0.78(4.87)	0.26(1.65)
70+	23	0.80(5.01)	0.19(1.16)	0.89(5.60)	0.26(1.65)

注：センチ単位による2点間の平均距離とSD（$1/16 = 0.16$ cm）。

に達するまで続ける。

およその実施時間

この検査には約10分間を要する。

採点方法

図13-5は，採点用紙見本でそれぞれの試験でのキャリパーの幅と1点もしくは2点を刺激するように指示が書かれている。最初の試験は利き手で2番目は非利き手で行う。正解には○を付ける，閾値は3つの誤答をする前に施行した試験のものとする。

考察

信頼性についての情報はない。何人かの検査者は誤ってこの検査をWeinstein触覚計検査のやり方として用いている。それは別の機能を計測していることに注意しなければならない。すなわち触覚閾値の計測と比較するとかなり強い圧力で2点を弁別する。この2つの方法による結果は健康な人の間では高い相関が認められるようであるが感覚機能に欠陥があるときには2つの機能は異なる経路に由来するため大きく異なることがある。Semmesら（1960）により述べられたオリジナルの方法には被検者の手のひらに8つの点を記したパターンのうちの2つ（もしくは3つ）の異なる点を同時もしくは連続的に刺激する方向判定検査も含まれていた。得点の低下は主に頭頂葉病変が対側半球の中心後回に浸潤している場合に認められたが，中心後回が含まれていない場合や病変が他の脳部位である場合は非常に珍しいものであった。

標準データ

表13-7は最近私たちの研究室にて集積された成人についての標準（閾値）である。右手はやや閾値が低い傾向にある。閾値は年齢が上がるとわずかに上昇する傾向にある。成人では明らかな性関連の有意差はない。若い成人について得られた平均値は，Corkinら（1970）によって報告されたものとよく一致している。Corkinら（1970）は1.0 cmをわずかな欠陥とし，1.6 cmを中等度の欠陥と考えた。小児についての標準データはない。

文献

Corkin, S., Milner, B., & Rasmussen, T. (1970). Somatosensory thresholds. *Archives of Neurology, 23,* 41-58.

Semmes, J., Weinstein, S., Ghent, L., & Teuber, H.L. (1960). *Somatosensory Changes after Penetrating Head Wounds in Man.* Cambridge, MA: Harvard University Press.

Weinstein, S. (1962). Tactile sensitivity of the phalanges. *Perceptual and Motor Skills, 14,* 351-354.

14 運動テスト
Motor Test

訳 林 要人

　運動能力についてのテストは，普通は手で行うが，ほとんどの神経心理学的検査の必須項目である。多くの測定法は，わずかな運動障害の同定と2つの大脳半球の機能的統合性の確認には特に有用である。これらの検査には利き手の違いとはいくらか異なった尺度が含まれている。すなわち，優位性（例えば，Annett, 1970）強さ（例えば，握力計），速さ（例えば，手指タッピング），器用さ（例えば，Purdue釘さし板）である。反応時間課題は別の章で述べることにする。一般的に利き手で行う能力はわずかに非利き手よりも優れている。しかしながら，通常は健常群の中でもかなりの差がみられる。そして，利き手が必ずしも優れているとは限らない（例えばBenton et al.,1962；Satz et al.,1967）。健常の人で利き手と同じかそれ以上の能力のパターンが非利き手にかなりの規則性をもって現れるし，一致を欠くということだけで神経学的障害を推測すべきではない。さらに1つの運動課題について両手間にかなり大きな解離が認められるとしてもそれは健常人でもまったく普通のことである。他方，いくつかのテストで一致して能力の解離がみられるのは健常人ではきわめてまれでそれは対側大脳半球の障害（Bornstein, 1986；Thompson et al.,1987）を疑わせる。握力は神経学的障害の後には手指タッピングよりも速く回復するといういくつかの証拠がある（Haaland et al.,1994）。したがって手指タッピングは，急性期後の神経学的欠損に対してより感度が高いのかもしれない。

　神経学的障害のある人が熟練を要する運動課題を上手に行えないのは大脳の一側性運動障害によるとだけはいえない別の理由もありうることも念頭においておかねばならない。つまり末梢障害，全般性認知遅延，注意過程の障害，努力の欠如が含まれる。文献では運動技能欠陥のパターンが機能障害の診断にも有用であるという。Greiffenstein ら（1996）は握力が臨床的に明らかに運動異常のある外傷性脳障害TBI患者と脳震盪（PCS）後の代償期にある人達の区別に有用であるとしている。TBI患者は握力は比較的よく保たれるが，手指タッピングと器用さについての計測では能力は低下していた。PCS群では握力は非常に弱いのだが，手指タッピングと器用さについての能力は比較的優れていた。

　多様な研究により運動障害（例えば半身不随，可動性，セルフケアにおける独立性）と仕事を含めた機能予後との関係がいろいろな神経学的状態（例えば頭部外傷，痴呆症）で示されているので運動技能はルーチンで評価されるべきであろう（Haaland et al., 1994）。

文献

Annett, M. (1970). A classification of hand

preference by association analysis. *British Journal of Psychology, 61,* 303-321.
Benton, A.L., Meyers, R., & Polder G.J.(1962). Some aspects of handedness. *Psychiatrica et Neurologica Basel, 144,* 231-337.
Bornstein, R.A. (1986). Consistency of intermanual discrepancies in normal and unilateral brain lesion patients. *Journal of Consulting and Clinical Psychology, 54,* 719-723.
Greiffenstein, M.F., Baker, W.J., & Gola, T. (1996). Motor dysfunction profiles in traumatic brain injury and postconcussion syndrome. *Journal of International Neuropsychological Society, 2,* 477-485.
Haaland, K.Y., Temkin, N., Randahl, G., &
Dikmen, S. (1994). Recovery of simple motor skills after head injury. *Journal of Clinical and Experimental Neuropsychology, 16,* 448-456.
Satz, P., Achenbach, K., & Fennell, E. (1967). Correlations between assessed manual laterality and predicted speech laterality in a normal population. *Neuropsychologia, 5,* 295-310.
Thompson, L.L., Heaton, R.K., Mathews, C.G., & Grant, I. (1987). Comparison of preferred and nonpreferred hand performance on four neuropsychological motor tasks. *The Clinical Neuropsychologist, 1,* 324-334.

手指タッピングテスト
FINGER TAPPING TEST

訳　林　要人

他のテスト名

このテストはまた手指振動テストといわれる。

目　的

このテストの目的は，それぞれの手の示指の運動速度を計測することである。

原　典

手指タッパー（マニュアル・タッパー）は Reitan Neuropsychological Laboratory, 1338 East Edison Street, Tucson, AZ 85719 から，95米ドルで購入することができる。9歳以下の小児はマニュアルタッパーの腕の部分を上手に扱うことが難しいので電動指タッパーが作られており，Reitan Neuropsychology Laboratory から 165 米ドルにて購入することができる。他にも多くのタッピング道具が売られている。しかしながら Reitan の道具とは別の道具で被検者のテストをすると，別のレベルの成績が得られることがある（Snow, 1987; Whitfield & Newcomb, 1992）。もし他の道具（例えば，コンピュータ）が使われるのであれば検査者は新しい手指タッピング装置を用いて同等の結果が得られることを確かめなければならない。

概　要

手指タッピングテスト（FTT）（Reitan, 1969）はもともと指振動テスト（FOT）と呼ばれ，Halstead (1947) のテストバッテリーの一部分であった。特別に適合させたタッパーを用いて，被検者は利き手の示指を用いてできるだけ速くたたくようにいわれる。次にこれとほぼ同様の測定が非利き手で行われる。

実　施

被検者に利き手の手のひらを下にして指を伸ばして置かせ，示指をキーの上に置かせる。被検者

に手や腕全体ではなく示指だけを動かしてできるだけ速く叩く様に指示をする。被検者は利き手で連続した10秒間の試験を5回行う。これと同じことを非利き手でも行う。1回行う毎にその差が大きすぎる場合を除いて10秒間の試験を5回それぞれの手で行う。正確にはこのテスト手技ではそれぞれの手指での5回連続試験で最も速いときと最も遅いときの差が5点以内にあることが必要とされる。もし1回ないしそれ以上の試験でこの範囲を超えるものがあればさらに追加して行われ逸脱した試験は破棄される。この手技は1つの逸脱した得点が不当に点数に影響してしまうことを避けるために行われる。それぞれの手で最大10回の試験が認められる(Bornstein, 1985, 1986a)。

疲労は成績に影響する可能性があるのでそれぞれの試験ごとに短い休憩が与えられなければならない。疲れている様子がなくても3回の試験後には1～2分間の休憩が必要である。練習を本番のテスト前に行うことで被検者に道具の手触りを会得させなくてはならない。

被検者が手首から手全体を動かすことは許されない。幼い小児やあまり協力的でない成人にはこれらの要求は困難なので手全体を動かすのではなく示指の振動で得点が得られることを納得するまでリラックスさせるとよい。

被検者が実際に試験を止めたときではなく検査者が「止め」と言ったときのカウンターの目盛りを記録する。

およその実施時間

このテストには10分間を要する。

採点方法

手指タッピング得点はそれぞれの手において別々に計算され、5タップの範囲に入る5つ連続した10秒間の試験の平均をとる。それぞれの手において最高10回の試験が許されている。もし上記の基準に合わないときには点数は最もよい5つの試験の平均をとる。

考察

いつ行ってもそれぞれの手の能力はまったく一定している。長い期間を置いて再検査を行ってさえもそうである(例えば2年間)。健常者と神経学的に障害がある人での信頼係数は.58～.93であると報告されている(Dodrill & Troupin, 1975; Gill et al.,1986; Goldstein & Watson, 1989; Morrison et al.,1979; Provins & Cunliffe, 1972; Ruff & Parker, 1993, しかしMatarazzoら1974は幾分低い値を示している。)。Haalandら(1994)は健常者と軽い頭部外傷例の受傷1カ月後と1年後に再検査を行い,いずれも10秒で2タップというわずかな改善を認めたと報告した。これと同様のわずかではあるが手指タッピングの改善は臨床家に回復の証拠としてタッピングを過大解釈することに警戒を呼びかけるべきである。何人かの研究者たちは両手間の差は一様に存在する($r=>.70$)と報告した(Massman & Doody, 1996; Provins & Cunliffe, 1972)。しかしながら両手間の差はそんなに高い信頼性(.50)はないという研究者もいる(Morrison et al., 1979)。

手指タッピングの測定は神経心理学的検査の中に含まれ,わずかな運動障害とそれ以外の認知障害の評価に用いられる。この方法は大脳障害の存在とその側方性に感受性が高い(Barnes & Lucas, 1974; Bigler & Tucker, 1981; Dodrill, 1978; Haaland & Delaney, 1981; Finlayson & Reitan, 1980; Hom & Reitan, 1982, 1990; Reitan & Wolfson, 1994, 1996)。運動系の交差性のため手の能力は障害部位の対側で悪い傾向がある。典型的には利き手と非利き手の能力の比較は一方の手がもう一方の手に比べて能力が相対的に低下していることを確かめるために行われるのである。一般的に利き手の能力は非利き手の能力よりも優れているのである(Bornstein, 1985, 1986a; Peters, 1990; Thompson et al.,1987)。最もよく報告されるガイドラインでは利き手は非利き手より10％は能力が高いのが普通である(Reitan & Wolfson, 1985)。しかしながら健常人でもかなりのばらつきが認められ,利き手が必ずしも速いとは限らない。特に左利きの人では考慮

表14-1. 手指タッピングにおける成人の平均能力

年齢群	教育歴<12年 n	平均	SD	教育歴≥12年 n	平均	SD
男性						
利き手						
20-39	21	49.7	6.0	86	48.5	6.5
40-59	13	42.3	5.2	17	43.4	7.9
60-69	16	39.1	5.7	23	43.0	4.7
非利き手						
20-39	21	47.0	5.5	86	44.8	6.4
40-59	13	39.8	3.6	17	39.5	5.8
60-69	16	35.2	5.2	23	39.3	6.2
女性						
利き手						
20-39	13	45.2	6.0	49	44.3	5.8
40-59	22	36.3	7.8	43	40.5	7.1
60-69	22	29.7	6.2	34	32.2	6.0
非利き手						
20-39	13	40.7	5.0	49	40.6	5.6
40-59	22	35.2	5.8	43	37.8	6.0
60-69	22	29.8	5.6	34	32.0	4.9

注：カナダの大都市に住む普通の人々から365名の健康な人々を選び出した。
出典：Bornstein (1985)。

表14-2. 小児における手指タッピングの平均能力

		男性 右手		左手		女性 右手		左手	
年齢	n	平均	SD	平均	SD	平均	SD	平均	SD
6	20	35.60	(4.06)	32.00	(4.32)	33.10	(4.07)	30.10	(3.45)
7	20	37.00	(3.83)	33.40	(3.34)	36.90	(5.57)	32.50	(5.06)
8	20	39.90	(5.15)	35.20	(5.09)	38.80	(4.95)	33.30	(4.55)
12	20	41.00	(6.34)	36.40	(4.95)	41.40	(5.83)	35.50	(3.92)
13	20	45.80	(3.99)	38.90	(5.36)	40.70	(5.17)	35.40	(4.33)
14	20	47.30	(7.13)	40.70	(6.72)	44.70	(4.83)	39.30	(4.95)

注：このデータは120名の健常な右利きの小児から得られたもので，6つの年齢群は男女同数含まれている20名ずつのグループである。
出典：Finlayson と Reitan (1976)。

しなければならない(Bornstein, 1986 a；Thompson et al.,1987)。非利き手でも利き手と同等ないしそれ以上の能力を示す遂行パターンは健常人の場合でもかなりの規則性をもって起こるので, (約30 %)一致を欠いているということだけで神経学的病変を示唆すると考えるべきではない。手指タッピングテストでの両手間のかなり大きな解離のみで片側の障害を示唆するとはいえない，なぜなら健常人でも大きな解離は珍しくはない（約25%）からである(Bornstein, 1986 a；Thompson et al.,1987)。一方もしくはもう一方の手に運動機能障害があるという臨床判断をより強く確信させるのは確実に存在しているいくつかの運動課題での両手間の能力解離が一様に存在することが必要で

ある。健常人では一様に存在する逸脱した遂行はきわめてまれであるからである（Bornstein, 1986 a, 1986 b；Thompson et al.,1987）。

　脳障害のある人が非利き手による技巧的な運動課題ができないとしても一側性の運動障害以外の理由による場合もあることに注意することが重要である。例えば，知的能力が低下するとおそらくは両側大脳皮質ないしは皮質下のあるいはその両方の障害の結果（より慣れていない）非利き手の能力は，手指タッピングの様に順応と細かい動きを要求される課題については影響を受けることがある(Lewis & Kupke, 1992)。

　結局，タッピング速度は慢性アルコール依存症(Leckliter & Metarazzo, 1989)，閉鎖性頭部外傷(Haaland et al.,1994)，変性型痴呆症の軽度の場合(Massman & Doody, 1996；Muller et al., 1991；Ott et al.,1995)など多くの場合で減少することは確実である。おそらく，左ないしは右の前運動／運動野の病変が全体的な認知の遅延，注意過程の障害を反映しているのである。直接の運動効果に加えて，手指タッピングには速度，協調性，ペーシングが要求されるのに対して，さまざまな覚醒レベル，注意集中障害，反応の遅延により影響されるはずである。さらにこのテストは小脳と大脳基底核，大脳皮質の障害による運動障害患者を健常人から識別することが可能である(Shimoyama et al., 1990)。しかしながら，タッピング頻度では，異なった障害グループ間での識別はできない(Shimoyama et al.,1990)。しかし，他の測定法（例えば，タップ間の変化，タップサイクルの伸縮時間，タップ間隔の時間連続ヒストグラム）を用いることで，グループ間での区別が可能であり，タッピング率でははっきりしない運動障害を同定することができる(Roy et al., 1992；Shimoyama et al.,1990)。

　このテストでの成績で，痴呆の可能性のある老人病患者(Searight et al.,1989)や外傷性脳損傷患者の日常生活能力をかなり予測できることも確かである（Prigatano et al.,1990）。

標準データ

　従来のカットオフ得点（Reitan & Wolfson, 1985）は，高い偽陽性率を示しがちなので用いるべきではない（Bernard, 1989；Bornstein, 1986 c)。これらのカットオフ得点は多くの中年で知的水準が平均以上の人の能力に基づいている。例えば，Bornsteinの平均43歳の健康な志願者365名のサンプルに従来のカットオフ得点を用いると80％は，利き手のタッピング得点で障害ありと誤って分類されてしまった。

　表14-1は年齢が20～69歳の365名の成人志願者の横断的標準データであり，年齢（20～39,40～59, 60～69歳），性，教育歴（＜HS, ≧HS）別に分類している（Bornstein, 1985)。右利きの人はサンプルの91.5％含まれていた。しかしながら，サンプルの代表値に関しては何の情報もなかった。標準データは20～80歳の成人について用いるのであればHeaton, GrantとMathews(1991)のものが有用である。そのデータは，アメリカとカナダで募集した健康な人々を10年ごとの年齢群，教育歴（6～8, 9～11, 12, 13～15, 16～17, 18＋)性で分類してある。サンプルの代表値は同様に不明である。また，さらにサンプル全体の規模が小さい（$n=486$）ためそれぞれのカテゴリーの人数は非常に少なく，多くは10名以下である。それで私たちはBornstein(1985)の出したデータを好んで用いているのである。Fromm-AuchとYeudall(1983), GoldsteinとBraun (1974), Trahanら(1987), RuffとParker (1993)は健康な男女についての標準データを提出している。その値はいくらかここで示したものよりも高値を示している。しかし彼らのデータは，教育歴による分類はなされていない。

　FinlaysonとReitan（1976）は，右利きの少年少女の6歳時のレベルにおける標準データを示している（表14-2）。サンプルの代表値は論じられてはいない。KlonoffとLow（1974）の標準と比較するとよく一致している。しかしながら彼らのデータは，男女別に分けられてはいない。SpreenとGaddes（1969）も，健康な小児の小グループについてのデータを示している。彼らのテスト方法

はここで示したものとは異なり，50タップ準備練習と10秒間の試験を6回行うことになっている。しかし，彼らのデータは，FinlaysonとReitan（1976）により報告されたものとよく一致している。

それぞれの手を別々に考えると標準データからいくつかの傾向が現れてくる。一般的により優れた能力は，男性(Bornstein,1985；Carlier et al., 1993；Formm-Auch & Yeudall, 1983；Harris et al.,1981；Heaton et al.,1991；Leckliter & Matarazzo, 1989；Nagasaki et al.,1988；Shimoyama et al.,1990；Trahan et al.,1987)，若年と関係している(Bornstein, 1985；Goldstein & Braun, 1974；Heaton et al.,1991；Leckliter & Matarazzo, 1989；Ott et al.,1995；Shimoyama et al.,1990；Trahan et al.,1987 しかしMoehle & Long, 1989は15歳とそれ以上の86名においては年齢関連の影響はないと報告している。)，利き手(Finlayson & Reitan, 1976；Shimoyama et al.,1990)，IQの増加(Leckliter & Materazzo, 1989)，そしてより高い教育歴と関連している (Bornstein, 1985；Heaton et al.,1991)。Bornstein (1985)は，遂行能力に対する年齢と性の影響は教育よりも大きく年齢と性と教育の主な効果はそれらの相互作用よりも著しいものであると報告している。RuffとParker (1993)は，しかしながら，利き手それ自体と教育は，タッピング能力には何の効果ももたらさないことを発見した。さらに性は年齢と相互作用を示していた。平均して（16～70歳の）男性は，年をとるにつれて明らかな手指タッピング速度に有意な減少はなく，一方女性は（16～70歳）年をとるにつれて能力は低下していた。一般的に男性は女性よりも技量は上である。Dodrill (1979) は，手指タッピングにおける性差は，神経心理学的メカニズムというより性別による身体的差と手の大きさによると考えた。

両手間での得点差における性差については，いくつかの研究では女性より男性のほうが両手間の差は大きいと報告している(Bornstein, 1986b；Fromm-Auch & Yeudall, 1983)。また他の研究者はそうではなかったと報告している(Ruff & Parker, 1993；Thompson et al.,1987)。右利きの人は，左利きの人より両手間の差が大きいという証拠がある(Thompson et al.,1987)。年齢と教育歴は手間の差の測定では強い相関はなさそうである(Bornstein, 1986b；Heaton et al., 1991；Ruff & Parker, 1993；Thompson et al., 1987)。

Heatonら(1991)の標準を用いると種族のタッピング能力への影響は認められなかった(Arnold et al.,1994)。少なくともスペイン系との間ではそれで彼らの標準をこの母集団で用いるのは適正であると思われる。

文　献

Arnold, B.R., Montgomery, G. T., Castaneda, I., & Longoria, R. (1994). Acculturation and performance of hispanics on selected Halstead-Reitan neuropsychological tests. *Assessment, 1,* 239-248.

Barnes, G.W., & Lucas, G.J. (1974). Cerebral dysfunction vs. psychogenesis in Halstead-Reitan tests. *The Journal of Nervous and Mental Disease, 158,* 50-60.

Bernard, L.C. (1989). Halstead-Reitan neuropsychological test performance of black, hispanic, and white young adult males from poor academic backgrounds. *Archives of Clinical Neuropsychology, 4,* 267-274.

Bigler, E.D., & Tucker, D.M. (1981). Comparison of verbal IQ, tactual performance, Seashore rhythm and finger oscillation tests in the blind and brain damaged. *Journal of Clinical Psychology, 37,* 849-851.

Bornstein, R.A. (1985). Normative data on selected neuropsychological measures from a nonclinical sample. *Journal of Clinical Psychology, 41,* 651-659.

Bornstein, R.A. (1986a). Normative data on intermanual differences on three tests of motor performance. *Journal of Clinical and Experimental Neuropsychology, 8,* 12-20.

Bornstein, R.A. (1986b). Consistency of intermanual discrepancies in normal and unilateral brain lesion patients. *Journal of Consulting and Clinical Psychology, 54,* 719-723.

Bornstein, R.A. (1986c). Classification rates obtained with "standard" cut-off scores on selected neuropsychological measures. *Journal of Clinical and Experimental Neuropsychology, 8,* 413-420.

Brown, S.J., Rourke, B.P., & Cicchetti, D.V. (1989). Reliability of tests and measures used in the neuropsychological assessment of children. *The Clinical Neuropsychologist, 3,* 353-368.

Carlier, M., Dumont, A.M., Beau, J., & Michel, F. (1993). Hand performance of French children on a finger tapping test in relation to handedness, sex and age. *Perceptual and Motor Skills, 76,* 931-940.

Dodrill, C.B. (1978). A neuropsychological battery for epilepsy. *Epilepsia, 19,* 611-623.

Dodrill, C.B. (1979). Sex differences on the Halstead-Reitan Neuropsychological battery and on other neuropsychological measures. *Journal of Clinical Psychology, 35,* 236-241.

Dodrill, C.B., & Troupin, A.S. (1975). Effects of repeated administrations of a comprehensive neuropsychological battery among chronic epileptics. *Journal of Nervous and Mental Disease, 161,* 185-190.

Finlayson, M.A., & Reitan, R.M. (1976). Handedness in relation to measures of motor and tactileperceptual function in normal children. *Perceptual and Motor Skills, 43,* 475-481.

Finlayson, M.A.J., & Reitan, R.M. (1980). Effect of lateralized lesions on ipsilateral and contralateral motor functioning. *Journal of Clinical Neuropsychology, 2,* 237-243.

Fromm-Auch, D., & Yeudall, L.T. (1983). Normative data for the Halstead-Reitan neuropsychological tests. *Journal of Clinical Neuropsychology, 5,* 221-238.

Gill, D.M., Reddon, J.R., Stefanyk, W.O., & Hans, H.S. (1986). Finger tapping: effects of trials and sessions. *Perceptual and Motor Skills, 62,* 674-678.

Goldstein, S.G., & Braun, L.S. (1974). Reversal of expected transfer as a function of increased age. *Perceptual and Motor Skills, 38,* 1139-1145.

Goldstein, G., & Watson, J.R. (1989). Testretest reliability of the Halstead-Reitan battery and the WAIS in a neuropsychiatric population. *The Clinical Neuropsychologist, 3,* 265-273.

Haaland, K.Y., & Delaney, H.D. (1981). Motor deficits after left or right hemisphere damage due to stroke or tumor. *Neuropsychologia, 19,* 17-27.

Haaland, K.Y., Temkin, N., Randahl, G., & Dikmen, S. (1994). Recovery of simple motor skills after head injury. *Journal of Clinical and Experimental Neuropsychology, 16,* 448-456.

Halstead, W.C. (1947). *Brain and Intelligence.* Chicago: University of Chicago Press.

Harris, M., Cross, H., Van Nieuwkerk, R. (1981). The effects of state depression, induced depression and sex on the finger tapping and tactual performance tests. *Clinical Neuropsychology, 3,* 28-34.

Heaton, R.K., Grant, I., & Mathews, C.G. (1991). *Comprehensive Norms for an Expanded Halstead-Reitan Battery.* Odessa: FL: Psychological Assessment Resources.

Heaton, R.K., Grant, I., & Mathews, C.G. (1996). Differences in neuropsychological test performance associated with age, education, and sex. In I. Grant & K.M. Adams (Eds.), *Neuropsychological Assessment of Neuropsychiatric Disorders.* New York: Oxford University Press.

Hom, J., & Reitan, R.M. (1982). Effect of lateralized cerebral damage upon contralateral and ipsilateral sensorimotor performances. *Journal of Clinical Neuropsychology, 4,* 249-268.

Hom, J., & Reitan, R.M. (1990). Generalized cognitive function after stroke. *Journal of Clinical and Experimental Neuropsychology, 12,* 644-655.

Klonoff, H., & Low, M. (1974). Disordered brain function in young children and early adolescents: Neuropsychological and electroencephalographic correlates. In R. Reitan and L.A. Davidson (Eds.), *Clinical Neuropsychology: Current Status and Applications.* Washington: V.H. Winston & Sons.

Leckliter, I.N., & Matarazzo, J.D. (1989). The influence of age, education, IQ, gender, and alcohol abuse on Halstead-Reitan neuropsychological test battery performance. *Journal of Clinical Psychology, 45,* 484-512.

Lewis, R., & Kupke, T. (1992). Intermanual differences on skilled and unskilled motor tasks in nonlateralized brain dysfunction. *The Clinical Neuropsychologist, 6,* 374-382.

Massman, P.J., & Doody, R.S. (1996). Hemispheric asymmetry in Alzheimer's disease is apparent in motor functioning. *Journal of Clinical and Experimental Neuropsychology, 18,* 110-121.

Matarazzo, J.D., Wiens, A.N., Matarazzo, R.

G., & Goldstein, S.G. (1974). Psychometric and clinical test-retest reliability of the Halstead Impairment Index in a sample of healthy, young, normal men. *Journal of Nervous and Mental Disease, 158,* 37-49.

Moehle, K.A., & Long, C.J. (1989). Models of aging and neuropsychological test performance decline with aging. *Journal of Gerontology, 44,* 176-177.

Morrison, M.W., Gregory, R.J., & Paul, J.J. (1979). Reliability of the finger tapping test and a note on sex differences. *Perceptual and Motor Skills, 48,* 139-142.

Muller, G., Weisbrod, S., & Klingberg, F. (1991). Finger tapping frequency and accuracy are decreased in early stage primary degenerative dementia. *Dementia, 2,* 169-172.

Nagasaki, H., Itoh, H., Maruyama, H., & Hashizume, K. (1988). Characteristic difficulty in rhythmic movement with aging and its relation to Parkinson's disease. *Experimental Aging Research, 14,* 171-176.

Ott, B.R., Ellias, S.A., & Lannon, M.C. (1995). Quantitative assessment of movement in Alzheimer's disease. *Journal of Geriatric Psychiatry and Neurology, 8,* 71-75.

Peters, M. (1990). Subclassification of nonpathological left-handers poses problems for theories of handedness. *Neuropsychologia, 28,* 279-289.

Prigatano, G.P., Altman, I.M., & O'Brien, K.P. (1990). Behavioral limitations that traumatic brain-injured patients tend to underestimate. *The Clinical Neuropsychologist, 4,* 163-176.

Provins, K.A., & Cunliffe, P. (1972). The reliability of some motor performance tests of handedness. *Neuropsychologia, 10,* 199-206.

Reitan, R.M. (1969). *Manual for Administration of Neuropsychological Test Batteries for Adults and Children.* Indianapolis.

Reitan, R.M., & Wolfson, D. (1985). *The Halstead-Reitan Neuropsychological Test Battery: Theory and Interpretation.* Tucson, AZ: Neuropsychology Press.

Reitan, R.M., & Wolfson, D. (1994). Dissociation of motor impairment and higher-level brain deficits in strokes and cerebral neoplasms. *The Clinical Neuropsychologist, 8,* 193-208.

Reitan, R.M., & Wolfson, D. (1996). Relationships between specific and general tests of cerebral functioning. *The Clinical Neuropsychologist, 10,* 37-42.

Roy, E.A., Clark, P., Aigbogun, S., & Quare-Storer, P.A. (1992). Ipsilesional disruptions to reciprocal finger tapping. *Archives of Clinical Neuropsychology, 7,* 213-219.

Ruff, R.M., & Parker, S.B. (1993). Gender- and age-specific changes in motor speed and eye-hand coordination in adults: Normative values for the finger tapping and grooved pegboard tests. *Perceptual and Motor Skills, 76,* 1219-1230.

Searight, H.R., Dunn, E.J., Grisso, T., Margolis, R.B., et al. (1989). The relation of the Halstead-Reitan neuropsychological battery to ratings of everyday functioning in a geriatric sample. *Neuropsychology, 3,* 135-145.

Shimoyama, I., Ninchoji, T., & Uemura, K. (1990). The Finger Tapping Test: A quantitative analysis. *Archives of Neurology, 47,* 681-684.

Snow, W.G. (1987). Standardization of test administration and scoring criteria: Some shortcomings of current practice with the Halstead-Reitan Test Battery. *The Clinical Neuropsychologist, 1,* 250-262.

Spreen, O., & Gaddes, W.H. (1969). Developmental norms for 15 neuropsychological tests age 6 to 15. *Cortex, 5,* 170-191.

Thompson, L.L., Heaton, R.K., Mathews, C.G., & Grant, I. (1987). Comparison of preferred and nonpreferred hand performance on four neuropsychological motor tasks. *The Clinical Neuropsychologist, 1,* 324-334.

Trahan, D.E., Patterson, J., Quintana, J., & Biron, R. (1987). The finger tapping test: A reexamination of traditional hypotheses regarding normal adult performance. Paper presented at the International Neuropsychological Society, Washington, D.C.

Whitfield, K., & Newcomb, R. (1992). A normative sample using the Loong computerized tapping program. *Perceptual and Motor Skills, 74,* 861-862.

握力計
HAND DYNAMOMETER

訳 林 要人

他のテスト名

このテストの別名は Grip Strength である。

目 的

このテストの目的はそれぞれの手における自発的に握る動作の力もしくは強度を計測することである。

原 典

Smedley 握力計は Stoelting Co., 1350 S. Kostner Avenue, Chicago, Illinois 60623 から 165 米ドルで購入することができる。

概 要

この手の力を計測するのによく用いられる方法 (Reitan & Davison, 1974) は、被検者に圧力計の上部を手のひらで持ってもらい、指でできるだけ強くハンドルをギュッと握ってもらう方法である。

実 施

簡単にいえば握力計のハンドルの長さは被検者の手の大きさに合わせて調節されなければならない（マニュアル参照）。道具の使用方法を被検者に示す。低い針は握力を記録するので被検者は目盛りが読まれる間ずっと握り続ける必要はない。次に握力計を被検者の利き手（手のひらを下にさせて）に持たせて腕を体の脇に下ろさせて身体から離すように指示する。次にできるだけ強く握るように指示し、最大限に及ぶまでずっと握らせる。それぞれの手で1回の練習と2回の本番を記録する。利き手と非利き手を別々に行うが疲労を避けるため試験の間隔は10秒間はあけるようにする。どちらか一方の手の2回目の試験でもし5kg以上の増加もしくは減少があるときには3回目の試験を行うことにする。

およその実施時間

このテストには約5分間を要する。

採点方法

結果(kg)はそれぞれの試験で記録し、左右別々に平均値を計算する。

考 察

何度試験しても、それぞれの手の能力はまったく安定している。たとえテストの間を長期（例えば、30カ月）にとっても同様である。健常者と神経学的な障害のある人のどちらも信頼係数は.52～.96の範囲にあると報告されている(Brown et al.,1989；Dodrill & Troupin, 1975；Dunn, 1978；Matarazzo et al.,1974；Provins & Cunliffe, 1972；Reddon et al.,1985)。しかしながら両手間での差は、高い信頼のおけるものではなく、能力の変化は時々意欲に関係して変化するのかもしれない(Provins & Cunliffe, 1972；Sappington, 1980)。

1回の試験中でもくり返し何度も行うと握力は低下してくる(Reddon et al.,1985；Montazer & Thomas, 1992)。能力は2回の試験の後では明らかに低下する、10回の試験では約80%、100回の試験では約40%にまで低下する。100～200回の試験では、さらに10%低下するだけである(Montazer

& Thomas, 1992)。

握力計測はおおまかな運動障害および微細な運動障害を確認する神経心理学的テストに含まれている。脳出血を起こした患者で握力は腕機能の回復の大ざっぱな指標として用いることができることも確かである(Sunderland et al.,1989)。さらに握力の計測は、予後判定にも役立つ。Sunderlandら(1989)は、発作後1カ月経て、計測可能な握力がなければ、運動機能の回復はあまり望めないだろうという。1カ月経って測定可能な握力があれば、臨床家は5カ月後には少なくとも基本的な機能が残ることをかなり確信してよいだろう。Haalandら(1994)は、握力は頭部外傷後最初の1年の回復程度に感受性があることを見いだしている。健常者では変化を示さなかったが、頭部外傷を負った患者は1カ月～1年後における評価では改善が認められた。

握力は、左半球言語のてんかん患者と右半球言語のてんかん患者の弁別(Strauss & Wada, 1988)、また健常者と脳損傷患者との識別、脳障害部位の片側性の捕捉にも有用であることがわかっている(Bornstein, 1986 b；Dodrill, 1978；Finlayson & Reitan, 1980；Haaland & Delaney, 1981；Hom & Reitan, 1982；Lewis & Kupke, 1990)。運動系の交差性質により右大脳半球の障害は、左手の能力を低下させ、左大脳半球の障害は右手の能力を低下させる。Dodrill (1978)は、握力計では、手指タッピングテストや触覚遂行テストよりも正確に脳障害部位を同定することができると報告した。握力計が障害の片側性の推理に比較的有利なのは少なくとも一部には、比較的に単純で熟練や順応をあまり必要としないことで、脳損傷、特に皮質下もしくは両側の障害のどちらかないし両方を有する人にとって好都合なことである(Haaland et al.,1994；Lewis & Kupke, 1990)。より熟練を要する動き(例えば、タッピング、Purdue)を必要とするテストは、より多くの認知を必要とする(例えば速度、共同作業、ペーシングを必要とする課題で)。したがって、被検者はそのような課題に慣れるのは困難で、特に非利き手（より練習をしていない手）では困難であろう。そのような症例では両手間の差は認知能率の全般的な減少に比べて、片側性障害をあまり反映してないのだろう(Lewis & Kupke, 1990)。

しばしば、右利きの人は右手のほうが握力が強く、左利きの人は左手のほうが握力が強いという仮説が立てられる(例えば、Reitan & Wolfson, 1985)。一般に利き手の能力は非利き手よりも優れている(Bornstein, 1985, 1986 a)。しかしながら、健常者でもかなりの違いがあり、特に左利きの人の場合利き手は必ずしもより強いものではない(Benton et al.,1962；Koffler & Zehler, 1985；Lewandowski et al.,1982；Satz et al.,1967；Smiljanic-Colanovic, 1974)。非利き手が利き手と同等かそれ以上の能力を示すパターンは健常者でもかなりの割合で生じる。したがって神経学的障害は意見の一致を欠くことだけで推論されるべきではない。握力計測のみで両手間の明らかに大きな解離があるとしてもそれだけで一側性の障害を推理してはいけない(Bornstein, 1986 a；Koffler & Zehler, 1985；Thompson et al., 1987)。大きな解離(平均から1 SD以上)は通常珍しくはない(約25％ある)。一方もしくは他方の手の運動機能障害を臨床的に自信をもって判断するにはいくつかの運動課題にわたって解離が存在することが必要である(Bornstein, 1986 b；Thompson et al, 1987)。一様逸脱した能力は健常人ではきわめてまれであり末梢性の外傷がない場合には、一側性の脳機能障害を示すようである(Bornstein, 1986；Thompson et al.,1987)。

CrewsとHarrison (1994)はうつ状態の女性は(Beckのうつ病評価尺度得点で評価した場合)、うつ状態でない人たちと同程度の能力を示したと報告している。しかし、うつ状態の女性は、うつ状態ではない女性よりもより正確な半握力反応（被検者は、最初のときの半分の力で握力計を握るよう指示される）を示すことができ、それは特に左手で正確であった。著者は、うつ状態の女性がより正確に左手でその半分の握力を示すことができるのは、右大脳半球の覚醒を反映しているものと考えている。

表14-3. 握力（kg）についての成人における平均能力

年齢群	教育年数<12年			教育年数≧12年		
	n	平均	SD	n	平均	SD
男性						
利き手						
20-39	21	50.8	11.5	86	49.9	8.4
40-59	13	39.8	6.0	17	48.2	7.3
60-69	16	38.7	5.9	22	44.5	5.6
非利き手						
20-39	21	47.7	11.7	86	46.4	7.6
40-59	13	38.2	6.5	17	46.4	9.1
60-69	16	37.2	5.4	22	39.3	5.5
女性						
利き手						
20-39	13	32.7	8.7	50	31.0	5.4
40-59	22	27.7	5.9	43	29.8	5.8
60-69	22	25.6	5.3	34	25.0	4.9
非利き手						
20-39	13	31.2	8.0	50	28.7	5.0
40-59	22	24.9	6.7	43	26.9	5.4
60-69	22	24.0	6.0	34	22.8	4.8

注：西カナダの大都市に住む一般人から健康な365名を選びサンプルとした。
出典：Bornstein (1985)。

表14-4. 握力（kg）についての小児における平均能力

		男性				女性			
		右手		左手		右手		左手	
年齢	n	平均	(SD)	平均	(SD)	平均	(SD)	平均	(SD)
6	20	10.40	(2.80)	9.45	(2.87)	9.05	(2.50)	7.90	(2.34)
7	20	11.95	(2.10)	11.10	(2.27)	9.30	(1.75)	8.80	(1.80)
8	20	12.25	(2.36)	11.40	(2.08)	11.55	(2.36)	10.15	(2.46)
12	20	21.95	(3.10)	19.55	(3.88)	23.05	(5.36)	19.10	(5.04)
13	20	28.30	(4.15)	27.55	(5.47)	25.00	(5.21)	23.25	(4.29)
14	20	35.25	(8.95)	33.80	(7.29)	28.30	(2.98)	25.65	(4.30)

注：このデータは120名の健常な右利きの小児から得られたもので，6つの年齢群は男女同数含まれている20名ずつのグループである。
出典：Finlayson と Reitan (1976)。

標準データ

標準についての研究は健康人の比較的大きいサンプルに基づいて行われたものがいくつかある。表14-3は成人の横断的な標準データで年齢，性，教育年数にしたがって分類されている（Bornstein, 1985）。右利きの人は全サンプルの91.5%にのぼった。Ernst (1988)，Fromm-Auch と Yeudall (1983)，Koffler と Zehler (1985) もまた健康な男女についての標準データを提示した。彼らのデータはここに報告したものとほぼ同じであった。しかしながら彼らのデータは教育年数での分類はされていなかった。表14-4は，6歳時における右利きの男女の標準データである（Finlayson & Reitan, 1976)。SpreenとGaddes (1969)の標準と(Stoeltingからの)道具についている標準との比較では比較的良い一致がみられている。しかしながら, SpreenとGaddesのデータは右左利きの小児たちを合わせたものであり利き手非利き手では分けてはいない。

それぞれの手を別々に考えるといくつかの方向性が研究から導き出される。まず第一に非利き手より利き手のほうが能力はよい様であること。強さは性と関係し男性は女性よりも強い。握力と身長と体重の間, 握力と教育年数との間には正の相関がある。高学歴を持つ人は低い人よりも点数が高い。最後に, 強さは年齢にも関係している。体力の年齢による変化の縦断的調査によると, 高齢者群における体力の低下は, 異なる年齢群における横断的比較により示されるものより大きい。横断的評価で体力低下が過小評価されるのはおそらく, 健常老齢者群においては体力の低下を示す人が比較的少ないためであろう(Clement, 1974)。

年齢と教育年数は, 両手間での差の大きさには影響しない(Bornstein, 1986 a；Ernst, 1988)。両手間の得点の差の性差についての調査結果は一致しておらず, いくつかの研究では性関連の差を認めているものもある。(つまり, 女性より男性のほうが両手間の差は大きい Bornstein, (1986 a))とするものと性差はないというものもある(Ernst, 1988；Fromm-Auch & Yeudall, 1983；Thompson et al., 1987)。右利きの人は左利きの人より両手間の差が大きいということを認めたという証言もある(Thompson et al.,1987)。

文 献

Benton, A.L., Meyers, R., & Polder, G.J. (1962). Some aspects of handedness. *Psychiatrica et Neurologica Basel, l44,* 321-337.

Bornstein, R.A. (1985). Normative data on selected neuropsychological measures from a nonclinical sample. *Journal of Clinical Psychology, 41,* 651-659.

Bornstein, R.A. (1986a). Normative data on inter-manual differences on three tests of motor performance. *Journal of Clinical and Experimental Neuropsychology, 8,* 12-20.

Bornstein, R.A. (1986b). Consistency of inter-manual discrepancies in normal and unilateral brain lesion patients. *Journal of Consulting and Clinical Psychology, 54,* 719-723.

Brown, S.J., Rourke, B.P., & Cicchetti, D.V. (1989). Reliability of tests and measures used in the neuropsychological assessment of children. *The Clinical Neuropsychologist, 3,* 353-368.

Clement, F.J. (1974). Longitudinal and cross-sectional assessments of age changes in physical strength as related to sex, social class, and mental ability. *Journal of Gerontology, 29,* 423-429.

Crews, Jr., W.D., & Harrison, D.W. (1994). Functional asymmetry in the motor performances of women: Neuropsychological effects of depression. *Perceptual and Motor Skills, 78,* 1315-1322.

Dodrill, C.B. (1978). The hand dynamometer as a neuropsychological measure. *Journal of Consulting and Clinical Psychology, 46,* 1432-1435.

Dodrill, C.B., & Troupin, A.S. (1975). Effects of repeated administrations of a comprehensive neuropsychological battery among chronic epileptics. *Journal of Nervous and Mental Disease, 161,* 185-190.

Dunn, J.M. (1978). Reliability of selected psychomotor measures with mentally retarded adult males. *Perceptual and Motor Skills, 46,* 295-301.

Ernst, J. (1988). Language, grip strength, sensory-perceptual, and receptive skills in a normal elderly sample. *The Clinical Neuropsychologist, 2,* 30-40.

Finlayson, M.A., & Reitan, R.M. (1976). Handedness in relation to measures of motor and tactile-perceptual functions in normal children. *Perceptual and Motor Skills, 43,* 475-481.

Finlayson, M.A., & Reitan, R.M. (1980). Effect of lateralized lesions on ipsilateral and contralateral motor functioning. *Journal of Clinical Neuropsychology, 2,* 237-243.

Fromm-Auch, D., & Yeudall, L.T. (1983). Normative data for the Halstead-Reitan Neuropsychological Tests. *Journal of Clinical Psychology, 5,* 221-238.

Haaland, K.Y., & Delaney, H.D. (1981). Motor deficits after left or right hemisphere damage due to stroke or tumor. *Neuropsychologia, 19,*

17-27.

Haaland, K.Y., Temkin, N., Randahl, G., & Dikmen, S. (1994). Recovery of simple motor skills after head injury. *Journal of Clinical and Experimental Neuropsychology, 16,* 448-456.

Hom, J., & Reitan, R.M. (1982). Effect of lateralized cerebral damage upon contralateral and ipsilateral sensorimotor performances. *Journal of Clinical Neuropsychology, 4,* 249-268.

Koffler, S.P., & Zehler, D. (1985). Normative data for the hand dynamometer. *Perceptual and Motor Skills, 61,* 589-590.

Lewandowski, L., Kobus, D.A., Church, K.L., & Van Orden, K. (1982). Neuropsychological implications of hand preference versus hand grip performance. *Perceptual and Motor Skills, 55,* 311-314.

Lewis, R., & Kupke, T. (1990). Intermanual differences on skilled and unskilled motor tasks in nonlateralized brain dysfunction. *The Clinical Neuropsychologist, 6,* 374-382.

Matarazzo, J.D., Wiens, A.N., Matarazzo, R.G., & Goldstein, S. (1974). Psychometric and clinical test-retest reliability of the Halstead Impairment Index in a sample of healthy, young, normal men. *Journal of Nervous and Mental Disease, 158,* 37-49.

Montazer, M.A., & Thomas, J.G. (1992). Grip strength as a function of 200 repetitive trials. *Perceptual and Motor Skills, 75,* 1320-1322.

Provins, K.A., & Cunliffe, P. (1972). The reliability of some motor performance tests of handedness. *Neuropsychologia,* 199-206.

Reddon, J.R., Stefanyk, W.O., Gill, D.M., & Renney, C. (1985). Hand dynamometer: Effects of trials and sessions. *Perceptual and Motor Skills, 61,* 1195-1198.

Reitan, R.M., & Davison, L.A. (1974). *Clinical Neuropsychology: Current Status and Applications.* Washington, D.C.: V.H. Winston.

Reitan, R.M., & Wolfson, D. (1985). *The Halstead-Reitan Neuropsychological Test Battery: Theory and Interpretation.* Tucson, AZ: Neuropsychology Press.

Sappington, J.T. (1980). Measures of lateral dominance: Interrelationships and temporal stability. *Perceptual and Motor Skills, 50,* 783-790.

Satz, P., Achenbach, K., & Fennel, E. (1967). Correlations between assessed manual laterality and predicted speech laterality in a normal population. *Neuropsychologia, 5,* 295-310.

Smiljanic-Colanovic, V. (1974). The measurement of different aspects and degrees of hand dominance. *Studiae Psychologica, 16,* 204-208.

Spreen, O., & Gaddes, W.H. (1969). Developmental norms for 15 neuropsychological tests age 6 to 15. *Cortex, 5,* 170-191.

Strauss, E., & Wada, J. (1988). Hand preference and proficiency and cerebral speech dominance determined by the carotid amytal test. *Journal of Clinical and Experimental Neuropsychology, 10,* 169-174.

Sunderland, A., Tinson, D., Bradley, L., & Langton-Hewer, R. (1989). Arm function after stroke. An evaluation of grip strength as a measure of recovery and a prognostic indicator. *Journal of Neurology, Neurosurgery, and Psychiatry, 52,* 1267-1272.

Thompson, L.L., Heaton, R.K., Mathews, C.G., & Grant, I. (1987). Comparison of preferred and nonpreferred hand performance on four neuropsychological motor tasks. *The Clinical Neuropsychologist, 1,* 324-334.

Purdue 釘さし板
PURDUE PEGBOARD TEST

訳　林　要人

目　的

このテストの目的は指と手の巧緻性を計測することである。

原　典

釘さし板とマニュアルと記録用紙は Lafayette Instrument Co., Inc., P.O. Box 5729, Sagamore Parkway, Lafayette Indiana 47903 から109米ドルで，もしくは，Technolab Industries Ltd. 5757 Decelles Ave. Suite 329, Montreal, Quebec H3S 2C3から134カナダドルにて購入することができる。

概　要

Purdue 釘さし板は1940年代人選用に手指の器用さを調べるテストとして発達した(Tiffin & Asher, 1948；Tiffin, 1968)。人選用に使用するのに加えて Purdue 釘さし板は神経心理学的評価で大脳の障害と欠陥部位特定の手助けとして用いられてきた(Reddon et al., 1988)。この板はそれぞれ25個の穴のあいた平行な2列からできている。ピン（釘）は板の上部の右端と左端のカップに置いてある。リングとワッシャーは2つの中央にあるカップを占めている。最初の3つの下位検査において被検者は穴にできるだけ多くのピンを入れなければならない。最初に利き手で次に非利き手で行い，最後は両手で行う。30秒以内に行わなければならない。右手のテストでは右側の列の上部から始め，被検者は穴にできるだけ多く入れなければならない。左手のテストは左側列を用いる。両手のテストでは，両手を一緒に用いて両列をすっかり満たすようにする。4番目の下位検査は両手を交互に用いてピンとリング，ワッシャー，他のワッシャーからなる組み立て品を完成させる。1分以内にできるだけ多くを完成させなければならない。

実　施

実施方法はテストマニュアルに記載されている。要するに被検者は30秒以内にできるだけ速く右側のカップから利き手（例えば，右手）でピンを取り右の柱に置かなければならない。ピンは穴に入れたままにし，次に非利き手で同じ動作をくり返す。次にピンは取り出されて同様に今度は同時に両手を用いて同じ動作を行わせる。これも試験時間は30秒間である。次にピンは取り出されて組み立てるように指示される。左右の手を連続して交互に用いる様に指示をされ一方でピンを取り，もう片方ではワッシャー，もう一方ではリングという様に行う。実施時間は60秒である。それぞれの下位検査の前にやってみせた上で練習をさせなければいけない。検査者によってはそれぞれの課題を3回くり返させるかもしれないが，最近の標準データはほとんど1回の試験の実施に基づいたものである。

採点方法

得点は，テストのそれぞれの部分から得られる。ピン（針）配置下位検査の点数はそれぞれの手で制限時間内に入れることのできたピンの数とする。両手を使ったさいの得点は入れることのできたピンの対の合計とする。組立得点は，組み立てた組数をその点数とする（原典参照）。

考　察

　健常人では.63～.82という中等度の検査－再検査信頼係数が得られているが，これはそれぞれの下位検査を最初に試験したときの点数と1～2週後に試験した点数との相関により得られたものである(Reddon et al.,1988；Tiffin, 1968)。しかしながら2回目では点数が改善するという学習効果がある(Feinstein et al.,1994；Reddon et al., 1988；Wilson et al.,1982)。例えば，Feinsteinら(1994)は学習効果を調べるため健康な志願者に2～4週の間をあけて8つのテストセッションを行ってみた。能力は時間とともに上昇し8回目のセッションにおいてなお明らかであった。改善が認められるのは25～33歳の若い人でより明らかで，41～57歳の中高年の人々よりも上手であり，より長時間にわたって改善し続けた。左右差得点もしくは率は相関係数が.22～.61の範囲であり，必ずしも非常に信頼のおけるというものではない(Reddon et al.,1988；Sappington, 1980)。

　因子分析研究(Fleishman & Ellison, 1962； Fleishman & Hempel, 1954)では，Purdue釘さし板は「指が元来有している小さいものを速く上手に巧みに扱う動作能力」と定義される指の器用さの因子を担っていることが示された。しかしながら，組立テストは指の巧緻性に加えて何かそれ以外のものを計測しているようであり，「大きな物体を上手に巧みに手腕を動かして扱う能力」と定義される手の器用さに関する因子を担っている。

　Schmidtら(1993)は，神経精神医学的な病気や他の病気はないがMRI上白質に高信号を示した健康な人々は白質高信号(WMH)を認めない人に比べて組立下位検査の結果が悪かったと報告した。Brownら(1993)はPurdueテストにおいてパーキンソン病患者，他の大脳障害，ハンチントン病患者においては両手を使った動きに障害があることに注目した。さらに，Purdue釘さし板における針置きテストは脳損傷の存在に感度が高く，側方性の有意性についての情報を提供することがある(Costa et al., 1983；Gardner & Broman, 1979； Rapin et al.,1966；Vaughan & Costa, 1962)。時間が経過するにつれ能力の変化が生じるために

Purdue釘さし板における左右差(率)は他のテストでも差が認められた場合しか診断的価値はないだろう(Reddon et al.,1988)。

標準データ

　一般的に利き手のほうが非利き手より能力は高い。女性は男性よりも高い能力がある。能力は加齢とともに低下する(Agnew et al.,1988；Gardner & Broman, 1979；Mathiowetz et al.,1986； Peters, 1990；Sattler & Engelhardt, 1982； Wilson et al.,1982；Yeudall et al.,1986，しかし， Costa et al.,1963をみると性差はなかったとしている)。細かな手の動きに対する性差は性差による指の大きさと混同されるかもしれない。Petersら(1990)は示指と親指の厚さを変数として用いると能力の性差はなくなったと報告した。さらに男女ともに能力と指のサイズの間には負の相関が認められた。問題は男性の場合で，指のサイズがこの課題にはあまり適していないことである。より大きいサイズの針を用いれば男性も決して不利ではないだろう。教育は能力には関係なさそうである(Costa et al.,1963；Yeudal et al.,1 986)。

　表14－5～14－7までは小児と成人を年齢(5～40歳)，性で分類した標準データである(Gardner & Broman, 1980；Yeudall et al.,1986)。表14－8は健康で高学歴(平均13.2年)で，高齢成人(50～85歳)の標準データである(Strauss & Spreen, 1990，未公開データ)。これらの表は1つの下位検査について1回試験を行った結果に基づいている。Nielsenら(1989)は101名の神経学的障害のない20～54歳の患者で病院から退院した後に(利き手，非利き手，両手について)テストしたデータを示した。しかしこのデータは，性別で示されていない。Mathiowetzら(1986)は14～19歳の176名を被検者として3回の試験を行った結果に基づく標準データを示した。その点数はここで示したものよりも高かった。おそらく追加試験による練習効果によるものであろう。彼らのサンプルも，GardnerとBroman (1979)のものよりも小さかった。Agnewら(1988)は212名の健康で高学歴を有する40～85歳のサンプルに

表14-5. Purdue 釘さし板における小児の能力（1つの下位検査につき1回の試験に基づく）：平均と標準偏差

年齢	n	利き手 平均	SD	非利き手 平均	SD	両手 平均	SD	組み立て 平均	SD
少年									
5:0-5:5	30	9.33	1.81	8.40	1.33	6.73	1.17	14.10	3.29
5:6-5:11	30	9.93	1.51	8.83	1.95	6.97	1.54	15.57	3.56
6:0-6:5	30	9.77	1.57	9.13	1.83	7.30	1.53	15.93	2.94
6:6-6:11	30	11.57	1.45	10.17	2.17	8.23	1.77	19.20	3.84
7:0-7:5	30	11.67	1.67	11.00	1.70	8.77	1.41	19.23	4.95
7:6-7:11	30	12.07	1.95	11.23	1.68	9.57	1.59	20.40	4.10
8:0-8:5	30	12.70	1.60	12.17	1.51	9.83	1.51	22.20	3.80
8:6-8:11	30	13.90	2.19	12.57	1.85	10.90	1.73	24.47	5.35
9:0-9:5	30	13.33	1.60	12.43	1.59	10.50	1.48	24.57	3.75
9:6-9:11	30	13.87	1.91	12.87	2.05	11.33	1.65	27.37	4.55
10:0-10:5	30	14.03	1.88	12.87	1.72	10.93	1.84	26.37	6.15
10:6-10:11	30	14.93	1.51	13.90	1.84	11.77	1.65	28.17	5.38
11:0-11:5	30	14.93	1.86	14.00	1.98	11.30	1.68	29.53	6.19
11:6-11:11	30	14.83	1.60	13.93	1.60	12.27	1.41	31.13	5.19
12:0-12:5	30	14.83	1.78	13.67	2.02	11.67	1.52	31.13	5.78
12:6-12:11	30	15.37	2.81	14.00	2.38	11.87	1.87	30.13	6.08
13:0-13:5	40	15.15	1.92	13.90	2.00	11.85	1.58	33.73	5.00
13:6-13:11	30	14.87	1.72	14.10	1.47	11.53	1.80	34.57	5.88
14:0-14:5	30	15.67	1.47	14.40	1.57	12.03	1.67	33.97	6.58
14:6-14:11	30	14.70	1.49	14.33	1.65	12.20	1.61	31.37	7.24
15:0-15:5	30	15.57	1.50	14.87	1.50	12.57	1.48	32.20	6.21
15:6-15:11	23	15.09	1.50	14.30	1.61	12.65	1.30	33.04	6.24
少女									
5:0-5:5	30	10.00	1.53	8.50	1.36	6.97	1.25	14.70	2.55
5:6-5:11	30	9.30	1.73	9.13	1.59	6.77	1.28	14.37	4.02
6:0-6:5	30	11.43	1.33	10.23	1.52	8.53	1.46	18.03	3.54
6:6-6:11	30	11.87	1.68	10.47	1.38	8.67	1.79	20.63	4.27
7:0-7:5	30	12.03	1.65	10.47	2.08	8.83	1.80	19.77	4.49
7:6-7:11	30	12.47	1.53	11.50	1.80	9.50	1.70	20.20	4.61
8:0-8:5	30	13.07	1.78	12.03	1.40	10.10	1.81	21.93	4.31
8:6-8:11	30	13.77	1.63	12.30	1.26	10.43	1.59	24.50	5.83
9:0-9:5	30	13.37	1.79	11.83	2.12	9.83	1.62	24.97	6.81
9:6-9:11	30	14.40	1.52	13.03	1.67	11.60	1.65	29.07	6.01
10:0-10:5	30	15.13	1.48	13.20	1.35	11.33	1.42	27.90	5.10
10:6-10:11	30	15.47	1.59	13.63	1.33	12.27	1.46	31.70	6.02
11:0-11:5	30	14.90	1.79	14.00	2.00	11.67	1.63	32.77	5.50
11:6-11:11	30	15.70	1.84	13.83	1.88	12.00	1.82	33.47	7.24
12:0-12:5	30	15.57	1.65	14.20	1.73	12.00	1.23	34.57	5.20
12:6-12:11	30	15.40	1.96	14.07	1.66	12.03	1.65	34.70	7.52
13:0-13:5	40	15.55	1.69	14.15	1.64	12.03	1.44	34.85	5.57
13:6-13:11	32	15.38	1.58	14.09	1.44	12.13	1.31	37.40	5.34
14:0-14:5	30	16.33	1.73	14.93	1.78	12.63	1.61	36.43	6.76
14:6-14:11	30	16.03	1.77	14.83	1.66	12.40	1.94	34.17	6.62
15:0-15:5	28	16.68	1.49	14.89	1.40	12.89	1.64	36.89	7.75
15:6-15:11	31	16.42	1.84	15.29	2.04	12.77	1.45	37.35	8.24

注：データは1,334名の健常学童から得たものである。
出典：Gardner と Broman (1979)。

表14－6．Purdue 釘さし板における小児の能力：パーセンタイル

年齢	n	10	20	30	40	50	60	70	80	90
少年に対するパーセンタイル：利き手										
5:0-5:5	30	7.0	8.0	8.0	9.0	9.0	10.0	10.0	11.0	11.0
5:6-5:11	30	8.0	9.0	9.0	10.0	10.0	10.0	11.0	11.8	12.0
6:0-6:5	30	7.1	9.0	9.0	9.0	9.5	10.0	11.0	11.0	11.9
6:6-6:11	30	9.1	10.2	11.0	11.0	12.0	12.0	12.0	13.0	13.0
7:0-7:5	30	9.1	10.2	11.0	11.4	12.0	12.0	12.7	13.0	13.9
7:6-7:11	30	9.0	10.0	11.0	12.0	12.0	12.6	13.0	14.0	14.0
8:0-8:5	30	11.0	12.0	12.0	12.0	13.0	13.0	14.0	14.0	14.0
8:6-8:11	30	11.1	12.0	12.3	13.0	14.0	15.0	15.0	16.0	17.0
9:0-9:5	30	11.0	12.0	12.0	13.0	13.0	14.0	15.0	15.0	15.0
9:6-9:11	30	12.0	12.0	13.0	13.0	14.0	14.6	15.0	15.0	15.9
10:0-10:5	30	11.1	12.2	13.0	14.0	14.0	15.0	15.0	15.8	16.9
10:6-10:11	30	13.0	13.2	14.0	14.0	15.0	15.0	15.0	16.0	17.0
11:0-11:5	30	13.0	13.0	13.0	14.0	14.5	16.0	16.0	16.8	17.0
11:6-11:11	30	13.0	14.0	14.0	14.0	15.0	15.0	15.0	16.8	17.0
12:0-12:5	30	13.0	13.0	14.0	14.0	14.5	15.0	15.7	16.0	17.9
12:6-12:11	30	13.0	13.2	15.0	15.0	15.0	15.0	16.0	17.0	18.9
13:0-13:5	40	12.1	14.0	14.0	15.0	15.0	15.0	16.0	16.8	18.0
13:6-13:11	30	13.0	13.0	14.0	14.4	15.0	15.0	16.0	16.0	17.0
14:0-14:5	30	14.0	14.0	14.3	15.0	16.0	16.0	17.0	17.0	17.9
14:6-14:11	30	13.0	13.0	14.0	14.4	15.0	15.0	15.0	16.0	16.9
15:0-15:5	30	14.0	14.0	14.0	15.0	15.5	16.0	16.7	17.0	18.0
15:6-15:11	23	13.0	14.0	14.0	15.0	15.0	15.0	16.0	17.0	17.0
少年に対するパーセンタイル：非利き手										
5:0-5:5	30	6.1	7.0	8.0	8.0	8.5	9.0	9.0	9.0	10.0
5:6-5:11	30	6.1	8.0	8.0	8.0	9.0	9.6	10.0	10.0	11.0
6:0-6:5	30	6.0	8.0	9.0	9.0	9.0	10.0	10.0	10.0	12.0
6:6-6:11	30	7.1	8.2	9.0	10.0	10.5	11.0	11.7	12.0	13.0
7:0-7:5	30	9.0	10.0	10.0	11.0	11.0	11.0	12.0	12.0	12.9
7:6-7:11	30	9.1	10.0	10.0	11.0	11.0	11.0	12.0	13.0	13.9
8:0-8:5	30	10.0	11.0	11.0	12.0	12.5	13.0	13.7	13.0	15.9
8:6-8:11	30	10.1	11.0	11.0	12.0	12.0	13.0	13.7	14.0	15.9
9:0-9:5	30	10.0	11.0	11.3	12.0	13.0	13.0	13.7	14.0	14.0
9:6-9:11	30	10.0	11.2	12.0	12.0	12.0	13.0	14.0	15.0	16.0
10:0-10:5	30	10.1	12.0	12.0	13.0	13.0	13.6	14.0	14.0	15.0
10:6-10:11	30	11.0	12.2	13.0	13.0	14.0	14.0	15.0	15.8	17.0
11:0-11:5	30	12.0	13.0	13.0	13.0	13.5	14.0	15.0	15.8	16.9
11:6-11:11	30	11.1	13.0	13.0	14.0	14.0	14.0	15.0	15.0	16.0
12:0-12:5	30	12.0	13.0	13.0	13.0	14.0	14.0	15.0	15.0	16.0
12:6-12:11	30	11.0	12.2	13.0	13.4	14.0	14.0	15.0	16.0	16.9
13:0-13:5	40	11.0	11.2	13.0	14.0	14.0	15.0	15.0	16.0	16.0
13:6-13:11	30	12.0	13.0	13.0	14.0	14.0	14.0	15.0	15.8	16.0
14:0-14:5	30	12.1	13.0	14.0	14.0	14.5	15.0	15.7	16.0	16.0
14:6-14:11	30	11.2	13.2	14.0	14.0	14.5	15.0	15.0	15.8	16.0
15:0-15:5	30	13.0	14.0	14.3	15.0	15.0	15.0	16.0	16.0	16.9
15:6-15:11	23	12.0	13.0	13.0	14.0	15.0	15.0	15.0	16.0	16.6

(続く)

表14-6. Purdue釘さし板における小児の能力：パーセンタイル（続き）

年齢	n	10	20	30	40	50	60	70	80	90
少年に対するパーセンタイル：両手										
5:0-5:5	30	5.1	6.0	6.0	6.0	7.0	7.0	7.0	8.0	8.0
5:6-5:11	30	5.0	6.0	6.0	6.4	7.0	7.0	8.0	8.0	9.0
6:0-6:5	30	5.0	6.0	6.3	7.0	7.0	7.6	8.0	9.0	9.0
6:6-6:11	30	6.0	7.0	8.0	8.0	9.0	8.6	9.0	9.0	10.9
7:0-7:5	30	7.0	8.0	8.0	8.0	8.0	9.0	10.0	10.0	10.0
7:6-7:11	30	8.0	8.0	8.0	9.0	9.5	10.0	10.7	11.0	12.0
8:0-8:5	30	8.0	8.0	9.0	9.0	10.0	10.0	11.0	11.0	12.0
8:6-8:11	30	9.0	9.2	10.0	10.0	11.0	11.0	12.0	12.8	13.0
9:0-9:5	30	8.1	9.0	10.0	10.0	10.0	11.0	11.0	12.0	12.0
9:6-9:11	30	9.1	10.0	10.0	11.0	11.0	11.6	12.0	13.0	13.9
10:0-10:5	30	9.0	9.0	10.0	10.4	11.0	11.0	11.0	12.8	13.9
10:6-10:11	30	10.0	10.2	11.0	11.0	12.0	12.0	12.0	13.0	14.0
11:0-11:5	30	9.0	10.0	10.3	11.0	11.0	12.0	12.7	13.0	13.0
11:6-11:11	30	11.0	11.0	12.0	12.0	12.0	13.0	13.0	13.8	14.0
12:0-12:5	30	9.1	11.0	11.0	11.0	12.0	12.0	12.0	12.8	14.0
12:6-12:11	30	9.1	10.2	11.0	12.0	12.0	12.6	13.0	13.8	14.0
13:0-13:5	40	9.1	11.0	11.0	11.4	12.0	12.0	13.0	13.0	14.0
13:6-13:11	30	9.1	10.0	11.0	11.0	11.0	12.0	12.0	13.0	14.0
14:0-14:5	30	10.1	11.0	11.0	11.0	12.0	12.0	13.0	14.0	14.0
14:6-14:11	30	10.0	11.0	11.0	12.0	12.0	12.0	13.0	14.0	15.0
15:0-15:5	30	10.1	11.0	12.0	12.0	13.0	13.0	13.0	14.0	14.9
15:6-15:11	23	11.0	11.8	12.0	12.0	13.0	13.0	13.0	14.0	14.0
少年に対するパーセンタイル：組み立て										
5:0-5:5	30	10.0	11.2	12.0	13.0	14.0	14.6	16.0	16.0	17.0
5:6-5:11	30	10.1	12.2	14.0	15.0	16.0	16.0	17.7	18.0	20.0
6:0-6:5	30	12.1	14.0	15.0	15.0	16.0	16.0	17.0	19.0	20.0
6:6-6:11	30	14.0	16.2	18.0	18.0	19.5	20.6	22.0	22.8	24.0
7:0-7:5	30	12.1	16.0	17.3	18.4	19.0	20.6	21.7	23.0	26.7
7:6-7:11	30	16.0	17.2	18.3	19.4	21.0	22.0	22.7	24.0	25.0
8:0-8:5	30	19.0	20.2	21.0	22.4	23.5	24.0	24.0	26.8	28.9
8:6-8:11	30	18.0	20.0	20.3	23.4	24.0	25.0	27.1	30.0	32.0
9:0-9:5	30	20.0	21.2	23.0	24.0	24.0	26.0	26.0	27.0	28.0
9:6-9:11	30	21.1	24.0	24.3	25.4	26.0	29.2	30.7	31.8	32.0
10:0-10:5	30	19.1	20.2	24.0	25.0	26.0	26.0	28.7	30.0	35.7
10:6-10:11	30	22.0	24.0	25.3	28.4	29.0	30.0	30.0	31.0	33.8
11:0-11:5	30	22.0	22.2	26.0	27.4	28.0	31.0	32.0	34.6	39.9
11:6-11:11	30	25.1	27.0	28.6	30.0	31.0	32.6	33.7	35.0	39.0
12:0-12:5	30	25.0	26.0	27.0	29.0	29.0	32.6	35.4	36.0	40.9
12:6-12:11	30	23.1	25.4	28.0	29.0	30.5	32.2	34.0	35.8	37.0
13:0-13:5	40	27.0	30.0	31.0	32.0	34.0	34.8	36.0	37.0	40.9
13:6-13:11	30	27.1	30.0	30.0	33.0	34.5	35.6	36.7	39.8	43.8
14:0-14:5	30	26.1	29.2	31.0	32.0	34.0	36.0	38.7	40.0	41.0
14:6-14:11	30	23.0	25.2	26.3	29.0	30.5	32.0	34.7	35.8	45.4
15:0-15:5	30	24.0	26.0	28.0	31.4	33.5	35.6	36.0	37.8	39.9
15:6-15:11	23	24.4	26.8	29.4	32.0	33.0	34.4	35.8	39.0	42.0

（続く）

表14-6.（続き）

年齢	n	10	20	30	40	50	60	70	80	90
少女に対するパーセンタイル：利き手										
5:0-5:5	30	8.0	8.2	9.3	10.0	10.0	10.6	11.0	11.0	12.0
5:6-5:11	30	7.0	8.0	8.0	9.0	9.5	10.0	11.0	11.0	11.0
6:0-6:5	30	9.1	10.2	11.0	11.0	11.5	10.0	12.0	12.0	13.0
6:6-6:11	30	10.1	11.0	11.0	11.0	11.0	12.0	3.0	14.0	14.0
7:0-7:5	30	10.0	11.0	11.0	12.0	12.0	12.0	13.0	13.0	14.9
7:6-7:11	30	10.1	11.0	12.0	12.0	13.0	13.0	13.0	14.0	14.0
8:0-8:5	30	11.0	12.0	12.0	12.4	13.0	13.0	14.0	14.8	15.9
8:6-8:11	30	12.0	12.0	13.0	13.0	14.0	14.0	14.7	15.0	16.9
9:0-9:5	30	10.1	12.0	13.0	13.0	13.0	14.0	14.0	15.0	16.0
9:6-9:11	30	12.0	13.0	14.0	14.0	14.0	15.0	15.0	16.0	16.9
10:0-10:5	30	13.0	14.0	14.0	15.0	15.0	15.0	16.0	16.0	17.9
10:6-10:11	30	13.1	14.0	14.8	15.0	15.5	16.0	16.0	16.8	17.9
11:0-11:5	30	12.0	13.2	14.0	15.0	15.0	15.0	15.7	16.8	17.0
11:6-11:11	30	14.0	14.0	15.0	15.0	16.0	16.0	17.0	17.0	18.0
12:0-12:5	30	14.0	14.0	14.0	15.0	15.0	16.0	17.0	17.0	17.9
12:6-12:11	30	12.1	13.2	15.0	15.0	16.0	16.0	16.0	17.0	18.0
13:0-13:5	40	14.0	14.0	15.0	15.0	16.0	16.0	16.0	17.0	18.0
13:6-13:11	30	13.3	14.0	14.0	15.0	15.0	15.0	16.0	17.0	18.0
14:0-14:5	30	14.1	15.0	15.0	16.0	16.0	16.0	17.0	17.8	19.0
14:6-14:11	30	14.0	14.0	15.0	15.0	16.0	16.6	17.0	17.0	18.9
15:0-15:5	30	15.0	15.0	16.0	16.0	17.0	17.0	18.7	18.0	19.0
15:6-15:11	23	14.0	15.0	15.6	16.0	16.0	17.0	17.4	18.0	19.0
少女に対するパーセンタイル：非利き手										
5:0-5:5	30	7.0	7.0	8.0	8.0	9.0	9.0	9.0	10.0	10.0
5:6-5:11	30	7.0	7.2	8.0	8.4	9.0	10.0	10.0	11.0	11.0
6:0-6:5	30	8.0	8.2	9.3	10.0	10.0	11.0	11.0	11.8	12.0
6:6-6:11	30	9.0	9.2	10.0	10.0	10.0	11.0	11.0	12.0	12.0
7:0-7:5	30	8.0	9.0	10.0	10.0	11.0	11.0	11.0	12.0	13.0
7:6-7:11	30	9.0	10.0	10.3	11.0	11.0	12.0	13.0	13.0	14.0
8:0-8:5	30	10.0	11.0	11.0	12.0	12.0	12.0	12.7	13.0	14.0
8:6-8:11	30	11.0	11.0	12.0	12.0	12.0	12.6	13.0	13.8	14.0
9:0-9:5	30	9.0	10.0	11.0	11.0	11.5	12.6	13.0	14.0	14.9
9:6-9:11	30	11.0	11.0	12.0	12.0	13.0	13.6	14.0	14.8	15.0
10:0-10:5	30	11.0	12.0	13.0	13.0	13.0	13.6	14.0	14.8	15.0
10:6-10:11	30	11.2	13.0	13.0	13.4	14.0	14.0	14.0	14.8	15.0
11:0-11:5	30	10.2	12.4	14.0	14.0	14.0	15.0	15.0	15.0	16.8
11:6-11:11	30	11.0	12.0	13.0	14.0	14.0	14.0	15.0	15.0	16.0
12:0-12:5	30	12.0	13.0	13.3	14.0	14.0	14.0	15.0	16.0	16.9
12:6-12:11	30	12.0	13.0	13.0	13.0	14.0	14.0	15.0	15.0	16.9
13:0-13:5	40	12.1	13.0	13.0	13.4	14.0	14.0	15.0	16.0	16.0
13:6-13:11	30	12.0	13.0	14.0	14.0	14.0	15.0	15.0	15.0	16.0
14:0-14:5	30	13.0	13.0	14.0	15.0	15.0	15.0	15.7	16.0	17.0
14:6-14:11	30	13.0	13.2	14.0	14.0	15.0	15.0	16.0	16.8	17.0
15:0-15:5	30	12.9	14.0	14.0	14.6	15.0	15.4	16.0	16.0	17.0
15:6-15:11	23	13.0	13.0	14.0	14.0	15.0	16.0	16.4	17.8	18.0

（続く）

表14−6. Purdue釘さし板における小児の能力：パーセンタイル（続き）

年齢	n	10	20	30	40	50	60	70	80	90
少女に対するパーセンタイル：両手										
5:0-5:5	30	5.0	6.0	6.0	7.0	7.0	7.6	8.0	8.0	8.0
5:6-5:11	30	5.0	6.0	6.0	6.4	7.0	7.0	7.7	8.0	8.0
6:0-6:5	30	6.1	7.2	8.0	8.0	9.0	9.0	9.0	10.0	10.0
6:6-6:11	30	6.1	8.0	8.0	8.0	8.0	8.6	9.7	10.0	12.0
7:0-7:5	30	6.0	7.2	8.0	9.0	9.0	9.0	10.0	10.8	11.0
7:6-7:11	30	7.0	8.0	9.0	9.0	9.5	10.0	10.7	11.0	11.0
8:0-8:5	30	8.0	8.2	9.0	10.0	10.0	11.0	11.0	11.0	12.0
8:6-8:11	30	8.0	9.0	10.0	10.0	10.5	11.0	11.0	12.0	12.9
9:0-9:5	30	8.0	8.0	9.0	9.4	10.0	10.0	11.0	11.0	12.0
9:6-9:11	30	9.0	10.0	11.0	12.0	12.0	12.0	13.0	13.0	13.0
10:0-10:5	30	10.0	10.0	11.0	11.0	11.0	11.6	12.0	12.0	13.0
10:6-10:11	30	11.0	11.0	11.3	12.0	12.0	12.0	13.0	13.8	14.9
11:0-11:5	30	9.1	10.0	11.0	11.4	12.0	12.0	12.7	13.0	13.0
11:6-11:11	30	9.1	10.2	11.0	11.0	13.0	13.0	13.0	14.0	14.0
12:0-12:5	30	10.0	11.0	12.0	12.0	12.0	12.0	12.0	13.0	14.0
12:6-12:11	30	10.0	10.2	11.0	12.0	12.0	12.0	13.0	13.8	14.0
13:0-13:5	40	10.0	11.0	11.0	12.0	12.0	12.0	13.0	13.0	14.0
13:6-13:11	30	10.3	11.0	11.9	12.0	12.0	12.0	13.0	13.0	13.7
14:0-14:5	30	11.0	11.0	12.0	12.0	12.0	13.0	13.0	14.8	15.0
14:6-14:11	30	9.1	11.0	11.3	12.0	12.0	13.0	13.7	14.0	15.0
15:0-15:5	30	11.0	11.0	12.0	12.0	13.0	13.0	14.0	14.0	16.0
15:6-15:11	23	11.0	11.0	12.0	13.0	13.0	13.0	13.4	14.0	14.0
少女に対するパーセンタイル：組み立て										
5:0-5:5	30	11.1	13.0	13.0	14.0	15.0	15.6	16.0	17.0	18.0
5:6-5:11	30	9.0	11.0	12.3	13.4	14.0	15.6	16.0	17.0	20.0
6:0-6:5	30	14.0	16.0	16.0	16.0	17.0	18.0	20.0	22.0	23.9
6:6-6:11	30	16.0	17.0	18.0	19.0	20.0	21.0	22.7	25.6	27.8
7:0-7:5	30	14.0	15.2	17.0	18.0	19.5	21.6	22.0	24.0	24.9
7:6-7:11	30	14.0	16.0	17.0	18.4	19.5	21.6	23.4	25.8	26.9
8:0-8:5	30	16.0	17.0	20.0	21.0	22.0	23.0	23.0	24.8	28.9
8:6-8:11	30	18.0	19.2	20.3	21.4	23.0	24.6	27.4	31.8	32.0
9:0-9:5	30	18.0	19.0	20.3	22.0	23.5	26.0	29.0	31.8	16.0
9:6-9:11	30	22.1	23.2	26.0	27.0	28.0	31.0	32.0	34.8	37.9
10:0-10:5	30	20.3	23.2	26.0	27.0	28.0	29.0	29.7	30.8	35.8
10:6-10:11	30	24.1	27.0	28.3	29.4	30.5	31.6	35.7	37.8	39.8
11:0-11:5	30	25.1	28.0	29.3	31.4	32.5	34.0	35.7	37.0	40.9
11:6-11:11	30	22.2	25.4	28.3	31.0	34.5	37.0	39.0	40.0	41.0
12:0-12:5	30	28.0	31.0	32.0	34.0	34.0	34.6	36.7	39.0	43.6
12:6-12:11	30	24.0	28.0	30.3	32.8	35.0	36.0	38.7	41.7	45.7
13:0-13:5	40	27.0	31.2	32.3	33.4	35.0	37.6	38.0	39.0	41.9
13:6-13:11	30	29.5	33.0	34.9	36.4	38.0	38.0	40.0	42.0	44.1
14:0-14:5	30	25.3	30.2	34.0	34.0	36.0	38.0	40.7	43.0	45.9
14:6-14:11	30	27.1	28.2	30.3	32.0	33.0	35.2	37.7	40.8	44.9
15:0-15:5	30	28.7	29.8	31.7	33.6	35.5	38.4	41.3	43.2	50.2
15:6-15:11	23	23.2	29.4	33.0	36.8	39.0	40.0	41.0	43.0	47.8

注：データは1,334名の健常学童から得たものである。
出典：GardnerとBroman（1979）.

表14-7. Purdue釘さし板における若年成人の平均能力（1つの下位検査につき1回の試験に基づく）

	年齢群				
	15-20	21-25	26-30	31-40	15-40
女性					
n	30	36	16	16	98
利き手	16.69	16.64	17.25	15.94	16.64
SD	2.16	2.31	1.88	1.61	2.10
非利き手	16.10	15.89	16.13	15.63	15.95
SD	1.57	1.79	1.50	1.89	1.68
両手	13.76	13.75	13.31	13.13	13.58
SD	1.41	1.54	1.45	1.31	1.45
組み立て	41.83	42.47	40.44	41.44	41.77
	5.08	5.43	5.90	5.75	5.42
男性					
n	32	37	32	26	127
利き手	15.56	15.44	16.22	15.35	15.65
SD	1.52	1.71	1.81	1.72	1.71
非利き手	15.09	15.08	15.41	15.12	15.17
SD	1.42	1.98	2.08	1.77	1.82
両手	12.59	12.97	12.94	12.42	12.75
SD	1.56	1.18	1.29	1.65	1.42
組み立て	40.25	38.89	39.13	37.50	39.01
SD	4.64	6.60	3.58	3.64	4.92

注：データは西カナダに住む225名の健康な成人でほとんどが右利き（87.7％）で高いIQを有している人たちである。
出典：Yeudallら（1986）。

ついてのデータを示した。下位検査の点数は1つの下位検査を3回試験した結果の平均値である。利き手と非利き手間の差も計算されていた。男性より女性で両手間の差は大きかった。加齢によりこの差は大きくなる傾向にあったが統計学的な有意差は認めなかった。この比較的大規模な高齢者のサンプルからのデータは表14-9に示した。Wilsonら（1982）は釘さし板を短くして就学前の児童にも使用できるように改良した。彼らは2.5〜6歳の右利きの小児について針置きテストの部分のみのデータを集積した。

文献

Agnew, J., Bolla-Wilson, K., Kawas, C.H., & Bleeker, M.L. (1988). Purdue Pegboard age and sex norms for people 40 years old and older. *Developmental Neuropsychology, 4,* 29-35.

Brown, R.G., Jahanshahai, M., & Marsden, D.C. (1993). The execution of bimanual movements in patients with Parkinson's, Huntington's, and cerebellar disease. *Journal of Neurology, Neurosurgery and Psychiatry, 56,* 295-297.

Costa, L.D., Vaughan, H.G., Levita, E., & Far-

表14−8．Purdue 釘さし板における高齢成人の平均能力（1つの下位検査につき1回の試験に基づく）

	年齢群		
	50-59	60-69	70+
男性			
n	10	12	8
利き手	14.7	14.2	11.4
SD	2.2	2.8	2.0
非利き手	14.4	13.6	10.9
SD	2.0	2.8	1.5
両手	12.1	10.1	8.4
SD	1.9	.7	1.5
組み立て	30.6	27.2	21.9
SD	6.7	5.9	5.4
女性			
n	11	10	15
利き手	14.5	14.4	13.2
SD	1.9	1.3	1.5
非利き手	14.0	13.6	12.6
SD	2.1	2.2	2.0
両手	11.3	11.1	9.4
SD	1.5	1.7	1.6
組み立て	28.3	28.2	24.9
SD	5.1	7.0	3.2

注：データはブリティッシュ コロンビアのビクトリアに住んでいる健康な志願者から集積したものである。出典：Strauss と Spreen (1990)。

表14−9．Purdue 釘さし板における高齢成人の平均能力（1つの下位検査につき3回の試験に基づく）

	年齢群				
	40-49	50-59	60-69	70-79	80-89
男性					
n	19	20	24	17	11
利き手	14.6	14.4	13.6	13.0	10.8
SD	2.08	2.15	1.74	1.90	1.33
非利き手	14.4	13.9	13.1	12.4	10.6
SD	2.35	2.19	1.56	1.48	1.84
両手	12.2	11.9	10.9	10.4	8.5
SD	2.43	2.22	1.46	1.27	1.21
Purdue 組み立て	34.9	33.8	28.0	27.5	21.5
SD	7.66	9.66	5.06	5.06	4.81
利き手マイナス非利き手	0.16	0.23	0.44	0.59	0.18
SD	1.19	1.21	1.86	0.93	1.46
女性					
n	21	27	29	31	13
利き手	15.9	15.0	14.6	13.8	12.9
SD	1.45	1.56	2.03	1.27	1.80
非利き手	15.2	14.4	13.9	12.9	11.3
SD	1.48	1.69	1.78	1.52	2.05
両手	13.1	12.1	11.6	10.5	9.2
SD	1.56	1.30	1.87	1.19	1.92
Purdue 組み立て	39.8	34.6	31.7	29.1	21.9
SD	4.54	8.21	6.83	4.85	4.54
利き手マイナス非利き手	0.73	0.63	0.71	0.94	1.56
SD	1.05	1.31	1.23	1.39	1.24

出典：Agnew ら (1988) より許可を得て掲載。

ber, N. (1963). Purdue Pegboard as a predictor of the presence and laterality of cerebral lesions. *Journal of Consulting Psychology, 27,* 133-137.

Costa, L.D., Scarola, L.M., & Rapin, I. (1983). Purdue Pegboard scores for normal grammar school children. *Perceptual and Motor Skills, 18,* 748.

Feinstein, A., Brown, R., & Ron, M. (1994). Effects of practice of serial tests of attention in healthy subjects. *Journal of Clinical and Experimental Neuropsychology, 16,* 436-447.

Fleishman, E.A., & Ellison, G.D. (1962). A factor analysis of fine manipulative tests. *Journal of Applied Psychology, 46,* 96-105.

Fleishman, E.A., & Hempel, W.E., Jr. (1954). A factor analysis of dexterity tests. *Personnel Psychology, 7,* 15-32.

Gardner, R.A., & Broman, M. (1979). The Purdue Pegboard: Normative data on 1334 school children. *Journal of Clinical Child Psychology, 8,* 156-162.

Mathiowetz, V., Rogers, S.L., Dowe-Keval, M., Donahoe, L., & Rennels, C. (1986). The Purdue Pegboard: Norms for 14- to 19-year-olds. *The American Journal of Occupational Therapy, 40,* 174-179.

Nielsen, H., Knudsen, I., & Daugbjerg, O. (1989). Normative data for eight neuropsychological tests based on a Danish sample. *Scandinavian Journal of Psychology, 30,* 37-45.

Peters, M. (1990). Subclassification of nonpathological left-handers poses problems for theories of handedness. *Neuropsychologia, 28,* 279-289.

Peters, M., Servos, P., & Day, R. (1990). Marked sex differences on a fine motor skill task disappear when finger size is used as a covariate. *Journal of Applied Psychology, 75,* 87-90.

Rapin, I., Tourk, L.M., & Costa, L.D. (1966). Evaluation of the Purdue Pegboard as a screening test for brain damage. *Developmental Medicine and Child Neurology, 8,* 45-54.

Reddon, J.R., Gill, D.M., Gauk, S.E., & Maerz, M.D. (1988). Purdue Pegboard: Test-retest estimates. *Perceptual and Motor Skills, 66,* 503-506.

Sappington, T.J. (1980). Measures of lateral dominance: Interrelationships and temporal stability. *Perceptual and Motor Skills, 50,* 783-790.

Sattler, J.M., & Engelhardt, J. (1982). Sex differences on Purdue Pegboard norms for children. *Journal of Clinical Child Psychology, 11,* 72-73.

Schmidt, R., Fazekas, F., Offenbacher, H., Dusek, T., et al. (1993). Neuropsychologic correlations of MRI white matter hyperintensities: A study of 150 normal volunteers. *Neurology, 43,* 2490-2492.

Strauss, E., & Spreen, O. (1990). Unpublished data.

Tiffin, J. (1968). *Purdue Pegboard: Examiner Manual.*Chicago:Sciense Research Associates.

Tiffin, J., & Asher, E.J. (1948). The Purdue Pegboard: Norms and studies of reliability and validity. *Journal of Applied Psychology, 32,* 234-247.

Vaughan, H.G., & Costa, L.D. (1962). Performance of patients with lateralized cerebral lesions: II. Sensory and motor tests. *Journal of Nervous and Mental Disease, 134,* 237-243.

Wilson, B.C., Iacovello, J.M., Wilson, J.J., & Risucci, D. (1982). Purdue Pegboard performance of normal preschool children. *Journal of Clinical Neuropsychology, 4,* 19-26.

Yeudall, L.T., Fromm, D., Reddon, J.R., & Stefanyk, W.O. (1986). Normative data stratified by age and sex for 12 neuropsychological tests. *Journal of Clinical Psychology, 42,* 918-946.

15 適応行動と人格
Adaptive Behavior and Personality

訳　土井　拓

　診断やリハビリテーション過程で神経心理テスト結果を基に患者の能力を正確に記述することは神経心理学者にとって重要なことであるが，そのようなテストからは患者の日々の家庭や新しい場所，病院，長期ケア施設での生活能力を推測することはほとんどできない。生活能力を評価するために服を着ること，食事をとること，料理をすることが可能か，また疾患や障害に対する心理的反応，病前の性格，脳病変に基づく性格の変化も評価に取り入れなければならない。

　適応行動評価は頻繁にかつ専門的に作業療法士によってさまざまな形で行われている。作業療法士は生活の場を訪問し患者の行動を観察し世話をする人（配偶者，看護職員，グループホームの職員など）から情報を得る。加えて作業療法士は療法中に患者の能力や経過の評価に多くの「日常生活動作」尺度のなかから1つを用いる（例えば，Klein & Bell, 1982；Eakin, 1989 a, 1989 のレビュー参照；Law & Letts, 1989）。さらに包括的で系統立った適応行動評価方法の開発が精神発達遅滞の分野で行われ（Doll, 1935），最近はより理論に適った検査法となった；例えば米国精神遅滞協会（AAMR）適応行動尺度（Lambert et al., 1993；Nihira et al., 1992，コンピュータによる評価判断も可能）；改訂Vineland適応行動尺度（Sparrow et al., 1984）；適応行動目録（Brown & Leigh, 1986）；簡易成人適応機能行動尺度（Pierce, 1989）；適応行動包括テスト（Adams, 1984）；ミネソタ小児発達目録（MCDI, Ireton & Thwing, 1974；Byrne et al., 1995）；改訂小児発達目録（CDI, Ireton, 1992），特に生後6カ月～6歳6カ月までを対象としたものとして多文化多元評価（SOMPA）（Mercer & Lewis, 1978）；小児適応行動関連目録（Mercer & Lewis, 1982），GreshamとElliott（1990）は学童期～青年期（グレード K-12）用として主に他人との相互作用に焦点を当てた簡易社会技能評価システムを作った。

　適応行動の重要性は最近の精神発達遅滞のすべての定義で強調されている。精神発達遅滞は知能と適応行動の両方が有意に正常より機能的に劣っていなければならない（米国精神遅滞協会，1991；Grossman, 1983；Heber, 1959）。適応行動は，リハビリテーションを行う際，また痴呆の重症度評価のような賠償訴訟で適切な介護を推進するにあたって大変重要であるにもかかわらず，神経心理学者によって痴呆や他の神経疾患の定義において適応行動の重要性が強調されるようになったのはごく最近のことである。われわれは前述のような問題が生じた場合はVineland尺度あるいは日常生活動作尺度を用いることを推奨した。

　一方，脳損傷患者の性格や感情の評価は神経心理学的に長い歴史がある。「前頭葉症状群」，「銃創による恐慌反応」，「てんかん性格」といった記述が過去にある。病前性格や障害に対する情動的反

応（それはしばしば病前性格と関係がある）を考慮する必要性についても時には認識されることがあった。うつ病の患者と痴呆の患者は一見似た行動を示すがこれを区別する必要性から最近この分野の研究が精力的に行われている。しかしこの神経心理学的問題に関しての一般に受け入れられるような検査法はまだ開発されるまでにはいたっていない。現在のところわれわれの選べる最も有用な検査は伝統的なロールシャッハテストから主題統覚テスト（TAT），ミネソタ多面人格目録（MMPI-2），気分プロフィール検査（POMS），2つの特異的うつ病尺度（Beckうつ病尺度，老年期うつ病尺度）まである。

一部の臨床医は簡潔さ（344項目），経費のかからないコンピュータ評価，管理，解釈支援，読みの熟達を必要としないことでMMPIよりも新人格評価目録（PAI, Morley, 1991）を比較的よく使う。PAIとMMPIは構成や原理は異なるが4つの妥当性尺度，11の臨床的考察尺度，5つの治療的考察尺度，2つの対人関係尺度などが類似している。PAI尺度は印象的標準データ資料と臨床資料から作られた。独立した研究も神経心理学的適応の研究はまだ手に入らないためPAI全文は用意していない。

神経心理学的評価のため2つの新しい方法が特別に作られた。1つは神経心理学行動感情プロフィール（Nelson et al., 1989）でこれは患者に身近な人が障害前後で神経心理学的な特徴を測定するように作られている。もうひとつは神経行動評価尺度（NRS, Levin et al., 1987）でこれは患者の障害を幅広く評価して臨床医に提供する。これらの患者自身以外の情報源に基づく評価方法は神経心理学的評価に比較的最近加わったものである（Nelson & Cicchetti, 1995）。新しく改訂された神経心理学障害尺度（NIS, O'Donnell et al., 1994）の使用を希望している臨床医がいる。これは2つの形式があり，ひとつは患者に，もうひとつは観察者に渡される。相対的に長く（95項目），全体的障害程度の評価に加えて4つの妥当性チェック尺度，重要項目表，障害の様々な面をみる6つの下位尺度を含んでいる。このNISは十分な独立した調査報告が手に入らなかったため詳細は記載していない。事故被害者評価に関係することが明白なので新Penn外傷後ストレス障害目録（Hammarberg, 1992）の記述も含めることにした。

その他の目録や尺度は精神医学的診断基準に沿って作られたもの（Millon臨床多軸目録III, Millon, 1993；Coolidge軸II目録, Coolidge, 1993）や精神医学的に特徴的な症状評価のためのもの（Beck不安目録, Beck & Steer, 1990；Beck希望消失尺度, Beck & Steer, 1988；Beck自殺念慮尺度, Beck & Steer, 1991；状態-特性不安目録, Spielberger, 1983）は神経心理学的背景に付加的情報をほとんど提供しないので掲載しなかった。これらの評価尺度はルーチンに行うものはなく患者に診察や質問をしたりする間に患者の問題点や訴え，行動を基に選択される。

小児用として小児人格目録（PIC）と小児行動チェックリスト（CBCL）を掲載した。ここでは論じないが簡潔（両親用が93項目，教師用が48項目）という理由から両親用，教師用Conner評価尺度（CRS活動抗進尺度を含む）を好む臨床医もいる。CRSは9つの評価を行うが短く改変されたもの（48項目あるいは39, 28項目）も同様にコンピュータで採点，解釈できる。同じく27項目で症状から自己評価し7～17歳まで使用する小児うつ病目録（CDI, Kovacs, 1992）は小児を扱う福祉関連施設で有益かもしれない。

Reynolds（1987a, 1989）が作ったReynolds青年小児うつ病尺度は直接被検者に渡すことができる。これらは学校でうつ病のスクリーニングとして集団で行うように作られているが個人に渡すことも可能である。神経心理学的にはさほど有用でないためわれわれはこれらやこの他のReynoldsの作ったもの（自殺念慮目録, Reynolds, 1987b），その他（青年飲酒指数, Harrell et al., 1989）を調査していない。これらは親や教師の情報に依存しておらず，時として有用である。小児や青年との面談に先だっての情報として有益かもしれない。

文献

Adams, G.L. (1984). *Comprehensive Test of Adaptive Behavior.* San Antonio, TX：The

Psychological Corporation.
American Association of Mental Retardation. (1991). *Manual on Terminology and Classification in Mental Retardation*. Washington, D.C. : American Association on Mental Retardation.
Beck, A., & Steer, R.A. (1988). *Beck Hopelessness Scale*. San Antonio, TX : The Psychological Corporation.
Beck, A., & Steer, R.A. (1990). *Beck Anxiety Inventory*. San Antonio, TX : The Psychological Corporation.
Beck, A., & Steer, R.A. (1991). *Beck Scale for Suicidal Ideation*. San Antonio, TX : The Psychological Corporation.
Brown, L., & Leigh, J.E. (1986). *Adaptive Behavior Inventory*. Austin, TX : Pro-Ed.
Byrne, J.M., Backman, J.E., & Bawden, H.N. (1995). Minnesota Child Development Inventory : A normative study. *Canadian Psychology, 35*, 115-130.
Conners, C.K. (1990). *Conners' Rating Scales Manual*. North Tonawanda, NY : Multi-Health Systems.
Coolidge, F.L. (1993). *Coolidge Axis II Inventory*. Clermont, FL : Synergistic Office Solutions.
Doll, E.A. (1935). A genetic scale of social maturity. *American Journal of Orthopsychiatry, 5*, 180-188.
Eakin, P. (1989a). Assessments of activities of daily living : A critical review. *British Journal of Occupational Therapy, 52*, 11-15.
Eakin, P. (1989b). Problems with the assessment of activities of daily living. *British Journal of Occupational Therapy, 52*, 50-54.
Gresham, F.M., & Elliott, S.N. (1990). *Social Skills Rating System*. Manual. Circle Pines, MN : American Guidance Service.
Grossman, H.J. (1983). *Manual on Terminology and Classification in Mental Retardation (1983 revision)*. Washington, D.C. : American Association on Mental Retardation.
Hammarberg, M. (1992). Penn Inventory for Posttraumatic Stress Disorder : Psychometric properties. *Psychological Assessment, 4*, 67-76.
Harrell, A.V., & Wirtz, P.W. (1989). *Adolescent Drinking Index*. Odessa, FL : Psychological Assessment Resources.
Heber, R. (1959). *A Manual on Terminology and Classification in Mental Retardation*. Monograph Supplement. *American Journal of Mental Deficiency*.
Ireton, H., (1992). *Child Development Inventory*. Minneapolis : Behavior Science Systems.
Ireton, H., & Thwing, E. (1974). *Manual for the Minnesota Child Development Inventory*. Minneapolis, MN : Behavior Science Systems.
Klein, R.M., & Bell, B. (1982). Self-care skills : Behavioral measurement with the Klein-Bell ADL scale. *Archives of Physical Medicine and Rehabilitation, 63*, 335-338.
Kovacs, M. (1992). *Children's Depression Inventory*. North Tonawanda, NY : Multi-Health Systems.
Lambert, N., Nihira, K., & Leland, H. (1993). *AAMR Adaptive Behavior Scales, School* (2nd ed.) (ABS-S : 2). Austin, TX : Pro-Ed.
Law, M., & Letts, L. (1989). A critical review of scales of activities of daily living. *American Journal of Occupational Therapy, 43*, 522-528.
Levin, H.S., High, W.M., Goethe, K.E., Sisson, R.A., Overall, J.E., Rhoades, H.M., Eisenberg, H.M., Kalisky, Z., & Gary, H.E. (1987). The neurobehavioral rating scale : Assessment of the behavioural sequelae of head injury by the clinician. *Journal of Neurology, Neurosurgery, and Psychiatry, 50*, 183-193.
Mercer, J.R., & Lewis, J.F. (1978). *System of Multicultural Pluralistic Assessment*. New York : Psychological Corporation.
Mercer, J.R., & Lewis, J.F. (1982). *Adaptive Behavior Inventory for Children*. San Antonio, TX : Psychological Corporation.
Millon, T. (1993). *Millon Clinical Multiaxial Inventory* (4th ed.). Minneapolis, MN : National Computer Systems.
Morley, L.C. (1991). *Personality Assessment Inventory*. Odessa, FL : Psychological Assessment Resources.
Nelson, L.D., & Cicchetti, D.V. (1995). Assessment of emotional functioning in brain-impaired individuals. *Psychological Assessment, 7*, 404-413.
Nelson, L.D., Satz, P., Mitrushina, M., van Gorp, W., Cicchetti, D., Lewis, R., & Van Lancker, D. (1989). Development and validation of the neuropsychology behavior and affect profile. *Psychological Assessment : A Journal of Consulting and Clinical Psychol-*

ogy, 1, 266-272.
Nihira, K., Leland, H., & Lambert, N. (1992). *Adaptive Behavior Scale-Residential and Community* (2nd ed.) (ABS-RC : 2). Odessa, FL : Psychological Assessment Resources.
O'Donnell, W.E., DeSoto, C.B., DeSoto, J.L., & Reynolds, D.M. (1994). *The Neuropsychological Impairment Scale*. Manual. Los Angeles : Western Psychological Services.
Pierce, P.S. (1989). *Adult Functional Adaptive Behavior Scale*. Manual of Directions (Rev. Ed.). Togas, ME : Veteran's Administration Medical and Regional Office Center.
Reynolds, W.M. (1987a). *Reynolds Adolescent Depression Scale*. Odessa, FL : Psychological Assessment Resources.
Reynolds, W.M. (1987b). *Suicidal Ideation Questionnaire*. Odessa, FL : Psychological Assessment Resources.
Reynolds, W.M. (1989). *Reynolds Child Depression Scale*. Odessa, FL : Psychological Assessment Resources.
Sparrow, S.S., Balla, D.A., & Cicchetti, D.V. (1984). *Vineland Adaptive Behavior Scales*. Circle Pines, MN : American Guidance Service.
Spielberger, C.D. (1983). *State-Trait Anxiety Inventory*. Palo Alto, CA : Mind Garden.

Beckうつ病評価
BECK DEPRESSION INVENTORY (BDI)

訳　土井　拓

目　的

このテストは自己申告によるうつ状態のスクリーニングを目的とする。

原　典

このテストはPsychological Corporation, P.O. Box 39954, San Antonio, TX 78283-3954あるいは55 Horner Ave., Tronto, Ont. M 8 Z 4 X 6, Canadaから取り寄せることができる。マニュアルは25形式から成り49.50米ドルか82カナダドルである。スペイン語版もある。

新しいBDI-IIはDSM-IVの抑うつの基準に沿ったいくつかの項目変更があり53.00米ドルである。本項の記述は本書第一版による。

概　要

1枚の紙に示された21項目［あるいは13項目の簡易版(その項目には星印[*]をつけた) by Beck & Beck, 1972］について4つの選択肢から患者は自分自身の最も近い状態を選択する。項目は次のような領域にわたっている。

1．悲しみ*
2．悲観的／落胆*
3．挫折感*
4．不満*
5．罪悪感*
6．処罰されるのではないかという心配
7．自己嫌悪*
8．自己非難
9．自殺念慮*
10．涙を流す
11．イライラ感
12．ひきこもり*
13．決断できない*
14．興味がわかない*
15．作業がはかどらない*
16．不眠
17．易疲労性*
18．食欲不振*
19．体重減少

20. 身体へのこだわり
21. 性欲低下

4つの選択肢の例を以下に示す*：
　0　自殺のことはまったく考えていない。
　1　自殺について考えるが実行できないと思う。
　2　自殺したい。
　3　機会があれば自殺したい。

*Beckうつ病評価より引用。1987年からAaron T. Beckに版権がある。出版社 The Psychological Corporationの許可により転載した。版権は所有されている。

実　施

患者に次のように言う。「*この質問表は21の項目から成り立っています。各グループの記述をよく読んで今日を入れたこの1週間であなたの気分に最もよくあてはまる番号（0，1，2，3）に丸をつけてください。もしいくつかが同じ程度にあてはまるならそれぞれに丸をつけてください。マークする前にそれぞれの項目を全部読んでください。*」

ここで質問表を患者に渡し「私が読むのを追えるようにコピーをお渡しします」と言い最初の質問を読む（選択肢の前の番号は読まない）。そして「今日を含めたこの1週間のあなたの気分を最もよく表しているのはどれですか」と言う。

もし患者が数字で答えたならば患者が選んだ選択肢について正確を期するために患者の選択した選択肢を読み返す。患者が「*最初の選択肢*」と言った場合は（0）か（1）を意味することがある。この数字による方法を患者が理解した後は数字による回答で十分である。

BDIは患者自身にやらせてもよいし集団で施行してもよいが患者が上に述べたテストの目的や回答方法を理解していることを明らかにしておくべきである。

およその実施時間

5～10分必要である。

採点方法

21項目のそれぞれについて丸で囲まれた最も高い得点を加算していく。最も高い総合得点は63点である。第19項目（体重減少）は食欲不振症状の評価のために作られている。もし患者が「あなたは食事を減らすことで体重減少を試みているのですか」という補足的質問に肯定した場合は得点を加えない。

他のBeck尺度（希望消失，不安，自殺念慮尺度）と使用料も含めて組み合わせてコンピュータで実施し，採点も解釈も可能である。繰り返すがコンピュータの解釈には注意が必要である（第4章参照）。

考　察

38名の患者での検査-再検査信頼性は.90以上であった。得点の変化は患者の抑うつの程度の変化による傾向があった（Beck, 1970）。Spearman-Brown信頼度は.93で，テスト項目に対する内部整合性は.86（Reynolds and Gould, 1981），アルファ係数は.88（Steer et al., 1989），高齢者の場合のアルファ係数は.91（抑うつのある高齢者は.71；Gallagher et al., 1982），本検査の簡易版と本検査全編の相関は.94である（Gould, 1982）。

うつ病は様々な特性をもった疾患と認識されている。例えば，BolonとBarling（1980）はBDIから3因子（観念うつ病，生理うつ病，行動うつ病）を引き出した。ReynoldsとGould（1981），Brownら（1995）は5つの要素を見いだした（Brownの因子：否定的な自我，無快感／機能障害，睡眠／心気症，体重減少，性欲減退）。Byrneら（1993）は3つの同様の因子（否定的な考え，行動の抑制，身体への関心）を確証した。この因子は青年期の性の違いによる最小の不一致がみられたのみである。Louksら（1989）はBDIの因子構造（factor structure）について777名の退役軍人病院に以前から入院している患者（平均年齢50.5歳）の大々的な調査を行った。17％は重度の精神疾患患者，72％はアルコール症患者であった。因子分析（$n = 407$）では認知機能低下が第1因子，植物性症状が

第2因子であった。第2サンプル($n = 370$)では認知機能低下が再現された($r = .94$)。しかし第2因子は再現性があまりなかった。($r = .58$)。付加的な因子は第2の分析でのみ認められた。BDIは抑うつの重症度による認知面を測るのに（大部分は1-13項目）最も有用であるが項目数が限られているため抑うつの他の面の測定は信頼性がないと彼らは結論づけている。

　Lubinうつ病関連チェックリストとの併存的妥当性係数は精神疾患患者に対しては.38～.50で健常被検者では.66であった。Zungうつ病自己評価尺度とは精神疾患患者で.79, 大学生で.54 (Kerner & Jacobs, 1983), 30歳のメタドン治療群では.57(Reynolds & Gould, 1981)であった。MMPI D尺度とは.75, MMPI-PK尺度（外傷後ストレス障害, Sutker et al., 1995)とは.72, Hamilton評価尺度とは.70～.85であった (Brown et al., 1995; Schwab et al., 1967; Williams et al., 1973)。Marsellaら(1974)はMMPI D尺度（コーカサス人学生男性で.63, 女性で.73)を含む他のうつ状態尺度との相関は.32～.74に及ぶと記述している。Beck (1970) はまた大学生の精神障害者の割合とBDIの相関は.66と報告している。BDIは病院外母集団に調査されたBeck不安チェックリスト(.60), Maudsley強迫指数(.49; Dent & Salkovskis, 1986)の結果と一致する傾向がみられた。BDIはRotter内面化-外面化尺度(1966) (-.41)と内部対照指数で軽度の抑うつを示唆した (Meyers & Wong, 1988) Duttweiler内部対照指数(1984) (-.37)とだけ軽度の負の相関を示した。Ehrenberg (1990,私信)は青年で自己の効能(self-efficacy)の尺度と強い相関(.68)があることを報告した。そしてGarskeとThomas (1992)は情動の安定, 身体健康に対する生理学的認識, 経済的安定というRosenberg自尊尺度(1965)の3つの下位尺度と非常に強い相関を認めた。青年期における抑うつと他の精神障害との間の判別妥当性は男女ともいずれも高い (Marton et al., 1991)。Ambrosiniら(1991)は同様の母集団で89％の敏感度, 82％の特異度, 83％の予測力があると報告した。

　BDIの欠点は提示があまりにも真当すぎて患者にもわかってしまい, 偽りを演じさせてしまうことである。これを示唆する研究がDahlstromら(1990)によってなされている。それは大規模の大学生での調査で苦悩的な項目と温和な項目を任意の順序にした場合は標準的な順序の場合より高い得点となるということであった。一方, 毒性のゴミを曝露されたため抑うつの詐病を指示された学生群は重篤なうつ病領域の得点となった。しかし予想より高得点となった者は少なかった (Lees-Haley, 1989)。自分でやるか検査者がやるかによって結果が違うのかどうかは明らかではない。

　重篤な閉鎖性頭部外傷受傷から50カ月後の患者47名（平均年齢 22.9歳）にBDIを用いた研究がある(Garske & Thomas, 1992)。それによれば55％の患者がBDIの基準で抑うつと示された。抑うつの程度と昏睡の期間とは直接関係なかった。卒中発作の左右では得点の差はなかったとする2つの研究がある(Gordon, 1990; Ng et al., 1995)。しかし左半球障害患者のほうが高得点を示すとする研究もある(Schramke et al., 1996)。Ngらは抑うつは脳卒中患者の機能障害の程度によるとしている。Levinら(1988)は119名の成人パーキンソン病患者を調べたところパーキンソン病にあてはまるような身体的な項目を含んでいるにもかかわらずBDIは抑うつの指標として信頼性があるとした。Taylorら(1986)はBDIはパーキンソン病患者で疾患の重症度を反映しないとした。109名の開心術を受けた患者の術前後の調査では抑うつ尺度は前後ともわずかしか上昇していなかった。BDI得点はさまざまな認知テストと有意な相関はない(Vingerhoets et al., 1995)。Schramke (1996)は, 非神経的精神病患者で特異性が高いものの脳卒中患者では特異性がないことから（3つの異なる不安尺度の間の相関が乏しい), Beck尺度を含んだ抑うつの評価は, 脳卒中患者では不安より「苦痛」を反映するとした。アルツハイマー病患者では抑うつは通常重篤ではなく, 痴呆の程度, 病識とは関連していない (Cummings et al., 1995)。

　神経心理学的な使用においてBDIは特に高齢者の抑うつ評価用には作られてはいない。そして痴呆とうつ病の鑑別に対する評価は確立されてい

簡易版	完全版	
0-4	0-9	正常範囲
5-7	10-15	微小抑うつ（カットオフ=10.9, SD=8.1）
8-11	16-19	軽度うつ状態（カットオフ=18.7, SD=10.2）
11-15	20-29	中等度うつ状態（カットオフ=25.4, SD=9.6）
16+	30-63	重度うつ状態（カットオフ=30.0, SD=10.4）

図15−1．BDIの解釈指標。カットオフポイントはMarsellaら（1974）とBeck（1978）の論文に基づいた。Beckうつ病評価から抜粋した。版権はAaron T. Beckによって1987年にとられた。複写はPsychological Corporationの許可による。版権保有。

ない。活動性の乏しい身体的訴えの多い患者の抑うつの評価は最初の13項目以外の残った8項目で自立神経/身体の訴えを評価する傾向があるのでPlumbとHolland（1977），Cavenaughら（1983）は最初の13項目すなわち認知，感情の下位評価を用いることを勧めている。

BDIはうつ病のスクリーニングあるいは研究目的として作られたうつ病評価尺度（例えばHamilton, 1967；Lubin, 1965；Radloff, 1977；Schwab et al., 1973；Zung, 1965）の1つである。施行，採点，解釈が簡単なことから選び出された。MMPIの項目と非常に類似しているのでMMPIが行われている場合には行う必要はない。

われわれは高齢者には老年期うつ病評価尺度（Brink et al., 1982）の使用を推奨している（以下の記述を参照）。老年期うつ病評価尺度とBDIを68名の高齢者外来患者で比較した報告（Norris et al., 1987）と，アルコール依存症者の抑うつの研究（Tamkin et al., 1987）ではいずれも抑うつを伴う患者を正確に見分けた。BDIの多肢選択形式は高齢者には若干回答しにくいこと，身体的な項目のいくつか*は高齢者に必ずしもふさわしくないこと，いずれのテストも認知，感覚障害患者には妥当ではないことを心得ておくことである。

*新しい第2版ではいくつかの項目が変更されている。

標準データ

うつ病のさまざまな程度を分類するためのみに用いられる得点表はない。図15−1は尺度の完全版（Beck, 1978，改訂Beck & Steer, 1993）と簡易版（Beck & Beck, 1972）の尺度解釈の指数である。これらの標準の確認はオランダの学生（Bosscher, 1986）とイギリスの一般の人たち（Dent & Salkovskis, 1986）を母集団とした調査によるものである。うつ病の評価の隔たりをなくしDSM-IIIに沿った疫学的目的では得点は18/19で区切ることを推奨している（Oliver & Simmons, 1984）。

BDIは小児には用いられないが，これとは別によく研究された小児うつ病目録が利用できる（Finch et al., 1985；Kovacs, 1983）。13～17歳までの青年期はBDI完全版での得点が8.9～12.3へと増加するという報告がある（Baron et al., 1986；Ehrenberg, 1990）。女子が男子より一貫して得点が高い。KernerとJacobs（1983）は年齢と共に得点が低下することを示唆した（大学新入生の平均は8.8，上級生は6.5）。Knight（1984）はニュージーランドの小さな集団での調査で男性は年齢と共にBDI簡易版で有意に増加するが70歳代，80歳代の女性ではそうではなかったと報告した。Talbott（1990）は類似の年齢による傾向を記述した。Marsellaら（1974）は大学生で同様の成績を報告し，女性が一貫して高値を示し，また日本人と中国人学生はコーカサスの学生より高値を示した。

文 献

Ambrosini, P.J., Metz, C., Bianchi, M.D., &

Rabinovich, H. (1991). Concurrent validity and psychometric properties of the Beck Depression Inventory in outpatient adolescents. *Journal of the American Academy of Child and Adolescent Psychiatry, 30,* 51-57.

Baron, P. (1986). Sex differences in the Beck Depression Inventory scores of adolescents. *Journal of Youth and Adolescence, 15,* 165-171.

Beck, A.T. (1970). *Depression : Causes and Treatment.* Philadelphia : University of Pennsylvania Press.

Beck, A.T. (1978 ; Beck, A.T., & Steer, R.A., 1993). *Beck Depression Inventory.* Manual. San Antonio, TX : Psychological Corporation.

Beck, A.T. (1992). *Beck Computer Scoring.* San Antonio, TX : Psychological Corporation.

Beck, A.T., & Beck, R.W. (1972). Screening depressed patients in family practice. *Postgraduate Medicine, 52,* 81-85.

Bolon, K., & Barling, J. (1980). The measurement of self-rated depression : A multidimensional approach. *Journal of Genetic Psychology, 137,* 309-310.

Bosscher, R.J. (1986). Reliability and validity of the BDI in a Dutch college population. *Psychological Reports, 58,* 696-698.

Brink, T.L., Yesavage, J.A., Owen, L., Heersema, P.H., Adey, M., & Rose, T.L. (1982). Screening tests for geriatric depression. *Clinical Gerontology, 1,* 37-43.

Brown, C., Schulberg, H.C., & Madonia, M.J. (1995). Assessing depression in primary care practice with the Beck Depression Inventory and the Hamilton Rating Scale for Depression. *Psychological Assessment, 7,* 59-65.

Byrne, B.M., Baron, P., & Campbell, T.L. (1993). Measuring adolescent depression : Factorial validity and invariance of the Beck Depression Inventory across gender. *Journal of Research on Adolescence, 3,* 127-143.

Cavenaugh, S.V., Clark, D.C., & Gibbons, R.D. (1983). Diagnosing depression in the hospitalized medically ill. *Psychosomatics, 24,* 809-815.

Cummings, J.L., Ross, W., Absher, J., & Gornbein, J. (1995). Depressive symptoms in Alzheimer disease : Assessment and determinants. *Alzheimer Disease and Associated Disorders, 9,* 87-93.

Dahlstrom, W.G., Brooks, J.G., & Petersen, C.D. (1990). Item order and the impact of response set. *Journal of Personality Assessment, 55,* 224-233.

Dent, H.R., & Salkovskis, P.M. (1986). Clinical measures of depression, anxiety, and obsessionality in non-clinical populations. *Behavioral Research and Therapy, 24,* 689-691.

Duttweiler, P.C. (1984). The Internal Control Index : A newly developed measure of locus of control. *Educational and Psychological Measurement, 44,* 209-221.

Ehrenberg, M. (1990). Personal communication.

Finch, A.J., Saylor, C.F., & Edwards, G.L. (1985). Children's depression inventory : Sex and grade norms for normal children. *Journal of Consulting and Clinical Psychology, 53,* 424-425.

Gallagher, D., Nies, G., & Thompson, L.W. (1982). Reliability of the Beck Depression Inventory with older adults. *Journal of Consulting and Clinical Psychology, 50,* 152-153.

Garske, G.G., & Thomas, K.R. (1992). Selfreported self-esteem and depression : Indexes of psychosocial adjustment following severe traumatic brain injury. *Rehabilitation Counseling Bulletin, 36,* 44-52.

Gordon, H.W. (1990). The neurobiological basis of hemisphericity. In C. Trevarthen (Ed.), *Brain Functions and Circuits of the Mind : Essays in honor of Roger W. Sperry.* Cambridge : Cambridge University Press.

Gould, J. (1982). A psychometric investigation of the standard and short form Beck Depression Inventory. *Psychological Reports, 51,* 1167-1170.

Hamilton, M (1967). Development of a rating scale for primary depressive illness. *British Journal of Social and Clinical Psychology, 6,* 278-296.

Kerner, S.A., & Jacobs, K.W. (1983). Correlation between scores on the Beck Depression Inventory and the Zung Self-Rating Depression Scale. *Psychological Reports, 53,* 969-970.

Knight, R.G. (1984). Some general population norms for the short form Beck Depression Inventory. *Journal of Clinical Psychology, 40,* 751-753.

Kovacs, M. (1983). *The Children's Depression Inventory* : A self-rated depression scale for school-aged youngsters. Unpublished manuscript. University of Pittsburgh.

Lees-Haley, P.R. (1989). Malingering traumatic mental disorder on the Beck Depression Inventory : Cancerphobia and toxic exposure. *Psychological Reports, 65*, 623-626.

Levin, B.E., Llabre, M.M., & Weiner, W.J. (1988). Parkinson's disease and depression : Psychometric properties of the Beck Depression Inventory. *Journal of Neurology, Neurosurgery and Psychiatry, 51*, 1401-1404.

Louks, J., Hayne, C., & Smith, J. (1989). Replicated factor structure of the Beck Depression Inventory. *Journal of Nervous and Mental Disease, 177*, 473-479.

Lubin, B. (1965). Adjective check lists for the measurement of depression. *Archives of General Psychiatry, 12*, 57-62.

Marsella, A.J., Sanborn, K.O., Kamboka, V., Shizuri, L., & Brennan, J. (1974). Cross-validation of self-report measures of depression among normal populations of Japanese, Chinese, and Caucasian ancestry. *Journal of Clinical Psychology, 30*, 281-287.

Marton, P., Churchard, M., Kutcher, S., & Kornblum, M. (1991). Diagnostic utility of the Beck Depression Inventory with adolescent outpatients and inpatients. *Canadian Journal of Psychiatry, 36*, 428-431.

Meyers, L.S., & Wong, D.T. (1988). Validation of a new test of locus of control : The Internal Control Index. *Educational and Psychological Measurement, 48*, 753-761.

Ng, K.C., Chan, K.L., & Straughan, P.T. (1995). Depression and functional impairment in stroke victims. *Acta Psychiatrica Scandinavica, 92*, 75-79.

Norris, J.T., Gallagher, D., Wilson, A., & Winograd, C.H. (1987). Assessment of depression in geriatric medical outpatients : The validity of two screening measures. *Journal of the American Geriatrics Society, 35*, 989-995.

Oliver, J., & Simmons, M. (1984). Depression as measured by the DSM-III and the Beck Depression Inventory in an unselected adult population. *Journal of Consulting and Clinical Psychology, 52*, 892-898.

Plumb, M.M., & Holland, J. (1977). Comparative studies of psychological function in patients with advanced cancer. I : Self-reported depressive symptoms. *Psychosomatic Medicine, 30*, 264-279.

Radloff, L.S. (1977). The CES-D scale : A new self-report depression scale for research in the general population. *Applied Psychological Measurement, 1*, 385-401.

Reynolds, W. M., & Gould, J.W. (1981). A psychometric investigation of the standard and short form Beck Depression Inventory. *Journal of Consulting and Clinical Psychology, 49*, 306-307.

Rosenberg, M. (1965). *Society and the Adolescent Self-Image.* Princeton, NJ : Princeton University Press.

Rotter, J.B. (1966). Generalized expectancies for internal versus external control of reinforcement. *Psychological Monographs, 80* (Whole No.609).

Schramke, C., Stowe, R., Ratcliff, G., & Goldstein, G. (1996). Depression and anxiety following stroke : Separating distress from affective and anxiety disorders. Paper presented at the meeting of the International Neuropsychological Society, Chicago.

Schwab, J.J., Bialow, M.R., & Holzer, C.E. (1967). A comparison of two rating scales for depression. *Journal of Clinical Psychology, 23*, 45-46.

Schwab, J.J., Holzer, C.E., & Warheit, G.J. (1973). Depressive symptomatology and age. *Psychosomatics, 14*, 135-141.

Steer, R.A., Beck, A.T., & Brown, G. (1989). Sex differences on the revised Beck Depression Inventory for outpatients with affective disorders. *Journal of Personality Assessment, 53*, 693-702.

Sutker, P.B., Vasterling, J.J., Brailey, K., & Allain, A.N. (1995). Memory, attention, and executive deficits in POW survivors : Contributing biological and psychological factors. *Neuropsychology, 9*, 118-125.

Talbott, M.M. (1990). Age bias in the Beck Depression Inventory : A proposed modification for use with older women. *Clinical Gerontologist, 9*, 23-35.

Tamkin, A.S., Carson, M.F., Nixon, D.H., & Hyer, L.A. (1987). A comparison among some measures of depression in male alcoholics. *Journal of Studies on Alcohol, 48*, 176-178.

Taylor, A.E., Saint-Cyr, J.A., Lang, A.E., & Kenny, F.T. (1986). Parkinson's disease and depression : A critical reevaluation. *Brain, 109*, 279-292.

Vingerhoets, G., De Soete, G., & Jannes, C. (1995). Relationship between emotional vari-

ables and cognitive test performance before and after open-heart surgery. *Clinical Neuropsychologist, 9,* 198-202.
Williams, J.G., Barlow, D.H., & Agras, W.S. (1973). Behavioral measurement of severe depression. *Archives of General Psychiatry, 16,* 321-325.
Zung, W.W.K. (1965). A self-rating depression scale. *Archives of General Psychiatry, 12,* 63-70.

小児行動チェックリスト
CHILD BEHAVIOR CHECKLIST (CBCL)

訳　土井　拓

目　的

このテストは小児の性格を親や教師を通して評価する。

原　典

小児行動チェックリストは1992年に2～3歳用(CBCL/2-3)，1991年に4～18歳用(CBCL/4-18)の2つの形式が出版されている。2つの形式と1991年の5～18歳用の教師報告形式(TRF)，1991年の11～18歳用の青年自己報告(YSR)，5～14歳用の直接観察形式(DOF)，1994年の小児青年半構造臨床面接(SCICA)という4つの関連形式がある。それぞれに分かれたマニュアルと一緒にUniversity of Vermont, Department of Psychiatry, Burlington, VT 05401；in Canada from the Guidance Center, Ontario Institute for Studies in Education, 712 Gordon Baker Road, Toronto, Ont. M2H 3R7から手に入れることができる。価格は31.00カナダドルでサンプルパッケージが，約80.00カナダドルで，それぞれの形式のマニュアルと採点表が入手できる。69.95カナダドルで1995年に編集された862項目の参考書目（コンピュータディスクを含む）が得られる。しかしこのリストはCBCLと直接関連のない多くの参考文書を含んでいることを知っておく必要がある。AppleかIBM用のコンピュータ採点用プログラムが299.00カナダドルで入手できる。

概　要

このテストは20年間にわたり徐々に発展し(Achenbach & Edelbrock,1986) PICと比較してその簡便さゆえに人気がある。CBCL/4-18 (Achenbach, 1991 a)は例えば113項目の記述(ex.「他人といるより一人でいたがるようだ」)が呈示され，親あるいは主な介護者が3段階の得点をつける。CBCL/2-3は100項目である。かなりの項目が他の形と重複している(CBCL/4-18, YSR, TRFは89項目が共通である)。しかし採点は年齢群別による尺度に基づく因子分析に従って異なっている。例えば6～11歳用では9つの「症状群」尺度が得られる。すなわち統合失調症質，不安，抑うつ，打ち解けなさ，強迫，身体的不調，社会的ひきこもり，多動，攻撃性，非行である。これらの評価は内面化と外面化の2つの大きな領域にグループ分けされる。加えて3つのコンピテンス尺度，全コンピテンス尺度，全問題尺度が得られる。これら尺度は因子分析(factor analysis)によって開発されたものでなく日常の正常活動の記録から得られた。TRF (Achenbach, 1991 c)は8つの少し異なる「症状群」尺度と4つの学習および適応機能(重作業，適切な行動，学習，幸福)がある。直接観察形式は1分間隔の課題中行動の得点部分と10分間の行動サンプルによる4点の評価尺度を用いる。

実　施

　CBCLは親あるいは世話をする者がそれぞれの記述について「非常によくあてはまる，あるいはしばしばあてはまる」（2），「いくぶんあるいは時々あてはまる」（1），「あてはまらない」（0）のどれかに印をつける。いくつかの項目では追加の記述情報が利用できる。半構造化面接には少なくともグレード5の音読能力が必要である。回答者の文字を読む能力に疑問があればひとつを渡し，コピーで回答者に合わせて読んでテストを行う。テストの質問の前に小児についての基本的な情報，適性や能力（スポーツ，趣味，所属団体，クラブ，仕事，手伝い）を様式に則って得ておく。

およその実施時間

　それぞれの様式におよそ10～15分必要である。教師報告形式（TRF）は約10分である。半構造的な面接は60～90分かかる。

採点方法

　それぞれの尺度について採点手引を用いて採点しそれぞれの尺度についての得点を合計する。それぞれの尺度の合計から適切な年齢T得点に変換し，プロフィールが出される。T得点が67～70（内面化，外面化尺度は60～63）は「臨床的境界線」とされている。

考　察

　CBCLは小児の精神病理研究で最もよく引用される検査法で，改訂行動問題チェックリストRevised Behavior Problem Checklist（Quay & Peterson, 1987）と非常に類似している。改訂行動問題チェックリストはいくぶん尺度に違いがあり，ただ1つの形式である。CBCLの各形式には詳細な構造，尺度の改訂，標準，信頼度，妥当性，実際の利用法，用語の説明や統計手順を含んだ研究での使用法を記述したマニュアルがついている。

加えて統合指針Integrative GuideはCBCL/4-18, YSR, TRFの情報を記載しており併用マニュアルとして利用できる。

　CBCL/4-18はその核心となる検査法であるが1週後の再検査に対する信頼性はよく（男子平均 $r=.90$，女子は.88）尺度間相関性の変化はきわめて少なかった。1年，2年後の安定性は高かった（それぞれの平均 $r=.72, .71$）。両親間の一致率はより幼い男子の平均 $r=.75$ からより年齢の高い女子 $r=.69$ まであった。YSRに対する1週間の信頼性は平均.72，7カ月の信頼度は.49（Achenbach, 1991 b）でCBCL, TRFよりかなり低い。

　CBCLの妥当性は上述の因子分析尺度構成で示すと全体的に優れており，特に内面化外面化についての信頼性が高い。しかし内面化，外面化は標準サンプルと高い相関があるので直交するものでない（Achenbach, 1991 d）。したがって，秒刻みの因子分析から導き出されたこの2つの広域尺度は習慣的行動傾向の大ざっぱな指数となる程度で，これによってより内容に特異的な尺度以上の追加情報をもたらすようなものではない。各々の「症状群」尺度は診断グループと必ずしも一致する必要はない。妥当性あるいは「虚偽」の尺度は含まれない。

　類似の尺度であるConners両親質問表とQuay-Peterson改訂行動問題チェックリスト（RBPC, $n=60$，相関域は.67～.88）との相関によって併存的妥当性が確立された。例えばRBPCの行為障害尺度と外面化尺度との相関は男子で.84, 女子で.77であった。判別の妥当性は精神保健サービスを受けているか受けていない2,064名の男子と2,147名の女子の比較によって試され，不一致は26～37％とされた。1つの項目（不幸，悲しみ，抑うつ）は精神保健サービスを受けている小児と受けていない小児の最もすぐれた判別法であった。

　多動尺度はMassmanら（1988）によって部分的に妥当であることがわかった。彼らは注意に関する要素の強いテストと（WISC-R 符号，WRAT算数，Benton VRT）CBCL得点と相関があることを見出した。特に相関が認められたのは年長の小児で（9～12歳11カ月, $n=90$），年少の小児（6～8歳11カ月, $n=92$）では認められなかった。

著者らは年少児では注意の欠損は目立たないが多動児は成長するにつれて注意能力発達が遅滞すると推測した。

TRF-1991は1991年より前のTRFと.9あるいはそれ以上相関がある。この尺度の15日後の信頼性は.83～.99（平均.90）で19名の医療を受けた男子の2～4カ月後では.47～.89，教師との一致は.41～.89，教師と教師の補助者では.35～.71（理論的/適応尺度は平均.60，問題得点平均.55）であった。TRF，CBCL，YSR間の相関は.71～.15の幅があり，予想通り学問的成績，非行行動の相関は最も高かった。両親，教師と本人の一致度が比較的低いのは観察者の立場の違いから小児の行動の別の面をみていることを物語っている。これは様々な人から情報を得，情報源間の違いの調査をする必要性を強調している。

TRFの相関的な妥当性はConners尺度（Goyette, Conners, & Ulrich, 1978）を用いて立証された。攻撃性の相関は.67，外面化は.71，注意は.80であった。外的妥当性は人口統計学的に2,550名の医療を受けた者，受けていない者の対比による有意な違いの発見に基づいている。すなわち「臨床的に問題の範囲」の得点が医療を受けている人の約65％に見いだされた。判別機能分析では主に学問性，順応性，心配/抑うつ，非行尺度に基づき78.3％の被検者を正しく分類した。

YSRとTRFとの相関は.27（男子の場合，女子は.25），CBCL/4-18の平均とは.36（男子の場合，女子は.40）である。最も高い相関は非行行動，社会的問題であった。

このテストは学校や小児の精神保健面で用いるように作られており，神経心理学的関心事による研究の出版はわずかである。SolleeとKindlon（1987）は非優位半球の障害のある小児は優位半球障害の場合より内面化得点が高いことを見いだした。これは非言語的な手がかりや感情的な刺激を処理することが困難で人間関係を結ぶことが難しく，人を遠ざけ，ひきこもり，社会から孤立することとなる。著者らは優位半球障害の小児は外面化得点が高いと主張するが，優位半球障害群も非優位半球障害群も外面化得点で臨床的範囲に入り，両群間で有意差はなくこの解釈は疑問がもたれる。Fletcherら（1990）は45名の損傷後6，12カ月の重度頭部外傷小児は，損傷が同時期の軽度，中等度の小児と比較してCBCL/4-18においてより低い能力得点であることを見いだした。この研究でVineland適応行動尺度とコンピテンス尺度との相関は.46（6カ月後），.67（12カ月後）であった。認知テストとの相関は見いだされなかった。

Tourette症状群におけるチックの重症度とCBCLでの身体愁訴とは相関していた。社会適応性（$r = .39$），活動性尺度（それぞれ-.38，-.43；Rosenberg et al., 1984）は負の相関を示した。6～8年前に髄膜炎の既往のある小児の研究がある（Taylor et al., 1984）。それら小児をその兄弟と比較したところ兄弟とIQや神経心理学的テストにたとえ違いがみられたとしてもCBCLはIQや神経心理学的状態とは関係なく行動問題の増加を示した。

われわれの経験ではテストで最高点を示すことはめったにない。入院患者の母集団でほとんどの，あるいは全ての行動尺度で上昇を示すことが時にある。しかし，CBCLは親，と子供との面接の補助として役に立つ。特に特定の項目への反応が面接の前に評価されていればなおさらである。33カ国語に翻訳されている（Achenbach, 1991c）が，他の言語，あるいは国での標準化はなされていない（Bird et al., 1991）。

これらのマニュアルに使われている多軸という言葉はDSM-IVに由来するものではない。この言葉はむしろCBCLは小児の評価の1つの「軸」にすぎず，したがって学校報告，記録，認知評価，身体評価，本人あるいは教師の報告，直接観察形式（DOF），人格テストなどの「軸」で補うべきものであること意味している。

標準データ

CBCL/4-18は2,368名の健常サンプルと4,455名の医療を受けている小児に基づいてきわめてよく標準化が行われている。年齢，性別，SES（主に経済階層として中流から上流）民族，合衆国の地域などによって階層化されている。標準は4～5歳，6～11歳，12～16歳と性別ごとに分けら

れている。

　CBCL/2-4 は 368 名の医療を受けていない小児によって標準がもうけられた。

　TRF の標準は 1,391 名，圧倒的に白人で上流経済層に対する教師やカウンセラーの回答に基づいている。

　YSR の標準は 1,315 名の合衆国の医療を受けていない青年と医療を受けている 1,272 名との比較に基づいている。

　DOF は 287 名の健常小児の教室での観察によって標準がもうけられた。

文　献

Achenbach, T.M. (1991a). *Manual for the Child Behavior Checklist/4-18 and 1991 Profile*. Burlington, VT : University of Vermont, Department of Psychiatry.

Achenbach, T.M. (1991b). *Manual for the Youth Self-Report and 1991 Profile*. Burlington, VT : University of Vermont, Department of Psychiatry.

Achenbach, T.M. (1991c). *Manual for the Teacher's Report Form and 1991 Profile*. Burlington, VT : University of Vermont, Department of Psychiatry.

Achenbach, T.M. (1991d). *Integrative Guide for the 1991 CBCL/4-18, YSR, and TRF Profiles*. Burlington, VT : University of Vermont, Department of Psychiatry.

Achenbach, T.M., & Edelbrock, C.S. (1986). *Child Behavior Checklist and Youth Self-Report*. Burlington, VT : Author.

Bird, V.R., Gould, M.S., Rubio-Stipec, M., Staghezza, B.M., & Canino, G. (1991). Screening for childhood psychopathology in the community using the Child Behavior Checklist. *Journal of the American Academy of Child and Adolescent Psychiatry, 30,* 116-123.

Fletcher, J.M., Ewing-Cobbs, L., Miner, M.E., Levin, H.S., & Eisenberg, H.M. (1990). Behavior changes after closed head injury in children. *Journal of Consulting and Clinical Psychology, 58,* 93-98.

Goyette, C.H., Conners, C.K., & Ulrich, R.F. (1978), Normative data on revised Connors Parent and Teacher Rating Scales. *Journal of Abnormal Child Psychology, 6,* 221-236.

Massman, P.J., Nussbaum, N.L., & Bigler, E.D. (1988). The mediating effect of age on the relationship between Child Behavior Checklist Hyperactivity scores and neuropsychological test performance. *Journal of Abnormal Child Psychology, 16,* 89-95.

Quay, H.C., & Peterson, D.R. (1987). *Revised Behavior Problem Checklist*. H.C. Quay.

Rosenberg, L.A., Harris, J.C., & Singer, H.S. (1984). Relationship of the Child Behavior Checklist to an independent measure of psychopathology. *Psychological Reports, 54,* 427-430.

Sollee, N.D., & Kindlon, D.J. (1987). Lateralized brain injury and behavior problems in children. *Journal of Abnormal Child Psychology, 15,* 479-490.

Taylor, H.G., Michaels, R.H., Mazur, P.M., Bauer, R.E., & Liden, C.B. (1984). Intellectual, neuropsychological, and achievement outcomes in children six to eight years after recovery from *Homophilus influenzae meningitis. Pediatrics, 74,* 198-205.

老年期うつ病評価尺度
GERIATRIC DEPRESSION SCALE (GDS)

訳　土井　拓

他のテスト名

気分評価尺度 Mood Assessment Scale とも呼ばれている。

目　的

高齢者の抑うつを測定するための，スクリーニングテストである。

原　典

商品になっていない。問題点は本書に掲載されている (Brink et al., 1982 ; Yesavage, 1983)。

概　要

GDSは30の質問からなり，自らはい／いいえで答えるようになっている。抑うつの場合採点する答の方向性は無差別に変わる。質問表の一番上の「気分評価尺度」Mood Assessment Scale というタイトルによって検査の目的はある程度隠される。イタリア語への翻訳は Ferrario らによって行われた(1990)。スクリーニング用簡易版(15項目)でも満足な結果が得られるという報告がある (Baker & Miller, 1991 ; Burke et al., 1991) が，Alden ら(1989)は完全版の代用にはならないと警鐘をならしている。

実　施

検査者は被検者に気分の変化についての簡単な質問(図15-2)に答えるように依頼する。回答はそれらの記述がその時点の気分に該当するか否かについて，はい，いいえを囲んでもらう。検査記述に際して被検者の読む能力，理解する能力になんらかの問題がありそうな場合には質問を読み上げてもよい。

およその実施時間

およそ5〜10分を必要とする。

採点方法

図15-2の太ゴシック体に印がつけてある際に1点とする。

考　察

原型のものには12の精神身体的訴えに関する項目が含まれていたが項目合計相関 (item-total correlation) に乏しいという理由から削られた。Parmelee ら(1989)は「食欲がない」「眠れない」「何をするにも努力がいる」といった項目は真の抑うつ感情とは関係のない高齢者に特有の機能的な限界のためであろうと指摘した。現在用いられているものの項目合計相関 は.32〜.83で平均は.56 である。内部整合性(alpha) は.94で折半信頼度 (split-half reliability) は.94であった (Brink et al., 1982)。Abraham (1991) は年齢が71〜97歳でナーシングホーム患者の39週中の18の場合における項目合計相関は.69〜.88と報告した。1週後の再検査信頼性は.85であった (Koenig et al., 1988)。Lyons ら (1989) は股関節置換術の患者で術後テスト時と退院15日後の間での信頼性は.92と報告した。Parmelee ら(1989)は61〜99歳までの施設入所中の806名で

```
┌─────────────────────────────────────────────────────────────┐
│                      気分評価尺度                            │
├─────────────────────────────────────────────────────────────┤
│ 1. あなたは基本的に生活に満足していますか。      はい／いいえ │
│ 2. 活動性や興味が低下していませんか。           はい／いいえ │
│ 3. 生活が空虚だと感じていませんか。             はい／いいえ │
│ 4. しばしば退屈でうんざりしていませんか。       はい／いいえ │
│ 5. 将来に希望をもっていますか。                 はい／いいえ │
│ 6. 考えが浮かんでこないと悩んでいませんか。     はい／いいえ │
│ 7. ほとんどの時間よい精神状態ですか。           はい／いいえ │
│ 8. なにか悪いことが起こるのではないかと心配していませんか。 はい／いいえ │
│ 9. ほとんどの時間幸せだと感じますか。           はい／いいえ │
│10. しばしば無力だと感じますか。                 はい／いいえ │
│11. しばしば落ち着かずそわそわしていませんか。   はい／いいえ │
│12. 外出したり新しいことをするよりも家にいることの方がすきですか。 はい／いいえ │
│13. 将来についてしばしば心配していませんか。     はい／いいえ │
│14. 記憶力が落ちたと感じていませんか。           はい／いいえ │
│15. 現在生きていることがすばらしいと感じますか。 はい／いいえ │
│16. しばしば心が沈んでゆううつと感じていませんか。 はい／いいえ │
│17. 今行っていることが非常に役に立たないと感じていませんか。 はい／いいえ │
│18. 過去についてくよくよしていませんか。         はい／いいえ │
│19. 生活にわくわくしていますか。                 はい／いいえ │
│20. 新たな計画を始めるのに困難を感じますか。     はい／いいえ │
│21. 気力に満ちていますか。                       はい／いいえ │
│22. 現在は絶望の状況ですか。                     はい／いいえ │
│23. ほとんどの人があなたより裕福と感じますか。   はい／いいえ │
│24. 些細なことで混乱しますか。                   はい／いいえ │
│25. よく悲しくなりますか。                       はい／いいえ │
│26. 集中困難となりますか。                       はい／いいえ │
│27. 朝楽しく起床しますか。                       はい／いいえ │
│28. 社会的集会を避ける傾向がありますか           はい／いいえ │
│29. 容易に決定できますか。                       はい／いいえ │
│30. 思考するとき明瞭ですか。                     はい／いいえ │
└─────────────────────────────────────────────────────────────┘
```

図15－2.老年期うつ病尺度(出典：Brink et al., 1982；Yesavage et al., 1983.)

これときわめて近い内部整合性と信頼性を報告した。Ruleら(1989)は585名の精神疾患患者(年齢17～99歳)の調査でよい内部整合性と集束妥当性を全ての年齢層で見いだしたが,55歳未満では相関がいくぶん低かった。

　因子分析で不快感の重要な因子(不幸,生活の不満,むなしさ,沈うつ,価値のなさ,無力)と比較的重要でない因子,心配／恐怖／強迫観念,無感動,引きこもりを立証した(Parmelee et al., 1989)。付加的重要性の低い因子に再現性が乏しいこととCattell(1966)スクリー基準を満たしておらずBDIの場合と同様このテストもほとんど一面的である。

　BDIとの相関が.73(Hyer & Blount, 1984),Zung尺度とは.84,Hamilton尺度とは.83(Yesavage et al., 1983, 1986)という一致した併存的妥当性が立証された。同様の相関が65～89歳までの人を対象としZung(.86),Gilleard尺度(.89；Gilleard et al., 1981)を用いた場合も見いだされた。しかしGDSが言葉使いで他の2つより混乱が少なかった(Hickie & Snowdon, 1987)。DunnとSacco(1989)は439名の集団居住している60～97歳の人を対象にうつ病症状チェックリストとの相関が.82(Sacco, 1983),Zung尺度とは.59であることを見いだした。BielauskasとLamberty(1992)はMMPI簡易多うつ病尺度およびDSM基本大うつ病障害症状チェックリストの結果とGDSの結果は72～77％が一致したと報告した。GDSの結果と抑うつに対する職員の評価とは中等度程度の相関であった(.34；Parmelee et al., 1989)。

　基準妥当性は研究診断基準で調べられ.82と報告された(Yesavage & Brink, 1983)。著者らの調査母集団となった年齢層については55歳以上と

いうこと以外報告されていない。Parmeleeら(1989)は臨床診断と症状チェックリストに基づいて大抑うつ,軽症抑うつ,非抑うつと評価したところとよく一致することを見いだした。しかし軽症抑うつでかなり偽陰性率が高かった(17.4%)。

Yesavageら(1981)によるとGDSは身体疾患を合併した高齢者に有用であるという(関節炎；抑うつ者の平均は13.1,非抑うつ者は5.1)。軽度の痴呆に抑うつを伴うものと伴わないものの区別は3つの研究で満足すべきものであった(Snowdon & Donnelly, 1986; Stebbins & Hopp, 1990; Yesavage et al., 1983)。年齢や施設入所の長さはGDS得点に影響しない(Parmelee et al., 1989)。痴呆とうつ病との鑑別の判別妥当性(discriminant validity)はFolsteinら(1975)によって研究された。抑うつを伴った痴呆の高齢患者の平均得点は14.72(SD=6.13)である一方,抑うつを伴わない痴呆の高齢患者の平均得点は7.49(SD=4.26)にすぎなかった。2群間には有意差があった($p<.001$)。Burkeら(1989, 1992)は軽度の認知障害患者において臨床診断とGDS得点はよく一致するがアルツハイマー型痴呆の患者ではそうではないことを見いだした。Brinkら(1984)は重度痴呆患者ではテストの妥当性はなくなるとした。

Bohacら(1996)は,抑うつを患っていると診断された37名を含む413名の地域に居住する認知障害の高齢患者で簡易版を用いた調査を行った。それによると5点で区切ると感度は65％で特異度は76％であった。

O'Neillら(1992)は100名の医療を受けている高齢患者にGDSを患者本人施行と職員施行で行ったところ得点に明らかな有意差を見出した。そして彼らはそのような患者に対してはルーチンとして患者本人でなく職員による施行を勧めている。

GDSは特に高齢者用に開発された。高齢者には不適当と著者らが判断した犯罪や性,自殺に関する項目は慎重に削られた。入院や長期介護を受けている人により適切と考えられるような項目が加えられた。はい／いいえ形式は患者の認知力にそれほど頼る必要がなく,軽度の認知障害患者には

表15-1. 老年期うつ病尺度：
高齢者を対象とした標準データ

被検者	n	平均	SD
軽度抑うつ	26	15.05	4.34
重度抑うつ	34	22.85	5.07
対照者	40	5.75	4.34

	カットオフ得点		
	>8	>10	>13
感度	90	84	80
特異度	80	95	100

注：軽度抑うつ,重度抑うつの区別は研究診断基準(Spitzer et al., 1978)に基づいている。
出典：Brinkら(1982); Yesavageら(1983)。

BDIのような採点尺度より達成度が高くなる(Dunn & Sacco, 1989; Hickie, 1987; Norris et al., 1987)。もちろん理解力が著しく障害されている場合,このテストを用いることはできない。

標準データ

表15-1はGDSの感度(抑うつの補正分類),特異度(正常の補正分類)を含んだ標準データである。Shahら(1992)は10/11で区切ると同様の評価が得られ,12/13で区切ると最上の感度(75％),特異度(73％)であったと報告した。Rich(1993)の研究によって健常で健康な高齢者の平均が確認された。それによると20名の若年者(18~38歳)の平均は4.45(SD=4.97),20名の比較的若い高齢者(60~72歳)は2.25(SD=2.29),超高齢者(73~85歳)は3.20(SD=3.67)であった。これに対して20名のアルツハイマー型痴呆患者(58~83歳)では5.30(SD=5.98)であった。

GDSもBDIと同様にスクリーニングのためのものであり診断のためのものではないことを肝に銘じておくべきである。以下のカットオフポイントが推奨されている。正常：0~9,軽度抑うつ：10~19；重度抑うつ：20~30。これら数値はHickieとSnowdon(1987)によって出版されたものと同じである。

文 献

Abraham, I.L. (1991). The geriatric depression scale and hopelessness index : Longitudinal psychometric data on frail nursing home residents. *Perceptual and Motor Skills, 72,* 875-880.

Alden, D., Austin, C.N., & Sturgeon, R. (1989). A correlation between the Geriatric Depression Scale long and short form. *Journal of Gerontology, 44,* 124-125.

Baker, F.M., & Miller, C.L. (1991). Screening a skilled nursing home population for depression. *Journal of Geriatric Psychiatry and Neurology, 4,* 218-221.

Bielauskas, L.A., & Lamberty, G.J. (1992). Assessment of depression in elderly patients. *Clinical Neuropsychologist, 6,* 322 (abstract).

Bohac, D.L., Smith, G.E., & Rummans, T.R. (1996). Sensitivity, specificity, and predictive value of the Geriatric Depression Scale-Short Form (GDS-SF) among cognitively impaired elderly. *Archives of Clinical Neuropsychology, 11,* 370 (abstract).

Brink, T.L., Yesavage, J.A., Lum, O., Heersema, P.H., Adey, M., & Rose, T.S. (1982). Screening tests for geriatric depression. *Clinical Gerontologist, 1,* 37-43.

Brink, T.L. (1984). Limitations of the GDS in cases of pseudodementia. *Clinical Gerontology, 2,* 60-61.

Burke, W.J., Nitcher, R.L., Roccaforte, W.H., & Wengel, S.P. (1992). A prospective evaluation of the Geriatric Depression Scale in an outpatient geriatric assessment center. *Journal of the American Geriatrics Society, 40,* 1227-1230.

Burke, W.J., Houston, M.J., Boust, S.J., & Roccaforte, W.H. (1989). Use of the Geriatric Depression Scale in dementia of the Alzheimer type. *Journal of the American Geriatrics Society, 37,* 856-860.

Burke, W.J., Roccaforte, W.H., & Wengel, S.P. (1991). The short form of the Geriatric Depression Scale : A comparison with the 30-item form. *Journal of Geriatric Psychiatry and Neurology, 4,* 173-178.

Cattell, R.B. (1966). The scree test for number of factors. *Multivariate Behavioral Research, 1,* 245.

Dunn, V.K., & Sacco, W.P. (1989). Psychometric evaluation of the Geriatric Depression Scale and the Zung Self-Rating Depression Scale using an elderly community sample. *Psychology and Aging, 4,* 125-126.

Ferrario, E., Cappa, G., Bertone, O., Poli, L., & Fabris, F. (1990). Geriatric Depression Scale and assessment of cognitive-behavioural disturbances in the elderly : A preliminary report on an Italian sample. *Clinical Gerontologist, 10,* 67-73.

Folstein, M.F., Folstein, S.E., & McHugh, P.R. (1975). Mini Mental State : A practical method for grading the cognitive state of patients for the clinician. *Journal of Psychiatric Research, 12,* 189-198.

Gilleard, C.J., Willmott, M., & Vaddadi, K.S. (1981). Self-report measures of mood and morale in elderly depressives. *British Journal of Psychiatry, 138,* 230-235.

Hickie, C., & Snowdon, J. (1987). Depression scales for the elderly : GDS, Gilleard, Zung. *Clinical Gerontologist, 6,* 51-53.

Hyer, L., & Blount, J. (1984). Concurrent and discriminant validities of the GDS with older psychiatric patients. *Psychological Reports, 54,* 611-616.

Koenig, H.G., Meador, K.G., Cohen, H.J., & Blazer, D.G. (1988). Self-rated depression scales and screening for major depression in older hospitalized patients with medical illness. *Journal of the American Geriatrics Society, 36,* 699-796.

Lyons, J.S., Strain, J.J., Hammer, J.S., Ackerman, A.D., & Fulop, G. (1989). Reliability, validity, and temporal stability of the Geriatric Depression Scale in hospitalized patients. *International Journal of Psychiatry in Medicine, 19,* 203-209.

Norris, J.T., Gallagher, D., Wilson, A., & Winograd, C.H. (1987). Assessment of depression in geriatric medical outpatients : The validity of two screening measures. *Journal of the American Geriatrics Society, 35,* 989-995.

O'Neill, D., Rice, I., Blake, P., & Walsh, J.B. (1992). The Geriatric Depression Scale : Rater-administered or self-administered? *International Journal of Geriatric Psychiatry, 7,* 511-515.

Parmelee, P.A., Lawton, M.P., & Katz, I.R. (1989). Psychometric properties of the Geriatric Depression Scale among the institutionalized aged. *Psychological Assess-*

ment, 1, 331-338.
Rich, J.B. (1993). Pictorial and verbal implicit and recognition memory in aging and Alzheimer's disease: A transfer-appropriate processing account. Ph.D. dissertation. University of Victoria.
Rule, B.G., Harvey, H.Z., & Dobbs, A.R. (1989). Reliability of the Geriatric Depression Scale for younger adults. *Clinical Gerontologist, 9*, 37-43.
Sacco, W.P. (1983). The Depression Symptom Checklist. Unpublished manuscript. University of South Florida.
Shah, A., Phongsathorn, V., George, C., Bielawska, C., & Katona, C. (1992). Psychiatric morbidity among continuing care geriatric inpatients. *International Journal of Geriatric Psychiatry, 7*, 517-525.
Snowdon, J., & Donnelly, N. (1986). A study of depression in nursing homes. *Journal of Psychiatric Research, 20*, 327-333.
Spitzer, R.L., Edicott, J., & Robins, E. (1978). Research diagnostic criteria: rationale and reliability. *Archives of General Psychiatry, 35*, 773-782.
Stebbins, G., & Hopp, G. (1990). Elderly residents' depression levels at admission and post admission to a long-term care facility. Unpublished manuscript. University of Victoria.
Yesavage, J. (1987). The use of self-rating depression scales in the elderly. In L.W. Poon (Ed.), *Handbook of Clinical Memory Assessment of Older Adults*, pp.213-217. Washington, D.C.: American Psychological Association.
Yesavage, J.A., Brink, T.L., Rose, T.L.,& Adey, M. (1986). The geriatric depression rating scale: Comparison with other self-report and psychiatric rating scales. In L.W. Poon (Ed.), *Handbook of Clinical Memory Assessment of Older Adults*, pp.153-167. Washington, D.C.: American Psychological Association.
Yesavage, J.A., Brink, T.L., Rose, T.L., Lum, O., Huang, V., Adey, M.B., & Leirer, V.O. (1983). Development and validation of a geriatric depression rating scale: A preliminary report. *Journal of Psychiatric Research, 17*, 37-49.
Yesavage, J.A., Rose, T.L., & Lapp, D. (1981). *Validity of the Geriatric Depression Scale in Subjects with Senile Dementia*. Palo Alto, CA: Veterans Administration Medical Clinic.

ミネソタ多面人格目録-2および ミネソタ多面人格目録-青年者用

MINNESOTA MULTIPHASIC PERSONALITY INVENTORY-2 (MMPI-2) AND MINNESOTA MULTIPHASIC PERSONALITY INVENTORY-ADOLESCENT (MMPI-A)

訳 土井 拓

目 的

本テストは正しいか誤りかの答えで全人格を評価するように作られている。

原 典

MMPI-2とMMPI-A(マニュアル, 再利用可能な小冊子, 基礎および補足的得点の採点手引, 回答用紙)は国民コンピュータ機構National Computer Systems (NCS) P.O. Box 1416, Minneapolis, MN 55343からそれぞれのセットが約300米ドルで入手できる。カナダの場合はMulti-Health Systems, Inc., 65 Overlea Blvd., Suite 210, Toronto, Ont. M4H1P1から426.25カナダドル (MMPI-2), 457.25カナダドル (MMPI-A)で

入手できる。NCSは郵便であるいはコンピュータでの採点, 判断・解釈を提供している。コンピュータによる判断・解釈のプログラムはWestern Psychological Services (12031 Wilshire Blvd., Los Angeles, CA 90025), Psychological Assessment Resources (P.O. Box 998, Odessa, FL 33556), Behaviordyne (P.O. Box 10994, Palo Alto, CA 94303-0992) から入手できる。NCSはスペイン語版も提供しており北アメリカのスペイン語を話す人のために設計されている。

MMPI原本も入手可能で約70米ドルで国民コンピュータ機構 National Computer Systemsに注文できる。または約100カナダドルで心理学研究協会Institute of Psychological Research, Inc.,34 Fleury Street West, Montreal, P.Q., Canada H3L 1S9へ注文できる。問題を録音したテープと76の補足的尺度用の採点手引も入手できる。

概要

MMPI-2は本人が自分で行い567の正しいか誤りかで答える質問からなる。最初はHathawayとMcKinleyによって1943年に出版されたが1989年にHathawayらによって改訂された。患者が標準回答用紙に記入しそれをさまざまな尺度で採点手引あるいはコンピュータを用いて採点する。改訂版は妥当性, 臨床尺度, 重要項目リストがMMPI原本と同じ（わずかに改訂されている）である。しかし第2F尺度(Fb, 裏ページの使用頻度の少ない尺度, 回答姿勢の変化の可能性確認のため回答用紙後半半分だけを使用している), 2つの新しい妥当性尺度（VRINとTRIN, 答が変わる不一致と正しい答の不一致), 15の新しい尺度(107項目；考察部分参照)が加えられた。重複したもの, 実用的でないもの, 目的にそぐわないか時代遅れの13の項目は除かれた。14％の項目がより現代風のわかりやすい言葉に変えられ性差別と思われる表現と文法的曖昧さを削除した（Graham, 1993）。MMPIの394項目は変わらずそのまま残された。コンピュータによる採点, 報告システムは（ミネソタリポート, Butcher et.al.,1989)入手可能である。Greeneら(1990)とMarksら(1993 a, 1993 b) がコンピュータ解釈システムをGreene(1992)は解釈マニュアルを提供している。

MMPIは何年もかけて多数の下位尺度や新しい尺度を発展させてきた。MMPIハンドブック（Dahlstrom et al., 1975)には神経心理学的内容を含む550以上の尺度がある。新しい内容の尺度ではこれまでのプロフィール用紙に加えて2つの別なプロフィールが得られる。MMPI-2ではテストの実際の内容が変わっていない仮定の下にいくつかの追加の尺度(例えば, ASP反社会的習慣, A型性格)が採用されている。

MMPI-A (Butcher et al., 1992 a, 1992 b) は年齢14～18歳用に作られている。それは478項目からなり大部分はMMPI-2から選ばれているが, 書き加えたり, 書き直された項目は青年期の発達あるいは精神病理に関するものである。MMPI-AはMMPI原本の妥当性と臨床尺度およびたくさんの, 下位尺度, 追加尺度を保持している。MMPI-2と同様にF尺度が2つに分かれていて(F 1, F 2), 第一および第二の半分に会話の態度の変化を検出するための項目が1つずつもうけられている。MMPI-2に反応不一致尺度が含まれているがMMPI-Aにも加えられている。さらにプロフィール用紙は内容尺度と補足尺度で分けられている。内容尺度は行動化と反社会性(A-con, A-cyn), 陰性治療指標(A-trt), 不安 (A-anx), 強迫観念 (A-obs), 抑うつ(A-dep), 健康関心(A-hea), 疎外感 (A-ain), 奇妙な精神機能 (A-biz), 怒り (A-ang), 自尊心の低さ (A-lse), 熱望の低さ(A-las), 社会的不快(A-sod), 家族の問題(A-fam), 学校の問題(A-sch)。補足的尺度は不安（A), 抑圧 (R), 改訂McAndrewアルコール依存症尺度(MAC-R), アルコールと薬剤問題自認 (ACK), アルコールと薬剤問題傾向 (PRO), 未熟 (IMM)である。Archer(1993)とWilliamsら(1992)は青年の精神病理の評価としてのMMPI-Aについての手引き書を出した。ButcherとWilliams(1992)はMMPI-2とMMPI-Aの両方について彼らの著書で扱っている。

実施

　冊子の表紙に指示が印刷されている。手短にそれぞれの記述を読み自分にあてはまるかどうかを決めるように伝える。それから患者に回答用紙の答にしるしをつけるように言い全ての項目に回答するよう促す。回答によいも悪いもないので、各記述に長々と考え込まず自由に安心して答えるように伝える。テストははじめの45項でよく調べて、もし必要ならテストの後で患者が項目を番号順に正しく追っているかどうか見定めることを勧めている。項目をとばしているとテスト全体が無効になるからである。テストはパーソナルコンピュータを使って発売元から入手できるソフトウェアで行うこともできる。MMPIを自宅で行うことを患者に許すことは推奨できない。なぜなら標準データは監督された環境で注意深く収集されたものであるし、妥当性に影響するようなテスト中の環境は、観察できないし、自宅にいる他人によって回答が影響されるかもしれないし、実際に他の誰かがやってしまうかもしれないからである（Butcher & Pope, 1992）。

　十分に読めない人のためにテープ録音版がある。一般にグレード6の読む能力（MMPIではグレード7）が最低限必要と考えられている（Butcher & Pope, 1992; Paolo, Ryan, & Smith, 1991; Ward & Ward, 1980）。

　MMPI-Aに対してグレード6の読む能力が最低限必要と考えられている。

およその実施時間

　およそ40～90分必要である。

採点方法

　テストは4つの妥当性、10の臨床尺度、15の内容尺度についての表紙の採点手引で完結することになる。様々な下位尺度や、新しく開発された研究用尺度と臨床尺度についての付加採点手引が入手可能である（原典参照；Psychological Assessment Resources Inc., P.O. Box 98, Odessa, FL 33556）

あるいは利用者によって作り上げられている。それぞれの尺度についてその尺度に対する適切な答の集計がなされる。これらの素点は標準プロフィール用紙に書き写し、隠そうとしたり、目立ちたがったりすることで影響されるいくつかの尺度の素点の補正も行われる（K尺度）。それから補正された得点をプロフィール用紙に書き、直接それをT得点へと変換する。さらに「重要項目」のチェックも行われる。臨床尺度で高得点の場合、高点コード1, 2, 3と表現され（Welshコード）、登録尺度のT得点は65以上（古いMMPIは70以上）の場合である。利用者はより低い上昇を表わす多くの尺度と15点ないしT得点が標準以下の尺度のあるWelshコードをしばしば用い続けている。

　多くの尺度を扱うのでコンピュータ採点が通常望ましい。ディスクあるいは検査者のPCに取り付けるスコアボックス（利用量によって金額を支払う）が入手できる。あるいは専門の採点サービスもある（原典参照）。

考察

　T得点プロフィールのあるMMPI原本はこのタイプの人格テストの標準に位置づけられ、各年齢層の臨床家に用いられている。世界中で最も広く用いられ続けており（Piotrowski & Lubin, 1990）、1977年で9000部を超えており（Graham, 1977）、140ヵ国語に翻訳されている。時代遅れ、標準化の限界、年齢の影響に対する配慮の不足、粗末な選択項目・表現、冗長、得点の不均一性、項目の重複などの批判がある。原本の尺度作成に用いられたグループ対比法（group-contrast method）は特に批判を受けた（Helmes & Reddon, 1993）。MMPIは最良とまではいかないが、他の人格テストより好ましいとする評論家がいる一方、解釈に安全性が保たれており、とりわけグループ対比group constrastsに基づかない新しい尺度が用いられているのでMMPIはいまだに有用であるという評論家もいる。

　MMPI-2は1989年に出版された。その使用に関する報告が増えてくるに従って多くの臨床家に採用されている。MMPI原本の改訂はそれほど大

きなものではない（明快で現在風の言語に82項目が書き直され，重複や役に立たない項目の削除がなされた）。全ての妥当性と臨床尺度は慎重に残された（今ではむしろ時代遅れとなったクレペリンの用語，例えば「ヒステリー」を含む）。できる限り出版された研究の妥当性を保つように非常に保守的で必要な改訂にとどめたMMPI-2の開発者の意図は明白であった。MMPI-2用に出されたマニュアルはMMPI研究の妥当性を当然のこととして移し換えているが，このことは必ずしも正しくない（Duckworth, 1991）。すなわちもっと根幹的な改訂が適当であった（Horvath, 1992）。しかし再標準化と新しい項目の追加が行われたことは歓迎すべき改良である。MMPIは白人とアフリカ系アメリカ人でプロフィールがLacharら（1986）によって異なって記述されている。スペイン語版はいまだにきわめて妥当である（Fantoni-Salvador & Rodgers, 1997）。

臨床尺度の平均が再標準化後より5～7点高いことがわかっていた。これはテスト施行の違いによるものである。すなわちMMPIの場合は被検者が自信がなかったりあてはまらないと感じた場合はその項を省くことが許されていた。このことが平均30項省略し，平均点を下げる結果となっていた。再標準化に際して省略は思いとどまられた（平均2つ以下の省略であった, Butcher & Pope, 1992）。

MMPI-2の施行と解釈は訓練と文献に精通しておく必要がある。入門書と参考文献（例えばGraham, 1993）は出版されている。MMPI原本の使用のために何冊かの本と標準の最新情報を得ることができる（Dahlstrom et al., 1960, 1975; Colligan & Offord, 1992; Colligan et al., 1989; Lanyon, 1968; Graham, 1977; Greene, 1980; Gilberstadt & Duker, 1965）。コンピュータによる解釈はこの本の報告書作成への応用の項（第4章）に警告が記されている。

尺度ごとに信頼度が多様であるが，MMPIの検査－再検査信頼度は.50～.90まで幅があると報告されている（Buros, 1978）。それは気分あるいは性格学的項目によって反映される傾向がある。また再検査を受けるまでの時間経過にもよる（Fekken & Holden, 1987; Hunsley et al., 1988）。MMPI-2尺度の7日後の再検査信頼度はPaの.51, Siの.92まで幅で，内部整合性はPaの.34からSiの.87まで幅がある（Hathaway et al., 1989）。MMPI-Aの検査―再検査信頼度は.55～.84，内部整合性は.43～.90の範囲である。内部整合性係数は.34（男性のPa）～.87（女性のPt）であった（Butcher et al., 1989）。

MMPIでの単一高得点コードの可能性はGrahamら（1986）がまとめた9つの研究によると，一週間後あるいはそれ以上の期間の再検査で，44～90％の範囲で同様の傾向を保つとされる。MMPI-2では高得点コードの1～2日後の再検査についての2つの研究によると，わずか50～63％にしか一致はみられなかった。2得点コードでは再検査で20～90％が，3得点コードでは23～28％が一致した（Graham, 1993）。しかしながらT得点の最低5点の格差によってコードを定義するならば，男性，女性とも2得点の一致は93％に増加する（Graham, 1993）。精神病患者におけるMMPIとMMPI-2との間の高得点と2得点コードの一致は尺度上昇のレベルに応じて60～93％の間である。

妥当性について多くの研究が行われたが尺度によって様々である。MMPIの最初の妥当性はミネソタ地域のさまざまな精神障害グループと健常被検者との弁別に基づいた。しかし，個々の尺度の弁別妥当性については確認されていない。例えばDaviesら（1987）は尺度8（Sc）は精神病の青年と健常な青年との間に有意差のみられないことを見出した。そのかわり判断のために通常，全体としてのプロフィールが検討される。下位尺度と新しい尺度は基準妥当性（criterion validity）だけでなく，一部構成（因子分析）に基づいている。最近の研究ではMMPI-2でDSM-III診断の統合失調症，大うつ病，妄想性障害はよく弁別されることが示された（Patrick, 1988）。DSM-III診断の人格障害も区別される（Morey et al., 1988）。その他のテストとの関係はGrahamによって一覧にされている（1993）。

多くの使用者は診断名を確定するためよりも高得点尺度を記述的に解釈するためにこのテストを使っている。DeMendoncaら（1984）は臨床尺度として最もよく使われる記述用語*をまとめた。

第1尺度（Hs）：未熟，利己的，愚痴っぽい，多くを要求する

第2尺度（D）：悲観的，ひきこもり，緩慢，内気，恥ずかしがり

第3尺度（Hy）：未熟，自己中心，暗示にかかりやすい，友好的

第4尺度（Pd）：反抗的，憤慨，衝動的，精力的，無責任

第5尺度（MF，男性）：神経質，理想主義，従順，敏感，柔弱

第5尺度（MF，女性）：攻撃的，支配的，勇ましい

第6尺度（Pa）：疑い深い，敵意，融通の利かない

第7尺度（Pt）：心配，不安，不満，敏感，融通の利かない

第8尺度（Sc）：混乱，想像的，個人主義，衝動的，型破り

第9尺度（Ma）：精力的，熱狂的，活動的，社交的，衝動的

第0尺度（Si）：よそよそしい，敏感，抑制，臆病

*尺度の名は（1）心気症尺度，（2）抑うつ尺度，（3）ヒステリー尺度，（4）精神病質的偏倚尺度，（5）男子性・女子性尺度，（6）パラノイア尺度，（7）精神衰弱尺度，（8）統合失調症尺度，（9）躁病尺度，（0）社会的内向性尺度。妥当性尺度としてL尺度（虚偽尺度）；K尺度（補正尺度）；F尺度（適合）である。これらの用語はいくぶん紛らわしかったり時代遅れだったりする。尺度は普通数字，省略，文字で表示される。

著者は加えて以下の3つの妥当性尺度に関する高得点についての記述用語をあげている。

L尺度：独創性のない，融通の利かない，自己統制された

F尺度：落ち着かない，可変性，不満，固執

K尺度：防衛，抑制

臨床尺度の下位尺度は時に用いられることがあるし（Harris & Lingoes, 1955），MMPI-2でも採点される。例えば，第2尺度（抑うつ）は以下のように分析する。D1（主観的抑うつ感），D2（精神運動制止），D3（身体機能不全），D4（精神的沈滞），D5（思い悩む傾向）。

臨床尺度2，3，4，6，8，9はWiener（1948）によって理解しやすく「はっきり」それとわかる外観妥当性のある項目と「微妙」な尺度に分けられた。これら下位尺度はGraham（1993）が悪い状態のふりをするように指示したものからよいふりをしたものを区別できなかったことからそれらの使用は推奨しないとしたが，まだ採点可能である。なぜならば，テストでないときの行動はこれらの尺度の明白な内容の項目によって最もよく予測できることがわかっているし，またMMPIの標準妥当性尺度は逸脱した反応の発見により秀れているからである。しかし2つの尺度（社会的に望ましい尺度，Wiggins, 1959；最高の人としての尺度，Butcher & Han, 1993）はL尺度，K尺度以上に症状に隠れたものを検出するのに意義深い妥当性尺度であることがわかっている（Baer et al., 1995）。

新しい内容尺度が古いMMPIのWiggins内容尺度に取って代わり以下の領域が取り扱われる。それは不安（ANX），恐れ（FRS），強迫観念（OBS），抑うつ（DEP），健康についての心配（HEA），奇異な精神状態（BIZ），怒り（ANG），冷淡（CYN），反社会的行動（ASP），タイプA行動（TPA），自己卑下（LSE），社会不安（SOD），家族問題（FAM），過干渉（WRK），陰性の治療指標（TRT）である。これらは内容的に同質のものと考えられており，項目の重複がほとんどなく，それゆえ，解釈が比較的容易であると考えられる。しかし，Jacksonらは（1997）MMPI-2内容尺度の収束性と判別妥当性は反応様式によるかなりの全般的なばらつきのために混合が生じてしまうと述べている。少なくとも精神障害者ではMMPI-2基本尺度と比較すると補足的尺度はほとんど新しい情報を提供するようには思われない（Archer et al., 1997）。Kohutek（1992）はMMPI-2のWiggins内容尺度（社会不適応，抑うつ，女性関心，無気力，精神病性，器質的症状，家族問題，明白な敵意，恐怖，軽躁，不健康）で項目の位置づけ，平均，標準偏差を提供しているので，これらの尺度に精通すれば改訂版で評価できる。Harknessら（1995）はMMPI-2で新し

い5つの人格尺度を示した。それはグループ比較よりむしろ項目選択の推論的過程を用いたPSY-5構成概念モデルを基としている。5つの構成概念は攻撃性，精神病性，強迫性，陰性の感情／神経症性，陽性の感情／外向性である。

その他，臨床でよく推奨されるのはKossとButcher, LacharとWrobel（マニュアル, Graham, 1993を参照）が開発した73の重要項目（Critical Items）を1項目ずつ検査することである。この検査では患者は重大な症状，衝動や体験を抱いており引き続いて面接による追跡が必要である。MMPI, MMPI-2, MMPI-Aの法廷での証言の際の使用についてはPopeら（1993）が手引き書を出している。

臨床での使用に際して，それぞれ尺度が高かったり，尺度の組合せが高かったりする場合にはさまざまな形での異常や病理的特性についての妥当性が得られ，治療の指針（例えば第1尺度が高い場合，精神療法やカウンセリングのよい適応者とはならない）が得られる。神経心理学においてわれわれはこれらの尺度は手短かにすませてMMPIの使用を重視している。全ての尺度の記載はGraham（1993）の書にみることができる。

神経心理学的研究 神経心理学的検査に限っていうと，多くの臨床医はMMPI-2をルーチン検査とすることを避けている。それは長いこと，およびこの検査の後に続く注意，集中，理解力の検査のためである。Mittenbergら（1996）によると，これらの欠如によって病前の推測より20ないしそれ以上のIQ低下，またはIQ70以下の神経心理学的患者は教育水準や読解能力に関係なくMMPI-2で病的得点となりやすいという。抑うつ測定にはもっと短い検査を用いることができる（例えばBeck, GDI）。MMPIが最もよく使用されるのは鑑別診断的考慮（例えば精神病か器質性疾患かなど）が必要なときで，機能障害が脳損傷によってもたらされたものか，あるいは随伴したものかといった問題や，脳外傷後の人格の変化，動機づけの問題，さらにリハビリテーション計画を作る際に必要となる人格に関する問題などである。この疑問についての研究報告が出版されている。残念ながらMMPIのマニュアルにもGraham（1993）にもこの話題については触れられていない。Grahamは1-9／9-1高得点コードが，時に彼らの障害による制限を克服することが困難な脳損傷患者に見出され，2-9／9-2コードは過度の活動性によって障害を乗り切ろうとする者，あるいは情動抑制を失った脳損傷患者に見出されると記しているだけである。Alfanoら（1992）の研究では102名の閉鎖性頭部外傷（closed-head injury）患者で第0尺度を除いた全てのMMPIの尺度で上昇がみられ，男性では第8，女性では第2尺度が高得点であった。加えてこれらの患者では単一の高得点が特有ではないが第1，3尺度にしばしば上昇がみられた。第1，第3尺度の上昇とMMPI-2の健康関連（Health Concerns）内容尺度での上昇は外傷性脳損傷患者（TBI）と意識障害に見出されるとした（Kelland et al., 1995）。Artzy（1995）は男女両方の患者とも尺度1，2，3，7，8の上昇とEsとDoの尺度の低下（自己主張欠如の反映）は頭部外傷の可能性評価と関連があることを示唆した。Putnamら（1995）は426名のMMPI-2に妥当するプロトコルの患者で中等度〜重度の頭部外傷患者は第8，9尺度の単一得点コードが多く，軽度の頭部外傷患者では第1，2，3尺度の上昇がみられることを報告した。彼らはこのことは頭部外傷の程度の曖昧さと訴訟を含めた外部の影響によるとした。MillerとPaniak（1995）は脳損傷患者でMMPIの高得点とMMPI-2のそれとは類似しているが2点コードは中等度にしか一致しないことを見出した。彼らは2点コードの解釈には注意を呼びかけている。GoldsteinとPrimeau（1995）はTBI患者で多変量解析を用いた研究で第1尺度が高く第5尺度が低い場合91％の正確度で（外傷後の神経心理学的変数は92％の正確さで分類）回復後の職業への復帰の低さを予測することを見いだした。

初期の文献で，GassとRussell（1986）はMMPIの抑うつ尺度が上昇していてもWAIS数唱下位検査あるいはWechsler記憶尺度の成績には影響しないが脳損傷は影響することを見いだした。同様にQueryとMegran（1984）はMMPIでの抑うつはRey聴覚言語学習テストの最初の試験だけには影響するが，一連の記憶や認識には影響しないこ

とを見出した。最近のGass(1996)の研究では80名の男性精神疾患入院患者と48名の閉鎖性頭部外傷患者でMMPI-2測定による抑うつ，不安，精神病的思考（第2，7，8尺度）は注意持続の乏しさと関連があったが表学習成績とは関係がなかった。

器質性の診断を何人かの研究者は試みているがMMPIあるいはMMPI-2で答えられる問題あるいは答えるべき問題はない。例えばHovey(1964)の5項目尺度では器質的障害，機能障害，統合失調症，アルコール依存症，健常者の区別はできなかった（Chaney et al., 1977; Maier & Abidin, 1967; Watson, 1971; Weingold et al., 1965）。偽性神経学尺度（Shaw & Matthews,1965）は神経学的訴えがあっても神経学的所見では確認できない患者の弁別のために考案されたが，これもその力はなかった（Watson, 1971）。同様にP-O尺度（Watson & Plemel, 1978）は機能性と器質性の弁別は十分でなかった（Golden et al., 1979）。脳損傷と統合失調症弁別のP-O尺度とRussell's MMPI key（Russell, 1975）の妥当性については限られた支持が記述されている（Carpenter & LeLieuvre, 1981; Horton & Wilson, 1981; Trifiletti, 1982）。

脳の前部と後部の障害の区別についての試みが頭頂-前頭(PF)(Friedman, 1950)と尾側尺度（Williams, 1952）で行われたがReitan(1976)の研究ではこの主張は不十分であるとした。しかしながら，さらに新しい研究としてBlackとBlack(1982)は，もしこの研究で認知と運動と感覚の障害を対照させていれば後頭葉障害でMMPI異常増加という「尾側性」仮説がある程度支持できることを見出した。MoehleとFitzhugh-Bell(1988)はMMPIが成人脳損傷の障害の左右差には鋭敏でないことを過去の2つの研究で確かめた。Trenerryら(1996)は側頭葉けいれん活動あるいは側頭葉切除患者の右($n=$79)と，左($n=$96)でMMPI-2の特異的な上昇はなかったとした。しかしCullumとBigler(1988)は成人左半球障害と後頭葉右半球障害でいくぶんD尺度が高値となることを見出した。またGassとRussell(1987)は左半球対照群がこの研究では用いられていないが右半球障害の患者ではMMPIのD尺度が軽度上昇することを見出した。その後の研究でGassとAnsley(1994)は高度の不安，苦痛（Pt尺度）は左半球脳血管障害患者の感覚運動障害と関連があるが右半球脳血管障害患者では関連がないことを確認した。言語障害は社会生活制限(Hy尺度)と強く関係し，情動障害(F-尺度)の報告においては大きな開きがあった。そのような不十分な所見からではあるが，Lezak(1995)は「MMPIは神経心理学的評価のために作成されたのではなく，本来的にこのような目的にふさわしい検査ではない」と述べている。しかしわれわれはMMPIは人格変化と神経心理学的母集団の障害の研究に寄与し，注意すれば用いることができると感じている。さらにMMPIは他の包括的な検査，例えばMCMI-II(Millon, 1987)よりも優れている。MCMI-IIはコンピュータと結びつけてあり（それゆえ，自由な研究となりにくい）第一に精神医学的分類用に作られている。

神経心理学者の大きな関心は外傷後ストレス障害（PTSD, PK-尺度，Keane et al., 1984）に対する尺度の発展であるが，MMPI-2にはこれが含まれている。内部整合性がよく信頼性が高く，戦闘でのPTSDで妥当性が確認されているが，一般人の心的外傷例にも妥当するだろう(Graham, 1993)。最近の108名の捕虜キャンプ生存者での研究（Sutker et al., 1995）はPK尺度（留置中の体重減少と同様に）はBDI($r=$.72)と高い相関が得られた。また神経心理学的テストから抜粋された学習/記憶の項目とも同様に高い相関がみられた。もしPK尺度が単独版であればPK尺度の結果はPK尺度がMMPIに組み込まれた場合に，得られるものとまったく同等である(Herman et al., 1996)。

PK尺度の45項目はSchlengerとKulka(1989)によって作成された他の外傷後ストレス障害尺度（PS尺度，60項目）と重複している。Sloanら(1996)はPKとPS尺度のいずれも湾岸戦争に参戦していながら直接戦闘に曝されなかった者の外傷性ストレスの症状と有意の相関がみられたと報告した。Shepard(1995)は50名の成人の頭部外傷の可能性評価にMMPI-2とPenn外傷性ストレス障害目録で調査した。PKとPS尺度は互いに高い相関を示した(.94)。Penn PTSD尺度とは中等度の相関であった（.63, .67）。PKとPS尺度はWAIS-RのPIQとは軽度の相関がみられた（$r=$.45）。

表 15−2．閉鎖性頭部外傷患者の MMPI-2 素点をコンピュータ調整するための補正表

出典	項目 No. MMPI-2	MMPI	得点	MMPI/MMPI-2尺度
*	31	32	T	2, 3, 4, 7, 8, 0
A,AR	38	41	T	2, 7, 8
A,AR	53	52	T	1
GH,GH2,AR*	101	114	T	1, 3
*	106	119	F	8, 9, 0
A,AR	146	158	T	2, 6
*	147	159	T	2, 7, 8
GH,A,AR*	149	161	T	1
A,AR	164	174	F	L, F
GH, GH2	165	178	F	2, 7, 8
A,AR	168	156	T	F, 8, 9
GH, GH2	170	182	T	2, 7, 8
GH,GH2,AR*	172	186	T	2, 7, 8
GH,GH2,AR*	175	189	T	1, 2, 3, 7
A,AR	177	187	F	5, 8
*	179	192	F	1, 3, 8
*	180	168	T	F, 8
*	247	273	T	1, 8
*	295	330	F	8
A,AR	299	335	T	8
GH,GH2,AR	325	356	T	7, 8

計：21項目で少なくとも2つの出典の一致がある

出典：A＝Alfano，1993，閉鎖性頭部外傷のみ（22項目）
AR＝Artzy，1995，訴訟のある頭部外傷（42項目）
GH＝Gass，1992b，慢性の閉鎖性頭部外傷（14項目）
GH2＝Gass，1996，急性の軽度の頭部外傷（15項目）
*＝3つあるいは4つとも全ての一致（11項目）

神経学的補正（Neurocorrections）MMPI，MMPI-2使用に対する批判はよくあるが，特に法廷での証言でよくいわれるのは尺度の上昇が神経学的損傷または機能障害によると考えられるので患者の情動状態の反映とみなすべきでないというものである。Meyerinkら（1988）は多発性硬化症の身体症状に影響されるMMPIの項目だけを分離し，神経疾患の経過は人為的に臨床尺度の4つ（第1，2，3，8尺度）を上昇され得ることを指摘した。Alfanoら（1990）は神経学的に障害のあるクライエントの場合は結果を出す際に44のMMPI項目を削除することを提案した。これらの項目は18名の専門医師のうち少なくとも12名が神経学的項目であることを確認している。神経学的補正が加えてあるMMPI-NC44は神経学的疾患患者はいくぶん低い臨床尺度とF尺度を示し，高得点では46％不変であったが2得点コードではわずか29％だけが不変であった。このことから神経学的障害のある患者にMMPI全部を行う場合には注意をもって解釈すべきことが示唆された。彼らはまたMMPIに対して注意・集中・記憶，身体的訴え，情動，行動障害を反影させる4つの神経行動因子分析尺度を作った（Alfano et al., 1991）。その後の論文（Alfano et al., 1993）では閉鎖性頭部外傷の患者ではMMPI-2の14項目の削除だけでよいことを示唆している。GassとRussell（1991）はCHIの長期の影響を残す58名の患者の確認頻度を基にMMPIの42項目の同様のリストを作成した。後のMMPI-2の研究でGass（1991，1992a）はCHIを伴う患者で確認された22項目のリストを

作成した。これらの項目は3名の神経専門医の判断によって確かめられた。54名の近時の軽度頭部外傷患者を基に行われた交差妥当化(cross-validation)(Gass and Wald, 1997)では，正常標準化サンプルあるいは精神病群と比較しより頻回に確認される15項目が見極められた。彼らは解釈には非補正，神経学的補正得点の両方を計算することを提唱した。そして神経学的項目の補正は与えられた尺度の非神経学的関連項目の確認の比率に見合っているべきであると提案した。対照的にDunnとLees-Haley(1995)は，訴訟に巻き込まれた59名のCHI患者と頭部外傷以外の102名の身体外傷患者と比較して15項目のうち5項目しか反応頻度が有意に異なっていないことを見出した。著者らはMMPI尺度の採点でこれら5項目を引いても影響は取るに足りないため補正は推奨しないとしている。Raylsら(1997)は軽度のCHI後の早期（1〜15日）では補正項目の有効性が高いが外傷後平均7.7カ月のテストではその是認はとれなかったと報告した。その他にもArtzy(1995)は賠償訴訟中の170名のCHI患者の反応頻度を基にした42のMMPI-2項目のリストを集めた。少なくともこの2つの研究で上げられたMMPI-2についての項目と尺度を表15-2に示した。7つの項目は4つのリスト全てに重複している。項目の違いは人口基盤の差とそれらの定義方法の違いによるものであろう。

Brulotら(印刷中)による最近の研究ではAlfana, Gass, ArtzyによるCHI神経学的補正尺度は意識の喪失，外傷後の記憶喪失の長さ，神経心理学的欠損の多くの評価とは関係ないことがわかった。そのかわりこれらは抑うつ内容尺度と有意に関係があり，これらの尺度は神経学的障害よりも情動的苦悩を測定していた。神経学的補正の正しい発展には明らかに今後のいっそうの研究が必要である。

Gass(1992b)はまた脳血管障害(CVA)患者で何度も確認された21項目の一覧を作成した(表15-3)。交差妥当化研究(Gass, 1996a)で正常標準化サンプルと比べてこれらの項目はCVA患者に有意に多く確認された。CVA一覧とCHI一覧は重複があるがそれぞれ独自の項目もある。このことはたぶん症候学的な違いに基づくのであろう。しかしながら年齢の違い(CHI平均38.2歳，CVA平均62.4歳)もまた寄与しているであろう。なぜなら軽度の非特異的身体に関する訴え（例えば私はほとんどあるいはまったく痛みがない-ちがう，私は現在，人生で一番よいと感じている-ちがう）は加齢と共により一般的となることが予想されるからである。

誇張，みせかけ，詐病 精神病理学上のみせかけはごくまれにしか肯定的答が返ってこないような異なった内容領域の項目はほとんど採点されることはないという主に「まれな反応」の尺度(F, F(b))原理に基づいて調べられる。その解釈にあたっては一貫性のない反応，理解力の乏しさ，読解力の貧困などをまず除外する必要がある。

精神病理学的なみせかけは検出するのが比較的容易である。しかし正常なようにみせかけることができる厄介な被検者も多い(Archer et al., 1987)。Gillisら(1990)は80名の一般の人で「偽装・偽造」反応の形を調査した。彼らの半分にうその回答をするように指示した。確信的，信頼的態度を装う点で多くに問題がみられたという。F尺度（素点<23）とF-K尺度（素点<+17）で区切るとClark精神医学施設に関係のある地域の一般外来患者サンプル($n=33$)と今回のこの群とをうまく区別した。同様の結果をAustin(1992)とRothkeら(1994)も発表している。Wetterら(1992)は172名の大学生をいくつかに分けて誠実な回答，回答用紙にでたらめに記入，中等度精神疾患のふり，重度精神疾患のふりをするように指示した。でたらめと詐病の回答をした群は有意にF, Fb尺度が上昇した。でたらめ回答はFと同様にVRINの有意な上昇がみられた。すなわちF-KとDs2(偽装尺度)は装った障害の程度と同程度に有意に上昇した。詐病を指示した刑務所の収容者と指示していない収容者と精神障害の入院患者との比較で全標準妥当性尺度でよく弁別できた(Iverson et al., 1995)。このことはBagbyら(1995)による大学生での研究でも確かめられた。それによるとF尺度は悪いふりの発見にすぐれ，明白微細指数，Fb, L尺度はよいふりの検出にすぐれていることを見いだした。GallenとBerry(1996)はランダムな応答には

表15-3. 脳血管障害患者のMMPI-2素点をコンピュータ調整するための補正表

	項目 No.		
MMPI-2	MMPI	得点	他のMMPI/MMPI-2尺度
10	9	F	1, 2, 3
31	32	T	2, 3, 4, 7, 8, 0
45	51	F	1, 2, 3
47	55	F	1, 3
53	52	T	1
106	119	F	8, 9, 0
141	153	F	1, 2, 3
147	159	T	2, 7, 8
148	160	F	2, 3
152	163	F	1, 3
164	174	F	L, F
168	156	T	F, 8, 9
172	186	T	2, 7, 8
173	188	F	1, 3
175	189	T	1, 2, 3, 7
177	187	F	5, 8
182	194	T	8, 9
224	243	F	1, 3
229	251	T	8, 9
247	273	T	1, 8
249	274	F	1, 3
計：21			

出典：Gass, 1992a, 1995。

VRIN, F, Fb尺度の組合せが検出に最上(98％の精度まで) であると報告した(VRIN＋[F-Fb])。

　ArbisiとBen-Porath(1995)は精神病理的に問題のある患者ではよく妥当性尺度の上昇がみられることに気づいた。なぜならそのような項目によってしばしば重度の病理の存在が是認されるからである。著者らは健康な人によっても精神病患者によってもめったに是認されることのない項目を基に新しいF(p)尺度*を作った。追跡研究(Arbisi & Ben-Porath, 1997) でPTSD, 大うつ病, 薬物乱用, 双極性障害のT得点は60台の低い値で, 統合失調症のT得点は70.2の平均的値であることが確認された。対照的に統合失調症のFとF(b)尺度はかなり高く上昇していた。

　これと比較して頭部外傷患者の詐病の研究ではまったくばらばらの結果が得られた。最近の研究(Lamb et al., 1994) では179名の大学生に詳細な指示が与えられた。すなわちひとつの群には閉鎖性頭部外傷の最も一般的な症状の印刷物を基にその傷害のふりをするように指示し, もう一つの群には妥当性尺度に含まれている典型的な質問情報を与えた。MMPI-2に正直に回答したグループと比較したところ実験的詐病群は臨床, 妥当性尺度のいずれも上昇した。すなわち妥当性尺度についての情報を得た群は臨床, 妥当性の尺度とも低値であった。著者は「指導がMMPI-2でのみせかけに影響を与えるのだろう」と結論している。Cullumら(1991)は実際の頭部外傷患者の2群を比較した。1つは神経心理学的テストで努力がみられた群, もう1つはそうでない群である。MMPI-2では2群を区別できなかった。しかしYoungjohnら (1995)は訴訟中の脳震盪後の機能的訴えのあ

*正：66, 114, 162, 193, 216, 228, 252, 270, 282, 291, 294, 322, 323, 336, 371, 387, 478, 555
誤り：51, 7, 90, 93, 102, 126, 192, 276, 501。
素点11あるいはT得点120点以上；得点6は男性で84点, 女性で89点のT得点を表している；得点2は男性が56点, 女性が57点のT得点と一致する。

る患者は尺度1および尺度3と記載された脳損傷患者とは有意に異なるが妥当性尺度は異ならないことを見出した。Berryら(1995)はMMPI-2過剰報告(overreporting)尺度は閉鎖性頭部外傷を装うように指示された一般参加者と閉鎖性頭部外傷患者で賠償を求めている患者,求めていない患者いずれもよく区別したと報告した。対照的にSmithとFrueh(1996)はPTSDのアメリカ退役軍人145名を調査し,F-K>13(明らかに誇大な表現)の患者は賠償を得ようという意図がみえみえであったと報告した。しかしこの群には合併疾患,特に感情障害が多かった。またWetterとDeitsch(1996)はPTSDあるいは閉鎖性頭部外傷を装うよう指導を受けた被検者は再検査でも一貫した結果を出せると報告した。Greiffensteinら(1995)は法律相談に関連のある3つのグループを調査した。すなわち53名の脳震盪後の患者で全時間労働に復帰し,過去の治療費だけで訴訟中の群,68名のきわめて軽度の頭部外傷であるが賠償請求をしている患者(おそらく詐病),56名の頭部外傷確定後医学的に変動のない患者の3群である。MMPI-2尺度で明白(obvious)尺度とScの合計だけが詐病群の区別に寄与した。著者らは頭部外傷の詐病の検出にMMPI-2を使用することに注意を促している。なぜなら妥当性尺度は頭部外傷とは別の精神病理学的な誇大表現,詐病の検出のため作られているからである。ほとんどの詐病検出研究は群間の違いに依存していることに注意するべきである。実際の感度,特異度についてはほとんど報告がない。

Lees-Haley(1991, 1992)による詐病(偽PTSD患者)に関する2つの研究ではEs(自我強度)尺度は低い傾向,F,F-Kは高い傾向が示唆され,新しく作成された偽装・偽造尺度が正しく詐病を確認するのに役立つ*という。

第2の研究(Lees-Haley, 1992)ではFBSがよい感度と特異度をもつことを見出した。Millisら(1995)は偽装・偽造尺度が重度頭部外傷群から軽度外傷で詐病の疑われる群を分けるのに最も成功率が高いと報告した。またFBSはVSVTのような症状妥当性テストと相関があるという報告(Slick et al., 1996)がある。そのなかでVSVTはF(p)尺度と意味のある相関はみられなかった。

要するにMMPI-2での妥当性尺度や様々な指数は精神病理学的な偽装かどうかを見分けるのにかなり成功しているものの,これらの尺度は頭部外傷患者詐病の検出に必ずしも適しているわけではない。臨床医は適切な尺度の開発を待っており,加えて本書の17章で記述したもっと直接的な症状妥当性テストの使用を必要としている。

標準データ

MMPI-2は年齢,民族の起源,性別,教育,社会経済状態,地理的分布などで1980年のアメリカ合衆国国勢調査に基づく代表で,年齢18～90歳までの無作為に抽出された2,600名の成人で再標準化された。一定のT得点が全ての尺度に対して用意されたが年齢による標準は得られなかった。Butcherら(1991)は若年と高齢群の違いはごく小さく,少なくとも男性は年齢別標準は必要ないとした。MMPI原本との比肩性は可能な限り維持された。

MMPI-Aの標準は米国の8つの州から無作為に選ばれた青年1,620名を基にした。性別,社会経済,民族分布で代表となるサンプルが得られた。臨床サンプルとなった713名の青年には妥当性処理によってテストが行われた。

MMPI原本の標準はミネソタ大学の患者の友人や親近者,高卒者,1930年代後半のアメリカ合衆国の労働計画で雇われた人,1940年代前期での一般患者から集められたデータを基にしている。年齢,教育歴によっての補正はなされていない。伝統的に臨床医は書物,出版物,学説,経験によって,病像解釈を修飾・変更することを学ぶ。例えば臨床尺度の上昇は20～25歳の大学生はごく一般的である。Colliganら(1989)は1980年代にミネソタ,アイオワ,ウィスコンシンで無作為に選んだ世帯から1,408のMMPI回答を集め新しい標準を発表した。これらの世帯から女性335名,男

---

*尺度は以下の項目を含んでいる:正:11, 18, 28, 30, 31, 39, 40, 44, 59, 111, 252, 274, 325, 339, 464, 469, 505, 506。誤り:12, 41, 57, 58, 81, 110, 117, 152, 164, 176, 224, 227, 248, 249, 250, 255, 264, 284, 362, 373, 374, 419, 433, 496, 561。

性305名,年齢18〜99歳が国勢調査とマッチした副標本を構成するために抽出された。新しい標準は性別,年齢によって分類された（18-19, 20-29, 30-39, 40-49, 50-59, 60-69, 70＋）。一般に新しいT得点は2〜7点の幅で元の平均より高い。健常高齢者ではHs, D, Lが増加していた。以前の研究でもこれらの尺度の上昇がみられていたがK, Hy, Sc尺度も上昇していた（Lezak, 1987）。最近の10歳台（13〜17歳）（女子691名,男子624名）のMMPIの再標準化では大きな変化さえも観察された（Archer, 1987；Colligan & Offord, 1989, 1992；Colligan et al., 1988）。15歳,18歳の標準はまた最近Gottesmanら（1987）によって出版された。地理的,民族的（白人が多い）制約から理想とはほど遠いが,これら標準は役に立つし,MMPIの使用者が工夫を加えて使用できるし,またそうするべきである。ColliganとOfford（1987, 1988a, 1988b）はBarron自我強度尺度,MacAndrewアルコール依存症尺度,A-尺度（不安／適応傷害）,R-尺度（抑圧／抑制）,Wiggin内容尺度の標準を新しくした。Gapinskiら（1987）は増加Purdue内容尺度の標準を新しくした。項目は10あるが,それらの項目は直接以下のような内容領域を表している。

1. 不安／緊張
2. 身体的訴え
3. 認知／感覚欠損
4. 偏執観念
5. 感覚運動障害
6. 情動不安定
7. 人間関係の葛藤
8. 個人／社会的不適応
9. 女性特有の偏った興味
10. くよくよ考える／混乱

彼らはまた妥当性と臨床尺度のなかの30の直接内容下位尺度の標準を新しくした。その他の尺度や下位尺度の標準データはまだ手が加えられていない。

文献

Alfano, D.P., Finlayson, M.A.J., Stearns, G.M., & MacLennan, R.N. (1991). Dimensions of neurobehavioral dysfunction. *Neuropsychology, 5,* 35-41.

Alfano, D.P., Finlayson, M.A.J., Stearns, G.M., & Neilson, P.M. (1990). The MMPI and neurologic dysfunction：Profile configuration and analysis. *The Clinical Neuropsychologist, 4,* 69-79.

Alfano, D.P., Neilson, P.M., Paniak, C.E., & Finlayson, M.A.J. (1992). The MMPI and closed head injury. *The Clinical Neuropsychologist, 6,* 134-142.

Alfano, D.P., Paniak, C.E., & Finlayson, M.A.J. (1993). The neurocorrected MMPI for closed head injury. *Neuropsychiatry, Neuropsychology, and Behavioral Neurology, 6,* 111-116.

Arbisi, P.A., & Ben-Porath, Y.S. (1995). An MMPI-2 infrequent response scale for use with psychopathological populations：The infrequency-psychopathology scale, F(p). *Psychological Assessment, 7,* 424-431.

Arbisi, P.A., & Ben-Porath, Y.S. (1997). Characteristics of the MMPI-2F(p) scale as a function of diagnosis in an inpatient sample of veterans. *Psychological Assessment, 9,* 102-105.

Archer, R.P. (1987). *Using the MMPI with Adolescents.* Hillsdale, N.J.：Lawrence Erlbaum.

Archer, R.P. (1993). *MMPI-A；Assessing Adolescent Psychopathology.* Hillsdale, NJ：Lawrence Erlbaum.

Archer, R.P., Elkins, D.E., Aiduk, R., & Griffin, R. (1997). The incremental validity of MMPI-2 supplementary scales. *Assessment, 4,* 193-205.

Archer, R.P., Gordon, R.A., & Kirchner, F.H. (1987). MMPI response-set characteristics among adolescents. *Journal of Personality Assessment, 51,* 506-516.

Artzy, G. (1995). Correction factors for the MMPI-2 in head injured men and women. Ph. D. dissertation. University of Victoria.

Austin, J.S. (1992). The detection of fake good and fake bad on the MMPI-2. *Educational and Psychological Measurement, 52,* 669-674.

Baer, R.A., Wetter, M.W., Nichols, D.S.,

Greene, R., & Berry, D.T.R. (1995). Sensitivity of MMPI-2 validity scales to underreporting of symptoms. *Psychological Assessment, 7,* 419-423.

Bagby, R.M., Buis, T., & Nicholson, R.A. (1995). Relative effectiveness of the standard validity scales in detecting fake-bad and fake-good responding : Replication and extension. *Psychological Assessment, 7,* 84-92.

Berry, D.T.R., Wetter, M.W., Baer, R.A., Youngjohn, J.R., Gass, C.S., Lamb, D.G., Franzen, M.D., MacInnes, W.D., & Buchholz, D. (1995). Overreporting of closed-head injury symptoms on the MMPI-2. *Psychological Assessment, 7,* 517-523.

Black, F.W., & Black, I.L. (1982). Anterior-posterior locus of lesion and personality : Support for the caudality hypothesis. *Journal of Clinical Psychology, 38,* 468-477.

Brulot, M.M., Strauss, E.H., & Spellacy, F.J. (in press). The validity of MMPI-2 correction factors for use with patients with suspected head injury. *The Clinical Neuropsychologist.*

Buros, O.K. (1978). *The Eighth Mental Measurement Yearbook.* Highland Park, NY : Gryphon Press.

Butcher, J.N., Aldwin, C.M., Levenson, M.R., & Ben-Porath, Y.S. (1991). Personality and aging : A study of the MMPI-2 among older men. *Psychology and Aging, 6,* 361-370.

Butcher, J.N., Dahlstrom, W.G., Graham, J.R., Tellegen, A.M., & Kaemmer, B. (1989). MMPI-2, *Minnesota Multiphasic Personality Inventory-2.* Manual for Administration and Scoring. Minneapolis, MN : University of Minnesota Press.

Butcher, J.M., & Han, K. (1993). Development of an MMPI-2 scale to assess the presentation of self in a superlative manner : The S scale. Paper presented at the 28th symposium on recent developments in the use of the MMPI/ MMPI-2/ MMPI-A. St. Petersburg, FL.

Butcher, J.N., & Pope, K.S. (1992). The research base, psychometric properties, and clinical uses of the MMPI-2 and MMPI-A. *Canadian Psychology, 33,* 61-78.

Butcher, J.N., & Williams, C.L. (1992). *Essentials of MMPI-2 and MMPI-A Interpretation.* Minneapolis : University of Minnesota Press.

Butcher, J.N., Williams, C.L., Graham, J.R., Archer, R.P., Tellegan, A., Ben-Porath, Y.S., & Kaemmer, B. (1992a). *MMPI-A : Manual for Administration, Scoring, and Interpretation.* Minneapolis : University of Minnesota Press.

Butcher, J.N., & Williams, C.L. (1992b). *MMPI-A : User's Guide for the Minnesota Report : Adolescent Interpretative System.* Minneapolis : University of Minnesota Press.

Butcher, J.N., & Hostetler, K. (1990). Abbreviating MMPI administration : What can be learned from the MMPI for the MMPI-2? *Psychological Assessment : A Journal of Consulting and Clinical Psychology, 2,* 12-21.

Carpenter, C.B., & LeLieuvre, R.B. (1981). The effectiveness of three MMPI scoring keys in differentiating brain damaged women from schizophrenic women. *Clinical Neuropsychology, 3,* 18-20.

Chaney, E.F., Erickson, R.C., & O'Leary, M.R. (1977). Brain damage and five MMPI items with alcoholic patients. *Journal of Clinical Psychology, 33,* 307-308.

Colligan, R.C., Greene, R.L., Gapinski, M.P., Archer, R.P., & Lingoes, J.C. (1988). MMPI sub-scales and profile interpretation : Harris and Lingoes revisited. Symposium, 96th Annual APA Convention (mimeo).

Colligan, R.C., Osborne, D., Swenson, W.M., & Offord, K.P. (1989). *The MMPI : A Contemporary Normative Study of Adults* (2nd ed.). Odessa, FL : Psychological Assessment Resources.

Colligan, R.R., & Offord, K.P. (1987). Resilience reconsidered : Contemporary MMPI normative data for Barron's ego strength scale. *Journal of Clinical Psychology, 43,* 467-472.

Colligan, R.C., & Offord, K.P. (1988a). Changes in MMPI factor scores : Norms for the Welsh A and R dimensions from a contemporary sample. *Journal of Clinical Psychology, 44,* 142-148.

Colligan, R.C., & Offord, K.P. (1988b). Contemporary norms for the Wiggins Content Scales : A 45-year update. *Journal of Clinical Psychology, 44,* 23-32.

Colligan, R.C., & Offord, K.P. (1989). The aging MMPI : Contemporary norms for contemporary teenagers. *Mayo Clinic Proceedings, 64,* 3-27.

Colligan, R.C., & Offord, K.P. (1992). *The*

MMPI : *A Contemporary Normative Study of Adolescents*. Norwood, N.J. : Ablex.

Cullum, C.M., & Bigler, E.D. (1988). Short-form MMPI findings in patients with predominantly lateralized cerebral dysfunction : Neuropsychological and computerized axial tomography-derived parameters. *Journal of Nervous and Mental Disease, 176,* 332-342.

Cullum, C.M., Heaton, R.K., & Grant, I. (1991). Psychogenic factors influencing neuropsychological performance : Somatoform disorders, factitious disorders, and malingering. In H.O. Doerr & A.S. Carlin (Eds.), *Forensic Neuropsychology : Legal and Scientific Bases*. New York : Guilford.

Dahlstrom, W.G., & Welsh, G.S. (1960, 1975). *An MMPI Handbook : A Guide to Use in Clinical Practice and Research*. Vol.1, 2. Minneapolis, MN : University of Minnesota Press.

Davies, A., Lachar, D., & Gdowski, C. (1987). Assessment of PIC and MMPI scales in adolescent psychosis : A caution. *Adolescence, 22,* 571-577.

DeMendonca, M., Elliott, L., Goldstein, M., McNeill, J., Rodriguez, R., & Zelkind, I. (1984). An MMPI based behavior descriptor/personality trait list. *Journal of Personality Assessment, 48,* 483-485.

Duckworth, J.C. (1991). The Minnesota Multiphasic Personality Inventory-2 : A review. *Journal of Counseling and Development, 69,* 564-567.

Dunn, J.T. & Lees-Haley, P.R. (1995). The MMPI-2 correction factor for closed-head-injury : A caveat for forensic cases. *Assessment, 2,* 47-51.

Fantoni-Salvador, P., & Rogers, R. (1997). Spanish version of the MMPI-2 and PAI : An investigation of concurrent validity with Hispanic patients. *Assessment, 4,* 29-39.

Fekken, G.C., & Holden, R.R. (1987). Assessing the person reliability of an individual MMPI protocol. *Journal of Personality Assessment, 51,* 123-132.

Friedman, S.H. (1950). Psychometric effects of frontal and parietal lobe damage. Unpublished Ph. D. dissertation. University of Minnesota.

Gallen, R.T., & Berry, D.T.R. (1996). Detection of random responding on MMPI-2 protocols. *Assessment, 3,* 171-178.

Gapinski, M.P., Colligan, R.C., & Offord, K.P. (1987). A new look for the old MMPI scales : Contemporary norms for the augmented Purdue subscales. *Journal of Clinical Psychology, 43,* 669-682.

Gass, C.S. (1991). MMPI-2 interpretation and closed head injury : A correction factor. *Psychological Assessment, 3,* 27-31.

Gass, C.S. (1992). MMPI-2 interpretation of patients with cerebrovascular disease : A correction factor. *Archives of Clinical Neuropsychology, 7,* 17-27.

Gass, C.S. (1996a). MMPI-2 interpretation and stroke : Cross-validation of a correction factor. *Journal of Clinical Psychology, 52,* 1-4.

Gass, C.S. (1996b). MMPI-2 variables in attention and memory test performance. *Psychological Assessment, 8,* 135-138.

Gass, C.S., & Ansley, J. (1994). MMPI correlates of poststroke neurobehavioral deficits. *Archives of Clinical Neuropsychology, 9,* 461-469.

Gass, C.S., & Russell, E.W. (1986). Differential impact of brain damage and depression on memory test performance. *Journal of Consulting and Clinical Psychology, 54,* 261-263.

Gass, C.S., & Russell, E.W. (1987). MMPI correlates of performance intellectual deficits in patients with right hemisphere lesions. *Journal of Clinical Psychology, 43,* 484-489.

Gass, C.S., & Russell, E.W. (1991). MMPI profiles of closed head trauma patients : Impact of neurological complaints. *Journal of Clinical Psychology, 47,* 253-260.

Gass, C.S., & Wald, H.S. (1997). MMPI-2 interpretation and closed-head trauma : Cross-validation of a correction factor. *Archives of Clinical Neuropsychology, 12,* 199-205.

Gilberstadt, H., & Duker, J. (1965). *A Handbook for Clinical and Actuarial MMPI Interpretation*. Philadelphia : Saunders.

Gillis, J.R., Rogers, R., & Dickens, S.E. (1990). The detection of faking bad response style on the MMPI. *Canadian Journal of Behavioural Science, 22,* 408-416.

Golden, C.J., Sweet, J.J., & Osmon, D.C. (1979). The diagnosis of brain damage by the MMPI : A comprehensive evaluation. *Journal of Personality Assessment, 43,* 138-142.

Goldstein, D., & Primeau, M. (1995). Neuropsychological and personality predictors of employment after traumatic brain injury.

Journal of the International Neuropsychological Society, 1, 370 (abstract).

Gottesman, I.I., Hanson, D.R., Kroeker, T.A., & Briggs, P.F. (1987). New MMPI normative data and power-transformed T-score tables for the Hathaway-Monachesi Minnesota cohort of 14,019 15-year-olds and 3,674 18-year -olds. In R.P. Archer (Ed.), *Using the MMPI with Adolescents,* pp.241-297. Hillsdale, N.J.: Erlbaum.

Graham, J.R. (1977). *The MMPI : A Practical Guide.* New York: Oxford University Press.

Graham, J.R. (1993). MMPI-2: *Assessing Personality and Psychopathology* (2nd ed.). New York: Oxford University Press.

Graham, J.R., Smith, R.L., & Schwartz, G.F. (1986). Stability of MMPI configurations for psychiatric inpatients. *Journal of Consulting and Clinical Psychology, 54,* 375-380.

Grayson, H.M. (1951). *A Psychological Admissions Testing Program and Manual.* Los Angeles: Veterans' Administration Center, Neuropsychiatric Hospital.

Greene, R.L. (1980). *The MMPI : An Interpretive Manual.* New York: Grune & Stratton.

Greene, R.L. (1992). *The MMPI-2/ MMPI : An Interpretative Manual.* Odessa, FL: Psychological Assessment Resources.

Greene, R.L. (1990). *MMPI-2 Adult Interpretative System.* Odessa, FL: Psychological Assessment Resources.

Greiffenstein, M.F., Gola, T., & Baker, W.J. (1995). MMPI-2 validity scales versus domain specific measures of detection of factitious traumatic brain injury. *The Clinical Neuropsychologist, 9,* 230-240.

Harkness, A.R., McNulty, J.L., & Ben-Porath, Y.S. (1995). The personality psychopathology five (PSY-5): Constructs and MMPI-2 scales. *Psychological Assessment, 7,* 104-114.

Harris, R., & Lingoes, J. (1955). Subscales for the Minnesota Multiphasic Personality Inventory. Mimeo. Langley Porter Clinic.

Hathaway, S.R., & McKinley, J.C. (1943). *Booklet for the Minnesota Multiphasic Personality Inventory.* New York: The Psychological Corporation.

Hathaway, S.R., McKinley, J.C., with Butcher, J.N., Dahlstrom, W.G., Graham, J.R., Tellegen, A., & Kaemmer, B. (1989). *Minnesota Multiphasic Personality Inventory 2 : Manual for Administration and Scoring.* Minneapolis: University of Minnesota Press.

Helmes, E., & Reddon, J.R. (1993). A perspective on developments in assessing psychopathology: A critical review of the MMPI and MMPI-2. *Psychological Bulletin, 113,* 453-471.

Herman, D.S., Weathers, F.W., Litz, B.T., & Keane, T.M. (1996). Psychometric properties of the embedded and stand-alone versions of the MMPI-2 Keane PTSD scale. *Assessment, 3,* 437-442.

Horton, A.M., & Wilson, F.M. (1981). Cross-validation of the Psychiatric-Organic (P-O) special role of the MMPI. *Clinical Neuropsychology, 3,* 1-3.

Horvath, P. (1992). The MMPI-2 considered in the contexts of personality theory, external validity, and clinical utility. *Canadian Psychology, 33,* 79-83.

Hovey, H.B. (1964). Brain lesions and five MMPI items. *Journal of Consulting Psychology, 28,* 78-79.

Hunsley, J., Hanson, R.K., & Parker, K.C. (1988). A summary of the reliability and stability of MMPI scales. *Journal of Clinical Psychology, 44,* 44-46.

Iverson, G.L., Franzen, M.D., & Hammond, J.A. (1995). Examination of inmates' ability to malinger on the MMPI-2. *Psychological Assessment, 7,* 118-121.

Jackson, D.N., Fraboni, M., & Helmes, E. (1997). MMPI-2 content scales: How much content do they measure? *Assessment, 4,* 111-117.

Keane, T.M., Malloy, P.F., & Fairbank, J.A. (1984). Empirical development of an MMPI subscale for the assessment of combat related posttraumatic stress disorder. *Journal of Consulting and Clinical Psychology, 52,* 888-891.

Kelland, D.Z., Bennett, J.M., Mercer, W.N., Caroselli, J.S., & DelDotto, J.E. (1995). A comparison of MMPI-2 profiles in TBI and non-TBI patients. *Archives of Clinical Neuropsychology, 10,* 349 (abstract).

Kohutek, K.J. (1992). The location of items of the Wiggins Content Scales on the MMPI-2. *Journal of Clinical Psychology, 48,* 617-620.

Lachar, D., Dahlstrom, W.G., & Moreland, K.L. (1986). Patterns of item endorsement on the MMPI. In W.G. Dahlstrom, D. Lachar, L.A. Dahlstrom (Eds.), *MMPI Patterns of Amer-*

ican Minorities, pp.179-189. Minneapolis : University of Minnesota Press.

Lamb, D.G., Berry, D.T.R., Wetter, M.W., & Baer, R.A. (1994). Effects of two types of information on malingering of closed head injury on the MMPI-2 : An analog investigation. *Psychological Assessment, 6,* 8-13.

Lanyon, R.I. (1968). *A Handbook of MMPI Group Profiles.* Minneapolis : University of Minnesota Press.

Lees-Haley, P.R. (1991). Ego strength denial on the MMPI-2 as a clue to simulation of personal injury in vocational neuropsychological and emotional distress evaluations. *Perceptual and Motor Skills, 72,* 815-819.

Lees-Haley, P.R. (1992). Efficacy of the MMPI -2 validity scales and MCMI-II modifier scales for detection of spurious PTSD claims : F, F-K, Fake-Bad scale, ego strength, subtle-obvious subscales, Dis, and Deb. *Journal of Clinical Psychology, 48,* 681-689.

Lees-Haley, P.R., English, L.T., & Glenn, W.G. (1991). A Fake-Bad-Scale for personal injury claimants. *Psychological Reports, 68,* 203-210.

Lezak, M. D. (1987). Norms for growing older. *Developmental Neuropsychology, 3,* 1-12.

Lezak, M.D. (1995). *Neuropsychological Assessment* (3rd ed.). New York : Oxford University Press.

Maier, L.R., & Abidin, R.R. (1967). Validation attempt of Hovey's five-item MMPI index for central nervous system disorder. *Journal of Consulting Psychology, 31,* 542.

Marks, P.A., Lewak, R.W., & Nelson, G.E. (1993a). *The Marks MMPI and MMPI-2 Adult Clinical Report.* Los Angeles, CA : Western Psychological Services.

Marks, P.A., Lewak, R.W., & Nelson, G.E. (1993b). *The Marks MMPI and MMPI-2 Adult Feedback and Treatment Report.* Los Angeles, CA : Western Psychological Services.

Meyerink, L.H., Reitan, R.M., & Selz, M, (1988). The validity of the MMPI with multiple sclerosis patients. *Journal of Clinical Psychology, 44,* 764-769.

Miller, H.B., & Paniak, C.E. (1995). MMPI and MMPI-2 profile and code type congruence in a brain-injured sample. *Journal of Clinical and Experimental Neuropsychology, 17,* 58-64.

Millis, S.R., Putnam, S.H., & Adams, K.M. (1995). Neuropsychological malingering and the MMPI-2 : Old and new indicators. Paper presented at the 30th Annual Symposium on the use of the MMPI, MMPI-2, and MMPI-A. St. Petersburg, FL.

Millon, T. (1987). *Manual for the MCMI-II* (2nd ed.). Minneapolis, MN : National Computer Systems.

Mittenberg, W., Tremont, G., & Rayls, K.R. (1996). Impact of cognitive function on MMPI-2 validity in neurologically impaired patients. *Assessment, 3,* 157-163.

Moehle, K.A., & Fitzhugh-Bell, K.B. (1988). Laterality of brain damage and emotional disturbance in adults. *Archives of Clinical Neuropsychology, 3,* 137-144.

Morey, L.C., Blashfield, R.K., Webb, W.W., & Jewell, J. (1988). MMPI scales for DSM-III personality disorders : A preliminary validation study. *Journal of Clinical Psychology, 44,* 47-50.

Paolo, A.M., Ryan, J.J., & Smith, A.J. (1991). Reading difficulty of the MMPI-2 subscales. *Journal of Clinical Psychology, 47,* 529-533.

Patrick, J. (1988). Concordance of the MCMI and the MMPI in the diagnosis of three DSM -III Axis I disorders. *Journal of Clinical Psychology, 44,* 186-190.

Piotrowski, C., & Lubin, B. (1990). Assessment practices of health psychologists : Survey of APS division 38 clinicians. *Professional Psychology : Research and Practice, 21,* 99-106.

Pope, K.S., Butcher, J.N., & Seelen, J. (1993). *The MMPI, MMPI-2, and MMPI-A in Court : A Practical Guide for Expert Witnesses and Attorneys.* Washington, D.C. : American Psychological Association.

Putnam, S.H., Kurtz, J.E., Millis, S.R., & Adams, K.M. (1995). Prevalence and correlates of MMPI-2 codetypes in patients with traumatic brain injury, Unpublished manuscript.

Query, W.T., & Megran, J. (1984). Influence of depression and alcoholism on learning, recall, and recognition. *Journal of Clinical Psychology, 40,* 1097-1100.

Rayls, K., Mittenberg, W.B., Williams, J. & Theroux, S. (1997). Longitudinal analysis of the MMPI-2 neurocorrection factor in mild head trauma.

Reitan, R.M. (1976). Neurological and physiological basis of psychopathology. *Annual Review of Psychology, 27,* 189-216.

Rothke, S.E., Friedman, A.F., Dahlstrom, W.G., Greene, R.L., Arredondo, R., & Mann, A.W. (1994). MMPI-2 normative data for the F-K index : Implications for clinical, neuropsychological, and forensic practice. *Assessment, 1,* 1-15.

Russell, E.W. (1975). Validation of a brain-damage vs. schizophrenia MMPI key. *Journal of Clinical Psychology, 31,* 659-661.

Schlenger, W.E., & Kulka, R.A. (1989). *PTSD scale development for the MMPI-2.* Research Triangle Park, NC : Research Triangle Institute.

Shaw, D.J., & Matthews, C.G. (1965). Differential MMPI performance of brain-damaged vs. pseudo-neurologic groups. *Journal of Clinical Psychology, 21,* 405-408.

Shepard, J. (1995). *Posttraumatic Stress Disorder and Head Injury.* MA Thesis, University of Victoria.

Slick, D.J., Hopp, G., Strauss, E., & Spellacy, F.J. (1996). Victoria Symptom Validity Test : Efficiency for detecting feigned memory impairment and relationship to neuropsychological tests and MMPI-2 validity scales. *Journal of Clinical and Experimental Neuropsychology, 18,* 911-922.

Sloan, P., Arsenault, L., Hilsenroth, M., & Harvill, L. (1996). Assessment of noncombat, war-related posttraumatic stress symptomatology : Validity of the PK, PS, and IES scales. *Assessment, 3,* 37-41.

Smith, D.W., & Frueh, B.C. (1996). Compensation seeking, comorbidity, and apparent exaggeration of PTSD symptoms among Vietnam combat veterans. *Psychological Assessment, 8,* 3-6.

Sutker, P.B., Vasterling, J.J., Brailey, K., & Allain, A.N. (1995). Memory, attention, and executive deficits in POW survivors : Contributing biological and psychological factors. *Neuropsychology, 9,* 118-125.

Trenerry, M.R., Hermann, B.P., Barr, W.B., Chelune, G.J., Loring, D.W., Perrine, K., Strauss, E., & Westerveld, M. (1996). MMPI scale elevations before and after right and left temporal lobectomy. *Assessment, 3,* 307-315.

Trifiletti, R.J. (1982). Differentiating brain damage from schizophrenia : A further test of Russell's MMPI key. *Journal of Clinical Psychology, 38,* 39-44.

Ward, L.C., & Ward, J.W. (1980). MMPI readability reconsidered. *Journal of Personality Assessment, 44,* 387-389.

Watson, C.G. (1971). An MMPI scale to separate brain-damaged from schizophrenics. *Journal of Consulting and Clinical Psychology, 36,* 121-125.

Watson, C.G., & Plemel, D. (1978). An MMPI scale to separate brain-damaged from functional psychiatric patients in neuropsychiatric settings. *Journal of Consulting and Clinical Psychology, 36,* 121-125.

Weingold, H.P., Dawson, J.G., & Kael, H.C. (1965). Further examination of Hovey's "index" of identification of brain lesions : Validation study. *Psychological Reports, 16,* 1098.

Wetter, M.W., Baer, R.A., Berry, D.T.R., Smith, G.T., & Larsen, L.H. (1992). Sensitivity of the MMPI-2 validity scales to random responding and malingering. *Psychological Assessment, 4,* 369-374.

Wetter, M.W., & Deitsch, S.E. (1996). Faking specific disorders and response consistency on the MMPI-2. *Psychological Assessment, 8,* 39-47.

Wiener, D.N. (1948). Subtle and obvious keys for the MMPI. *Journal of Consulting Psychology, 12,* 164-170.

Wiggins, J.S. (1959). Interrelationship among MMPI measures of dissimulation under standard and social desirability instructions. *Journal of Consulting Psychology, 23,* 419-427.

Williams, C.L., Butcher, J.N., Ben-Porath, Y.S., & Graham, J.R. (1992). *MMPI-A Content Scales : Assessing Psychopathology in Adolescents.* Minneapolis : University of Minnesota Press.

Williams, H.L. (1952). The development of a caudality scale for the MMPI. *Journal of Clinical Psychology, 8,* 293-297.

Youngjohn, J.R., Burrows, L., & Erdal, K. (1995). Brain damage or compensation neurosis? The controversial post-concussion syndrome. *Clinical Neuropsychologist, 9,* 112-123.

神経心理学行動感情プロフィール
NEUROPSYCHOLOGY BEHAVIOR AND AFFECT PROFILE (NBAP)

訳 土井 拓

目 的

このテストの目的は本人ないし関係者に対する質問表を通して脳損傷後にしばしばみられる人格,感情変化を評価することである。

原 典

S型（本人評価）とO型（他者評価）のサンプル（マニュアルと採点解説書を含む）がMind Garden, P.O. Box 60669, Palo Alto, CA 94306から25米ドルで得られる。200の複写の許される簡易再生版（easy to reproduce format）が90米ドルである。カナダからは得られない。

概 要

NBAPはNelsonら（1994）によって開発された。直接本人（S型；ex. 私は異常にはりきっているときがある），あるいは第三者(O型；ex. 患者は異常にはりきっているときがある）が発言した形での,106の文章から構成され,「そうである」「そうでない」に印をつける。神経心理学的な病状に関係する5つの尺度で評価する。無関心(病態失認, 疾病否認；傷害あるいは現在の状態を最小限とする傾向, 疾病否認あるいは無関心), 躁(衝動性, 易刺激性, 多幸；高揚した, 誇大的な, 易刺激的な気分, 高いエネルギーの持続, 高い活動性), 抑うつ Depression（無感動, ひきこもり, 泣き叫ぶ, 深い悲しみ；不快な気分, ほとんどの日常活動への興味や楽しみの喪失), 不適切(異常なあるいは奇妙な行動；起こっていることや状況にそぐわない行動), 疎通困難（Pragnosia, 実際的な意思疎通様式の欠如）の5つである。4つの妥当性尺度（非定型外傷性症状尺度, まれな非妥当性反応, 矛盾反応, 補足反応）が最近加えられた（Satz et al., 1996）。NBAPの特徴は過去あるいは現在の時点で前の状態（症状出現）と後の状態を語らせる点にある。

実 施

O型は最も身近な近親者あるいは介護する人に質問用紙にA（同意）あるいはD（不同意）のどちらかに印をつけてもらう。S型は本人が読む能力, 理解力があれば直接本人が施行する。前型と後型は同じ用紙の異なる面にある。

およその実施時間

およそ20～30分必要である。

採点方法

5つの尺度のそれぞれについて採点手引を用いる。前と後の反応についてA（同意）の合計を数える。追加として素点はパーセンタイル順位とT得点への変換ができる。

考 察

行動, 情動の5つのカテゴリーを代表する81のテスト項目が大項目群のなかから選ばれた。はいと反応する傾向をなくすように15の中立的な項目が作られた。6名の審査員によって無理にカテゴリー分類され81項目中の66項目だけが80％の同意を以って中立的と判断された（Nelson et al., 1989）。痴呆クリニックの外来患者39名で評

価された「前」評価の66項目セットに対する内部整合性は抑うつの.78から疎通困難の.49であった。「現在」に対しては無関心の.82から疎通困難の.68であった。分類基準を満たさなかった25項目を含めると内部整合性はごくわずか改善された。70名の脳卒中患者で66項目の「前」セットでの内部整合性は無関心の.82から疎通困難の.70の幅であった。「現在」セットでは.82〜.70であった。全ての91項目セットではわずかに内部整合性は上昇した (Nelson, 1993)。検査-再検査信頼性 (1カ月後) は「現在」が.92〜.97,「前」が.97〜.99であった。4項目が75％以上の項目一致基準を満たしていなかった。

痴呆患者と88名の退職者センターの健康な志願者との比較で「前」の反応は予想通り有意差がなかったが、「後」(退職)反応では躁尺度以外で有意差がみられた。痴呆の程度 (MMSEを基とした) による比較では不適切以外で有意差はなかった (Nelson et al., 1989)。70名の脳卒中患者 (脳卒中2週後) での交差妥当化では躁, 不適切以外で有意差がみられた (Nelson et al., 1993)。19名の脳卒中患者で脳卒中から2週後, 2カ月後, 6カ月後の研究 (Nelson et al., 1994) で無関心と不適切, 抑うつが増加していた。これらの尺度でこの観察期間中減少を示したのは左半球の脳卒中後回復が緩やかな人であることが示唆された。対照的に右半球脳卒中患者では6カ月追跡で情動機能の悪化が観察された。著者は右半球脳卒中患者では情動因子を認めたがらず治療導入の動機付けが難しいと記した。

23名の閉鎖性頭部外傷生存者とその兄弟との比較 (Drebing et al., in press) で「前」の反応に有意差はなかったが、「後」の反応では躁を除いて全尺度に有意差がみられた。同様の閉鎖性頭部外傷者と一致対照群との比較で躁を除いて全尺度で障害者が有意な上昇がみられた。親類の者たちは閉鎖性頭部外傷者である家族の一員に対して「前」セットで対照群より陽性の方向で評価する傾向があり、このことは傷害以前の時期をより陽性の言葉でみたがる傾向を示している。

新しい妥当性尺度が軽度と中等度の頭部外傷、および軽度頭部外傷を装うように指示された3つの群 (頭部外傷の神経心理についてさまざまな程度の訓練を受け臨床心理士の資格をもつ) について臨床尺度も区別に寄与してはいるものの (Satz et al., 1996) はっきり弁別妥当性を示した。

このテストは神経学的に問題のある患者に対して特に作成された数少ない人格/感情検査の1つで神経心理学者にとって興味深い5分野の人格変化を評価する。これまでNBAPの全ての研究はテスト作成者が行っている。5つの尺度のうち4つは頭部障害者では予期された違いを示した。躁尺度に対する妥当性の確認は特定の人たち (例えば前頭葉病変) を母集団とした研究で見出されるかもしれない。

標準データ

全体的な標準はまだ入手できない。しかしマニュアルに妥当性研究用の対照群のデータが記載されている。これは88名の高齢退職者 (平均年齢70歳), 37名の閉鎖性頭部外傷患者の同胞, 大学生 (16〜60歳) から構成されている。高齢者対照群は大きな生活ストレスがあると仮定して退職の前と後に「前」と「後」の評価が行われた。対照群が厳しい生活ストレスに耐えているか, 母集団全般の社会経済的な代表となっているか, 年齢域の十分な生活補償があるかということは調査中である。脳卒中患者, 痴呆患者の標準データもマニュアルに記載されている。

文　献

Drebing, C., Dyer-Kline, A., Satz, P., Mitrushina, M., van Gorp, W.G., Holston, S., Foster, J., Nelson, L.D., Forney, D., & Cannon, B. (in press). Personality change in head trauma : A validity study of the Neuropsychology Behavior and Affect Profile.

Nelson, L.D., Cicchetti, D., Satz, P., Sowa, M., & Mitrushina, M. (1994). Emotional sequelae of stroke : A longitudinal perspective. *Journal of Clinical and Experimental Neuropsychology, 16,* 796-806.

Nelson, L.D., Mitrushina, M., Satz, P., Sowa, M., & Cohen, S. (1993). Cross-validation of the Neuropsychology Behavior and Affect Profile in stroke patients. *Psychological Assessment, 5,* 374-376.

Nelson, L., Satz, P., & D'Elia, L.F. (1994). *Neuropsychology Behavior and Affect Profile.* Palo Alto, CA : Mind Garden.

Nelson, L.D., Satz, P., Mitrushina, M., van Gorp, W., Cicchetti, D., Lewis, R., & van Lancker, D. (1989). Development and valida-tion of the Neuropsychology Behavior and Affect Profile. *Psychological Assessment, 1,* 266-272.

Satz, P., Holston, S.G., Uchiyama, C.L., Shimahara, G., Mitrushina, M., et al. (1996). Development and evaluation of validity scales for the Neuropsychology Behavior and Affect Profile : A dissembling study. *Psychological Assessment, 8,* 115-124.

神経行動評価尺度
NEUROBEHAVIORAL RATING SCALE (NRS)

訳　土井　拓

目　的

この尺度の目的は頭部外傷による行動上の後遺症を評価することである。

原　典

この尺度は市販されてない。著者の許可を得てここに複写する（Levin et al., 1987, 1990）。

概　要

この尺度は一般的な精神障害よりも脳損傷後の続発性行動障害を主な対象とすべく簡易精神評価尺度（Overall & Gorham, 1962）から作られた。有効な自己評価尺度（例えばMMPI）を完遂できない患者のために特別に作成された。臨床医あるいは患者に精通した面接者が図15-3に示されるような27項目を7段階評価する。尺度はスペイン語でも入手できる（Pelegrin Valero, Martin Carrasco, and Tirapu Usteroz, 1995）。これと類似したPortland適応目録がLezak (1995)によって作られている。

実　施

評価尺度を満たす前に著者は短く構成された面接を勧めている。それは見当識と最近のできごとの記憶、脳震盪後の症状と感情状態の評価、ことわざに関係する質問、注意や情報伝達過程に焦点を当てた質問（7連続）、病院職員に対する態度（易刺激性、敵意、他人の行動の誤解、疑い深さ）、自己洞察能力、長期間の計画能力、面接の最初に示した3つのものを時間をおいて復唱させるなどの短いテストを含んでいる。検査者は検査中の患者に関して、機敏さ、転導性、見当違いの答え、会話の首尾一貫性、不安の身体的あるいは言語による表出、緊張の明らかな表れ、脱抑制行動、気分の動揺、運動行動、意味深長あるいは感受性の強い言葉などの観察を記録する。心理状態検査に対する根気や精神的努力もまた評価される。

採点方法

前述の如く各項目ごとに7段階評価（「なし」から「最重度」まで）で採点され、NRS総得点（最大189）が計算される。尺度リストでは任意の順番で並んでいるように見えるが以下のようにプロフィール領域によってグループ分けできる（因子得点、下記参照）。

使用法:各々の症状の重症度にふさわしいボックスにxをつけること。	なし	非常に軽度	軽度	中等度	やや重度	重度	非常に重度
1. 不注意／覚醒低下―注意の保持不能，注意散漫，周囲の状況に無関心，注意力困難，覚醒の低下。	□	□	□	□	□	□	□
2. 身体的関心―身体症状（例えば，頭痛，めまい，かすみ目）や全身の健康についての自発的訴えもしくは詳細な説明。	□	□	□	□	□	□	□
3. 失見当識―人物，場所，時間についての錯乱もしくは適切な連合の欠如。	□	□	□	□	□	□	□
4. 不安―悩み，恐怖，現在あるいは未来へ過剰な関心。	□	□	□	□	□	□	□
5. 表現の欠損―語の発見障害，失名辞失語，話の中止，努力を要する失文法的話し方，まわりくどさ。	□	□	□	□	□	□	□
6. 情動的引きこもり―自発的対話の欠如，孤立，他人との関係の欠如	□	□	□	□	□	□	□
7. 概念的組織解体―思考過程の混乱，分離，組織解体，分離。脱線的な社会的コミュニケーション。保続的。	□	□	□	□	□	□	□
8. 脱抑制―社会的にふさわしくない論評あるいは行動で攻撃的／性的内容を含む，もしくは状況にふさわしくない，怒りの爆発。	□	□	□	□	□	□	□
9. 罪の意識―自己非難，恥じ，過去の行動への自責の念。	□	□	□	□	□	□	□
10. 記憶の欠損―新しい知識の学習困難，新しいできごとをすぐに忘却するが，直接再生（数字の順唱）は完全である。	□	□	□	□	□	□	□
11. 興奮―過活動的運動の発現（例えば，蹴る，腕を振り回す，突く，歩き回る，動き回る，多弁）	□	□	□	□	□	□	□
12. 不正確な病識と自己評価―不十分な病識，誇張した自己評価，臨床医や家族の評価に比べて能力の過大評価や人格変化の過小評価。	□	□	□	□	□	□	□
13. 抑うつ気分―後悔，悲しみ，落胆，厭世観。	□	□	□	□	□	□	□
14. 敵意／非協力―憎悪，興奮性，闘争性，他人の蔑視，権威への反抗。	□	□	□	□	□	□	□
15. 自発性の低下／動機付けの低下―仕事もしくは余暇への正常な自発性の欠如，仕事の持続不能，新しい挑戦への抵抗。	□	□	□	□	□	□	□
16. 邪推―不信，他人が悪意のあるもしくは差別的意図を隠しているという確信。	□	□	□	□	□	□	□
17. 疲れやすさ―認知的仕事もしくは複雑な活動に挑む場合の疲れやすさ，無気力。	□	□	□	□	□	□	□
18. 幻覚的行動―正常な外部刺激と一致しない知覚。	□	□	□	□	□	□	□
19. 運動遅滞―行動もしくは話の緩慢さ（基本的脱力を除く）。	□	□	□	□	□	□	□
20. 異常な思考内容―異常，風変わり，場違いな思考内容。	□	□	□	□	□	□	□
21. 情動鈍磨―感情的調子の低下，感受性の正常な強度の低下，平板さ。	□	□	□	□	□	□	□
22. 興奮―感情的調子の高まり，反応性の増加。	□	□	□	□	□	□	□
23. 計画性の欠如―非現実的目標，系統立っていない将来計画，前もって必要な準備の無視（例えば，訓練），能力不足を考慮しない。	□	□	□	□	□	□	□
24. 気分の変わりやすさ―状況にあわない突然の気分変動。	□	□	□	□	□	□	□
25. 緊張―緊張亢進ある姿勢もしくは表情，四肢や体幹の不要な過剰活動。	□	□	□	□	□	□	□
26. 理解力の欠損―単一もしくは複数段階の口頭での指示命令に関する理解困難。	□	□	□	□	□	□	□
27. 言語構音の欠陥―構音の間違い，知性に影響する不明瞭な発音もしくは音の代用（評価は言語学的内容に無関係）。	□	□	□	□	□	□	□

図15-3．神経行動学評価尺度（Levin et al., 1987）。H.Levin博士およびBMJ出版グループにより複製。版権所有。

第1因子，認知/活動力（Cognition/energy）：3, 6, 7, 10, 17, 19, 21。
　第2因子，メタ認知：8, 11, 12, 20, 22, 23。
　第3因子，身体/不安：2, 4, 13, 14, 16, 25。
　第4因子，言語（Language）：5, 26。

明らかでないもの：1, 9, 15, 18, 24, 27。

考察

　採点者2組による101名の患者についての対の全NRS尺度の採点者間信頼性は.90と.88と報告された（Levin et al., 1987）。第1組の採点者間で障害1つのカテゴリーでは平均6.4%の不一致が，障害2つのカテゴリーでは2.7%，第2組の採点者間では障害1つのカテゴリーでわずか3.9%の不一致がみられた。頭部外傷患者44名による同様の研究で採点者間信頼性は.78であった（Corrigan et al., 1990）。1週後に行われた採点者間信頼性は.76であった。痴呆患者による信頼度は.93で，個々の因子の相関は満足すべきものであった（Sultzer et al., 1995）。Corriganらはまた内部整合性も満足すべきもの（Cronbachのアルファ＝.88～.90）であったと報告した。フランス語版で個々の尺度の信頼性がLevinら（1990）によって調査されたが係数は.23～.95であった。項目2, 4, 6, 17の信頼性は有意でなかった。信頼性は著者が記述しているすべての情報が得られるかどうかに大きく依存しているようであった。
　主成分分析によって4つの主な因子が明らかとなった。それは（1）認知/活動力，（2）メタ認知（洞察，計画，脱抑制），（3）身体的関心/不安，（4）言語である（Levin et al., 1987）。不注意は第1, 2因子両方に負荷がかかり，独創性は第1, 3因子で低かった。
　軽度，中等度，重度の頭部外傷患者（グラスゴー昏睡尺度に基づいた）では第1, 2, 4因子で相互に有意な違いがみられたが第3因子ではみられなかった。頭部外傷の重症度はまた第3因子以外の個々の評価でも有意な違いがみられた。さらに急性入院後1カ月ないしそれ以上のリハビリテーションで得られたNSR成績の比較によって妥当性の研究が行われ，有意差が認められた（Levin et al., 1987）。条件を一致させた差のはっきりしない前頭障害と，その他の部位障害患者の比較では，前頭葉障害患者に第1, 2, 3因子で異常となりやすい傾向が示された。しかし第1因子と第2因子間の得点の違い（認知/活動力からメタ認知を引いたもの）は非前頭障害群に有意に大きかった。これは障害のパターンが異なることを示唆している。37名の自宅で過ごす障害後2.5年の重度の頭部外傷生存者で患者と親戚の者への観察と面接による調査が行われた（Douglas, 1994）。それによると記憶，脱抑制，易疲労性が最もひどく障害されていた3徴候であった。Vilkkiら（1994）は閉鎖性頭部外傷者の1年後の社会心理的予後は障害4カ月後に行ったNRSの認知/活動力因子が最もよく予想することを見出した。
　アルツハイマー病患者の結果はいくぶん違う因子構造がみられる。それは認知/洞察力，興奮/脱抑制，行動の遅滞，不安/抑うつ，言語表出の障害，精神病である（Sultzer et al., 1992）。Sultzerら（1993）は脳血管性痴呆患者はNRSでアルツハイマー病患者より障害が多く，抑うつ的であることを見出した。
　この種の尺度の妥当性は他の研究でも推測することが可能である。例えば簡易精神評価尺度（この尺度の基となっている）が高得点の場合は頭部外傷患者の頭部CTや脳波での異常と関連があることがわかっている（Levin & Grossman, 1978）。同様の構造をもつBlessed痴呆尺度（Blessed et al., 1968）は痴呆患者の脳の老人斑の数と中等度の相関（0.64）が示された。NRSはCliftonら（1992）によって行動予後評価として推奨された。

標準データ

　標準は適用できない。それは健常，健康な被検者では身体不安項目の軽度上昇以外に尺度の上昇はみられないからである。臨床医はこの尺度を用いて個々の項目や下位尺度（因子）の上昇を解釈することができる。著者は頭部外傷女性患者では抑うつが軽度上昇するがその他の尺度，性での違

いは極めて小さいと記している。

文 献

Blessed, G., Tomlinson, B.E., & Roth, M. (1968). The association between quantitative measures of dementia and of senile changes in the cerebral grey matter of elderly subjects. *British Journal of Psychiatry, 114,* 797-811.

Clifton, G.L., Hayes, R.L., Levin, H.S., Michel, M.E., & Choi, S.C. (1992). Outcome measures for clinical trials involving traumatically brain-injured patients : Report of a conference. *Neurosurgery, 31,* 975-978.

Corrigan, J.D., Dickerson, J., Fisher, E., & Meyer, P. (1990). The Neurobehavioral Rating Scale : Replication in an acute, inpatient rehabilitation setting. *Brain Injury, 4,* 215-222.

Douglas, M.J. (1994). Indicators of long-term family functioning following severe traumatic brain injury in adults. Ph.D. dissertation : University of Victoria.

Levin, H.S. (1990). Predicting the neurobehavioral sequelae of closed head injury. In R. I. Wood (Ed.), *Neurobehavioral Sequelae of Traumatic Head Injury.* Bristol, PA : Taylor & Francis.

Levin, H.S., High, W.M., Goethe, K.E., Sisson, R.A., Overall, J.E., Rhoades, H.M., Eisenberg, H.M., Kalisky, Z., & Gary, H.E. (1987). The neurobehavioral rating scale : Assessment of the behavioural sequelae of head injury by the clinician. *Journal of Neurology, Neurosurgery, and Psychiatry, 50,* 183-193.

Levin, H.S., & Grossman, R.G. (1978). Behavioral sequelae of closed head injury : A quantitative study. *Archives of Neurology, 35,* 720-727.

Levin, H.S., Mazaux, J.M., Vanier, M., Dartigues, J.F., Giriore, J.M., Davaret, P., Pilon, M., Hebert, D., Johnson, C., Fournier, G., & Barat, M. (1990). Evaluation des troubles neuropsychologiques et comportementaux des traumatises craniens par le clinicien : Proposition d'une échelle neurocomportementale et premier resultats de sa version française. *Annales de Réadaptation et de Médicine physique, 33,* 35-40.

Lezak, M.D. (1995). *Neuropsychological Assessment* (3rd ed.). New York : Oxford University Press.

Overall, J.E., & Gorham, D.R. (1962). The Brief Psychiatric Rating Scale. *Psychological Reports, 10,* 799-812.

Pelegrin Valero, M., Martin Carrasco, M., & Tirapu Usterroz, J. (1995). La Escala NRS : La version espanola de la Neurobehavioral Rating Scale. *Anales de Psichiatria, 11,* 88-98.

Sultzer, D.L., Berisford, M.A., & Gunay, I. (1995). The Neurobehavioral Rating Scale : Reliability in patients with dementia. *Journal of Psychiatric Research, 29,* 185-191.

Sultzer, D.L., Levin, H.S., Mahler, M.E., & High, W.M. (1992). Assessment of cognitive, psychiatric, and behavioral disturbance in patients with dementia : The Neurobehavioral Rating Scale. *Journal of the American Geriatric Society, 40,* 549-555.

Sultzer, D.L., Levin, H.S., Mahler, M.E., & High, W.E. (1993). A comparison of psychiatric symptoms in vascular dementia and Alzheimer's disease. *American Journal of Psychiatry, 150,* 1806-1812.

Vilkki, J., Ahola, K., Holst, P., Ohman, J., Servo, A., & Heiskanen, O. (1994). Prediction of psychosocial recovery after head injury with cognitive tests and neurobehavioral ratings. *Journal of Clinical and Experimental Neuropsychology, 16,* 325-338.

Penn 外傷後ストレス障害目録
PENN INVENTORY FOR POST-TRAUMATIC STRESS DISORDER (PTSD)

訳　土井　拓

目　的

このテストの目的は質問表を使って外傷後ストレス障害(PTSD)の存在を決定することである。

原　典

この目録は Dr. Melvyn Hammarberg, Department of Anthropology, 325 Museum, University of Pennsylvania, Philadelphia, PA 19104-6398 から一括払い35米ドルで得られる。

概　要

これは Beck うつ病尺度にならって作られた26項目からなる質問表によるテストで本人が行う(Hammarberg, 1992)。項目はあらゆる見地から DSM-IV の PTSD 定義(強烈な恐怖の経験，どうすることもできない状態，怖れ)に合致するものが選ばれた。どの項目も強度の増加する4つから選択する。例えば：

0　わたしは人生で大きな心的外傷を経験したことがない。
1　わたしは限られた強度の心的外傷を一度あるいはそれ以上経験した。
2　わたしはとても強いあるいは気が動転するような心的外傷を経験した。
3　わたしの経験した心的外傷はあまりに強烈であったため，その記憶が突如として私を襲う。

その他の自己で行う PTSD の検査として最近 Lauterbach と Vrana (1996)によって改訂された17項目からなる Purdue 外傷後ストレス障害尺度(PTSD)がある。MMPI-2 の PTSD に関する下位尺度についてこの本の MMPI の記述で言及している。

実　施

被検者は各グループの記述を注意深く読み，今日も含めた過去1週間の自分にあてはまる記述の番号に丸をつけるように指示される。個人で行うことも集団で行うこともあるいは郵送(著者によれば)で行うこともできる。

およその実施時間

全てを施行するのにおよそ5～10分必要である。

採点方法

26項目のなかで丸で囲まれた点を合計して総得点が得られる（最大点=78）。

考　察

現在の検査は元からある80項目から明快さ，敏感性，意義のあるものが選ばれた(Hammarberg, 1989)。最初の研究は精神科医が DSM-III で PTSD と診断した28名のベトナム退役軍人と24名の治療後の退役軍人，15名の PTSD のみられない退役軍人，16名の PTSD のみられない一般人(平均年齢はいずれの群も42歳)を用いた研究で，それによると内部整合性は.94であった。検査-再検査信頼性(test-retest reliability)は最少2日後，平均5日後で.96であった。項目ごとの検査-再検査信頼性は.58～.87の範囲であった。被検

者が39名，26名，17名，16名の再現研究でのいずれも類似した結果であった。

それぞれの群の平均点は治療中の退役軍人は52.4，治療後の退役軍人は48.1，PTSDでない退役軍人は16.9，PTSDでない一般人は15.6であった。35のカットオフ得点を用いると最初の研究では94％の予測力(感度)で，再現研究では97％であった。特異度は85％と報告されている。

3番目の研究(Hammarberg, 1992)は22名のPTSDの治療を受けたベトナム退役軍人と18名のPTSDはないが一般的精神疾患で入院中退役軍人，17名の油田爆発事故の生存者でPTSDを罹患した一般市民とを比較した。これらの群の平均点はそれぞれ57.1, 28.2, 48.8であった。PTSDでない3回の爆発事故生存者の平均点は23.3であった。この研究での予測力は95％であった。90日の入院加療後の転帰研究では被検者の48％がPenn尺度で改善が示されたが，1年後の追跡調査ではPTSDの症状が治療前の状態まで戻っていた。

併存的妥当性は戦闘曝露尺度では.40の相関，ミシシッピPTSD尺度では.85であった(Keane et al., 1988)。このテストはBeckうつ病尺度(.74)，Beck不安尺度(.52)，Spielberger不安特性状態尺度によって測定された不安状態(.77)と正の相関を示した。

Shepard (1995) の研究によれば50名の頭部外傷の可能性のあると評価された患者でPennとMMPI-2のPKとPS尺度の間で.5～.6の相関が見出された。神経心理学的診療で戦闘によらないPTSDの検査には短い尺度でよいことが示された。しかしSbordoneとLiter (1995) は軽度の頭部外傷患者ではPTSDはめったにみられないと主張し，ShepardはPenn目録の臨床カットオフ以上の点の者が症例の58％みられたと報告した。

Engdahlら (1996) は214名の共同住居に住む第二次世界大戦の捕虜になったことのある退役軍人と114名の捕虜になったことのない退役軍人についてミシシッピPTSD尺度，MMPI-PK尺度，事件衝撃尺度を比較した。それによると3つの尺度ともよい感度(.6～.78)，特異度(.82～.93)

を示した。しかし彼らは「自己評価式尺度の2つあるいは3つの同時使用はわれわれのデータから正しいとは思えない」と記している (p.448)。

標準データ

Hammarberg (1992) によって規模は小さいが調査された非PTSDの退役軍人群と退役軍人でない群との標準が得られている。それによると最適のカットオフ得点は35であるとしている。経歴，宗教，教育による有意差は報告されていない。

文　献

Engdahl, B.E., Eberly, R.E., & Blake, J.D. (1996). Assessment of posttraumatic stress disorder in World War II veterans. *Psychological Assessment, 8,* 445-449.

Hammarberg, M. (1989). Outcome of inpatient treatment for posttraumatic stress disorder among Vietnam combat veterans. Ph.D. dissertation：University of Pennsylvania.

Hammarberg, M. (1992). Penn inventory for posttraumatic stress disorder：Psychometric properties. *Psychological Assessment, 4,* 67-76.

Hammarberg, M., & Silver, S.M. (1994). Outcome of treatment for post-traumatic stress disorder in a primary care unit serving Vietnam veterans. *Journal of Traumatic Stress, 7,* 195-216.

Keane, T.M., Caddell, J.M., & Taylor, K.L. (1988). The Mississippi scale for combat-related PTSD. Three studies in reliability and validity. *Journal of Consulting and Clinical Psychology, 56,* 85-90.

Lauterbach, D., & Vrana, S. (1996). Three studies on the reliability and validity of a self-report measure of posttraumatic stress disorder. *Assessment, 3,* 17-25.

Sbordone, R.J., & Liter, J.C. (1995). Mild traumatic head injury does not produce post-traumatic stress disorder. *Brain Injury, 9,* 405-412.

Shepard, L. (1995). PTSD in patients referred for evaluation of closed head injury. M.A. Thesis. University of Victoria.

小児人格目録
PERSONALITY INVENTORY FOR CHILDREN (PIC)

訳 土井 拓

目 的

このテストは両親への質問表を通して子供の人格を評価するものである。

原 典

改訂マニュアル，施行説明書，回答用紙，採点手引が Western Psychological Services, 12031 Wilshire Blvd., Los Angeles, CA 90025 から約 175 米ドルで入手できる。同所からコンピュータ採点と解釈用のディスクが得られる。幼少版（3～6歳用；Keenan & Lachar, 1988）と自己報告版（Personality Inventory for Youth, PIY; Lachar & Gruber, 1995；160 米ドル，コンピュータによるテスト報告 17.50 米ドル，25 報告用ディスク 295 米ドル）も同所から得られる。

概 要

PIC (Wirt et al., 1984) はだいたい MMPI をモデルに作られており，親が，はい/いいえ式で答える質問表である。小児，青年に適応され，年齢は6～16歳，学校へ行く前の2～6歳である。全編は600の記述からなる（ex.「わたしの子供はほとんど自信がない」「他の子供たちはわたしの子供をリーダーとみなしている」）。改訂版小冊子は最初の131項目（パートI）だけに基づいて子供の精神病理面での幅広い4つの面における（外面化行動，内面化行動，社会不適格，認知障害）採点を行う。最初の280項目（パートIとII）はこの4つの面と12の臨床尺度（達成，知能，発達，身体への関心，抑うつ，家族関係，非行，ひきこもり，不安，精神病，多動，社会的技能）について省略した形での採点が可能である。最初の421項目（パートI，II，III）は全ての尺度を全面的に採点できる。一方，600項目版は研究目的での尺度使用が求められる場合に必要である。

新しい PIY は 270 項目からなり大部分は PIC 項目からの引用で最初のものの言い換えである。6～18歳用に作られており，グレード3の読解力しか必要としない。80 項目の簡易版と 32 項目のスクリーニング版が著者によって書かれている。

実 施

PIC は親が自分で行うように作られており指示は質問小冊子の前面に記載されている。簡単にこのテストは子供，家族の状態の調査のためのテストであると紹介されている。両親あるいは主に世話を行っている人がそれぞれの項目について子供にあてはまるかあてはまらないかを判断し回答用紙に印をつけていく。PIY は生徒が彼ら自身についての質問に回答する。

およその実施時間

簡易版を使用しなければ 60～90 分必要である。全編の PIY は 30～60 分かかる。

採点方法

12の臨床尺度，4つの妥当性尺度（報告不十分な面の評価，でたらめの回答，誇張），1つのスクリーニング尺度（精神病理学的型のどれかに適応），4つの因子尺度が表紙の採点様式を用い，各尺度について正しい方向と認められた全項目数で採点することができる。これの代わりにコンピュ

ータによる採点ができる（原典参照）。臨床尺度は以下の領域について両親の立場からの関心を反映する。（1）達成，（2）知能のスクリーニング（年齢6～10歳＋によって別々の採点を行う），（3）発達，（4）身体への関心，（5）抑うつ，（6）家族関係，（7）非行，（8）ひきこもり，（9）不安，（10）精神病，（11）多動，（12）社会的技能。因子尺度は，（1）外面化，（2）社会適応，技能，（3）内面化，（4）認知の達成状態を幅広く表している（Lachar et al., 1984）。それぞれの尺度についてのすべてをプロフィール用紙に書き入れることによってMMPIに類似したT得点が自動的に得られる。MMPI記号と類似した最高点1，最高点2が基となって，コードタイプが決定される（DeHorn et al., 1979）。17の追加尺度も得られる。

PIYは9つのPIC同様の基本領域をカバーし，4つの妥当性尺度（稀な項目の保証，矛盾，偽装，防衛）にまで及ぶが，下位尺度に細分化も行われている。例えば非行尺度は下位尺度として反社会的行動，監督困難，迎合性のなさが含まれている。

考察

PICは両親が別々に回答すべきものである。421項目あるいは280項目版の使用が推奨されている。全編版は個々の症例に応じて興味のある補足的尺度の採点をしてもよい（コンピュータ採点でもよい）。いくつかの補足的尺度とはACDM（職業決定評価），BCAS（バークレイ教室評価システム），DP-II（発達プロフィールII），ISI（対人態度目録），LBC（Louisville行動チェックリスト），MSI（夫婦円満度検査），MDQ（月経苦痛調査表），MKAS（Meyer-Kendall評価調査），MDI（多元得点うつ病目録），PHCSC（Piers-Harris小児自己概念尺度），TSCS（テネシー自己概念尺度），TSCS：DC（テネシー自己概念尺度-診断分類報告），VII（職業興味目録）である。解釈手引き書が入手可能である（Lachar & Gdowski, 1979）。

マニュアルによると信頼度は十分（異なるクリニックの1,226名のクライエントで平均アルファ.74）で簡易版を用いても大きな見落としはないとある。4～72日後の再検査の平均の相関は.86（最も低い相関は防御（Defensiveness）の.46）であった。簡易版の評価も同様であった。健常者を対象とした2週後の再検査信頼性は.89（.70～.93の範囲）で簡易版の幼稚園児での2週後の再検査は身体への関心.59と防御.31を除外すると.77～.92の範囲であった（Keenan & Lachar, 1988）。T尺度10点以内の得点での両親間の一致は正常で75％，臨床例ではそれより少なかった。父親のプロフィールの妥当性は限られたものであった。しかし母親の精神病理（MMPIでの測定）はPICの予測正確性を制限はしないようである（Lachar et al., 1987）。PIYも同様の有力なデータがありすぐれた信頼性がある。異情報一致（cross-informant agreement）（例えば親のPIC対生徒のPIY）の報告はないが，ごく周辺的な情報はあるようである（CBCL参照）。

PICの妥当性は元来標準群と高度に関連性のある項目が選ばれていることによっており，さらに最大限の相関が得られるように改良された。18の性別の影響を受けるものについては男性と女性で別のプロフィールが構成されるようにした。初版は1977年でそれ以来多くの研究によってPICの妥当性は支持されてきた。しかしDaviesら（1987）は精神病尺度だけでは精神病と健常青年とをはっきり区別できないことから解釈はプロフィール全体で検討するべきであると指摘した。他の臨床尺度でも病理の特定の型の診断と解釈すべきでない。79以上のT得点はそれぞれの領域で有意な関係を示していると考えられる。Lacharら（1978）は小児の精神病理の多様性に対する尺度の相関について記述し，LaCombeら（1991）は12の特異的なプロフィールの型の解釈の法則を提案した。しかしDeMoor-PealとHandal（1983, 1985）は未就学児童の臨床尺度に臨床診断でなく統計学的な支持を見出した。そして彼らは解釈マニュアルの示唆するカットオフ得点（T得点60以上）に固執することに対して警告している（Lachar & Gdowski, 1979）。

両親の行動観察チェックリストとPIC尺度との相関は概ねよい。ところがチェックリストを専門家や教師が記入するとより相関が乏しくなる傾向があった。小児行動チェックリストとMMPI

のような他の検査との相関妥当性はPIC尺度のいくつかでは高い。障害をもった未就学児童とそうでない未就学児童との弁別は高かった（91％を正しく分類した，Keenan & Lachar, 1988）。Klineら（1987b）とClarkら（1987）はPICは注意障害や情動障害と同様に知能，成績，それに学力別クラス分けの予想に使用するとよい判別妥当性があったと報告した。同様にClarkら（1987）は突出した人格，学習障害における認知の特徴，情緒障害，知的障害児のよい確認となったと報告した。FuerstとRourke（1995）は学習障害のある7～13歳の728名の小児のPICデータでサブタイプ／クラスター分析を行った。それによると，他の研究で見出されたサブタイプに似た社会精神行動のあらゆる範囲での7つのサブタイプを見分け得ることがわかった。その7つとは正常，多動，軽度の不安，身体的関心，行為障害，内面化精神病理，外面化精神病理である。

Lacharら（1984）は2～18歳の小児691名について家庭，病院，学校の等級の因子分析を因子尺度の開発のため外的妥当性として用いた。しかしCornell（1985）はその評価にPICの項目ととてもよく似た表現が含まれていることからこの外的妥当性の方法に疑問をもった。彼はこれは外的妥当性よりも評価者の信頼性に基づいた人為的な相関性をもたらしたのであろうと論じた。

PICの認知尺度は知能測定として適切であるかどうかは議論の分かれるところである。BeckとSpruill（1987）は成績行動，情動に問題があって大学のクリニックに関係した79名の小児についてのWISC-Rとの相関（.24～.46），広範囲アチーブメントテストにおける算数得点（WRAT; .06～.29）との相関がわずかであることを見出した。しかしWRAT読み綴りとは有意な相関がみられた（.29～.41）。他方BennettとWelsh（1981）は病院を受診している100名の小児の調査で達成尺度とWISC-Rとの相関は.56～.61, WRAT-綴りとは.55, WRAT-読みとは.53, WRAT-算数とは.43, 知能スクリーニング尺度とWISC-Rとの一致相関（corresponding correlations）は.46～.52, WRAT-綴りとは.43, WRAT-読みとは.44, WRAT-算数とは.53であったと報告した。

DeMoor-PealとHandal（1983, Handal & DeMoor-Peal, 1985）は就学前の小児でWPPSI IQと知能スクリーニングとの間の相関は.74と報告した。就学前の小児の認知障害の検出はある程度可能（McCarthy尺度との相関は.38～.59）であったが正常の就学前の小児を正しく分類するのは困難であった（Byrne et al., 1987）。他方，Klineら（1987a）は学童期の小児で自閉症，精神発達遅滞，広範な発達障害を90％正しく分類できたと報告した。Clarkら（1987）はWechsler小児知能テスト―改訂版（WISC-R）と学力，知能スクリーニング，発達尺度との相関はそれぞれ.56, .49, .56ということを見出した。矛盾した結果はおそらくこれらの研究の抽出例の年齢，知能，病理の幅によるのであろう。

Klineら（1985）は児童相談所の329名の小児と青年で性別と民族性の影響について調査した。それによるとWISC-R, PIAT, PPVTでは予想された性別と民族の違いが示されたにもかかわらずPICではわずかの違いであった（ADJでは白人＞アフリカ系アメリカ人, SOMではアフリカ系アメリカ人＞白人, DLQでは少女＞少年）。健常小児と身体疾患，神経学的疾患，慢性疾患をもつ小児とをPICで区別する試み（Pritchard et al., 1988）で健常と疾患群では有意な違いがみられたが，3疾患群の間での区別はできなかった。DeHornら（1979）はプロフィール分類の方法として脳機能不全群を含めた。それによると脳機能不全群は精神発達遅滞の小児にみられる場合と同じように主に知的スクリーニングと発達尺度クラスターが高値を示した。

PIYは医学記録による行動面に対すると同様にMMPIその他の尺度に対しても妥当であった。他の外的妥当性研究はまだ入手できない。

神経心理学的背景ではMMPI同様に PIC, PIYは小児のなかから神経学的障害者を検出するように作られてはいないということを覚えておくことが重要である。PICはもちろん小児の問題について親の認識だけを反映するが，PIYは小児あるいは青年本人が気づく問題を評価する。それゆえPICは患者面談の補助として使用されるべ

きである。そして PIC も PIY も内在する情動や行動問題，関心事に気づかせる検出検査である。母親と父親の回答による PIC プロフィールはしばしば異なる。しかしながら両親のそれぞれの偏りに気づくことで有用である。

PIC の多動尺度は多動に伴う注意欠損の特異的な質問事項の代用としてもすぐれている（Conners, 1973）。PIC の妥当性尺度は入手しやすいので実際このような尺度よりすぐれているかもしれない。

標準データ

標準データは 2,600 名の 6～16 歳の健常児を基に作られた。これらのデータは社会経済状況，人種の点で，アメリカ合衆国の人口統計をもとにしている。

文献

Beck, B.L., & Spruill, J. (1987). External validation of the cognitive triad of the Personality Inventory for Children : Cautions on interpretation. *Journal of Consulting and Clinical Psychology, 55,* 441-443.

Bennett, T.S., & Welsh, M.C. (1981). Validity of a configurational interpretation of the intellectual screening and achievement scales of the Personality Inventory for Children. *Educational and Psychological Measurement, 41,* 863-868.

Byrne, J.M., Smith, D.J., & Backman, J.E. (1987). Cognitive impairment in preschoolers : Identification using the Personality Inventory for Children. *Journal of Abnormal Child Psychology, 15,* 239-246.

Clark, E., Kehle, T.J., Bullock, D., & Jenson, W.R. (1987). Convergent and discriminant validity of the Personality Inventory for Children. *Journal of Psychoeducational Assessment, 2,* 99-106.

Conners, C.K. (1973). Rating scales for use in drug studies with children. *Psychopharmacology Bulletin, 3,* 24-29.

Cornell, D.G. (1985). External validation of the Personality Inventory for Children-Comment on Lachar, Gdowski, and Snyder. *Journal of Consulting and Clinical Psychology, 53,* 273-274.

Davies, A., Lachar, D., & Gdowski, C. (1987). Assessment of PIC and MMPI scales in adolescent psychosis : A caution. *Adolescence, 22,* 571-577.

DeHorn, A.B., Lachar, D., & Gdowski, C.J. (1979). Profile classification strategies for the Personality Inventory for Children. *Journal of Consulting and Clinical Psychology, 47,* 874-881.

DeMoor-Peal, R., & Handal, P.J. (1983). Validity of the Personality Inventory for Children with four-year-old males and females : A caution. *Journal of Pediatric Psychology, 8,* 261-271.

Fuerst, D.R., & Rourke, B.P. (1995). Psychosocial functioning of children with learning disabilities at three age levels. *Child Neuropsychology, 1,* 38-55.

Handal, P.J., & DeMoor-Peal, R. (1985). Validity of the Personality Inventory for Children with four-year-old males and females : A reanalysis. *Journal of Pediatric Psychology, 10,* 355-358.

Keenan, P.A., & Lachar, D. (1988). Screening preschoolers with special problems : Use of the Personality Inventory for Children (PIC). *Journal of School Psychology, 26,* 1-11.

Kline, R.B., Lachar, D., & Sprague, D.J. (1985). The Personality Inventory for Children (PIC) An unbiased predictor of cognitive and academic status. *Journal of Pediatric Psychology, 10,* 461-477.

Kline, R.B., Maltz., A., Lachar, D., Spector, S., & Fischhoff, J. (1987a). Differentiation of infantile autistic, child-onset pervasive developmental disorder, and mentally retarded children with the Personality Inventory for Children. *American Journal of Child Psychiatry, 15,* 839-843.

Kline, R.B., Lachar, D., & Boersma, D.C. (1987b). A personality inventory for children (PIC) profile typology : III. Relationship to cognitive functioning and classroom placement. *Journal of Psychoeducational Assessment, 4,* 327-339.

Lachar, D., Butkus, M., & Hryhorczuk, L. (1978). Objective personality assessment of children : An exploratory study of the Personality Inventory for Children (PIC) in a child psychiatric setting. *Journal of Personal-*

ity Assessment, 42, 529-537.
Lachar, D., & Gdowski, C.L. (1979). *Actuarial Assessment of Child and Adolescent Personality : An Interpretive Guide for the Personality Inventory for Children.* Los Angeles, CA : Western Psychological Services.
Lachar, D., Gdowski, C.L., & Snyder, D.K. (1984). External validation of the Personality Inventory for Children (PIC) profile and factor scales : Parent, teacher, and clinician ratings. *Journal of Consulting and Clinical Psychology, 52,* 155-164.
Lachar, D., & Gruber, C.P. (1995). *Personality Inventory for Youth.* Los Angeles, CA : Western Psychological Services.
Lachar, D., Kline, R.B., & Gdowski, C.L. (1897). Respondent pathology and interpretive accuracy of the Personality Inventory for Children : The evaluation of a "most reasonable" assumption. *Journal of Personality Assessment, 51,* 165-177.
LaCombe, F., Kline, R.B., Lachar, D., Butkus, M., & Hillman, S. (1991). Case history correlates of a Personality Inventory for Children (PIC) profile typology. *Psychological Assessment, 3,* 678-687.
Pritchard, C.T., Ball, J.D., Culbert, J., & Faust, D. (1988). Using the Personality Inventory for Children to identify children with somatoform disorders : MMPI findings revisited. *Journal of Pediatric Psychology, 13,* 237-245.
Wirt, R.D., Lachar, D., Klinedinst, J.K., & Seat, P.D. (1984). *Multidimensional Description of Child Personality* : A Manual for the Personality Inventory for Children, Revised. Los Angeles, CA : Western Psychological Services.

気分状態プロフィール
PROFILE OF MOOD STATES (POMS)

訳 土井 拓

目 的

形容詞あるいは短い文での評価を通して一時的な感情の状態を評価する。

原 典

このテストは Educational and Industrial Testing Service, P.O.Box 7234, San Diego, CA 92167 から手に入れることができる。

概 要

このテストは1960年代初期に初版が作られ(McNair et al., 1981; Lorr et al., 1961)、65の形容詞（ex. 緊張した，みじめな，混乱した，物憂げな）あるいは短い文（ex. クヨクヨする，すぐけんかをしたくなる，物事に確信が持てない）に対して患者が5段階尺度（0＝まったくない，1＝少しある，2＝中等度ある，3＝かなりある，4＝非常にある）で評価する。項目は7つの「一過性の動揺する感情の状態を評価する」(McNair et al.,1981)。すなわち疲労－無力，怒り－敵意，活力－活発，混乱－当惑，抑うつ－落胆，緊張－不安，好意である。好意尺度の下位尺度の信頼度が乏しいためその項目はしばしば除かれ，テストは55項目に減らされる。705名の比較的高齢の妊娠した女性(33～44歳)の調査では活力，疲労，抑うつの項目はそのまま認められ，社交性，緊張を解いた－平然とした，怒りのないあるいは易刺激的でない，自分や他人に対しての陰性感情，転導性などが追加すべき項目として認められた（Tunis, 1990)。簡易版として Grove と Prapavessis (1992)による40項目版と Shacham (1983)による37項目版がある。

実　施

患者には各項目に対してこの1週間のことを5段階で答えるようにいう。もし患者がこの1週間の気分を思い出すことが困難ならば現在の気分について答えるように指導してよい。もし語や文の意味について質問が出た場合は，AlbrechtとEwing (1989) は第一か第二の代わりの言葉を口頭で告げてもよいと提案している。その代わりの言葉は標準化され内部整合性 (internal consistency) の十分なアルファ段階が示されている。

およその実施時間

およその所要時間は5分である。

採点方法

6つの因子得点と全苦痛得点は簡単に採点手引を用いて計算できる。マニュアルにはそれぞれ6つの下位尺度のT得点変換が示されている。

考　察

再検査の信頼度は前治療期間に向けての摂取中の100名の外来患者で活力の.65から抑うつ-落胆の.74の間であった。摂取から治療導入6週までは信頼度係数は活力の.43から混乱-当惑の.52の間で，それは再検査までの期間がより長いことや治療の効果のためである。内部整合性は.84と.95の間であった。

この検査の妥当性は短期間の精神療法に精神安定薬を用いた場合と用いない場合，薬物の試み，感情の誘発条件（例えば解剖フィルムをみる演説），マリファナの使用，アルコール症の効果の研究に基づいている。併存的妥当性は不安明示尺度との相関が計算され (.36～.80)，療法士による対人行動目録での評価 (.18～.32)，入院患者の多次元精神医学尺度での評価 (.30)，面接不安についての観察者の評価 (.38)，さらにかなり大勢の患者グループ ($n=60-500+$) に対する他の尺度による評価によって確立された。社会的願望（役割演技，防御）は怒り ($r=-.52$) を除いて相対的にPOMS因子尺度からは独立している（原典）。

Reddonら (1985) は261名の大学生で性差は発見されず，そして6つの尺度でごくわずかな差がみられただけであった。彼らは3組の実際の住民と3組のモンテカルロの模擬実験の分析を基に苦悩の全尺度のみを使用することを推奨している。257名の刑務所収容者は大学生と比較して疲労-無力 (Fatigue-Inertia) を除く全ての尺度で適応力が乏しいという違いはみられたが，知的能力とは関係のないことがわかった。

Kayら (1988) は505名の高齢志願者（65歳以上，平均年齢83.4歳）の調査で活力 (Vigor) を除くと最初のサンプルによるデータより相対的に健康であることを見出した。因子分析では6つの原型の因子のうち5つは高い内部整合性が示された。すなわち，混乱因子がこの研究では検討されたが原型の項目のうちの3つ（混乱した，能率的な，確信が持てない）しかふさわしいものがなかった。しかし高齢者に特異的な2つの新項目（頭脳明晰な，機敏な）が含められた。

Norcrossら (1984) 165名の精神科外来患者と298名の喫煙者でPOMSの因子構造 (factor structure) を調査した。それによると3つの尺度（怒り-敵意，活力-活動性，疲労-無力）が独立した因子として浮かび上がる一方，他の3つは高い関連があり，社会的要請に影響をされるか（精神病理を受け入れようとしない）あらゆる段階での苦悩を表しているのかもしれない。

中等度～重度の閉鎖性頭部外傷患者の調査でPOMSと障害部位測定とはの中等度の相関 ($r=.38$) が見出された (Moore et al., 1991)。Lowick (1995) はリハビリテーション中の24名の頭部外傷患者で感情認知の正確性と全POMS得点の間にわずかではあるが相関性を見出した。しかし対照群と比較して得点の増加は有意ではなかった。Stambrookら (1990) はかなり大勢の閉鎖性頭部外傷の患者で雇用状態，緊張，混乱，抑うつの間に低いながらも有意な相関を見出した。環境や産業による有害物質に曝露された患者は慎重に選ばれた対照一致群と比較して4つの尺度（活力，緊張，混乱，疲労）で高値であった (Morrow et al.,

1993)。てんかん患者で抗てんかん薬投与前と投与1カ月後の服薬の影響を調べるため大規模な研究が行われた。その結果緊張(Tension)得点は低下したが怒りと疲労の得点は上昇した(Smith et al., 1986)。

PONSの簡易版がCurranら(1995)と600名の対照者によって(重度の非神経学的身体疾患患者と対照群より5つの臨床例)に調査が行われた。それによると簡易版と完全版の下位尺度の間に.81〜.95にわたる相関がみられた。内部整合性は.93と報告された(Malouff et al., 1985)。

標準データ

マニュアルにはボストン地区の856名の大学生で男女別々に得られた回答を基に7つの因子についての標準が示されている。著者らはこれらの標準はかなり試案的なものと考えているとしている。加えて650名の女性と350名の男性の精神科外来患者、年齢17〜80歳(それらのうち半分は17〜25歳)を基にした標準が記載されているが、必ずしも代表サンプルとはいえない。それらは未治療、精神療法、入院治療と5つの疾病群(神経症、人格障害、精神病、精神生理学的疾患、障害なし)に分けられている。Mooreら(1990)はDSM-III-Rで抑うつと気がかりな状態と診断されたオーストラリア人女性は活力以外の全ての尺度でこのマニュアルに示されているデータより高値である。一方、対照群の平均はマニュアルのデータより低値であることを見出した。Tunisら(1990)は年齢33〜44歳の妊婦705名の標準を発表した。

年齢は外来標準化サンプルの全ての尺度で小さい負の相関を示した。教育は女性についてのみ小さい有意な相関を示した。アフリカ系アメリカ人に比べると白人の女性を除いて男性のみに有意な高得点を認めた。

文 献

Albrecht, R.R., & Ewing, S.J. (1989). Standardizing the administration of the Profile of Mood States (POMS): Development of alternative word lists. *Journal of Personality Assessment, 53,* 31-39.

Curran, S.L., Andrykowski, M.A., & Studts, J.L. (1995). Short form of the Profile of Mood States (POMS-SF): Psychometric information. *Psychological Assessment, 7,* 80-83.

Grove, J.R., & Prapavessis, H. (1992). Preliminary evidence for the reliability and validity of an abbreviated Profile of Mood States. *International Journal of Sport Psychology, 23,* 93-109.

Kay, J.M., Lawton, M.P., Gitlin, L.N., Kleban, M.H., Windsor, L.A., & Kaye, D. (1988). Older people's performance on the Profile of Mood States. *Clinical Gerontologist, 7,* 35-56.

Lorr, M., McNair, D.M., Weinstein, G.J., Michaux, W.W., & Raskin, A. (1961). Meprobamate and chlorpromazine in psychotherapy. *Archives of General Psychiatry, 4,* 381-389.

Lowick, B. (1995). The Victoria Emotion Recognition Test: Validation with a head-injured population. Ph.D. dissertation. University of Victoria.

Malouff, J.M., Schutte, N.S., & Ramerth, W. (1985). Evaluation of a short form of the POMS-depression scale. *Journal of Clinical Psychology, 41,* 389-391.

McNair, D.M., Lorr, M., & Droppleman, L.F. (1981). *Manual for the Profile of Mood States.* San Diego: Educational and Industrial Testing Service.

Moore, A.D., Stambrook, M., & Wilson, K.G. (1991). Cognitive moderators in adjustment to chronic illness: Locus of control beliefs following traumatic head injury. *Neuropsychological Rehabilitation, 1,* 185-198.

Moore, K., Stanley, R., & Burrows, G. (1990). Profile of Mood States: Australian normative data. *Psychological Reports, 66,* 509-510.

Morrow, L.A., Kamis, H., & Hodgson, M.J. (1993). Psychiatric symptomatology in persons with organic solvent exposure. *Journal of Consulting and Clinical Psychology, 61,* 171-174.

Norcross, J.C., Guadagnoli, E., & Proschaska, J.O. (1984). Factor structure of the Profile of Mood States (POMS): Two partial replications. *Journal of Clinical Psychology, 40,* 1270-1277.

Reddon, J.R., Marceau, R., & Holden, R.R.

(1985). A confirmatory evaluation of Mood States : Convergent and discriminant item validity. *Journal of Psychopathology and Behavioral Assessment, 7,* 243-259.

Shacham, S. (1983). A shortened version of the Profile of Mood States. *Journal of Personality Assessment, 47,* 305-306.

Smith, D.B., Craft, B.R., & Collins, J. (1986). Behavioral characteristics of epilepsy patients compared with normal controls. *Epilepsia, 27,* 760-768.

Stambrook, M., Moore, A.D., & Peters, L.C. (1990). Effects of mild, moderate, and severe closed head injury on long-term vocational status. *Brain Injury, 4,* 183-190.

Tunis, S.L., Golbus, M.S., Copeland, K.L., & Fine, B.A. (1990). Normative scores and factor structure of the Profile of Mood States for women seeking prenatal diagnosis for advanced maternal age. *Educational and Psychological Measurement, 50,* 309-324.

ロールシャッハテスト
RORSCHACH TEST

訳　植田聡美

目 的

このテストは，黒あるいは色のついたインクのしみでできた模様を（自由な連想を用いて）解釈することを求める投影法のテストである。

原 典

箱入りの図版を75米ドルでHougrefe & Huber publishers (North American office : P.O. Box 2487, Kirkland, WA 98083-2487)から，また，95米ドルで Psychological Assessment Resources, Inc., P.O. Box 998, Odessa, FL 33556 から入手できる。100枚組の記録用紙が白黒のものは30ドル，カラーのものは38ドルで購入できる。カナダの出版社(Hogrefe & Huber, 12 Bruce Park Ave., Toronto, Ont. M 4 P 2 S 3)は図版を97カナダドルで，白黒の記録用紙を20カナダドルで出版している。小児用に考案された図版3枚の形式のZulligerロールシャッハテストがHogrefe & Huber publishersから出版されている。

概 要

Hermann Rorschach によって1921年に最初に公表されたこの「古典的」なテストは，10枚の刺激図版から構成されている。それぞれのカードには，黒，黒と赤，あるいはいくつかの色で左右対称な「インクのしみ」のような形が印刷されている。図版の数が多くて1枚につき1つの反応しか認めない他の類似のテストよりも，このテストのほうが好ましいと思われる (Holtzman et al., 1972)。

実 施

ロールシャッハテストは事前の教育と監督者の指導の下で行った経験なしに，施行するべきではない。テストの実施は，様々な研究者によって少しずつ異なっている。われわれは通常 Exner (1993) の方法に従う。他のマニュアルとしては，Aaronow & Reznikoff (1984)，Klopfer (1954)，Klopfer and Davidson (1977)，Phillips and Smith (1980) そして Ulett and Silverton (1993) によるものがある。テストの施行は慎重に非構造化され，被検者にその人自身のやり方でその状況に対処することを求める。被検者との間にある程

反応時間	質問	反応記録説明 (Col. I)	採点
I. 8.50-20″ 1. ∧ 20″	コウモリの翼	まずこの翼だけを見ましたが、それから全部がコウモリのように見えました。	I.＝カード I 8.50-20″ カード I を午前8時50分に示す, 20秒 第1応答 20″ 被検者がこのカードに応答するまで20秒を要す。 ∧ 1. 第1応答 2. 第2応答 ＞ カードは正しい位置 カードは回転	D＞W F＋ A p
2. ＞	大きな翼の動物が餌に飛びかかろうとしています。	このちょうど上, 翼とともに頭, 鉤爪がこの下にある。		D F＋ m pers
II. 8.52-10″ 3. ∧ 45″	2つの赤いものがあります。	それはこの横にあります, たのしみですが, 何であるか思い当たりません。	II. 8.52-10″ 2番目のカードを示した時間 3. ∧ 45″ 最初の応答に45秒要す。 このカードへ(連続番号#3)	D C color CS
4.	黒いもの	人々の影の像のようです。	4. 患者がカードを回転させなければ上下のサインは不要。	D FC A p
5.	他の赤いもの	蝶かもしれません。		

図15－4. ロールシャッハテストサンプル反応記録/採点用紙。

度のラポールが形成されたところで簡単な教示を行う。例えば「これからあなたに何枚かカードをお見せしますから，何に見えるか話してください。このテストには正解も間違いもありません。ただ，あなたが見たものを全部話してください」。最初のカードを呈示し，被検者に質問する。「このカードに何が見えますか。これは何でしょうか。思ったことは何でも話してください」。被検者からの質問にはできるだけ曖昧に答えるようにする（「それは，まったくあなたの思ったとおりにしてください」Klopfer, 1954, p.7）。また，テスト中は会話や議論を避ける。不安の強い被検者に対しては，ちょっとした励ましの言葉（「よくできましたね」「すばらしいですね」）をかけてもよいだろう。はじめの3枚の図版を呈示する間は，できるだけたくさん反応するように，また，図版を回転させてみるように，被検者を促すことも必要である。もし被検者があまりにも多くの反応を示すようであれば，どれだけ多くの答を出すことができるかを調べることが重要なのではないということを指摘するべきである。時には，反応数を実際に制限することが必要になるかもしれない。ある検査者（Exner, 1993）は，反応数が14に満たないようなときは記録しないか，あるいは再施行することが望ましいとしている。

　最後の図版まで完了した後，検査者は被検者に，それぞれの反応が図版のちょうどどの部分に見えたのか検査者が理解するために，もう一度図版を呈示するということを説明する。被検者に反応を復唱して聞かせ，図版にその形の輪郭を指で描くように求める（例えば「あなたはこれがかわいい熊の敷物だと言いましたね。このカードのどこにそれが見えたのか，私に教えてください」）。全10図版が縮小して印刷された補助的記録用紙が販売されており，被検者が輪郭を示した部分を囲んだり，メモをとったり，他にもいろいろと便利である。同時に，もし最初の答ではっきりしなければ，ひとつひとつの反応の決定因（すなわち，形や色など）についても細かく質問する（例えば，「何がこれを熊の敷物らしく見せたのですか？この部分もそれに含まれますか？何がそれをかわいく見せるのでしょう？」）。

およその実施時間

必要な時間は15～30分である。

採点方法

　検査者は，折り曲げるかあるいは線を引いて，無地の紙をだいたい同じくらいの3つの欄に分けた記録用紙（標準サイズの紙を縦でなく横に置いたもの）を用意する。左側の欄は，検査者の感嘆の声や教示はもちろん，それぞれの図版を呈示した時間を分と秒で，また，最初の反応（R）を示した時間，回転させたカードの位置（↑，→，←，↓）など，被検者が語ったすべてを記録するために用いる。2番目の欄には質問段階の間に得られた返答を記録する。簡単な例で記録法を示す（図15－4）。

　3番目の欄は反応の記録に用いる。経験を積んだ臨床家であれば，質問段階の過程と予備的な評価を並行して行うことができる。質問段階で仮の評価を行うことが，さらなる質問につながるかもしれない（ex.「それは動いていますか？」「何があなたに蝶を思い浮かばせたのですか？」）。特に，色彩，陰影，材質，運動などに反応する可能性あるいは稀有（独創）反応の可能性，またはこれらの反応の組合せの反応である場合，それらを詳しく調べることが必要である。正式な評価には，様々な種類の反応の総数や，それぞれの割合（例えば，動物反応の割合，F＋［良形態反応］の割合，一般的な反応の割合）のような反応の特徴，そして様々な指数（ex. 自殺の可能性，うつ病，孤立，過覚醒，統合失調症，適応障害，強迫的態度など）が含まれる。それぞれの指数は，例えばCF＋C＞FC（色彩形態反応と色彩反応の和が，形態色彩反応の数より多い）あるいはR（反応総数）＜ 17のような，12の異なった「記号」に基づいている。正式な評価の補助のひとつとして，Hertz (1992)は11～19歳の1000名の反応に基づいて，反応の頻度表を作成した。他の研究者も同様の頻度表を作っている。KlopferやBeck(1961)の方法であれ，Exner (1993, 1991, 1982)の方法であれ，正

式な記録評価をすることが望ましいのだが，多くの臨床家は反応総数に大きく左右される様々な合計や割合の計算，指数の評価を断念してしまった(Meyer, 1993；修正案については Morey, 1982 参照)。代わりに，ロールシャッハテストのプロトコルを，個人の認知過程を反映したものととらえ(Frank, 1991)，認知的な柔軟さや固さ，固執傾向，色彩や陰影に対する情緒的反応，色彩反応の遅延後の埋め合わせ能力（図15-4の反応3，4，5を参照），自由連想による一般的("original")な反応，形態の正確さ，そして精神病理を示唆する反応の有無を，計算するというより観察するようになった。

少なくとも5つの，異なったコンピュータによる採点法（例えば Exner et al., 1990）とロールシャッハ解釈プログラム（例えば Exner, 1995）が入手可能である。ここでもコンピュータプログラムを用いて解釈する際の注意（第4章を参照）があてはまる。

考　察

評価者間の一致率は.87と報告されている(De Cato, 1983, 1984)。6歳児を対象として，24カ月の間隔をおいて行った再検査法による信頼性は，活動的運動反応の.86から，無生物運動反応の.13の範囲にわたる。成人においては36〜39カ月後で人間運動反応の.87から無生物運動反応の.31の範囲，成人における7日後の再検査では，活動的運動反応の.91から無生物運動反応の.28の範囲，8歳児の3〜4日後の再検査では活動的運動反応の.94から無生物運動反応の.27の範囲であった(Exner, 1980；Haller & Exner, 1985)。奇数偶数方式の折半法による信頼性は，反応総数の.89から形態反応および運動反応の.39までの範囲にわたる(Wagner et al., 1986, 1990)。

Parker(1983)はメタ分析によって，予測的かつ相関のある妥当性係数は.45〜.50あるいはそれ以上であることを報告した。Garwood(1978)は30週以内の心理療法の成功についての予測的妥当性を報告した。Wenaer & Curtis(1991)は，小児の発達理論の文脈で Exner の小児の標準的反応を再検討し，認知的複雑さや統合，思考の精密さ，着想の豊かさ，社会的に受け入れられる考え方への同化度の増加と同時に生ずる，非現実的，自己中心的な考え方の減少を予測通り確認した。

このテストの長い歴史は，多くの示唆に富む使用法を導き出してきたが，そのなかには脳障害患者が，(1)非論理的結合反応，(2)反応領域と形態水準の矛盾した連携，(3)A(動物反応)，Hd(人間部分反応)，O(稀有反応)を示しやすい傾向，(4)F+(良形態反応)が30〜60％にすぎない，というRorschach(1921, 1951)自身が得た知見も含まれている。さらに，Oberholzer(1931)と Piotrowski(1937)によって「脳器質疾患スクリーニング」が開発された。最も新しいところでは，Perryら(1996)が AD 患者を健常の対照群から有意に弁別する新しい尺度を考案した。これらの指数の多くは，すでに使用されなくなってしまっている。多くの出版物がこのテストの本来の目的に沿う形での利用について記している。すなわち人格および精神医学的な診断や精神分析的療法における使用，特定の器質的疾患の発見である。脳器質疾患の小児，統合失調症の小児，健常児，そして読書障害の小児の標準値(Aldheidt, 1980, Fuller & Lovinger, 1980)や，成人の犯罪者の標準値(Prandoni & Swartz, 1978)が発表されている。例えば，Spreen(1955, 1956)は側背-前頭の病変が確認されている患者50名と眼窩-前頭病変の患者50名との間の差異を明らかにした。両群とも形態の知覚が乏しかったが，後者では「脱抑制」を示唆する，より細部への反応や色彩反応が多くみられた。一方，前者ではかなり強い固執傾向がみられた。

Exnerら(1996)は60名の閉鎖性頭部外傷(CHI)患者を調査し，対照した健常者との比較から，機転のきかなさ，細部に目を向ける際の極度に単純化されたやり方，克服や意志決定に際してのあやふやさ，感情や情緒的刺激に応えるのが苦手であること，有意義な関係を作ったり維持したりする一般的な社会的技能に欠けることを明らかにした。Bartellと Solanto(1995)は ADHD と診断された小児の調査を行い，人間運動反応（M）の乏しさ，形態水準の低さ（F−反応の割合），人間運動反応と全体形態反応の割合の低さを見出した。

反応の多面的決定，限度のない，自由連想による反応様式，刺激の意図的な曖昧さのために，厳密な心理測定学的基準に照らしてテストの妥当性と統計学的分析に対する適合性について厳しい批判がなされてきた。一つ特別な問題は，多くのロールシャッハ「記号」が，特に素得点に基づくものは，R，つまり被検者が示した反応の総数に依存するところが大きいという点である(Meyer, 1993)。しかしながら，Weiner(1996)はいくつかの「特性」人格尺度（例えば，M，FC，Cの合計，D）について7日後，3週間後，1年後，そして3年後の再検査の結果，良好な安定度の相関係数(.82～.94の間)を示し，ロールシャッハテストの心理測定学的な信頼性，妥当性，有用性を支持した。彼はまた，心的外傷性ストレス障害の退役軍人が，符号化された得点の数と病的空想を伴う反応(MOR)との関係の指数である悲嘆得点(D)の高いことを示す4本の論文を引用している。

しかしながら，このテストを臨床との関連で鋭敏な尺度，つまり，熟達した臨床家にはかかせない道具であり，心理測定的と認知的アプローチの両方の研究に適しているとする考え方(Weiner, 1977)もあれば，「構造化面接の一種」(Howes, 1981)とする見方もある。Atkinson(1986)によるロールシャッハとMMPIの研究のメタ分析では，概念から考察された妥当性研究において，両テスト間に差異はみられないことが示唆された。

神経心理学的テストとの関連において，Lezak(1995)は，テストとは被検者の知覚能力の尺度として，多元的刺激の処理と関連付けの尺度として，また自己認知についての被検者の確実さの尺度として，さらに反応時間の尺度として評価できると述べている。これらの因子全てが，ロールシャッハによって記録されるものの姿ではあるが，他の多くの神経心理学的テストは，これらの能力についてより特異的かつ正確な尺度を提供する。

われわれはこれらの基本的な特徴の測定のためこのテストを補助的にのみ用いているが，そのかわり人格の一次的・二次的な機能障害の尺度として，また認知様式や人格の変化の尺度として用いている。例えば，痴呆にみられる思考の貧困化は，知覚が不十分で固執的な，ごくわずかな反応をしばしばくり返すようになる。また，言語的誤りと固執はごくふつうである(Perry et al., 1996)。いくつかの図版に対する異常な反応や，たくさんの図版での"独創性のない反応"あるいは1つか2つの他に類のない反応によって，神経症や精神病の発症に気づくことがある。脱抑制とその他の前頭葉損傷は，不適切あるいは過度に攻撃的な，あるいは破壊的な反応や，ごく小さな細部にこだわる反応によって明らかになることがある。これらの反応は，呈示された刺激との類似点をもたないことが多い。

標準データ

未就学児童(Takeuchi, 1986)，都市部の3～12歳の小児(Krall et al., 1983)，性別の違う双子の大学生(Rice et al., 1976)，その他多くのグループについて，標準データが公表されている。これらの標準は，ある傾向を示してはいるものの，ロールシャッハ反応の大きな変動性のために，個々の症例の解釈についてはその有用性には限界がある。しかしながら，Beck, Exner, そして Klopfer といった解説書の著者は，小児について年齢相応の反応とその要約，さらに健康成人と老人に「最もふさわしい」反応パターン（「最もありふれた」パターン）を上げているので手引きとして役立つだろう。Lezak(1987)は対象が施設入所者であったことが理由の一部だろうとしながらも，健常老人を対象とした数少ない研究の一つで，反応数の低下，創造性の低下（より紋切り型の内容，より単純で，独自の知覚も乏しい），圧縮（運動反応，色彩反応の減少）が見出されたと述べている。

文献

Aaronow, E., & Reznikoff, M. (1984). *A Rorschach Introduction : Content and Perceptual Approaches.* Los Angeles : Western Psychological Services.

Aldheidt, P. (1980). The effect of reading ability on Rorschach performance. *Journal of Personality Assessment, 44,* 3-10.

Atkinson, L. (1986). The comparative validity

of the Rorschach and the MMPI : A meta-analysis. *Canadian Psychology, 27,* 238-249.
Bartell, S.S., & Solanto, M.V. (1995). Usefulness of the Rorschach inkblot test in assessment of attention deficit hyperactivity disorder. *Perceptual and Motor Skills, 80,* 531-541.
Beck, S.J., Beck, A.G., Levitt, E.E., & Molish, H.B. (1961). *Rorschach's Test : Basic Processes.* New York : Grune & Stratton.
DeCato, C.M. (1983). Rorschach reliability : Cross validation. *Perceptual and Motor Skills, 56,* 11-14.
DeCato, C.M. (1984). Rorschach reliability : Toward a training model for interscorer agreement. *Journal of Personality Assessment, 48,* 58-64.
Exner, J.E. (1993, 1991, 1982). *The Rorschach : A Comprehensive System,* Vol.1, 3rd ed., 2, 2nd ed., 3. New York : Wiley.
Exner, J.E. (1980). But it's only an inkblot. *Journal of Personality Assessment, 44,* 563-576.
Exner, J.E. (1995). *Rorschach Interpretative Assistance Program.* Version3 (RIAP3) Odessa, FL : Psychological Assessment Resources.
Exner, J.E., Cohen, J.B., & McGuire, H. (1990). *Exner's Rorschach Scoring Program.* San Antonio, TX : Psychological Corporation.
Exner, J.E., Colligan, S.C., Boll, T.J., & Stircher, B. (1996). Rorschach findings concerning closed head injury patients. *Assessment,* 3, 317-326.
Frank, G. (1991). Research on the clinical usefulness of the Rorschach : II. The assessment of cerebral dysfunction. *Perceptual and Motor Skills, 72,* 103-111.
Fuller, G.B., & Lovinger, S.L. (1980). Personality characteristics of three sub-groups of children with reading disability. *Perceptual and Motor Skills, 50,* 303-308.
Garwood, J. (1978). Six-month prognostic norms derived from studies of the Rorschach prognostic rating scale. *Journal of Personality Assessment, 42,* 22-26.
Haller, N., & Exner, J.E. (1985). The reliability of Rorschach variables for inpatients presenting symptoms of depression and/ or helplessness. *Journal of Personality Assessment, 49,* 516-521.
Hertz, M.R. (1992). *Frequency Tables for Scoring Rorschach Responses* (5th ed.). Los Angeles, CA : Western Psychological Services.
Holtzman, W.H., Thorpe, J.S., Swartz, J.D., & Herron, E.W. (1972). *Inkblot Perception and Personality Holtzman Inkblot Technique* (4th ed.). Austin : University of Texas Press.
Howes, R.J. (1981). The Rorschach: Does it have a future? *Journal of Personality Assessment, 45,* 339-351.
Klopfer, B. (1954). *Developments in the Rorschach Technique.* Vol.1, 2, 3. Yonkers-on-Hudson : World Book Company.
Klopfer, B., & Davidson, H.H. (1977). *The Rorschach Technique : An Introductory Manual.* Los Angeles : Western Psychological Services.
Krall, V., Sachs, H., Lazar, B., Rayson, B., Growe, G., Novar, L., & O'Connell, L. (1983). Rorschach norms for inner-city children. *Journal of Personality Assessment, 47,* 155-157.
Lezak, M.D. (1995). *Neuropsychological Assessment* (3rd ed.). New York : Oxford University Press.
Lezak, M.D. (1987). Norms for growing older. *Developmental Neuropsychology, 3,* 1-12.
Meyer, G.J. (1993). The impact of response frequency on the Rorschach constellation indices and on their validity with diagnostic and MMPI-2 criteria. *Journal of Personality Assessment, 60,* 153-180.
Morey, L.C. (1982). An adjustment for protocol length in Rorschach scoring. *Journal of Personality Assessment, 46,* 286-288.
Oberholzer, E. (1931). Zur Differentialdiagnose psychischer Folgezustände nach Schädeltraumen mittels des Rorschachschen Formdeutversuchs (On differential diagnosis of psychological sequelae after head trauma by means of the Rorschach form interpretation experiment). *Zeitschrift für die gesamte Neurologie und Psychiatrie, 136,* 596-629.
Parker, K. (1983). A meta-analysis of the reliability and validity of the Rorschach. *Journal of Personality Assessment, 47,* 227-230.
Perry, W., Potterat, E., Auslander, L., & Kaplan, E. (1996). A neuropsychological approach to the Rorschach in patients with dementia of the Alzheimer type. *Assessment,* 3, 351-363.
Phillips, L., & Smith, J.G. (1980). *Rorschach Interpretation : Advanced Technique.* Los Angeles : Western Psychological Services.

Piotrowski, Z. (1937). The Rorschach inkblot method in organic disturbances of the central nervous system. *Journal of Nervous and Mental Diseases, 86,* 525-537.

Prandoni, J.R., & Swartz, C.P. (1978). Rorschach protocols for three categories of adult offenders : Normative data. *Journal of Personality Assessment, 42,* 115-120.

Rice, D.G., Greenfield, N.S., Alexander, A.A., & Sternbach, R.A. (1976). Genetic correlates and sex differences in Holtzman inkblot technique responses of twins. *Journal of Personality Assessment, 40,* 122-129.

Rorschach, H. (1921, 1951). *Psychodiagnostics.* New York : Grune & Stratton.

Spreen, O. (1955). Stirnhirnverletzte im Rorschach-Versuch. *Zeitschrift für diagnostische Psychologie und Persönlichkeitsforschung, 3,* 3-23.

Spreen, O. (1956). Stirnhirnverletzte im Rorschach-Versuch II. *Zeitschrift für diagnostische Psychologie und Persönlichkeitsforschung, 4,* 146-173.

Tacheuki, M. (1986). Educational productivity and Rorschach location responses of preschool Japanese and American children. *Psychology in the Schools, 23,* 368-373.

Ulett, G., & Silverton, L. (1993). *Rorschach Introductory Guide.* Los Angeles, CA : Western Psychological Services.

Wagner, E.E., Adair, H.E., & Alexander, R.A. (1990). An empirical demonstration of the stability of the maximized correlation as an internal-consistency reliability estimate for tests of small item size. *Educational and Psychological Measurement, 50,* 539-544.

Wagner, E.E., Alexander, R.A., Roos, G., & Adair, H. (1986). Optimum split-half reliabilities for the Rorschach : Projective techniques are more reliable than we think. *Journal of Personality Assessment, 50,* 107-112.

Weiner, I. (1977). Approaches to Rorschach validation. In M.A. Rickers-Ovsiankina (Ed.), *Rorschach Psychology.* Huntington, N.Y. : R.E. Krieger.

Weiner, I.B. (1996). Some observations on the validity of the Rorschach Inkblot method. *Psychological Assessment, 8,* 206-213.

Wenar, C., & Curtis, K.M. (1991). The validity of the Rorschach for assessing cognitive and affective changes. *Journal of Personality Assessment, 57,* 291-308.

主題統覚テスト
THEMATIC APPERCEPTION TEST (TAT)

訳　植田聡美

目 的

絵画に基づいて物語を話すことを通じて、思考内容、情動、そして葛藤を測る投影法のテストである。

原 典

マニュアルと31枚のカードは、47米ドルでPsychological Assessment Resources, P.O. Box 998, Odessa, FL 33556に注文できる。小児用(CAT)はマニュアル込みで39米ドル、小児用増補版(CAT-S)も39米ドルで同社から入手できる。

概 要

TATはそれぞれ独立した絵画から構成され、被検者はその絵について物語を作るように指示される。基本的には10枚1組である。残りのセットは小児用、男性用、女性用に指定された10枚のカードからなり、1枚の何も描かれていない「カード」と合わせて、全部で31枚のカードである。これとは別に、小児統覚テスト(CAT)とその増補版であるCAT-S(Bellak & Bellak, 1974)も利用できる。

実施

このテストの施行に先立って，被検者との十分なラポールと，基本的な個人データについての多少の知識が必要である。正規のテストは通常，別々の日に2セッション（カード1～10とカード11～20）行われる。多くの検査者は数枚のカードだけを選び，それを1回のセッションで呈示することを好むが，このような場合は，検査者は被検者の抱えている問題に関連する絵画をあらかじめ選ぶことができるくらい，非常に親密でなければならない。全ての被検者に対して推薦される，典型的，一般的なカードの選択は，1，2，3BM*，4MF，6BM，7BM，8BM，10，11，13MF，14，16，20(Arnold, 1962)であり，2，3GF，4，6GF，7GFが女性用，2，3BM，4，6BM，7BMが男性用（Dana, 1956）というものである。KeiserとPrather(1990)は，最近の研究で最も頻繁に用いられるカードを分類，整理し，一覧表にしている。順位は，1，2，6BM，13MF，3BM，16，4，7BM，8BM，10である。

少なくとも平均的な知能の青年および成人に対する教示Aは次のようなものである。「これからあなたの空想力を調べるテストをします。あなたに何枚かの絵を見せますから，それぞれの絵について，あなたの空想力を働かせて一つのお話しを作って下さい。絵をみて，この瞬間に絵のなかで何が起こっているのか，絵のなかの人は何を考えているのか，どんな気持ちでいるのか，これからどうしようとしているのか，話してください。どうやって今のこの状況になったのか，これより前に何が起こって，そこからどのように発展したのか，そして最後にはどうなるのか，想像して，完結した物語を作ってください。このテストには間違った答はありません。必要なのは，想像を膨らませて，生き生きとした物語を作り出すことだけです。だいたい5分間くらいで話し終える程度に作って下さい。最初の絵はこれです」。

*MとFは男性と女性，BとGは少年と少女をそれぞれ表している

小児や，知的能力あるいは教育歴の低い成人に対する教示Bは，以下のようなものである。「ここに，物語を話すテストがあります。これからあなたにいくつか絵を見せます。それぞれの絵について，あなたが一つのお話しを作って下さい。この絵のなかで何が起こっているか，そしてこれより前に何が起こっていたか，私に話してください。それから，その物語がどうなって，どう終わるのか，話してください。あなたが好きなように，どんなお話でも，思いつくままに話してください」

もしも被検者が教示の全体を守っていない場合，被検者が正しくできているものが何で，まだできていないものが何なのかを話すとよい(ex.「最後にどうなるのか教えてください」)。一方，検査者は，被検者がためらったり，長く間があいたりしたときに時折励ましの言葉をかける以外は，できるだけ介入しないようにするべきである。テストの間は，継続を促し，また，ぎこちない間があくことを避けるため中立的な質問（なんらかの暗示を避けるため）をするのはよい。もし被検者が絵のある部分について何が描いてあるのか尋ねる場合は，そのことはまったく被検者次第であり，何でも好きなように作り上げてよい，ということを知らせるべきである。

採点方法

検査者は，感嘆や，物語とは関係のないその他の開始時の反応も含め，テスト中に話されたことの逐語的記録，そして「反応の潜伏」つまり，カードを呈示してから最初の反応までの時間も，記録するようにする。被検者の物語るペースを守るために，録音が必要な場合もあるが，記録筆記はごく控え目になされるべきである。被検者に物語を書かせることは創造性を制限するので避けるべきであることは，多くの研究者が賛成するところである。

補足の面接（「質問段階」）がしばしば推奨される。この場合，検査者が被検者の物語を読み返して聞かせ，その物語が個人的な体験や書物やテレビの番組などを思い出しているのか，それともそれに基づいて作った話なのかよく考えて説明する

よう被検者に求める。このような物語の源泉の話が出たら、詳細を慎重に記録する。しばしば検査者は被検者に、最も好きなカードと最も嫌いなカードを選ばせる。最終的にこれらの質問による調査事項は、心理療法の訓練を受けた検査者によって、自由連想のための素材として用いられることもある。

プロトコルの評価は、かなりの訓練と経験を必要とする複雑な手順を踏んで行う。解釈の指針としてMurray(1943)は、それぞれの物語について以下の「圧力」と「欲求」という因子（5段階で評価）に注目することを提唱している。

1. 親和性
    a. 社会的
    b. 情緒的
2. 攻撃性
    a. 感情的あるいは言語的
    b. 身体的かつ社会的
    c. 身体的かつ反社会的
    d. 所有物の破壊
3. 支配性
    a. 外的力
    b. 他者からの干渉
    c. 影響ないし信念
4. いたわり―食物を与える、保護する、励ます、慰める、助けるあるいは許すことなど
5. 拒否
6. 欠乏あるいは喪失
    a. 承認、幸福、成功、家族、財産などの欠乏
    b. 承認、幸福、成功、家族、財産などの喪失
7. 人的要因以外による身体的ダメージ
    a. 活動的
    b. しっかりした基盤の喪失（溺れること、船や飛行機の事故など）
8. 身体的障害

それぞれの物語について、被検者が最も同一視していると思われる、鍵となる人物（ヒーロー）を確認すべきである。他の「人物」（父、母、兄弟、先生）もそれぞれの物語について記録する。

それぞれのカードのもつ刺激の有用性は異なっており、研究者の間で検討が行われている。このことはカードの選択と解釈にはどちらも重要なので、以下の一覧表（Murray, 1943による縮約）が役立つはずである。

カード1：*幼い少年がテーブルの上のバイオリンをじっと見つめている*：達成欲求、自律欲求、特に両親や権威者との関係で、自発 対 他動。

カード2：*田舎の風景*：家族関係、分離と独立、達成の重要性と願望、妊娠の問題。

カード3BM：*床にうずくまった少年と拳銃*：抑うつ、無力感、自殺、罪責感、衝動抑制、攻撃性の処理。

カード3GF：*頭を垂れて立っている女性*：抑うつ、喪失、自殺、罪責感。

カード4：*男性の肩を掴む女性*：男女関係、性的衝動、不貞、人間関係の調整、支配性、葛藤。

カード5：*部屋をのぞき込む中年の女性*：母あるいは妻に対する態度、罪責感、自律の問題、侵入者への恐怖、パラノイア。

カード6BM：*若い男性に背を向けた老女*：母―息子関係、喪失と悲嘆、分離―独立。

カード6GF：*若い女性が座って、パイプをくわえた年上の男性を見つめている*：父―娘あるいは男女関係、異性愛的関係、個人間の信頼、雇用―被雇用関係。

カード7BM：*白髪の男性が若い男性を見つめている*：父―息子関係、雇用―被雇用関係、権威に関する問題。

カード7GF：*若い少女の近くに座っている年長の女性*：母―娘関係、拒否の問題、子どもの養育に関する態度と経験。

カード8BM：*ライフルをもった思春期の少年と、背景に手術室*：野望と達成、攻撃性の処理、罪責感、傷つけられることへのおそれ、エディプス問題。

カード8GF：*ぼんやりと空間を見つめる若い女性*：多様な主題、願望、将来への想い。

カード9BM：*芝生でゆったり過ごしている4人の男性*：同性愛、男性同士の関係、仕事への態

度，社会的偏見。

カード9GF：パーティードレスを着た女性を観察している若い女性：女性同士の関係，競争，嫉妬，性的攻撃，信頼 対 疑惑，自殺。

カード10：若い女性が男性の肩に頭をあずけている：夫婦あるいは両親の関係，親密さ，喪失あるいは悲嘆。

カード11：崖と龍の間の道：未知のもの，おびやかす力，攻撃と防御，攻撃性。

カード12M：寝椅子の上の若い男性と，両手を上に伸ばしている年長の男性：健康，同性愛，父－息子関係，支配の問題，心理療法への反応。

カード12F：若い女性と，背後でしかめつらをしている気味の悪い老女：母と義母の関係，罪責感と超自我の葛藤，善と悪。

カード12BG：川岸に引き寄せられたこぎ舟：寂しさ，自然，平和，想像力，自殺。

カード13MF：うつむいている男性と，ベッドに横たわる女性：性的葛藤と性的態度，異性愛的関係，罪責感，挑発的な刺激の処理，攻撃性。

カード13B：丸太小屋の入り口の階段に座っている男の子：寂しさ，自暴自棄，子ども時代の思い出。

カード13G：らせん階段を昇る少女：子ども時代の思い出，寂しさ。

カード14：明るい窓に映った男性か女性の影：願いと願望，抑うつ，自殺，寂しさ，強盗，個人的な心配ごと。

カード15：墓石に囲まれたやつれた男性：死，信仰，空想，攻撃性。

カード16：白紙カード：様々な主題，構造化されていない状況への対処，想像力，楽観主義 対 悲観主義。

カード17BM：ロープにしがみつく裸の男：達成と願望，同性愛，楽観対悲観，危険，逃避，競争。

カード17GF：川の橋の手すりに寄り掛かっている女性：寂しさ，自殺，個人的な心配事。

カード18BM：後ろから3本の手につかまれた男性：アルコール依存，酒浸り，同性愛，攻撃性，パラノイア，無力感。

カード18GF：一人の女性がもう一人の女性の首を絞めている：攻撃性，特に母－娘，競争，嫉妬，葛藤。

カード19：雪におおわれた山小屋に覆いかぶさる雲の形：様々な主題，想像力。

カード20：夜，街灯柱にもたれかかっている男性か女性の人影：寂しさ，おそれ，攻撃性。

定量的，あるいは非定量的システムおよび評価尺度を含む様々な記録法が考案されてきている（Vane, 1981 によるレビュー）。経験豊富な臨床家はしばしば，数量的評価はせずにそれぞれのカードの刺激特性に基づく「標準的な」反応を頭に描きながら，物語を再検討することを好む。

考察

TATの構造の基礎をなしているのは Murray (1938)のいくらか古くさい人格理論であるにもかかわらず，このテストは今日まで使用され続け，2000部以上の論文や書籍が出版されている。妥当性や信頼性についてのデータは不足しており，Swartz (1978)は「もしTATが信頼性，妥当性，標準化について同じ情報量で今発表されたとしたら，はたして現在の一般化にどれほど近づいていたか，大変疑わしい」(p.1127)と述べている。しかし彼は，Murrayがこのテストを「人格探求のための道具」として記述したこと，「そしてそれはもちろん，圧倒的な成功と評価されなければならない」とつけ加えている(p.1127)。BoivinとBegin(1982)は評価者間の採点の一致率は，.87～.96の範囲であることを報告し，SquyresとCraddick(1982)は.77～.82の一致率を報告している。Langenmeyrと Schlag(1981)による研究で，TAT要素の得点とともにMMPI得点で妥当性に多少の相関があると報告している。白人あるいはアフリカ系アメリカ人の顔の人物が描かれたカードを呈示された場合であっても，白人の被検者とアフリカ系アメリカ人の被検者との間にほとんど差異はみられなかった。検査者の人種も結果に違いをもたらさなかった(Lefkowitz & Fraser, 1980)。しかしながら，1978～1988年(Keiser & Prather, 1990)の間に発表された69の研究論文では，カードの使い方があ

まりにも多様なので妥当性と信頼性を一般化することは難しいと述べている。そして，Vane(1981)は標準化された実施や採点方法が不足しているために信頼性や妥当性に関するデータが不足していることを批判している。

TATは診断のための道具ではなく，意識的と，それ以上に無意識的なレベルで，個人の特定の問題や葛藤，おそれ，欲求などを探求するのに適した投影法である。物語はより最近の，表面的なレベルの経験（ex．最近みた映画）や，職場や家庭での個人的な最近の状況を，あるいはまた，より固執的な，個人的な動機，欲求，おそれなど，さらにより無意識的な（つまり個人的にもあまりはっきりしない）過去の経験や，その他の個人的な特徴とを反映しているかもしれない。これらの理由から，人格理論と心理療法の基礎だけではなく，テストと質問段階でのふるまいと解釈について，しっかりした訓練を受けることが必要である。

神経心理学的検査という点から考えると，TATはロールシャッハテストや，他の物語を話す検査法と同じような方法で用いられる。すなわち，このテストから，（1）脳損傷患者における一般的な反応時間の遅れ，（2）物語を連続して組み立てる能力，（3）概念の貧困化（物語を作るというより絵の具体的な説明，あるいは登場人物が少なく展開もほとんどない物語），（4）混乱，単純化，意味不明のために，絵そのものや絵の一部を誤って解釈してしまう（Lezak, 1995），（5）内容や表現における固執，（6）適当な言葉が見つからない，（7）絵を全体として解釈することの困難，に関しての情報を得ることができる。TATは傷害や欠損への個人的な反応，「破局的反応」，心的外傷後ストレス障害（PTSD）の指標，不全感，さらに，病前あるいは病後の反応過程についての自己洞察などを反映していることがあるので，検査者にとって，現在の問題の内容を知るための手がかりとなるだろう。

標準データ

それぞれのカードについての最も一般的な主題と，通常の反応とそうでない反応の量的側面については前述のとおりであるが，一般的な意味での標準データはこのテストには存在しない。というのは，反応があまりにも多様なことと個人的素質（投影）のためである。教育歴の低い被検者と高齢の被検者は，より短く，あまり練られていない物語を作る傾向がある（Fogel, 1967）。Hayslip と Lowman(1986) および Kahana(1978) も高齢者の感情表現や主題の少なさが社会的孤立と受動性の増加を反映していると報告している。

文　献

Arnold, M.B. (1962). *Story Sequence Analysis*. New York：Columbia University Press.

Bellak, L., & Bellak, S. (1974). *Children's Apperception Test*. Los Angeles, CA：Western Psychological Services.

Boivin, M., & Begin, G. (1982). Comparison of interjudge reliabilities in scoring TAT protocols as a measure of NACH. *Perceptual and Motor Skills, 54,* 59-62.

Dana, R.H. (1956). Selections of abbreviated TAT sets. *Journal of Clinical Psychology, 12,* 36-40.

Fogel, M.L. (1967). Picture description and interpretation in brain-damaged subjects. *Cortex, 3,* 433-448.

Hayslip, B., & Lowman, R.L. (1986). The clinical use of projective techniques with the aged. In T.L. Brink & L. Terry (Eds.), *Clinical Gerontology：A Guide to Assessment and Intervention*. New York：Hayworth Press.

Kahana, B. (1978). The use of projective techniques in personality assessment of the aged. In M. Storandt, I. Siegler, & M. Ellis (Eds.), *The Clinical Psychology of Aging*. New York：Plenum Press.

Keiser, R.E., & Prather, E.N. (1990). What is the TAT? A review of ten years of research. *Journal of Personality Assessment, 55,* 800-803.

Langenmayr, A., & Schlag, B. (1981). Objektive Auswertungskriterien im TAT：Die Uberprufung ihrer Aussagekraft anhand des MMPI und sozialstatistischer Daten. *Psychologie und Praxis, 25,* 166-182.

Lefkowitz, J., & Fraser, A.W. (1980). Assessment of achievement and power motivation of blacks and whites, using black and white TAT, with black and white administrators. *Journal of Applied Psychology, 65,* 685-696.

Lezak, M.D. (1995). *Neuropsychological Assessment* (3rd ed.). New York：Oxford University Press.

Murray, H.A. (1938). *Explorations in Personality*. New York：Oxford University Press.

Murray, H.A. (1943). *Thematic Apperception Test*. Manual. Cambridge, MA：Harvard University Press.

Squyres, E.M., & Craddick, R.A. (1982). A measure of time perspective with the TAT and some issues of reliability. *Journal of Personality Assessment, 46,* 257-259.

Swartz, J.D. (1978). Thematic Apperception Test. In O.K. Buros (Ed.), *The Eighth Mental Measurement Yearbook*. Vol.1, pp. 1127-1130. Highland Park, N.J.：Gryphon Press.

Vane, J.R. (1981). The Thematic Apperception Test：A review. *Clinical Psychology Review, 1,* 319-336.

Vineland 適応行動尺度
VINELAND ADAPTIVE BEHAVIOR SCALES

訳　植田聡美

目　的

このテスト(Sparrow et al., 1984)の目的は，日常生活における社会的および個人的適応能力の査定である。

原　典

完全版は 95 米ドルで American Guidance Services, Inc., Circle Pines, MN 55014-1796 に注文できる。練習用カセットテープ，採点と解釈のためのコンピュータプログラム（ASSIST），実施と解釈用マニュアル，そしてスペイン語版のテストも入手できる。

概　要

調査版は 297 項目，拡大版はそれに 280 項目加えたものから構成されているが，Doll によるオリジナルの Vineland 社会的成熟度尺度と同じく，最も身近な介護従事者への半構造化面接に用いられる。このテストは被検者に直接施行されるのではなく，被検者と最も親密な人に施行される。項目は以下の 4 領域にわたる：コミュニケーション能力，日常生活能力，社会化，運動技能。領域のなかには下位領域が存在する。コミュニケーション領域—受容，表出，文字でのコミュニケーション。日常生活領域—個人，家庭内，地域。社会化領域—対人関係，遊びと余暇，対処技能。運動技能領域—粗大運動と微細運動。さらに，選択項目では，不適応行動（例えば，尿失禁，不適切な衝動行為，泣き，笑い）を扱っている。これらの尺度は 3～18 歳 11 カ月（おそらく成人の上限に到達する時期）までを対象に作られている。拡大版は別冊の冊子（プログラム計画記録）による教育，訓練および治療プログラム準備のための系統的基礎として役立つように立案された。「学校用」は 244 項目からなり，面接用とは随分違って，教師が回答する。また，この尺度は教師にはわからない多くの項目について「当て推量」が要求されるため，厳しく批判されている(Kamphaus, 1987)。

実　施

それぞれの領域について障害をもたない人が始めるのに適した大体の年齢が、記録用紙に記載されている。その被検者に「ふさわしい年齢」と評価されたレベルのテストから面接を開始することで、相当の時間を省くことができる。回答者とのラポールが成立した後、検査者はこの面接の目的が、患者が自分自身のケアのために何をするか、他者とうまくやるために何をするか、周囲の人は被検者のために普段どんなことをしているかを明らかにすることであると説明する。そして、それぞれの項目を開始する。例えば「完全な文章で話す」であれば、句や文章のなかで"a"や"the"を使う、さらにその後「もし……なら、そのときは」の形を指示する、など。質問は一般的な形で示されているが、必要に応じて説明のために誘導質問を続ける。多くの項目で詳しい質問が要求されると思われるので、施行のための広範な訓練が必要である。詳細はマニュアルを参照のこと。

およその実施時間

調査版に要する時間はおよそ 20～60 分、拡大版に要する時間はおよそ 60～90 分である。

採点方法

点数の計算法は簡単で、それぞれの項目について 2 点（十分にあるいは習慣的に行われる活動）、1 点（新しく身につけた、あるいは時々正しく行える技能）と 0 点を、マニュアルに記載されている規準に従って与える。それぞれの下位領域と領域の素点の合計を算出する。これらの点数はマニュアル中の表を用いて、年齢相応の標準点（SAS：信頼区間を伴う）、パーセンタイル順位、適応レベル、年齢相当値に換算され、標準点のプロフィールを描くこともできる。

考　察

この Doll 尺度の「改訂版」は、最も頻繁に使用されている適応行動のテストであるが（Wodrich & Barry, 1991）、面接法に変わりはないものの、実質的には新しいテストになっている。このテストの標準化は、1980 年のアメリカの人口調査をもとに国内の全地域から抽出された健常者 3,000 名を対象として行われた。しかしながら、Evans と Bradley-Johnson（1988）は社会経済的階級、地理的分布、都市部と田舎の居住地代表として用いられた被検者の数の上で欠点のあることを指摘している。評価者間の信頼性は、複合得点で .74、領域得点それぞれ（原典参照）で .62～.78 であった。このことは妥当性がないという批判を受けている（Oakland & Houchins, 1987）。様々な障害者群での折半法による信頼性は、運動技能領域の .83 から、適応行動複合（原典参照）の .94 の範囲である。再検査法による信頼性は 2～4 週間の間隔をおいて（484 名の被検者による）6 歳までの小児で .90、それ以上の被検者で .80、全年齢で全領域にわたって .98 であった（原典参照）。

構成概念妥当性は、各領域について年齢に伴う十分な増加と、年齢レベルによる分散の 55～75 ％を説明するある有意な要因の抽出によって説明されている。このテストはまた、Peabody 絵画語彙テスト（PPVT）と .12～.37 しか相関しておらず、言語能力の尺度としては相互に独立していることを示している。コミュニケーション領域と Kaufman 小児評価バッテリー（Kaufman & Kaufman, 1983）との相関は、そのテストの学力領域で最も高かった（.52）。WISC-R との相関は .37、Stanford-Binet（Form L-M）との相関は、コミュニケーション領域の .44 から運動技能領域との .16 までの範囲であった（Douthitt, 1992）。このことは、適応行動と知的能力は関連はあるが構造は別であることを示唆している（Platt et al., 1991）。この尺度は発達遅滞のプロフィールを目的として考案されているので、規準の妥当性は標準化の質にかかっている。VABS 初版との相関妥当性は .55 と報告されており、ミネソタ小児発達目録との相関は .62（Brodsky, 1990）、小児用適応行動目録（Mercer & Lewis, 1978）とは .58、独立行動尺度とは .83（Middleton et al., 1990）、簡易成人機能的適応行動尺度との相関は .72（Kerby et al., 1989）、AAMD 適応行動尺度と

は，.40～.70の範囲である(Perry & Factor, 1989)。
　このテストが3～16歳の天才児(Binet検査でIQ132～164以上)と普通児(IQ96～131)との間でかなりの有意差を示すことは，知的に低いレベルの場合と同様に，より高い場合にも反応性が高いことを示唆している。Douthitt(1992)の研究では，天才児とそうでない子どもとを比較すると，前者がコミュニケーション，社会化，日常生活能力ではより高いが，運動技能ではそうでないことが示された。
　痴呆，その他の脳損傷患者についての組織的な調査はほとんどない。Dammersら(1995)は，適応機能の乏しさは痴呆の診断に重要であるが，500名の心理学者の調査では，1つないしそれ以上の領域の適応機能を正式に査定した報告はごくわずかであることを強調している。Fletcherら(1990)は軽度，中度，重度の閉鎖性頭部外傷小児45名(平均年齢8歳6カ月)の追跡調査にVABSを用いた。6カ月後と12カ月後の追跡調査では，重度の頭部外傷の群が複合得点の低下を示す。一方で，軽度・中等度の頭部外傷群では，受傷時の年齢にかかわらず，進歩がみられた。特に，頭部外傷が重症な小児は，学校生活でより多くの問題を示し，社会的活動に関与することも少なかった。VABSと小児行動チェックリストは，相関している(6カ月後で.46，12カ月後で.67)とはいえ，これらの結果は小児行動チェックリストで両親が報告した効果より強かった。VABS得点は意識障害の長さと相関し(－.42と－.47)。連続再認記憶テスト(－.66)や選択想起テスト(－.41)とも相関した。Morrisら(1993)は生後21カ月～179カ月の間に心停止から蘇生した25名の小児を調査し，低いか，あるいは不十分な範囲のVABS得点が心停止の長さと医学的リスク得点とに相関していることを見出した。水頭症と二分脊椎で精神遅滞を伴わない28名の小児についての研究(Holler et al., 1995)では，年少群(5～7歳)においてコミュニケーションと日常生活能力の軽度の障害が，そして年長群(9～12歳6カ月)では両領域はもちろん社会化領域においてもより重篤な障害がみられた。
　「統計学的過多」—あまりに違いすぎることが多いので起こるのだが(Holden,1984)—への傾向は，検査者にとって最もなれていて，テスト中の他の得点と比較できる得点を用いることによって簡単に回避することができる。
　WPPSI-R，WISC-Ⅲ，Stanford-Binetのような多岐にわたる下位検査と分野得点をもつ他のテストについて考察したように，領域と下位領域との間の差異の有意性は測定の標準誤差によるものなので，十分に注意して解釈しなければならない。このような差異は，一個人の相対的な長所と短所についての仮説を一般化するためには適当であるかもしれないが，その差異がかなり大きく(2～3SD)ないかぎり，「証拠」と見なすべきではない。精神発達遅滞の2つの面からの定義すなわち，知能テスト(IQ)と適応行動得点間の差異のために，Atkinson(1990)は一方ではVABSの3つの版全部の差異解釈のため，また信頼度の点でさまざまなWPPSI，WISC-R，WAIS-R，Stanford-Binet，Bayley，McCarthy間の差異解釈のための一覧表を作成した。例えば，.01レベルの有意差では，VABS調査版のSASとWISC-RのIQとの間に，年齢によって12～15点の差異が要求される。

標準データ

　前述のように，このテストはアメリカの地理的および人種的構成をほぼ代表する，男女1,500名ずつを対象として標準化された。マニュアルには，0～18歳11カ月までと，それ以上については3カ月かそれ以下の増加で，領域標準得点と誤差範囲が詳しく記されている。また7つの障害群における不適応行動についても補足基準として掲載されている。

文　献

Atkinson, L. (1900). Intellectual and adaptive functioning: Some tables for interpreting the Vineland in combination with intelligence tests. *American Journal on Mental Retardation, 95,* 198-203.

Brodsky, M.E. (1990). Measuring adaptive behavior: The relationship between the Minnesota Child Development Inventory and the

Vineland Adaptive Behavior Scale. M.A. thesis, University of Victoria.

Dammers, P.M., Bolter, J.F., Todd, M.E., Gouvier, W.D., Batiansila, B., & Adams, S.G. (1995). How important is adaptive functioning in the diagnosis of dementia? A survey of practicing clinical psychologists. *Clinical Neuropsychologist, 9,* 27-31.

Doll, E.A. (1935). A genetic scale of social maturity. *American Journal of Orthopsychiatry, 5,* 180-188.

Douthitt, V.L. (1992). A comparison of adaptive behavior in gifted and nongifted children. *Roeper Review, 14,* 149-151.

Evans, L.D., & Bradley-Johnson, S. (1988). A review of recently developed measures of adaptive behavior. *Journal of Clinical Psychology, 44,* 276-287.

Fletcher, J.M., Ewing-Cobbs, L., Miner, M.E., Levin, H.S., & Eisenberg, H.M. (1990). Behavioral changes after closed head injury in children. *Journal of Consulting and Clinical Psychology, 58,* 93-98.

Holden, R.H. (1984). Vineland Adaptive Behavior Scales. In D.J. Keyser & R.C. Sweetland (Eds.), *Test Critiques.* Vol.1. Kansas City, MO : Test Corporation of America, pp.715-719.

Holler, K.A., Fennell, E.B., Crosson, B., Boggs, S.R., & Mickle, J.P. (1995). Neuropsychological and adaptive functioning in younger versus older children shunted for early hydrocephalus. *Child Neuropsychology, 1,* 63-73.

Kamphaus, R.W. (1987). Critiques of school psychological materials. *Journal of School Psychology, 25,* 97-98.

Kaufman, A.S., & Kaufman, N.L. (1983). *Kaufman Assessment Battery for Children.* Circle Pines, MN : American Guidance Service.

Kerby, D.S., Wentworth, R., & Cotten, P.C. (1989). Measuring adaptive behavior in elderly developmentally disabled clients. *Journal of Applied Gerontology, 8,* 261-267.

Mercer, J.R., & Lewis, J.F. (1978). *Adaptive Behavior Inventory for Children.* New York : Psychological Corporation.

Middleton, H.A., Keene, R.G., & Brown, G.W. (1990). Convergent and discriminant validities of the scales of independent behavior and the revised Vineland Adaptive Behavior Scales. *American Journal on Mental Retardation, 94,* 669-673.

Morris, R.D., Krawiecki, N.S., Wright, J.A., & Walter, L.W. (1993). Neuropsychological, academic, and adaptive functioning in children who survive in-hospital cardiac arrest and resuscitation. *Journal of Learning Disabilities, 26,* 46-51.

Oakland, T., & Houchins, S. (1987). A rejoinder to a misguided attack on the bearer of some good news and some bad news. *Journal of Counselling and Development, 65,* 575-576.

Perry, A., & Factor, D.C. (1989). Psychometric validity and clinical usefulness of the Vineland Adaptive Behavior Scales and the AAMD Adaptive Behavior Scale for an autistic sample. *Journal of Autism and Developmental Disorders, 19,* 41-55.

Platt, L.O., Kamphaus, R.W., Cole, R.W., & Smith, C.I., (1991). Relationship between adaptive behavior and intelligence : Additional evidence. *Psychological Reports, 68,* 139-145.

Sparrow, S.S., Balla, D.A., & Cicchetti, D.V. (1984). *Vineland Adaptive Behavior Scales.* Circle Pines, MN : American Guidance Service.

Wodrich, D.L., & Barry, C.T. (1991). A survey of school psychologists' practices for identifying mentally retarded students. *Psychology in the Schools, 28,* 165-171.

16 職業興味と適性
Occupational Interests and Aptitude

訳　植田聡美

　神経心理学的評価は，単に神経学的診断という目的から，しだいにその重要性をより予後判断的，専門相談的，リハビリテーション的役割へと変化させてきている。適切な就労に向けての脳損傷患者の再訓練は，多くの評価の目的の1つであり，脳損傷小児の現実的な職業上目標をたてることになる。個人が現時点で備えている能力と技術はテストの成績からある程度判断できるが，職業的能力の全体的な評価は，適性テストを用いることや実地試験の情報や基礎的訓練を行う専門施設に最もよく任せられている。

　ここではこの領域に関するかなり評判のよい2つのテスト，職業評価目録と一般適性検査について述べる。リハビリテーションに使えると思われるよく計画されたテストに，Strong 興味目録（Hammer & Kummerow, 1990）や Kuder 職業興味調査，Jackson 職業興味調査がある。

文　献

Hammer, A.L.,& Kummerow, J.M. (1990). *Strong and MBTI Career Development Guide and Workbook*. Palo Alto, CA：Consulting Psychologists Press.

職業評価目録
CAREER ASSESSMENT INVENTORY (CAI)

訳　植田聡美

目　的

　この検査は職業的関心を詳しく評価するもので，初版は1973年に作られ，1986年に改訂された。高校生から成人までを対象に，新しく職業につく人のための再教育用も含めて考案された。

原　典

　The CAI（改良版:Advanced Version）と the CAI（職業版:Vocational Version）は National Computer Systems Inc., P.O. Box 1416, Minneapolis, MN 55440 からおよそ30米ドルで，あ

るいは Multi-Health Systems Inc., 65 Overlea Blvd.,Toronto,Ont. M4H 1P1 から 46.50 カナダドルでそれぞれ（マニュアルとソフトウェア）が入手できる。スペイン語版と，プロフィールと解釈のためのコンピュータソフトウェアが使用ごとに支払うベースで利用できる。

概　要

職業評価目録(Johansson, 1986)は 3 領域 305 項目からなり，行動（151 項目），学校の教科（43 項目），職業（111 項目）である。それぞれの項目について，被検者は「非常に好きだ」「まあまあ好きだ」「どちらとも言えない」「あまり好きでない」「まったく嫌いだ」の表示を円で囲む。この質問紙には増補版と職業版があり，職業探しと 10～12 学年で職業を決定する際の援助，専門領域での継続的な学習を考えているコミュニティカレッジの学生，中途での転職を考えている成人，そしてもちろん「再教育が重大な関心事である職業的リハビリテーション場面」(p.7)のために考案されたものである。男女共に同じテストを用いる。

実　施

この調査は個別でも集団でも施行が可能である。クライエントは各項目の 5 つの選択肢には，正しい答も間違った答もないこと，時間制限もないことを告げられる。8 学年程度の読解力が必要である。

およその実施時間

この調査はだいたい 35～40 分かかるが，心理学的検査に不慣れなクライエントであれば，より長い時間を要するかもしれない。

採点方法

採点はパーソナルコンピュータと，使用ごとに支払う方式の National Computer Service のスコアボックスを用いて行う。手作業での採点も可能であるが，テスト材料には各尺度についての項目は列挙されているものの，回答キーはない。採点方法には 6 つの「一般的テーマ（現実的，調査的，芸術的，社会的，冒険的，伝統的）」，22 の「基本的関心（機械/修理，電子機器，木工から数学，地域サービス，演説，食品サービスの範囲）」，そして 42 の職業的尺度（例えば，飛行機の整備士，仕出し屋，銀行員）が含まれる。個人の回答の範囲は，それぞれの尺度について男女別の平均反応範囲と比較することができる。コンピュータによる人物像と，解釈的な文章による報告のどちらかあるいは両方の選択ができる。回答率，回答の一貫性，回答の変化性，そしてまれな回答の指数も評価される。これらはでたらめの回答や妥当性のチェックとなる。

考　察

CAI はうまく開発された検査道具であり旧 Strong-Campbell 興味目録に類似している。この検査は他のものより長いけれども，平均的なクライエントが興味を維持できる短さである。1 週間の間隔をおいての検査―再検査による一般的テーマ尺度での相関は.91～.96，基本的関心尺度では.88～.95，職業尺度では.81～.96 であった。2～3 カ月の間隔をおいた場合も，信頼性は非常に高かった(Zarrella & Schuerger, 1990)。

内容の妥当性は，.89～.92 という内部整合性係数との項目-全体相関の高さによって確認されている。Strong-Campbell 興味目録, Kuder 職業興味調査，Jackson 職業興味調査など類似の尺度との相関的妥当性も十分であった。

残念なことに，障害をもつ人々のリハビリテーション場面でのこの質問紙を用いた研究はまだたった 1 つ(Jagger et al., 1992)しか見あたらず，マニュアルにも，症例研究もないしリハビリテーションに直接関係のある言及もない。神経学的な障害をもつ患者への CAI の適用は慎重に行われるべきであろうし，特にコンピュータによる文章的報告は，神経心理学的評価報告の際の意味ある情報提供のためには注意深く編集しなければならないだろう。

この調査は適性ではなく職業的関心を測定するものであることに注意するべきである。適性テストとしてはGATBがより適切であろう。

標準データ

標準は，「広い職業的範囲から」選ばれた様々な職業に就いている男女それぞれ450名の一般的テーマ尺度で類似の結果を示した反応に基づいている。規準を定める対象を地理学的に代表させることはまったく意図されておらず，年齢は26～49歳にわたる。

文 献

Jagger, L., Neukrug, E., & McAuliffe, G. (1992). Congruence between personality traits and chosen occupation as a predictor of job satisfaction for people with disabilities. *Rehabilitation Counseling Bulletin, 36,* 53-60.

Zarrella, K.L., & Schuerger, J.M. (1990). Temporal stability of occupational interest inventories. *Psychological Reports, 66,* 1067-1074.

一般適性検査
GENERAL APTITUDE TEST BATTERY (GATB)

訳　植田聡美

目 的

GATBは職業上および教育上のカウンセリングのために，仕事に関連する適性の範囲を測定する検査である。

原 典

このテストは米国政府印刷局P.O. Box 371954, Pittsburgh, PA 15250-7954から，Superintendent of Documents を通しておよそ110米ドルで入手できる。スペイン語版，聴覚障害者用，また，読書を必要としない適性テストバッテリー（NATB）も同様に入手できる。パソコン用のGATB評価システム（1000米ドル）も文章的レポートプログラムと同様に, National Computer Systems Interpretative Scoring Service, P.O. Box 1416, Minneapolis, MN 55435から入手できる。手作業で評価するための回答用紙と回答も入手可能である。このバッテリーはフランス語およびスペイン語版も利用できる。多少修正したカナダ版（General Aptitude Test Battery, 1986）は, Nelson Canada, 1120 Birchmount Road, Scarborough, Ont. M1K 5G4から460カナダドルで入手可能である。評価と解釈（プロフィール）のためのソフトウェア一式は，カナダ国民職業分類に基づいて作成されたデータベースとプロフィールとを対照させるものであるが，Nelsonから650カナダドルで入手できる。

概 要

このテストバッテリーは，1945年に米国労働省によって開発され，あまり修正せずに広く使用されてきた。1986年のカナダ版は，1985年に行った筆記テストの再標準化を含み，英帝国式あるいはメートル法の測定の表示を全て削除するためのパート6（数的推理）の改訂も含む（カナダの教育カリキュラムにおけるメートル法の移行のため）。

マニュアルは4部分からなる。Ⅰ：実施と採点方法，Ⅱ：標準と職業的適性パターン，Ⅲ：発達（1970，以降改訂なし），Ⅳ：特定の職業についての標準。Bezanson（1984；Bezanson & Monsebraaten, 1984）はこのテストの入門書を作成した。

さらに，記録用小冊子1と2は2つの同等の形式（AとB）からなる。パート9～12の施行には手先の巧緻性を測るための釘さし板と手指の巧緻性を測るための釘さし板が必要である。

テストバッテリーは次のものからなる。

1．名前の比較：名前の対が同じか違うか判断する。例，C.G. Jones & Co.―G.C.Jones & Co.

2．計算：整数の加減乗除を必要とする算数問題。

3．三次元的空間：点線に沿って回転させたり曲げたりすることができる二次元的に描かれた刺激図版をみる。被検者は4つの三次元的図形のなかから刺激図版と一致するものをひとつ選択する。

4．語彙：被検者は4つの単語のなかから同義あるいは対義の2語を選択する。

5．道具合わせ：被検者は白黒で描かれた工具（例；ハンマー）をみて，4つの道具のなかから同じ形と陰影のものを1つ選ぶ。

6．数的推理：暗算。例，ジルはジャックの2倍の速さで歩けます。ジャックは公園まで2時間で歩きました。ジルは公園まで行くのに何時間かかるでしょうか？5つの答のなかから1つ選びなさい。

7．形合わせ：線画で描かれた様々な形の刺激図形を，下の10枚のなかから同一の形を組み合わせる。

8．印づくり [mark making]：縦線2本と横線1本の鉛筆マークでできるだけすばやく一連の正方形のなかに描く。

9．移動：丸釘を48穴の釘さし板の上部から下部へ移動する。1回15秒で3回試験する。

10．回転：同じ釘さし板で，釘を反対にして下部に移動する。利き手で30秒間を3回試験。

11．組み立て：50穴の2部分に分かれた釘さし板を用いる。被検者は板の上方にあるロッドからワッシャーをとってそれぞれの釘に通し，同時に板の下方に移動する。

12．分解：釘を板の上部に移し，ワッシャーを外して板の片方にあるロッドにつける。

実　施

全パートの実施については原典に詳しく記述されている。このバッテリーは集団実施のために考案されたものだが，個別実施も可能である。バッテリーの全パートを計時する。

およその実施時間

実際のテスト時間は48分である。バッテリーは実施におよそ2時間半を要する。

採点方法

素点はプラスティックの採点版を使って手作業で，あるいは光学走査による機械採点システムによって得られる。それぞれのテストについて素点が記録され，個別の得点としてあるいは以下の9つの適性ごとに合計して用いられる。

1．一般的学習能力（G）：語彙，数的推理，三次元的空間
2．言語的適性（V）：語彙
3．計算能力適性（N）：計算，数的推理
4．空間的適性（S）：三次元的空間
5．書記認知（Q）：名前の比較
6．図形理解（P）：道具合わせ，形合わせ
7．運動の協調（K）：印づくり
8．手先の器用さ（M）：設置，回転
9．指の器用さ（F）：組立てと解体

それぞれの独立したあるいは合計の得点は，マニュアルの第1部に記載されている換算表を用いて平均が100, SD 20の標準得点に変換する。9つの標準得点の組合せは特定適性テストバッテリーと，合否成績評価方式のカットオフ得点がある66職業適性パターンを作成するために用いられてきた。

考　察

同一の，あるいは改変版の検査様式を用いた再検査法による信頼性は.80～.90の範囲であった。

再検査まで1日から26週の範囲の期間をおいても, 適性得点は高い安定性を保っていた(米国労働省, 1982)。

妥当性は多くの職業についた学生と労働者で成功した者としなかった者について, GATBの得点に基づいて選択した者とそうでない者との比較によって確認された。様々な領域の専攻別による学生についての妥当性係数も同時に算出された。しかしながら, 66の特定の業務についての適性プロフィールは一般的な指標となるのみで, 必ずしも職業を特定するものではないことに注意すべきである。GibsonとSiefker (1989)はまた, GATBの職業適性パターンと米国職業名称辞典に基づくそれとの不一致についても言及し, 修正している。妥当性は監督者による評価と24,219名それぞれのG得点, V得点, N得点との相関分析によって確認され(.30) (Baydown & Neuman, 1992), 考えられる得点の全範囲にわたって (Waldman & Avolio, 1989)十分なものであった。

因子分析研究では9つの適性が引き出されたけれども(米国労働省, 1982), より最近の研究ではGATBが3つの主要な能力すなわち認知(G, V, N), 知覚(S, Q, P), 精神運動(K, M, F)を測定していると結論づけている(Avolio & Waldman, 1990)。Hammond (1983)は象徴(V, N, P, Q), 知覚(S, P), 手先の器用さ(M)と指の器用さ(F, K)の4因子を記述している。多次元尺度によるプロフィール分析(PAMS)を用いてDavisonら(1996)は23,428名の労働者のデータに基づき, 2つの次元をもつ回答を見出した。すなわち次元1はV, G, Nとその鏡像, 次元2はK, Q, Vとその鏡像S, F, Pによって特徴づけられた。これらの次元はこの人々に最も頻繁に現れるパターンであると考えられている。

90を超える他のテストとの併存的妥当性は, マニュアルの第3部に報告されている。他の適性テストとの相関は十分である(例えば, 職業適性と興味についての調査では.68~.84, Parker et al., 1990)が, Kuder選好記録のような職業興味検査との相関はごくわずかであった。

G得点は一般的な知能テストと高い相関をもっており(例: WAISとは.71, カリフォルニア精神発達テストとは.81), このことから, このテストの考案者はG得点を知能全般の尺度とした。

このテストは障害をもった人を対象とした場合には限られた適用しか見出されていない。マニュアルの第3部では感情障害, 精神発達遅滞, 聴覚障害の人々の得点が報告されている, 神経心理学的リハビリテーションでの応用の細目についてはほとんど発表されていない。Lacroix (1992)は注釈付きの文献目録を作成した。Tellegen (1965)はてんかんをもつ90名の若者について, 運動の適性が低いパターンを見出した。これは, 特に失業中の下位集団において明らかであった。しかしながら, この下位集団は, より頻回の発作もあり, より多くの投薬も受けていた。Clemmonsら(1987)はてんかんをもつ成人はGATB得点の平均が, 公表されている標準よりも低く, 地域全体の労働人口における就職希望者の得点よりも低く, 特に器用さと動作の速さにおいて低いことを報告した。しかし失業被検者の得点が低い傾向にあるとはいえ, GATB得点は就職の将来を強く予想するものではない。年齢の効果は見出されていないが, このことはおそらく, 障害がなんらかの年齢効果を覆い隠しているという事実によるのだろう。著者は, 右側あるいは左側に焦点をもつ被検者において, V得点とS得点, あるいはP得点との間に2SD以上の不一致を見出したが, この差異についての統計的データは示されなかった。われわれの研究室のLacroix (1992)の研究では, 外傷性脳損傷後少なくとも1年以上経過した18~54歳までの60名の被検者について調査を行った。一般的な就業人口との比較において, これらの被検者はG, V, N, K, F, Mの得点が低く, 多くは運動性のテストで最も得点が低かった。Lacroixらは, これらの被検者は競争的な労働市場において実質的な困難を経験しやすいだろうと結論している。実際, このグループにおける失業率は事故前の7%から事故1年後には55%まで上昇していた。さらに年齢の効果についても言及されている。著者らは, リハビリテーション場面で使用する場合には個人が正しく遂行する能力とすばやく遂行する能力を見分けるために, 速い動作のテストとその他のテストを用いる新しい方法を勧めている。彼女はま

た，GATB が外傷性脳損傷患者の職業をうまく合わせるためにも有効であることも述べている。特定の仕事をこなす能力の有無を78％の正しさで分類することができ，それはほとんど認知的および知覚的適性の合成に基づいていた。運動適性との合成については有用性が疑わしいこともわかった。

このバッテリーはリハビリテーション場面で用いられる可能性がある。このバッテリーのなかのいくつかのテストと神経心理学でよく用いられるテスト（Perdue 釘さし板，WAIS-R の算数，視覚形態弁別）との重複は，このバッテリーが適性テストとしての役割に加えて神経心理学的障害についての情報をもたらし得ることを示唆している。Cole (1984) の論文では，113 名の様々な神経学的条件の被検者において，この関係が調査された。Cole は GATB-Q（知覚）と線引き C，WAIS の PIQ に強い相関を見出した。GATB-K（協調）と線引き A，B，C の間の相関は.53～.57 であり，GATB-F（指先の器用さ）と触覚遂行テスト（TPT 時間と積木）は−.61～.51，GATB-M（手先の器用さ）と TPT（時間）の相関は−.55 であった。

標準データ

数多くの研究によって，一般的母集団の標準と，医学生からアスパラガス選果従事者にいたる様々な職種の，訓練を受ける人と熟達労働者の標準とが明らかになった。標準得点は18～54歳の4,000名によっており，1940年のアメリカ全体の人口構成を代表する。1964年にカナダで行われた研究では，アメリカの標準とほとんど差異はなく，1986年版は1,000名のカナダ人労働者を対象に再標準化された。

全ての GATB の下位検査の成績は年齢と共に低下するが（「具体的な」知能の測定ではより低い，Fozard et al., 1972）。とはいえ，性別や年齢差，あるいは人種的少数派に関しての調整はなされなかった。なぜなら，テスト考案者の意見では，これは適性をテストすることの目的を覆すからである。雇用の目的のために異なった標準（あるいは人種ごとの標準）を用いることは非常に議論のあるところであり（Baydoun & Neuman, 1992；Gottfredson, 1994），米国司法省による GATB 使用の一時停止につながった。

18～74歳の範囲の2,439名の被検者を対象とした年齢の効果についての4段階の研究では9つの適性のうち8つ（V 以外）で有意な年齢の効果がみられ，Q，K，F で性別の効果がみられた。同じ年齢範囲の21,646名を対象とした別の研究（Avolio & Waldman, 1990）では，10の異なった職種にわたって G(−.16)，V(−.12)，N(−.13)で年齢とのごくわずかな相関しかみられず，職業の複雑さと年齢の相互作用についての識別効果もみられなかった。

文 献

Avolio, B.J., & Waldman, D.A. (1990). An examination of age and cognitive test performance across job complexity and occupational types. *Journal of Applied Psychology, 75,* 43-50.

Baydoun, R.B., & Neuman, G.A. (1992). The future of the General Aptitude Test Battery (GATB) for use in public and private testing. *Journal of Business and Psychology, 7,* 81-91.

Bezanson, L. (1984). *Using Tests in Employment Counselling.* Part I. Theory. Scarborough, Ont.: Nelson.

Bezanson, L., & Monsebraaten, A. (1984). *Using Tests in Employment Counselling.* Part II: Interpretation. Scarborough, Ont.: Nelson.

Clemmons, D.C., Fraser, R.T., & Trejo, W. (1987). The General Aptitude Test Battery: Implications for vocational counseling and employment in epilepsy rehabilitation. *Journal of Applied Rehabilitation Counseling, 18,* 33-38.

Cole, J.C. (1984). An investigation into the interrelationship between neuropsychological and vocational assessments in the neurologically impaired. Ph.D. dissertation, Memphis State University.

Davison, M.L., Gasser, M., & Ding, S. (1996). Identifying major profile patterns in a population: An exploratory study of WAIS and GATB patterns. *Psychological Assessment, 8,*

26-31.

Fozard, J.L., Nuttall, R.L., & Vaugh, N.C. (1972). Age-related differences in mental performance. *Aging and Human Development, 3,* 19-24.

Gibson, G.G., & Siefker, J.M. (1989). Discrepancies between DOT aptitudes and GATB OAP cutoff scores. *Vocational Evaluation and Work Adjustment Bulletin, 22,* 25-30.

Gottfredson, L.S. (1994). The science and politics of race-norming. *American Psychologist, 49,* 955-963.

Hammond, S.M. (1983). An investigation into the factor structure of the General Aptitude Test Battery. *Journal of Occupational Psychology, 5,* 43-48.

Lacroix, J. (1992). The GATB's contribution to the vocational rehabilitation of adults with traumatic brain injuries. Innovations Program, Employment and Immigration Canada, Ottowa : Queens Printer (Serial # 1242 IX3, 2nd ed.).

Manual for the General Aptitude Test Battery (1986). Section 1, 2, 4. Scarborogh, Ont : Nelson Canada.

Parker, R.M., Chan, F., & Carter, H.S. (1990). Concurrent validity study of the OASIS Aptitude Survey. *Educational and Psychological Measurement, 50,* 209-212.

Tellegen, A. (1965). The performance of chronic seizure patients on the General Aptitude Test Battery. *Journal of Clinical Psychology, 22,* 180-184.

U.S. Department of Labor. (1982). *Manual for the USES General Aptitude Test Battery.* Section III : Development. Washington, D. C. : Government Printing Office.

Waldman, D.A., & Avolio, B.J. (1989). Homogeneity of test validity. *Journal of Applied Psychology, 74,* 371-374.

17 詐病と症状妥当性テスト
Malingering and Symptom Validity Testing

訳　植田聡美

　アメリカ精神医学会(APA,1994)によれば，詐病とは「虚偽の，またはひどく誇張した身体症状または精神症状の意図的な演出であり，それが，兵役からの回避，仕事からの回避，補償金の獲得，刑事訴追からの逃避，または薬物の入手などの外的な誘因によって動機づけられている」。この診断を複雑にしているのは，患者の心的状態を査定することがしばしば難しいという事実と，意識的動機と無意識的動機の両方が患者の行動の一因となっているだろうということである。さらに，法律上，疾病分類学上の様々な制度が白黒はっきりした診断を促しているとはいえ，装われた，あるいは誇張された障害には，本当の障害が同時に存在するかもしれない。

　虚偽の，あるいは誇張した障害を見破るには，綿密な記録の確認，患者や他の情報提供者との面接，心理テスト，行動観察の組合せに基づく複雑な診断過程を必要とする(Slick, 1996)。どんなときでも，(1)たやすくそれとわかり，また一般的に認められている誇張や虚偽の動機の存在，(2)主観的な訴えやテスト結果と神経学的または機能的状態との矛盾，(3)症状と訴えの医学的つながりのなさ，(4)情動的/人格的障害(例：社会病的行動)の既往がある，(5)患者の協力が得られない，といったような場合には常に診断上の考慮が必要となる。

　症状の虚偽あるいは誇張の査定には，2つの方法がある。そのひとつとして，伝統的な臨床尺度と一緒に使用するために，妥当性尺度が作成されている。もうひとつは，詐病を発見するために特別に作成された道具を用いる方法である。

伝統的尺度

　従来の神経心理学的テストや心理テストを用いた詐病についての信頼性のある結果を詳述した研究は，本書のなかの関連する尺度についての解説欄に見出すことができる。そこで，ここでは簡単に概観することとする。

　この最もよい最初の例はMMPIと，その後に出されたMMPI-2だろう。MMPIは妥当性尺度のセットを含めて作成されており，いくつかの追加尺度も続いて開発された。これらの尺度にはF，F-K，明白-微細指標(最近のレビューについてはBerry et al., 1994；Graham, 1992；Greiffenstein et al.,1995を参照)，Lees-Haley偽悪尺度(FBS)(Lees-Haley et al.,1991)とF(p)尺度(Abrisi & Ben-Porath, 1995)がある。

　研究者たちは従来の神経心理学的テストでカットオフ得点を見出そうとしてきた(最近のレビューについてはNies & Sweet, 1994参照)。詐病のなかには脳損傷を過剰に演じすぎて，簡単にそれとわかってしまう欠陥をさらしてしまう者のいることが，いくつかの研究でわかっているが，中に

は実際の脳損傷が示す障害と容易に判別できないように完璧に障害を演ずる者もいる(Tenhula & Sweer,1996)。その結果，調査者はより巧妙な手法を用いて，詐病を識別できるような行動パターンを探すようになった。例えば，もしかすると有効かもしれない詐病の指数が，以下のような様々な方法から考案されてきている。Rey 聴覚言語学習テストのような表学習テストにおける一連の語順の効果の評価(例えば Bernard, 1991；Iverson et al.,1991 も参照)，Rey 聴覚言語学習テストとカリフォルニア言語学習テストにおける再認の正答の評価(例えば Bernard, 1991；Binder et al., 1993；Millis, 1994；Millis et al.,1995；Trueblood, 1994)，潜在記憶テストの成績(例えば Davis et al.,1997)，カテゴリーテスト(例えば, Tenhula & Sweet, 1996)と PASAT(Strauss et al.,1994)のような尺度の簡単な項目と難しい項目の成績の比較，ウィスコンシンカード分類テスト(Bernard et al.,1996)のような課題の明白な項目（例：種類分け）と，とらえがたい項目（例：保存の誤り）のそれぞれの成績の比較，あるいはまた数唱 (Greiffenstein et al.,1994) の評価，WMS-R (Mittenberg et al.,1993)などのテストで記憶の指数と注意力の指数の比較，運動能力得点の配分の評価(例えば，Greiffenstein et al.,1996)，判別関数分析のような統計的手続きによるデータの複数の出所の連合（例えば，Bernard et al., 1996；Iverson & Franzen, 1996；Mittenberg et al., 1996)。

全体的に，従来からの神経心理学テストについて詐病指数を開発しようという試みは，様々なレベルで成功している。しかし臨床家は，これらのテストを用いた研究に期待がもてるとしても，これらのパターンが信頼でき，かつ限られた被検者の特別な環境下でもたらされたものではないことを保証する様々な臨床集団でのさらなる研究と，独立した交差妥当化が要求されることに注意すべきである(Nies & Sweet, 1994)。

詐病発見に有効なテスト

誇張された記憶障害の訴えを発見するために，特別に作られたテストがいくつかある。Rey 15 項目視覚記憶テストは 1964 年に初めて公表され(Lezak, 1983 に報告された)，本章にも記述があるが，その有用性について様々な見解があるにもかかわらず，今も広く用いられている。より有効な方法は症状妥当性テストである。

Lezak (1976)が初めて用いた症状妥当性テスト(SVT)という言葉は，努力の乏しさ，あるいは詐病を発見するための方法を意味している。本来 SVT は，強制選択テストにおける被検者の成績の見込みの分析である。ほとんどの場合，選択肢が 2 つの形式を用いる。例えば，二者択一の再認テストでは，全項目に正答する可能性は，単なる偶然（つまり，あてずっぽう）であっても 50％である。ゆえに，全体の成績は，記憶障害が最も重篤な場合でもおよそ 50％は正答であるはずである。与えられた多くの二者択一項目にランダムに応答していると仮定すると，偶然レベルの成績についての信頼区間が計算できる。偶然レベルの成績の信頼区間に含まれる得点は，重篤な障害か，ひょっとしたら障害を誇張している可能性のどちらかを反映すると仮定される。この大きな信頼区間に含まれない高得点あるいは低得点は，単なる偶然である見込みはかなり低い。このような得点は，正答あるいは誤答（どちらの場合も完全な記憶に基づいている）についての意図的な選択の結果と仮定され，この場合，誇張あるいは虚偽の記憶障害を示唆している。多くの研究者が強制選択テストを作成してきた(Binder, 1990；Davis et al., 1995；Hiscock & Hiscock, 1989；Iverson et al., 1991；Rosenfeld et al.,1996；Slick et al., 印刷中)。ここでは，ビクトリア症状妥当性テスト(VSVT；Slick et al., 印刷中)について述べる。このテストは Hiscock と Hiscock (1989)の方法に基づいた強制選択テストである。所要時間が短く，正確さと反応時間の両方を測る。また標準に基づいた評価システムを包含しているのは有意に偶然レベルを下回る成績の診断基準が厳重すぎて，より巧妙な詐病に対しては対応できないためである。また，考えられた得点に対してさまざまな全確率を備えた，分類信頼マトリックスも含んでいる。Binder (1990, 1993)は同様の強制選択法を開

> 1. 損傷による疾患の重傷度に不相応な障害
> 2. 医学的あるいは神経心理学的に了解できない症状と訴え
> 3. 記録と矛盾する，ありそうもない病歴
> 4. テスト中あるいはテスト場面外で観察された行動と，訴えとの不一致
> 5. 遠隔記憶の喪失という訴え
> 6. 単語表学習課題における前半の項目の削除
> 7. 単語表学習課題と症状妥当性テストにおける並外れて低い再認得点
> 8. 異常に長い反応時間
> 9. 簡単あるいはわかりやすい項目で失敗し，難しいあるいはとらえにくい項目で正解する（例：Wechslerテスト，カテゴリーテストWCST，対連合課題）
> 10. 数唱の成績の異例な低さ
> 11. 語彙，暗記，あるいは記憶得点に関する不相応な注意力の障害（例：語彙と数唱の差，全般的記憶指数より低い注意力／集中力指数）
> 12. 非常識な，あるいはひどく不合理な反応と正解に近い回答（例えばWechslerテストにおいて）
> 13. 類似のプロセスを測定するいくつかのテストにおける得点の不一致
> 14. 妥当性尺度における異常な得点（例：MMPI-2,F-K,Obvious minus Sybtle,Less-Haley Fake Bad Scale,F(p) scale）
> 15. 運動技能の異状な構成（例えば，速さと器用さと比較したときの握力の弱さ）
> 16. 潜在的記憶課題における作業の障害

図17-1. 虚偽あるいは誇張のいくつかの徴候と症状

発した。Rosenfeldら（1996）はHiscockとHiscockの方法を，P300イベントに関係する脳電位を一致探索子への反応で記録するように改作した。Davisら（1995）はBinderのPortland数字再認テスト同様の強制選択再認テスト，語彙のプライミングの測定や単語表や散文の自由再生，カテゴリー分類，語義の知識などによる詐病テストも含むソフトウェアパッケージを作った。これらの課題が有効である可能性はあるが，さらなる改良を要する（例えば，今のところ，研究者らが対象としているのは記憶障害をまねるよう指示された学生であって，頭部損傷の患者や，併発的に詐病動機をもった患者ではない）。

2分法による強制選択形式は，単語表学習課題にも使われている。Iversonら（1991）は，名詞を含む2つの単語の表で構成されている21項目テストを考案した。被検者は，まず標的単語表を呈示され続いてあらかじめ呈示された単語の選択を必要とする二者択一の強制選択形式の再認課題を与えられる。この21項目テストも本章に記述がある。

本来は動機を調べるために考案されたものではないが，再認記憶テスト（Warrington, 1984）は刺激として単語と顔の強制選択的再認形式を用いており，記憶に関する訴えの妥当性評価に適用されている（Millis, 1994）。これは記憶の章に記述がある。ここではTOMM（Tombaugh,1996）について述べるが，これは再認記憶テストと同様に，50の一般的な対象物を強制選択的に再認させるものである。

上述のテストで得点が正常範囲にあっても，詐病を除外されるわけではないことは心に留めておくとよい。人によっては記憶テストの成績とは無関係だと思う症状（例えば，注意力や運動，あるいは感覚の障害）を装っている人もいるかもしれない。記憶以外の領域に関するSVTテストが考案される必要がある。

何度も述べたように，今日まで，ひとつの方法論も十分には確立されていない。よって，いくつかの尺度（例えば，VSVT, RMT, Portland数字再認テスト，再認記憶テスト，Rey 15項目テスト，21項目テスト，TOMM，連続した位置の効果の評定，再認の正答，注意力，テストの得点と反応潜時，など）の使用が推奨されている。さらに，日常生活や職業活動を何とかうまくやっているという患者の報告については第三者の情報を調べる

べきである。このような最近の事情からすると，診断手続きとして多面的なアプローチが必要であること，また，たった一つのテストの得点だけを元に，努力不足と発言してはならないというのが，私たちの見解である（図17-1参照）。

最近 Greiffenstein, Baker, Gola (1994) が訴訟中の脳震盪後患者に用いる明白な詐病の分類基準を紹介した，詐病の可能性があるのは，以下の4つの診断基準のうちの2つないしそれ以上を満たすものである；(a)該当する年齢と教育水準の標準化集団との比較において，神経心理学的テストで重篤とされる障害が2つ以上あること，(b)記録あるいは監視フィルムと矛盾した，あり得ない症状歴，(c)1年後の仕事や社会的に大切な役割を果たす上での全体的な障害，(d)遠い記憶が失われたという主張。Greiffenstein ら (1994, 1995) は彼らの指標と Portland 数字再認テスト（PDRT）のような詐病尺度による得点とは有意な関連のあることを示している。これらの結果は Greiffenstein らの発見に役立つ診断基準の重要性を示すと共に，詐病評価尺度による成績と，テスト場面以外での被検者の能力との重要なつながりを示している。

以上のように，巧妙な方法があるにもかかわらず，詐病を発見できる決定的な方法はない。被検者に，神経心理学的テストで症状の誇張が発見される可能性があると警告すると，詐病行動を減らすという証拠はある（Johnson & Lesniak-Karpiak, 1997）。警告を与えることは，詐病が出現したときに詐病を発見するのとは反対に，詐病行動の可能性を減らす方策にはなるだろう。警告を与えるだけで詐病行動を減らすために十分であるとはいえないだろう。

結果の伝達は難しいだろう。なぜならば，詐病という言葉のもつ軽蔑的な響きを伝えること，そのような診断が個人の生活に与えうる実質的な結果，その存在を確認することの難しさ，そしてある人の行動の根底にある複雑な動機などが考えられるからである。それゆえに，報告書は非難がましい調子ではなく，事実に基づいて書かれるべきである。被検者がどのように反応したのかについて詳細な記述がなされるべきであるし，そのことが診断上の問題とおよび関連の疑問の両方にどう関係するのか示さなければならないし，また，解釈上の限界を認めるべきである（Binder & Thompson, 1994；Tombaugh, 1996）。例えば，検査者は以下のように書くかもしれない。「神経心理学的テストの結果から，ジョーンズさんの記憶についての訴えは誇張ではないかという懸念が浮かんできました。例えば，いくつかの強制選択再認テスト（VSVT，21項目テスト，TOMMなど）における彼女の成績は，期待されるものより明らかに低いものでした。ところがこのように低い点数は，重篤な痴呆患者にはありうるけれども，健常者あるいは軽度の脳損傷患者がこのような点数を取ることはまれなことです。さらに，ジョーンズさんは…」

ある場合，その人が詐病であることを示すというより，最も適切な結論は（Binder & Thompson, 1994；Thombaugh, 1996），詐病が疑われる場合，単にテストの無効についてのみコメントし，診断はしないことである。検査者は「結果の一貫性のなさのため，本日診断はできませんでした」とか「この結果は一般的に知られているどんな診断とも一致しません」とか「結果は患者さんの示す訴えと一致しません」とか伝えることができる。

結局，臨床的報告は，詐病を思いついた動機についてのなんらかの情報が含まれている場合が最も有用である。そのような動機とは，責任回避の欲求や障害の承認のための口実，薬物や特別な看護サービスなどを得ようとする企てなどが反映されているのかもしれない。報告には，治療的介入のための示唆も含むべきである。

文 献

Abrisi, P.A., & Ben-Porath, J.S. (1995). An MMPI-2 infrequent response scale for use with psychopathological populations: The Infrequency-Psychopathology Scale F(p). *Psychological Assessment, 7,* 424-431.

American Psychiatric Association (1994). *Diagnostic and Statistical Manual of Mental Disorders* (4th ed.). Washington: American Psychiatric Association.

Bernard, L.C. (1991). The detection of faked deficits on the Rey Auditory Verbal Learning Test : The effect of serial position. *Archives of Clinical Neuropsychology, 6,* 81-88.

Bernard, L.C., McGrath, M.J., & Houston, W. (1996). The differential effects of simulating malingering, closed head injury, and other CNS pathology on the Wisconsin Card Sorting Test : Support for the "Pattern of Performance" hypothesis. *Archives of Clinical Neuropsychology, 11,* 231-245.

Berry, D.T.R., Baer, R., & Harris, M. (1994). Detection of malingering on the MMPI : A meta-analysis. *Clinical Psychology Review, 11,* 585-598.

Binder, L.M. (1990). Malingering following minor head trauma. *The Clinical Neuropsychologist, 4,* 25-36.

Binder, L.M. (1993). An abbreviated form pf the Portland Digit Recognition Test. *The Clinical Neuropsychologist, 7,* 104-107.

Binder, L.M., Villaneuva, M.R., Howieson, D., & Moore, R.T. (1993). The Rey AVLT Recognition Memory Task measures motivational impairment after mild head trauma. *Archives of Clinical Neuropsychology, 8,* 137-149.

Binder, L.M., & Thompson, L.I. (1994). The ethics code and neuropsychological assessment practices. *Archives of Clinical Neuropsychology, 10,* 27-46.

Davis, H.P., King, J.K., Bajszar Jr. J.H., & Squire, L.R. (1995). *Colorado Malingering Test Package, Version 2.0.* Colorado Springs, CO : Colorado Neuropsychology Tests Co.

Davis, H.P., King, J.H., Bloodworth, M.R., Spring, A., & Klebe, K.J. (1997). The detection of simulated malingering using a computerized category classification test. *Archives of Clinical Neuropsychology, 12,* 191-198.

Graham, J.R. (1992). *MMPI-2 : Assessing Personality and Psychopathology* (2nd ed.). New York : Oxford University Press.

Greiffenstein, M.F., Baker, W.J., & Gola, T. (1994). Validation of malingered amnesia measures with a large clinical sample. *Psychological Assessment, 6,* 218-224.

Greiffenstein, M.F., Gola, T., & Baker, W.J. (1995). MMPI-2 validity scales versus domain specific measures in detection of factitious traumatic brain injury. *The Clinical Neuropsychologist, 9,* 230-240.

Greiffenstein, M.F., Baker, W.J., & Gola, T. (1996). Motor dysfunction profiles in traumatic brain injury and postconcussion syndrome. *Journal of International Neuropsychological Society, 2,* 477-485.

Hiscock, M., & Hiscock, C.K. (1989). Refining the forced-choice method for the detection of malingering. *Journal of Clinical and Experimental Neuropsychology, 11,* 967-974.

Iverson, G.L., Franzen, M.D., & McCracken, L. M. (1991). Evaluation of a standardized instrument for the detection of malingered memory deficits. *Law and Human Behavior, 15,* 667-676.

Iverson, G.L., & Franzen, M.D. (1996). Using multiple objective memory procedures to detect simulated malingering. *Journal of Clinical and Experimental Neuropsychology, 18,* 38-51.

Johnson, J.L., & Lesniak-Karpiak, K. (1997). The effect of warning on malingering on memory and motor tasks in college samples. *Archives of Clinical Neuropsychology, 12,* 231-238.

Lees-Haley, P.R., English, L.T., & Glenn, W.J. (1991). A fake bad scale on the MMPI-2 for personal injury claimants. *Psychological Reports, 68,* 203-210.

Lezak, M.D. (1976). *Neuropsychological Assessment.* New York : Oxford University Press.

Lezak, M.D. (1983). *Neuropsychological Assessment* (2nd ed.). New York : Oxford University Press.

Millis, S.R. (1994). Assessment of motivation and memory with the Recognition Memory Test after financially compensable mild head injury. *Journal of Clinical Psychology, 50,* 601-605.

Millis, S.R., Putnam, S.H., Adams, K.M., & Ricker, J.H. (1995). The California Verbal Learning Test in the detection of incomplete effort in neuropsychological evaluation. *Psychological Assessment, 7,* 463-471.

Mittenberg, W., Azrin, R., Millsaps, C., & Heilbronner, R. (1993). Identification of malingered head injury on the Wechsler Memory Scale-Revised. *Psychological Assessment, 5,* 34-40.

Mittenberg, W., Rotholec, A., Russell, E., & Heilbronner, R. (1996). Identification of malingered head injury on the Halstead-

Reitan Battery. *Archives of Clinical Neuropsychology, 11*, 271-281.

Nies, K.J., & Sweet, J.J. (1994). Neuropsychological assessment and malingering : A critical review of past and present strategies. *Archives of Clinical Neuropsychology, 9*, 501-552.

Rosenfeld, J.P., Sweet, J.J., Chuang, J., Ellwanger, J., & Song, L. (1996). Detection of simulated malingering using forced choice recognition enhanced with event-related potential recording. *The Clinical Neuropsychologist, 10*, 163-179.

Slick, D.J. (1996). *The Victoria Symptom Validity Test* : A new clinical measure of response bias. Ph. D. dissertation, University of Victoria.

Slick, D., Hopp, G., & Strauss, E. (in press). *Victoria Symptom Validity Test*. Odessa, Fl : Psychological Assessment Resources.

Strauss, E., Spellacy, F., Hunter, M., & Berry, T. (1994). Assessing believable deficits on measures of attention and information processing capacity. *Archives of Clinical Neuropsychology, 9*, 483-490.

Tenhula, W.N., & Sweet, J.J. (1996). Double cross-validation of the Booklet Category Test in detecting malingered traumatic brain injury. *The Clinical Neuropsychologist, 10*, 104-116.

Tombaugh, T.N. (1996). *Test of Memory Malingering*. New York : Multi Health Systems.

Trueblood, W. (1994). Qualitative and quantitative characteristics of malingered and other invalid WAIS-R and clinical memory data. *Journal of Clinical and Experimental Neuropsychology, 16*, 597-607.

Warrington, E.K. (1984). *Recognition Memory Test Manual*. Windsor, England : NFER-NELSON.

Rey 15項目記憶テスト(FIT)
REY FIFTEEN ITEM MEMORY TEST (FIT)

訳　植田聡美

他のテスト名

このテストは15項目テスト，Rey記憶テスト，Rey 3×5テストとも呼ばれている。

目 的

このテストは記憶テストにおける努力と，記憶に関する訴えの誇張や虚偽を査定するために用いられる。

原 典

このテストは，下記の図に従って作成できる。

概 要

FIT（図17－2参照）はRey(1964)によって考案され，縦3列×横5行に配置された15項目から構成される。被検者は15個の項目が描かれたカード（幅21.5cm，縦28cm）を10秒間呈示され，その後，記憶に基づいて項目を描くことを求められる。検査の説明にあたってはテストを難しく思わせるために，15という数が強調される（Lezak, 1995）。ところが，このテストが本来即時記憶と注

A	B	C
1	2	3
a	b	c
○	□	△
I	II	III

図17－2．Rey15項目テスト

意力のテストであることと，項目がいろいろ（つまり，ABC, 123, abc など）のために FIT は実際にはかなり簡単で，被検者は項目の多くを思い出すためには3つか4つの概念を思い出すだけでよいのである。詐病者は課題の難易度の判断を誤ると考えられており，そのため，重篤な知的障害をもつほとんどの患者よりも低い成績を示すのである。Lezak(1983) は FIT に関して，明らかな障害をもたないものは誰でも，5種類のマークのセットのうち3セット，あるいは15項目のうち9つは少なくとも思い出せるという印象を述べている。

実 施

被検者に何も書いていない紙を渡し，以下のように説明する（Arnett et al., 1995）：「*これは記憶のテストです。これは大変難しいテストなのですが，最善を尽くしていただきたいと思います。これから，15の異なった*（強調する）*模様が描かれたカードをお見せします。このカードをみられるのは10秒間です。その後，私がカードを取り去ります。私がカードを取り去ったら，覚えている模様をできるだけたくさん，そしてカードにあったとおりに並べて描いてください。もう一度言っておきますが，これは難しい*（強調する）*テストです。でも，できるだけがんばってください。では，これがカードです。*」Griffinら(1996)は，被検者に15の項目を「カードに書かれていたとおりに」記憶するように指示することによって，このテストの有効性を高めることができることを示唆している（考察参照）。

およその実施時間

テスト全体に必要なのは5分程度である。

採点方法

得点の数を計算する。空間的位置とは関係なく，0〜15の範囲で正しく再生された項目の総数を記録する。正しい順序で正しく並んでいる行の数も記録する。つまり，3×5のマトリックスの中で正しい位置にあり，正しい順序に並んだ全部が正しい項目からなる列の数である。範囲は0〜5である。1列内に置かれた記号の数を合計してもよい。ACB であれば得点は1点。得点の範囲は0〜15点。誤答の形式の分析もなんらかの役にたつかもしれない（Greiffenstein et al. 1996；Griffen et al. 1996）（考察参照）。

考 察

Goldberg と Miller (1986) は独立した評価者間で，項目正解得点は95％，列の正解得点は97％の一致率を示したことを報告している。検査一再検査による信頼性についての情報は得られない。しかし，Paul ら(1992)は4列4項目からなる16項目版 FIT (ABCD, 1234, abcd, ⅠⅡⅢⅣ……) を考案し，地域の志願者に実施した。2週間後に行った再検査において地域住民は .48 の信頼性係数を示した（健常の被検者は概ね，両方のテストで満点をとったという事実による）が，これはシミュレーション次第では .88 まで上昇する。

理想的には，記憶障害の詐病を発見するために考案されたテストは，ねつ造に敏感で，真性の記憶障害には感度が低くあるべきである。しかし，FIT はこの理想には遠く及ばないようである。Bernard (1990) は28名の健常な対照群と58名の記憶欠損詐病群にテストを行った。FIT は2つのグループを弁別しなかった。Schretlen ら(1991)は様々な精神障害を装っている76名と，148名の健忘症，痴呆，重篤な精神病患者，その他の神経精神病患者，および80名の健常対照群にテストを行った。彼らは，27％の被検者が「詐病」の範囲に含まれ，障害のふりをするよう指示された被検者のうち15％しか FIT によって詐病を発見されなかったことを報告した。同様に Morgan (1991) は軽〜重度の記憶障害をもつ，訴訟を起こしていない被検者60名を調査し，3列あるいは9項目を基準に用いたところ60名中12名に FIT は役にたたなかったことがわかった。診断上の有効性を高めるため，カットオフ得点を7に変更することが推奨されている (Lee et al.,1992)。Leeらは100名の側頭葉てんかん患者，56名の訴訟中

でない外来患者，訴訟中で最良の偽装を果たし得なかったと思われる16名の外来患者にFITを試行した。彼らは，訴訟中の外来患者群以外の両対照群で項目を7つ再生した者は5パーセンタイル以下であることがわかった。しかしながら Guilmetteら(1994)は，この改善されたカットオフ得点を用いて，FIT が真性の記憶障害には過度に敏感で，脳損傷偽装者の同定には十分な感度を備えていないことを見出した。正解が7項目以下というカットオフを用いると，中～重度の脳損傷をもつ訴訟中でない患者の40％と，抑うつ状態の精神科入院患者の20％が詐病の可能性ありと分類されてしまうのである。対照的に，それらしく障害のふりをするよう指示された健常者群では，わずかに5％のみが「詐病」の範囲に分類された。彼らは神経心理学的評価のなかで詐病を発見するやり方としてFITよりも Hiscock と Hiscock 版 (1989)の強制選択法が，すぐれていることも見出している (Hiscock and Hiscock の手続きの適用についてはビクトリア症状妥当性テスト参照)。Hiscock と Hiscock 強制選択法における詐病の示唆として正解90％以下のカットオフを用いると，脳損傷の被検者全員とほぼ15％の詐病者が正しく分類された。Iverson と Franzen (1996)は学生，精神科的患者，様々な記憶障害患者のグループにおいて，FIT 16項目版を含むいくつかの課題を用いて調査した。強制選択法が比較的高い割合で正しく分類できた一方で，16項目版は詐病を指示された対象 (22.5％) の正しい分類には効果的でなかった。Greiffenstein ら(1994)は，明白な詐病の指標 (例えば，2つ以上の神経心理学的尺度における考えられないような低成績，対応する情報源と病歴との不一致など) がみられるあるいはみられない106名の脳震盪後患者を対象に神経心理学的テストのバッテリー (RAVLT, WMS, WMS-Rなど) と，FIT を含むいくつかの健忘症詐病尺度で調査を行った。Wechsler 尺度とRAVLT のなかの自由再生テストでは詐病の疑いのある者を重度の脳損傷患者から識別することはできなかった。これとは逆に詐病を疑われる者では，Portland 数字再認テストの成績はかなりよいのにFITを含む詐病尺度での成績は悪かった。

Greiffensteinら(1995)は，しかしながら，FITを含む健忘症詐病尺度は MMPI-2 の尺度よりも，ノンコンプライアンスに対して全体的により感度が高かったと記している。さらに，因子分析では精神医学的因子 (MMPI-2 の尺度を含む) と記憶詐病因子 (FIT, Portland 数字再認テスト，RAVLT 再認条件，信頼数唱を含む記憶尺度からなる) とは無関係であることが示唆された。最近 Millis と Kler (1995)は，閉鎖性頭部外傷の結果として重篤な認知障害を主張していたものの，再認記憶テストという強制選択式記憶尺度で明らかに偶然レベルを下回る成績のため詐病と判断された7名にFIT を試行している。対照群として，実際に7名の中～重度の急性外傷性脳損傷患者にもFIT が施行された。脳損傷患者はFIT において詐病の被検者よりも有意に多くの項目を再生した。カットオフ得点を7にしたところ，FIT は詐病者の約半数しか発見できなかったが，脳損傷被検者の誤分類はなかった。

焦点のある記憶障害をもつ患者のみでなく，より広範な認知障害をもつ患者も同様にこのテストの成績は低い。Goldberg と Miller (1986) は平均的な知能 (平均=101.1, SD=12.5) の精神科入院患者50名と精神発達遅滞 (WAIS-R によるIQ：範囲40～69, 平均=63.4, SD=7.54) の成人16名に課題を与えた。その結果精神科患者全員が15項目のうち少なくとも9項目を再生したのに対し，精神遅滞群では37％以上が9項目以下の再生にとどまることがわかった。遅滞群は16名中9名が5列のうち少なくとも3列再生することに失敗した。遅滞群に典型的な誤りは，省略とは異なり，保続と反復であった。彼らはまた，精神科患者群において，正しく再生された列の数は MMPI の非妥当性(F)尺度($r=-.31$) および Wiggins 器質疾患尺度($r=-.42$)と負の相関があり，一方でIQとは正の相関($r=.38$)があることも明らかにした。FIT の成績は，Gough の F-K 指標との関連を示さなかった。Schretlen ら(1991)も，全般的な知能状態とFIT の成績との間に中程度から高い相関($r=.55～.81$)を見出した。Philpott と Boone (1994)は認知障害の程度では様々な (MMSE 得点で中～重度) アルツハイマー型痴

呆（AD）が疑われる患者と，46〜80歳の健康な成人とにテストを行った。その結果，FITの成績は痴呆の重症度によってさまざまであることがわかった。AD患者49名中FIT得点9点以上は2名だけであった。認知機能の低下が軽度の被検者であっても，このテストでは高い割合の「失敗」を示した。Backら（1996）は30名の統合失調症患者を対象とした研究で，13％が9点未満であったことを報告している。

異なった診断基準を適用すると，少なくとも特異性に関してはいくらかよい結果をもたらすようである。Arnettら（1995）は様々な神経学的患者（大脳内出血を伴う広範な外傷性脳損傷患者）群と，障害のふりをするように指示された健常成人群の間で，FITの成績の質的および量的変数について比較した。その結果，正しい位置の列が2未満をカットオフとすると両群を最もよく弁別できることがわかり（正しい列が3未満，正しい項目が9未満，正しい列が2未満，の比較による），感度47％と特異度97％が得られた。同じカットオフが反復研究に応用され，感度64％と特異度96％が得られた。しかしながら，これらの脳損傷患者群は中〜重度の損傷を被っていたため，理想的な対象ではなかったことには注意されたい。軽症の外傷性脳損傷患者が，より適切な比較対象となるだろう。しかし，脳障害の存在を確認された患者がFITで2つ以上の列の正解ができるという知見は，軽症の脳損傷患者がこのカットオフを下回る成績を示す場合は疑ってかかるべきことを示唆している。

Griffinら（1996）は実施法を一部変更して，被検者に15項目を*カードにあったとおりに*記憶するように指示することを提案している。彼らは，精神障害者，健常の非詐病者，および詐病の可能性がある人の研究に基づいて，量的分析と質的分析の両方を用いるべきであると提言している。詐病の可能性があるものは，そうでない者に比べて形態（3×5の配置を再生することの失敗），列の順序，読字障害的（記号反転），修飾的誤答を有意に多く示す。

Greiffensteinら（1996）はいくつか別の修正された採点方法の有効性を検証した。重篤な外傷性脳損傷患者60名と詐病の可能性のある訴訟中の脳震盪後患者90名においてReyの元々の採点方法（9項目以下）を用いたときの的中率（感度64％，特異度72％）は，列のなかでの正しい再生を計算する空間的評価法を用いることで向上させる（感度69％，特異度77％）ことができた。特異性のレベルは非常に低く，偽陽性誤答の割合が約33％であったことに注意しなければならない。15単語強制選択式再認記憶テストがFITより効果的であることが立証された。

Morgan（1991）はFITを構成する5つの列の難易度が異なることを明らかにした。訴訟中でない脳損傷患者において，3つのアルファベット大文字の再生が最もよく，続いてアラビア数字，小文字，幾何学図形，ローマ数字であった。最も多かった質的誤りは，幾何学図形の並べ違いであった。反復と保続は，FITに「成功した」人にも「失敗した」人にも両方にみられた。

FITは短時間に施行でき，簡単に評価できる。外傷性脳損傷の誇張を発見するには，MMPI-2のような人格検査よりも有効である（Greiffenstein et al., 1995）。一方，真性の認知機能障害（痴呆，健忘，視空間認知上の問題を含む）への感受性の高さと，詐病に対する感受性の十分でないことも明らかになっている（Arnett et al., 1995；Beetar & Williams, 1994；Greiffenstein et al., 1996；Guilmette et al., 1994；Iverson & Franzen, 1996；Morgan, 1991；Schretlen et al., 1991）。FITの成績が低かった場合，臨床家は詐病尺度の妥当性について結論を出す前に，重篤な神経学的障害の可能性をまず考えるべきである（Greiffenstein et al., 1994, 1996）。われわれは，他の研究者（Greiffenstein et al., 1994；Guilmette et al., 1994；Iverson & Franzen, 1996；Millis & Kler, 1995）と同様に，むしろ強制選択法が好ましいと考える。臨床家が他の尺度と組み合わせてFITを用いることを選んだ場合，FITの最大の有効性は軽度脳損傷をまねた露骨な詐病のやり方を発見することにあるだろう（Millis & Kler, 1995；Palmer et al., 1995）。このような場合，テストは鑑定のごく初期，被検者がより難しいテストを経験し，手続きの簡単さを理解する前に行わ

れるべきである (Iverson & Franzen, 1996)。重篤な脳障害患者にこのテストの使用は勧められない。

虚偽の記憶障害から本当のそれを見分ける課題をわずかでも有効にしているのは何かという疑問が生じる。Greiffenstein ら(1996)は 15 の項目が簡単に 5 つの概念的ユニットに分けられ，短期記憶能力の範囲内であることから，この課題は短期記憶を測定していると述べている。彼らは，詐病者は短期記憶と長期記憶の両方の課題で低い成績を示し，痴呆でない健忘症患者では短期記憶が損なわれないことを知らないだろう，と示唆している。

標準データ

正答項目の数に関して，カットオフ得点は 7 点が推奨されている(Lee et al.,1992)。カットオフ得点をより高い点に変えると FIT の感受性は高まるが，特異性は低下するだろう(Lee et al.,1992；Schretlen et al.,1991)。代わりに，検査者は列の正答 2 列未満(Arnett et al.,1995)あるいは列中に正しく描かれた記号 9 未満(Greiffenstein et al., 1996)をカットオフとして用いることができる。

Schretlen ら(1991)は再生される項目の数が年齢と反比例($r=-.25$)することを見出した。他にも FIT 得点が加齢に伴って低下すること (Philpott & Boone, 1994)が報告されており，このことから他の動機づけ因子がない場合でも，高齢者は詐病者として誤って分類されるかもしれないことが示唆された。知的水準もこのテストの成績に関連している(.38～.81)(Goldberg & Miller, 1986；Schretlen et al.,1991，統合失調症患者における MMSE と FIT の得点を見出すことに失敗した Back et al.,1996 も参照せよ)。Back ら(1996)は教育歴が得点に影響することを報告している。つまり，FIT は知能および教育歴が平均 IQ 以下の人には適当ではないということかもしれない。

文 献

Arnett, P.A., Hemmeke, T.A., & Schwartz, L. (1995). Quantitative and qualitative performance on Rey's 15-Item Test in neurological patients and dissimulators. *The Clinical Neuropsychologist, 9,* 17-26.

Back, C., Boone, K.B., Parks, C., Burgoyne, K., & Silver, B. (1996). The performance of schizophrenics on three cognitive tests of malingering, Rey 15-Item Memory Test, Rey Dot Counting, and Hiscock forced-choice method. *Assessment, 3,* 449-457.

Beetar, J.T., & Williams, J.M. (1994). Malingering response styles on the Memory Assessment Scales and symptom validity tests. *Archives of Clinical Neuropsychology, 10,* 57-72.

Bernard, L.C. (1990). Prospects for faking believable memory deficits on neuropsychological tests and the use of incentives in simulation research. *Journal of Clinical and Experimental Neuropsychology, 12,* 715-728.

Goldberg, J.O., & Miller, H.R. (1986). Performance of psychiatric inpatients and intellectually deficient individuals on a task that assesses the validity of memory complaints. *Journal of Clinical Psychology, 42,* 792-795.

Greiffenstein, M., Baker. W.J., & Gola, T. (1994). Validation of malingered amnesia measures with a large clinical sample. *Psychological Assessment, 6,* 218-224.

Greiffenstein, M.F., Gola, T., & Baker, W.J. (1995). MMPI-2 validity scales versus domain specific measures in detection of factitious traumatic brain injury. *The Clinical Neuropsychologist, 9,* 230-240.

Greiffenstein, M.F., Baker, W.J., & Gola, T. (1996). Comparison of multiple scoring methods for Rey's malingered amnesia measures. *Archives of Clinical Neuropsychology, 11,* 283-293.

Griffin, G.A.E., Normington, J., & Glassmire, D. (1996). Qualitative dimensions in scoring the Rey Visual Memory Test of malingering. *Psychological Assessment, 8,* 383-387.

Guilmette, T.J., Hart, K.J., Giuliano, A.J., & Leininger, B.E. (1994). Detecting simulated memory impairment：Comparison of the Rey Fifteen-Item Test and the Hiscock Forced-Choice Procedure. *The Clinical Neuropsy-*

cholologist, 8, 283-294.
Hiscock, M., & Hiscock, C.K. (1989). Refining the forced choice method for the detection of malingering. *Journal of Clinical and Experimental Neuropsychology, 11*, 967-974.
Iverson, G.L., & Franzen, M.D. (1996). Using multiple object memory procedures to detect simulated malingering. *Journal of Clinical and Experimental Neuropsychology, 8*, 1-14.
Lee, G.P., Loring, D.W., & Martin, R.C. (1992). Rey's 15-Item Visual Memory Test for the detection of malingering : Normative observations on patients with neurological disorders. *Psychological Assessment, 4*, 43-46.
Lezak, M.D. (1983). *Neuropsychological Assessment* (2nd ed.). New York : Oxford University Press.
Lezak, M.D. (1995). *Neuropsychological Assessment* (3rd ed.). New York : Oxford University Press.
Millis, S.R., & Kler, S. (1995). Limitations of the Rey Fifteen-Item test in the detection of malingering. *The Clinical Neuropsychologist, 9*, 241-244.
Morgan, S.F. (1991). Effect of true memory impairment on a test of memory complaint validity. *Archives of Clinical Neuropsychology, 6*, 327-334.
Palmer, B.W., Boone, K.B., Allman, L., & Castro, D.B. (1995). Co-occurrence of brain lesions and cognitive deficit exaggeration. *The Clinical Neuropsychologist, 9*, 68-73.
Paul, D.S., Franzen, M.D., Cohen, S.H., & Fremouw, W. (1992). An investigation into the reliability and validity of two tests used in the detection of dissimulation. *International Journal of Clinical Neuropsychology, 14*, 1-9.
Philpott, L.M., & Boone, K.B. (1994). The effects of cognitive impairment and age on two malingering tests : An investigation of the Rey Memory Test and Rey Dot Counting Test in Alzheimer's patients and normal middle aged/older adults. Paper presented to the International Neuropsychological Society, Cincinnati, Ohio.
Rey, A. (1964). *L'examen clinique en psychologie*. Paris : Presses Universitaires de France.
Schretlen, D., Brandt, J., Krafft, L., & Van Gorp, W. (1991). Some caveats using the Rey 15-Item Memory Test to detect malingered amnesia. *Psychological Assessment, 3*, 667-672.

記憶詐病テスト
TEST OF MEMORY MALINGERING (TOMM)

訳　植田聡美

目 的

成人を対象とし，記憶テストにおける努力と記憶障害の虚偽，誇張を査定するために用いる。

原 典

完全セット（刺激用冊子2組，記録用紙25枚，マニュアル）を135カナダドルでMulti Health Systems (MHS), Inc., 65 Overlea Blvd, Suite 210, Toronto, Ontario, M4H 1P1あるいはMHS, 908 Niagara Falls Blvd, North Tonawanda, NY, 14120-2060から95米ドルで入手できる。

概 要

TOMM (Tombaugh, 1996) は，再認記憶テスト (Warrington, 1984) と類似のテストである。50項目の再認テストからなり，2回の学習試験と1回の保持試験を含む。それぞれの学習試験において，被検者は日常的なもの50枚の標的絵画を1枚につき3秒，1秒間の間隔をおいて呈示される。その後50枚の再認パネルを一度に1枚ずつ見せられる。それぞれのパネルには前に呈示された標的

絵画1つと,新しい絵が描かれている。この強制選択再認課題では,被検者はあらかじめ見せられた標的絵画を選択することを求められる。それぞれの項目について,反応の訂正にははっきりとフィードバックが行われる。それぞれの試験には同じ50枚の絵が用いられる。しかし,2回目の学習試験では順番を変えて呈示される。第2試験の15分ほど後に,随意に保持試験を行う。この試験は,標的絵画が再呈示されないこと以外は前の試験と同様である。Tombaughは,詐病を査定するには2回の学習試験で普通は十分だと述べている。しかし,保持試験を用いることが結果を確実にすることにつながる。

実 施

原典参照。簡単に述べると,検査者は被検者に,50の日常的な物体の絵を記憶する能力をテストすること,それから,そのうちのいくつを思い出せるかをテストすることを告げる。その後,テスト刺激を呈示し,二者択一再認テスト記録用紙に反応を記録し,反応の訂正についてフィードバックを与える。

およその実施時間

およそ15分程度要する。

採点方法

再認と記憶保持試験において被検者が示した正解に対してそれぞれ1点ずつを与える。つまり,それぞれの試験における最高得点は50である。

考 察

Tombaugh(私信,1996年11月)はそれぞれの試験についての高いα係数($n=40$)を報告した(第1試験=.94,第2試験=.95,保持試験=.94)。妥当性に関してTombaugh(1996)は,健常者において,知覚された難しさが表示された難しさを上回ることを報告している。つまり,このテストは実際よりも難しい印象を与え,このことは努力の乏しさを発見するのに役立つことを物語っている。神経心理学的検査を必要とする158名の入院および外来患者にこのテストを施行した。重篤な認知障害は成績に影響するようであるが,神経学的障害に対しては比較的反応性が低いことが明らかになった。つまり,認知的な障害,失語症,代償を求めないTBI患者などの臨床例で,高い正答率が示されるのである。しかしながら,痴呆患者では得点がより低く,第2試験において45点を下回ったものが27％であった。さらに,TOMMの成績は学習および記憶の尺度とわずかな相関しかみられないようである。TOMM得点は,視覚および言語学習の自由再生尺度(WMS-Rの遅延視覚再生,CVLT,LAMBの語表下位検査)との相関もごくわずか(r=.20〜.35の範囲)しか示されなかった。つまり,学習および保持についての標準テストで低い得点を示す被検者が,TOMMでは概して良い成績を納めるのである。

TOMMは動機不足の状態には感受性が高いようである(原典参照)。TOMMを含む神経心理学的テスト・バッテリーを,頭部外傷に伴う症状をまねるように指示された27名の大学生と22名の対照群とに施行した。詐病群は対照群よりも低い得点を示した。特に第2試験で,対照群は全員が49点以上をとった(特異性100％)のに対し,詐病群の93％が49点未満であった(感受性93％)。さらに,検査後の報告アンケートの分析によって,被検者がTOMMを詐病の尺度として他のテストから区別していなかったことが示された。その後の研究では,訴訟中のTBI患者($n=11$)の成績と訴訟中でない対照群($n=17$),認知的障害のない健常者群($n=11$),神経科で集められた焦点性の神経心理学的障害をもつ患者群($n=11$)らの成績を比較した。第1試験では,詐病の「おそれのない」TBI患者が健常者群および焦点性障害をもつ患者群の両者よりやや低い得点を示したが,他の2つの試験では同じくらいのレベルであった。これは,詐病の「おそれのある」TBI患者のかなり低い成績とは非常に対照的である。3試験全てにおいて,詐病の「おそれのある」TBI群の得点は,お互いに差異のみられなかった他のグループ

の成績より有意に低かった。しかしながら、感受性と特異性は報告されていない。

　TombaughはTOMMの解釈は多くの要因を含んでいるので、詐病の診断はテストの得点のみに基づいて行われるべきではないと注意を促している。TOMMの得点は、結果が患者のベストの成績を反映しているかどうかをさし示しているだけである。しかしながら、行動の動機的基礎と作意の問題を扱うものではない。適切な診断のためには、さらに他の情報源からの情報を吟味することが必要である（例えば、他の神経心理学的テストの成績、発症に関する情報、障害の期間と重症度、損傷前と損傷後の機能水準など）。またTOMMで標準レベルの得点であっても詐病が除外されるわけではないことは、心に留めておくとよい。例えば、運動障害あるいは感覚障害のふりをしている人は、TOMMをその人の症状とは無関係であると考え、普通に取り組むだろう。

　TOMMは、記憶に関する動機の問題の発見には新しい有効な尺度であると思われる。しかしながら、いくつかの限界はある。心理的苦痛の影響は不明である。加えて、信頼性と妥当性についてのさらなる研究（例えば、詐病を発見するための他の尺度についてのこのテストの有用性）が必要である。

標準データ

　このテストは16〜84歳までの地域住民475名と、神経心理学的評価の依頼があった患者161名を対象として開発された。Tombaugh(1996, 印刷中)は第2試験の成績が神経学的機能障害とは関係なく非詐病者において非常に高いことを報告した。地域に住んでいる成人の95％以上が第2試験で49点か50点を示した。さらに、臨床例のさまざまな被検者の得点をみると、非痴呆患者の多くが第2試験において満点を取っていることが示されていた。このように、Tombaugh(原典参照)は第2試験あるいは保持試験において45点に満たない場合は、その人が最大限の努力を怠っていると考えてみることを勧めている。45点を厳密なカットオフ得点として用いるより、ガイドラインとして考えるべきで、特定の臨床例の成績から得点の偏りが大きくなるに従って詐病の可能性は高くなる（原典の表3−5、3−7参照）。

　年齢と教育歴は、成績にほとんど影響を与えない。中〜重度の認知障害は影響があるようであるが、IQの影響は報告されていない。

文　献

Tombaugh, T. (in press). The Test of Memory Malingering (TOMM): Normative data from cognitively intact and cognitively impaired individuals. *Psychological Assessment.*

Tombaugh, T.N. (1996). *Test of Memory Malingering (TOMM)* New York: Multi Health Systems.

Warrington, E. (1984). *Recognition Memory Test.* Windsor, England: NFER-Nelson.

21項目テスト
21 ITEM TEST

訳 植田聡美

目 的

反応のマイナスへの偏りを鑑定するために考案されたテストである。

原 典

マニュアルとテスト・プロトコルは，15米ドルまたは20カナダドルでGrant Iverson, Ph.D., Department of Psychiatry；2255 Wesbrook Mall, University of British Columbia, Vancouver, British Columbia, Canada V6T 2A1 から入手できる。

概 要

21項目テストは最善の努力がなされていないことをすばやく見分けるために考案された(Iverson, Franzen, & McCracken, 1991)。このテストはPankratz(1983；Pankratz, Fausti, & Peed, 1975)によって一般化された症状妥当性パラダイムの改良版である。21の名詞が書かれた標的表からなり，被検者にそれを読み聞かせる（図17-3参照）。単語表の呈示に続いて，被検者はできるだけ多くの単語を自由に再生するよう指示される。2番目の21の名詞の表は再認課題で被検者を妨害するために用いられる。自由再生試験に続いてすぐ，二者択一の強制選択再認課題を与えられ，先ほど標的表に示されていた単語を選ぶように指示される。

実 施

検査者は，これから単語の表を呈示すること，そして被検者にできるだけたくさん覚えてもらうことを伝える。検査者は1単語につき1.5秒の速さで単語表を読み上げる（表全体で30～33秒）。最後の単語を読み終えた直後に，被検者に今聴いた単語の全てを思い出すよう求める。被検者が言葉を思い出し終えたら，検査者は一対の単語の表を読み，最初の表にあった単語を選ぶよう被検者に指示する。自由再生試験と強制選択試験の両方で，検査者は被検者の回答を記録する。

```
 1. Hat      (帽子)
 2. House    (家)
 3. Table    (テーブル)
 4. Door     (ドア)
 5. Dish     (皿)
 6. Clock    (時計)
 7. Oil      (油)
 8. Snow     (雪)
 9. Road     (道)
10. Plane    (飛行機)
11. Boys     (男の子)
12. Ball     (ボール)
13. Station  (駅)
14. Arms     (腕)
15. Wood     (木)
16. Chart    (グラフ)
17. Stone    (石)
18. Hand     (手)
19. Nose     (鼻)
20. City     (町)
21. Sugar    (砂糖)
```

図17-3．21項目テストの標的
出典：Grant IversonとMichael Franzen(1989)の版権

およその実施時間

テスト全体を施行し，採点するのにかかる時間は約5分である。

採点方法

このテストで最初に得られる得点は強制選択課題における正答の総数である。追加得点は自由再生では正答で，その後の強制選択では誤答であったものの合計（不一致得点）と，強制選択課題で最も多かった連続誤答の数である。

考察

検査—再検査による信頼性に関する情報は，現在見あたらない。

このテストは不十分な努力に対して感受性が高いようである。この課題に関する最初の研究で，Iversonら(1991)は記憶障害を装うよう指示された大学生を，最善を尽くした学生からもまた記憶障害の存在が確認されている神経科的患者の混合群からも判別できることを明らかにした。課題の強制選択部分での偽陽性排除にカッティング得点を適用することで，正しく分類できたのは正常対照群と記憶障害患者では100％，実験的詐病者では65％，全体では88％であった。その後の研究で，Iverson, FranzenとMcCracken (1994)は様々な精神科入院患者60名，地域の志願者60名，神経心理学的検査に訪れた様々な患者60名に21項目テストを施行した。最後の群の患者は，法廷用の評価ないし障害評価には含まれない。地域の志願者群と精神科群のそれぞれ半数が，記憶障害を装うよう指示された。残りの被検者は最善を尽くすよう指示された。神経心理学的患者は対象記憶テストの成績によって健常と記憶障害下位グループに分けられた。判別機能分析では，自由再生得点と再認記憶得点を予測変数として用いたところ，被検者の90％が詐病グループと非詐病グループに正しく分類された。第3の研究 (Iverson & Franzen, 1996) では，21項目テストはいくつかの尺度（個人的生育史/見当識質問表，Rey 15項目テストの改良版，数唱，WMS-R 論理的記憶の強制選択増補版）の1つとして，記憶障害詐病発見の有効性を評価するために施行された。大学生20名と精神科入院患者20名に，同じものが2回，逆効果をもたらすような方法で施行された。一方の条件として被検者は最善を尽くすよう指示され，もう一方の条件としては記憶障害をまねるよう指示された。詐病の被検者は自由再生と強制選択再認の両方で対照群と記憶障害患者群より低得点であった。強制選択法は，しかしながら，詐病の効果に，より敏感である。強制選択部分での偽陽性排除にカッティング得点＝9を適用すると，健常対照群と記憶障害群は100％，実験的詐病群は22.5％，全体で69％の割合で正しい分類がなされた。カットオフ得点を13にすると，分類の割合は上昇したが，偽陽性がいくらか生じた。識別できる実験的詐病者の数は少ないものの，実際の記憶障害患者の成績の下限に近いと思われることから，9というカッティング得点は好ましいと思われる。被検者の成績の偶然性についても比較が行われた。強制選択部分において，でたらめに反応するようにいわれた人の得点が7点と15点の間であれば，95％偶然性によるとみてよいだろう。6点以下の被検者は，偶然以下の成績を示していることになり，このことはその被検者が十分に努力をしていないことを示唆している。3つの研究において対照群あるいは記憶障害者群に偶然以下の成績の者はいなかった。ところが，10～60％の実験的詐病者がこの範囲を下回る得点を示した (Iverson & Franzen, 1993)。

21項目テストにおける2つの追加得点は，偏った反応の指標としての裏付けを示している。不一致得点は，自由再生で思い出すことができ，その後，強制選択再認で思い出すことができなかった単語の総数である。このような不一致所見は対照群や十分に努力した患者にはほとんどなかった。第2の得点は連続誤答の最大数である。強制選択課題で連続誤答が多いというのは，臨床的にも統計学的にもありそうもない。Iverson, WilhelmとFranzen (1992) は非詐病被検者として地域の志願者 ($n=31$)，薬物乱用研究の入院患者 ($n=60$)，

表17－1. 21項目テストデータ

		強制選択得点	
	n	平均	SD
対照被検者群			
大学生[a]	20	18.75	1.6
大学生[b]	20	18.6	1.1
大学生[c]	20	18.5	1.5
精神科入院患者[d]	30	17.7	2.3
精神科入院患者[a]	20	18.3	1.6
連邦政府によって収容されている人[b]	20	17.4	2.0
地域の志願者[c]	30	17.9	2.3
様々な患者（記憶障害を含まない）[c]	30	17.1	2.5
記憶障害群			
様々な患者サンプル[e]	20	16.10	2.7
様々な患者サンプル[c]	30	15.8	2.9
様々な患者サンプル[d]	20	16.0	3.0
中－重度のCHIを伴う患者[b]	20	16.61	1.4
実験的詐病者群			
大学生[c]	20	6.85	3.3
大学生[a]	20	11.3	3.7
精神科入院患者[c]	30	9.8	3.2
精神科入院患者[a]	20	10.2	2.5
地域の志願者[c]	30	9.5	4.9

[a]：Iversonら（1991）
[b]：IversonとFranzen（1996）
[c]：IversonとFranzen（1994）
[d]：Iversonら（1994）
[e]：著者の許可による再録

精神科からの入院患者（$n=18$），神経心理学的評価に訪れた患者（$n=56$）を組み合わせたところ，平均不一致得点の標準は.4(SD=.8)で，最大連続誤答は1.5(SD=.9)であることを見出した。実験的詐病者（$n=133$）は，不一致得点の平均が1.4(SD=1.6)で最大連続誤答は3.7(SD=2.2)であった。

しかし，金銭的な鼓舞が反応偏位の発見感度を悪くすることがある。Frederick, Sarfaty, Johnstonと Powel（1994）は他の反応偏位の他の尺度とあわせて21項目テストを評価した。大学生に，もし納得のいくように実際の認知能力を抑制することができたら礼金を渡すことを提案した。強制選択課題の13点というカッティング得点は十分な特異性をみせたが，感受性はごく限られていた。非言語性能力の強制選択テストでは，いくぶんよい感受性と特異性が得られた。

21項目テストは，不十分な努力をすばやく査定するために，神経心理学的検査のごく初期に用いられるのに適している。このテストは露骨な誇張に対しては高い感受性を有するが，微妙なあるいは精巧な反応の偏りに対する感受性はかなり低い。ことさらに用いられると誇張に対しても，感受性は低いようである。つまり，偏位努力の疑いが浮かび上がった後の評価で，途中から用いられるような場合である。被検者は様々な難しい神経学的検査を経験してきているだろうから，21項目テストは比較的単純で簡単だと思うだろう。

標準データ

一連の研究から，対照データは得られており（Iverson et al.,1991, 1994；Iverson & Franzen, 1994, 1996）それらを表17－1にまとめてみた。

テストの強制選択部分におけるランダムな反応は，7～14点の範囲の得点に示される。

Iverson ら(1994)は，非詐病被検者において，自由再生得点と年齢との間にごくわずかながら負の相関を見出している($r=-.38$)。自由再生の成績には，教育歴は関係していなかった。年齢も教育歴も，非詐病被検者の強制選択成績とは相関しなかった。

文 献

Frederick, R.I., Sarfaty, S.D., Johnston, J.D., & Powel, J. (1994). Validation of a detector of response bias on a forced-choice test of nonverbal ability. *Neuropsychology, 8,* 118-125.

Iverson, G.L., Franzen, M.D., & McCracken, L. M. (1991). Evaluation of an objective assessment technique for the detection of malingered memory deficits. *Law and Human Behavior, 15,* 667-676.

Iverson, G.L., Franzen, M.D., & McCracken, L. M. (1994). Application of a forced-choice memory procedure designed to detect experimental malingering. *Archives of Clinical Neuropsychology, 9,* 437-450.

Iverson, G.L., & Franzen, M.D. (1996). Using multiple objective memory procedures to detect simulated malingering. *Journal of Clinical and Experimental Neuropsychology, 18,* 38-51.

Iverson, G.L., & Franzen, M.D. (1994). The Recognition Memory Test, Digit Span, and Knox Cube Test as markers of malingered memory impairment. *Assessment, 1,* 323-334.

Iverson, G.L., & Franzen, M.D. (1993). A brief assessment instrument designed to detect malingered memory deficits. *The Behavior Therapist,* May, 134-135.

Iverson, G.L., Wilhelm, K., & Franzen, M.D. (1992). Objective assessment of simulated memory deficits : Additional scoring criteria for the 21 Item Test. Paper presented to the National Academy of Neuropsychology, Pittsburgh, PA.

Pankratz, L. (1983). A new technique for the assessment and modification of feigned memory deficit. *Perceptual and Motor Skills,* 57, 367-372.

Pankratz, L., Fausti, S.A., & Peed, S. (1975). A forced-choice technique to evaluate deafness in the hysterical or malingering patient. *Journal of Consulting and Clinical Psychology, 433,* 421-422.

ビクトリア症状妥当性テスト
VICTORIA SYMPTOM VALIDITY TEST (VSVT)

訳　植田聡美

目 的

記憶テストにおける努力と，記憶障害の誇張および虚偽の査定に用いる。

原 典

このテストのコンピュータ版（ディスクとマニュアル）はPsychological Assessment Resources, Inc., P.O. Box 998, Odessa, Florida 33556 から入手できる。コンピュータが使用できない場合，以下の説明に基づいてフリップカード版を作成できる。

概 要

記憶障害についての訴えを調べるために，HiscockとHiscock(1989)は二者択一の強制選択再認課題を開発した。彼らの課題では，5桁の数字が書かれた1枚のカードが暗記のために5秒間呈示され，少し間をおいてそれと同じカードと，違う数字のカードが呈示される。正しい答は常に最

初か最後の数字を思い出すことでニセモノから区別できるようになっている。課題の表面的な妥当性を高めるために，学習段階と再認段階の間隔を，10まで，さらに15秒まで延ばされる。詐病の被検者には，このテストは記憶に問題のある人には難しく，難しさの度合は間隔が長くなるにつれて増す，と伝えることによって，成績を下げるやり方を暗示する。全ての項目に2つの反応が可能なので，でたらめに反応した場合でも全誤答率はおよそ50％になるはずである。つまり，この範囲の得点（正答がだいたい50％）は注意力と記憶力のいずれかないし両方に重篤な障害があるか，または症状の誇張，のどちらかによるはずである。50％を割る誤答率は，簡単な計算による確率から考えても偶然によってのみ起こるとは考えにくい。起こる確率の低い（例えば$p<.05$）偶然レベルを下回る成績は，正しくない答を故意に選んだこと（つまり，詐病）を示している。偶然レベル以上の正答数になることが妥当である。

Slickら（1994，1996；印刷中）は様々な方法で課題を改良した。第1に，原版の課題は実施時間がきわめて冗長で約30〜40分間もかかった。そこで項目数を72から48に減らし，実施時間を半減させた。第2に，項目の難易度を操作し，項目が実際よりも難しく感じられるようにした。*簡単な項目*は，学習した数字とニセモノに共通の数字を含まない（例：34092と56187）ので，再認した数字の最初か最後の数字あるいはその他のどんな数字でも，また，数字のパターンでも思い出せば正しい選択の助けになるはずである。*難しい項目*は，学習した数字とニセモノは2番目と3番目，あるいは3番目と4番目の数字が入れ替わっている以外は同じである（例：46923と46293）。難しい項目で正しい答を選ぶには，途中の数字の並び順序を覚えなければならず，再認する番号の最初や最後の数字を覚えても正しい選択の助けにはならないのである。保持の間隔が長くなっていくのと同じように，簡単な項目と難しい項目との実際の難易度の違いはあまりないように装われている。第3に，反応時間も記録する。最後に，確率的な分析ではかなり明白な詐病の意図を発見する以外には効果がなさそうなので，偶然レベルと変わらない得点の解釈に用いる標準データが示された。つまり，$p<.05$のレベルで偶然レベルを下回る成績は，すでに明らかに妥当でない，あるいは詐病であると分析され，$p<.05$のレベルで明らかに偶然レベルを上回る成績ははっきり妥当と分類される。新しい第3のカテゴリー，「疑わしい」という分類は，残りの90％が偶然レベルの信頼区間内に入る場合とした。

VSVTは全部で48項目あるが，16項目ずつ3ブロックに分けて呈示する。それぞれのブロックごとに5桁の数字がコンピュータモニターの真ん中に呈示され，次に保持間隔として無地の画面が続き，その後に先ほど学習された数字と5桁のニセモノが真ん中の画面の両側にひとつずつ映される。被検者はキーボード上の2つのキー（左右のシフト）のうちの一つを押して答える。正答とニセモノがどちらのキーかという釣り合いがとられ，でたらめのようにみせかけている。最初のブロックでは保持間隔は5秒間，第2，第3のブロックではそれぞれ10秒，15秒に増加する。3ブロックとも簡単な項目と難しい項目は同数（8ずつ）で構成される。ブロック内では簡単な項目と難しい項目の順序，およびニセモノの画面の位置（左か右か）は無作為にみせかけている。

実　施

テストの呈示はコンピュータプログラムによって制御されている。検査者は被検者が正しくモニターとキーボードに向いていることを確認すべきである。検査者はキーボードを両手で使えないクライエントの代わりに答をインプットしてもよい。さらにわれわれは，症状妥当性評価を受ける被検者全員には評価を始めるにあたってこの検査は努力不足をよく見つけだす，ということを話したほうがよいと思われる。

およその実施時間

テストに要する時間は約15〜20分である。

採点方法

テストの採点はコンピュータプログラムによって行われる。結果はテスト全体(つまり48項目から)と,それぞれのブロックごとに印刷される。以下の総括的情報が得られる。

1．各ブロックごとの正答数と項目の難易度別にする正答数および正答の項目の最大値（例：6/8）

2．偶然レベルの成績（50％正答）を中心とした,二項式確率曲線から得られるZ得点。つまり,Z得点＝0ということは,半分の項目が正答で,正確に偶然レベルの成績であることを示している。Z得点はp値に直接変換されるが,それは被検者が偶然だけで(つまり,でたらめに反応して)得た得点の可能性を示す。高い正の得点(Z>1.65)は偶然レベルの成績を上回ることを示し,低い負の得点(Z<-1.65)は偶然レベルの成績を下回ることを意味する。

3．偏りは片方の手をもう一方よりもよく使う傾向の尺度である。−1(左手だけ使う)から＋1(右手だけ使う)の範囲で評価される。高得点（<.6）であれば知覚上の問題（例えば視野欠損）あるいは運動障害,あるいはその他の一連の異常反応の疑問が浮かんでくる。

4．簡単な項目から難しい項目までミリ秒単位の平均の反応時間（と標準偏差）。

考察

Slick(1996)は24の簡単な項目と24の難しい項目,そして全48項目のセットについての係数を,それぞれ.82,.87,そして.89と報告している。30名の健常被検者と補償を求めている27名の患者に,VSVTが2度施行された。VSVTのなかから選ばれた尺度の検査―再検査による相関は,.53（難しい項目の反応時間）〜.73（全項目中の正答数）の範囲であった。この検査―再検査の中程度の相関は,特に対照群における範囲の制限を反映しているようである。対照群の被検者全員が再検査において1回目と同じに分類された。補償を求めている患者のなかでは,再検査において86％が同じに分類された。

VSVTは意欲の欠陥に対する反応性が高いと思われる（Hiscock and Hiscock法原版［1989］の考察について,Binder,1990；Guilmette et al., 1993,1994参照）。Slickら(1994；Slick et al., 1996)は健常成人($n=43$),脳震盪後症状群を装うよう指示された健常者($n=42$),補償を求めている患者($n=121$),補償を求めていない患者($n=26$)に検査を行った。彼らは症状を装っている被検者が難しい項目でより低い得点を示すことを明らかにした。3つのカテゴリー分類法（偶然レベル以下,偶然レベル以上,疑わしい）の採用で,すぐれた特異性を示し,偽陽性率0で非常に高い感受性をもたらした。対照群と補償を求めていない患者群は全員が偶然レベルを上回る成績を示した。障害を装った被検者の約83％が疑わしい,あるいは妥当でない範囲に含まれた。補償を求めている患者の約83％が偶然レベルを上回る得点を示した。さらに,妥当でないプロトコールを示した被検者は,妥当なプロトコールを示した被検者のおよそ2倍の反応時間がかかっており,このことは反応時間が症状妥当性尺度の補助に役立つであろうことを示唆している。

Berryら(私信,1995年7月)も検査の時点で補償を求めていない中〜重度の成人頭部外傷患者30名のグループ（意識不明の平均日数21日,SD 29）にVSVTを施行し,低い偽陽性率を見出している。ただ1名（3％）の患者が疑わしい範囲の得点を示した一方で,29名（97％）の患者が妥当な範囲の得点を示した。これらのデータはさらに顕著な機能障害（例えば,重篤な注意障害や意識障害）をもたない患者では,疑わしい範囲の得点にはなりそうもないことを示している。

つまり,重度の認知障害があったとしても,VSVTの成績はごくわずかな影響しか受けないわけである。対照的に,BinderとWillis(1991)が用いた強制選択法では,患者でない人が最善の努力を発揮してもかなり間違ってしまうような課題を作り出している。うつ病もVSVTの成績にはほとんど影響しない(Slick et al.,1996；Hiscock and Hiscock法の短縮版に関して,Guilmette et al.,1994も参照のこと)。

表17-2. VSVT得点による被検者の成績の分類

	妥当 偶然以上	疑わしい 偶然	無効／ 詐病 偶然以下
全項目における正答数	29以上	20-28	19以下
簡単な項目における正答数	16以上	9-15	8以下
難しい項目における正答数	16以上	9-15	8以下

　VSVTと,他の異なった構成概念測定のために考案されたテストによる得点の相関が低いことは,妥当性にひらきがあることを示している。Slickら(1996)は記憶テスト（例：RAVLT, Rey図形）はVSVTの簡単な項目や難しい項目と5％以上の分散を共有していないので,このことはVSVTが認知機能のレベルにほとんど影響されないことを示していると報告している。このことは疑わしい範囲の得点,特に最低限度の得点ではある程度の誇張を反映しているということである。しかしながら,簡単な項目と難しい項目での反応時間は拡散的妥当性が相当低いことを示し,数唱および難しい操作速度の尺度(例：Stroop, 線引きテスト)と中等度の相関が認められる(.32～.53)ということは,反応時間を解釈する際に注意が必要であることを示唆している。

　MMPI-2の妥当性尺度とVSVT得点との相関は低～中等度の範囲であった。しかし,2つのテストによって分類された被検者を比較したところ,2つの尺度には一致率の低さが見出された。おそらくこれは驚くにあたらない知見であろう,というのは,これらのテストは課題（自己評価と実際の作業）と領域（記憶検査と人格査定）がかなり異なっているからである（MMPI-2とその他多くの健忘詐病尺度に関してはGreiffenstein et al.,1995も参照のこと）。

　VSVT法は有効であるけれども,いくつかの限界を意識しておくべきである。第1に,満点であっても症状学的な虚偽あるいは誇張が決定的に除外されるわけではない(Guilmette et al.,1993, 1994)。第2に,Slickら(1996)はVSVTのような症状妥当性テストはよくても認知障害のある型以外の,あるいはそれに加えてクライエントの成績に影響する要素を示すことができる程度のことであると警告している(Palmer et al.,1995も参照)。金銭的あるいはその他の誘因があって患者の行動が疑わしいにしても,患者は本当に障害を受けているか,あるいは意識的な意図なしに行動しているのかもしれないし,その両方かもしれない。例えば,判断力に欠けている患者（おそらく実行力欠如を反映）が偶然レベルの成績を示すかもしれない。疑わしい行動が見つかった場合,成績の低さが意図的なものかどうかを明らかにするために,また疑わしい,あるいは妥当でない得点について他の解釈を検証するために,複数の尺度（図17-1参照）を用いることが望ましい。

標準データ

　全項目,簡単な項目,難しい項目それぞれの得点は表17-2を参照して評価できる。Slickら(1996)は健常者あるいは補償を求めていない患者は難しい項目で15点以下を示すことはないことを明らかにしている。カットオフ得点は基準率の条件の違いを見込んでいないことに注意する必要がある。したがって手元にある採点項目がさまざまな基準率の条件で評価できるように分類信頼度マトリックスを使うとよい（原典参照）。

　Slickら(1996)は保持間隔の違いで得点が急激に低下するのは,本当に脳に損傷を受けた患者にはまれであるとしている。彼らはまた,混乱や失見当識が明らかでない患者の平均反応時間が4秒を超える場合,動機的な問題が示されているかもしれないと述べている。

　予備的データから,年齢および教育歴はVSVTの実際の得点に影響しないことが示唆されている(Slick et al.,印刷中)。

文 献

Binder, L.M. (1990). Malingering following minor head trauma. *The Clinical Neuropsychologist, 4*, 25-36.

Binder, L.M., & Willis, S.C. (1991). Assessment of motivation after financially compensable minor head trauma. *Psychological Assessment : A Journal of Consulting and Clinical Psychology, 3*, 175-181.

Greiffenstein, M.F., Gola, T., & Baker, W.J. (1995). MMPI-2 validity scales versus domain specific measures in detection of factitious traumatic brain injury. *The Clinical Neuropsychologist, 9*, 230-240.

Guilmette, T.J., Hart, K.J., & Giuliano, A.J. (1993). Malingering detection : The use of a forced-choice method in identifying organic versus simulated memory impairment. *The Clinical Neuropsychologist, 7*, 59-69.

Guilmette, T.J., Hart, K.J., Giuliano, A.J., & Leininger, B.E. (1994). Detecting simulated memory impairment : Comparison of the Rey Fifteen-Item Test and the Hiscock Forced-Choice Procedure. *The Clinical Neuropsychologist, 8*, 283-294.

Hiscock, M., & Hiscock, C.K. (1989). Refining the forced choice method for the detection of malingering. *Journal of Clinical and Experimental Neuropsychology, 11*, 967-974.

Palmer, B.W., Brauer Boone, K., Allman, L., & Castro, D.B. (1995). Co-occurrence of brain lesions and cognitive deficit exaggeration. *The Clinical Neuropsychologist, 9*, 68-73.

Slick, D. (1996). The Victoria Symptom Validity Test : A new clinical measure of response bias. Ph. D. dissertation, University of Victoria.

Slick, D., Hopp, G., Strauss, E., Hunter, M., & Pinch, D. (1994). Detecting dissimulation : Profiles of simulated malingerers, traumatic brain-injury patients, and normal controls on a revised version of Hiscock and Hiscock's forced choice memory test. *Journal of Clinical and Experimental Neuropsychology, 16*, 472-481.

Slick, D., Hopp, G., & Strauss, E. (in press). *Victoria Symptom Validity Test.* Odessa, Fl : Psychological Assessment Resources.

Slick, D., Hopp, G., Strauss, E., & Spellacy, F. (1996). Victoria Symptom Validity Test : Efficiency for detecting feigned memory impairment and relationship to neuropsychological tests and MMPI-2 validity scales. *Journal of Clinical and Experimental Neuropsychology, 18*, 911-922.

人名索引

Aaronow, E., 684, 688
Abbatiello, A., 525, 526
Abeles, N., 200, 205
Abidin, R. R., 658, 667
Abikoff, H., 395, 396, 397, 399, 401, 402, 403, 404, 406
Abildskov, T. J., 343, 378, 435
Ablard, K. E., 95
Abney, O. L., 380
Aboraya, A., 80
Abourdarham, J. F., 485
Abraham, E., 133, 243, 563, 569, 573
Abraham, I. L., 648, 651
Abrisi, P. A., 669, 710
Absher, J., 642
Achenbach, K., 612, 623, 644, 645, 646, 647
Acker, M. B., 567, 573
Ackerman, A. D., 651
Adair, H. E., 690
Adams, G. L., 635, 636
Adams, J. W., 167, 168, 169
Adams, K. M., 41, 42, 44, 143, 144, 200, 201, 205, 239, 243, 335, 435, 575, 617, 667, 711
Adams, M., 273
Adams, N., 86
Adams, R. E., 605
Adams, R. L., 40, 44, 55, 131, 134, 200, 205, 342, 343, 407, 410, 575, 606
Adams, S. G., 698
Adams, W., 278, 279, 439, 440, 441, 442, 507, 508
Adey, M., 642, 651, 652
Adkins, T. G., 205, 206, 406, 573, 574, 604, 605
Adler, R., 486
Adler, T. G., 406
Agnetti, V., 284
Agnew, J., 77, 356, 631, 632
Agras, W. S., 644
Agresti, A., 206
Ahola, K., 674
Aiduk, R., 663
Aigbogun, S., 618
Akert, K., 606
Akshoomoff, N. A., 369, 372, 373, 378
Ala, T., 514
Albanese, M., 10
Albert, M., 62, 456, 457, 462
Albert, M. C., 579, 582

Albert, M. L., 462, 514, 593
Albert, M. S., 37, 42, 279, 459, 475, 483, 485, 512, 513, 568, 576
Albrecht, R. R., 682, 683
Alden, D., 648, 651
Alderman, N., 45, 185, 189
Alderton, D. L., 89, 90, 95
Aldheidt, P., 687, 688
Aldrich, F. K., 383, 384, 385, 386
Aldwin, C. M., 664
Alekoumbides, A., 201, 205, 206, 401, 406, 567, 571, 573, 574, 598, 599, 601, 604, 605
Alemayehu, E., 79
Alexander, A. A., 690
Alexander, M. P., 484, 574
Alexander, R. A., 690
Alfano, D. P., 657, 659, 663
Algozzine, B., 527
Alivisatos, B., 227
Allain, A. N., 577, 643, 668
Allan, K. M., 49, 52, 54, 87, 99, 119, 126, 131, 268
Allen, C. C., 221, 487
Allen, M. E., 380
Allen, M. T., 310
Allen, R. S., 378
Allen, S., 408
Allen, T., 515, 522
Alliger, R., 245, 256
Allinder, R. M., 167, 168, 169
Allman, L., 717
Allman, L., 727
Almkvist, O., 79, 488
Aloia, M. S., 230, 232
Als, H., 590
Altepeter, T. S., 493, 495
Altman-Weber, D., 133, 438
Altman, I. M., 618
Altpeter, T. A., 407
Alvir, J., 406
Ambrosini, P. J., 640, 641
American Association of Mental Retardation, 635, 637
American Psychiatric Association, 707, 710
American Psychological Association, 35, 38, 42
Amir, N., 462
Amparo, E.G., 522
Amstutz, L., 78
Anastopoulos, A.D., 108, 130, 255
Andersen, E.S., 461

Anderson, B.L., 410
Anderson, C.V., 200, 201, 205, 243, 343, 378, 435, 568, 573
Anderson, H.N., 132
Anderson, P., 486
Anderson, S.W., 185, 239, 243
Andersson, B., 518, 522
Andreasen, N.C., 245, 256
Andrewes, D.G., 232, 357, 486
Andrikopoulos, J., 219, 220, 221, 534, 535
Andrykowski, M.A., 683
Annelies, A., 568, 573
Annett, M., 611
Ansley, J., 658, 665
Antell, S.E., 148
Anthony, J.C., 75, 77, 78, 80
Anthony, W., 601, 604
Antonelli Incalzi, R., 350, 356
Apicella, A., 487
Appelbaum, S.A., 38, 42
Appicciafuoco, A., 470
Applegate, B., 152, 153
Arbisi, P.A., 661, 663
Arbit, J., 410
Archer, R.P., 653, 656, 660, 663, 664
Archibald, S., 226
Ardila, A., 14, 239, 242, 245, 372, 373, 376, 377, 378, 381, 400, 409, 453
Arena, R., 290, 294, 543, 545
Arenberg, D., 289, 291, 293, 294, 296, 297, 513
Arfken, C.L., 515
Arguelles, S., 15
Arguelles, T., 15, 408
Ariel, R., 381
Arkes, H.R., 407
Armstrong, B.B., 525, 526
Armstrong, K., 256
Army Individual Test Battery, 563, 573
Arnett, P.A., 239, 243, 715, 716
Arnkelsson, 291, 294
Arnold, B.R., 14, 201, 205, 572, 573, 604, 616
Arnold, M.B., 694
Aronson, M.K., 312, 475, 483
Arredondo, R., 668
Arrigoni, G., 562
Arsenault, L., 668
Arthur, W., 90, 95
Artzy, G., 657, 660, 663

Asare-Aboagye, Y., 381
Asarnow, R.F., 578
Asbjornsen, A., 521
Asbury, C.A., 292, 295
Asher, E.J., 624, 633
Ashla-Mendez, M., 451, 453
Ashton, R., 234, 244
Atkinson, L., 105, 109, 119, 130, 133, 147, 158, 159, 435, 688, 697
Aucoin, R., 577
Audet, T., 545
Auriacombe, S., 475, 483, 486
Auslander, L., 689
Austin, C.N., 651
Austin, J.S., 660, 663
Avolio, B.J., 703, 704
Awad, I., 438
Axelrod, B.N., 56, 74, 77, 100, 130, 132, 133, 208, 209, 211, 212, 217, 221, 235, 236, 239, 242, 243, 244, 245, 336, 409, 414, 419, 435, 439, 455, 460, 478, 483, 491, 537, 540, 563, 569, 573, 577
Aylward, E.H., 74, 77, 526
Aylward, G.P., 143, 144
Ayres, A.J., 529, 530
Ayres, R., 151, 153
Azrin, R., 438, 454, 460, 711
Baade, L.E., 295, 575
Bach, D., 291, 294
Back, C., 343, 378, 435, 460, 483, 715, 716
Backman, I., 78
Backman, J.E., 637, 680
Backman, L., 79, 488
Baddeley, A.D., 278, 279, 280, 282, 284, 285, 287, 382, 383, 385, 386
Badian, N.A., 590
Bare, R.A., 242, 244, 656, 664, 667, 668, 711
Bagby, R.M., 660, 664
Bagshaw, J., 542, 544, 545
Bain, J.D., 233, 248, 273, 577
Bajszar, G.M., 185, 279, 337, 340
Bajszar, J.H., Jr., 711
Bak, J.S., 406, 600, 604
Bakay, R.A.E., 244
Baker, A.B., 562
Baker, F,M., 648, 651
Baker, G.B., 144, 604
Baker, L.T., 135
Baker, W., 357
Baker, W.G., 612
Baker, W. J., 666, 710, 711, 716, 727
Bakke, S.H., 523
Ball, J. D., 681
Balla, D. A., 638, 698

Ballard, J. C., 254, 255
Ballard, K., 103, 130
Balota, D. A., 461
Banken, C. H., 99, 101, 130
Banken, J. A., 99, 101, 130
Banks, G., 334
Barat, M., 674
Barbeau, A., 379
Barberger-Gateau, P., 294
Bardi, C. A., 472, 483, 566, 573
Barkan, J. H., 96
Barke, C., 154
Barker, W. W., 487
Barkley, R. A., 473, 483
Barley, W. D., 400, 409
Barling, J., 639, 642
Barlow, D. H., 644
Barnes, G. W., 568, 573, 599, 604, 613, 616
Barnett, H. M., 463
Barnoski, E. J., 514
Baron, J., 233
Baron, P., 642
Barona, A., 48, 49, 50, 54, 84, 86
Barr, A., 456, 460, 483, 511, 513, 526, 568, 573
Barr, W. B., 343, 373, 378, 418, 435, 439, 668
Barrett-Connor, E., 313, 460, 484, 513, 574
Barry, C. T., 696, 698
Barry, N. S., 379
Barry, P., 153
Bartell, S. S., 689
Barth, J. T., 5, 8
Bartok, J., 340
Bassett, S. S., 78
Batchelor, J., 15, 230, 232, 268, 312
Bate, K., 395
Batianello, S., 487
Batiansila, B., 698
Battersby, W. S., 509, 513, 581, 582
Bau, C., 39, 42
Bauer, M. G., 296
Bauer, R. E., 647
Bauer, R. M., 132, 334
Baum, C., 104, 130, 291, 294, 456, 460, 568, 573
Baumgardner, T. L., 232
Bawden, H. N., 637
Baydoun, R. B., 703, 704
Bayes, K. J., 159
Bayles, K. A., 192, 443, 444, 461, 475, 483
Bayley, N., 143, 144, 147
Beames, T. B., 292, 294
Beardsall, L., 82, 84, 86, 384, 385
Beattie, B. L., 515
Beatty, W. W., 191, 237, 239, 240, 242, 243, 287, 305, 306, 310, 456, 460, 475, 483
Beau, J., 617
Beaumont, J. G., 12, 14, 42
Beck, A. G., 689
Beck, A. T., 636, 637, 638, 639, 640, 641, 642, 643
Beck, B., 177
Beck, B. L., 679
Beck, J., 574
Beck, L. H., 256
Beck, R. W., 638, 641, 642
Beck, S. J., 686, 689
Becker, J. T., 61, 71, 77, 273, 280, 320, 334, 359, 505
Bedard, M-A., 400, 406
Beele, K. A., 449, 452, 498, 503
Beer, U., 296
Beers, S. R., 43
Beery, K. E., 524, 526
Beetar, J. T., 715, 716
Begin, G., 693, 694
Behrman, M., 450, 452, 468, 469
Bell, B., 45, 635, 637
Bell, R. C., 420, 436
Bellak, L., 55, 61, 694
Bellak, S., 690, 694
Ben-Porath, Y. S., 661, 663, 664, 666, 668, 707, 710
Bender, M. B., 513, 582, 585, 591, 593
Benedict, R., 460, 513, 526, 573
Benedict, R. H. B., 71, 74, 77, 100, 130, 134, 278, 279, 286, 287, 297, 298, 299
Bengston, M. L., 36, 42, 131, 600, 604
Bening, M. E., 151, 155
Bennett, J. M., 379, 666
Bennett, T. L., 457, 461, 599, 606
Bennett, T. S., 493, 495, 679, 680
Bennett-Levy, J., 12, 13, 15, 40, 42, 360, 368, 370, 373, 378
Benson, D. F., 246, 284, 409
Bentin, S., 533, 534
Benton, A. L., 185, 268, 278, 279, 288, 291, 293, 294, 309, 312, 386, 388, 390, 392, 443, 444, 455, 460, 470, 474, 478, 479, 483, 488, 489, 490, 491, 492, 497, 503, 505, 507, 508, 528, 530, 531, 532, 533, 534, 541, 542, 543, 545, 547, 550, 551, 552, 555, 556, 561, 562, 585, 589, 590, 591, 593, 594, 611, 612, 620, 622
Berent, S., 78, 205, 208, 243, 407, 545
Berg, E. A., 234, 243, 244
Berg, L., 294, 574
Berger, H. J. C., 246

Berger, R. A., 355, 358
Bergs, L. E., 575, 605
Berisford, M. A., 674
Berkovic, S. F., 409
Berkowitz-Zimmer, N., 44, 61, 462, 486
Berman, G., 535
Berman, K. F., 246, 311
Berman, N. G., 243, 343, 378, 435, 460, 483
Bernadin, L., 523
Bernard, B. A., 55, 88
Bernard, L. C., 240, 243, 351, 356, 419, 435, 615, 616, 708, 711, 713, 716
Bernardin, L., 243
Bernstein, J. H., 381
Berry III, A. D., 335
Berry, D. T. R., 55, 84, 86, 88, 360, 368, 370, 371, 372, 374, 378, 660, 662, 663, 664, 665, 666, 668, 707, 711
Berry, S., 236, 243
Berry, T., 269, 546, 712
Bertone, O., 651
Bertram, K. W., 200, 205
Beschin, N., 582
Besson, J. A. O., 85, 86
Besson, P. S., 192
Beyer, J. R., 505
Beyer, J. T., 505
Bezanson, L., 701, 704
Bialer, I., 494, 496
Bialow, M. R., 643
Bianchetti, A., 483
Bianchi, M. D., 642
Bielauskas, L. A., 649, 651
Bielawska, C., 79, 652
Bigler, E. D., 152, 154, 205, 215, 216, 243, 342, 343, 350, 356, 360, 373, 378, 418, 435, 568, 573, 599, 604, 613, 616, 647, 658, 664
Bihrle, A., 192
Bilker, S., 148
Bilkey, D. K., 294
Binder, D. M., 525, 527
Binder, L. M., 33, 43, 109, 130, 351, 356, 368, 371, 373, 378, 708, 710, 711, 725, 727
Binetti, G., 476, 483
Birchfield, M., 90
Bird, V. R., 646, 647
Birge, S. J., 515
Biron, R., 618
Bishara, S. N., 294
Bishop, E. G., 308, 309, 310
Bishop, J., 352, 355, 356
Bishop, K., 356
Blachstein, H., 296, 345, 348, 349, 350, 355, 356, 359

Black, F. W., 388, 392, 509, 658, 664
Black, I. L., 658, 664
Black, N., 546
Blackburn, H. L., 541, 542, 545
Blackwell, K. T., 245
Blackwood, D., 87
Blackwood, H. D., 418, 435
Bladin, P. F., 409
Blaha, J., 104, 130
Blair, J. R., 49, 52, 54, 80, 81, 83, 84, 86
Blake, J. D., 676
Blake, P., 651
Blanchard, E., 578
Blanco, C. R., 287, 310
Blanton, P. D., 289, 294
Blashfield, R. K., 667
Blatter, D.D., 205, 243, 343, 378, 435, 568, 573
Blau, A.D., 312, 486
Blazer, D.G., 78, 651
Bleeker, M.L., 76, 77, 345, 350, 352, 355, 356, 483, 631
Blessed, G., 673, 674
Blomstrand, C., 583
Bloodworth, M.R., 711
Bloom, B.L., 399, 407
Blount, J.B., 540, 649, 651
Bluemlein, M.S., 78
Blumenstein, E., 336
Blusewicz, M.J., 206
Blysma, F.W., 227
Boake, C., 336, 358
Bobholz, J.H., 130, 134, 248, 251, 379
Boehmer, F., 294
Boekamp, J.R., 85, 86
Boening, J., 295
Boer, D.P., 99, 130, 133
Boersma, D.C., 680
Bogen, J.E., 273
Boggs, S.R., 485, 527, 698
Bohac, D.L., 108, 133, 650, 651
Bohnen, N., 230, 232
Boivin, M.J., 78, 600, 604, 693, 694
Boksay, I., 78
Boksenbaum, S.I., 484
Boland, S., 574
Boldue, P.E., 273
Boll, T.J., 44, 193, 198, 199, 200, 201, 205, 208, 268, 313, 438, 604, 689
Bolla, K.I., 478, 483, 542, 545
Bolla-Wilson, K., 77, 356, 631
Boller, F., 77, 185, 407, 497, 498, 503, 505, 543, 545
Bolon, K., 639, 642
Bolter, J.F., 200, 697
Bonaccorsy, C., 483

Bond, J.A., 200, 201, 205
Bondi, M.W., 56, 88, 190, 192, 320, 334, 460, 484, 486
Boodoo, G., 55
Boone, K.B., 240, 242, 243, 245, 342, 343, 360, 370, 374, 376, 377, 378, 418, 435, 457, 460, 476, 483, 486, 714, 716, 717, 527
Borkowski, J.G., 471, 483
Borm, G.F., 246
Bornefeld, B., 604
Bornstein, R.A., 29, 99, 107, 128, 130, 200, 206, 239, 243, 245, 400, 407, 416, 418, 419, 432, 436, 570, 571, 574, 598, 604, 611, 612, 613, 614, 615, 616, 620, 621, 622
Borod, J.C., 449, 451, 452, 460
Bortnick, D.M., 41, 43
Bosscher, R.J., 641, 642
Bottomley, P.A., 268, 335
Botwinick, J., 289, 294, 296, 568, 574, 577
Bouchard, T.J., 55
Boules, N.L., 460
Boulton, A., 144
Bouman, D.E., 54, 87, 177
Bourdette, D., 461
Bourke, R.S., 574
Boust, S.J., 651
Bowden, S.C., 103, 130, 415, 420, 436
Bowler, R. M., 271, 273, 385
Boyd, J.L., 537, 539
Boykin, A.W., 55
Boyle, G.J., 200, 208
Boyle, G.L., 193, 206
Boyle, R.S., 392, 486
Bracken, B.A., 493, 495
Bracy, O.L., 41, 43
Bradley, L., 623
Bradley-Johnson, S., 696, 698
Braekhus, A., 74, 77
Braff, D., 336
Brailey, K., 359, 381, 488, 577, 643, 668
Brandon, A.D., 201, 206, 596, 603, 605
Brandt, J., 71, 74, 77, 227, 248, 251, 278, 279, 286, 287, 335, 409, 410, 439, 460, 476, 483, 513, 526, 573, 717
Bransome, E.D., Jr., 256
Brasfield, D.M., 292, 294
Braun, A.E., 91, 95
Braun, C.M.J., 216, 226, 227, 244
Braun, L.S., 615, 616, 617
Braune, R., 523
Braungart, J.M., 147
Brayne, C., 82, 84, 86

Brazelton, T.B., 143, 144
Breen, A.R., 67
Breen, M.J., 525, 526
Breidt, R., 288, 294
Breier, J.I., 373, 378
Bremner, J.D., 307, 310
Brennan, J., 643
Brenner, H., 296
Brickenkamp, R., 256, 258, 259
Briggs, P.F., 666
Brink, T.L., 641, 642, 648, 649, 650, 651, 652, 694
Britain, J.L., 268
Broadbent, D.E., 515, 521
Brod, M.S., 515
Brodsky, M.E., 696, 697
Brodsky, S.L., 41, 43
Brody, J., 452
Brody, L.E., 95
Brody, N., 55
Brokaw, J.R., 545
Broman, M., 626, 630, 631, 633
Bronen, R.A., 312, 408
Brook, C.P.B., 79
Brook, R.M., 293, 294
Brooker, B.H., 100, 130
Brooks, D.N., 108, 133, 368, 379, 401, 409
Brooks, J.G., 244, 642
Brooks, R., 61, 526
Brookshire, R.H., 450, 452. 453, 470, 501, 503
Browers, P., 531
Brown, C., 639, 640, 642
Brown, G., 56, 643, 698
Brown, J., 278, 279, 280, 283
Brown, L., 635, 637
Brown, L.A., 154
Brown, L.F., 288, 294
Brown, M.C., 40, 43
Brown, R., 232, 268, 273, 625, 631
Brown, R.G., 631
Brown, S.J., 388, 391, 472, 473, 483, 493, 495, 598, 605, 617, 619, 622
Brown, T.L., 159
Brown, W.G., 488
Brownell, H.H., 43
Bruder, G.E., 336, 516, 521
Brugger, P., 486
Brulot, M.M., 231, 232, 660, 664
Brungardt, T.M., 134
Bruyer, R., 474, 484
Bryan, J.E., 56, 88, 177
Bryant, B.K., 44
Bryant, R.A., 232
Bryant, T., 386
Bryden, M.P., 518, 520, 521, 522
Bub, D., 543, 545
Buchanan, C.P., 312
Buchanan, R.J., 269

Buchanan, W.I., 407
Buchholz, D., 664
Buchtel, H.A., 200, 201, 205
Buck, P., 407, 575, 605
Buckwalter, P.R., 358, 392, 496, 505
Buff, A., 460
Buis, T., 664
Buktenica, N.A., 524, 526
Bullemer, P., 339, 340
Bullock, D., 680
Bullock, L., 231, 232
Bung, L.S., 523
Buonaguro, A., 468, 470, 487, 500, 505
Burg, J.S., 253, 255, 256
Burgess, P.W., 45, 185, 187, 189
Burgoyne, K., 716
Burke, E.A., 392, 487, 535
Burke, H.R., 90, 91, 92, 95
Burke, W.J., 648, 650, 651
Burns, A., 74, 78
Buros, O.K., 148, 655, 664, 695
Burright, R.G., 255, 256
Burrows, G., 683
Burrows, L., 578, 668
Burton, C.A., 436
Burton, D.B., 64, 65, 104, 130, 416, 436, 438, 441, 442
Buschke, H., 278, 279, 299, 302, 310
Buse, C., 546
Butcher, J.N., 42, 43, 44, 653, 654, 655, 656, 662, 664, 666, 668
Butkus, M., 680
Butler, B., 407
Butters, M.A., 540
Butters, N., 56, 61, 79, 88, 273, 279, 282, 283, 313, 334, 335, 339, 340, 358, 393, 400, 407, 408, 410, 418, 419, 433, 436, 437, 439, 460, 475, 484, 486, 513, 514, 535, 574
Butterworth, P., 356
Buttner, T., 272, 290, 294
Buxton, C.E., 546
Buzon-Reyes, J.M., 290, 294
Byrne, B.M., 639, 642
Byrne, J.M., 494, 495, 635, 637, 679, 680
Bylsma, F.W., 379, 360, 371, 375
Caddell, J.M., 676
Caffery, D., 293, 294
Cahn, D.A., 313, 456, 460, 475, 484, 511, 513, 568, 574
Caine, E.D., 437, 461, 575
Cairns, P., 334, 436
Calarao, R., 334
Callahan, C.D., 54, 87, 177
Callaway, R., 62

Caltagirone, C., 92, 95, 357, 486
Cameron, I.M., 484
Campbell, A.L., Jr., 271, 273
Campbell, D., 92, 95, 523
Campbell, D.A., 55, 86, 88
Campbell, F.A., 147, 148
Campbell, J., 253, 255
Campbell, M.L., 599, 605
Campbell, S.K., 147
Campbell, T.L., 642
Canavan, S., 215, 216
Canino, G., 647
Cannon, A., 461
Cannon, B., 670
Canter, A., 158, 159
Cantor-Graae, E., 239, 243, 474, 484
Capdevila, A., 522
Caplan, B., 37, 43, 293, 294, 579, 581, 582, 583
Cappa, G., 651
Cappa, S.F., 483
Capparella, O., 356
Capute, A.J., 148
Carbetti, M., 583
Carbonin, P.U., 356
Carey, S., 535
Carlier, M., 617
Carlin, A.S., 41, 43, 665
Carlomagno, S., 95
Carmelli, D., 291, 296
Carmichael, J., 390, 391
Carmon, A., 585
Carney, A., 395
Caroselli, J.S., 666
Carpenter, C.B., 658, 664
Carpenter, G.S., 86, 360, 374, 378, 437
Carpenter, P.A., 91, 95
Carper, M., 452
Carreo, D., 379
Carson, M.F., 643
Carswell, L.M., 140, 141
Carter, H.S., 705
Cartwright, L.R., 501, 503
Carvajal, H., 104, 130, 158, 159, 494, 495
Carvell, S., 483
Cascino, G.D., 439, 463
Casey, M.B., 370, 371, 379, 381
Caslyn, D.A., 193, 206
Castaneda, I., 14, 205, 573, 604, 616
Castellanos, M., 154, 160
Castillo, R., 378
Castro, C., 453
Castro, D.B., 717, 727
Catlin, R., 55, 69
Cattell, R.B., 47, 54, 155, 160, 649, 651
Cauthen, N.R., 401, 407, 598, 600,

605
Cavalli, M., 474, 484, 498, 503
Cavenaugh, S.V., 641, 642
Cazzani, M., 583
Ceci, S.J., 55
Centofani, C.C., 591, 592, 593
Cermak, L.S., 42, 282, 283, 339, 408, 436, 437, 513, 581, 583
Chacko, R.C., 485
Champagne, L., 485
Chan, F., 705
Chan, K.L., 643
Chance, J.M., 273
Chaney, E.F., 206, 658, 664
Chang, J.Y., 487
Chang, S.H., 491
Changeux, J.P., 238, 244
Charter, R., 380
Charter, R.A., 193, 198, 205, 206, 406, 566, 573, 574, 598, 604, 605
Chase, G.A., 232
Chase, K.A., 437
Chase, T.N., 57, 61, 379, 522
Chastain, R., 54, 86
Chatterjee, A., 582, 583
Chavez, E.L., 201, 206, 596, 603, 605
Chee, E., 232
Cheek, R., 438
Chelune, G.J., 39, 43, 65, 128, 130, 234, 241, 242, 243, 244, 343, 378, 407, 415, 416, 418, 419, 433, 435, 436, 437, 438, 462, 487, 540, 668
Chen, B.B., 274, 280, 359
Chen, S.T., 491
Chenery, H.J., 392, 486
Cheng, K.F., 560
Cheramie, G.M., 605
Cherlow, D.G., 457, 460
Cherry, S.A., 460, 491
Chervinsky, A., 349, 357, 368, 369, 372, 377, 379, 380, 575
Chien, T.H., 560
Childs, H.W., 207
Chiu, C-Y-P., 279
Chiu, H.C., 79
Chiulli, S.J., 284, 360, 368, 369, 372, 373, 374, 375, 376, 377, 378, 379
Choca, J.P., 193, 198, 206
Choi, S.C., 674
Chrisman, S.M., 152, 154
Christ, A., 527
Christenberry, L.B., 578
Christensen, A., 143, 144
Christensen, B., 421, 437, 462
Christensen, H., 75, 78, 84, 86
Christensen, J., 353
Christensen, K., 462

Christenson, C.D., 244
Christianson, S.A., 518, 521
Chuang, J., 712
Chui, H.C., 546
Church, K.L., 623
Churchard, M., 643
Cicchetti, D.V., 391, 493, 495, 605, 617, 622, 636, 637, 638, 670, 698
Cicerone, K., 244
Clancy, J.P., 133, 409
Clark, C., 486, 550, 551, 599, 605
Clark, C.M., 296
Clark, C.R., 233, 356
Clark, D.C., 642
Clark, E., 679, 680
Clark, P., 618
Clark, R.M., 442
Clarke, E.O., 295
Classen, W., 295
Clement, F., 291, 296, 622
Clement, L., 335
Clemmons, D., 599, 605, 703, 704
Clifford, C.C., 130, 436
Clifton, G.L., 673, 674
Clodfelter, C.J., 300, 302, 303, 304, 309, 311
Cloud, B.S., 335, 514
Cluff, R.B., 540
Coates, S.W., 529, 530
Coben, R.A., 474, 484
Coblentz, J.M., 56, 57, 61
Cochrane, R.H.B., 87
Cockburn, J., 278, 280, 382, 383, 384, 386, 584
Code, C., 443, 444, 447, 452
Coelho, C.A., 472, 484
Coen, R.F., 303, 310
Cohen, A., 578, 483
Cohen, C.A., 514
Cohen, D., 452
Cohen, G., 245, 256
Cohen, H.J., 651
Cohen, J.B., 689
Cohen, M., 456, 459, 460
Cohen, M.J., 514
Cohen, N.J., 339, 340
Cohen, R., 500, 503, 505, 574
Cohen, S., 670
Cohen, S.H., 717
Colantonio, A., 57, 58, 61
Colarusso, R., 525, 526, 528
Cole, J.C., 704
Cole, K.N., 497, 503
Cole, R.W., 698
Coleman, E., 134
Coleman, W.L., 487
Collaer, M.L., 101, 102, 130, 278, 279
Colligan, R.C., 655, 663, 664
Colligan, S.C., 689

Collins, C., 461
Collins, J., 684
Collins, L., 546
Collins, L.F., 542, 545
Colohan, H., 74, 78
Comalli, P.E., 231, 232
Compton, J.M., 342, 343, 399, 407
Conboy, T., 62, 438
Cone, J., 273
Connell, B., 343
Connell, S.K., 217
Conners, C,K., 251, 253, 254, 255, 637, 645, 647, 680
Connolly, A.J., 163, 164, 166
Connolly, J.F., 484, 495
Connor, A., 229, 232
Conoley, J.C., 10, 442
Conrad, P.M., 539
Constantine, N.A., 148
Conwell, Y., 461, 575
Cook, M.J., 148
Cooke, N., 78
Cool, V.A., 160
Cooley, E.J., 151, 153
Coolidge, F.L., 636, 637
Cools, A.R., 246
Cooper, J.A., 373, 379
Cooper, M.E., 455, 460
Cooper, P.V., 132, 334
Cooper, S., 154
Copeland, K.L., 684
Corbin, S., 593
Cordo, P.J., 545
Corey-Bloom, J., 460, 484, 513, 574
Corkin, S., 282, 283, 380, 461, 530, 607, 609
Cornblatt, B.A., 254, 255
Cornell, D.G., 544, 545, 679, 680
Coronis, A.R., 527
Corrigan, J.D., 673, 674
Corss, H., 605
Corwin, J., 360, 375, 379
Cosden, M., 525, 527
Costa, L.D., 91, 95, 293, 295, 457, 462, 480, 481, 486, 538, 540, 581, 583, 625, 633
Costa, P.T., 297
Costenbader, V.K., 167, 168, 169
Cotten, P.C., 698
Coupal, J., 78
Coupar, M., 501, 503
Courchesne, E., 546
Court, J.H., 94, 95
Cousins, J.P., 268, 335
Cowdry, R.W., 531
Cox, C., 437, 461, 522, 575
Cox, C.S., 231, 232, 379
Craddick, R.A., 693, 695
Craft, B.B., 319, 336
Craft, B.R., 684
Craft, R.B., 306, 313

Craig, P.L., 334
Cramer, J., 356, 379, 585
Crary, M.A., 450, 452
Crawford, J.R., 15, 48, 49, 52, 54, 81, 82, 83, 84, 85, 86, 99, 119, 126, 130, 262, 264, 266, 349, 356, 479, 484, 583, 593
Crewe, N.M., 103, 133
Crews, W.D., Jr., 620, 622
Cripe, L.I., 358, 567, 571, 574, 600, 605
Critchley, M., 509, 512, 513
Crockett, D.J., 289, 294, 350, 356, 390, 391, 472, 474, 481, 482, 484, 501, 502, 503, 504, 568, 574
Crofoot, M.J., 493, 495
Cronin-Golomb, A., 91, 95
Crook, T.H., 289, 294, 295, 297
Cross, H., 605
Crossen, B., 132, 227, 233, 274, 276, 319, 320, 326, 334, 336, 395, 407, 485, 527, 698
Crossen, J.R., 56, 88, 177, 264, 268, 319, 336, 350, 356, 359, 416, 418, 419, 436
Crouch, J.A., 192, 244
Crovitz, H.F., 278, 279
Crowder, R.G., 282, 284
Crowe, S.F., 484
Crowe, T.K., 558, 560
Crum, R.M., 73, 75, 77, 78
Crystal, H., 312, 483
Cubelli, R., 582
Culbert, J.P., 494, 495, 681
Culhane, K.A., 217, 245
Cullum, C.M., 87, 135, 320, 334, 336, 409, 410, 420, 421, 433, 436, 439, 462, 478, 485, 658, 661, 665
Cultrera, S., 463
Culver, C.M., 547, 551
Cummings, J.L., 450, 452, 640, 642
Cunliffe, P., 613, 618, 619, 623
Cupone, V., 463
Curran, S.L., 683
Currie, B.B., 132
Curry, J.F., 401, 402, 404, 405, 407
Curtis, C.J., 525, 527
Curtis, K.M., 687, 690
Curtiss, G., 134, 234, 244, 264, 268, 306, 311, 312, 408
Cushman, L.A., 43
Cyphers, L.H., 148
Cyr, J.J., 100, 130
Dabrowski, J.J., 207, 245, 268, 276, 576
Dahlstrom, L.A., 666
Dahlstrom, W.G., 640, 642, 655, 664, 665, 666, 667
Dahmen, W., 259

Daigneault, S., 216, 224, 226, 227, 242, 244
Damarin, F., 145, 148
Damasio, A.R., 483, 491, 535
Damasio, H., 243, 293, 294, 553, 555, 557
D'Amato, R.C., 255, 491, 495
Dammers, P.M., 697
Dana, R.H., 691, 694
D'Angelo, K., 529, 531
Daniel, M., 335
Daniel, W.F., 519, 521
Dannenbaum, S.E., 282, 284
Danzinger, W.L., 296, 577
Darby, D.G., 409
Darrow, E., 438
Dartigues, J.F., 291, 294, 674
Das, J.P., 47, 54, 57, 61, 151, 153, 232, 494, 495
DaSilva, D., 379
Dastoor, D.P., 511, 513
Daugbjerg, O., 273, 357, 633
Davaret, P., 674
Davidoff, G., 401, 407
Davidoff, M., 450, 452
Davidson, H.H., 684, 689
Davidson, O.R., 294
Davidson, R.J., 533, 534, 535
Davies, A.D., 485, 570, 571, 574, 655, 665, 678, 680
Davies, E., 452, 503
Davies, J., 344
Davies, K., 335, 336
Davis, A.G., 449, 452, 469, 470
Davis, C., 284
Davis, H.P., 185, 278, 279, 337, 340, 708, 709, 711
Davis, J.R., 567, 573
Davis, L., 389, 391
Davis, R.D., 600, 605
Davison, L.A., 192, 207, 551, 556, 576, 589, 591, 599, 606, 617, 619, 623
Davison, M., 61, 495, 701, 704
Dawson, D.V., 381
Dawson, J.G., 668
Day, R., 633
de Jong, G.J., 535
De Lacy, G., 87
De Renzi, E., 290, 295, 484, 497, 498, 500, 503, 507, 508, 530, 562
De Soete, G., 233, 359, 381, 643
de Zubicaray, G., 234, 244
Deal, J.L., 452
Dean, R.S., 200, 206, 494, 495, 496
Deardorff, W.W., 10
Deary, I.J., 264, 268
DeBettignies, B.H., 132
DeBoe, J., 227, 233, 274, 276
DeCato, C.M., 687, 689

Dede, D., 205, 243
Deegener, G., 530
Deelman, B.G., 546
DeFilippis, N.A., 193, 206
DeFries, J.C., 147
Dehaene, S., 238, 244
DeHaut, F., 583
DeHorn, A.B., 678, 679, 680
Deitsch, S.E., 662, 668
Deitz, J.C., 558, 560
DeKosky, S.T., 74, 78
Delaney, E.A., 156, 160
Delaney, H.D., 613, 617, 622
Delaney, R.C., 311, 349, 356, 360, 370, 371, 374, 378, 379, 400, 407
DelDotto, J.E., 666
D'Elia, L.F., 274, 280, 295, 349, 357, 359, 378, 380, 401, 407, 420, 436, 462, 563, 573, 574, 576, 578, 671
Delis, D.C., 54, 131, 136, 139, 189, 192, 233, 278, 279, 313, 314, 318, 319, 321, 327, 328, 333, 334, 336, 359, 381, 394, 407, 415, 436, 486, 514
Dellinger, A.M., 274, 280, 359
DeLuca, J., 282, 284, 373, 379
DeMendonca, M., 655, 665
DeMers, S.T., 525, 527
DeMoor-Peal, R., 678, 679, 680
Demsky, Y.I., 415, 430
Denburg, N.L., 379
Denes, F., 91, 95
Denkla, M.B., 232
Denman, S.B., 359, 368, 376, 377, 379
Denney, N.W., 90, 95
Dennis, M., 498, 503, 504
Dent, H.R., 640, 641, 642
DePaolo, A.M., 504
DePompolo, R., 385
Deptula, D., 303, 311
des Rosiers, G., 472, 473, 484, 566, 567, 571, 574
DeSoto, C.B., 638
Desoto, J.L., 638
D'Esposito, M., 474, 484, 568, 574
Deutsch, S.I., 514
Devanand, D.P., 134
DeVivo, K., 68, 69
Dew, M.A., 334
Dewick, H.C., 485
Di Sclafini, V., 475, 484, 567, 574
Di Stefano, M., 544, 545
Diamond, B.J., 282, 284, 373, 379
DiBenedetto, B., 527
DiChiro, G., 61
Dickens, S.E., 665
Dickerson, J., 674
Dickinson, E.D., 523

Dickson, A.L., 274, 296, 311, 578
Diesfeldt, H.F.A., 341, 342, 343
DiGiulio, D.V., 217, 486, 535, 552
Digre, K., 485
Dijkers, M., 342, 343, 407
Dikmen, S.S., 233, 400, 407, 567, 574, 599, 605, 612, 617
DiLalla, L.F., 147, 148
Diller, L., 530, 535, 579, 583
Dilling, H., 295
DiMascio, A., 233
Ding, S., 704
DiSarno, N.J., 523
DiSimoni, F., 497, 503, 504
Divanoglou, D., 274
Divenyi, P.L., 450, 452
Dixon, R.A., 37, 43, 78, 102, 279
Dobbs, A.R., 471, 478, 485, 652
Dobraski, M., 299
Dodrill, C.B., 140, 141, 199, 201, 206, 228, 231, 232, 358, 566, 567, 571, 574, 598, 599, 600, 605, 613, 617, 620, 622
Dodrill, K.L., 487
Doehring, D.G., 200, 206
Doerr, H.O., 41, 43, 665
Dohan, F.C., 335, 336
Doherty, B., 418, 438
Doineau, D., 463
Doljanac, R., 407
Doll, E.A., 635, 637, 698
Donahoe, L., 633
Donders, J., 101, 105, 130, 152, 193, 200, 206, 442
Donnelly, E.F., 200, 207
Donnelly, N., 650, 652
Donovick, P.J., 255, 256
Doody, R.S., 78, 613, 615, 617
Dorfinger, J., 312
Dorndorf, W., 294
Dorst, S.K., 334
Doti, L., 583
Dougherty, E., 41, 43
Douglas, M.J., 673, 674
Douglas, V.I., 226, 227
Douthitt, V.L., 697, 698
Dowd, T., 81, 84, 87
Dowe-Keval, M., 633
Downes, J.J., 340
Drake, M.E., 418, 436
Drane, D., 221
Drebing, C., 357, 570, 574, 670
Drevelegas, A., 274
Drewe, E.A., 239, 244
Dricker, J., 533, 535
Drobes, D.J., 605
Dronkers, N.F., 486
Droppleman, L.F., 683
Dua, D., 452
Duara, R., 408, 487
Dubowitz, L.M.S., 144

Dubowitz, V., 144
Duckworth, J.C., 655, 665
Duffy, F.H., 590
Duffy, J.B., 525, 527
Duis, C., 505
Duke, L.M., 381
Duke, L.W., 61
Duker, J., 655, 665
Duley, J.F., 368, 370, 371, 379
Dumont, A.M., 617
Dunan, J., 87
Dunn, E.J., 618
Dunn, E.S., 492, 495
Dunn, J.M., 619, 622
Dunn, J.T., 132, 660, 665
Dunn, L.M., 166, 169, 492, 495
Dunn, V.K., 649, 650, 651
Dunst, C.J., 143, 144
DuPaul, G.J., 253, 254, 255
Dupont, R.M., 335
Durham, R.L., 577
Durvasula, R.S., 565, 574
Dusek, T., 633
Dustman, R.E., 273
Dutra, R.L., 380
Duttweiler, P.C., 640, 642
Dvorine, I., 508
Dyche, G.E., 260, 263, 264, 268
Dye, O.A., 565, 574
Dyer-Kline, A., 670
Dykman, R.A., 441, 442
Dymek, M.P., 61
Dyson, J.A., 585
Dywan, C.A., 494, 495
Dywan, J., 546
Eadie, K., 438
Eakin, P., 635, 637
Earl, N., 463
Eastmond, K., 344
Eastwood, M.R., 593
Eaves, R.C., 166
Eber, B., 61
Eberly, R.E., 676
Ebert, V., 382
Ebmeier, K.P., 87
Echternacht, R., 534, 535
Edelbrock, C.S., 644. 647
Edelstein, S.L., 460, 484, 513, 574
Edgell, D., 146, 148
Edicott, J., 652
Edinger, J.D., 140, 141
Edmonds, J.E., 514
Edwall, G.E., 269
Edwards, D., 42, 130, 294, 460, 461, 573
Edwards, G.L., 642
Egan, V., 212, 262, 264, 268
Egelko, S., 530, 533, 535
Ehle, D.L., 515, 520, 523
Ehrenberg, M., 3, 640, 642
Ehrenreich, J.H., 99, 100, 101, 131

Ehrenstein, W.H., 567, 569, 574
Eimon, P., 7, 43
Eisenberg, H.M., 268, 295, 391, 484, 504, 522, 545, 637, 647, 674, 698
Eisenson, J., 443, 444
Eisentein, N., 48, 54, 64, 65
Elia, E., 462, 486
Elia, F.A., 154
Eling, P., 385
Elkins, D.E., 663
Ellias, S.A., 618
Ellington, L., 523
Elliott, L., 494, 495, 501, 504, 665
Elliott, S.N., 635, 637
Ellis, M., 593, 694
Ellison, G.D., 625, 633
Ellwanger, J., 712
Elwood, R.A., 29
Elwood, R.W., 416, 417, 436
Emery, O.B., 451, 452, 501, 503, 504
Emmerson, R.Y., 271, 273
Empting, L., 61
Emran, A., 487
Emslie, H., 45, 185, 189
Encel, J.S., 385
Engdahl, B.E., 676
Engel, D., 503
Engeldel, K., 77
Engelhardt, J., 625, 633
Engelhart, C.I., 48, 54, 64, 65
Engelmeier, M.P., 295
English, L.T., 667, 711
English, R., 313
Epstein, A.G., 389, 390, 391
Epstein, C.M., 244
Erdal, K., 578, 668
Erickson, R.A., 393, 401, 407
Erickson, R.C., 7, 37, 43
Erker, G.J., 575
Ernesto, C.R., 56, 88
Ernst, J., 201, 206, 571, 574, 578, 600, 605, 607, 621, 622
Eslinger, P.J., 183, 185, 291, 293, 295, 296, 483, 491, 535
Eson, M.E., 568, 574
Esquivel, G.B., 91, 95
Evankovitch, K., 245
Evans. A., 227
Evans, J.J., 45, 185, 189
Evans, J.R., 101, 102, 130, 278, 279
Evans, L.D., 696, 698
Evans, M.E., 208, 210, 212
Evans, R., 219, 222
Eversole, C., 130
Ewert, J., 522
Ewing, S.J., 682, 683
Ewing-Cobbs, L., 217, 245, 388, 391, 473, 484, 500, 504, 647,

698
Exner, J.E., 686, 687, 689
Eyde, L.D., 44
Fabian, M.S., 599, 603, 605
Fabris, F., 651
Factor, D.C., 697, 698
Fagan, J.F., 148
Faglioni, P., 295, 484, 497, 498, 503
Fairbank, J.A., 666
Fals-Stewart, W., 565, 574
Fantoni-Salvador, P., 655, 665
Faraone, S.V., 54, 142
Farber, N., 631
Farchione, T.J., 380
Farne, M., 583
Farr, S.P., 410
Farrel, A.D., 380, 576
Farrow, C.E., 221, 487
Farrwell, J.F., 192
Farver, P.F., 451, 452, 513, 514, 537, 538, 539, 551
Farver, T.B., 451, 452, 513, 514, 537, 538, 539, 551
Fastenau, P.S., 360, 370, 379, 412, 420, 435, 436
Faulkner, P., 381
Faust, D., 41, 43, 45, 104, 131, 407, 494, 496, 681
Fausti, S.A., 720, 723
Faux, S.F., 78
Fava, M., 336
Fazekas, F., 61, 633
Fearnside, M.R, 268
Fedio, P., 61, 373, 379, 522
Fedner, M., 527
Feher, E.P., 71, 74, 78
Fein, D., 54, 131, 136, 139, 279
Fein, G., 69, 484, 574, 577
Feinberg, I., 577
Feingold, A., 128, 131
Feinstein, A., 229, 232, 263, 268, 270, 273, 625, 633
Feinstein, D., 601, 606
Fekken, G.C., 655, 665
Feldman, S.T., 509, 535
Fennell, E.B., 485, 527, 612, 623, 698
Ferman, T.J., 485
Ferracuti, F., 534, 535
Ferracuti, S., 534, 535
Ferrario, E., 648, 651
Fewell, R.R., 497, 503
Fialkoff, B.S., 540
Fields, R.B., 514
Fillenbaum, G.G., 71, 74, 78, 463, 562
Filley, C.M., 87
Filskov, S.B., 604
Finch, A.J., 642
Fincham, R.W., 556

Findley, G., 128, 134
Fine, B.A., 684
Finlayson, M.A.J., 133, 604, 605, 613, 615, 616, 617, 620, 621, 622, 663
Finley, W.W., 74, 78
Fischer, J.S., 418, 436
Fischer, R., 484, 574
Fischer, R.S., 583
Fischer, W.E., 200, 206
Fischhoff, J., 680
Fisher, D., 483
Fisher, E., 674
Fisher, L., 61
Fisher, R.H., 135, 358, 410, 488, 577
Fisher, W., 154
Fitch-West, J., 443, 444
Fitz, A.G., 537, 539
Fitzhugh-Bell, K.B., 658, 667
Flashman, L.A., 235, 236, 244
Fleishman, E.A., 625, 633
Fletcher, J.W., 217, 245, 256, 391, 484, 492, 496, 504, 524, 527, 646, 647, 697, 698
Florez, A., 453
Flynn, J.R., 127, 131, 205, 206
Flynn, L.A., 525, 527
Flynn, R.E., 593
Flynn, T.M., 525, 527
Fogel, M.L., 561, 694
fogle, T., 575, 606
Fogliani, F., 531
Foldi, N.S., 389, 391
Folks, D.G., 62
Folstein, M.F., 48, 54, 70, 71, 74, 77, 78, 80, 650, 651
Folstein, S.E., 54, 70, 77, 651
Foraster, P., 294
Ford, L., 105, 133
Foreman, M.D., 71, 74, 78
Forester, S., 386
Forney, D., 670
Forrester, G.M., 352, 355, 356
Forster, A.A., 35, 44, 576, 606
Fortuny, L.A., 235, 244
Fossum, B., 566, 574
Foster, J., 71, 78, 670
Foster, N.L., 61, 78
Fournier, G., 674
Fowler, R.S., 268
Fox, D., 45, 139, 418, 436
Fox, J.H., 55, 88
Fozard, J.L., 42, 513, 704, 705
Fraboni, M., 666
Fraiglioni, L., 78
Francis, D.J., 295, 408
Frank, G., 687, 689
Frankle, B.C., 452, 485
Franzen, G., 243, 484
Franzen, K.M., 217

Franzen, M.D., 108, 131, 201, 206, 215, 216, 229, 230, 232, 289, 291, 295, 342, 343, 399, 407, 417, 419, 437, 455, 460, 462, 487, 563, 566, 575, 576, 664, 666, 708, 711, 714, 716, 717, 720, 721, 722, 723
Fraser, A.W., 693, 695
Fraser, R.T., 704
Fratiglioni, L., 79, 488
Frederick, R.I., 722, 723
Freed, D.M., 461, 462
Freedman, L., 456, 460, 509, 510, 511, 513, 514
Freeland, J., 334
Freels, S., 452
Freeman, F., 453
Freeman, J., 134
Freides, D., 43, 235, 244
Freidl, M., 61
Fremouw, W., 717
French, C.C., 12, 15, 42
Frey, A., 296
Friedenberg, L., 409
Friedland, R.P., 233, 581, 583, 592, 593
Friedman, A.F., 668
Friedman, A.G., 232
Friedman, A.S., 233
Friedman, P.J., 582, 583
Friedman, S.H., 658, 665
Friedrich, F.J., 462, 486
Frier, B.M., 268
Friesen, I., 43
Frisch, M.B., 141
Frishman, W.H., 483
Fristoe, N.M., 238, 242, 244, 246, 358, 571, 577
Fromm, D., 81, 84, 87, 274, 469, 470, 488, 633
Fromm-Auch, D., 575, 600, 605, 615, 616, 617, 621, 622
Frostig, M., 524, 527
Frueh, B.C., 662, 668
Frühschütz, H.G., 296
Fruhwald, F., 294
Fuchs, L.S., 167, 169
Fuerst, D.R., 679, 680
Fujii, T., 583
Fukasako, Y., 470
Fukatsu, R., 583
Fuld, P.A., 107, 131, 278, 279, 299, 302, 312
Fulker, D.W., 147
Fuller, G.B., 687, 689
Fulop, G., 651
Funkenstein, H.H., 55, 69
Furst, C.J., 358, 380, 462
Fusilier, F.M., 501, 504
Gabrieli, J.D.E., 226, 227, 488
Gaddes, W.H., 204, 208, 390, 391,

481, 482, 484, 501, 502, 503, 504, 523, 531, 550, 551, 552, 561, 562, 572, 588, 595, 603, 604, 607, 615, 618, 622, 623
Gade, A., 55
Gagnon, M., 294
Gailey, P., 546
Gainotti, G., 91, 95, 290, 294, 349, 350, 356, 357, 486, 581, 582
Galasko, D., 77, 78, 334
Gale, S.D., 343, 378, 435
Gallagher, A.J., 498, 504
Gallagher, D., 639, 642, 643, 651
Gallagher, R.F., 460
Gallen, R.T., 660, 665
Gan, M.P., 575
Gantner, A.B., 78
Gapinski, M.P., 663, 665
Garcia, P., 522
Gardner, D.L., 531
Gardner, E.F., 163, 170, 171
Gardner, H., 47, 54, 389, 391
Gardner, M.F., 557, 558, 560
Gardner, R., 57, 61, 625, 626, 630, 633
Garrison, W., 459, 461
Garry, J.P., 244
Garry, P.J., 379
Garske, G.G., 640, 642
Garthwaite, P.H., 86
Garvey, M.J., 523
Garwood, J., 687, 689
Gary, H.E., 295, 637, 674
Gass, C.S., 40, 43, 307, 311, 412, 414, 418, 420, 435, 437, 657, 658, 660, 664, 665
Gasser, M., 704
Gates, D.O., 605
Gates, R.D., 525, 527
Gaudino, E.A., 566, 569, 575
Gauk, S.E., 633
Gauthier, F., 583
Gauthier, L., 579, 580, 581, 583
Gay, N., 340
Gdowski, C., 665, 678, 680
Gearhart, L.P., 206
Geffen, G., 273, 347, 349, 350, 352, 353, 356, 384, 385, 514, 521
Geffen, L.B., 233, 356
Geisinger, K.F., 15
Geisler, M.W., 575
Geisser, M.E., 133, 358
Geldmacher, D.S., 582, 583
Gelowitz, D.L., 193, 200, 206
Gemma, A., 356
Gentili, P., 470
Geoffroy, G., 522
George, C., 79, 652
George, L.K., 76, 78
George, T., 43

Georgemiller, R.J., 358
Gerber, J., 130, 495
Gerken, K.C., 104, 131
Gerson, A., 537, 539
Gertsmann, J., 590, 591
Geyer, M., 504
Gharffarian, S., 243
Ghent, L., 550, 552, 585, 586, 588, 609
Giamba, L.M., 297
Giannuli, M.M., 158, 160, 168, 169
Gibbons, R.D., 642
Gibbs, A., 350, 357
Gibson, G.G., 703, 705
Gilberstadt, H., 655, 665
Gilbert, J.G., 534, 535
Gill, D.D., 133
Gill, D.M., 578, 607, 613, 617, 623, 633
Gill, S., 526
Gilleard, C.J., 649, 651
Gilley, D.W., 55, 88
Gillin, J.C., 335
Gillis, J.R., 660, 665
Gilman, S., 205, 243
Gilmore, G.C., 273
Ginsberg, J., 546
Gioia, G.A., 455, 460
Giordani, B., 74, 78, 208, 604
Giriore, J.M., 674
Gitlin, L.N., 683
Giuliano, A.J., 61, 79, 95, 132, 438, 513, 514, 716, 727
Giustolisi, L., 583
Glassmire, D., 716
Glatt, S.L., 61
Gleason, J.B., 460
Glenn, S.W., 485
Glenn, W.G., 667
Glenn, W.J., 711
Glickman, A.S., 140, 142
Glosser, G., 218, 219, 220, 221, 271, 273, 335, 339, 340, 539, 576
Glutting, J.J., 132
Goddard, G.V., 294
Godlewski, C., 410
Godsall, R.E., 62
Goebel, R.A., 569, 575, 600, 605
Goethe, K.E., 410, 637, 674
Goetz, C.G., 227, 488
Goetz, E.T., 152, 153
Goh, D.S., 168, 169
Gola, T., 357, 612, 666, 710, 711, 716, 727
Golbus, M.S., 684
Gold, D.P., 514
Gold, J.M., 336, 418, 419, 437, 438
Goldberg, C., 144
Goldberg, E., 107, 131, 539, 576
Goldberg, J.O., 132, 714, 716

Goldberg, T.E., 309, 311, 437, 485
Golden, C.J., 5, 7, 143, 144, 494, 496, 658, 665
Golden, J.C., 227, 230, 232
Golden, S.S., 501, 504
Goldfader, P.R., 437, 438, 577
Goldman, H., 577
Goldman, R.S., 77, 237, 238, 243, 244, 245
Goldman, W.P., 335
Goldsmith, S., 311
Goldstein, D., 149, 152, 154, 657, 665
Goldstein, F.C., 320, 335, 484, 476, 490, 491
Goldstein, G., 42, 43, 44, 144, 199, 206, 383, 385, 486, 504, 566, 575, 598, 605, 613, 615, 616, 617, 643
Goldstein, K.H., 37, 43
Goldstein, L.H., 384, 385
Goldstein, M., 476, 485, 665
Goldstein, S.G., 207, 576, 617, 618, 623
Goldstein, S.J., 335
Gollomp, S., 483
Golstein, G., 643
Gono, S., 514
Goode, K.T., 61, 313
Goodglass, H., 5, 7, 218, 219, 220, 221, 339, 340, 443, 444, 447, 449, 452, 453, 459, 460, 461, 462, 483, 485, 504, 509, 514
Goodwin, G.M., 87
Goodwin, J.S., 244, 407
Gordon, E., 522
Gordon, H.W., 521, 522, 534, 555, 556, 640, 642
Gordon, M., 152, 154, 236, 237, 252, 253, 255
Gordon, R.A., 663
Gordon, W.A., 530, 535
Gore, P.A., 485
Gorelick, P.B., 451, 452
Gorham, D.R., 671, 674
Gornbein, J., 642
Gottesman, I.I., 663, 665
Gottfredson, L.S., 705
Gottschaldt, K., 529, 531
Gould, B.D., 575
Gould, J., 639, 640, 642
Gould, M.S., 647
Goulding, P.J., 217
Goulet, P., 474, 485
Gourovitch, M.L., 476, 485
Gouvier, W.D., 289, 294, 353, 355, 356, 358, 698
Goyette, C.H., 646, 647
Graae, E., 488
Grace, J., 540

Grady, C.L., 535
Graf, P., 85, 87, 228, 229, 230, 231, 232, 233, 339, 340, 355, 357, 544, 545
Grafman, J., 185, 239, 243, 244, 407
Grafman, J.H., 514, 545
Graham, J.R., 653, 654, 655, 656, 657, 658, 664, 666, 668, 707, 711
Graham, K.S., 286, 287
Graham, N., 55, 88
Gramling, S.E., 380, 576
Granholm, E., 339, 484
Grant, D.A., 234, 244
Grant, I., 7, 44, 201, 206, 379, 451, 452, 458, 461, 462, 481, 484, 485, 486, 487, 567, 571, 572, 575, 599, 601, 605, 607, 612, 615, 617, 618, 623, 665
Grant, M., 216
Grattan, L.M., 183, 185
Graves, R., 450, 453, 515, 522
Gray, J.W., 495, 496
Grayson, H.M., 666
Green, M.F., 244
Green, R.C., 62
Greenberg, G.D., 507, 508
Greenblatt, E.R., 255
Greene, R.L., 405, 410, 600, 604, 653, 655, 663, 664, 666, 668
Greenfield, N.S., 690
Greenlief, C.L., 568, 575
Gregory, R.J., 193, 206
Gregory, R.J., 618
Greiffenstein, M.F., 351, 357, 611, 612, 662, 666, 707, 708, 710, 711, 713, 714, 715, 716, 726, 727
Greishofer, P., 61
Gresham, F.M., 635, 637
Greve, K.W., 191, 192, 238, 244, 246
Gridley, B.E., 151, 154
Griffin, G.A.E., 713, 715, 716
Griffin, R., 663
Grile, B., 294
Grisell, J., 56
Grisso, T., 618
Grober, E., 49, 52, 54, 80, 87
Grodzinsky, G.M., 473, 483
Groisser, D., 246, 340, 488
Groninger, L., 297, 299
Gronwall, D.M.A., 260, 263, 264, 265, 268, 543, 545
Grossman, F.M., 107, 119, 126, 131
Grossman, H.J., 635, 637
Grossman, M., 486
Grossman, R.G., 268, 306, 309, 312, 492, 535, 673, 674
Grossman, S., 296

Grossmen, M., 483
Grote, C.L., 518, 522
Grove, J.R., 681, 683
Growdon, J.H., 380
Growe, G., 689
Gruber, C.P., 677, 681
Gruen, A.K., 451, 452, 474, 480, 485
Gruenberger, J., 295
Gruhn, J.J., 273
Grut, M., 71, 77, 78
Guadagnoli, E., 683
Guastello, S.J., 95
Guevremont, D.C., 255
Guilford, A.M., 459, 460
Guilford, J.P., 47, 54, 471, 485
Guilford, J.S., 471, 485
Guilmette, S., 154, 160
Guilmette, T.J., 392, 407, 442, 714, 715, 716, 725
Guinto, F.C., 522
Gunay, I., 674
Gundersheimer, J., 514
Gur, R.C., 41, 43, 54, 177, 335
Gur, R.E., 43
Gustafsson, J.E., 47, 54
Gutbrod, L., 500, 504
Guterman, A., 61, 462, 486
Guterman, N., 43
Gutkin, T.B., 49, 55, 107, 119, 133
Haaland, K.Y., 242, 244, 379, 401, 404, 405, 407, 611, 612, 613, 615, 617, 620, 622, 623
Haas, W.G., 244
Haase, R.F., 268, 335, 409
Haddad, F.A., 153, 154
Haddad, L.B., 351, 357
Hadjistavropoulos, T., 356, 514, 515
Hadzi-Pavlovic, D., 86
Hafner, A., 483
Hagen, E.P., 144, 161
Hague, F., 475, 486
Haier, R., 92, 95
Hainline, B., 61
Haith, M.M., 148
Hakerem, G., 546
Hales, R.E., 463
Hall, A.L., 78
Hall, H.V., 41, 43
Hall, J.C., 399, 407
Hall, R.J., 152, 153
Hall, S., 216, 356, 378, 526, 527
Haller, N., 687, 689
Halligan, P.W., 580, 583, 584, 592, 593
Halperin, J.M., 252, 253, 254, 255, 256, 401, 405, 407, 455, 459, 461, 482, 485
Halpern, D.F., 55
Halstead, W.C., 192, 199, 206, 596,

599, 605, 612, 617
Haltiner, A., 491
Halwes, R.K., 515, 523
Hambleton, R.K., 14, 15
Hamby, S.L., 368, 369, 371, 372, 373, 379, 463, 483, 573
Hamer, D.P., 485
Hamer, R., 495
Hames, K.A., 287, 310
Hamilton, M., 641, 642
Hammainen, L., 41, 43
Hammarberg, M., 636, 637, 675, 676
Hammeke, T.A., 7, 132
Hammer, A.L., 699
Hammer, J.S., 651
Hammer, M.A., 495, 504
Hammett, E.B., 141
Hammill, D.D., 443, 444, 463
Hammond, J.A., 666
Hammond, S.M., 703, 705
Hamsher, K.deS., 386, 389, 390, 444, 455, 460, 470, 471, 481, 483, 485, 489, 490, 491, 492, 502, 503, 508, 533, 534, 535, 551, 562, 589, 590, 595
Han, K., 656, 664
Handal, P.J., 678, 679, 680
Hanes, K.R., 230, 232
Hanks, R.A., 212, 217, 221
Hanley, G.L., 410
Hanley, J.R., 475, 485
Hanley, W., 227
Hannay, H.J., 300, 301, 302, 304, 311, 592, 593
Hannen, P., 43
Hans, H.S., 617
Hanson, D.R., 665
Hanson, R.K., 666
Hanson, T.V., 217
Hardiman, C.J., 523
Hardy, C.J., 268, 335,
Harker, J.O., 568, 575
Harkness, A.R., 656, 666
Harley, J.P., 5, 7, 571, 601, 605
Harper, R, G., 485
Harrah, C.H.Jr., 273
Harrell, A.V., 637
Harrell, E.H., 207
Harrell, L.E., 62
Harris, B., 135, 385
Harris, J., 356, 378, 647
Harris, L., 160
Harris, M., 600, 605, 616, 617, 711
Harris, N.S., 546
Harris, R., 656, 666
Harris, V.L., 500, 504
Harrison, D., 349, 358, 620, 622
Harrison, R., 273
Hart, K., 407
Hart, K.J., 727

Hartje, W., 43, 259, 497, 504
Hartmann, J., 217, 245
Harvey, A.G., 232
Harvey, H.Z., 652
Harvill, L., 668
Harword, H., 217, 245
Hashizume, K., 618
Haslam, A.S., 268
Haslam, C., 264, 268
Hathaway, S.R., 653, 655, 666
Hatta, T., 516, 522
Haubitz, I., 295
Haut, M.C., 320, 335, 420, 437, 460
Hawkins, K.A., 140, 141, 142, 455, 458, 461
Hawkins, S., 268
Haworth, J.M., 221
Hawryluk, G.A., 133
Haxby, J.V., 533, 535
Hayden, S., 44, 61, 462, 486, 514
Hayes, J,E., 130
Hayes, R.L., 674
Hayne, C., 643
Haynes, S.D., 457, 461
Hays, J.R., 570, 575
Hayslip, B., 694
Hayward, M., 296
Hayward, R.W., 450, 453
Head, H., 590, 591
Healy, J.M., 256, 407, 461, 485
Heaton, R.K., 7, 39, 41, 42, 43, 200, 201, 206, 207, 234, 235, 236, 237, 238, 239, 241, 242, 243, 244, 245, 273, 289, 295, 336, 371, 379, 451, 452, 455, 458, 461, 462, 481, 485, 486, 514, 568, 571, 572, 575, 597, 599, 600, 601, 604, 605, 607, 612, 615, 616, 617, 618, 623, 665
Hebben, N., v, 43, 44, 409
Heber, R., 635, 637
Hebert, D., 674
Hecáen, H., 474, 487, 512, 514, 536, 550, 552, 592
Heer, M., 444, 452
Heersema, P.H., 642, 651
Heidrich, S.M., 90, 95
Heilbronner, R.L., 132, 438, 566, 567, 568, 575, 598, 599, 601, 605, 606, 711
Heilman, K.M., 562, 581, 583, 590, 592, 593
Heimberg, R.G., 273, 540, 576
Heindel, W.C., 61, 79, 340
Heinrichs, R.W., 240, 242, 244
Heiskanen, O., 674
Heister, G., 574
Heller, H.S., 460, 478, 483
Heller, M., 401, 408

Heller, R.B., 471, 485
Hellman, S.G., 235, 244
Helmes, E., 50, 54, 654, 666
Helms-Estabrooks, N. 443, 444, 445, 447, 450, 452
Helton, K., 86
Helwig, S., 160
Hemmeke, T.A., 716
Hempel, W.E., Jr., 625, 633
Henderson, A.S., 78
Henderson, V.W., 79, 454, 457, 461, 462, 463, 488
Henik, A., 231, 233
Henry, G.K., 399, 407, 478, 485, 575, 605
Henry, H., 312, 313
Henry, R.R., 77, 217, 242, 243, 463, 483
Hepburn, D.A., 268
Herbert, D.A., 496
Herlitz, A., 79, 488
Herman, D.O., 103, 107, 119, 132, 393, 407, 437
Herman, D.S., 658, 666
Hermann, B.P., 239, 244, 320, 333, 335, 336, 342, 343, 378, 435, 438, 439, 462, 490, 491, 668
Herpara, L., 15
Herrera, L., 358, 380, 462, 487
Herron, E.W., 689
Hersh, N.A., 523
Hertz, M.R., 686, 689
Hertzog, C., 43, 102, 279
Hessler, G.L., 163, 181
Hewes, P., 130
Hewett, J.E., 207
Hewitt, L.J., 474, 485
Heyman, A., 78
Hibbard, M.R., 530, 535
Hickie, C., 649, 650, 651
Hickson, L.M.H., 463
Hiers, J.B., 41, 43
High, W.M., 295, 522, 637, 674
Hill, C.D., 457, 461
Hill, J.L., 514
Hill, L.R., 56, 88
Hill, M.A., 452
Hill-Gutierrez, E., 243, 378
Hillman, S., 681
Hilsenroth, M., 668
Hinkeldey, N.S., 357
Hinkin, C. H., 350, 357, 574
Hinton, G. G., 493, 496
Hinton-Bayre, A. D., 270, 271, 273
Hiorns, R., 383, 385, 386
Hirono, N., 135
Hirsch, S. H., 289, 295
Hiscock, C. K., 708, 711, 714, 717, 723, 725, 727
Hiscock, M., 144, 520, 522, 604, 708, 711, 714, 717, 723, 725, 727

Hiscock-Kalil, C., 522
Hjelmquist, E., 583
Hochberg, M. G., 58, 61
Hodapp, A. L., 104, 131
Hodge, S. E., 152, 154
Hodges, J. R., 55, 88, 286, 287
Hodgson, M. J., 683
Hoeppner, J. B., 256
Hoffman, J. M., 463
Hoffman, R. E., 461
Hofstetter, C. R., 78
Hogan, J., 578
Holden, R. H., 420, 437, 697, 698
Holden, R. R., 655, 665, 683
Holder-Brown, L., 148
Holland, A. L., 87, 443, 444, 469, 470
Holland, D., 207
Holland, J., 641, 643
Holler, K. A., 473, 485, 526, 527, 697, 698
Holliday, R., 531, 535
Hollinger, C. L., 494, 496
Hollingsworth, J. O., 104, 131, 494, 496
Holloway, J. A., 55
Holly, M., 296
Holmberg, H., 574
Holmes, J. M., 360, 368, 371, 372, 381
Holmes-Bernstein, J., 143, 144
Holst, P., 674
Holston, S., 670, 671
Holtzman, W. H., 684, 689
Holz, J. L., 199, 206
Holzer, C. E., 643
Hom, D. L., 539
Hom, J., 200, 206, 400, 408, 568, 575, 599, 606, 613, 617, 620, 623
Hong, G., 406
Hood, J., 600, 606
Hoofien, D., 359
Hooper, H. E., 537, 538, 539
Hooper, S. R., 143, 144, 151, 154, 487
Hopkins, D. G., 379
Hopkins, K. D., 152, 154
Hopkins, R. O., 475, 485
Hopkins, T. F., 156, 160
Hopp, G., 45, 71, 78, 139, 650, 652, 668, 712, 727
Hoptman, M. J., 533, 534, 535
Horn, J. L., 47, 54, 63, 65
Horn, R., 605
Horne, B. M., 530, 531
Horner, M. D., 235, 239, 244
Hornig, C.R., 294
Horstink, M.W.I.M., 246
Horton, A., 515, 658, 666

Horvath, P., 655, 666
Horwitz, B., 535
Horwitz, M., 95, 583
Hostetler, Brinson, M.E., 61
Hostetler, K., 664
Houchins, S., 696, 698
Houlihan, J.P., 452
Houston, M.J., 651
Houston, W., 243, 711
Houtler, B.D., 577
Houx, P.J., 233
Hovestadt, A., 533, 535
Hovey, H.B., 658, 666
Howes, D., 543, 545
Howes, R.J., 688, 689
Howieson, D., 356, 711
Hryhorczuk, L., 680
Hua, M.S., 491
Huang, V., 652
Hubble, J.P., 61
Huber, S.J., 239, 245
Huber, W., 443, 444
Hubley, A.M., 79, 371, 372, 374, 378, 381, 454, 457, 458, 463
Huebner, E.S., 415, 420, 437
Huertas, V., 238, 246
Huff, F.J., 61, 77, 455, 461
Hugdahl, K., 518, 521, 522, 523
Hugenholtz, H., 269, 284, 546, 577
Hughes, C.W., 407
Hughes, D.C., 78
Hulicka, I.M., 393, 401, 403, 405, 408
Hultsch, D.F., 43, 102, 278, 279
Humphries, T., 154
Hunkin, N.M., 221, 245, 487
Hunsley, J., 666, 655
Hunt, J.McV., 143, 144
Hunt, W.C., 407
Hunter, M., 134, 142, 184, 185, 233, 239, 246, 259, 269, 313, 350, 358, 381, 382, 438, 523, 546, 712, 727
Huntert, T., 296
Huntzinger, J.A., 511, 514
Huppert, F.A., 82, 86, 384, 385
Hurwitz, I., 379, 381
Hurwitz, T., 294, 356, 484, 574
Hutcheson, J., 78
Hutchinson, B.P., 590, 591
Hutchinson, J., 453
Hutchison, B., 130
Hyde, M.R., 460
Hyer, L.A., 537, 540, 643, 649, 651
Hymans, M.M., 133
Iacovello, J.M., 633
Ichikawa, T., 514
Ikeda, M., 135
Ikejiri, Y., 135
Imamura, T., 135
Impara, J.C., 10

Inbar, D., 381
Inch, R., 522
Inch, S., 79, 88
Ingelfinger, J.A., 29
Inman, V. W., 284
Inserni, J. A., 408
Ireton, H., 635, 637
Ishahara, S., 508
Ishiai, S., 512, 514
Ishikuma, T., 101, 131
Isquith, P. K., 455, 460
Itoh, H., 618
Ivani-Chalian, R., 386
Iverson, G. L., 101, 103, 131, 342, 343, 419, 437, 575, 660, 666, 708, 709, 711, 714, 715, 716, 717, 720, 721, 722, 723
Ivinskis, A., 399, 401, 403, 405, 408
Ivison, D. J., 85, 88, 399, 400, 401, 403, 405, 406, 408
Ivnik, R. J., 11, 15, 61, 62, 78, 87, 97, 100, 102, 103, 104, 109, 113, 120, 121, 122, 123, 124, 125, 131, 132, 134, 135, 232, 233, 347, 353, 357, 358, 395, 396, 400, 401, 402, 403, 404, 405, 406, 408, 410, 423, 437, 439, 457, 461, 462, 480, 485, 503, 504, 570, 571, 575
Ivry, R. B., 583
Jacek, C., 522
Jack, A. M., 87, 99, 130
Jack, C. R., Jr., 439, 463
Jackson, D. N., 656, 666
Jacobs, D., 400, 408, 410, 420, 436, 437, 439, 483
Jacobs, K. W., 640, 641, 642
Jacobsen, R., 538, 540
Jacobson, I., 358
Jacobson, J. L., 148
Jacobson, L., 273
Jacobson, M. W., 335
Jacobson, S. W., 148
Jacoby, R., 78
Jacomb, P., 86
Jager, R., 258, 259
Jagger, L., 700, 701
Jahanshahai, M., 631
James, M., 507, 508, 533, 536
Jancke, L., 516, 522
Jannes, C., 233, 359, 381, 643
Janota, I., 216
Janowsky, J. S., 340, 345, 357, 418, 437
Janssen, R., 357, 576
Jarman, R. F., 153
Jarratt, L., 551, 552
Jarvis, P. E., 5, 8
Jason, L., 312
Jenkins, C. D., 410, 577

Jenkins, R. L., 603, 605
Jennings, K. D., 148
Jenny III, A. B., 334
Jensen, A. R., 90, 95, 151, 154
Jensen, K., 274
Jenson, W. R., 680
Jerger, J., 518, 522
Jerger, S., 518, 522
Jessop, N. S., 141
Jeste, D. V., 336, 514
Jewell, J., 667
Jin, H., 462, 487
Jiron, C.C., 243, 335
Joanette, Y., 43, 474, 485, 583
Jocic, Z., 191, 243
Johansen, K.V., 521
John, U., 291, 295
Johnson, C., 674
Johnson, D.A., 260, 262, 263, 264, 266, 268
Johnson, D.L., 158, 160
Johnson, J.L., 13, 15, 710, 711
Johnson, K.A., 495
Johnson, K.L., 295, 575
Johnson, L.J., 148
Johnson, M.T., 485
Johnson, R.B., 311
Johnson, S., 463
Johnson, S.A., 479, 484
Johnson, S.C., 343, 378, 435
Johnson-Greene, D., 205, 243
Johnston, J.D., 722, 723
Johnstone, B., 49, 54, 83, 84, 87, 176, 177, 200, 207
Jolles, J., 232, 233
Jones, B., 244
Jones, C.H., 103, 135
Jones, F.D., 575
Jones, J.N., 132
Jones, P.B., 96
Jones, R.D., 243, 490, 492
Jones-Gotman, M., 211, 212, 215, 216, 217, 349, 357
Jordan, F.M., 456, 461
Jordan, N., 379
Jorm, A.F., 71, 75, 78
Joschko, M., 108, 131, 252, 253, 254, 256
Joynt, R.L., 543, 545
Judica, A., 470
Juejati, M., 312
Junck, L., 205, 243
Junque, C., 522
Jurica, P.J., 226, 227
Just, M.A., 95
Justiss, W.A., 530, 531
Kacker, S.K., 447, 452
Kael, H.C., 668
Kaemmer, B., 664, 666
Kafer, K.L., 184, 185
Kahana, B., 694

Kahn, R.L., 513, 593
Kalil, K.M., 522
Kalish, R.A., 528
Kalisky, Z., 637, 674
Kalnins, R.M., 409
Kamboka, V., 643
Kamis, H., 683
Kamp, S., 144
Kampa, L., 151, 154
Kamphaus, R.W., 151, 154, 159, 160, 493, 495, 496, 695, 698
Kane, M., 130
Kane, R., 68, 69, 295, 408
Kanitz, W.D., 295
Kapila, C.J., 54, 87, 177
Kapinas, K., 274
Kaplan, E., 5, 7, 37, 42, 44, 48, 54, 55, 69, 103, 131, 136, 137, 139, 246, 273, 278, 279, 284, 334, 335, 381, 409, 436, 443, 444, 447, 449, 452, 453, 454, 457, 460, 461, 483, 485, 509, 512, 513, 514, 539, 576, 689
Kaplan, M. G., 147, 148
Kaplan, M. H., 61
Kaplan, R. F., 61
Kappos, L., 295
Kapur, N., 342, 343
Karachristianou, S., 274
Karasu, T. B., 55, 61
Kareken, D. A., 49, 54, 176, 177, 320, 335
Karlsen, B., 163, 170, 171
Karlsen, N. R., 523
Karlson, S., 488
Karp, S. A., 532
Kaschel, R., 291, 295
Kasoff, S. S., 61
Kaszniak, A. W., 192, 456, 461
Kates, M., 222
Katona, C., 79, 652
Katz, I. R., 651
Katz, R., 450, 452
Katzman, R., 61, 483
Katzung, V. M., 191, 243
Kaufman, A. S., 48, 54, 62, 65, 98, 99, 101, 104, 105, 107, 108, 109, 119, 126, 127, 131, 132, 143, 144, 149, 152, 153, 154, 696, 698
Kaufman, N. L., 48, 54, 62, 65, 143, 144, 149, 152, 154, 696, 698
Kaufman-Parker, J. L., 101, 131
Kaufmann, P. M., 254, 256
Kavanagh, D., 472, 473, 484, 566, 567, 571, 574
Kawas, C., 77, 631
Kay, G. G., 234, 244
Kay, J. M., 682, 683

Kaye, D., 683
Kazelskis, R., 274, 578
Keane, T. M., 658, 666, 676
Kear-Colwell, J. J., 401, 408
Kearns, K. P., 461
Keefover, R. W., 437, 460
Keen, P. L., 86
Keenan, P. A., 333, 335, 677, 678, 679, 680
Keene, R. G., 698
Keesler, T. Y., 409
Kehle, T. J., 680
Keilp, J. G., 254, 255
Keiser, R. E., 691, 694
Keith, R. W., 504
Keith, T. Z., 158, 160
Keizer, J., 245, 284
Kelland, D. Z., 566, 567, 575, 657, 666
Keller, K. E., 273, 540, 576
Kelly, J., 535
Kelly, M. S., 368, 379
Kelly, P. J., 492
Kelly, S. M., 130
Kelter, S., 503, 505
Kemler, D.G., 233
Kempen, J.H., 508, 532, 535
Kemper, D., 461
Kenchalo, D.R., 589
Kennedy, C., 514
Kennedy, J.A., 545
Kennedy, K.J., 575
Kennedy, M., 401, 408, 442
Kenny, F.T., 643
Kenworth, L., 455, 460
Kerby, D.S., 696, 698
Kern, R.S., 244
Kerner, S.A., 640, 641, 642
Kersel, D.A., 581, 583
Kershner, J., 154
Kersteen-Tucker, Z., 246
Kertesz, A., 5, 7, 388, 392, 443, 444, 449, 452
Kesner, R.P., 485
Kessler, H.R., 58, 61
Keyl, P.M., 80
Keyser, D.J., 95, 135, 297, 527, 698
Khan, F., 135
Kiernan, J., 497, 501, 504
Kiersch, M.E., 463
Kilgo, J.L., 148
Kim, J.H., 312, 408, 409
Kimura, D., 515, 520, 522
Kimura, I., 583
Kindlon, D., 459, 461, 646, 647
King, D., 463
King, D.A., 418, 437, 457, 461, 568, 575
King, D.W., 360, 373, 378, 380
King, J.H., 711

King, M.C., 200, 207, 379
Kingsburg, N.A., 6, 8
Kingsley, J.L., 380
Kinsbourne, M., 382, 556
Kinsella, A., 310
Kinsella, G., 52, 56, 88, 230, 233, 263, 269, 270, 271, 273
Kirby, J.R., 54, 153, 254
Kirchner, F.H., 663
Kirk, S.A., 443, 444
Kirk, U., 144, 368, 379, 455, 459, 461, 511, 513, 514, 537, 538, 539
Kirk, W., 444
Kirkpatrick, C., 78
Kirsch, N., 200, 206
Kirshner, H.S., 450, 452, 453
Kispert, C., 525, 528
Kitson, D.L., 501, 504
Kixmiller, J.S., 418, 437, 582, 583
Klain, K, 205, 243
Klauber, M.R., 78
Kleban, M.H., 683
Klebe, K.J., 711
Klein, A.E., 527
Klein, M., 232, 233
Klein, R.M., 635, 637
Klein-Boonschate, M.A., 15, 42
Kleinman, K.M., 577
Kler, S., 714, 715, 717
Klim, P., 227
Kline, R.B., 151, 154, 159, 160, 679, 680, 681
Klinedinst, J.K., 681
Klingberg, F., 618
Klinge, V., 495
Klonoff, H., 199, 205, 207, 296, 401, 408, 550, 551, 556, 572, 576, 598, 604, 605, 606, 615, 617
Klopfer, B., 684, 686, 689
Klove, H., 193, 200, 207, 599, 600, 601, 606
Kluger, A., 107, 131
Knapp, 94
Knapp, P., 221
Kneebone, A.C., 342, 343, 418, 437
Knesevich, J.W., 456, 461
Knidsen, L., 273
Knight, G., 216
Knight, J.A., 374, 379
Knight, R.G., 641, 642
Knight, R.T., 246, 546
Knights, R.M., 204, 207, 356, 493, 496, 572, 576, 603, 604, 606
Knobloch, H., 143, 144
Knopf, K.F., 525, 526
Knopman, D.S., 450, 453, 456, 461
Knuckle, E.P., 292, 295
Knudsen, I., 633
Knudsen, L., 274, 357

Knudson, R.M., 532
Kobus, D.A., 623
Koch, M., 61
Kocis, M., 463, 540
Koenig, H.G., 648, 651
Koeppe, R., 205, 243
Koffler, S.P., 620, 621, 623
Kofoed, B.A., 336
Kohen-Raz, R., 146, 148
Kohler, S., 320, 335
Kohn, C., 583
Kohutek, K.J., 656, 666
Kokmen, E., 15, 62, 131, 132, 135, 312, 357, 358, 408, 437, 438
Kolb, B., 183, 185, 277, 279, 360, 373, 374, 379, 482, 483, 485, 507, 508, 519, 522, 552, 593
Koller, W.C., 61, 245, 336
Koltai, D.C., 383, 384, 385
Kopelman, M.D., 211, 212, 278, 279, 282, 284, 285, 286, 287
Korkman, M., 144
Kornblum, M., 643
Korner, A., 296
Korteling, J.E., 543, 546
Kosaka, B., 519, 522, 523
Kosowaska, D., 186, 189
Koss, E., 230, 233, 486
Kotasek, R.S., 212, 217, 221
Kovacs, M., 636, 637, 641, 642
Kovner, R., 58, 61
Kozak, 477, 478, 479, 480, 481, 488
Kozma, A., 271, 272, 274
Kozora, E., 135, 336, 438, 478, 485, 510, 511, 512, 514
Kpo, W., 525, 526
Kraemer, H.C., 303, 306, 311
Krafft, L., 717
Krahula, M.M., 273, 540, 576
Krall, V., 688, 689
Kramer, J.H., 128, 132, 279, 320, 333, 334, 335, 436
Krawiecki, N.S., 698
Kreinich, C.J., 593
Kremen, W.S., 49, 54
Krikorian, R., 339, 340
Krisjansson, B., 79
Kritchevsky, M., 437, 508, 535
Kritz-Silverstein, D., 313
Kroeker, T.A., 666
Kroj, G., 258, 259
Kroll, P., 205, 243
Kronfol, Z., 476, 485
Krug, S.E., 41, 44
Krull, K.R., 52, 53, 55, 310
Kryzer, K.M., 470
Kuck, J.J., 334, 336
Kuehn, S.M., 371, 379
Kulberg, A.M., 484
Kulka, R.A., 658, 668

Kummerow, J.M., 699
Kunce, J.T., 289, 296, 538, 540
Kunik, M.E., 476, 485
Kunkle, J., 462, 487
Kupke, T., 71, 78, 601, 606, 615, 617, 620, 623
Kurland, L.T., 131, 132, 357, 408, 437, 438
Kuroskai, T.T., 273
Kurtz, J.R., 667
Kurzman, D., 513
Kush, J., 132
Kutcher, S., 643
Kwo-on-Yuen, P.F., 61
Laake, K., 77
Laatsch, L., 206
LaBarge, E., 456, 457, 461
LaBonte, M., 312
LaBreche, T.M., 193, 207
Lachar, D., 655, 665, 666, 677, 678, 679, 680, 681
LaCombe, F., 678, 681
Lacroix, J., 703, 705
Lacy, M.A., 475, 477, 485
Ladavas, E., 544, 546, 582, 583
Lafleche, G., 475, 485, 568, 576
Lagerlund, T.D., 463
Laiacona, M., 531
Laicardi, C., 470
Laittinen, L.V., 474, 488, 500, 505, 533, 536
Lake, D.A., 518, 522
LaMarche, J.A., 268, 313
Lamarre, C.J., 70, 78
Lamb, D.G., 661, 664, 667
Lamb, M.R., 543, 546
Lambe, R., 310
Lambert, J., 583
Lambert, N., 635, 637, 638
Lamberty, G.J., 649, 651
Lanczos, L., 295
Landerman, R., 78
Landre, N. A., 457, 461
Lang, A. E., 340, 643
Lang, C., 500, 504
Langan, S. J., 268
Lange, B., 313
Lange, D., 360, 374, 380
Langenmayr, A., 693, 694
Langton-Hewer, R., 623
Lannon, M. C., 618
Lansdell, H., 199, 200, 207
Lansing, A. E., 457, 461, 462
Lanyon, R. I., 655, 667
Lapointe, J. S., 523
La Pointe, L., 470
Lapp, D., 652
Largen, J. W., 306, 311
Larkin, C., 78
Larrabee, G. J., 264, 268, 289, 294, 295, 297, 306, 309, 311, 312,

313, 393, 399, 400, 408, 437
Larsen, G. E., 95
Larsen, L. H., 668
Larson, C. M., 450, 451, 453
Larson, E. B., 77, 79
Larson, G., 89, 90, 95, 523
Larue, A., 291, 295, 296, 379
Lass, N. J., 497, 501, 504
Lassiter, K. S., 253, 256
Lassonde, M., 519, 522, 545
La Torre, R. A., 525, 527
Laurent, J., 158, 160
Lautenschlaeger, E., 593
Lauterbach, D., 675, 676
Lavach, J. F., 542, 546
Law, J. G., 496
Law, M., 635, 637
Lawler, B. A., 511, 514
Lawless, G., 243
Lawlor, B. A., 514
Lawriw, I., 388, 389, 390, 392
Lawton, M. P., 651, 683
Lazar, B., 689
Lazar, J. W., 61
Le Bras, H., 536
Leach, L., 336
Leahey, L., 148
Leber, W. R., 227, 233, 274, 276
Lechner, H., 61
Leckliter, I. N., 35, 44, 201, 207, 566, 576, 604, 606, 615, 616, 617
Lecours, A. R., 545
Ledbetter, M., 433, 434, 438
Lee, A., 343, 373, 378, 435, 460, 483
Lee, G. P., 217, 218, 220, 221, 307, 312, 380, 437, 486, 490, 492, 518, 522, 713, 716, 717
Lee, H., 511, 514
Lee, M., 438
Lees-Haley, P. R., 97, 132, 271, 273, 640, 643, 660, 662, 665, 667, 707, 711
Lefever, D. W., 527
Lefkowitz, J., 693, 695
Lehman, R., 245, 604
Lehr, C. A., 145, 148
Lehtinen, S.J., 78
Leigh, J.E., 635, 637
Leiguarda, R., 312
Leininger, B.E., 373, 380, 567, 576, 716, 727
Leirer, V.O., 652
Leiter, R.G., 563, 576
Leland, H., 637, 638
LeLieuvre, R.B., 658, 664
Lemsky, C.M., 58, 61, 74, 78
Lencz, T., 307, 312, 400, 408, 409
Leng, N.R.C., 210, 211, 212, 284
Lenhard, M.L., 500, 504

Leo, G.J., 523
Leon-Carrion, J., 294
Leonberger, F.T., 416, 417, 437, 438
Lepkin, S.R., 525, 527
LeResche, L., 77
Lesher, E.L., 538, 540
Lesniak-Karpiak, K., 13, 15, 710, 711
Lesser, I.M., 243, 343, 378, 435, 460, 483
Lesser, M., 61
LeTendre, D., 146, 148
Lettell, R.R., 244
Letts, L., 635, 637
Leuthold, C.A., 7, 575, 605
Levenson, M.R., 664
Levin, B.E., 478, 488, 535, 537, 539, 640, 643
Levin, H.S., 216, 217, 241, 242, 245, 256, 260, 265, 266, 268, 289, 295, 300, 301, 302, 303, 304, 306, 307, 309, 311, 312, 335, 391, 400, 408, 484, 490, 491, 492, 504, 518, 522, 532, 533, 534, 535, 545, 561, 562, 636, 637, 647, 671, 672, 673, 674, 698
Levin, J.A., 279
Levine, B., 184, 185, 244, 245, 539
Levine, G., 520, 522
Levine, J., 601, 606
Levita, E., 468, 470, 487, 500, 505, 631
Levitt, E.E., 689
Levy, A.P., 515
Levy, M., 193, 207
Levy, R., 78
Lewak, R.W., 667
Lewandowski, L., 270, 273, 620, 623
Lewinsohn, P.M., 568, 576
Lewis, C.V., 418, 419, 435, 438
Lewis, J.F., 635, 637, 696, 698
Lewis, R., 563, 566, 567, 575, 576, 615, 617, 620, 623, 637, 671
Lewison, B.J., 461
Lezak, M.D., 7, 8, 28, 29, 37, 44, 48, 55, 97, 98, 101, 103, 106, 107, 108, 109, 132, 183, 184, 185, 231, 233, 237, 239, 245, 258, 259, 278, 279, 342, 343, 344, 345, 349, 350, 351, 357, 360, 368, 373, 374, 375, 376, 380, 393, 401, 408, 456, 457, 461, 472, 485, 495, 496, 521, 522, 537, 538, 539, 544, 546, 555, 556, 566, 568, 576, 598, 600, 606, 658, 667, 671, 674, 688, 689, 694, 695, 708, 711, 712, 713, 717

Li, E.C., 450, 453
Libon, D.J., 314, 317, 318, 320, 333, 335, 511, 514, 537, 539, 568, 571, 576
Lichtenberg, P.A., 36, 44, 59, 60, 62, 437, 457, 462, 538, 539
Liden, C.B., 647
Lieberman, A., 531, 535
Liemohn, W., 525, 527
Light, R., 219, 312, 487, 578
Lin, Y.T., 560
Lincoln, N.B., 383, 384, 385
Lincoln, R.K., 104, 132, 334
Lindamer, L.A., 335
Lindeboom, J., 29
Lindgren, K.N., 483
Lindley, C., 296
Lindman, K.K., 456, 462
Linebaugh, C.W., 468, 470
Lingoes, J.C., 656, 664, 666
Linn, R.T., 407
Linzmayer, L., 295
Liotti, M., 544, 546
Lipke-Molby, T., 86
Lipton, R.B., 486
List, G., 503
Liter, J.C., 676
Littell, R.R., 246
Little, S.G., 104, 132
Litz, B.T., 666
Llabre, M.M., 91, 95, 535, 539, 643
Lobeck, L., 243
LoBello, S.G., 99, 132
Lodemann, E., 295
Loehlin, J.C., 55
Loewenstein, D.A., 14, 15, 39, 44, 58, 61, 401, 408, 456, 462, 476, 486, 487
Logan, R.A., 160
Logsdon, R.G., 107, 132
Logue, P.E., 407, 409
Lohman, M., 205, 243
Loimer, N., 295
Long, C.J., 39, 44, 486, 542, 545, 546, 576, 606, 616, 618
Long, C.M., 130, 436
Long, G.M., 508
Longoria, R., 205, 573, 604, 616
Loong, J.W.K., 235, 245
Lopez, O.L., 334
Lopez, S.J., 133
Lorber, R., 256
Loring, D.W., 221, 303, 304, 306, 312, 360, 368, 370, 373, 374, 375, 378, 380, 393, 394, 408, 419, 435, 437, 438, 474, 486, 522, 668, 717
Lorr, M., 681, 683
Lortie, J., 522
Louks, J., 639, 643

Lovinger, S.L., 687, 689
Low, M., 205, 207, 551, 556, 572, 576, 598, 604, 606, 615, 617
Lowe, J.D., 103, 104, 132
Lowe, V., 463
Lowick, B., 682, 683
Lowman, R.L., 694
Lozano, R., 493, 495, 496
Lubin, B., 641, 643, 654, 667
Lucas, G.J., 568, 573, 599, 604, 613, 616
Lucero, M., 401
Luchins, D.J., 556
Luders, H.O., 343, 437, 438, 462, 487, 540
Ludman, W.L., 407, 461, 485
Luethold, C.A., 575
Luglio, L., 470
Luh, K.E., 582, 583
Lum, O., 651, 652
Luria, A., 149, 154, 183, 185
Luther, J.B., 168, 169
Lyman, B.J., 508
Lyness, J.M., 437, 575
Lynn-Fuente, P., 15
Lyon, M.A., 154, 161
Lyons, J.S., 648, 651
Lyons, M.J., 54
Macartney-Filgate, M.S., 306, 312
Macdermott, N., 217
MacDonald, C., 212, 488
MacGregor, L.A., 207, 245, 268, 276
Machado, A.M., 273, 358
Machamer, J.E., 407, 574, 605
MacInnes, W.D., 206, 664
Mack, W., 79, 455, 457, 461, 462, 463, 488
MacKay, R.D.S., 484, 574
MacKenzie, D.M., 212
Mackintosh, R.M., 540
MacLennan, D.L., 453
MacLennan, R.N., 663
MacLeod, C.M., 229, 230, 233
MacLeod, D., 262, 264, 266, 268
Macnamara, S.E., 343, 378, 435
MacNeilage, P., 453
Maddrey, A.M., 83, 84, 87
Madonia, M.J., 642
Maerz, M.D., 633
Magharious, W., 540
Magni, E., 483
Maher, M.C., 130
Mahler, M.E., 674
Mahlios, M.C., 529, 531
Mahurin, R.K., 78, 104, 132
Maier, L.R., 658, 667
Maj, M., 349, 357, 569, 576
Majdan, A., 347, 349, 350, 357
Malamut, B.L., 514, 539, 576
Malamut, B.M., 335

Malec, J.F., 15, 61, 62, 78, 87, 119, 131, 132, 135, 233, 350, 357, 358, 383, 384, 385, 437, 438, 457, 458, 461, 480, 485, 503, 504, 570, 571, 575
Malloy, P.F., 44, 61, 540, 666
Mallozzi, E., 227
Malo, J., 406
Malone, A.F., 144
Malouff, J.M., 683
Maltz, A., 680
Mann, A.W., 668
Mann, D.M.A., 217
Mann, L., 166
Mann, U., 290, 295
Mann, V.A., 481, 486
Manning, C.A., 44, 539
Manning, L., 470
Mansi, L., 61
Mapou, R., 247, 248
Marceau, R., 683
Marchok, P.L., 593
Marcopulos, B.A., 60, 61, 74, 75, 76, 79, 92, 93, 95, 128, 132, 433, 438, 513, 514
Margheriti, M., 470
Margolin, D.I., 456, 462, 473, 486
Margolis, R.B., 405, 409, 575, 618
Marks, C.J., 494, 496
Marks, P.A., 653, 667
Markwalter, H.R., 461
Markwardt, F.C., 163, 164, 166, 168, 169
Marottoli, R.A., 272, 273, 538, 540, 571, 577
Marquardt, T., 453
Marra, C., 349, 350, 351, 356
Marran, M.E., 61
Marsden, D.C., 631
Marsella, A.J., 640, 641, 643
Marsh, G.G., 289, 295
Marsh, N.V., 581, 583
Marshall, J.C., 471, 486
Marson, D.C., 58, 61
Marti-Vilalta, J.L., 522
Martin Carrasco, M., 671, 674
Martin, D.J., 240, 245
Martin, E.M., 74, 79
Martin, P., 467, 470
Martin, R.C., 307, 312, 380, 437, 717
Martino, A.A., 497, 504
Martino-Saltzman, D., 461
Martnowicz, M., 268
Marton, P., 640, 643
Martone, M., 339
Martynowics, M., 335
Maruyama, H., 618
Marx, B., 232
Marx, R.W., 99, 132
Masaki, S., 486

Massman, P.J., 192, 320, 334, 335, 381, 613, 615, 617, 645, 647
Masullo, C., 357, 486
Masur, D.M., 303, 304, 306, 309, 312, 475, 483, 486
Masure, M.C., 530, 531
Matarazzo, J.D., 35, 42, 44, 103, 104, 107, 119, 126, 132, 199, 201, 207, 566, 570, 576, 613, 615, 616, 617, 619, 623
Matarazzo, R.G., 207, 576, 616, 617, 623
Matazow, G.S., 151, 154
Mateer, C.A., 247, 248, 538, 540
Mathalon, D.H., 246
Mather, N., 144, 163, 164, 178, 181
Mathiowetz, V., 625, 633
Matthews, C.G., 7, 201, 206, 379, 451, 452, 458, 461, 481, 485, 572, 575, 599, 600, 601, 605, 606, 607, 612, 615, 617, 618, 623, 658, 668
Mattis, S., 48, 55, 56, 60, 61, 268
Mattson, A.J., 245
Mattson, R.E., 335
Mattson, R.H., 356, 379, 407
Maximilian, A., 96
Mayerhofer, S., 295
Mayes, A., 212, 488
Mayeux, R., 400, 409
Mazaux, J.M., 294, 447, 453, 674
Mazur, P.M., 647
Mazurski, P., 504
McAnulty, G.B., 590
McArthur, B., 358
McArthur, J.C., 273
McAuliffe, G., 701
McCaffery, L.K., 64, 65
McCaffrey, R.J., 7, 8, 262, 263, 268, 271, 273, 318, 335, 399, 409, 537, 540, 567, 576
McCallum, R.S., 158, 160
McCampbell, E., 193, 206
McCarter, R., 15
McCarthy, C., 513, 514
McCarthy, D.A., 149, 154, 158, 160
McCarthy, G., 312, 408
McCarthy, J., 444
McCarty, S.M., 395, 399, 409
McCauley, R.J., 469, 470
McCloskey, L., 221
McClung, E., 130
McCollom, I.N., 546
McCracken, L.M., 566, 576, 711, 720, 721, 723
McCue, M., 385
McCullum, M., 510, 511, 512, 514
McDermott, P.A., 107, 119, 132
McDonald, J., 390, 391
McDowell, I., 79

McElheron, D., 168, 169
McElhiney, M., 134
McFall, S.A., 558, 560
McFarland, K.A., 233, 248, 273, 577
McFie, J., 550, 552
McGeorge, P., 130
McGowan, R.J., 158, 160
McGrath, M.J., 243, 711
McGregor, L.A., 576
McGrew, K.S., 181
McGuire, H., 689
McGuire, K., 514
McHugh, P.R., 54, 70, 78, 651
McIntyre, N.J., 70, 71, 74, 76, 79, 570, 578
McKee, R., 334
McKelvie, S.J., 140, 142
McKinlay, W.M., 15, 54
McKinlay, W.W., 11, 15, 583, 593
Mckinley, J.C., 653, 666
McLain, C.A., 61, 79, 95, 132, 438, 513, 514
McLean, A., 230, 233
McLean, J.E., 119, 126, 132
McLeod, J., 130
McMillan, T.M., 384, 385
McMinn, M.R., 359
McNair, D.M., 681, 683
McNeil, M.M., 497, 500, 504
McNeill, J., 665
McNulty, J.L., 666
McReynolds, P., 436
McSweeny, A.J., 34, 44
Meador, K.J., 312, 360, 371, 380, 437, 486, 522, 651
Medway, F.J., 441, 442
Meehan, G., 333, 335
Meerwaldt, J.D., 535
Megran, J., 350, 355, 358, 657, 667
Meija, R., 463
Melamed, L.E., 271, 272, 273
Melancon, J.G., 529, 532
Mellits, D., 500, 505
Mellow, A.M., 514
Melton, G.B., 41, 44
Menchetti, G., 545
Mendez, M.F., 451, 453, 510, 511, 514
Mendoza, J.E., 578
Menken, C., 558, 560
Mercer, J.R., 635, 637, 696, 698
Mercer, W.N., 193, 207, 666
Mercury, M.G., 460
Mergler, D., 273
Merola, J., 381
Merrick, W.A., 555, 556
Merrill, M.A., 155, 161
Merschmann, W., 504, 505
Merwin, M., 248, 577
Messerli, P., 583

Messina, D., 530, 531
Mesulam, M.M., 581, 584
Metvia, L., 255
Metz, C., 641
Metzger, L.E., 79
Meudell, P., 212
Meyer, E., 227
Meyer, G.J., 687, 688, 689
Meyer, P., 674
Meyerhoff, D.J., 484, 574
Meyerink, L.H., 659, 667
Meyers, C.A., 492
Meyers, D.A., 356
Meyers, J.E., 359, 360, 367, 368, 370, 371, 372, 374, 375, 376, 377, 378, 379, 380
Meyers, K.R., 359, 360, 367, 368, 370, 371, 372, 374, 375, 376, 377, 378, 380
Meyers, L.S., 640, 643
Meyers, R., 612, 622
Miceli, G., 95, 350, 357, 474, 486
Michael, J.J., 527
Michael, W.B., 527
Michaels, R.H., 647
Michaux, W.W., 683
Michel, F., 617
Michel, M., 500, 504, 674
Mickanin, J., 475, 486
Mickle, J.P., 485, 527, 698
Middleton, H.A., 696, 698
Middleton, J., 268
Milanovich, J.R., 108, 132, 401, 409
Milberg, W.P., 37, 44, 185, 245, 393, 394, 409, 460, 483
Milech, U., 289, 295
Miller, B.L., 343, 378, 435, 460, 475, 483, 486
Miller, C.L., 648, 651
Miller, D.C., 207
Miller, E.N., 274, 280, 358, 359, 475, 486, 541, 546
Miller, G., 154
Miller, H.B., 284, 300, 308, 309, 310, 312, 438, 657, 667
Miller, H.R., 100, 130, 132, 713, 714, 716
Miller, J.A., 514, 515
Miller, N.E., 593
Millikin, C., 460
Millis, S.R., 132, 208, 209, 210, 211, 212, 318, 319, 320, 321, 335, 342, 343, 344, 409, 662, 667, 708, 709, 711, 714, 715, 717
Millon, T., 636, 637, 658, 667
Mills, C.J., 89, 91, 92, 95
Millsaps, C., 438, 460, 711
Milner, B., 136, 139, 184, 185, 212, 215, 217, 221, 222, 223, 225, 227, 238, 239, 245, 393, 394, 400, 409, 418, 438, 555, 556, 609
Milton, G.B., 41, 44
Miner, M.E., 256, 647, 698
Minshew, N.J., 473, 486, 500, 504
Mirsky, A.F., 247, 248, 256
Mishra, R.K., 61, 495
Mitchell, S.A., 392, 487, 535
Mitrushina, M., 71, 74, 79, 134, 350, 352, 355, 357, 377, 379, 380, 399, 405, 409, 457, 458, 462, 574, 578, 637, 670, 671
Mittenberg, W., 42, 108, 119, 130, 132, 216, 217, 358, 414, 415, 416, 419, 420, 421, 423, 432, 433, 436, 438, 442, 460, 478, 486, 534, 535, 551, 552, 604, 657, 667, 708, 711
Moar, K.J., 356
Moberg, P.J., 15, 56, 335
Moehle, K.A., 616, 618, 658, 667
Moffitt, T.E., 372, 373, 378, 380
Moffoot, A., 87
Mogel, S., 99, 134
Mohr, E., 518, 522
Mohr, J., 232
Molfese, V., 158, 160
Molish, H.B, 689
Moll, A., 523
Molloy, D.W., 71, 79
Monahan, M.C., 274, 578
Monkowski, P.G., 407
Monsch, A.U., 334, 475, 479, 486, 513
Monsebraaten, A., 701, 704
Monson, N., 190, 191, 192, 237, 239, 243, 456, 460, 475, 483
Montazer, M. A., 619, 623
Monteleone, D., 95
Montero, I., 470
Montgomery, C., 293, 295
Montgomery, E. B., 480, 481, 483
Montgomery, G. T., 14, 205, 573, 604, 616
Montgomery, K., 59, 60, 61, 457, 462, 486, 538, 540
Montplaisir, J., 406
Moore, A. D., 103, 133, 682, 683, 684
Moore, B. D., 518, 522
Moore, E. E., 380
Moore, J. W., 356, 484
Moore, K., 683
Moore, R. T., 356, 711
Moore, T. E., 600, 606
Moran, M., 335
Moreland, K. L., 32, 44, 666
Moreland, V. J., 191
Morey, L. C., 636, 637, 655, 667, 687, 689
Morgan, A. R., 444, 447
Morgan, G. A., 148
Morgan, R., 44, 61, 462, 486
Morgan, S. B., 159
Morgan, S. F., 271, 273, 300, 302, 303, 304, 309, 311, 312, 713, 715, 717
Morgenstern, H., 483
Mori, E., 135
Morley, L. C., 636, 637
Morrill, B., 380
Morris, J., 152, 154, 193, 206, 407, 409
Morris, R., 54, 131, 136, 139, 279, 461, 514
Morris, R. D., 697, 698
Morris, R. G., 282, 284
Morrison, E., 296
Morrison, F. M., 87
Morrison, L. E., 454, 457, 462
Morrison, M. W., 206, 613, 618
Morrow, J. E., 496
Morrow, L. A., 682, 683
Mortensen, E. L., 48, 55
Moscovitch, M., 336, 339, 340, 473, 488
Moses, J. A., 198, 207, 289, 295, 350, 355, 357
Moss, A. R., 81, 84, 87
Moss, M., 436
Most, R. B., 44
Mosteller, F., 29
Motti, F., 508
Moulthrop, M. A., 556
Mountain, M. A., 239, 245
Mozlowski, K. J., 79
Mulcuit, G., 148
Muller, D. J., 452, 503
Muller, G., 615, 618
Mungas, D., 350, 357
Munksgaard, F., 143, 144
Munoz, P., 470
Munsen, J., 352, 355, 357
Munz, D. C., 437, 438
Murdoch, B.E., 389, 392, 461, 475, 486
Murillo, F., 294
Murphy, D., 245, 284, 312, 438
Murphy, S.G., 536, 537, 540
Murray, A.M., 493, 495
Murray, C., 87
Murray, E.A., 560
Murray, H.A., 692, 693, 695
Murray, R.A., 438
Mussen, P.H., 147
Mutchnick, M.G., 473, 486, 576, 599, 606
Myers, B., 131
Myers, P.S., 470
Nabors, N.A., 334
Nadler, J.D., 44, 58, 61, 537, 540

Naeser, M., 450, 452, 453, 500, 504
Naeslund, J.C., 521
Nagasaki, H., 616, 618
Nagle, R.J., 158, 160
Naglieri, J.A., 54, 61, 105, 133, 153, 154, 493, 494, 495, 496
Namerow, N., 358, 380, 462
Nangle, R.I., 487
Napolitano, B., 61
Nashner, L.M., 545
Nau, H.E., 295
Naugle, R.I., 34, 44, 64, 65, 418, 438, 462, 487, 540
Naumann, E., 505
Naver, H., 583
Nawojczyk, D.C., 459, 460
Neary, D., 215, 217
Nebes, R.D., 77, 87
Neilson, P.M., 663
Neisser, U., 47, 55
Nelles, W.B., 409
Nelson, G.E., 667
Nelson, H.E., 48, 55, 80, 81, 83, 84, 85, 87, 234, 245
Nelson, L.C., 636, 637
Nelson, L.D., 637, 669, 670, 671
Nelson, V.O., 135
Neophytides, A., 379
Neukrug, E., 701
Neuman, G.A., 703, 704
Neuringer, C., 44
Newcomb, R., 612, 618
Newcombe, F., 471, 486
Newcomer, P.L., 443, 444
Newcorn, J.H., 253, 256
Newell, J., 221, 522
Newhouse, P.A., 514
Newman, P., 45
Newton Wilkes, C., 311
Ng, K.C., 640, 643
Niaz, U., 77
Niccum, N., 453, 461, 518, 522
Nichelli, P., 508
Nicholas, L.E., 450, 452, 453, 501, 503
Nicholas, M., 444, 446, 447, 459, 462
Nichols, D.S., 663
Nichols, G.T., 253, 256
Nichols, M.E., 380
Nicholson, J.E., 148
Nicholson, R.A., 664
Nicks, S.D., 416, 417, 437, 438
Niebergall, G., 501, 504, 505
Nielsen, H., 272, 273, 352, 355, 357, 625, 633
Niemann, H., 221, 257, 258, 259, 487
Nies, G., 642
Nies, K.J., 707, 708, 712

Nihira, K., 635, 637, 638
Nilsson, A., 488
Nimmo-Smith, I., 248
Ninchoji, T., 618
Nissen, M.J., 339, 340
Nitcher, R.L., 651
Nixon, D.H., 643
Nixon, S.J., 191, 410, 485
Nocentini, U., 583
Noll, J.D., 503, 505
Noonan, J.V., 132
Norcross, J.C., 682, 683
Nores, A., 359
Norman, D., 484, 574
Normington, J., 716
Norris, J.T., 641, 643, 650, 651
Northam, E., 481, 486
Northen, B., 217
Norwood, J.A., 572, 573, 576, 603, 604, 606
Novack, T.A., 320, 334, 336
Novak, C.G., 160
Novak, K.K., 504
Novar, L., 689
Novelly, R.A., 312, 407, 408, 409
Nowak, T.J., 133
Nuechterlein, K., 95
Nussbaum, N.L., 647
Nussbaum, P., 351, 357, 385, 510, 511, 514
Nuttall, R.L., 705
Nyberg, L., 339, 340
Oakland, T., 696, 698
Oakley, M.A., 87
Obansawin, M.C., 87, 268
Ober, B.A., 233, 279, 334, 436, 475, 486
Oberholzer, E., 687, 689
Obler, L., 462
O'Brien, K.P., 618
O'Brien, W., 29
O'Callaghan, E., 78
O'Carroll, R., 81, 83, 84, 87, 88, 210, 211, 212
Ochsner, K.N., 279
O'Connell, A., 48, 55, 80, 81, 83, 87
O'Connell, L., 689
O'Connor, D.W., 71, 75, 76, 77, 79
Oden, S.E., 470
O'Donnell, J.P., 11, 15, 200, 207, 238, 245, 264, 268, 275, 276, 566, 568, 576, 599, 600, 606
O'Donnell, W.E., 636, 638
Oestreicher, J.M., 11, 15, 207, 245, 268, 276, 576
Offenbacher, H., 633
Offord, K.P., 655, 663, 664, 665
Ogden, J.A., 373, 380, 512, 514
O'Grady, K.E., 400, 409
O'Hanlon, A.P., 356

Ohman, J., 674
Olbrich, H.M., 290, 295
O'Leary, D.S., 217, 245, 486, 535, 552
O'Leary, K.M., 529, 531
O'Leary, M.R., 206, 664
O'Leary, S., 256
O'Leary, U-M., 90, 91, 92, 95
Olin, J.T., 71, 75, 76, 77, 79
Oliver, J., 641, 643
Oliver-Munoz, S., 61
Oltman, P.K., 532
O'Mahoney, J.F., 418, 438
O'Malley, S., 271, 273
O'Neill, D., 650, 651
Onishi, K., 486
Ooi, W.L., 483
Oppenheim, H., 591, 593
Orazem, J., 531, 535
Orazio, J., 406
Oren. Z., 240, 245
Orgass, B., 497, 498, 500, 504
Orgogozo, J.M., 447, 453
Orleans, J.F., 461
O'Rourke, N., 511, 514
Orsilla, S.M., 409
Ortega, A., 409
Ortiz, F., 358, 380, 462
Osborne, D., 664
Oscar-Berman, M., 128, 133, 400, 409, 418, 419, 435, 438
O'Shaughnessy, E.J., 264, 265, 268
O'Shea, M.F., 409
Osmon, D.C., 234, 245, 665
Ostbye, T., 293, 296, 480, 488
Osterrieth, P.A., 278, 279, 360, 368, 370, 371, 376, 380
Otomo, K., 523
Ott, B.R., 615, 616, 618
Otto, M.W., 320, 332, 333, 334, 336
Overall, J.E., 637, 671, 674
Owen, A.M., 339, 340
Owen, K., 91, 95
Owen, L., 642
Ownby, R.L., 31, 44
Oxbury, J., 92, 95
Oxbury, S., 284
Ozolins, M.S., 55
Ozonoff, S., 235, 237, 238, 239, 245
Pach, R., 43
Pachana, N.A., 474, 486
Padovani, A., 483, 487
Pakalnis, A., 418, 436
Pakesch, G., 291, 295
Palisano, R.J., 560
Palmer, B., 343, 378, 435, 460, 483, 715, 717, 726, 727
Palmer, F.B., 148
Pandit, R., 452

Paniak, C., 29, 107, 128, 132, 193, 201, 206, 240, 241, 242, 245, 280, 281, 283, 284, 306, 312, 430, 431, 433, 438, 657, 663, 667
Panisset, M., 505
Pankratz, L., 720, 723
Pantelis, C., 232
Paolo, A. M., 49, 50, 55, 56, 58, 61, 81, 83, 84, 85, 86, 88, 103, 104, 105, 107, 113, 119, 128, 130, 133, 134, 138, 139, 235, 236, 237, 238, 239, 243, 245, 319, 327, 333, 336, 358, 537, 540, 654, 667
Papalopoulos, C. J., 438
Papanicolaou, A. C., 303, 304, 306, 312, 393, 394, 408, 518, 522
Paque, L., 84, 87
Parham, I. A., 478, 487
Parker, D. M., 15, 54, 86, 87, 593
Parker, K. C. H., 105, 109, 127, 133, 666, 687, 689
Parker, R. M., 703, 705
Parker, S. B., 487, 613, 615, 616, 618
Parker-Bohannon, A., 166
Parkin, A. J., 210, 211, 212, 220, 221, 242, 245, 282, 284, 478, 486, 487
Parkinson, S. R., 284
Parks, C., 716
Parks, J. P., 159
Parks, R. W., 474, 487
Parlato, V., 95
Parmelee, P. A., 648, 649, 650, 651
Parr, C. A., 147
Parsons, O. A., 201, 207, 485, 598, 599, 600, 601, 603, 605, 606, 607
Partington, J. E., 563, 576
Partker, D. M., 583
Passchier, J., 80
Passifiume, D., 487
Pate, D. S., 462, 486
Patrick, J., 655, 667
Patten, S. B., 70, 78
Patterson, C. M., 336
Patterson, J., 618
Patterson, K., 49, 55, 84, 88
Patterson, L., 245
Patton, J. H., 269
Paul, D. S., 206, 575, 713, 717
Paul, J. J., 206, 618
Paul, R. H., 286, 287, 310
Paulsen, J. S., 320, 336, 474, 486, 514, 523
Peabody, C. A., 311
Pearlson, G. D., 74, 77, 79
Peck, D. F., 92, 95
Peck, E. A., 388, 392, 487, 534, 535
Peed, S., 720, 723
Peel, J., 578, 607
Pelchat, G., 269, 284, 577
Pelegrin Valero, M., 671, 674
Pelosi, L., 290, 296
Pendleton, M. G., 39, 43, 200, 207, 238, 245
Penn, C., 450, 452, 468, 469
Penn, R. D., 79
Pennington, B. F., 246, 340, 488
Pepin, L., 295
Pepple, J. R., 54, 142
Peraino, M., 504
Perecman, E., 61
Perez, S. A., 50, 55
Perloff, R., 55
Perret, E., 228, 230, 233, 474, 487
Perrine, K., 201, 207, 238, 245, 319, 336, 378, 435, 439, 668
Perry, A., 696, 698
Perry, W., 336, 687, 688, 689
Peters, L.C., 133, 684
Peters, M., 613, 618, 625, 633
Petersen, C.D., 642
Petersen, R.C., 15, 62, 87, 131, 132, 135, 309, 312, 355, 357, 358, 408, 437
Peterson, D.R., 645, 647
Peterson, L.R., 278, 279, 280, 284, 409
Peterson, M.J., 278, 279, 280, 284
Peterson, S.E., 247, 248
Petrick, J.D., 215, 216, 456, 462, 476, 487
Petrides, M., 184, 185, 222, 223, 225, 226, 227
Petrila, J., 44
Petronio, A., 546
Pfeffer, R.I., 271, 273
Pfefferbaum, A., 246
Pfeiffer, S.I., 493, 496
Pfersmann, D., 295
Phillips, K., 148
Phillips, L., 684, 689
Philpott, L.M., 714, 716, 717
Phongsathorn, V., 79, 652
Pickering, A., 212
Picton, T.W., 546
Pierce, P.S., 635, 638
Pierre-Louis, S.J.C., 522
Pietron, H.P., 500, 505
Pillon, B., 373, 380
Pilon, M., 674
Pimental, P.A., *6*, *8*
Pinch, D., 45, 139, 382, 727
Pinkston, S.L., 527
Piotrowski, C., 654, 667
Piotrowski, Z, 687, 690
Pirozzolo, F.J., 78, 132
Pizzamiglio, L., 467, 468, 470, 504
Plankenhorn, A., 526
Plasay, M.T., 296
Platt, L.O., 696, 698
Playfer, J., 485
Plemel, D., 658, 668
Plenger, P.M., 378
Pliskin, N.H., 311, 485
Plomin, R., 147, 148
Plumb, M.M., 641, 643
Podd, M.H., 311
Poeck, K., 444, 497, 500, 504, 505
Poer, H.L., 575
Poirier, C.A., 269, 284, 577
Poitrenaud, J., 291, 296
Polder, G.J., 612, 622
Poli, L., 651
Polkey, C.E., 340, 383, 384, 385
Pollack, M., 513, 582
Pollitt, P.A., 79
Polmin, K., 61
Pols, R.G., 233
Polubinski, J.P., 271, 272, 273
Pomerleau, A., 146, 148
Ponds, R.W.H.M., 233
Ponsford, J., 230, 233, 263, 269, 270, 271, 273
Pontius, A. A., 566, 569, 573, 576
Ponton, M. O., 14, 15, 349, 353, 354, 355, 356, 358, 377, 378, 380, 454, 462, 479, 487
Poon, L. W., 42, 577, 652
Poon, W., 513
Pope, K. S., 41, 44, 654, 655, 657, 664, 667
Poppelreuter, W., 529, 531
Porch, B., *5*, *8*, 443, 444
Porter, G. L., 525, 527
Posner, M. I., 247, 248
Post, R. M., 207
Pottebaum, S. M., 160
Potterat, E., 689
Poulton, R. G., 372, 373, 378, 380
Powel, J., 722, 723
Powell, D., 48, 55, 66, 68, 69, 509, 514
Powell, J. B., 350, 358
Power, D. G., 395, 402, 404, 409
Powers, S., 90, 96
Poythress, N. G., 44
Pozzilli, C., 474, 487
Prandoni, J. R., 687, 690
Prapavessis, H., 681, 683
Prather, E. N., 691, 693, 694
Preddy, D., 522
Prescott, T. E., 497, 504
Presiosi, T. J., 273
Press, M., 527
Preston, M., 578
Prevey, M. L., 356, 379
Previdi, P., 295
Prewett, P. N., 64, 65, 158, 160,

168, 169
Pribram, H., 523
Price, D. R., 494, 496
Price, L. S., 69, 570, 577
Price, P. A., 165, 166
Prifitera, A., 50, 55, 119, 126, 132, 334, 358, 400, 407, 409, 433, 434, 436, 438
Prigatano, G. P., 201, 207, 393, 395, 400, 401, 409, 567, 577, 600, 606, 615, 618
Primeau, M., 657, 665
Primoff, E. S., 44
Prinz, P. N., 61, 62, 132
Prior, M., 52, 56, 88, 230, 233, 262, 264, 266, 268
Pritchard, C. T., 679, 681
Pritchard, D. A., 41, 43
Prohovnik, I., 96
Proschaska, J. O., 683
Provins, K. A., 613, 618, 619, 623
Prudic, J., 134
Pryzwansky, W. B., 525, 527
Ptito, M., 522
Puente, A. E., 7, 8, 14
Pugh, G. M., 99, 133
Pujol, J., 518, 522
Purcell, M. J., 273, 540, 576
Purisch, A. D., 7
Putnam, S. H., 335, 342, 344, 435, 657, 667, 711
Quare-Storer, P.A., 618
Quattrochi, M.M., 494, 496
Quay, H.C., 645, 647
Quayhagen, M., 312
Query, W.T., 350, 355, 358, 657, 667
Quinland, D.M., 461
Quintana, J.W., 308, 313, 405, 618
Quitkin, F.M., 336
Rabinovich, H., 642
Radloff, L.S., 641, 643
Rafal, R.D., 583
Raggio, D.J., 255, 256
Ragnarson, K., 531, 535
Raguet, M.L., 52, 55, 83, 88
Raimundo, L., 77
Rakfeldt, J., 461
Ramerth, W., 683
Ramey, C.T., 147, 148
Ramier, A.-M., 474, 487
Rammohan, K.W., 245
Ramsberger, G., 444, 447, 450, 452
Randahl, G., 612, 617, 623
Randall, C.M., 292, 293, 296
Randall, D.M., 358
Randolph, C., 319, 326, 336, 415, 416, 437, 438, 457, 461, 462
Ranftt, M., 542, 546
Rankin, E.D., 437, 460
Rao, S.M., 132, 243, 518, 523

Rapin, I., 625, 633
Rapport, L.J., 368, 370, 371, 373, 380
Rasile, D.A., 253, 256
Raskin, A., 230, 233, 683
Raskin, E., 532
Raskin, S.A., 481, 487
Rasmussen, D.X., 77
Rasmussen, T., 609
Ratcliff, G., 643
Rathbun, J., 537, 540
Raven, J.C., 48, 55, 63, 65, 89, 90, 91, 92, 93, 94, 96, 149, 154
Rawling, P.J., 103, 108, 133, 401, 409
Rawlings, D.B., 103, 133
Rayls, K.R., 660, 667
Rayson, B., 689
Razzano, C., 470, 504
Rea, J.M., 335
Read, D.E., 352, 355, 358, 390, 392, 478, 487
Reader, M.J., 232
Rearick, E., 481, 487
Records, N.L., 350, 358, 389, 392, 494, 496, 500, 505
Reddon, J.R., 96, 274, 488, 578, 607, 617, 619, 623, 624, 625, 633, 654, 666, 682, 683
Read, H.B.C., 193, 207
Reed, R., 575
Reeder, K.P., 268, 438
Rees, L., 472, 477, 478, 479, 480, 481, 488, 570, 578
Rees, T.S., 79
Reeves, D., 319, 336
Regard, M., 217, 218, 219, 220, 221, 228, 230, 232, 233, 271, 474, 487
Regier, D.A., 78
Reid, D.W., 135, 358, 410, 488, 505, 577
Reid, V., 268
Reinehr, R.C., 435, 438
Reinhart, P., 61
Reinisch, J.M., 55
Reinoso, C., 244, 246
Reinvang, I., 450, 453, 500, 505, 518, 523, 574
Reisberg, D., 230, 233
Reisman, S., 535, 539
Reiss, B.B., 79
Reitan, R.M., 11, 15, 35, 36, 44, 127, 128, 133, 192, 193, 200, 201, 206, 207, 443, 444, 508, 551, 556, 568, 570, 572, 573, 575, 576, 577, 578, 589, 591, 599, 600, 606, 612, 613, 614, 615, 616, 617, 618, 619, 620, 621, 622, 623, 658, 667, 668

Remick, S.C., 268, 335
Remschmidt, H., 501, 503, 504, 505
Rennels, C., 633
Renney, C., 623
Rennick, P.M., 563, 576
Rentfrow, R.K., 525, 527
Resnick, S.M., 297
Retzlaff, P., 246, 336
Revis, E.S., 78
Rey, A., 207, 278, 279, 344, 351, 358, 360, 361, 380, 712, 717
Rey, G.J., 489, 491, 492
Reynolds, C.R., 49, 54, 55, 86, 105, 107, 109, 119, 126, 132, 133, 151, 154, 525, 527
Reynolds, D.M., 638
Reynolds, T., 463, 540
Reynolds, W.M., 636, 638, 639, 640, 643
Rezai, K., 239, 245, 254, 256
Reznikoff, M., 684, 688
Rhee, S.H., 246, 358
Rhoades, H.M., 637, 674
Riccio, C.A., 514
Rice, D.G., 688, 690
Rice, I., 651
Rice, J.A., 288, 294
Rice, V.A., 56, 88
Rice, W.J., 244
Rich, J.B., 225, 227, 457, 462, 475, 476, 480, 487, 500, 503, 505, 650, 652
Richard, M.T., 269, 284, 577
Richards, B., 600, 606
Richards, T.W., 103, 133
Richardson, E.D., 39, 44, 61, 272, 273, 518, 521, 523, 525, 527, 538, 540, 571, 577
Richardson, R.E.L., 40, 44
Richer, F., 406
Richey, E.T., 244, 335
Ricker, J.H., 320, 335, 460, 491, 537, 540, 563, 569, 573, 577, 711
Rickert, V., 578
Ridgeway, V., 248
Riedel, L., 500, 506
Riegler, J., 516, 523
Rignani, J.E., 542, 545
Riley, J.M., 153
Rimland, B., 523
Ringholtz, G., 217, 245
Riordan, J., 151, 155, 493, 496
Risberg, J., 92, 96, 243, 484, 488
Risser, A.H., 146, 148, 219, 221, 443, 444, 534, 535
Risucci, D., 633
Ritter, D.R., 527
Ritter, W., 95, 583
Rizzo, J.M., 494, 496
Robbins, L.N., 78

Robbins, T.W., 340
Roberts, K., 43
Roberts, R.J., 79, 217, 284, 491, 492, 518, 522, 523, 534, 535
Roberts, V.J., 335, 484, 491
Robertson, G.J., 44
Robertson, I.H., 247, 248, 580, 583, 592, 593
Robertson, L.C., 546
Robertson-Tchabo, E.A., 292, 293, 296
Robins, E., 652
Robinson, A.J., 450, 452
Robinson, A.L., 239, 245
Robinson, E.L., 158, 160
Robinson, N.M., 157, 158, 160
Robinson, R.G., 273
Robinson,-Whelen, S., 290, 292, 296
Roccaforte, W.H., 651
Rockers, D.M., 207
Roder, V., 291, 296
Rodger, S., 559, 560
Rodriguez, G.F., 520, 523
Rodriguez, N.M., 508
Rodriguez, R., 665
Roethig-Johnson, K., 268
Rogers, J., 385
Rogers, M., 583
Rogers, R., 655, 665
Rogers, S.L., 633
Roid, G.H., 416, 438
Rojas, D.C., 599, 606
Roman, D.D., 264, 265, 266, 269
Roman, M., 216
Romero, J.J., 207, 245, 268, 276, 576
Ron, M., 232, 268, 273, 633
Roos, G., 690
Rorer, L.G., 532
Rorschach, H., 687, 690
Rosa, L., 356, 378
Rosas, P., 372, 378
Rose, F.C., 444
Rose, J.E., 312
Rose, T.L., 642, 652
Rose, T.S., 652
Rosen, A.J., 407
Rosen, J., 409, 436, 546
Rosen, T.J., 461
Rosen, W.G., 455, 460, 480, 487, 546
Rosenbaum, G., 56
Rosenbaum, J.F., 336
Rosenbek, J., 470
Rosenberg, L.A., 646, 647
Rosenberg, M., 640, 643
Rosenberg, S.J., 350, 358
Rosenberger, P., 582, 583
Rosenfeld, J.P., 708, 709, 712
Rosenstein, R., 140, 142
Rosenstiel, A.K., 409

Rosenthal, B.L., 159, 160
Ross, A., 148
Ross, L.A., 514
Ross, L.K., 486, 576, 606
Ross, R.P., 457, 462
Ross, T.P., 36, 44, 209, 212, 215, 217, 219, 221, 462, 539
Ross, W., 642
Rosse, R.B., 514
Rosselli, M., 14, 239, 242, 246, 372, 373, 376, 377, 378, 381, 400, 409, 451, 453
Rosvold, H.E., 252, 253, 254, 256
Roth, D.L., 61, 268, 407, 416, 438
Roth, E., 407
Roth, M., 674
Rothke, S.E., 660, 667, 668
Rothland, J., 69
Rotholec, A., 711
Rotter, J.B., 640, 643
Rouleau, I., 406, 510, 514
Rourke, B.P., 108, 131, 143, 144, 312, 389, 391, 392, 483, 495, 605, 617, 622, 679, 680
Rourke, D., 56
Roustonis, K., 274
Rowland, L., 244
Roy, E.A., 615, 618
Royer, F.L., 270, 273
Rubens, A.D., 453, 461, 522
Rubert, M.P., 462, 486
Rubin, D.C., 463
Rubio-Stipec, M., 647
Ruff, R.M., 218, 219, 220, 221, 222, 268, 304, 309, 312, 474, 477, 478, 480, 487, 521, 523, 613, 615, 616, 618
Rule, B.G., 649, 652
Rummans, T.R., 651
Rupert, M.P., 44, 61, 408
Rusch, K.M., 95
Russell, E.W., 41, 44, 128, 133, 193, 199, 207, 393, 394, 400, 401, 404, 405, 409, 457, 462, 570, 571, 577, 588, 598, 601, 606, 657, 658, 665, 668, 711
Russell, R.L., 292, 294
Russo, A.A., 343, 378, 435
Russo, J., 61, 62
Ryan, J.J., 49, 50, 55, 81, 83, 84, 85, 86, 88, 99, 100, 101, 103, 104, 105, 107, 108, 109, 113, 114, 115, 116, 117, 118, 119, 128, 129, 130, 133, 134, 135, 139, 245, 336, 349, 350, 358, 418, 419, 435, 438, 540, 654, 667
Ryan, J.R., 399, 409
Ryan, L., 290, 296
Ryan, S.B., 523
Ryburn, M., 160

Ryckman, D.B., 525, 527
Ryser, D.K., 343, 378, 435
Sabe, L., 306, 307, 312
Sacco, W.P., 649, 650, 651, 652
Saccuzzo, D., 95, 520, 523
Sachs, H., 689
Sachs, T.L., 227, 229, 230, 233
Sackeim, H.A., 107, 134
Sadeh, M., 371, 381
Sadek, J.R., 336, 514
Sagar, H.J., 379
Sagstetter, E., 296
Sahakian, B.J., 340
Said, J.A., 286, 303, 304, 312
Saint-Cyr, J.A., 339, 340, 643
Saisa, J., 521
Sakuma, N., 486
Sala, S.D., 530, 531
Salazar, A., 244
Salgueiro-Feik, M., 289, 296
Saling, M.M., 400, 409
Salkovskis, P.M., 640, 641, 642
Salmon, D.P., 56, 57,58, 61, 71, 74, 79, 88, 313, 334, 340, 358, 407, 408, 410, 436, 437, 439, 455, 460, 462, 476, 483, 484, 486, 487, 513, 514, 574
Salthouse, T.A., 62, 237, 244, 246, 349, 355, 358, 571, 577
Saltzman, J., 140, 141, 142
Salvia, J., 151, 154
Sampson, H., 260, 263, 264, 268
Samuel, S, M., 504
Samuels, I., 535
Sanborn, K.O., 643
Sanchez, S., 133
Sandler, A.D., 473, 487
Sands, E.S., 443, 444
Sands, L.P., 335, 514, 539, 576
Sandson, J., 456, 462
Sano, M., 543, 546
Saperia, D., 546
Sappington, J.T., 619, 623, 625, 633
Sarason, I., 256
Saravay, S., 406
Sarazin, F.F.A., 103, 134, 284, 462, 550, 552
Sarfaty, S.D., 722, 723
Sarff, P.L., 539
Sarno, M.T., 389, 392, 444, 467, 468, 470, 473, 487, 500, 503, 505
Sartor, K.J., 334
Sarvis, P.A., 494, 496
Sarwar, M., 492
Sasanuma, S., 470, 486
Sass, A., 313, 400, 408, 409
Sass, K.J., 303, 304, 305, 306, 307, 312, 313, 408, 409
Sato, S.D., 567, 577

Sattler, J.M., 13, 15, 98, 99, 100, 103, 104, 105, 106, 107, 108, 109, 113, 119, 126, 134, 144, 158, 161, 168, 169, 176, 177, 495, 496, 625, 633
Satz, P., 15, 71, 74, 79, 99, 107, 134, 274, 280, 349, 350, 357, 358, 359, 377, 379, 380, 399, 405, 407, 409, 436, 457, 458, 462, 463, 487, 492, 496, 524, 527, 546, 563, 574, 575, 576, 578, 611, 612, 620, 623, 637, 669, 670, 671
Sauerwein, H., 545
Sauguet, J., 550, 552
Savage, R. M., 353, 355, 356, 358
Savageau, J. A., 410, 577
Savard, R. J., 200, 207
Sawrie, S. M., 454, 462, 537, 540
Saykin, A. J., 43, 54, 177
Saylor, C. F., 642
Sbordone, R. J., 39, 41, 44, 676
Scarola, L. M., 633
Schacter, D. L., 277, 279, 339, 340
Schaie, K. W., 401, 409, 478, 483, 487
Schatschneider, C., 473, 488, 501, 505
Schear, J. M., 567, 577
Schefft, B. K., 505
Scherer, M. J., 37, 43
Schiffman, H., 278, 279
Schilling, G., 294
Schinka, J. A., 52, 53, 56, 119, 126, 134, 246, 336
Schlag, B., 693, 694
Schlenger, W. E., 658, 668
Schlossberg, H., 543, 546
Schlosser, D., 85, 88
Schlottmann, R. S., 55
Schludermann, E. H., 598, 601, 606
Schludermann, S. M., 598, 601, 606
Schmidt, J. P., 381
Schmidt, M., 200, 208, 247, 248, 318, 321, 336, 344, 349, 351, 355, 358, 567, 577
Schmidt, R., 59, 60, 61, 625, 633
Schmidt, S., 526
Schmitt, F. A., 55, 78, 86, 88, 378
Schmitt-Neuerburg, K. P., 295
Schmitter-Edgecombe, M., 544, 546
Schneider, B., 42
Schneider, L. S., 79
Schneider, W., 604
Schnofl, A., 295
Schoenfeld, J., 336
Schofield, M., 444, 452
Scholl, M. E., 495, 504
Schramke, C., 640, 643
Schreiber, D. J., 568, 577
Schretlen, D., 100, 130, 134, 248,
250, 251, 299, 379, 407, 436, 713, 714, 715, 717
Schuck, J. R., 295, 408
Schudel, W. J., 80
Schuell, H., 443, 444
Schuerger, J. M., 701
Schuerholz, L. J., 232
Schulberg, H. C., 642
Schultz, E. E., 399, 409
Schultz, F., 356, 378
Schultz, R., 216
Schum, R. L., 491, 492
Schumacher, M., 61
Schurr, P.H., 216
Schuster, J.M., 65
Schutte, N.S., 683
Schutz, J.A., 473, 487
Schutz, L.E., 473, 487
Schwab, J.J., 640, 641, 643
Schwartz, A.F., 384, 385
Schwartz,, A.S., 591, 592, 593
Schwartz,, B.L., 514
Schwartz,, G., 513, 666
Schwartz,, J.A., 438
Schwartz,, L., 716
Schwartz,, M.M., 596, 603, 605
Schwartz,, M.S., 395, 403, 410
Schwartz,, R., 452, 485
Schwartz,, S.M., 392, 487, 535
Schwartz,, S.T., 256
Schweinberger, S.R., 543, 546
Schweizer, K., 473, 487
Schwerd, A., 289, 296
Scialfa, C.T., 405, 409
Sciara, A.D., 409
Sclan, S., 78
Scott, D.T., 148
Scott, J.C., 104, 134
Scott, J.G., 52, 53, 55
Scott, M.L., 393, 401, 407
Scott, R., 78
Scott, T.M., 310, 408
Seacat, G.F., 205, 206, 406, 573, 574, 604, 605
Searight, H.R., 615, 618
Seashore, H.G., 119, 134
Seashore, R.H., 542, 546
Seat, P.D., 681
Secord, W., 443, 444, 466
Seeland, I., 78
Seelen, J., 44, 667
Segalowitz, S.J., 543, 546
Seidel, W.T., 252, 253, 254, 256, 537, 538, 540
Seidenberg, M., 201, 208, 217, 239, 244, 320, 335, 336, 486, 491, 535, 552
Seidman, I,J., 54, 142
Seigel, B., 95
Sellers, A.H., 42, 415, 436, 604
Selnes, O.A., 272, 273, 274, 280,
353, 355, 358, 359, 450, 453, 461, 522
Selz, M., 667
Semel, E., 443, 444, 464, 466
Semenza, C., 95
Semmes, J., 550, 552, 585, 588, 609
Serafetinides, E.A., 457, 460
Servo, A., 674
Servos, P., 633
Sesta, J.J., 508
Shacham, S., 681, 684
Shah, A., 71, 79, 650, 652
Shalev, R.S., 456, 462
Shallice, T., 184, 185, 187, 189, 208, 210, 212, 339, 340
Shane, B., 443, 444
Shapiro, B.K., 147, 148
Shapiro, D.L., 41, 45
Shapiro, D.M., 349, 358
Shapiro, S.K., 525, 527
Sharbrough, F.W., 439, 463
Sharma, V., 256
Sharp, B.H., 229, 232
Sharpe, K., 81, 83, 88
Shaver, M.S., 531, 535
Shaw, D.J., 198, 208, 658, 668
Shaw, E., 408
Shay, K.A., 58, 60, 62
Shear, J.M., 306, 313, 319, 336
Shearer, D.E., 273
Shechter, J., 37, 43
Sheehan, T.D., 175, 177
Sheleff, P., 296
Shell, P., 95
Shelton, T.L., 255
Shemansky, W.J., 43
Shepard, J., 658, 668
Shepard, L., 676
Sheramata, W.A., 487
Sherer, M., 52, 55, 134, 336, 343, 358, 399, 400, 407, 410
Shering, P.A., 79, 88
Sherman, E.M.S., 104, 134, 230, 232, 233, 238, 246, 258, 259, 264, 265, 266, 269, 313, 372, 377, 381
Sheslow, D., 278, 279, 439, 440, 441, 442, 507, 508
Shewan, C.M., 388, 392
Shih, W.J., 78
Shimahara, G., 671
Shimamura, A.P., 226, 227, 339, 340, 350, 357, 358, 437
Shimomura, T., 135
Shimoyama, I., 615, 616, 618
Shinn, M., 528
Shipley, R.H., 141
Shizuri, L., 643
Shoqueirat, M.A., 210, 212, 474, 488

Shore, D.L., 312
Shore, M.D., 385
Shores, A., 312
Shorr, J.S., 368, 370, 372, 373, 381
Shpritz, B., 299
Shuck, J.R., 295
Shue, K.L., 226, 227
Shulman, K.I., 511, 514
Shum, D.H.K., 230, 233, 247, 248, 271, 273, 412, 438, 566, 577
Shute, G.E., 238, 246
Shutty, M.S., 320, 335
Sidtis, J.J., 521, 523
Siefker, J.M., 703, 705
Siegel, E., 147
Siegel, D.J., 486
Siegler, I., 593, 694
Silver, B., 716
Silver, K., 133
Silver, S.M., 676
Silverberg, R., 534
Silveri, M.C., 357, 486
Silverstein, A.B., 99, 101, 126, 127, 135
Silverstone, F.A., 515
Silverton, L., 684, 690
Simcoe, J.C., 504
Simmons, M., 641, 643
Simon, E., 320, 336
Simpson, R. G., 525, 527
Sims, J., 78
Singer, E. A., 381
Singer, H. S., 647
Singh, J., 227, 488
Singh, R., 311
Sisson, R. A., 637, 674
Sivan, A. B., 278, 279, 287, 288, 290, 291, 292, 296, 386, 390, 444, 455, 460, 470, 471, 483, 489, 491, 492, 503, 535, 551, 590, 595
Skenes, L. L., 469, 470
Skrade, M., 358
Slade, T., 296
Slate, J. R., 103, 135
Slauson, T., 461
Sledge, W. H., 461
Slick, D. J., 37, 45, 137, 138, 139, 662, 668, 707, 708, 712, 724, 725, 726, 727
Sliwinski, M., 49, 52, 54, 80, 87, 486
Sloan, P., 658, 668
Slobogin, C., 44
Small, B. J., 71, 79, 476, 488
Smernoff, E. N., 135
Smiljanic-Colanovic, V., 620, 623
Smirni, P., 584
Smith, A., 270, 271, 273, 537, 540, 591, 592, 593
Smith, A. J., 134, 654, 667

Smith, A. P., 284
Smith, C. I., 698
Smith, D., 461
Smith, D. B., 683, 684
Smith, D. J., 232, 642, 680
Smith, D. K., 151, 154, 159, 161
Smith, D. W., 662, 668
Smith, G., 61, 78, 312
Smith, G. E., 12, 15, 57, 58, 60, 62, 87, 103, 105, 107, 113, 131, 132, 135, 233, 350, 358, 408, 416, 417, 420, 430, 433, 437, 438, 461, 480, 485, 503, 504, 570, 571, 575, 651
Smith, G. T., 55, 88, 668
Smith, H. H., 132
Smith, J., 643, 684, 689
Smith, K. B., 151, 154
Smith, L. A., 462
Smith, M. C., 522
Smith, M. L., 224, 225, 226, 227
Smith, P. D., 495
Smith, P. T., 385
Smith, R. L., 305, 306, 313, 666
Smith, S. S., 206
Smith, W. L., 556
Smits., 93
Snow, J. H., 306, 313
Snow, M. Y., 577
Snow, W. G., 103, 135, 140, 141, 200, 207, 239, 245, 348, 358, 359, 368, 371, 379, 381, 399, 410, 460, 472, 488, 498, 505, 566, 577, 612, 618
Snowden, J. S., 217, 649, 650, 652
Snyder, D. K., 681
Snyder, J., 154, 160
Snyder, P. J., 200, 205
Snyder, T. J., 551, 552
So, F. L., 463
Sohlberg, M. M., 247, 248, 537, 540
Solanto, M. V., 687, 689
Sollee, N. D., 646, 647
Solomon, R., 546
Solomon, S., 400, 405, 406, 410
Somes, G., 335
Sommer, W., 546
Song, L., 712
Sontag, L. W., 103, 135
Soper, H. V., 134
Sowa, M. V., 410, 670
Spackman, L., 312
Sparrow, S. S., 635, 638, 695, 698
Speaks, C., 518, 522
Spector, S., 680
Spellacy, F., 134, 142, 233, 246, 259, 269, 313, 381, 473, 488, 497, 498, 505, 515, 520, 521, 523, 546, 664, 668, 712, 727
Spencer, D. D., 312, 408, 409
Sperry, R. W., 96

Spielberger, C. D., 636, 638
Spiker, D., 148
Spinnler, H., 530, 531
Spirito, A., 525, 527
Spisto, M. A., 130
Spitzer, R. L., 652
Spodak, R. B., 181
Sprague, D. J., 680
Spreen, O., 49, 52, 54, 80, 83, 86, 103, 128, 134, 146, 148, 205, 208, 278, 279, 287, 289, 291, 294, 296, 371, 381, 386, 388, 389, 390, 391, 392, 405, 410, 443, 444, 473, 479, 483, 488, 497, 498, 505, 508, 528, 530, 531, 535, 550, 551, 552, 555, 556, 562, 572, 588, 589, 590, 595, 603, 604, 607, 615, 618, 622, 623, 625, 632, 633, 687, 690
Spring, A., 711
Springer, J. A., 518, 523
Spruill. J., 104, 135, 158, 159, 161, 177, 679, 680
Squire, L. R., 185, 192, 279, 337, 339, 340, 357, 358, 400, 410, 437, 711
Squires, N. K., 575
Squyres, E. M., 693, 695
St. Martin, M. E., 154, 161
Staedt, D., 295
Staghezza, B. M., 647
Stallings, G. A., 319, 320, 336, 350, 353, 358
Stambrook, M., 133, 682, 683, 684
Stanhope, N., 282, 284
Stanley, R., 683
Stanton, B. A., 399, 410, 571, 577
Stanton, H. C., 154
Stark, R. E., 500, 505
Starkey, R.I., 41, 44, 457, 462, 571, 577, 601, 606
Starkstein, S.E., 271, 273, 312
Starr, J.M., 76, 79, 85, 88
Starrat, C., 514
Staz, P., 546
Stearns, G.M., 663
Stebbins, G.T., 49, 55, 81, 84, 88, 227, 476, 488, 650, 652
Steck, P., 289, 292, 296
Steenhuis, R.E., 293, 296, 480, 488
Steenman, H., 335
Steer, R.A.,636, 637, 639, 642, 643
Stefanyuk, W.O., 96, 274, 488, 578, 607, 617, 623, 633
Steindl, S.R.,200, 208
Steinmetz, H., 522
Stenager, E., 271, 274
Stephens, K.D., 255
Stephens, M.I., 494, 496
Stern, R.A., 368, 369, 371, 381

751

Stern, Y., 546
Sternbach, R.A., 690
Sternberg, R.J., 47, 55, 152, 154
Sterne, D.M., 538, 540
Stethem, L.L., 269, 284, 546, 577
Stetson, B.A., 410
Stevens, D.E., 294
Stevens, F., 144
Stewart, L.E., 86, 87, 356
Stickgold, K., 45, 139
Stierman, I., 521
Stiles, J., 369, 372, 378
Stilson, D.W., 245
Stircher, B., 689
Stoddart, C., 356
Stone, B.J., 494, 496
Stone, C., 393, 410
Stoner, S.B., 493, 496
Stones, M.J., 271, 272, 274
Stoppa, E., 95
Storandt, I., 593
Storandt, M., 7, 13, 15, 42, 130, 290, 294, 296, 460, 461, 568, 573, 574, 577, 694
Stoudemire, A., 461
Stowe, R., 643
Strain, J.J., 651
Straughan, P.T., 643
Strauss, E., 45, 128, 134, 139, 142, 221, 231, 232, 233, 239, 246, 251, 259, 265, 269, 313, 350, 358, 371, 378, 381, 382, 405, 410, 418, 435, 438, 515, 516, 518, 519, 523, 533, 535, 542, 546, 588, 620, 623, 625, 632, 633, 664, 668, 708, 712, 727
Strauss, M.E., 86
Strayer, D., 520, 523
Street, R.F., 149, 154
Streiner, D.L., 133
Strohner, H., 503
Strom, D.A., 496
Strommen, E., 152, 154
Stronks, D.L., 80
Stroop, J.R., 228, 229, 230, 231, 232, 233
Strother, G.R., 401, 409
Stroup, E., 335
Strub, R.L., 509, 514
Struchen, M.A., 217, 523
Stuck, A.E., 574
Stuckey, M., 410
Studdert-Kennedy, M., 500, 505
Studer, K., 296
Studts, J.L., 683
Sturgeon, R., 651
Sturm, W., 258, 259
Stuss, D.T., 185, 239, 245, 246, 263, 265, 266, 269, 280, 281, 282, 283, 284, 340, 542, 543, 546, 565, 566, 571, 577

Su, C.Y., 558, 560
Suarez, R., 545
Suchy, Y., 234, 245
Sudia, S., 273
Sugishita, M., 519, 523
Suishita, M., 514
Sukoff, R., 406
Sullins., 254
Sullivan, E.V., 237, 246
Sullivan, K., 439
Sullivan, M., 216, 463
Sultzer, D.L., 673, 674
Summers, B., 96
Sunderland, A., 382, 385, 620, 623
Sunderland, T., 509, 510, 512, 514
Sundet, K., 523
Sussman, H., 450, 453
Sutherland, K.M., 86
Sutker, P.B., 359, 381, 488, 569, 577, 640, 643, 658, 668
Sutton, S., 544, 545, 546
Suzuki, K., 470
Swan, G.E., 288, 291, 296
Swartz, C.P., 687, 690
Swartz, J.D., 689, 693, 695
Swayze, H.V., 245, 256
Sweet, J.J., 11, 12, 15, 36, 45, 50, 52, 56, 200, 208, 665, 707, 708, 712
Sweetland, R.C., 95, 135, 297, 437, 527, 698
Swenson, M.R., 486
Swenson, R., 335, 514, 539, 576
Swenson, W.M., 664
Swerdlik, M., 160
Swift, K.M., 206
Swihart, A.A., 500, 505
Swisher, L.P., 500, 503, 505
Szalai, J.P., 359
Szalda-Petree, A.C., 527
Szebenyi, A., 335
Szebenyi, S., 268
Sziklas, V., 349, 357
Szmuckler, G., 357
Tacheuki, M., 688, 690
Tagami, Y., 251
Takahashi, M., 470
Takauechi, M.I., 470
Talbott. M.M., 641, 643
Talbott, R., 130
Tallal, P., 500, 505
Talland, G.A., 409, 529, 532
Tallent, N., 34, 45
Talley, J.L., 234, 244, 349, 355, 359
Tamkin, A.S., 289, 296, 538, 540, 641, 643
Tangalos, E.G., 15, 62, 87, 131, 132, 135, 233, 357, 358, 408, 437, 438
Tarter, R.E., 144

Tassinari, G., 545
Taussig, I.M., 70, 74, 75, 79, 454, 457, 462, 475, 479, 488
Tawfik-Reedy, Z., 512, 514
Taylor, A.E., 340, 640, 643
Taylor, E.M., 344, 351, 359, 368, 370, 376, 381
Taylor, G.H.G., 473, 488
Taylor, H.G., 501, 505, 646, 647
Taylor, H.S., 380
Taylor, K.I., 54, 56, 84, 88
Taylor, K.L., 676
Taylor, L.B., 239, 246, 360, 368, 369, 370, 371, 381
Taylor, L.J., 494, 496
Taylor, M.A., 461
Taylor, R., 211, 212
Teasdale, G., 312
Tellegen, A.M., 664, 666, 703, 705
Temkin, N.R., 233, 407, 574, 605, 612, 617, 623
Teng, E.L., 75, 79, 543, 546
Tenhula, W.N., 200, 208, 708, 712
Teri, L., 74, 79, 132
Terman, L.M., 155, 161
Terry, L., 694
Teuber, H.L., 550, 552, 585, 586, 588, 599, 607, 609
Thackston, L., 410
Thal, L.J., 61, 79, 312
Theroux-Fichera, S., 133, 667
Thibodeau, L.A., 29
Thomas, D., 312
Thomas, J.G., 620, 623
Thomas, K.R., 640, 642
Thomas, M.R., 157, 158, 161
Thomas, P., 407
Thomason, D., 154, 312
Thompson, B., 529, 532
Thompson, G.B., 438
Thompson, J.L., 312, 380
Thompson, K.L., 463
Thompson, L.A., 148
Thompson, L.I., 710, 711
Thompson, L.L., 33, 43, 243, 244, 455, 462, 598, 601, 604, 607, 611, 612, 613, 615, 616, 618, 620, 622, 623
Thompson, L.T., 241, 244
Thompson, L.W., 513, 642
Thompson, R.W., 253, 256,
Thorndike, R., 522
Thorndike, R.L., 143, 144, 155, 157, 161
Thorndike, R.M., 158, 161
Thorpe, J.S., 689
Thurlow, M.L., 148
Thurstone, L.L., 529, 532
Thwing, E., 635, 637
Tierney, M.C., 135, 350, 358, 359, 410, 488, 505, 577

Tiffin, J., 624, 625, 633
Tillinghast, B.S., 493, 496
Tindall, A.G., 326, 336
Tinklenberg, J.R., 311
Tinson, D., 383, 385, 623
Tirapu Usterroz, J., 671, 674
Tishelman, A.C., 232
Tissot, R., 583
Tivis, R., 310
Toal, R., 399, 407
Todd, M.E., 698
Tognetti, M., 545
Toledo-Morrell, L.D., 463
Tombaugh, T.N., 70, 71, 74, 75, 76, 77, 79, 360, 371, 372, 375, 377, 378, 381, 454, 457, 458, 463, 472, 477, 478, 479, 480, 481, 488, 571, 578, 709, 710, 712, 718, 719
Tomblin, J.B., 358, 392, 496, 505
Tomer, R., 478, 488
Tomlinson, B.E., 674
Tomoeda, C.K., 443, 444, 461, 483
Tourk, L.M.,633
Tovian, S., 56
Towle, D., 383, 385
Town, P., 460
Townes, B.D., 578, 607
Townsend, J., 543, 546
Trabucchi, M., 483
Trahan, D.E., 306, 309, 311, 313, 404, 405, 408, 410, 533, 536, 615, 616, 618
Tramontana, M.G., 143, 144
Tranel, D., 183, 184, 185, 243, 457, 463
Traub, E., 521
Treasure, F.P., 79
Trejo, W., 704
Tremont, G., 667
Trenerry, M.R., 228, 229, 230, 232, 233, 274, 275, 276, 334, 378, 418, 435, 439, 457, 463, 658, 668
Trenton, S.L., 200, 205
Trevarthen, C., 642
Trifiletti, R.J., 658, 668
Trites, R.L., 5, *8*, 204, 208, 573, 578, 603, 604, 607
Trivedi, S.S., 43
Trivelli, C., 531
Trommer, B.A., 254, 256
Trosset, M.W., 483
Troster, A.I., 55, 61, 245, 336, 406, 408, 410, 418, 436, 437, 439
Troupin, A.S., 199, 206, 566, 574, 613, 617, 619, 622
Troyer, A.K., 109, 135, 371, 381, 473, 488
Trueblood, W., 108, 135, 200, 208, 248, 321, 336, 577, 708, 712
Tsai, L., 74, 79
Tseng, M.H., 559, 560
Tsolaki, M., 271, 274
Tsuang, M.T., 54, 74, 79, 142
Tuck, J.P., 508
Tucker, D.M., 544, 546, 599, 604, 613, 616
Tucker, G.D., 65
Tuff, L.P., 133
Tulving, E., 277, 279, 339, 340
Tune, L.E., 74, 79, 460, 513, 526, 573
Tunis, S.L., 681, 683, 684
Tuokko, H., 228, 232, 293, 296, 353, 359, 480, 488, 503, 505, 509, 510, 511, 512, 513, 514, 515
Tupler, L.A., 370, 381
Turner, C.W., 273
Tuyumbu, B., 474, 484
Twijnstra, A., 232
Tyler, P., 342, 344
Tzavaras, A., 530, 531, 533, 536
Uchiyama, C.L., 270, 272, 274, 278, 280, 348, 349, 353, 355, 359, 569, 578, 671
Uddo, M., 350, 359, 374, 381, 476, 488
Uemura, K., 618
Uhlig, G.E., 496
Uhlmann, R.F., 70, 77, 79
Ulett, G., 684, 690
Ulrich, R.F., 646, 647
Umilta, C., 546
Underwood, K.L., 514
Ungerleider, L.G., 535
U.S.Department of Labor, 703, 705
Unsal, A., 546
Unterholzner, G., 291, 296
Urbina, S., 55
Urrutia, C.P., 358, 380
Uttl, B., 85, 87, 88, 228, 229, 232, 233, 355, 357, 544, 545
Uzgiris, I.C., 143, 144
Vaddadi, K.S., 651
Vakil, E., 290, 296, 345, 348, 349, 350, 355, 356, 359
Valenstein, E., 551, 562, 581, 583, 590, 593
Vallar, G., 282, 284
Van Allen, M.W., 532, 533, 535
van Balen, H.G.G., 385
Van De Vijver, F., 14, 15
Van den Bosch, R.J., 240, 246
Van Der Cammen, T.J.M., 71, 75, 80
Van der Does, A.J.W., 240, 246
van der Vlugt, H., 12, 15, 45
Van Dongen, H.R., 497, 505
Van Fleet, J.N., 107, 134
Van Gorp, W., 134, 274, 280, 357, 359, 457, 463, 574, 637, 670, 671, 717
Van Harskamp, F., 80, 497, 505
van Hegewald, W.M., 544, 546
Van Lancker, D., 637, 671
Van Nieuwkerk, R., 617
Van Orden, K., 623
Van Schijndel, F.A.A., 12, 15, 45
van Spaendonck, K. P. M., 239, 246
Van Zomeren, A. H., 542, 543, 546
Vance, K. T., 192
Vance, R. H., 166
Vanden Bos, G. R., *7*, 15
Vanderploeg, R. D., 52, 53, 56, 134, 238, 246, 318, 319, 336
Vane, J. R., 693, 695
Vangel, S. J., 44, 59, 60, 62, 539
Vanier, M., 581, 583, 674
Van Nieuwkerk, R., 605
Vargha-Khadem, F., 483
Vargo, M. E., 388, 392
Varley, R., 474, 488
Varney, N. R., 215, 216, 217, 508, 518, 522, 523, 535, 551, 553, 556, 557, 562, 589, 590, 595
Vasterling, J. J., 359, 381, 488, 577, 643, 668
Vaugh, N. C., 705
Vaughan, H. G., 95, 583, 625, 631, 633
Vega, A., 601, 607
Velozo, C. A., 132, 334
Veltrup, C., 295
Vendrell, P., 522
Verfaellie, M., 437
Verity, L., 533, 535
Verma, R., 575
Vernon, P. A., 135
Vernon, P. E., 47, 56, 99, 104, 135, 158, 161
Vernon-Wilkinson, R., 294, 484, 574
Vicari, S., 463, 540
Vignolo, L., 497, 503
Viitanen, M., 78, 79
Vilkki, J., 474, 488, 500, 505, 533, 536, 673, 674
Villanueva, M. R., 356, 711
Villardita, C., 91, 96, 457, 463, 579, 584
Vincent, K. R., 159, 161
Vingerhoets, G., 230, 233, 350, 359, 374, 381, 640, 643
Vink, M., 343
Violato, C., 99, 135
Visscher, B., 273, 358, 546
Visser, R. S. H., 368, 371, 373, 381
Vitale, A., 484, 503
Vitaliano, P. P., 58, 61, 62
Vitiello, M., 61, 62, 132

Vogel, S. A., 181
Volkmann, J., 522
Von Korff, M. R., 77
Vrana, S., 675, 676
Vranes, L. F., 244
Vriezen, E., 306, 312
Waber, D. P., 143, 144, 360, 368, 371, 372, 381
Wada, J., 239, 246, 350, 358, 382, 523, 620, 623
Waddell, D. D., 157, 161
Waddington, J. L., 78
Waechtler, C., 135
Wagle, W. A., 268, 335
Wagner, E.E., 687, 690
Wagner, H., 289, 296
Wagner, P., 525, 527
Wahler, H.J., 288, 296
Wald, H.S., 660, 665
Waldman, B.W., 571, 578
Waldman, D.A., 703, 704, 705
Waldman, I.D., 104, 105, 135
Waldmann, B.W., 272, 274
Waldrep, E.E., 154
Walker, M., 87
Wallace, G., 443, 444, 463
Wallace, M.R., 486
Wallbrown, F.H., 104, 130
Waller, N.G., 104, 105, 135
Walsh, J.B., 651
Walsh, M.L., 496
Walter, B.M., 221, 245, 486, 487
Walter, L.W., 698
Walton, N., 15
Wang, P.L., 537, 540
Wapner, S., 232
Ward, J.W., 654, 668
Ward, L.C., 99, 100, 101, 135, 654, 668
Ward, T., 248
Ward-Lonergan, J., 447
Ware, J.H., 29
Warheit, G.J., 643
Warkentin, S., 243, 474, 484, 488
Warner, M.H., 140, 141, 567, 571, 578, 601, 607
Warren, J.M., 606
Warrington, E.K., 84, 87, 278, 280, 341, 342, 344, 507, 508, 533, 536, 709, 712, 717, 719
Watabiki, S., 514
Watamori, T., 467, 470
Watkins, C.E., 141
Watson, C.G., 206, 658, 668
Watson, J.R., 199, 206, 566, 575, 598, 605, 613, 617
Watson, M., 463
Watson, T.E., 487
Watson, Y.I., 511, 515
Waziri, R., 485
Weathers, F.W., 666

Weaver, K.A., 130
Webb, W.W., 667
Weber, A.M., 437
Weber, D.A., 409
Weber, E.H., 588
Weber, M.A., 264, 265, 269
Webster, J.S., 380, 396, 410
Wechsler, D., 47, 56, 98, 99, 108, 113, 119, 127, 128, 135, 142, 277, 280, 393, 394, 395, 400, 401, 410, 411, 414, 415, 416, 418, 421, 432, 433, 439
Wedding, D., 319, 336, 568, 578
Weed, N.C., 232
Wiebe, D.A., 130
Weinberg, J., 579, 583
Weinberger, D.R., 239, 246, 311, 437, 485
Weiner, I.B., 688, 690
Weiner, J., 488
Weiner, M.F., 87
Weiner, M.W., 484, 574
Weiner, W.J., 643
Weingold, H.P., 658, 668
Weinstein, C.S., 378, 381
Weinstein,, E.A., 581, 583, 592, 593
Weinstein, G.J., 683
Weinstein, L., 407, 461, 485
Weinstein, S., 550, 552, 585, 586, 588, 589,599, 607, 609
Weintraub, S., 55, 69, 461, 514, 581, 584
Weir, W.S., 284
Weirtman, R., 462
Weisbrod, S., 618
Wiese, W., 258, 259
Weiss, A.A., 288, 297
Weiss, L.G., 127, 128, 135
Welch, L.W., 457, 463
Welkowitz, J., 78
Wellman, M.M., 288, 291, 297
Wells, J.C., 71, 74, 76, 80
Welsh, G.S., 665
Welsh, K.A., 381, 456, 457, 463, 561, 562
Welsh, M.C., 238, 242, 246, 339, 340, 473, 488, 679, 680
Wenar, C., 687, 690
Wengel, S.P., 651
Wengel, W., 410
Wense, A.V.D., 295
Wentworth, R., 698
Wentworth-Rohr, I., 538, 540
Werner, H., 232
Wersh, J., 156, 157, 158, 161
Werther, G., 486
Wertz, R., 452, 469, 470
Wesch, J., 273, 274, 280, 358, 359
Wesson, M.D., 525, 528
Westergaard, C.K., 15
Western, S.L., 542, 546

Westerveld, M., 303, 304, 305, 306, 312, 313, 378, 409, 435, 439, 668
Westervelt, H.J., 268, 335
Wetter, M.W., 660, 662, 663, 664, 667, 668
Wetterling, T., 295
Wetzel, L., 193, 198, 199, 204, 206, 208, 536, 537, 540
Wexler, B.E., 515, 523
Wexler, N.S., 379
Weyandt, L.L., 463, 456, 494, 496
Whalley, L.J., 79, 88
Wheeler, L.,568, 578
Wheelock, J., 271, 273
Whelan, G., 130, 436
Whelihan, W.M., 538, 540
Whishaw, I.Q., 183, 185, 277, 279, 360, 373, 374, 379, 482, 483, 485, 507, 508, 550, 551, 592, 593
Whitaker, H.A., 216, 226, 244, 503, 505
White, D.A., 540
White, L.J., 160
White, R., 410, 439
Whitehouse, C.C., 501, 505
Whitfield, K., 612, 618
Whitla, D., 55, 69, 514
Whitman, D., 56
Whitman, R.D., 212, 217, 221, 461
Whitten, J.C., 256
Whittlesey, J.R.B., 527
Whitworth, R.H., 152, 154, 450, 451, 453
Whol, M., 343
Wickens, C., 523
Widiger, T.A., 529, 532
Wiederholt, W.C., 305, 308, 309, 313, 460, 484, 513, 574
Wielkiewicz, R.M., 104, 135
Wiener, D.N., 656, 668
Wiens, A.N., 49, 56, 83, 84, 85, 86, 88, 176, 177, 207, 264, 268, 318, 319, 326, 327, 333, 334, 336, 350, 351, 352, 353, 355, 356, 359, 416, 418, 419, 436, 576, 617, 623
Wiggins, J.S., 656, 668
Wiig, E.H., 443, 444, 464, 466
Wilbanks, S.L., 310
Wilde, M.C., 321, 336
Wilhelm, K.L., 176, 177, 437, 721, 723
Wilkins, J.W., 379, 457, 463, 483, 573
Wilkinson, G., 163, 164, 175, 177
Wilkinson, W. 463, 562
Wilkinson, W.A., 527
Wilkinson, W.E., 78
Wilks, V., 392, 486

Williams, A., 132, 494, 496
Williams, B.W., 455, 462, 463
Williams, C.L., 653, 664, 668
Williams, C.W., 132
Williams, D.E., 132
Williams, D.H., 522
Williams, H.L., 658, 668
Williams, J., 441, 442, 522, 569, 573, 578, 667
Williams, J.G., 640, 644
Williams, J.J., 443, 444
Williams, J.M., 715, 716
Williams, M., 238, 244, 246, 390, 392
Williams, S.E., 450, 453
Williamson, D.J.G., 55
Willingham, A.C., 410
Willis, S.C., 725, 727
Willis, W.G., 456, 463, 494, 496
Willison, J., 80, 81, 83, 85, 87
Willmes, K., 43, 444, 498, 505
Willmott, M., 651
Willshire, D., 52, 56, 83, 84, 85, 88
Willson, V.L., 133
Wilmes, K., 259
Wilsher, C.R., 383, 385
Wilson, A., 643, 651
Wilson, B.A., 39, 45, 184, 185, 189, 278, 279, 280, 285, 287, 384, 385, 386
Wilson, B.C., 633
Wilson, F.M., 658, 666
Wilson, J.J., 625, 631, 633
Wilson, K.G., 683
Wilson, R.S., 49, 55, 56, 79, 88, 455, 463, 488
Wilson, W.M., 157, 161
Winblad, B., 78, 79
Windsor, L.A., 683
Winn, H.R., 407, 574, 605
Winner, E., 379
Winocur, G., 282, 284, 336, 339, 340, 473, 488
Winograd, C.H., 643, 651
Winslow, M., 335
Wirt, R.D., 677, 681
Wirtz, P.W., 637
Wishart, H., 371, 374, 381, 382, 519, 523
Wisniewski, H.M., 61
Witelson, S.F., 592, 593
Witkin, H.A., 529, 530, 532
Wodrich, D.L., 696, 698
Woehr, D.J., 90, 95
Wohl, M., 343, 378, 435, 460, 483
Wold, A.H., 500, 505
Wolf, I., 255
Wolf-Klein, G.P., 509, 511, 512, 515
Wolfe, J., 339, 484

Wolfson, D., 11, 15, 35, 36, 44, 127, 128, 133, 200, 201, 207, 443, 444, 508, 568, 570, 577, 600, 606, 613, 615, 618, 620, 623
Woll, G., 500, 505
Wolman, B.B., 65, 132
Wonderlic, E.F., 139, 140, 142
Wong, D.T., 640, 643
Wong, J.S., 438
Wood, F.B., 372, 382
Wood, K.R., 497, 505
Wood, R.I., 674
Woodard, J.L., 58, 62, 130, 243, 244, 414, 416, 419, 435, 439
Woodcock, R.W., 144, 163, 164, 178, 181
Woodruff, G.R., 566, 569, 578
Woodward, C.A., 537, 540
Woodward, J.L., 215, 216, 217
Woodward, T.S., 293, 296, 353, 359, 480, 488, 503, 505
Woodworth, R.S., 541, 546
Worrall, L.E., 454, 463
Worthington, G.B., 151, 155
Wortis, S.B., 585
Wright, D., 525, 527
Wright, J.A., 698
Wrightson, P., 260, 264, 265, 268
Wringfield, A., 460
Wrobel, N.H., 52, 54, 56
Wrobel, T.A., 52, 54, 56
Wyler, A., 335, 336
Wyler, A.R., 233, 244, 335, 336, 343, 438, 490, 491
Wylie, T., 221, 487
Yaffa, S., 409
Yamadori, A., 583
Yamasaki, K., 523
Yamashita, H., 107, 135
Yaple, K., 160
Yarknoy, G., 407
Yarrow, L.J., 146, 148
Yeates, K.O., 320, 336, 459, 463
Yen, J.K., 574
Yeo, R.A., 379
Yesavage, J.A., 311, 642, 648, 649, 650, 651, 652
Yetkin, F.Z., 243
Yeudall, L.T., 92, 96, 270, 272, 274, 479, 480, 488, 570, 571, 575, 578, 600, 603, 605, 607, 615, 616, 617, 621, 622, 625, 631, 633
Yi, S., 61
Yiu, E.M.L., 463
Yonan, C., 42, 130, 294, 460, 573
Yoshii, F., 487
Yoshioka, M., 523
Young, G., 255
Young, R., 358, 380, 462

Youngjohn, J.R., 291, 297, 569, 578, 661, 664, 668
Ysseldyke, J.E., 148, 151, 154, 525, 528
Yu, E., 462, 487
Yudofski, S.C., 463
Yudowitz, B.S., 566, 569, 576
Yudowitz, L.B., 573
Zagar, R., 405, 410, 494, 496
Zaide, J., 559
Zaidel, D.W., 96
Zaidel, E., 89, 91, 96, 503, 505
Zalewski, C., 485
Zamrini, E.Y., 380
Zangwill, O.L., 550, 552
Zappala, G., 584
Zarrella, K.L., 701
Zaucha, K., 578
Zec, R.F., 246, 456, 463, 537, 540
Zehler, D., 620, 621, 623
Zeisat, H.A., 409
Zeitchik, E., 407, 461, 485
Zeitschel, K.A., 526, 528
Zelinski, E.M., 71, 75, 76, 79
Zelkind, I., 665
Zeloni, G., 583
Zerbin, D., 295
Zhang, M., 462, 487
Zielinski, R.E., 132
Zillmer, E.A., 104, 107, 135
Zingesser, L.H., 61
Zipursky, R.B., 246
Ziskin, J., 41, 43, 45
Zisook, S., 336
Zolten, A.J., 578
Zonderman, A.B., 289, 290, 297
Zorzitto, M.L., 135, 358, 359, 410, 488, 505, 577
Zubin, J., 546
Zucchero, C.A., 514
Zucker, S., 151, 155, 493, 496
Zuckerman, E.L., 38, 45
Zuker, T., 514
Zung, B.J., 590, 591
Zung, W.W.K., 641, 644
Zurif, E.B., 389, 391
Zweber, B., 385
Zyzanski, S.J., 410, 577

テスト名および事項索引

〈あ〉

「ああ」という発声の継続と歌唱下位検査（BASA），445
RAVLT．レイ聴覚言語学習テスト参照
RMI．相対的熟練指数参照
RMT．ウォーリントン再認記憶テスト，再認記憶テスト参照
RMT．再認記憶テスト参照
RLTR．無作為長期検索参照
RBMT．リバーミード行動記憶テスト参照
RPM．レーヴン進行マトリックス参照
IMC．知識記憶集中テスト参照
IQ得点（知能指数），34
　上昇，36
IQ得点の影響
　RMT，343
　CFT，376-377
　COWA，472
　CPT，254
　CVLT，319, 322-326（表10-11），333
　WMS，400
　WMS-R，419, 432-433
　WCST，242
　TPT，601
　BTA，250-251
　BVRT，291, 293
　BVMT-R，299
　VOT，538
　SDMT，272
　カテゴリーテスト得点，201
　トークンテスト，501
　時計描画テスト，512
　文反復テスト，388-389
アイコンタクト，患者，10
アイゼンク人格問診表，コンピュータ（による）実施，12
ITPA．イリノイ言語能力診断テスト参照
IBRS．乳幼児行動評価尺度参照
握力（テスト）．握力計（テスト）参照
握力計（テスト），611, 619-623
　目的，619
　原典，619
　実施及び採点方法，619
　概要，619
　標準データ，621-622
　利き手による影響，622
　詐病，709（図17-1）
　性別の影響，621（表14-3, 4），622
圧覚計．触覚計参照
アフリカ系アメリカ人

顔貌再認得点，534
MAE得点，491
MMPI得点，655
K-ABC順位，151
3-D得点，561
CELF-3得点，466
CET得点，211
COWA得点，479
ウェクスラー得点，109, 127（(表5-45)）
DRS得点，60
TMT得点，573
PIC得点，679
BNT得点，454, 456, 458
POMS得点，683
BTA得点，251
BVRT得点，292
アフリカ系アメリカ人なまり英語，CELF-3得点，466
アミタール注入法，ダイコティックリスニング-単語との相関関係
アメリカインディアン（ナバホ族），K-ABCテスト，153
アリゾナ痴呆コミュニケーション障害バッテリー（ABCD），443
　ベルテストとの類似性，579
アルコール依存症
　FTT得点，615
　MMPI-2得点，658
　CST得点，191
　COWA得点，474
　WMS-R得点，415
　TMTによる発見，567, 570
　TPT得点，598, 599
　BVRT得点，289, 291
　カテゴリーテスト得点，201
　うつ病，639, 641
　青年，636
　前向性障害，286
　背景依存研究，529
アルツハイマー病（AD）
　RMT得点，341, 342
　RPM評価，91
　AMI得点，286
　SRT得点，304
　NRS得点，673
　NART得点，84
　FIT得点，714-715
　MAE得点，490
　MMSE得点，71, 74, 76（表5-9），77
　3-D得点，561
　CET得点，210-211
　CADL得点，469

CFT得点，373
COWA得点，473
CCC得点，282
GDS得点，650
RAVLT得点，350
WMS-R得点，419
WMS得点，400-401
WCST-64得点，235
TMT得点，568
BNT得点，455, 456
BDI得点，640
BDAE得点，450-451
BVRT得点，290-291
BVMT-R得点，298
VMI得点，526
VOT得点，537
音再認得点，555
鑑別診断，418, 456
視覚性無視，582
図案流暢性得点，215
スクリーニングのためのDRSの使用，57, 58
線引きテスト得点，475
ダイコティックリスニング-単語得点，518
トークンテスト得点，500
得点変動，37
時計描画テスト得点，512
日常行動測定，39
文反復テスト得点，389
埋没図形テスト，530
アルバート線交差法，視覚性無視テストとの相関関係，581

〈い〉

意識障害（LOC），PASAT得点，265
異常高熱，ダイコティックリスニング-単語得点，518
異常得点
　正常得点との比較，28
　定義，17
イタリア語
　CADL版，467, 468
　GDS版，648
イタリア人
　RAVLT研究，349
　FRT研究，534
　埋没図形テスト研究，530
一貫長期記憶（CLTS）
一貫長期検索（CLTR）
　SRT，302, 306
「逸脱した」得点，34
一般記憶指数，BTAとの相関関係，250
一般知識下位検査（PIAT-R），167

一般神経心理学的欠損尺度(GNDS), 13, 11, 36
一般適性検査(GATB), 699, 701
　原典, 701
　実施及び採点方法, 702
　概要, 701-702
　標準データ, 704
　カナダ版, 701
　コンピュータソフトウェア, 701
　WPTとの相関関係, 140
　フランス語及びスペイン語版, 701
　米国司法省によるGATB使用の一時停止正当性, 704
　聴覚障害者版, 701
一般的な挨拶と単純な話題の会話下位検査(BASA), 445
遺伝的障害, 32
遺尿症, 背景依存研究, 529
意味論的痴呆, AMI得点, 286
イヤホン
　反応時間, 541
　ダイコティックリスニング-音楽, 521
イリノイ言語能力診断テスト(ITPA), 13, 443
　他テストとの相関関係, 147, 494, 501
因子分析研究, ウェクスラー知能テスト, 104-105
インテグレイテッド・コンピュータシステム(コンピュータによって生み出される解釈), 41, 42
韻融合法, ダイコティックリスニング-単語, 515

〈う〉

ウィスコンシンカード分類テスト(WCST), 14, 234-246
　目的, 234
　原典, 234
　実施, 235
　採点方法, 235-236
　標準データ, 241-243
　カテゴリーテストとの相関関係, 200-201
　簡易版(WCST-64), 235
　コンピュータ版, 234, 235
　詐病発見, 241, 708
　他の版, 234
　反応的柔軟性テスト, 183
　他テストとの相関関係, 104, 191, 210-211, 220, 224, 236-241, 275, 319, 537, 566
ウィスコンシンカード分類テスト-64(WCST-64), 信頼性の低下, 235
ウィッギンズ内容尺度, 663
ウェイグル色-形分類テスト, VOTとの相関関係, 538
ウェインスタイン触覚計, 609
ウェクスラー/ベルヴュー尺度, 96
ウェクスラー記憶尺度(WMS), 14, 277, 392-410, 714
　目的, 392
　原典, 392
　実施, 394-395
　採点方法, 395-399
　概要, 392-394
　標準データ, 401-406, 420
　側頭葉機能のテスト, 226
　WMS-Rとの比較, 277-278
　BVMT-Rの原理, 297
　批判, 393, 395
　ボストン改訂版, 393
　モントリオール神経学研究室改訂版(MNI), 393, 394
　因子分析研究, 400
　ラッセル版, 393, 394, 399, 400, 405
　他テストとの相関関係, 57, 264, 286, 306, 319, 342, 350, 372, 399, 511
ウェクスラー記憶尺度-改訂版, 14, 97, 277, 411-439
　目的, 411
　原典, 411
　実施, 412-414
　標準データ, 420-435
　カテゴリーテストとの相関関係, 200
　限界, 56, 419
　高齢者への使用, 11
　採点用ソフトウェア, 411
　詐病発見, 419, 708, 714
　WMSとの比較, 277-278
　WMSを踏まえた改良, 419
　年齢の影響, 433
　因子分析研究, 416
　他テストとの組み合わせ, 105, 113
　他テストとの相関関係, 58, 67, 224-225, 250, 264, 298, 319, 415-416, 441, 718
ウェクスラー個別アチーブメントテスト(WIAT), 14, 163, 172-174, 176, 181
　目的, 172
　原典, 172
　実施, 173
　採点方法, 173
　標準データ, 174
　概要, 172
　他テストとの相関関係, 173-174
ウェクスラー視覚再生検査Ⅰ, 日常行動の予測, 39
ウェクスラー小児知能テスト改訂版(WISC-R)
　WRAMLとの組み合わせ, 441
　他テストとの相関関係, 64, 158, 441, 493, 525, 537, 558, 679, 696
ウェクスラー小児知能テスト第Ⅲ版(WISC-Ⅲ), 14, 48, 96, 143, 283, 430, 697
　実施, 98-102
　採点方法, 102-103, 113(表5-25), 159
　概要, 97-98
　標準データ, 108-128
　換算表, 110-112(表5-23, 24)
　CPTとの比較, 254
　処理速度因子, 104
　遂行機能テストのための迷路下位検査, 183, 184
　動作性IQの算出, 110-112(表5-23, 24)
　他テストとの相関関係, 64, 176, 200
ウェクスラー成人知能テスト(WAIS)
　DRSとの比較, 57
　ドイツ語版得点, 258
　評価における初期使用, 47
　病前IQへの使用, 49
　他テストとの相関関係, 84, 215, 472, 538, 703
ウェクスラー成人知能評価尺度(WAIS), 157
　DAT患者の能力, 39
ウェクスラー成人知能テスト改訂版(WAIS-R), 96, 258, 419, 430, 457, 697
　実施, 98-102
　概要, 97-98
　NARTの使用, 85
　NARTの一般化, 49
　NAARTの妥当性, 81
　下位検査得点, 35
　カナダ版変更の推奨, 99, 99(図5-4)
　高齢者への使用, 11, 56
　コンピュータ採点システム, 97
　GATBとの重複, 704
　使用限界(困難), 56
　神経心理学的検査(NI), 136
　新版(1997)＝WAISⅢ, 96, 98
　外国への適合版, 14
　他テストとの相関関係, 37, 57-58, 64, 84, 90, 140, 158, 188, 230, 238, 264, 271, 308, 372, 457, 472, 491, 567
ウェクスラー知能テスト, それぞれのウェクスラーテスト参照
　目的, 96
　原典, 96-97
　実施, 98-102
　採点方法, 102-103
　概要, 97-98
　下位検査, 97
　標準データ, 108-129
　IQデータ報告, 128
　カナダ版, 99, 102(表5-20)
　K-ABCとの比較, 149
　コンピュータ採点システム, 96

詐病, 108
神経心理学的パターン分析, 107-108
信頼性, 103-104
WIATとの相関関係, 173-174
VIQ-PIQ不一致, 105-107
WPTとの相関関係, 140
短縮版, 99-101
検査散布, 119, 126
ACID模様, 107-108
改訂, 127-128
因子分析研究, 104-105, 113
ウェクスラー知能尺度, カテゴリーテストとの相関関係, 200
ウェクスラー幼児知能テスト-改訂版 (WPPSI-III), 14, 96, 143, 158, 697
実施, 98-102
採点方法, 102
概要, 97-98
K-ABCとの比較, 152-153
多文化間標準テスト, 349, 353, 569
標準データ, 108-129
他テストとの相関関係, 494, 525
ウェクスラー論理記憶テスト, 日常行動の予測, 39
ウェスタン失語症バッテリー (WAB), 他テストとの相関関係, 388-389, 450, 491
ウェップマン言語音知覚テスト, 508
ウェルニッケ失語症, 450, 500
ウズギリス／ハント尺度, 143
ウッドクック／ジョンソン心理教育バッテリー改訂版, アチーブメントテスト (WJ-R ACH), 14, 144, 163, 168, 176, 178-181
目的, 178
原典, 178
実施, 180
採点方法, 180-181
概要, 178-180
標準データ, 181
補足バッテリー, 179
標準バッテリー, 178-179
ウッドクック／ジョンソン認知能力テスト, 144
うつ病
RMT得点, 342
MMSE得点への影響, 76
MMPI-2得点, 655, 656, 661
CFT得点, 374
COWA得点, 476
CVLT得点, 320, 332(表10-13), 334
WMS-R得点, 418
WMS得点, 401
WCSTへの影響, 240
RAVLT得点, 350
DSM-IV基準, 638
TMT得点, 568, 570

TPT得点, 600
BNT得点, 457
BDIテスト, 638-644
BVRT得点, 289
握力, 620
ウェクスラーパターンへの影響, 107
影響を受けたテスト, 36
カテゴリーテストへの影響, 200
高齢者, 636, 641, 648
様々な特性を持った疾患, 639
小児, 636, 641
ストループテストへの影響, 230
性差, 641
痴呆行動との比較, 636
注意及び記憶困難, 418
頭部外傷のある女性, 673
時計描画テスト得点, 511
マイクロ・コグによる鑑別診断, 68
うつ病尺度 (NBAP), 669-671
うつ病尺度チェックリスト, GDSとの相関関係, 649
右脳損傷の小型検査法,「徴候」アプローチ, 6
(車の)運転能力, 脳障害患者, 38
運動過剰症, 患者, 10
運動機能, 患者, 10, 31
運動技能テスト, 507-584, 611-633
運動欠損
患者, 6
マイクロ・コグ使用制限, 68
運動低下症, 患者, 10
運動発達尺度, BSID-II, 145

〈え〉

英語が第2言語の患者, 14, 42, 48, 89
英国
NART-2研究, 85
CET研究, 210
COWA研究, 479
WAIS-Rデータの使用, 126
TPT研究, 601
PASAT研究, 265
BDI研究, 641
英才教育(特別の教育を受けた者), 病前IQテスト, 50
AIDS. HIV感染及びAIDS参照
H-R. ハルステッド／レイテン バッテリー参照
HIV感染とAIDS
COWA得点, 475
CVLT得点, 320, 350
DRS研究, 58
TMT得点, 569
乳児, BSID-IIテスト, 146
PASAT得点, 263
BVRM研究, 291
BVMT-R得点, 298
HCT. カテゴリーテスト参照
HD. ハンチントン病参照

栄養失調 (体重減少)
TMT得点, 569
TPT得点, 600
AAMD. 米国精神遅滞学会参照
AMI. 自伝的記憶面接参照
AMNART. 米国新成人読み能力テスト参照
AL. 連合学習 (WMS下位検査)参照
ACID. 算数／符号／知識／数唱WISCパターン参照
ACoA. 前交通動脈瘤参照
AGCT, 得点, 27 (図3-3)
ADHD (活動亢進). 注意欠陥多動性障害参照
ADL. 日常生活動作参照
ABCD. アリゾナ痴呆コミュニケーション障害バッテリー参照, 443
APM. 上級進行マトリックス参照
APM. 上級進行マトリックス法参照
AVLT (聴覚言語学習テスト). RAVLT (レイ聴覚言語学習テスト)参照
SRT (選択想起テスト). バシュケ選択想起テスト参照
SRT. 選択想起テスト参照
SEM. 測定の標準誤差参照
SOMPA. 多文化多元評価参照
SCT. 簡易版カテゴリーテスト参照
STR. 短期再生参照
SDMT. 符号数字モダリティテスト参照
SBIS-R. スタンフォード／ビネー知能尺度改訂版参照
SBIS. スタンフォード／ビネー知能尺度参照
SPM. 標準進行マトリックス参照
NRS. 神経行動評価尺度参照
NIS. 神経心理学障害尺度参照
NEPSY. フィンランド, NEPSY発達参照
NART. 国民成人読み能力テスト参照
NAART. 北米成人読み能力テスト参照
NCCEA. 神経感覚中枢性総合失語症参照
NBAP. 神経心理学行動感情プロフィール参照
FIQ. 全IQ参照
FIT. 15項目テスト参照
FIT. レイ記憶テスト, レイ15項目記憶テスト参照
FIT. レイ3×5テスト, レイ15項目記憶テスト参照
FIT. レイ 15項目記憶テスト参照
FAS. 制限口頭語連想 (COWA)参照
FOT. 手指振動テスト参照
FTT. 手指タッピング試験参照
FP. 形態認識参照
MAE. 多言語失語症参照
MS. 記憶範囲参照
MMSE. 簡易精神機能検査参照
MMPI-2. ミネソタ多面人格目録第2版参照
MOANSメイヨー. 高齢者米国標準研究

参照
MQ. 記憶指数参照
MC. 心的制御参照
MCDI. ミネソタ小児発達目録参照
MDRS. マティス痴呆評価尺度参照
MDI. 精神発達指数参照
MPRI. メイヨー保持パーセント指数参照
LAMB. 学習と記憶テスト参照
LTR. 長期検索参照
LTS. 長期貯蔵参照
遠隔記憶テスト，社会的事件の使用，278
演算下位検査，WIAT，172

〈お〉

応用問題下位検査（WJ-R ACH），178
大うつ病障害症状チェックリスト（DSM），649
オーストラリア
　NART/NAART研究，84，86
　BNT研究，454
　POMS研究，683
オーストリア，DRS研究，60
（WPTに基づく）オーティス知能テスト，139
OPIE. オクラホマ病前知能評価参照
オクラホマ病前知能評価（OPIE），13
　IQ得点，52，53（表5-4）
音再認，552-557
　目的，552
　原典，552
　実施，553-554
　採点方法，555
　概要，552-553
　標準データ，556
　多肢選択法（言語性），554-555
　多肢選択法（絵画），555
　他のテスト名，552
オランダ
　RMT研究，343
　RPM研究，93（表5-15）
　BDI研究，641
折り紙下位検査（SBIS-R），156
音楽的刺激の耳優位性テスト．ダイコティックリスニング音楽参照
音記号下位検査（WRAML），440
音声知覚テスト，PPVTとの相関関係，494
音声レベルメーター，ダイコティックリスニング単語テスト，516
音素判別テスト，508

〈か〉

絵画完成下位検査（ウェクスラー尺度）
　概要，97-98
　五点テストとの相関関係，219-220
　TPTとの相関関係，599
　TVPSとの相関関係，558
　病前IQテストへの使用，52-53
　VOTとの相関関係，537

絵画記憶下位検査（WRAML），440
絵画配列下位検査（ウェクスラー尺度）
　CETとの相関関係，211
回帰式，病前IQの算出，49-54
介護人
　実際的な助言，38
　適応行動評価，635
　日常生活能力評価，695
開始と保続，DRS判断，57，58，59（表5-5）
外傷後健忘症（PTA）
　RBMT得点，384
　CCC得点，282
　RAVLT得点，350
　PASAT得点，265
外傷後ストレス障害（PTSD），14
　MMPI-2得点，658，661
　詐病，662
　CFT得点，374
　COWA得点，476
　RAVLT得点，350
　頭部外傷の鑑別診断，41
　パーデュ-尺度，675
　ペン目録，636，676
外傷後痴呆，FRT得点，534
外傷性脳損傷（TBI），脳損傷，脳震盪，頭部外傷参照，14
　反応時間得点，543，544
　FIT得点，715
　運動能力への影響，611
　FTT得点，615
　MMPI-2得点，657
　GATB適用，704
　線引きテスト，566
　WCST得点，239
改訂行動問題チェックリスト，CBCLとの相関関係，645
改訂視覚保持テスト（VRT-R）．視覚記銘テスト（BVRT）参照
　標準データ，29（図3-4）
概念化，DRS判断，57，59（表5-5）
海馬
　萎縮，CFT得点，373
　長期記憶における役割，286
　低酸素の影響，COWA得点，474
　外科切除，視覚記憶への影響，418
カウフマン簡易知能テスト（K-BIT），13，62-65，143
　目的，48，62
　原典，62
　実施，63
　採点方法，63
　概要，62-63
　下位検査，62
　標準データ，64-65
　他テストとの相関関係，63-64
カウフマン教育アチーブメントテスト
　SBISとの相関関係，158
　他テストとの相関関係，64，158，173
　WIATとの相関関係，173

カウフマン小児評価バッテリー（K-ABC），13，98，144，148-155
　原典，148
　実施，150
　採点方法，150
　概要，149-150
　標準データ，153
　コンピュータ採点，148
　スペイン語版，150
　他テストとの相関関係，64，159，168，181，696
カウフマン青年期成人用知能テスト，143
顔，記憶テスト，341
顔下位検査（BASA），445
顔再認下位検査（K-ABC），149
顔と場所下位検査（K-ABC），149
科学下位検査（WJ-R ACH），179
覚醒度課題，能力，254
隠し図形-埋没図形テスト参照
学習／記憶，12，31，200
　評価，278
学習検査，日常行動の予測，39
　アチーブメントテスト，163
学習された技術．知能との相関関係，48
学習障害．失読症参照
　SRT得点，306
　SBIS得点，159
　NART使用制限，49
　K-ABC得点，151
　COWA得点，473
　CPT得点，254
　WRAT-3評価，176
　WIAT得点，174
　TMT得点，567-568
　TPT得点，598
　TVPS得点，558
　PIC得点，679
　BNT得点，456
　PPVT得点，494
　VMI得点，525
　ウェクスラー得点，128
　ウェクスラーパターン，107
　改善示唆，手の動作，153
　WJ-R ACH評価，181
　トークンテスト得点，501
　文反復テスト得点，389
　ロールシャッハテスト得点，687
学習と記憶バッテリー（LAMB），13
　TOMMとの相関関係，718
覚醒，247
拡大対連合テスト，SRTとの相関関係，306
仮死出産児，BSID-IIテスト，146
学校の記録，病前IQテストにおける使用，52
学校の成績，IQ得点との相関関係，47
学校問題，小児へのテスト，144
カットオフポイント，カットオフ得点，28，36

過程アプローチ, 37
カテゴリーテスト, 48, 192-208
   目的, 192
   原典, 192
   実施, 193-196
   概要, 192-193
   標準データ, 201-205
   簡易版カテゴリーテスト. SCT参照
   検査標準, 36
   コンピュータ版, 192
   詐病発見, 200, 708
   小冊子版, 192, 193, 196
   小児カテゴリーテスト-CCT参照, 196-197
   成人版, 193, 195
   中間層版, 196, 204-205
   反応的柔軟性テスト, 183
   文化的変容の影響, 14
   他テストとの相関関係, 190, 198-201, 236, 238, 566
カテゴリー流暢性テスト. 制限口頭語連想 (COWA) 参照
カナダ
   RAVLT研究, 353
   CPM研究, 92
   SBIS変更, 155
   FTT研究, 615
   MMSE研究, 77
   GATB標準, 704
   GATBカナダ版, 701
   CCC得点 (エドモントン), 283
   WRAT3使用制限, 176
   WIAT使用限界, 174
   WISC-III標準, 108
   WMS-R得点, 430
   WCST得点, 241
   TPT研究, 600
   BNT研究, 457
   PPVT標準, 495
   VOT研究, 538
   ウェクスラー尺度能力, 108
   ウェクスラー尺度変更, 99, 102
   キーマス-改訂版得点, 165-166
   時計描画テスト研究, 513
カリフォルニアアチーブメントテスト形式E, WRAT3との相関関係, 176
カリフォルニア基礎技能テスト-第4版, WRAT3との相関関係, 176
カリフォルニア言語学習テスト (CVLT), *12*, 313-336
   目的, 313
   原典, 313
   実施, 314
   採点方法, 314-318
   概要, 313-314
   標準データ, 321-334
   RAVLTモデル, 319
   言語記憶テスト, 278
   コンピュータソフトウェア, 313
   詐病発見, 708

   小児版 (CVLT-C), 313, 334
   信頼性, 318
   妥当性, 318-321
   注意テスト, 247
   年齢及びIQの影響, 322-326 (表10-11)
   病理発見, 350
   他テストとの相関関係, 238, 306, 319, 350, 415, 416, 718
カリフォルニア精神発達テスト. GATBとの相関関係, 703
カリフォルニア分類テスト (CST), 183, 184, 189-192
   目的, 189
   原典, 189
   実施及び採点方法, 190
   概要, 189
   標準データ, 191
   優位, 191
   WCSTとの比較, 236
   他テストとの相関関係, 190-191, 236
癌, BVRT得点, 291
簡易視空間記憶テスト-改訂版 (BVMT-R), 278, 297-299
   原典, 297
   実施, 297
   採点方法, 298
   概要, 297
   標準データ, 299
   優位, 298-299
   WMSに基づく, 297
   他テストとの比較, 298-299
簡易精神機能検査 (MMSE), *13*, 69-80, 670, 716
   目的, 69
   実施, 70-71
   採点方法, 71-75 (表5-7)
   概要, 69-70
   標準データ, 75-77
   NARTとの相関関係, 84
   修正 (3MS), 75, 77
   スペイン語版, 70
   成人知能, 48
   DAT患者の能力, 39
   他テストとの相関関係, 57, 58, 71-75, 74, 309, 510, 714-715
簡易精神評価尺度, NRS発達, 671, 673
簡易多うつ病尺度 (MMPI), GDSとの相関関係, 649
簡易聴覚注意テスト (BTA), 247, 248-251
   目的, 248
   原典, 248
   実施, 249
   採点方法, 249-250
   概要, 248-249
   標準データ, 251
   他テストとの相関関係, 250
簡易版カテゴリーテスト (SCT), 201,

204
   実施, 193-196
   概要, 192
   標準データ, 201, 204
   原本カテゴリーテストとの比較, 193
感覚機能, 31
感覚系障害, 患者, *6*
感覚神経中枢性総合失語症検査 (NCCEA), *13*
   一部としてのFASテスト, 470
   一部としてのトークンテスト, 497
   プロフィールにおける文反復テスト得点, 389
   他テストとの相関関係, 456
感覚体側逆転, 触覚消去テスト, 592
環境剥奪. TPT得点, 598
顔貌再認テスト, 507, 532-536
   目的, 532
   実施, 532-533
   採点方法, 533
   概要, 532
   標準データ, 534
   臨床での使用, 533
患者, 被検者-クライエント参照
患者の表情, 10, 12
感情的な言葉下位検査 (BASA), 445
感情変化, NBAP評価, 669
関節炎患者, うつ病, 650
貫通性頭部外傷, 体制感覚の変化, 585
感度と特異性, テスト得点, 28-29

〈き〉

キーマス診断学的計算テスト-改訂版 (Key Math-R), 163, 164-166
   目的, 164
   原典, 164
   実施, 165
   採点方法, 165
   概要, 164-165
   標準データ, 165-166
記憶
   訴えの虚偽, 712, 717, 723
   逆向性健忘, 278-279, 284
   訓練, BVRT研究, 291
   顕在記憶, 277
   潜在記憶, 277
   WCST得点, 238
   短期記憶-短期記憶参照
   長期記憶-長期記憶参照
   DRS判断, 57, 58, 59 (表5-5)
   テスト, 200, 277-442
記憶／転導因子欠如 (ウェクスラー尺度), 104-105
   脳損傷発見のための使用, 104
記憶カード, CNT, 337
記憶詐病テスト (TOMM), *14*, 709, 710, 717-719
   目的, 717
   原典, 717
   実施及び採点方法, 718

761

概要, 717-718
標準データ, 719
記憶指数 (MQ), *13*
記憶障害
　患者, 10
　問診への影響, 3
記憶テスト, 11
　日常行動の予測, 39
記憶範囲 (MS), *13*
記憶領域, マイクロ・コグ, 66
幾何学模様テスト (WPPSI-R), 98
利き手
　握力計の要因 (テスト), 620, 621 (表14-3, 4)
　反応時間得点への影響, 543-544, (表12-7)
　SDMTへの影響, 272
　FRTへの影響, 534
　FTTへの影響, 613, 615, 616
　言語機能側方性, 518, 520
　CFTへの影響, 378
　失語症, 449
　失読症, 520
　触覚形態知覚テスト, 595
　触覚計テスト, 588 (表13-2)
　TPTへの影響, 603-604
　テスト, 611
　手局局在への影響, 590 (表13-3)
　脳障害, 613
偽性無視, 582
キセノン吸入法, 脳血流研究における使用, 254
基礎技能個別審査, WIATとの相関関係, 173
基礎技能包括テスト, WIATとの相関関係, 173
規則転換カードテスト, BADS, 184, 186
基本言語臨床評価第3版 (CELF-3), 386, 443, 464-466
　目的, 464
　概要, 464-465
　実施, 465
　一部としてのカテゴリー流暢性 (COWA), 466, 470-471
　採点方法及び標準データ, 465, 466
　トークンテスト, 466, 497
　未就学版, 464
基礎読み下位検査, 172
喫煙者
　DRS得点, 60
　POMS得点, 682
基底核病変, パーキンソン病, 226
機能的行動
　MMSE予測, 74
　マイクロ・コグ評価, 68
気分
　患者, 10
　POMS評価, 681-683
気分状態プロフィール (POMS), 681-684
　目的, 681
　原典, 681
　実施及び採点方法, 682
　概要, 681
　標準データ, 683
　簡易版, 681
機密 (性), 評価報告, 33, 39-40
逆転移, 検査者の, 14
キャリパー, 2点弁別, 607
嗅覚, 触覚消去テスト, 592
教育 (学歴)
　マティスDRS得点, 59 (表5-6), 60
　得点修正, 35, 36, 59 (表5-6), 68, 72-73 (表5-7), 76 (表5-9), 77, 113, 127 (表5-45)
　病前IQ判断, 49
教師報告形式 (TRF), 小児行動チェックリスト, 644, 646, 647
偽陽性, 結果の解説, 35
鏡映読書, 278
強迫神経症, 背景依存研究, 529
協力, クライエント, 10, 33
虚血性脳血管痴呆, CVLT得点, 320

〈く〉

空間記憶下位検査, K-ABC, 149
空間距離下位検査, WAIS-R NI, 136
空間失認, 顔貌再認欠損, 533
空間処理領域, マイクロ・コグ, 66
空間的思考, 触覚形態知覚テスト, 594
クーダー職業興味調査, 699
　CAIとの相関関係, 700
　GATBとの相関関係, 703
偶発学習, 評価, 278
クーリッジ軸II目録, 636
クエイ／ピーターソン改訂行動問題チェックリスト (RBPC), 645
組み合わせ下位検査 (ウェクスラー尺度)
　概要, 97-98
　CFTとの相関関係, 372
　WMSとの相関関係, 399
　VOTとの相関関係, 537
クライエント
　実際的な注意, 42
　説明の面接, 40
　報告書, 31-42
　問診, 3-10
　予備テスト, 11-14
クライエントデータ, 32
クライエントへの告知, 40
クリステンセン／ルリア バッテリー, 5
車 (自動車)
　運転技術の反応時間テスト, 543
　事故, 37-38
クレペリン用語, MMPI, 655
クロウフォード指数方程式, 52 (表5-3)
クロビッツ自伝的記憶のテスト, AMIとの相関関係, 285
クロビッツ／シフマンの方法, 逆向記憶のテスト, 278-279
クロンバックのアルファ, DRSによる測定, 57

〈け〉

計算下位検査 (WJ-R ACH), 178
形態認識 (FP), *13*
ゲイツ／マッグナイト語彙読解テスト, BNTとの相関関係, 456
頸動脈内アモバルビタール, ダイコティックリスニング-単語との相関関係, 518
刑務所収容者, POMS得点, 682
K-ABC. カウフマン小児評価バッテリー参照
K-BIT下位検査の定義, 62
K-BIT. カウフマン簡易知能テスト参照
ゲシュタルト閉合下位検査 (K-ABC), 149, 150, 152
ゲゼル尺度, 143
結果の解釈, 31, 35-37
血管性痴呆 (VaD)
　NRS得点, 673
　時計描画テスト得点, 511
　BNT得点, 456
　BVMT-R得点, 298
　VMI得点, 526
月経苦痛調査表 (MDQ), 678
ケベックの成人, BNT研究, 454
ケベックの乳児, BSID-IIテスト, 146
ゲルストマン症候群, 449
言語, 31
　言語心理学的側面, 448
　言語理解, 34
　テスト, 443-506
言語異常
　患者, 10
　CVLT得点, 350
　文反復テスト得点, 389
言語記憶
　障害, 側頭葉障害, 38
　テスト, 278
言語側方性, 518
言語障害
　PASATの回避, 265
　標準的でないテスト, 37
言語障害, IQテストへの影響, 49
言語心理学的側面, 言語, 448
言語性IQ (VIQ), *14*
　K-BIT予測, 64
　病前IQの予測, 49, 54
言語性対連合下位検査 (WMS-R), 411
言語側方優位性
　ダイコティックリスニング-音楽研究, 521
　ダイコティックリスニング-単語との相関関係, 518

言語遅延再生, MMSE, 75
言語発達テスト (TOLD), *14*, 443
言語理解, テスト, 12
言語理解因子 (ウェクスラー尺度),
　　104, 308, 383
言語理解因子 (ウェクスラー尺度),
　　CFT相関関係, 372
顕在記憶能力, 陳述記憶能力
　　評価, 277, 278
(クライエントの)現在の関心事, 報告
　　書, 31, 33
見当識/記憶/集中テスト, MMSEとの
　　相関関係, 74
健忘 (症)
　　AMI得点, 285
　　FIT得点, 713
　　逆向 (性), AMI評価, 284
　　CET得点, 210
　　CST得点, 190
　　COWA得点, 474
　　CCC得点, 282
　　短期記憶の保持, 716
　　PASAT得点, 265

〈こ〉

語彙下位検査
　　SBIS-R得点, 157
　　K-BIT得点, 62, 64
語彙下位検査 (ウェクスラー尺度),
　　283, 293, 444
　　概要, 97
　　病前IQテストへの使用, 48, 49,
　　　52-53
　　他テストとの相関関係, 60, 264,
　　　266, 275, 333
コイン名下位検査 (BASA), 445
行為計画テスト (BADS), 184, 185-189
行為障害, CPT得点, 254
行為図版下位検査 (BASA), 445
構音, テスト, 449
構音障害
　　PASATの回避, 265
　　文反復テスト得点, 388, 389
構音障害, NARTの使用, 49, 85
高血圧, DRS得点, 60
交互運動, DRSによる測定, 57
高コレステロール血症, DRS得点, 60
口述書き取り下位検査 (WJ-R ACH),
　　178-179
校正下位検査, WJ-R ACH, 179
構成実行, 必要性と評価, 561
構成能力, DRS判断, 57, 59 (表5-5)
構成の偏り, 14
梗塞. 脳血管障害参照
行動
　　小児 (CBCL参照), 644
　　障害児, 13
　　クライエント, 11, 33
　　乳児期, 乳幼児行動評価尺度
　　　(IBRS), 145
行動記憶テスト, AMIとの相関関係,
285
口頭線引きテスト-線引きテスト参照
口頭表現, BDAEテスト, 448
口頭表現下位検査 (WIAT), 172
口頭報告, 38-39
広範囲アチーブメントテスト (WRAT),
　　49, 163, 177
　　VMIとの相関関係, 525
広範囲アチーブメントテスト-改訂版
　　(WRAT-R), 176, 177
　　FSIQ得点, 49
　　他テストとの相関関係, 64, 168,
　　　173, 177, 181
　　WRAT3との比較, 177
広範囲アチーブメントテスト-第3版
　　(WRAT-3), 175-177, 181
　　目的, 175
　　原典, 175
　　実施, 175
　　採点方法, 176
　　概要, 175
　　標準データ, 177
　　WRAT-Rとの比較, 177
　　マイクロ・コグとの比較, 68
　　他テストとの相関関係, 176, 264,
　　　558
広範囲記憶学習評価 (WRAML), *14*,
　　439-442
　　目的, 439
　　原典, 439
　　実施, 440
　　採点方法, 440
　　概要, 439-440
　　標準データ, 442
　　優位, 441
　　他テストとの相関関係, 441
広範囲記憶学習評価, 小児への使用,
　　278
高ビリルビン血症, トークンテスト得
　　点, 500
項目の偏り, 14
高齢者, *6*
　　RMT得点, 343
　　RBMT研究, 384
　　RPMの使用, 89, 93, 93(表5-15)
　　SRT得点, 305, 306, 309
　　SOPT得点, 226
　　SDMT得点, 272 (表9-7)
　　NARTの適用, 81
　　MAE得点, 491
　　MMSEの適用, 71
　　MMPI標準, 663
　　CADL得点, 469
　　CFT得点, 371
　　COWA得点, 473
　　CVLT得点, 314, 327, 328-
　　　331 (表10-12b), 333, 334
　　WMS-R得点, 414, 415, 420,
　　　433, 434 (表10-49), 435
　　WMS得点, 402 (表10-31),
　　　404 (表10-34), 405, 405 (表
10-35), 406 (表10-36)
　　WCST得点, 236, 238
　　TAT得点, 694
　　TMT得点, 568, 570 (表12-13),
　　　571 (表12-14, 15)
　　d2テスト得点, 259 (表9-2)
　　PASAT得点, 266
　　BNT得点, 454, 455, 457
　　BVRT得点, 289, 291, 293
　　VSAT得点, 275
　　VMI得点, 526
　　VOT得点, 537
　　マイクロ・コグの適用, 68
　　ウェクスラー尺度研究, 104, 109,
　　　114-118 (表5-26〜33)
　　ウェクスラー, 7つの下位検査簡易
　　　版の使用, 100
　　うつ病テスト, 636, 641, 648
　　五点テスト得点, 221
　　図案流暢性得点, 216
　　ストループテスト得点, 231 (表8
　　　-10), 232
性格特徴, 14
ダイコティックリスニング-単語
　　得点, 520
知能障害テスト, 69-80, 83
痴呆テスト, 56-62
テスト, 11
テスト標準, 36
頭頂葉バッテリー標準, 451
得点変動, 36
時計描画テスト得点, 511, 512
日常生活能力, 615
パーデュー釘さし板得点, 632(表
　　14-8, 9)
左-右見当識得点, 551, 551 (表12
　　-9)
高齢者の運動不足, SDMT得点, 271
高齢者の忘却率, 老人, 405
交連切開, ダイコティックリスニング-
　　音楽研究, 521
声の抑揚, 患者, 10
ゴー・ノー・ゴーテスト, 511
ゴールデン版, ストループテスト, 227
コカイン中毒
　　CFT得点, 373
　　WCST得点, 239
告知同意書, 報告書の使用, 39-40
国民成人読み能力テスト (NART), *13*,
　　49, 80-88
　　原典, 80
　　実施, 82
　　採点方法, 82-83
　　概要, 80-81
　　標準データ, 85-86
　　簡易版, 82
　　COWA予測, 479
　　修正. 北米成人読み能力テスト
　　　(NAART) 参照
　　使用制限, 49, 53
　　信頼性, 83

第2版（NART-2），80, 81
　　PASAT得点予測, 266（表9-5）
　　病前IQの予測, 48, 49, 52, 53-54, 266
　　他テストとの相関関係, 49, 83-85
個人現在情報（PI）, 13, 393-399, 401（表10-29）, 403
個人的生育史／見当識質問表, 詐病研究, 721
個人に関する「はい／いいえ」質問下位検査（BASA）, 445
ゴッツシャルト埋没図形テスト, TVPSとの比較, 559
固定されたバッテリー, 軟性のあるアプローチ比較, 11
五点テスト, 217-222
　　目的, 217
　　原典, 217
　　実施, 219
　　採点方法, 219
　　概要, 217-219
　　自発的柔軟性テスト, 183
　　構成, 219
　　標準データ, 220-221
　　他テストとの相関関係, 219-220
コナーズ評価尺度（CRS）, 636
コナーズ両親質問票, CBCLとの相関関係, 645
語発声下位検査（WJ-R ACH）, 179
コルサコフ症状群
　　AMI得点, 286
　　CET得点, 211
　　CST得点, 190
　　COWA得点, 474
　　CCC得点, 282
　　WMS-R得点, 418
　　WMS得点, 401
　　WCST得点, 210, 239
　　TMT得点, 567
　　TPT得点, 599
コルシ積木問題, 136
　　RBMTとの相関関係, 383
コレステロール値, BVRT得点, 291
語彙, 552
コロラド神経心理学テスト（CNT）, 337-340
　　原典, 337
　　実施, 338
　　採点方法, 338-339
　　概要, 337-338
　　標準データ, 339
　　記憶評価への利用, 278
　　コンピュータプログラム, 337
　　遂行機能テスト, 337
コロンビア, 小児のWCST研究, 242
昏睡
　　RBMT得点, 384
　　CCC得点, 282
　　BVRT得点との関係, 290
　　うつ病, 640
コンピュータ

RAVLTのためのMOANS得点ソフトウェア, 344
AAMR適用尺度の使用, 635
MMPI-A及びMMPI-2ソフトウェア, 652, 654, 655
K-ABC得点, 148
CRSソフトウェア, 636
CAIソフトウェア, 700
GATBソフトウェア, 701
CNTの使用, 337
CBCLソフトウェア, 644
CPTプログラム, 251, 252
CVLTの使用, 313, 314, 318
WMS-R得点ソフトウェア, 411
WCSTソフトウェア, 234
TMTソフトウェア, 571
テスト実施における使用, 12, 48, 96-97
PICソフトウェア, 677
PAIソフトウェア, 636
PASATプログラム, 260
BDAE得点ソフトウェア, 447
PPVTにおける使用, 494
VSVTソフトウェア, 723
カテゴリーテストの使用, 192
コロラド神経心理学テストソフトウェア, 184
視覚性無視ソフトウェア, 578
ダイコティックリスニング-単語ソフトウェア, 515
得点及び報告書の生成, 41, 48, 65, 68, 96, 148
時計読み取り下位検査（マイクロ・コグ）, 509
反応時間ソフトウェア, 541, 544
バインランド適応行動尺度ソフトウェア, 695
報告書保存（保管）, 39
ロールシャッハテストソフトウェア, 687
コンピュータ生成（による）解釈の心理学的アセスメント資源, 41-42

〈さ〉

ザイール
　　RAVLT研究, 349
　　TPT研究, 600
再認記憶テスト（RMT）, 341-344
　　目的, 341
　　原典, 341
　　実施, 341
　　採点方法, 341
　　概要, 341
　　標準データ, 342-343
　　詐病発見, 342, 709, 714
　　視空間記憶テスト, 278
　　病理学的状態, 341-342
　　他テストとの相関関係, 285, 319, 383
作業療法, TVPSの使用, 559
錯語, 35, 449, 450

作動記憶, 247, 277
詐病, 13, 707-727
　　RAVLTによる検出, 708
　　RMTによる検出, 342, 709
　　RTによる検出, 543
　　NBAPによる検出, 670
　　MMPI-2による検出, 656, 660-662, 707, 714, 715
　　MMPIによる検出, 707
　　CFTによる検出, 374
　　CVLTによる検出, 708
　　WMS-Rによる発見, 419, 708, 714
　　WCSTによる検出, 241
　　TMTによる検出, 569
　　TPTによる検出, 600
　　PASATによる検出, 265, 708
　　BDIによる検出, 640
　　BVRTによる検出, 291
　　ウェクスラー知能テスト, 108
　　カテゴリーテストによる検出, 200, 708
　　検出, 41, 240, 707
左右半球機能, K-ABCの使用, 152
3-MS. 修正簡易精神機能検査参照
三角形下位検査, K-ABC, 152, 149
3次元ブロック構成（3-D）, 14, 507, 560-562
　　目的, 560
　　原典, 560
　　実施及び採点方法, 560-561
　　概要, 560
　　標準データ, 561
　　臨床での使用, 561
　　他テストとの相関関係, 561
算数, 計算能力
　　注意テスト, 247
　　評価テスト, 175
算数下位検査
　　K-ABC, 149
　　WRAT, 645, 679
　　ウェクスラー尺度, 97, 704
　　マイクロ・コグ, 66, 68
算数／符号／知識／数唱WISCパターン（ACID）, 107
3-D, 3次元構成実行テス, 3次元ブロック構成参照
三目並べ下位検査（マイクロ・コグ）, 66, 68
3文字鏡映読字テスト（CNT）, 338

〈し〉

ジアゼパム研究試験, TMT得点, 567
CRS. コナー評価尺度参照
CRVET. 包括受容表現語彙テスト参照
CEEB, 得点, 27（図3-3）
CELF-3. 基本言語臨床評価3参照
CET. 認知判断テスト参照
CAI. 職業評価目録参照
CHI（閉鎖性頭部外傷）. 頭部外傷参照, 12

CADL. 実用コミュニケーション能力検査参照
GATB. 一般適性検査参照
CST. カリフォルニア分類テスト参照
GNDS. 神経心理学欠損尺度参照
CNT. コロラド神経心理学テスト参照
CF. 複雑図形．レイ-オスターリース複雑図形テスト参照
CFT. レイ図形テスト（RF）．レイ-オスターリース複雑図形テスト参照
CLTR. 一貫長期検索参照
COWA言語流暢性．制限口頭語連想参照
COWA. 語流暢性テスト，制限口頭語連想参照
COWA. 制限口頭語連想参照
CCC. 聴覚子音トリグラム参照
CCT. 小児版カテゴリーテスト参照，280-284
シーショア音楽能力テスト，508
シーショアリズムテスト，508
  TPTとの相関関係，599
CDI. 小児うつ病目録参照
CTT. 色彩線引きテスト参照
GDS気分評価尺度．老年期うつ病評価尺度参照
CTT（色彩線引きテスト）．線引きテスト参照
CPM. コロラド色彩進行マトリックス法参照
CPM. 色彩進行マトリックス参照
CBCL. 小児行動チェックリスト参照
CPT. コナーズ連続遂行テスト参照
CPT. 連続遂行テスト参照
CVA. 脳血管障害参照
CVLT. カリフォルニア言語学習テスト参照
子音トリグラムテスト．聴覚子音トリグラム，CCC参照
視覚運動テスト，507-584
視覚運動統合発達テスト（VMI Beery test），507, 511, 524-528
  概要，524
  原典，524
  実施，524
  他テストとの相関関係，298, 455, 558
  WRAMLとの組み合わせ
  採点方法，524-525
  標準データ，526
視覚記憶範囲下位検査（ウェクスラー記憶検査・改訂版），WCSTとの相関関係，224
視覚保持課題（ウェクスラー尺度），時計描画テストとの相関関係，512
視覚記銘テスト（VRT），10
視覚空間学習テスト，WMS-Rとの相関関係
視覚形態弁別尺度，標準
視覚構成能力
  測定のための五点テスト

BVRT-R評価
視覚再生（VR），14
視覚障害
  RPMへの影響，92
  NARTの不使用，49, 85
  標準的でないテスト，37
視覚性再生下位検査（ウェクスラー検査），393, 394, 396（図10-24），399, 400, 404（表10-34），405, 411-412, 414, 416（表10-37），417, 418, 420, 421, 430, 421-428（表10-39～45），432-433（表10-48），433, 435
  BVMT-Rとの相関関係，298
視覚性対連合下位検査（WMS-R），411, 420
視覚性無視（ベルテスト），578-584
  目的，578
  原典，578
  実施，579-580
  採点方法，580
  標準データ，582
  コンピュータ版，578
  時計描画テストへの影響，512
  左-右見当識，550
視覚対象と空間認知バッテリー，507
視覚探索注意テスト（VSAT）
  目的，274
  原典，274
  採点方法，275
  視覚性無視発見，578
  使用制限，275
視覚認知機能検査（TVPS），14, 507, 557-560
  目的，557
  原典，557
  実施及び採点方法，557-558
  概要，557
  標準データ，559-560
  小児版，557
  成人版，557
  埋没図形下位検査，528
  他テストとの相関関係，558-559
視覚認知障害，RMT得点，342
視覚認知能力，テスト，557-560
時間と場所に関する見当識（BASA），445
時間配列，338
時間配列テスト（CNT），338
時間判断テスト，BADS，184
色彩進行マトリックス（CPM），91
  SDMTとの相関関係，271
  概要，91
色彩図形迷路，TMTとの相関関係，569
色盲
  スクリーニング，507-508
  ストループテストへの影響，231
  VSAT限界，274-275
視空間記憶，視覚記憶，評価，278, 297
視空間機能，31
  測定のための5点テスト，219

DRS判断，58
日常行動の予測，39
視空間項目下位検査（BASA），445
視空間障害，WPT不適合，141
事件-衝撃尺度，676
自己管理，テスト（自己回答式），7
自己管理テスト，COWAとの相関関係，475
自己配列指示テスト（SOPT），222-227
  実施，223-224
  採点方法，224, 225（図8-9）
  概要，222
  標準データ，226
  遂行機能テスト，184, 225
  他テストとの相関関係，224-226
自殺傾向
  ベックテスト，636
  レイノルズ目録，636
自殺念慮目録，636
示指．運動速度テスト，612
視床枕破壊
  FRT得点，533
  トークンテスト得点，500
事象関連電位のP3成分，SDMT得点，271
シソーラス，心理学的報告書，38
自尊尺度，640
失音楽
  （失音楽によって）引き起こされる問題，521
  ダイコティックリスニング-音楽研究，521
質感消去テスト，体性感覚欠損，591
失計算，448
発達計算不全，456
失行症
  構成（失行症），RPM得点，89
  テスト，448
失語症
  RMT得点，342
  RPM得点，89
  AMI得点，286
  NART，NAART及びAMNARTの使用，49, 53, 85
  MAEテスト，489-492
  CADLテスト，467-470
  COWA得点，473
  CPM得点，89
  TMT得点，569
  BASAテスト，445-447
  BNTテスト，453-463
  BDAEテスト，447-453
  VOT制限，538
  音再認，552, 555
  五点テスト，220
  サブタイプ，445, 446, 449, 553（図12-4），554（図12-5）
  スクリーニングテスト，443
  線引き得点，563
  ダイコティックリスニング-単語得点，518

765

徴候, 36
テスト, 445, 447, 467, 473, 497
トークンテスト, 498
時計描画テストへの影響, 512
日常会話テスト, 467
脳損傷患者, 38, 443
病前IQテスト, 53
文反復テスト得点, 388, 389, 391 (表10-28)
ボストン学派分類, 449
指失認, 589
リハビリテーション, 449
(失語症の小児の) 手指局在, 590
失書症, BDAEテスト, 448
失読症. 学習障害参照
顔貌再認欠損, 533
利き手及び利き耳, 520
聴覚失認との比較, 552
失名辞, アルツハイマー病, 456
実用コミュニケーション能力検査 (CADL), 467-470
目的, 467
原典, 467
実施, 468
イタリア語, 日本語, スペイン語版, 467
採点方法, 468
概要, 467-468
BASAとの比較, 446
優位, 469
他テストの相関関係, 468-469
自伝的記憶面接 (AMI)
目的, 284
原典, 284
実施, 285
採点方法, 285
概要, 284-285
標準データ, 286
遠隔記憶テスト, 278
利点, 286
他テストとの相関関係, 285-286
自動車, 運転者-患者の関係, 38
自発的柔軟性テスト, 183
シブリー協会生活尺度
CSTとの相関関係, 190
マイクロ コグとの相関関係, 67
自閉症
COWA得点, 473
小児, 146, 235
PIC得点, 679
ジャーゴン, 報告書作成時に避ける言葉, 38
社会技能評価システム, 635
社会研究下位検査 (WJ-R ACH), 179
ジャクソン職業興味調査, 699
CAIとの相関関係, 700
尺度得点, 34
写真配列下位検査 (K-ABC), 149
就学前言語検査BSID-IIとの比較, 146
就学前の小児
認知障害, 679

自由再生法, ダイコティックリスニング-単語, 515
就職希望者, ワンダーリック個人テストの使用, 139
修正カード分類テスト, 234
修正小型精神機能検査 (3-MS), 14
修正六要素テスト, BADS, 184, 187
集中／注意テスト, 11
集中持続テスト (d2テスト)
原典 (ドイツ語), 256
視覚性無視発見, 578
州兵, COWA研究, 476
就労中であること, RBMT得点, 384
熟知形態マッチングテストWCSTとの相関関係, 238
手指局在, 589-591
原典, 589
実施及び採点方法, 589
概要, 589
手指振動テスト (FOT). 手指タッピング試験 (FTT) 参照
手指タッピングテスト (FTT), 441, 612-618
握力テストとの比較, 620
目的, 612
原典, 612
実施及び採点方法, 612, 613
概要, 612
標準データ, 615-616
小児, 616
性別の影響, 616
線引きテストBとの相関関係, 567
他テストとの相関関係, 67, 567
手指の振動, 巧緻性テスト, 612, 624, 702
主題統覚テスト (TAT), *14*, 636, 690-695
目的, 690
原典, 690
実施, 691
採点方法, 691-693
標準データ, 694
小児版 (CAT), 690
小児用増補版 (CAT-S), 690
腫瘍, WCST得点, 239
受容失語, 552
3-D構成, 561
順向視覚距離テスト, 注意テスト, 247
障害指数, 検査法選択, 11
障害者. それぞれの障害状態参照
K-ABC, 152
テスト修正, 14, 42
バインランド尺度標準, 697
上級進行マトリックス (APM)
概要, 89
他テストとの相関関係, 90-92, 501, 511
知能評価への使用, 48
採点方法, 90
上肢, 運動障害, 37
少数民族, K-ABCテスト. アフリカ系アメリカ人, アメリカインディアン, スペイン系アメリカ人, 民族参照
状態依存変化, テスト得点, 37
状態-特性不安目録, 636
情動障害
RT得点, 544
GATB適用, 703
TPT得点, 598
PIC得点, 679
小児. 新生児及び乳児参照
RAVLT得点, 355
RPMの使用, 89, 90, 90 (表5-12), 93 (表5-14)
IQ評価, 48, 62
SRT, 300, 302, 304-305 (表10-8), 310 (表10-9), 311 (表10-10)
SDMT得点, 269, 270-272
FRT得点, 534 (表12-5)
FTT, 612, 613, 614 (表14-2)
MAE得点, 491
握力, 621 (表14-4)
K-ABCの使用, 98
K-BITの使用, 62, 63
CNT得点, 339
CFT得点, 368, 372
COWA得点, 481-483
CCCの使用, 280, 281-282, 281 (図10-2)
CPT得点, 254
CVLT-C, 314, 318
CVLT得点, 352
WRAML研究, 439, 441
WIATの使用, 172
WISC-IIIの使用, 98
WMS-R得点, 419, 431(表10-47)
WMS得点, 405
WCST得点, 241-242
WPPSI-Rの使用, 98
TEA版, 248
TMT得点, 563, 566, 572 (表12-16)
TPT得点, 598, 602-603 (表13-6), 604
TVPS, 557
BNT研究, 453, 456, 459
PPVT得点, 494
BVRT得点, 292-293
VMI研究, 524-526
VOT得点, 537, 539 (表12-6)
アフリカ系アメリカ人, 151
ウェクスラー尺度得点, 102, 102 (表5-19)
うつ病, 636, 641
音再認得点, 555, 556, 556(表12-10)
学校問題, 143-144
記憶テスト, 278
言語発達テスト, 464
行動テスト, 635, 644
五点テスト得点, 220

視覚探索テスト, 528, 529, 531（表12-3）
視覚テスト, 507
自閉．自閉症参照
主題統覚テスト, 690
触覚計テスト, 588（表13-2）
人格テスト, 636, 644, 677
図案流暢性得点, 215
スタンフォード／ビネーの使用, 98, 143-144
ストループテスト得点, 260
ダイコティックリスニング-単語得点, 513, 519（表12-1）, 520
テスト, 36
テストプロフィール法, 18-27（図3-2）
手指局在, 589-591
頭部外傷発見, 104-105
トークンテスト得点及び標準, 498, 501, 501（表11-17）, 502（表11-18）, 502（表11-19）
時計描画テスト得点, 513
認知テスト, 143-161
パーセンタイル順位, 17
パーデュー釘さし板得点, 625, 626-630（表14-5, 6）
発達テスト, 143
左-右見当識テスト, 547, 550, 550（表12-8）
評価報告（書）, 38
文反復テスト得点, 387-388
問診表, 3, 10, 6-10（図1-2）
ロールシャッハテスト, 684, 688
小児うつ病目録（CDI）, 636
小児カテゴリーテスト（CCT）, 196
　原典, 192
　採点方法, 197
　概要, 192-193
　標準データ, 201, 205
　他テストとの相関関係, 197-201
小児行動チェックリスト（CBCL）, 636, 644-647
　目的, 644
　原典, 644
　実施及び採点方法, 645
　標準データ, 646-647
　教師報告形式（TRF）, 644, 646
　コンピュータソフトウェア, 644
　小児青年半構造臨床面接（SCICA）, 644
　青年自己報告（YSR）, 644
　他テストとの相関関係, 645-646, 678
　直接観察方式（DOF）, 644
　バインランド尺度得点, 697
　他言語への翻訳, 646
小児人格目録（PIC）, 13, 677-681
　原典, 677
　実施, 677
　採点方法, 677-678
　概要, 677

標準データ, 680
コンピュータソフトウェア, 677
認知尺度, 679
補足尺度, 678
小児青年半構造臨床面接（SCICA）, 小児行動チェックリスト, 644
小児適応行動目録, 635
　バインランド尺度との相関関係, 696
小児統覚テスト（CAT）, 690
小児の中耳炎, BSID-IIテスト, 146
小児PASAT（CHIPASAT）, 260
小脳障害, パーデュー釘さし板得点, 625
情報公開法, 報告書に対する患者からの請求, 39
ジョージア医療学校, CFTの図形, 363-366（図10-16～19）
職業
　RPM研究, 94（表5-16）
　ウェクスラー尺度得点, 114（表5-26）
　得点調整, 94（表5-17）
　病前IQ判断, 49, 52
職業興味, テスト, 699-705
職業興味目録, 678
職業決定評価（ACDM）, 678
職業的影響, 報告書, 31
職業適性興味調査, GATBとの相関関係, 703
職業評価目録（CAI）, 699-701
　実施及び採点方法, 700
　概要, 700
　標準データ, 701
　コンピュータソフトウェア, 700
　スペイン語版, 700
書字, BDAEテスト, 448
書字言語理解, BDAEテスト, 448
書字困難, 552
書字障害, 顔貌再認欠損, 533
書字表現下位検査
　WIAT, 172
　PIAT-R, 166, 167
書字流暢性下位検査（WJ-R ACH）, 179
触覚, 触覚-視覚, 触覚運動テスト, 585-609
触覚計, 585, 586-589
　目的, 586
　原典, 586
　実施及び採点方法, 586, 587
　概要, 586
触覚計, 2点弁別（テスト）, 607
触覚形態知覚（テスト）, 585, 594-595
　目的, 594
　原典, 594
　実施及び採点方法, 594
　概要, 594
触覚消去（TE）, 591-593
　目的, 591
　実施及び採点方法, 591-592
　概要, 591

触覚遂行テスト（TPT）, 14, 157
　握力テストとの比較, 620
　目的, 595
　原典, 595-596
　実施, 596-597
　採点方法, 597-598
　概要, 596
　標準データ, 36, 600-604
　文化的経験の異なり, 14
　臨床での使用, 598
　他テストとの相関関係, 200, 494, 598-599, 704
触覚テストで使用するガーゼ, 585, 591
署名下位検査（BASA）, 445
処理速度要因, WISC-III, 104
視力, TMT評価, 567
人格／気分, 31
人格障害, 568
人格評価
　「状態」対「特性」目録, 37
　小児, 644
　テスト使用, 41, 635-698,
　脳損傷, 669
人格評価目録（PAI）, 13, 636
神経行動評価尺度（NRS）, 13, 636, 671-674
　実施, 671
　採点方法, 671-673
　概要, 671
　標準データ, 673
　スペイン語版, 671
　フランス語版, 673
　他テストとの相関関係, 673
神経疾患, 188
　五点テスト得点, 220（表8-9）
　乳児, IBRSテスト, 147
　BADS評価, 188
神経学的検査, テスト結果, 5
神経心理学行動感情プロフィール（NBAP）, 13, 363, 669-671
　実施及び採点方法, 669
　目的, 669
　原典, 669
　概要, 669
　標準データ, 670
神経心理学者
　テスト実施, 12
　法廷での証言, 40
神経心理学障害尺度（NIS）, 636
神経心理学的研究, MMPI-2, 657
神経心理学的手段としてのウェクスラー成人知能評価尺度（WAIS-R NI）. 改訂版参照
　原典, 136
　実施, 136
　採点方法, 137
　概要, 37, 103, 136
　標準データ, 138
　非優位, 138
　目的, 136

優位, 138
神経心理学的スクリーニングバッテリー, スペイン系アメリカ人, 14
神経心理学的テスト
　機能的行動の低予測, 39
　原典, 5
神経心理学的評価
　クライエントの準備, 12-13
　生態学的妥当性, 39
人口統計学的要因, 76
　テストへの影響, 76-77, 334
　病前IQの予測, 48, 49, 51（表5-2）, 52, 53
針刺激, 触覚テスト, 585
冠動脈疾患, DRS得点, 60
心疾患, BVRT得点, 291
新生児及び乳児, 認知テスト, 143, 145-148
心臓切開手術の患者, BDI得点, 640
身体障害者
　改善, 526
　CPMの使用, 89
　VSAT回避, 275
　VMI得点, 526
診断と統計の手引き-第4版（DSM-IV）, 646, 656
　うつ病基準, 638, 641, 683
　PTSD定義, 675
診断要約, 評価報告書, 31, 38
心停止, バインランド尺度得点, 697
心的制御（MC）, 13, 411
心的制御テスト, 日常行動の予測, 39
新皮質, 長期記憶における役割, 286
「人物に重点を置いた文体」報告書作成, 38
人物描画, 脳障害発見, 38
信頼数唱, 714

〈す〉

図案記憶下位検査（WRAML）, 440
図案流暢性, 212-217
　実施, 212-214
　採点方法, 214-215
　標準データ, 216
　行動制御, 216
　自発的柔軟性テスト, 183
　他テストとの相関関係, 210, 215-216
遂行, 乳児期, BSID-II 評価, 145
遂行機能, 31
　家族／友人の観察, 183
　記憶及び学習における役割, 319
　評価テスト, 183-246, 475, 511, 537, 568
　VSVT得点, 726
　要素, 183
遂行機能不全システム行動価尺度（BADS）, 185-189
　目的, 185
　原典, 185
　実施及び採点方法, 187

概要, 185-187
標準データ, 188-189
他テストとの相関関係, 187-188
遂行機能障害症状群（DES）, BADS評価, 185-189
水頭症
　COWA得点, 473
　バインランド尺度得点, 697
　VMI得点, 525
髄膜炎
　CBCL得点, 646
　トークンテスト得点, 501
推理, 視覚的様相, RPM評価, 88
推理／計算分野, マイクロ・コグ, 66
スウェーデン
　NEPSY発達, 144
　文反復テスト研究, 390
数学, 算数
　欠損, PASATの回避, 265
　評価テスト, 163
数学下位検査（PIAT-R）, 167
数学推論下位検査（WIAT）, 172
数字／文字記憶下位検査（WRAML）, 439
数字記憶下位検査, SBIS-R, 156
数式下位検査, SBIS-R, 156
数字逆唱（DSR）, 12, 97
数字順唱(DSF), 注意テスト, 12, 247
　BTAとの相関関係, 250
数字再生下位検査, K-ABC, 149, 152
数唱, DRSによる測定, 57
数唱下位検査（ウェクスラー尺度）, 97
　詐病研究, 108, 708, 709（図17-1）, 721
　他テストとの相関関係, 264, 271, 319, 383, 399, 599, 657
数字理解下位検査（BASA）, 445
数列下位検査, SBIS-R, 156
優れた才能（天才）
　WJ-R ACH得点, 181
　SBIS得点, 157, 158
　WRAT3得点, 176
　BSID-II 予測, 147
　病前IQテスト, 50, 51（表5-2）
　ウェクスラー尺度, 128
　能力の低下, 34
　バインランド尺度得点, 696
スタンフォードアチーブメントテスト, WRAT-3との相関関係, 176
スタンフォード数学診断テスト, PIAT-Rとの相関関係, 168
スタンフォード／ビネー知能尺度（SBIS）, 14, 47
スタンフォード／ビネー知能尺度改訂版（SBIS-R）, 14, 47, 143, 155, 697
　目的, 155
　原典, 155
　実施, 156-157
　一部としてのカテゴリー命名（COWA）, 470

採点方法, 157
概要, 155-160
標準データ, 159
カナダ版変更, 156
K-ABCとの比較, 149, 151, 152-153
構成概念妥当性, 158-159
小児への使用, 98, 99, 149
WIATとの比較, 174
バインランド尺度との相関関係, 696
他テストとの比較, 157-159
他テストとの相関関係, 64, 90, 145, 441, 494
スタンフォード読み診断テスト（SDRT）, 14, 163, 170-171, 181
　目的, 170
　原典, 170
　実施, 170
　採点方法, 171
　概要, 170
　標準データ, 171
SDRT．スタンフォード読み診断テスト参照
図／地テスト．埋没図形テスト参照
スティック構成テスト, 448
ストループテスト, 36, 227-233
　目的, 227
　原典, 227-228
　実施, 228-229
　採点方法, 229
　概要, 228
　標準データ, 231-232
　ゴールデン版, 227
　修正テスト, 231（表8-10）
　注意集中テスト, 247
　ドッドリル版, 227
　反応的柔軟性テスト, 183, 184
　ビクトリア版, 228
　RBMT得点, 383
　他テストとの相関関係, 104, 210, 224, 229-231, 250
ストロング／キャンベル興味目録, 699, 700
　CAIとの相関関係, 700
砂紙（サンドペーパー）, 触覚形態知覚テスト, 594
スピールバーグ不安特性状態尺度, ペン目録との相関関係, 676
スペイン語
　（スペイン語を）話す人の時計描画テスト得点, 512
　（スペイン語を）話す人のBDAE得点, 451
　（スペイン語を）話す人のPPVT得点, 495
　RAVLT版, 353, 354（表10-19）
　NRS版, 671
　MAE版, 489, 491
　MMSE版, 70

MMPI-A及びMMPI-2, 653
K-ABC版, 150
CADL版, 467
GATB版, 701
CTT版, 563
テスト, 14, 70, 150, 454, 467, 489
反応時間版, 541
BNT版, 454
BDI, 638
PPVT-III版, 492
バインランド適応行動尺度, 695
スポーツ選手, 標準の適用, 6
スメドリー握力計, 619
ズリジャー ロールシャッハテスト, 684
スロッソン知能テスト, 230

〈せ〉

性格特徴, テスト実施への影響, 14
制限口頭語連想 (COWA), 443, 456, 470-488
　目的, 470
　原典, 470-471
　実施, 471-472
　採点方法, 472
　概要, 471
　標準データ, 477-483
　FASテスト, 470, 474, 475, 477, 477 (表11-7), 478, 478 (表11-9), 479, 479 (図11-1), 480, 480 (表11-10), 481, 511
　自発的柔軟性テスト, 183
　神経心理学的研究, 473-477
　信頼度, 472
　遂行能力テスト, 474
　妥当性, 472-473
　他のテストの一部として, 470
　他のテスト名, 470
　他の方法との比較, 477-478
　DAT患者の能力, 39
　年齢, 性別, 教育及びIQの影響, 478-479
　他テストとの相関関係, 85, 210, 215, 282, 298, 472, 491
制御領域, マイクロ・コグ, 66
精神運動発達指数 (PDI), 13
成人患者
　テストプロフィール用紙, 18-22 (図3-1)
　問診表, 3, 10
成人適応機能行動尺度, 635
　バインランド尺度との相関関係, 696
精神障害, マイクロ・コグテスト, 65-69
精神状態調査表, MMSEとの相関関係, 74
精神測定士, 41
　資格, 32

テスト実施, 7, 12
精神遅滞者
　GATBの適用, 703
　埋没図形テスト得点, 530
　カテゴリーテストの使用, 193
　WRAT3評価, 176
　TPT得点, 598
　適応行動評価, 635
　トークンテスト得点, 501
　バインランド尺度, 697
　RPMの使用, 89
　PPVT-III得点, 493
　PPVT得点, 494
　病前IQテスト, 50
　VMI得点, 525
　文反復テスト得点, 388
　SBISテスト, 157, 158
　WJ-R ACHテスト, 181
精神発達指数, ベイリー乳幼児発達尺度 (BSID) 参照, 12
精神発達尺度, BSID-II, 146
精神病, 小児, 13
精神病患者
　うつ病, 640
　FRT得点, 534
　FIT得点, 713
　MMSE得点, 71
　MMPI-2得点, 657
　五点テスト得点, 220
　COWA得点, 476
　CBCL得点, 646
　CVLT得点, 320
　小児患者, 13
　人格テスト, 635-698
　ストループテスト得点, 230
　線引きテストB得点, 566
　WMS-R得点, 414, 435
　WCST得点, 235
　TMT得点, 567, 568
　TPT得点, 598
　時計描画テスト, 510
　POMS得点, 682
　PPVT-III得点, 493
　病前IQテスト, 53
　VOT得点, 538
精神病理学, みせかけ (の), 660
精神療法, POMS得点, 682
生態学的妥当性, 神経心理学的評価, 39
青年飲酒指数, 636
青年及び若年
　RBMTの使用, 384
　飲酒指数, 636
　うつ病, 636, 641
　MMPI標準, 662, 663
　5点テスト得点, 221
　視覚テスト, 507
　人格評価, 652, 677
　ストループテスト得点, 230
　WRAML得点, 441
　WMS-R得点, 419, 431 (表10-

47), 432 (表10-48)
　WCST得点, 241
　TPT得点, 598
　TVPS, 557
　テスト環境, 13
　テストプロフィール用紙, 22-26
　トークンテスト得点, 500, 501
　犯罪者, COWA得点, 473
　BVRT得点, 293
　病前IQテスト, 52
　VMI研究, 525, 526
　文反復テスト得点, 388
青年自己報告 (YSR), 小児行動チェックリスト, 644, 646, 647
青年人格目録 (PIY), 677, 678, 679
性別の影響, それぞれのテスト参照
世界保健機関 (WHO), 14
セギン／ゴダード形態板, 触覚形態知覚テスト (TPT) 参照
Z得点, 17, 725
全IQ (FSIQ), 13, 97
　NARTの使用, 49
　病前IQテストへの使用, 50, 52, 53
全IQ-FSIQ参照
前交通動脈瘤 (ACoA), 12
　CET得点, 210
　CFT得点, 373
　CCC得点, 282
　WMS-R得点, 418
　TMT得点, 568
潜在記憶能力
　評価, 277
戦略記憶, 289
戦争捕虜
　MMPI-2得点, 658
　TMT得点, 568
喘息の小児, 背景依存研究, 529
前頭側頭型痴呆, COWA得点, 474
前頭葉血流, CPT研究, 254
前頭葉障害／損傷
　RBMT得点, 383
　SOPT得点, 225, 226
　NRS得点, 673
　逆向性健忘, 286
　五点テスト得点, 220
　CET得点, 208
　CST得点, 190
　CFT得点, 373
　COWA得点, 474
　CCC得点, 282
　CVLT得点, 320
　小児, 241
　図案流暢性得点, 214, 215
　ストループテスト得点, 230
　WMS-R得点, 418
　WCST得点, 235, 239
　前頭葉型痴呆, 215
　TMT得点, 568
　TPT得点, 599
　VOT得点, 537

ロールシャッハテスト得点, 687
前頭葉症状群, 635
線引きテスト, 35, 36, 271, 507, 511, 563-578
　RBMT得点, 383
　口頭線引きテスト, 563, 569
　コンピュータ版, 571
　CCCとの比較, 282-283
　色彩線引きテスト (CTT) (スペイン語版), 12, 563, 573
　実施, 563-565
　遂行機能テスト, 183
　他テストとの相関関係, 67, 104, 190, 210, 215, 238
　注意集中テスト, 247
　特定依存による変化, テスト得点, 36-37
　採点方法, 565
　標準データ, 570-573

〈そ〉
増加パーデュ-内容尺度, 663
双極性障害, MMPI-2得点, 661
躁尺度 (NBAP), 669-671
相体的熟練指数 (RMI), 14, 180
測定の標準誤差 (SEM), 14
側頭葉損傷／機能不全
　RMT得点, 342
　反応時間, 543
　SRT得点, 307
　SOPT得点, 225
　FRT得点, 533
　FIT得点, 713
　音再認障害, 555
　言語記憶欠損, 38
　CVLT得点, 320
　ダイコティックリスニング-音楽研究, 521
　WMS-R得点, 418
　注意欠損多動性障害, 226
　BNT得点, 455
　VOT得点, 538
側頭葉-辺縁系損傷, 短期記憶への影響, 277
訴訟
　SDMT得点の使用, 271
　MMPI-2の使用, 657, 659, 660
　患者との関係, 40
　詐病, 710
疎通, クライエントとの, 12-13
疎通困難尺度 (NBAP), 669
卒中発作患者. 脳血管障害 (CVA) 参照
　反応時間得点, 543
　RBMT得点, 384
　握力, 620
　SDMT得点, 271
　NBAP得点, 670
　FRT得点, 533
　5点テスト得点の使用, 220
　COWA得点, 473
　視覚性無視, 581

BDI得点, 640
素点, 34

〈た〉
タイ, RAVLT研究, 349
退役軍人, ベン目録, 676
ダイコティック リスニング-音楽, 520-521
　目的, 520
　原典, 520
　実施及び採点方法, 521
　概要, 520-522
　標準データ, 521
ダイコティック リスニング-単語, 515-520
　目的, 515
　原典, 515
　実施及び採点方法, 516
　概要, 515-516
　コンピュータソフトウェア, 515
　小児版, 515
　ダイコティック聴取テスト, 515
　標準データ, 520
　臨床研究での使用, 515, 518, 520
　他テストとの相関関係, 516-520
対象物命名下位検査 (BASA), 445
代償方法, 患者, 3
対人行動目録, POMSとの相関関係, 682
対人態度目録 (ISI), 678
体性感覚欠損, 触覚消去テスト, 591
台所仕事, 日常行動の予測, 39
対連合学習 (PAL AL), 13, 411, 420
台湾人, MAE得点, 491
ダウン症状群
　小児, BSID-IIテスト, 146
　PPVT得点, 494
高いIQの人々, ウェクスラーテスト分布, 119
多言語クライエント, テスト修正, 14, 42, 48
多言語失語症検査 (MAE), 489-492
　目的, 489
　原典, 489
　実施, 489-490
　採点方法, 490
　標準データ, 491
　スペイン語版, 489, 491
　一部としてのFASテスト, 470
　他テストとの相関関係, 319, 455, 537
他言語への適用, テスト, 14
多元得点うつ病目録 (MDI), 678
他国版テスト. それぞれの言語及びテスト参照
多発性硬化症
　AMI得点, 286
　COWA得点, 474, 475
　SDMT得点, 271
　CST得点, 190
　WMS-R得点, 418

BNT得点, 456
BVRT得点, 290
WHO. 世界保健機関参照
WRAT-3. 広範囲アチーブメントテスト第3版参照
WRAVMA, 507
WRAML. 広範囲記憶学習アチーブメント参照
WIAT. ウェクスラー個別アチーブメントテスト参照
WISC-R. ウェクスラー小児知能テスト改訂版参照
WISC-III. ウェクスラー小児知能テスト第3版参照
WAIS-R. ウェクスラー成人知能テスト改訂版参照
WAIS-R NI. (神経心理学的道具として) ウェクスラー成人知能評価尺度改訂版参照
WMS-R. ウェクスラー記憶検査改訂版参照
WMS. ウェクスラー記憶検査参照
WJ-R ACH. ウッドクック-ジョンソン心理教育バッテリー改訂版, アチーブメントテスト参照
WCST. ウィスコンシンカード分類テスト参照
WPPI-III. ウェクスラー幼児知能テスト改訂版参照
多文化多元評価 (SOMPA), 14, 635
多弁なクライエント, 13
短期記憶
　構造基底, 277
　五点テスト, 220
　詐病, 716
　DRS測定, 57
　テストとしてのCCC, 280
短期再生 (STR), 14
　SRT, 305
単語関連性下位検査 (SBIS-R), 156
単語指示下位検査 (K-ABC), 149
段落読解テスト, 視覚性無視発見, 579

〈ち〉
知覚構成因子(ウェクスラー尺度), 104
　CFTとの相関関係, 372
違った形のものを探すテスト, 視覚性無視発見, 578
知識下位検査 (ウェクスラー尺度)
　英語使用の制約, 99
　概要, 97-98
　カナダ版, 99
　病前知能テストの使用, 48, 53
知識記憶集中テスト (IMC), 13
　MMSEとの相関関係, 74
　DRSとの相関関係, 57, 58
遅滞. 精神遅滞者参照
父親の質問 (PICにおける), 678
知的障害者, 病前IQテスト, 50
知能
　テストではとらえきれない人間の

能力, 47
　　読む事との相関関係, 48
知能障害, PIC得点, 679
知能の状態, 報告書, 31
知能評価
　　NART/NAARTの使用, 84
　　人口統計学的因子, 49-50
　　全般的知能, 47
　　テスト, 47
　　採点方法, 47
　　病前, 47-54
痴呆
　　RT得点, 543, 544
　　RBMT研究, 384
　　RPM評価, 91
　　意味論的痴呆, 286
　　うつ病行動との比較, 636
　　SRT得点, 306
　　SDMT得点, 271
　　NRS得点, 673
　　NART/NAART判断, 49, 52, 54, 81, 84
　　NBAP標準, 670
　　FRT得点, 534
　　FIT得点, 713
　　FTT得点, 613
　　MMSE判断, 71, 74
　　鑑別診断, 544
　　COWA得点, 476
　　GDS得点, 650
　　CVLT評価, 314
　　ストループテスト得点, 230
　　総合尺度, 57
　　多発梗塞型, 75, 511
　　WAIS-R得点, 81
　　DRS判断, 56-57
　　適応行動, 635
　　時計描画テスト得点, 511, 512
　　パーキンソン病, 58
　　ハンチントン病, 58
　　BNT得点, 455
　　PPVT得点, 494
　　病前IQ判断, 48, 53
　　VMI得点, 526
　　文反復テスト得点, 389
　　マイクロ・コグ判断, 67
　　ロールシャッハテスト得点, 687
痴呆評価尺度（DRS）, 56-60
　　目的, 56
　　原典, 56
　　実施, 57
　　採点方法, 57
　　概要, 56-57
　　標準データ, 60
　　HIV研究, 58
　　MMSEとの相関関係, 71
　　マイクロ・コグとの相関関係, 67
　　他テストとの相関関係, 57-60
注意, 31
　　（注意）欠損, 247
　　（注意）分割, テスト, 248, 259, 280, 515
　　ウェクスラー記憶検査-改訂版評価, 411, 415, 416, 417, 418, 419, 432
　　ウェクスラー記憶検査評価, 400
　　ウェクスラー知能テスト評価, 104
　　覚醒, 247
　　詐病, 708, 709（表17-1）
　　WCST得点, 238
　　注意集中, 247
　　注意の持続, 247
　　注意分割, 247
　　注意コード化, 247
　　聴覚子音トリグラム, 280
　　DRS判断, 57, 59（表5-5）
　　テスト, 247-276
　　マイクロ・コグ評価, 66
　　モデル, 247
注意／心的制御下位検査（マイクロ・コグ）, 66
注意持続, テスト, 247, 252
注意欠陥多動性障害（ADHD）
　　SOPT得点, 226
　　コナー尺度, 646
　　CFT得点, 371
　　COWA得点, 473
　　CBCL得点, 645
　　CPT得点, 254, 255
　　小児, 13, 226, 241, 254, 371
　　ストループテスト得点, 230
　　青年, 230
　　WIAT得点, 174
　　WCST得点, 226, 241
　　PIC得点, 680
　　BNT得点, 456
　　ロールシャッハテスト得点, 687
注意持続テスト, 247
注意集中, テスト, 247
注意配分, 247
注意分割テスト. 線引きテスト参照
中国人
　　COWA得点, 476
　　BNT得点, 455
　　BDI研究, 641
聴覚対象再認テスト, 552
聴覚再認テスト. 音再認参照, 552
聴覚子音トリグラム（CCC）, 280-284
　　実施, 280
　　採点方法, 282
　　概要, 280
　　標準データ, 283
　　言語記憶テスト, 278
　　遂行機能, 183
　　注意テスト, 247
　　PASATとの相関関係, 265
　　他テストとの相関関係, 282-283
聴覚失認, 552
聴覚障害／聴覚低下聴覚テスト, 508, 516
　　標準的でないテスト, 37
聴覚信号, 反応時間（RT）, 541, 542
　　短期記憶テスト, 280
聴覚注意, BTA評価, 247-248
聴覚テスト, 508
聴覚モード, 触覚消去テスト, 592
聴覚理解, 音再認, 555
聴覚理解, BDAEテスト, 447-448, 449
長期記憶
　　構造基底, 277
　　詐病, 716
長期検索（LTR）, 13, 302, 305, 306
長期貯蔵（LTS）, 13, 302, 305, 306
「徴候」アプローチに基づくテスト, 6
聴力計, ダイコティックリスニング-単語テスト, 516
直接観察形式（DOF）, 小児行動チェックリスト, 644, 646

〈つ〉

ツァングうつ病自己評価尺度, 640, 641, 649
積木模様下位検査（ウェクスラー尺度）, 156
　　アルツハイマー型痴呆患者の能力, 39
　　概要, 97-98
　　構成実行, 507
　　五点テストとの相関関係, 220
　　3-Dテストとの相関関係, 561
　　CFTとの相関関係, 372
　　修正, 37
　　他テストとの相関関係, 91
　　時計描画テストとの相関関係, 511

〈て〉

手
　　握力, 619
　　運動テスト, 611
　　器用さのテスト, 624
DRR. 数字逆反復参照
DRF. 数字順反復参照
TEA. 日常注意テスト参照
DAT（アルツハイマー型痴呆）. アルツハイマー病（AD）参照
TAT. 主題統覚テスト参照
DSp. 数唱参照
DMS-IV. 診断と統計の手引き第4版参照
TOAL-2. BNTとの相関関係, 456
TOMM. 記憶偽装テスト参照
TOLD. 言語発達テスト参照
TOWL, WJ-R ACHとの相関関係, 181
T得点, 17
　　検査結果, 17, 34
　　パーセンタイル順位への変換, 28（表3-1）
d2テスト, 集中持続テスト, 256-259
　　採点方法, 257-258
　　概要, 256-257
　　標準データ, 258-259
　　注意集中テスト, 247

他テストとの相関関係, 258, 264
TBI. 外傷性脳損傷参照
TPT形態板テスト. 触覚形態知覚テスト参照
TPT. 触覚遂行テスト参照
TVPS. 視覚認知技能検査参照
綴字法下位検査（綴りテスト）
　WRAT-R, 病前IQへの使用, 49
　WIAT, 172
　PIAT-R, 167
手書き, 書字流暢性, WJ-R ACH評価, 179, 181
適応行動, テスト, 635-698
適応行動包括テスト, 635
適性テスト, 699-705
適性判別テスト, コンピュータ（による）実施, 12
テスト
　「ブラインド」な解釈, 7
　目的, 31
　得点. 得点参照
　略語リスト, 12-14
　患者, 12-14
　結果, 31, 34-35
　結果の解釈, 31, 35-38
　結果プロフィール, 17-29
　修正, 14, 42
　精神測定士による実施, 7
　選択, 7, 11-12
　感度, 28
テスト環境, 8つのルール, 12-13
テスト結果プロフィール, 17-29
手に関連する失行, 日常生活動作, 39
テネシー自己概念尺度 (TSCS), 678
テネシー自己概念尺度-診断分類報告 (TSCS-DC), 678
手の動作下位検査, K-ABC, 149, 153（表6-1）
デュボウィッツ尺度, 143
てんかん性格, 635
転導因子欠如 (FFD), 他テストとの相関関係, 238, 258, 264, 372
伝導性失語, 450
デンマーク, 利き耳／利き手研究, 520

〈と〉

ドイツ, 258
　学校制度, 258
　RAVLT研究, 349
　WAIS得点, 258
ドイツ語, 287
　d2テスト, 256
　BVRT, 287
トゥーレット症状群
　COWA得点, 476
　CBCL得点, 646
統合失調症
　反応時間, 544
　IQテスト, 49
　FIT得点, 716
　MMPI-2得点, 655, 658

CST得点, 191
CVLT得点, 320
ストループテスト得点, 230
WMS-R得点, 418
WCST得点, 240
COWA得点, 476
TPT得点, 598
時計描画テスト得点, 512
背景依存, 529
BNT得点, 457
BVRT得点, 289
リスクの高い人々, CPT得点, 254
ロールシャッハテスト得点, 687
動作性IQ (PIQ), 14, 97
病前IQテスト, 49
同順序及び逆順序のタッピング下位検査 (WMS-R), 411
糖代謝
　アルコール依存症者の前頭葉, 201
　脳性小児麻痺, RPM遂行への影響, 92
頭頂葉損傷／障害
　FRT得点, 533
　3-D得点, 561
　2点弁別, 609
　左-右見当識テスト, 550
　VOT得点, 537
頭頂葉バッテリー (BDAE), 449
　高齢者標準, 451-452（表11-1）
　時刻設定, 509
　手指認知テスト, 589
糖尿病
　小児, COWA研究, 481, 483
　DRS得点, 60
　背景依存, 529
　PASAT, WAIS-R及びRAVLT得点, 264
頭部外傷. 閉鎖性頭部外傷(CHI); 外傷性頭部外傷参照
　RMT得点, 342
　RBMT得点, 382
　SRT得点, 306
　NRS得点, 673
　NBAP得点, 670
　FRT得点, 534
　FTT得点, 613
　MAE得点, 490
　MMPI-2得点, 657
　外傷後ストレス障害の鑑別診断, 41
　記憶欠損, 104
　K-ABC得点, 153
　言語記憶欠損, 38
　行動後遺症, 670, 671
　詐病, 600
　CET得点, 211
　CFT得点, 373
　COWA得点, 474, 480-481
　CCC得点, 282, 283
　CPT得点, 254
　CVLT得点, 319-320, 321

女性, うつ病, 673
ストループテスト得点, 230
ダイコティックリスニング-単語得点, 518
WAIS-R得点, 258
WMS-R得点, 405, 418
WPT得点, 140
TPT得点, 599
PASAT得点, 264
BVRT得点, 289
ベン目録得点, 676
動物園地図テスト (BADS), 184, 186-187
動物の釘, WPPSI-R, 98
トークンテスト, 35, 443, 497-506
　目的, 497
　原典, 497
　実施, 497
　採点方法, 498, 499（図11-3）
　標準データ, 503
　NCCEAの一部として, 497
　MAEの一部として, 489, 490, 497
　簡易版, 497
　CELF-3の一部として, 497
　線引きテスト, 567
　他テストとの相関関係, 319, 372, 450, 501
ドール尺度, 改定, 695, 696
特異性, テストの, 28
読解力下位検査, PIAT-R, 167
毒性のゴミ曝露, 詐病テスト, 640
毒素暴露（中毒状態）
　反応時間, 542
　WMS-R得点, 418, 419
　文反復テスト得点, 389
得点
　意義, 17-29
　可変性, 37
　クライエントの知識, 40
　コンピュータ利用, 41-42
　「状態」対「特性」, 37
　自立生活状態
　RBMT評価, 384
　運動障害, 611
　TPT評価, 599
時計描画, 448
時計描画テスト, 507, 509-515
　目的, 509
　原典, 509
　実施, 509
　採点方法, 509-510
　概要, 509
　標準データ, 512-513
　他テストとの相関関係, 510-512
時計下位検査（マイクロ・コグ）, 66
ドッドリル版, ストループテスト, 227, 230

〈な〉

内部対照指数, BDIとの相関関係, 640

773

内面化/外面化尺度，BDIとの相関関係，640
なぞなぞ下位検査（K-ABC），150
7の引き算，MMSE，70
ナバホの小児，K-ABCテスト，153
鉛暴露，反応時間，542

〈に〉

21項目テスト，720-723
　原典，720
　実施及び採点方法，720-721
　概要，720
　標準データ，722-723
　詐病発見，708，710，721
20質問テスト，遂行機能テスト，184
二重同時刺激検査．触覚消去（TE）参照
日常行動，テスト．実行機能参照，39，141
日常生活
　構成行為の必要性，561
　動作．日常生活活動性（ADL）参照
日常生活動作（ADL），291
　FTT予測，615
　コミュニケーション，443，467-470
　視覚性無視（ベルテスト）研究，581
　TMT研究，568
　テスト，635-636
　BVRT研究，291
日常注意テスト（TEA），247-248
2点触覚計．2点弁別（テスト）参照
2点弁別（テスト），607-609
　目的，607
　原典，607
　実施及び採点方法，607-609
　概要，607
二分触覚技法テスト，消去現象，592
二分脊椎
　COWA得点，473
　バインランド尺度得点，697
二分法による強制選択方式，症状妥当性テスト，708
日本語，CADL版，467
日本人
　COWA研究，483
　ダイコティックリスニング-単語研究，516
　BDI研究，641
入院患者多次元精神医学尺度，POMSとの相関関係，682
ニュージーランド，BDI研究，641
乳幼児行動評価尺度（IBRS），13
　BSID-II，145
人間性下位検査（WJ-R ACH），179
認知機能障害/低下，32
　NART判断，48
　FTT研究，613
　MMSE判断，69-80

GDS得点，650
精神障害，54
DRS判断，56-62
TMT発見，570
VSVT得点，726
マイクロ・コグ評価，65-69
認知技能テスト SBISとの相関関係，158
認知的柔軟性
　実行機能テストの要素，183
　測定のためのストループテスト，232
認知テスト
　（年齢を）引き下げて拡大，143
　小児，143-161
　病前IQの予測，49
認知判断テスト（CET），208-212
　目的，208
　概要及び実施，208-210
　採点方法，210
　標準データ，211
　遂行機能テスト，184
　他テストとの相関関係，210-211，282
認知様式のウィトキンテスト，529

〈ね〉

値段テスト，AMIとの相関関係，285
年齢，得点への影響．それぞれのテスト参照

〈の〉

脳炎
　CET得点，210
　CCC得点，282
　ダイコティックリスニング-単語得点，518
脳機能障害．認知機能障害/低下参照
　握力，620
　FTT得点，615
　WMS-R得点，418
　WCST得点，239
脳血管疾患，TMT得点，566
脳血管障害（CVA）．卒中発作参照
　FRT得点，533
　MMPI-2得点，660
　CFT得点，373
　視覚性無視，582
　WMS得点，399
　WCST得点，239
　TPT得点，599
　TVPS得点，558
　BVRT得点関連，289
　VOT得点，537
　文反復テスト，389
脳血流
　顔貌再認研究，533
　COWA研究，474
　CPTとの相関関係，254
脳震盪．脳損傷，外傷性脳損傷参照
　運動能力への影響，611

詐病，709，714
子音トリグラム得点，282
訴訟TMTの使用，538
PASAT得点，264
脳震盪患者（PCS），運動能力，611
脳図式の散布図，ハルステッド／レイテンバッテリー，41
脳性麻痺（CP）
　TVPS得点，558
　PPVT研究，494
脳損傷/障害．前頭葉障害/損傷，側頭葉障害/機能障害参照
　RPM発見，91
　RAVLT得点，350
　RMT得点，342
　反応時間，542-543
　RBMT得点，384
　SDRT得点，171
　SDMT得点，271
　NARTによる発見，84
　NBAP評価，669
　FIT得点，714，715，716
　FTT得点，613
　MMPI-2得点，657-658
　K-ABC得点，152
　CET得点，211
　COWA得点，473，474，481
　CCC得点，282
　CCT得点，199
　WAIS-R得点，48，275
　WMS-R得点，435
　WMS得点，404
　WCST得点，201，238-239
　DRSによる鑑別診断，58，60
　TMT発見，567，568
　TPT得点，598，599，600
　PASAT得点，264
　BADS得点，188
　BVRT得点，289，291
　VSAT得点，275
　VSVT得点，725
　VOT研究，537
　（障害による）失語症．失語症参照
　握力，620
　ウェクスラー尺度による発見，107
　運動能力への影響，611
　音再認得点，556
　カテゴリーテスト得点，199，200，201，275
　言語機能障害，443
　構成失行症への影響，561
　五点テスト得点，220
　詐病，714
　3-Dテストへの影響，561
　視覚性無視，582
　小児，241，481，530
　職業再訓練，699
　触覚形態知覚テスト，594
　触覚計テスト，588
　触覚消去テスト，592
　人格の影響，635

人格評価, 635
遂行障害, 183
ストループテスト得点, 230
テスト解説, 35
テスト得点, 28, 29
手指局在研究, 590
トークンテスト得点, 498
2点弁別, 609
パーデュー-釘さし板得点, 625
文反復テスト得点, 389, 390
司法上の報告書, 40
ロールシャッハテスト得点, 687
ウェクスラー尺度のパターン, 107-108

脳梁
　萎縮に応じたCOWA得点, 474
　障害に応じたBVRT得点, 290
　ダイコティックリスニングにおける役割, 518-520
能力差異尺度, WIATとの相関関係, 173
ノースウェスタン統語スクリーニングテスト, トークンテストとの相関関係, 501
ノックス立方体テスト, WMS-Rとの相関関係, 416
ノルウェー, TPT研究, 600

〈は〉

パーキンソン病, 13
　SOPT得点, 226
　SDMT得点, 271
　FRT得点, 533
　五点テストの使用, 220
　CST得点, 190-191
　COWA得点, 475
　CVLT得点, 320
　CFT得点, 373
　視覚性無視, 581
　WCST得点, 237, 238, 239
　WCST-64得点, 235
　DRS診断, 58
　BNT得点, 456
　BDI得点, 640
　ストループテスト得点, 230
　ダイコティックリスニング-単語得点, 518
　パーデュー釘さし板得点, 625
バークレイ教室評価システム（BCAS）, 678
パーセンタイル順位（PR）, 17
　欠点, 34
　得点換算, 28（表3-1）, 34
パーティントン小道. 線引きテスト参照
パーデュー外傷後ストレス障害尺度（PPTSD）, 675
パーデュー釘さし板, 611, 624-633
　目的, 624
　原典, 624
　実施及び採点方法, 624
　標準データ, 625, 631

利き手の影響, 624, 625, 626-632（表14-5〜9）
　GATBとの重複, 704
　他テストとの相関関係, 264
ハイチの乳幼児, BSID-IIテスト, 146
バインランド適応行動尺度, 635, 695-698
　目的, 695
　原典, 695
　実施及び採点方法, 696
　概要, 695
　標準データ, 697
　学校用, 695
　コンピュータプログラム（ASSIST）, 695
　CADLとの比較, 469
　スペイン語版, 695
　BSID-IIとの比較, 147
バインランド社会的成熟度尺度, 695
白質疾患
　ダイコティックリスニング-音楽研究, 521
　ダイコティックリスニング-単語研究, 518
　パーデュー釘さし板研究, 625
バシュケ選択想起テスト（SRT）
　目的, 299
　実施, 300-302
　採点方法, 302
　概要, 299-300
　標準データ, 308-310
　言語記憶テスト, 278
　小児版, 300, 302, 305（表10-9）, 306, 309
　優位, 308
　他テストとの相関関係, 303-308, 319
パターン分析下位検査, SBIS-R, 157
発達障害, PIC得点, 679
発育遅滞, 小児
　3-D構成テスト, 562, 562（表12-12）
　BSID-IIテスト, 146
発達プロフィールII（DP-II）, 678
ハノイ（ロンドン, トロント）の塔-コロラド神経心理学テスト（CNT）参照
　記憶テスト, 278, 337
　コンピュータソフトウェア, 337
　遂行機能テスト, 184, 475
　標準データ, 339
　他テストとの相関関係, 210
ハミルトン評価尺度, 640
　GDSとの相関関係, 649
パラノイア
　MMPI-2得点, 656
　CFT得点, 374
ハルステッドカテゴリーテスト. カテゴリーテスト参照
ハルステッド／レイテン欠損尺度, 35
ハルステッド／レイテンバッテリー

（H-R）, 7, 13, 11, 39, 474
手指認知テスト, 589
日常行動の予測, 39
反応時間との相関関係, 542
原典, 192
カテゴリーテストとの相関関係, 200
コンピュータ（による）解釈, 41
WMS-Rとの相関関係, 417
TPTとの相関関係, 599
テスト標準, 36
年長児, 35
脳図式の散布図, 41
PPVTとの相関関係, 494
バローナ指数
　NART/NAARTとの相関関係, 84
　病前IQテストとしての使用, 48, 49, 50（表5-1）, 54
バロン自我強度尺度, 663
半球切除, FRT得点, 533
半身不随, 611
ハンチントン病（HD）, 13
　アルツハイマー病との鑑別診断, 418
　SOPT得点, 226
　MMSE得点, 74
　CFT得点, 373
　COWA得点, 475
　CVLT得点, 320
　DRS診断, 58
　BTA得点, 251
　WMS-R得点, 418
　WMS得点, 400
　ストループテスト得点, 230
　パーデュー-釘さし板得点, 625
反応時間（RT）, 541-546
　目的, 541
　原典, 541
　実施及び採点方法, 541-542
　標準データ, 544-545
　コンピュータ版, 541, 545
　詐病, 541
　スペイン語版, 541
　注意欠陥, 247
　マイクロ コグ, 66
反応柔軟性, テスト, 183
反復下位検査（BASA）, 445
反復図形テスト, 271

〈ひ〉

ピアーズ／ハリス小児自己概念尺度（PHCSC）, 678
PR. パーセンタイル順位参照
PIC. 個人人格目録参照
PET. ポジトロンエミッショントモグラフィー参照
PAI. 人格評価目録参照
PASAT. 連続聴き取り加算テスト参照
BASA. ボストン重症失語症評価参照
PAL, AL. 対連合学習参照

BADS. 遂行機能不全症状群参照
BSID. ベイリー乳幼児発達尺度参照
POMS. 気分状態プロフィール参照
PCI. 個人現在情報参照
ビーズ記憶下位検査, SBIS-R, 156
PD. パーキンソン病参照
BDI. ベックうつ病評価参照
BTA. 簡易聴覚注意テスト参照
BDAE. ボストン失語症診断検査参照
PTSD. 外傷後ストレス障害参照
PPVT-R. ピーボディー絵画語彙テスト改訂版参照
BVRT-R. ベントン視覚記銘テスト改訂版参照
BVMT-R. 簡易視空間記憶テスト参照
ピーボディー絵画語彙テスト改訂版 (PPVT-R), 14, 47, 443, 493
　スペイン語版, 14
　他テストとの相関関係, 57, 151, 181, 455, 457, 501, 696
　PPVTとの相関関係, 494
ピーボディー絵画語彙テスト第3版 (PPVT-III), 492
　目的, 492
　原典, 492
　実施, 493
　採点方法, 493
　概要, 492
　標準データ, 495
　K-BITの優位, 64
　コンピュータの使用, 494
　スペイン語版, 492
　他テストとの相関関係, 493, 567, 679
ピーボディー個別アチーブメントテスト (PIAT), 163
　日常行動の予測, 39
　PIAT-Rとの重複, 168
　他テストとの相関関係, 158, 493, 494, 679
ピーボディー個別アチーブメントテスト-改訂版 (PIAT-R), 9, 166-169, 176, 181
　目的, 166
　原典, 166
　実施, 167
　採点方法, 167-168
　概要, 166-167
　標準データ, 169
　WJ-R ACHとの相関関係, 181
　PIATとの重複, 168
　他テストとの相関関係, 168
ビーリー絵画語彙テスト. 視覚運動の統合 (VMI) の発達テスト参照, 524-528
　BNTとの相関関係, 455
ビクトリア症状妥当性テスト (VSVT), 708, 709, 723-727
　原典, 723
　実施及び採点方法, 724-725
　概要, 723-724

標準データ, 726
限界, 726
コンピュータソフトウェア, 709, 723
ビクトリア大学心理学診察室
　小児／青年テストプロフィール法, 23-27 (図3-2)
　成人テストプロフィール法, 18-22 (図3-1)
ビクトリア版, ストループテスト, 228
非言語知能テスト, K-BITとの相関関係, 64
非言語聴覚テスト. 音再認参照
非行尺度 (PIC), 677
皮質代謝, DRSとの相関関係, 57
ヒスパニック系アメリカ人. スペイン語参照
　FTT得点, 616
　MAE版, 489, 491
　CAI版, 700
　COWA得点, 479
　小児のSBIS得点, 158
　スクリーニングバッテリー, 14
　スペイン語版RAVLT, 353, 354 (表10-19)
　TMT得点, 573
　TPT得点, 604
　テスト版, 14
　PPVT得点, 495
左利き版, 埋没図形テスト, 528
左-右見当識, 448, 507, 547-552
　目的, 547
　原典, 547
　実施, 547
　採点方法, 548-549
　概要, 547
　標準データ, 551
　カルヴァ法 547, 549, 551
　簡易版, 547
　ベントン法, 547
筆跡覚消失症 (皮膚描記), 585
肥満, DRS得点, 60
表現語彙下位検査, K-ABC, 149
病識のない患者, 問診への影響, 3
標準進行マトリックス (SPM), 14
　概要, 89
標準進行マトリックスの正常値-標準進行マトリックス (SPM) 参照
　標準データ, 92, 93 (表5-13)
標準データ, 6
　偏差, 36
　民族的または地理的相違, 6
標準得点 (素点), 17
標準年齢得点 (SAS), 14
標準年齢得点, SAS参照
標準偏差 (SD), 14
　パーセンタイル順位への換算, 28 (表3-1)
標準偏差?SD参照
病状妥当性テスト, 707-727
　司法上の報告書, 41

定義, 708
病前IQ
　NART評価, 80-88
　回帰式, 49-54
　クライエント, 31, 32
　人口統計学的因子の影響, 49
　評価, 47-62
疲労, 患者, 11, 33, 613
ビンスワンガー病, 図案流暢性得点, 214

〈ふ〉

不安
　（不安の）緩和, 12
　RAVLT得点への影響, 350
　MMPI-2得点, 658
　記憶／転導因子欠如への影響 (Wechsler尺度), 104
　CPTへの影響, 254
　小児, K-ABC得点, 151
　ストループテストへの影響, 230
　テスト, 636
不安明示尺度, POMSとの相関関係, 682
VR. 視覚性再生参照
VRT. 視覚保持テスト参照
VIQ. 言語性IQ参照
フィードバック, 患者, 12, 40
VSAT. 視覚探索注意テスト参照
VMI. 視覚運動の統合発達テスト参照
VOT. フーパー視覚構成テスト参照
フィラデルフィア頭部外傷問診表, 10
フィンガー ウィンドウズ下位検査 (WRAML), 440
フィンランド, NEPSY発達, 144
フーパー視覚構成テスト (VOT), 14, 104, 507, 536-539
　目的, 536
　実施及び採点方法, 536
　概要, 536
　標準データ, 36, 538-539
　日常行動の予測, 39
　修正, 37
　他テストとの相関関係, 372, 537-538
夫婦円満度検査 (MSI), 678
フォンフレイ毛刺激, 触覚テストにおける使用, 585
復唱, DRSによる測定, 57
符号下位検査 (WISC-R)
　SDMTとの相関関係, 270
　CBCLとの相関関係, 645
符号下位検査 (WISC-III), 97
符号下位検査（ウェクスラー尺度）, 136
　概要, 97
　SDMTとの比較, 269, 271
　偶発学習のテスト, 278
　CPTとの比較, 254
　注意集中テスト, 247
　他テストとの相関関係, 215, 258, 271, 599

符号数字モダリティテスト（SDMT），
　　14，269-274
　　目的，269
　　原典，269
　　実施，269-270
　　採点方法，270
　　概要，269
　　標準データ，271-272
　　注意集中テスト，247
　　他テストとの相関関係，264，269
　　　-274，511，567
符号探索下位検査，WISC-Ⅲにおける，
　　97
符号置換課題，マイクロ・コグとの相
　　関係，67
符号模写下位検査（WAIS-E NI），136
不合理下位検査（SBIS-R）
フコック・テスト，COWAとの相関関
　　係，475
節理解下位検査，WJ-R ACH，178
不注意症候群，触覚消去テスト，592
物体記憶下位検査，SBIS-R，156
不適切尺度（NBAP），669
ブラウン／ピーターソン法．聴覚子音
　　トリグラム参照
ブラッケン基礎概念尺度，PPVTとの相
　　関係，493
フランス語
　　RAVLT版，344
　　NRS版，673
　　GATB版，701
フルド物体記憶テスト
　　DAT患者の遂行，39
　　標準，36
ブレイゼルトン尺度，143
ブレスト痴呆尺度
　　NRSとの相関関係，673
　　MMSEとの相関関係，74
ブローカ失語（症），450，468
フロリダ幼稚園スクリーニングバッテ
　　リー
　　一部としてのPPVT-Ⅲ，492
　　一部としてのVMI，524
ブロンクス加齢研究，COWAの使用，
　　475
文化的偏り
　　RAVLT，349，351
　　RPM，92
　　適応行動テスト，635
文記憶下位検査，SBIR-R，156
文章記憶．文反復テスト参照
文章記憶下位検査（WRAML），439-442
文章組合せ下位検査（WAIS-R NI），136
　　-139
文章問題，WPPSI-R，98
文反復テスト，372，386-392，443
　　目的，386
　　実施，386，388
　　採点方法，388
　　概要，386
　　標準データ，390

言語記憶テスト，278
注意テスト，247
他テストとの相関関係，388-389

〈へ〉

兵役の記録，病前IQテストの使用，52
米国職業名称辞典，GATBとの比較，703
米国新成人読み能力テスト（AMNART），
　　12，49
　　使用限界，52
米国精神遅滞協会（AAMD）適応行動尺
　　度，*12*
　　バインランド尺度との相関関係，
　　696-697
閉鎖性頭部外傷（CHI）．頭部外傷参照，
　　12
　　RT得点，542，543
　　SRT得点，306
　　SDMT得点，271
　　NBAP得点，670
　　FRT得点，534
　　FTT得点，615
　　MMPI-2得点，657，658-660
　　COWA得点，473，476
　　CPT得点，254
　　RAVLT得点，350，351
　　WMS-R得点，418
　　WCST得点，240
　　TMT得点，570
　　BNT得点，456
　　BDI得点，640
　　BDAE得点，451
　　文反復テスト得点，388，389
　　ロールシャッハテスト得点，687
　　詐病，661
　　図案流暢性得点，215
　　訴訟関連，660
　　トークンテスト得点，500
ベイズの定理，29
ベイリー乳幼児発達尺度（BSID），143，
　　145-147
　　目的，145
　　原典，145
　　実施，145-146
　　採点方法，146
　　概要，145
　　標準データ，147
　　他テストとの相関関係，146-147
　　バインランド尺度との相関関係，
　　697
ベイリー乳幼児発達尺度第2版（BSID-
　　Ⅱ），145-148
ベーム基礎概念テスト
　　K-ABCとの相関関係，151
ベックうつ病評価（BDI）
　　原典，638
　　実施及び採点方法，639
　　概要，638-639
　　標準データ，641
　　欠点，640
　　スペイン語版，638

PTSDにおけるペン目録のモデル，
　　676
他テストとの相関関係，640
ベック希望消失尺度，636
ベック自殺念慮尺度，636
ベック不安目録，636，640
　　ペン目録との相関関係，676
ベトナム戦争退役軍人
　　ペン目録との相関関係，PTSD，
　　675
　　外傷後ストレス障害，COWA研
　　究，476
ベトナムの乳児，BSID-Ⅱテスト，146
ヘブライ語，RAVLT，355
ベル視覚性無視テスト，507，578-584
ヘルペス脳炎，CCC得点，282
ペン外傷後ストレス障害目録（PTSD），
　　636，675，676
　　原典，675
　　実施及び採点方法，675-676
　　概要，675
　　標準データ，676
　　MMPI-2との相関関係，658
半側無視，視覚性無視テスト，578-584
片側視野欠損，時計描画テストへの影
　　響，512
片側の注意欠損
　　視覚性無視（ベル テスト），578
　　触覚消去テスト，591
ベンダー ゲシュタルトテスト
　　TVPSとの相関関係，558，559
　　VMIとの類似性，524，525
ベントン視覚記銘テスト改訂版（BVRT
　　-R），37，287-297，448
　　目的，287
　　原典，287
　　実施，288
　　採点方法，288
　　概要，287-288
　　標準データ，291-293
　　詐病発見，291
　　視空間記憶テスト，278
　　WRAMLとの組み合わせ，441
　　TVPSとの比較，559
　　ドイツ語版，287
　　VMIとの類似性，524
　　マイクロ・コグとの相関関係，67
　　利点，291
　　他テストとの相関関係，288-291

〈ほ〉

包括受容表現語彙テスト（CRVET），443
報告書，31-42
　　（報告書に基づく）説明のための面
　　接，40
　　以前の報告書の再検討，33
　　勧告，31，38
　　患者との接触（面接），40
　　適切，38
　　基本的な骨格，31-38
　　機密保持，33，39-40

関連する既往, 31, 32-33
考察, 38-40
コンピュータ（による）生成, 41-42
文体と長さ, 38-39
司法上の評価報告書, 40-41
来所の理由, 31, 32
報告書, クライエント報告, 31, 33
司法上の評価, 13
　MMPI, MMPI-2及びMMPI-Aガイド（法的評価に基づく）報告書, 657
ポーチ コミュニケーション能力指数
　CADLとの相関関係, 468
　BDAEとの相関関係, 450
ポーテウス迷路テスト
　CETとの相関関係, 210
　遂行機能テスト, 184
　WCSTとの相関関係, 224
　VOTとの相関関係, 538
ポートランド数字再認テスト (PDRT), 710, 714
ポートランド適応目録, 671
北米成人読み能力テスト (NAART). 国民成人読み能力テスト (NART) 参照, 49
　使用制限, 53
　WAIS-R IQとの相関関係, 49
　標準データ, 85-86
　病前IQの予測, 48, 52, 53
保険統計的方法, 病前知能評価における使用, 48
保続
　SOPT, 226
　5点テスト, 220（表8-9）
　CVLT, 320, 324-325（表10-11）
　図案流暢性, 214
　WCST, 237, 238, 239, 240
　時計描画テスト, 510
　BASA, 446
　BNT, 456
保持, 記銘, テスト, 12
ポジトロン・エミッション・トモグラフィー (PET), 13, 92
　皮質代謝研究, 57
ボストン過程アプローチ, テスト修正, 37
ボストン失語症診断検査 (BDAE), 447-453, 537
　目的, 447
　原典, 447
　実施, 448
　概要, 447-448
　標準データ, 451-452
　コンピュータ採点ソフトウェア, 447
　一部としてのカテゴリー命名 (COWA), 470
　時刻設定下位検査, 509
　失行症テスト, 507
　テスト標準, 36

頭頂葉バッテリー．頭頂葉バッテリー参照
　BNTへの追加, 453
　左-右見当識, 547
　有用性, 448
　他テストとの相関関係, 446, 449, 468
ボストン重症失語症評価 (BASA), 443, 445-447
　目的, 445
　原典, 445
　採点方法, 446
　概要, 445
　標準データ, 446-447
　CADLとの比較, 446
　他テストとの相関関係, 446
ボストン頭頂葉バッテリー．頭頂葉バッテリー参照
ボストン命名テスト (BNT), 36, 104, 443, 447, 453-460, 473
　目的, 453
　原典, 453
　実施, 454
　採点方法, 454
　概要, 453-454
　標準データ, 457-460
　アルツハイマー型痴呆患者の能力, 456
　スペイン語版, 454
　短縮形式, 455
　BDAEにおける使用, 453
　VOTとの比較, 537
　他テストとの相関関係, 250, 298, 490, 511
発作（けいれん性障害, てんかん）
　RMT得点, 342
　反応時間, 543
　SRT得点, 304, 305, 307
　SDMT得点, 271
　FIT得点, 713
　GATBの適用, 703
　CFT得点, 373
　CPT得点, 251
　CVLT得点, 320
　WMS-R得点, 418, 419
　WMS得点, 400
　WCST得点, 239
　TPT得点, 599
　BNT得点, 454, 457
　握力, 620
　5点テスト得点, 220
　小児, 241, 306, 481
　線引きテスト, 566
　ダイコティックリスニング-単語得点, 515, 518
　文反復テスト得点, 389
ポッペリューター隠れ図形テスト, 529, 559
　TVPSとの比較, 559
　埋没図形テスト, 530
ホプキンス言語学習テスト, BVMT-R

との相関関係, 298
頰-顔貌の失行, 448
頰-顔貌の遂行下位検査 (BASA), 445
ボルター妥当性目録, カテゴリーテストとの相関関係, 200
ポルチモア縦断研究, アルツハイマー病予測, 290-291
ホルムアルデヒド暴露の被害者, TMT研究, 567

〈ま〉

マイクロ・コグ, 65-69, 247
　原典, 65-66
　実施, 66-67
　採点方法, 67
　概要, 66
　鑑別診断における使用, 68
　コンピュータ（による）時計読み取り下位検査, 509
　IQ評価, 48, 65-69
　標準データ, 68-69
　他テストとの相関関係, 67-68
　マイクロ・コグ得点との比較, 68
埋没図形テスト, 507, 528-532
　目的, 528
　原典, 528
　実施, 528-529
　採点方法, 529
　概要, 528
　標準データ, 530
　他のテスト名, 528
　左利き版, 528
　ポッペリューター／ジェント版, 530
マッカーシー尺度
　BSID-IIとの比較, 146
　他テストとの相関関係, 494, 679, 697
マックアンドリュー アルコール依存症尺度, 653, 663
マティス痴呆評価尺度 (MDRS), 13, 59（表5-6）
　MMSEとの相関関係, 74
　成人知能, 48
　他テストとの相関関係, 510
マトリックス（行列）下位検査
　SBIS-R, 156
　K-BIT, 62, 63, 64
マトリックス変換, RPMの原理, 89
魔法の窓下位検査, K-ABC, 149
マラリア脳炎患者, ダイコティックリスニング-単語得点, 518
慢性閉塞性肺疾患
　TMT得点, 567
　TPT得点, 600

〈み〉

味覚提示, 触覚消去テスト, 592
短い物語の再生テスト, 変動性, 37
ミシシッピPTSD尺度, ベン目録との相関関係, 676

みせかけの，詐病行動参照
溝付き釘さし板テスト
　　　線引きテストBとの相関関係，567
　　　WRAMLとの組み合わせ，441
ミネソタ小児発達目録（MCDI），635
　　　バインランド尺度との相関関係，696
ミネソタ多面人格目録青年用（MMPI-A），652-668
　　　原典，652
　　　実施，654
　　　採点方法，654
　　　概要，653
　　　コンピュータソフトウェア，653
　　　スペイン語版，653，655
　　　テープ版，654
　　　（MMPI-Aに基づく）司法上の報告書，40-41
　　　司法上の的指針，657
　　　神経学的補正，659-660
ミネソタ多面人格目録第2版（MMPI-2），13，12，636，652-668，671
　　　目的，652
　　　研究への寄与，658
　　　原典，652
　　　実施，654，655
　　　採点方法，654，678
　　　概要，653
　　　標準データ，659，662-663
　　　解釈，655
　　　鑑別診断，657
　　　誇張，みせかけ，詐病発見，660-662，707，714，715
　　　コンピュータ解釈，41
　　　コンピュータソフトウェア，653，654
　　　一般性，654
　　　司法関連，40-41，657，659，660，662
　　　尺度としての記述用語，655，656
　　　重要項目検査，657
　　　神経心理学的研究，657-658
　　　スペイン語版，653，655
　　　妥当性，655，656
　　　日常行動の予測，39
　　　TATとの相関関係，693
　　　テープ版，654
　　　内容尺度，656
　　　白人とアフリカ系アメリカ人の差，655
　　　PTSD下位尺度，675，676
　　　病前IQ判断，54
　　　付加採点手引き，654
　　　法廷での証言，657
　　　他テストとの相関関係，400，640，679，688，726，678
ミル・ヒル語彙テスト，コンピュータ（による）実施，12
ミルウォーキーカード分類テスト，234
ミロン臨床多軸目録第2版，658
ミロン臨床多軸目録第3版，636

民族，人種
　　　SDMT得点への影響，272
　　　MMSE得点への影響，76
　　　CELF-R得点への影響，466
　　　BNT因子，454
　　　BTA得点への影響，251
　　　PPVT-IIIの釣合い，492
　　　BVRT得点への影響，292
　　　得点の標準化，68，75-77，126，127（表5-45）
　　　病前IQ判断，49

〈む〉

無関心尺度（NBAP），669
無作為長期検索（RLTR），14，302，303-304（図10-7〜8），309

〈め〉

メイクル子音認知テスト，508
命名障害，537
メイヤー／ケンダル評価調査（MKAS），678
メイヨー聴覚-言語学習有効指数（MAV-LEI）
　　　導出，347，353（表10-18）
メイヨー聴覚-言語遅延再生指数（MAV-DRI）
　　　導出，348，353
メイヨー聴覚-言語保持パーセント指数（MAVPRI）
　　　導出，348，353
メイヨー認知因子尺度（MCFS），11
　　　コンピュータ得点プログラム，96-97
メイヨー高齢者米国標準研究（MOANS），13
　　　メイヨー言語記憶指数（MVeMI），421
　　　メイヨー視覚記憶指数（MViMI），421
　　　メイヨー全IQ変換表，125（表5-40）
　　　メイヨー総合記憶指数（MGMI），421
　　　メイヨー遅延再生指数（MDRI），421
　　　メイヨー注意力／集中力指数（MACI），421
　　　メイヨー保持パーセント指数（MPRI），421
　　　ウェクスラー尺度との相関関係，113，120-123（表5-34〜37）
　　　WMS-Rとの相関関係，424-430（表10-41〜46），431（図10-28）
　　　DRSとの相関関係，57
　　　RAVLT得点のコンピュータプログラム，344
メイヨー保持パーセント指数（MPRI），13
迷路下位検査（WISC-III），97，126，128（表5-46），383
　　　遂行機能テスト，183，184
迷路学習テスト，修正，37
迷路追跡課題，遂行機能テスト，184
目隠し，患者の反応，600
メキシコ系アメリカ人
　　　SBIS得点，158
　　　TPT得点，604
メタ認知因子（NRS），673
メトロポリタン アチーブメントテスト，WIATとの相関関係，173
メトロポリタン準備性テスト
　　　K-ABCとの相関関係，151
　　　PPVTとの相関関係，493

〈も〉

モーズレイ強迫指数，BDIとの相関関係，640
文字-語識別下位検査（WJ-R ACH），178
文字消去
　　　SDMTとの相関関係，271
　　　視覚性無視発見，579
模写下位検査（SBIS-R），156
文字流暢テスト-制限口頭語連想テスト（COWA）参照
模様の認知，DRSによる測定，57
模様の模写，DRSによる測定，57
問診（既往歴のとり方），3-10
　　　観察，10，31，33-34
　　　観察結果，10
　　　問診表，3
問診中の観察，報告書，31

〈や〉

薬物（薬）にさらされた小児のBSID-IIテスト，146
薬物嗜癖
　　　SDMT得点，271
　　　CFT得点，373
　　　青年期傾向，653
　　　WCST得点，239
　　　TMT発見，567，570
　　　VOT得点，537
薬物乱用，麻薬常用参照

〈ゆ〉

有機溶剤暴露，SDMT得点，271
誘発反応電位（ERP），PPVT，494
油田爆発事故生存者，PTSD，ベン目録得点，676
指先の器用さ，テスト，590，611，624，702

〈よ〉

溶剤暴露，毒素暴露参照
容姿と衛生，患者，10，33
幼稚園，VMI実施，524，525
抑揚，患者，10
読み，読書，読書能力
　　　知能との相関関係，48，176
　　　テスト，163，170-171，175

読み／解釈下位検査（K-ABC），150
読み／理解下位検査，K-ABC，150
読み下位検査（WRAT-3），病前知能評価への使用，49, 176
読み語彙下位検査，WJ-R ACH, 179
読み障害，NART発見，84
読み問題，WPT不適当，読解力の乏しい個人，140-141
よろず玩具テスト，遂行機能テスト，184

〈ら〉

ラッセル簡易版（カテゴリーテスト），原典，192
ラフ図形流暢性
　　五点テストとの相関関係，219, 220
　　CETとの相関関係，210

〈り〉

リカート尺度，338, 369
理解下位検査（ウェクスラー尺度），97
理解力の問題，患者，6
理学療法，TVPSの使用，559
リタリン，CPTへの影響，254
立体失認，552
立体触知
　　乳児，BSID-II評価，145
　　脳障害，599
立体認知テスト．触覚形態知覚（テスト）参照
リバーミード行動記憶テスト（RBMT），14, 382-386
　　目的，382
　　原典，382
　　実施，383
　　採点方法，383
　　概要，382
　　標準データ，384-385
　　小児への使用（RBMT-C），278, 382, 383, 384
　　他テストとの相関関係，383-384
リハビリテーション，有用なテスト，699-705
両親への質問表，PIC, 677, 678
量的概念下位検査，WJ-R ACH, 179
量的思考下位検査，SBIS-R, 155-156, 158
倫理規定，米国心理学協会，33, 34

〈る〉

ルイヴィル行動チェックリスト（LBC），678
類似下位検査（ウェクスラー）
　　概要，97
　　DAT患者の能力，39
類似性，DRSによる測定，57
類推マトリックス下位検査（K-ABC），149, 152
Lupus（狼瘡），マイクロ・コグ予測，68

ルビンうつ病関連チェックリスト，640
ルリア／ネブラスカ小児心理学的総合検査，143

〈れ〉

レーヴン進行マトリックス（RPM），14, 47, 88-96, 157, 475
　　目的，88
　　原典，88-89
　　概要，89-90
　　採点方法，90
　　標準データ，92-95
　　K-BIT優位，64
　　コンピュータソフトウェア，12
　　視覚性無視発見，579
　　知能評価への使用，47
　　他テストとの相関関係，91, 501, 511
　　実施，89-90
　　修正，37
レイ／オスターリース複雑図形テスト（CFT），12, 359-382
　　目的，359
　　原典，359-360
　　実施，367
　　採点方法，367-370
　　概要，360-367
　　標準データ，375-378
　　偶発学習のテスト，278
　　構成実行，507
　　遂行機能テスト，184
　　精度，368
　　特性，368-370
　　脳障害発見，561
　　マイクロ・コグとの比較，67
　　他テストとの相関関係，20（表3-1），230, 298, 371, 383, 399, 416, 510-511, 726
レイ15項目テスト（FIT），712-717
　　目的，712
　　実施及び採点方法，713
　　概要，712-713
　　詐病発見，709, 713, 721
　　他のテスト名，712
レイ聴覚言語学習テスト（RAVLT），14, 97, 271, 344-359, 401
　　実施，346
　　採点方法，346-348
　　概要，344-346
　　標準データ，351-356
　　基準の要約，344
　　言語記憶テスト，278
　　高齢患者への使用，11
　　詐病発見，708, 714
　　CVLTのモデル，319
　　スペイン語版，353, 354
　　ウェクスラー尺度との組み合わせ，105, 113
　　フランス語版，344
　　ヘブライ語版，355
　　MOANS得点ソフトウェア，344

他テストとの相関関係，67, 264, 306, 319, 350, 372, 383, 416, 417, 657
レイテンテストバッテリー．ハルステッド／レイテンバッテリーカテゴリーテスト，カテゴリーテスト参照，143
レイノルズ青年小児うつ病尺度，636
連合学習（AL），393-394, 399, 405, 405（表10-35）
連続聴き取り加算テスト（PASAT），13, 259-269
　　実施，260-261
　　採点方法，261-262
　　概要，260
　　標準データ，265-266
　　ウェクスラー尺度との相関関係，104, 266, 266（表9-5）
　　NARTとの相関関係，85, 266, 266（表9-5）
　　コンピュータ版，260
　　詐病発見，265
　　CCCとの比較，283
　　使用制限，265
　　小児用（CHIPASAT），260, 267（表9-6），266
　　注意テスト，248
　　レビン修正，266
　　他テストとの相関関係，251, 253, 262-265, 416, 566
連続再認記憶テスト，SRTとの相関関係，306
連続視覚記憶テスト，SRTとの相関関係，306
連続遂行テスト（CPT），12, 251-256
　　目的，251
　　原典，251
　　採点方法，252-253
　　概要，251-252
　　標準データ，255
　　薬の影響，254
　　コンピュータプログラム，252
　　版，252
　　優位，252
　　他テストとの相関関係，253-254

〈ろ〉

聾唖者
　　GATB版，701, 703
　　CPMの使用，89
老人集団-高齢者参照
老人斑の数
　　マイクロ コグ得点との比較，68
　　MMSE得点との比較，74
老年期うつ病評価尺度（GDS），636, 641, 648-652
　　実施及び採点方法，648
　　概要，648
　　標準データ，650
　　簡易版，648
　　イタリア語版，648

ロールシャッハテスト, 12, 636, 684
　-690
　（ロールシャッハテストに基づく）
　　司法上の報告書, 40-41
　目的, 684
　原典, 684
　実施, 684-686
　採点方法, 686-687
　概要, 684
　標準データ, 688
　歴史, 687
　コンピュータ得点, 687

小児, 684
TATとの比較, 694
ロールシャッハ解釈プログラム,
　687
論理記憶下位検査, *14*, 36, 285,
　411, 419
　詐病研究, 421-422（表10-40）,
　　423, 721
　標準, 36

〈わ〉

湾岸戦争, 外傷後ストレス障害, 658

ワンダーリック個人テスト（WPT），
　14, 139-142
　目的, 139
　原典, 139
　実施, 139
　一般知能への使用, 48, 139
　採点方法, 140
　概要, 139
　標準データ, 141
　他テストとの相関関係, 140-141,
　　251

―― 校正及び索引制作スタッフ ――
社団法人八日会　藤元病院　竹内　康三　副院長
社団法人八日会　大悟病院　大峰美智子　心理士
　　　　　　　　　　　　　松川賢一郎
　　　　　　　　　　　　　福留　輝己
　　　　　　　　　　　　　和美マンダーソン
　　　　　　　　　　　　　中倉　里香
　　　　　　　　　　　　　東口　美紀
　　　　　　　　　　　　　松岡　智枝

神経心理学検査法　第2版
2004年1月10日　第1刷
2006年2月1日　第2刷

著　　　O.スプリーン　E.ストラウス
監　修　秋元波留夫
監　訳　滝川守国・前田久雄・三山吉夫・藤元登四郎
発行者　秋元 波留夫
発行所　社会福祉法人　新樹会　創造出版
　　　　〒151-0053　東京都渋谷区代々木1-37-4　長谷川ビル
　　　　tel 03-3299-7335　　fax 03-3299-7330
印　刷　社会福祉法人　新樹会　創造印刷

乱丁・落丁本はお取替えいたします。
ISBN4-88158-288-7